TRATADO LATINO-AMERICANO DE FERIDAS

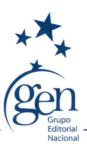

O GEN | Grupo Editorial Nacional – maior plataforma editorial brasileira no segmento científico, técnico e profissional – publica conteúdos nas áreas de ciências da saúde, exatas, humanas, jurídicas e sociais aplicadas, além de prover serviços direcionados à educação continuada e à preparação para concursos.

As editoras que integram o GEN, das mais respeitadas no mercado editorial, construíram catálogos inigualáveis, com obras decisivas para a formação acadêmica e o aperfeiçoamento de várias gerações de profissionais e estudantes, tendo se tornado sinônimo de qualidade e seriedade.

A missão do GEN e dos núcleos de conteúdo que o compõem é prover a melhor informação científica e distribuí-la de maneira flexível e conveniente, a preços justos, gerando benefícios e servindo a autores, docentes, livreiros, funcionários, colaboradores e acionistas.

Nosso comportamento ético incondicional e nossa responsabilidade social e ambiental são reforçados pela natureza educacional de nossa atividade e dão sustentabilidade ao crescimento contínuo e à rentabilidade do grupo.

TRATADO LATINO-AMERICANO DE FERIDAS

Débora Cristina Sanches Pinto

Cirurgiã plástica. Graduada e Pós-Graduada pela Faculdade de Medicina da Universidade de São Paulo (FMUSP). Especialista em Cirurgia Plástica pela Sociedade Brasileira de Cirurgia Plástica (SBCP). Presidente da Sociedade Brasileira de Tratamento Avançado de Feridas (Sobratafe). Médica Assistente da Divisão de Cirurgia Plástica e Queimaduras do Hospital das Clínicas da FMUSP (HCFMUSP). Sócia-Fundadora da Sociedade Brasileira de Queimaduras (SBQ) e membro titular da Federação Latino-Americana de Queimaduras (FELAQ). Membro da American Association on Wound Care (AAWC), da Wound Healing Society (WHS), da European Wound Management Association (EWMA), da European Burn Association (EBA) e da International Society for Burn Injuries (ISBI). Título de Administração Hospitalar pelo Programa de Estudos Avançados em Administração Hospitalar e de Sistemas de Saúde do HCFMUSP (Fundação Getulio Vargas [FGV] – Prohasa) e MBA Executivo em Saúde pela FGV.

David de Souza Gomez

Cirurgião plástico. Doutor em Clínica Cirúrgica pela Faculdade de Medicina da Universidade de São Paulo (FMUSP). Médico responsável pelo Serviço de Queimaduras da Divisão de Cirurgia Plástica e Queimaduras do Hospital das Clínicas da FMUSP (HCFMUSP). Diretor técnico do Serviço de Cirurgia Plástica da Divisão de Cirurgia Plástica e Queimaduras do HCFMUSP.

Ricardo Eugenio Roa Gutiérrez

Jefe del Departamento de Cirugía Plástica y Quemados, Hospital del Trabajador, Santiago – Chile. Past-Presidente de la Sociedad Chilena de Quemaduras. Past-Presidente de la Federación Ibero Latinoamericana de Quemaduras. Miembro del Comité Editorial de *Revista Burns*.

Rolf Gemperli

Professor Titular de Cirurgia Plástica da Faculdade de Medicina da Universidade de São Paulo (FMUSP). Chefe do Serviço de Cirurgia Plástica do Hospital das Clínicas da FMUSP (HCFMUSP).

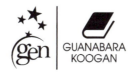

- Os autores deste livro e a editora empenharam seus melhores esforços para assegurar que as informações e os procedimentos apresentados no texto estejam em acordo com os padrões aceitos à época da publicação, *e todos os dados foram atualizados pelos autores até a data do fechamento do livro.* Entretanto, tendo em conta a evolução das ciências, as atualizações legislativas, as mudanças regulamentares governamentais e o constante fluxo de novas informações sobre os temas que constam do livro, recomendamos enfaticamente que os leitores consultem sempre outras fontes fidedignas, de modo a se certificarem de que as informações contidas no texto estão corretas e de que não houve alterações nas recomendações ou na legislação regulamentadora.

- Data do fechamento do livro: 30/06/2022.

- Os autores e a editora se empenharam para citar adequadamente e dar o devido crédito a todos os detentores de direitos autorais de qualquer material utilizado neste livro, dispondo-se a possíveis acertos posteriores caso, inadvertida e involuntariamente, a identificação de algum deles tenha sido omitida.

- **Atendimento ao cliente:** (11) 5080-0751 | faleconosco@grupogen.com.br

- Direitos exclusivos para a língua portuguesa
  Copyright © 2022 by
  EDITORA GUANABARA KOOGAN LTDA.
  Uma editora integrante do GEN | Grupo Editorial Nacional
  Travessa do Ouvidor, 11
  Rio de Janeiro – RJ – CEP 20040-040
  www.grupogen.com.br

- Reservados todos os direitos. É proibida a duplicação ou reprodução deste volume, no todo ou em parte, em quaisquer formas ou por quaisquer meios (eletrônico, mecânico, gravação, fotocópia, distribuição pela Internet ou outros), sem permissão, por escrito, da **EDITORA GUANABARA KOOGAN LTDA.**

- Capa: Bruno Sales

- Editoração eletrônica: Edel

- Ficha catalográfica

CIP-BRASIL. CATALOGAÇÃO NA PUBLICAÇÃO
SINDICATO NACIONAL DOS EDITORES DE LIVROS, RJ

T698

Tratado Latino-Americano de Feridas / Débora Cristina Sanches Pinto ... [et al.]. - 1. ed. - Rio de Janeiro : Guanabara Koogan, 2022.
    512 p. : il. ; 28 cm.

   Inclui bibliografia e índice
   ISBN 9788527736695

   1. Ferimentos e lesões - Tratamento. 2. Cicatrização de ferimentos. I. Pinto, Débora Cristina Sanches.

22-76632   CDD: 617.1
                                                      CDU: 616-001

Meri Gleice Rodrigues de Souza - Bibliotecária - CRB-7/6439

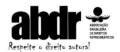

Colaboradores

Adilson Costa Rodrigues Junior
Doutor em Ciências pela Faculdade de Medicina da Universidade de São Paulo (FMUSP). Membro titular do Colégio Brasileiro de Cirurgiões. Membro titular do Colégio Brasileiro de Cirurgia Digestiva. *Fellow* do American College of Surgeons. Médico Assistente da Divisão de Clínica Cirúrgica III do Hospital das Clínicas da FMUSP (HCFMUSP).

Adriana Álzate Rodas
Cirurjana plastica y reconstructiva. Magister em Salud Publica. Centro Nacional del Gran Quemado Adulto, Hospital de Urgencia y Asistencia Publica, Clinica las Condes, Santiago, Chile.

Adriana Bottoni
Doutora em Bioética pelo Centro Universitário São Camilo (CUSC). Mestre em Bioética pelo CUSC. MBA em Economia e Gestão em Saúde pela Universidade Federal de São Paulo (Unifesp). Especialização em Administração para Médicos pela Escola de Administração de Empresas de São Paulo da Fundação Getulio Vargas (EASP-FGV). Médica especialista em Medicina Intensiva, em Nutrologia e em Medicina Preventiva e Social. Área de atuação em Nutrição Parenteral e Enteral e em Administração em Saúde. Diretora Técnica do AME Idoso Oeste – OSS/SPDM. Diretora da Funzionali Equipe de Nutrologia.

Adriana Macedo Dell'Áquila
Mestre e Doutora em Ciências pela Disciplina de Infectologia da Universidade Federal de São Paulo (Unifesp). Médica infectologista no Hospital do Servidor Público Estadual e no Hospital São Paulo (HSP-Unifesp).

Alberto Bolgiani
Chief of Staff of Burn Team, Hospital Alemán, Buenos Aires. Burn surgeon, El Salvador University. Plastic surgery director in Buenos Aires. FELAQ past-president. AAQ past-president. Benaim Foundation Skin Bank Founder.

Alessandra Grassi Salles
Mestre e Doutora pela Faculdade de Medicina da Universidade de São Paulo (FMUSP). Cirurgiã plástica titular da Sociedade Brasileira de Cirurgia Plástica (SBCP). Coordenadora do Grupo de Cirurgia Estética, Cosmiatria e *Laser* da Divisão de Cirurgia Plástica e Queimaduras do Hospital das Clínicas da FMUSP (HCFMUSP). Professora Colaboradora da FMUSP.

Alexandre Leme Godoy-Santos
Chefe do Serviço de Tornozelo e Pé da Universidade de São Paulo (USP). Professor Livre-Docente do Departamento de Ortopedia e Traumatologia da USP. Cirurgião de tornozelo e pé do Hospital Israelita Albert Einstein.

Alfredo Gragnani
Coordenador do Programa de Pós-Graduação em Cirurgia Translacional da Escola Paulista de Medicina da Universidade Federal de São Paulo (EPM-Unifesp). Coordenador da Unidade de Tratamento de Queimaduras do Hospital São Paulo (HSP-Unifesp). Professor Associado Livre-Docente da Disciplina de Cirurgia Plástica da EPM-Unifesp.

Aline Chaves Neri
Enfermeira especialista em Dermatologia. Responsável pelo Grupo de Pele do Hospital Santa Paula.

Álvaro Pereira de Oliveira
Cirurgião vascular. Doutor pela Faculdade de Medicina da Universidade de São Paulo (FMUSP). Médico Colaborador da Disciplina de Cirurgia Vascular do Hospital das Clínicas da FMUSP (HCFMUSP). Diretor técnico da Cosmedical Brasil.

Ana Cristina de Almeida Silva
Mestre em Ciências Naturopáticas. Enfermeira dermatológica, cosmetóloga, ozonioterapeuta e laserterapeuta. Docente de Pós-Graduação. Graduanda em Biomedicina.

Ana Lúcia Lei Munhoz Lima
Infectologista. Professora Livre-Docente da Faculdade de Medicina da Universidade de São Paulo (FMUSP). Chefe do Serviço de Infecção do Instituto de Ortopedia e Traumatologia do Hospital das Clínicas da FMUSP (HCFMUSP). Chefe do Serviço de Infecção do Hospital da AACD-SP. Membro do Consenso Internacional de Infecções Musculoesqueléticas (CIM).

André Luís de Freitas Perina
Cirurgião oncológico do Hospital Sírio Libanês e do Hospital Santa Paula.

André Paggiaro
Médico pela Faculdade de Medicina da Universidade de São Paulo (FMUSP). Cirurgião plástico, Professor Livre-Docente da FMUSP. Chefe do Banco de Tecidos do Instituto Central do Hospital das Clínicas da FMUSP (HCFMUSP) e médico do corpo clínico do Hospital Nipo-Brasileiro.

Andrea Bottoni
Doutor em Ciências pela Universidade Federal de São Paulo (Unifesp). Mestre em Nutrição pela Unifesp. MBA Executivo em Gestão de Saúde pelo Insper; MBA em Gestão Universitária pelo Centro Universitário São Camilo (CUSC). Médico especialista em Nutrologia, em Nutrição Parenteral e Enteral, em Medicina do Esporte e em Medicina Preventiva e Social. Área de atuação em Nutrologia Pediátrica, em Nutrição

Parenteral e Enteral Pediátrica e em Administração em Saúde. Docente da Universidade de Mogi das Cruzes. Diretor da Funzionali Equipe de Nutrologia.

Andres Huerta Gil
Médico Adscrito de la Fundación Ecuatoriana de Quemaduras y Clínica de Heridas (ECUAQUEM).

Armando Rosique Costa Aguiar
Doutor em Ciências Médicas pela Universidade de São Paulo (USP). Membro titular da Sociedade Brasileira de Cirurgia Plástica.

Arthur Vicentini da Costa Luiz
Médico pela Faculdade de Medicina da Universidade de São Paulo (FMUSP). Residência médica em Cirurgia Geral e Cirurgia de Cabeça e Pescoço pelo Hospital das Clínicas da FMUSP (HCFMUSP). Membro efetivo da Sociedade Brasileira de Cirurgia de Cabeça e Pescoço. Médico Colaborador da Disciplina de Cirurgia de Cabeça e Pescoço do HCFMUSP e do Instituto do Câncer do Estado de São Paulo (ICESP).

Baptista Muraco Netto
Cirurgião vascular do Hospital Israelita Albert Einstein.

Beatriz Lassance da Rocha Brito
Médica pela Faculdade de Ciências Médicas da Santa Casa de São Paulo (FCMSCSP). Experiência na área de Cirurgia Plástica Estética e Restauradora.

Bruna Ribeiro
Engenheira biomédica pela Universidade Federal do ABC e Pós-Graduada pela University of Debrecen (Hungria). Especialista em Desenvolvimento de Equipamentos Biomédicos e LLLT.

Bruno Akel Militão
Cirurgião-Geral. Residente do 3º ano do Programa de Cirurgia Plástica do Hospital da Plástica.

Bruno Camporeze
Acadêmico de Medicina na Universidade São Francisco.

Carlos E. Sereday (in memoriam)
Médico. Especialista en Cirugía Plástica y Quemados.

Carlos Márquez Zevallos
Cirujano plástico reconstructivo y estético. Past-Presidente de la Sociedad Ecuatoriana de Cirugía Plástica Reconstructiva y Estética (SECPRE). Presidente de la Fundación Ecuatoriana de Quemaduras y Clínica de Heridas (ECUAQUEM). Médico especialista de Cirugía Plástica Reconstructiva y Estética del Grupo Hospitalario Kennedy.

Carlos Segovia Donoso
Master deterioro de la integridad cutánea, úlceras y heridas, Universidad Católica de Valencia, España – 2020. Diplomado en manejo integral de personas con heridas, estomas e incontinencia, Facultad de Medicina, Universidad de Chile. Enfermero de Unidad de Cuidados Intensivos – Quemados del Hospital Clínico Mutual de Seguridad, Chile. Vicepresidente de Sociedad Chilena de Quemaduras (SOCHIQUEM). Enfermero director latinoamericano para enfermería en Latinoamérica, FEILAQ. Miembro de Confederación Multidisciplinar Latinoamericana de Heridas, Estomas e Incontinencia (COMLHEI), vocal de Chile para Latinoamérica.

Carolina Lunardi Cureau
Enfermeira pela Universidade Federal de Santa Catarina (UFSC). Pós-Graduação em Estética Facial e Corporal. Residência clínica em Estética Facial. Pós-Graduação em Laserterapia no Tratamento de Feridas. MBA em Gestão Hospitalar. Proprietária da Clínica Cepelli – Centro Clínico Avançado no Tratamento de Feridas e Queimados.

Cesar Isaac
Cirurgião plástico. Doutor em Ciências (Cirurgia Plástica) pela Universidade de São Paulo (USP). Médico especialista e membro titular da Sociedade Brasileira de Cirurgia Plástica (SBCP). Membro da Sociedade Brasileira de Queimaduras. Orientador de Pós-Graduação da Faculdade de Medicina da USP (FMUSP). Coordenador do Laboratório de Pesquisas em Cultura Celular e Feridas Cutâneas da Divisão de Cirurgia Plástica (LIM04) do Hospital das Clínicas da FMUSP (HCFMUSP, 2008-2020) e Professor Colaborador da Disciplina de Cirurgia Plástica da FMUSP (até 2020). Membro do Conselho Técnico Consultivo da Unidade de Terapia Celular e Engenharia de Tecidos (UTC/ET/HCFMUSP).

Cristiane Comelato
Médica especialista em Geriatria pela Sociedade Brasileira de Geriatria e Gerontologia. Voluntária do Serviço de Geriatria do Hospital das Clínicas da Faculdade de Medicina da Universidade de São Paulo (HCFMUSP). Membro do Núcleo Avançado de Geriatria do Hospital Sírio-Libanês.

Dafne Braga Diamante Leiderman
Doutora em Ciências da Saúde pelo Hospital Israelita Albert Einstein. Especialista em cirurgia vascular, endovascular e Doppler vascular pela Sociedade Brasileira de Angiologia e de Cirurgia Vascular (SBACV).

Dane K. Wukich
Professor and Chair. Department of Orthopedic Surgery, University of Texas, Southwestern.

Daniel Rodrigues
Doutorando em Biotecnologia e Inovação à Saúde. Mestre em Biotecnologia e Inovação à Saúde. Graduado em Enfermagem, Biomedicina e Administração.

Denise Borges Rego Mirani
Bacharel em Enfermagem. Licenciatura em Enfermagem. Enfermeira Especialista em Oncologia.

Dilmar Francisco Leonardi
Cirurgião plástico. Professor de Cirurgia da Unisul – Pedra Branca. Responsável técnico da Clínica Cepelli, Florianópolis/SC.

Dimas André Milcheski
Cirurgião plástico. Pós-Doutor, Doutor e Mestre pela Faculdade de Medicina da Universidade de São Paulo (FMUSP). Professor Livre-Docente da FMUSP. Chefe do Grupo de Feridas Complexas da Divisão de Cirurgia Plástica e Queimaduras do Hospital das Clínicas da FMUSP (HCFMUSP). Diretor técnico substituto do Serviço de Saúde da Divisão de Cirurgia Plástica e Queimaduras do HCFMUSP.

Edivaldo M. Utiyama
Professor Titular da Disciplina de Cirurgia Geral e Trauma do Departamento de Cirurgia da Faculdade de Medicina da Universidade de São Paulo (FMUSP). Diretor técnico de Saúde II da Divisão de Clínica Cirúrgica III do Hospital das Clínicas da FMUSP (HCFMUSP).

Eduardo Araújo Pires
Ortopedista especialista em Cirurgia do Pé e Tornozelo do Instituto de Ortopedia e Traumatologia do Hospital das Clínicas da Faculdade de Medicina da Universidade de São Paulo (IOTHCFMUSP).

Eduardo Nogueira G. Vinhaes
Coordenador técnico do curso de Pós-Graduação em Medicina Hiperbárica da Faculdade de Ciências Médicas da Santa Casa de São Paulo (FCMSCSP). Médico da Linha de Emergências de Mergulho para América Latina – Divers Alert Network (DAN). Pesquisador voluntário do Laboratório de Poluição Ambiental da Faculdade de Medicina da Universidade de São Paulo (FMUSP).

Fábio Batista
Cirurgião ortopedista. Mestre e Doutor em Ciências da Saúde. Escritor. Professor. Perito assistente técnico jurídico. Especialista em Medicina e Cirurgia do Tornozelo e Pé. Key Opinion Leader on Diabetic Foot – Wound Care – Limb Salvage. *Fellow* no Diabetic Foot Service da Loyola University Chicago. International Visiting Assistant Professor na University of Texas Health Science Center – San Antonio. Diretor técnico do Tops – Centro Médico de Tratamento do Pé Diabético e Salvamento de Membros.

Fábio Corrêa Paiva Fonseca
Médico ortopedista especialista em Cirurgia de Pé e Tornozelo pela Faculdade de Medicina da Universidade de São Paulo (FMUSP). Médico Assistente do Grupo de Pé e Tornozelo do Hospital do Servidor Público Municipal (HSPM).

Fernanda Lasakosvitsch Castanho
Bióloga. Pós-Doutorado no Instituto de Ciências Biomédicas da Universidade de São Paulo (ICB-USP). Doutora em Ciências pela Universidade Federal de São Paulo (Unifesp). Docente da Universidade Nove de Julho (Uninove). Consultora e Assessora Científica da Funzionali – Equipe de Nutrologia.

Flávio Hojaij
Cirurgião de cabeça e pescoço. Livre-Docente pelo Departamento de Cirurgia da Faculdade de Medicina da Universidade de São Paulo (FMUSP). Colaborador das Disciplinas de Topografia Estrutural Humana e Técnica Cirúrgica da FMUSP.

Frederico Teixeira
Supervisor de Oncologia Cirúrgica do Serviço de Cirurgia Geral do Hospital das Clínicas da Faculdade de Medicina da Universidade de São Paulo (HCFMUSP).

Giovanni Alcócer
Master e Investigador en Física Médica. Docente investigador de la Fundación Ecuatoriana de Quemaduras y Clínica de Heridas (ECUAQUEM), Guayaquil, Ecuador.

Gustavo Reviglio Soncini
Médico pela Universidade de Mogi das Cruzes. Residente de Cirurgia Geral pelo Hospital d'A Beneficência Portuguesa de São Paulo. Instrutor do curso Wilderness First Aid pelo American Safety and Health Institute. Coordenador médico de expedições voluntárias.

Heitor Naoki Sado
Médico nuclear. Mestre e Doutor em Ciências da Saúde. Professor Colaborador da Disciplina de Medicina Nuclear da Faculdade de Medicina da Universidade de São Paulo (FMUSP).

Henri Friedhofer
Livre-Docente da Disciplina de Cirurgia Plástica da Faculdade de Medicina da Universidade de São Paulo (FMUSP). Responsável pelo Grupo de Cirurgia Orbitopalpebral da Divisão de Cirurgia Plástica e Queimaduras do Hospital das Clínicas da FMUSP (HCFMUSP). Membro emérito do Colégio Brasileiro de Cirurgiões. Membro titular especialista e emérito pela Sociedade Brasileira de Cirurgia Plástica (SBCP). Regente do Serviço de Cirurgia Plástica do HCFMUSP.

Honória Paula Alves de Sá
Mestre em Biotecnologia e Inovação em Saúde. Pós-Graduada em Urgência e Emergência em UTI Neonatal e Pediátrica. Graduada em Enfermagem.

Igor Castro Carneiro
Cirurgião plástico. Membro da Sociedade Brasileira de Cirurgia Plástica (SBCP).

Ilmeu Dias
Pós-Graduado em Administração Hospitalar, Perícia Médica e Auditoria Médica. Cirurgião plástico nas áreas de Estética e Reparadora. MBA em Gestão Empresarial.

Irene Daher Barra
MBA em Gerência de Saúde pela Fundação Getulio Vargas (FGV). Chefe do Serviço de Cirurgia Plástica e Centro de Tratamento de Queimados – Adulto, Hospital Municipal Souza Aguiar, Rio de Janeiro. Membro titular da Sociedade Brasileira de Cirurgia Plástica (SBCP). Membro da International Society of Aesthetic Plastic Surgery (ISAPS) e da American Society of Plastic Surgeons (ASPS). Preceptoria em Residência Médica pelo Instituto Sírio-Libanês.

Ivan Silva Marinho
Médico pela Universidade Católica de Salvador. Residência médica em Infectologia no Hospital das Clínicas da Faculdade de Medicina da Universidade de São Paulo (HCFMUSP). Experiência em Prevenção e Controle de Infecção Hospitalar por 14 anos. Responsável pelo Serviço de Infectologia e Clínica Médica da Rede de Hospitais São Camilo (1995 a 2017). Responsável pelo serviço de Infectologia e Clínica Médica do Hospital Sino-Brasileiro – Rede D'Or e Hospital Leforte Liberdade. Diretor técnico da Clivan Vacinas e Medicina Hiperbárica da Zona Oeste.

José Luis Piñeros Barragán
Cirujano plástico estético y reparador – Universidad de Chile. Departamento de Cirugía Plástica y Quemados del Hospital del Trabajador de Santiago – Chile. Director del Capítulo Quemados de Filacp.

Julio Alberto Soncini
Membro titular da Sociedade Brasileira de Cirurgia Plástica (SBCP). Membro titular da Sociedade Brasileira de Queimaduras. Membro da Federación Ibero Latino Americana de Cirugía Plástica. Membro titular do Colégio Brasileiro de Cirurgiões. Membro da International Society of Aesthetic Plastic Surgery (ISAPS). Membro Internacional da American Society of Plastic Surgeons (ASPS). Membro da Comissão Científica da Sociedade Brasileira no Tratamento de Feridas (Sobratafe).

Karen Kowalske
Professor Physical Medicine and Rehabilitation, University of Texas, Southwestern Medical Center.

Katherine Raspovic
Assistant Professor. Department of Orthopedic Surgery.

Kerly Abraão Badaró
Cirurgiã plástica. Membro especialista da Sociedade Brasileira de Cirurgia Plástica (SBCP). *Staff* do Serviço de Cirurgia Plástica e Centro de Tratamento de Queimados do Hospital Municipal Souza Aguiar. Oficial Médica do Corpo de Bombeiros do Estado do Rio de Janeiro (CBMERJ).

Kléber Ollague Murillo
Dermatólogo. Past-Presidente de la Asociación Ecuatoriana de Dermatología. Past-Coordinador del Capítulo IPL y Laser del Colegio Iberolatinoamericano de Dermatología (CILAD).

Lawrence L. Lavery
Professor, Department of Plastic Surgery, Department of Orthopedic Surgery.

Lina Monetta
Enfermeira especialista em Enfermagem Dermatológica. Especialista em Enfermagem Obstétrica. Mestre pela Universidade de São Paulo (USP). Presidente fundadora da Sociedade Brasileira de Enfermagem em Dermatologia (Sobende). Diretora de Áreas de Atuação da Sobende (gestão 2021/2022). Diretora de Enfermagem da Bio Sana's.

Linda Guerrero Serrano
Cirujana plástica. Directora Banco de Piel IDCBIS. Directora Fundación del Quemado.

Lucas Augusto Monetta da Silva
Médico residente do 3º ano de Pediatria da Santa Casa de Misericórdia de São Paulo.

Lucas Lembrança
Cirurgião vascular do Hospital Israelita Albert Einstein.

Luiz Gustavo Balaguer Cruz
Médico pela Faculdade de Medicina da Universidade de São Paulo (FMUSP). Doutor em Farmacologia pelo Departamento de Farmacologia do Instituto de Ciências Biomédicas da USP. Residência médica em Cirurgia Geral pela Disciplina de Cirurgia Geral do Hospital das Clínicas da FMUSP (HCFMUSP). Residência médica em Cirurgia Plástica pela Divisão de Cirurgia Plástica e Queimaduras do Departamento de Cirurgia Geral do HCFMUSP. Formação complementar em Cirurgia Craniomaxilofacial pela Divisão de Cirurgia Plástica e Queimaduras do Departamento de Cirurgia Geral do HCFMUSP. Mestre em Bifotônica Aplicada às Ciências da Saúde pela Universidade Nove de Julho (Uninove). Curso de Extensão Universitária em Medicina Hiperbárica pela Sociedade Brasileira de Medicina Hiperbárica. Membro titular da Sociedade Brasileira de Cirurgia Plástica (SBCP). Membro da Sociedade Brasileira de Queimaduras (SBQ), da European Wound Management Association (EWMA), da Sociedade Brasileira de Medicina e Cirurgia a Laser e da Sociedade Brasileira de Tratamento Avançado de Feridas (Sobratafe). Membro do Corpo Clínico do Hospital Nove de Julho (São Paulo/SP). Membro da American Society of Plastic Surgeons (ASPS). Docente e Cocoordenador no curso de Pós-Graduação em Enfermagem Aplicada à Dermatologia da Ellu Brasil – Formação e Desenvolvimento de Profissionais de Saúde.

Luiza Leonardi
Cirurgiã geral pelo Hospital de Pronto-Socorro de Porto Alegre.

Mara Blanck
Doutoranda em Saúde Pública pela Universidade de Ciencias Empresariales y Sociales (UCES), Argentina. Coordenadora da Pós-Graduação em Enfermagem em Dermatologia pela Universidade Estácio de Sá. Presidente da Sociedade Brasileira de Enfermagem em Feridas e Estética (Sobenfee). Membro da Junta Directiva da Sociedad Iberolatinamericana sobre Ulceras y Heridas (Silauhe).

Marcelo Rodrigo de Souza Moraes
Mestre em Cirurgia Vascular pela Escola Paulista de Medicina da Universidade Federal de São Paulo (EPM-Unifesp). Titular da Sociedade Brasileira de Angiologia e de Cirurgia Vascular. Titular do Colégio Brasileiro de Cirurgiões.

Margareth Muzy do Espírito Santo
Farmacêutica pela Universidade Unicastelo. Especialista em Acesso e Economia da Saúde pela Faculdade Oswaldo Cruz. Atua na área de Acesso em Indústria Farmacêutica desde 2009.

María Beatriz Quezada Kerr
Cirujano plástico pediátrico. Cirujano reconstructivo de la Corporación de Ayuda al Niño Quemado (COANIQUEM). Ex-secretaria Sociedad IberoLatinoamericana de Quemaduras. FELAQ. Past-president Sociedad Chilena de Quemaduras (SOCHIQUEM).

Maria Cristina do Valle Freitas Serra
Médica especialista em Pediatria e Terapia Intensiva Pediátrica. Pediatra do Centro de Tratamento de Queimados do Hospital Federal do Andaraí (Rio de Janeiro/RJ). Presidente do Grupo de Estudo de Segurança e Prevenção da Violência da Sociedade Brasileira de Pediatria (SBP). Presidente da Sociedade Brasileira de Queimaduras (SBQ) de 2013-2015. Presidente da Federação Ibero Latino-Americana de Queimaduras (FELAQ) de 2015-2017. Instrutora do Curso Nacional de Normatização do Atendimento ao Queimado (CNNAQ).

María Isabel Meneses Díaz
Máster en inclusión de personas con discapacidad, Universidad de Salamanca, España. Terapeuta ocupacional, Universidad de Chile. Past-Presidenta de la Sociedad Chilena de Quemaduras (SOCHIQUEM). Jefa de Terapia Ocupacional del Hospital del Trabajador ACHS, Chile.

Mariana Franco Schiefer dos Santos
Médica pela Faculdade de Ciências Médicas de Santos (FCMS). Especialista em Terapia por Ondas de Choque Extracorpórea pela Sociedade Médica Brasileira de Terapia por Ondas de Choque (SMBTOC) e pela International Society for Medical Shockwave Treatment (ISMST). Membro titular do Colegio Ibero-Latinoamericano de Dermatología (CILAD). Membro titular da Sociedade Brasileira de Dermatologia (SBD).

Mariany Carolina de Melo Silva
Médica Estagiária de Neurocirurgia no Hospital Santa Paula – equipe Prof. Dr. Paulo Henrique de Aguiar.

Mauricio José Lopes Pereima
Doutor em Técnica Operatória pela Escola Paulista de Medicina da Universidade Federal de São Paulo (EPM-Unifesp). Professor Titular de Cirurgia Pediátrica do Departamento de Pediatria da Universidade Federal de Santa Catarina (UFSC). Especialista em Cirurgia Pediátrica pela Sociedade Brasileira de Cirurgia Pediátrica.

Maurício Marteleto Filho
Médico ortopedista pela Faculdade de Medicina da Universidade de São Paulo (FMUSP). Membro titular da Sociedade Brasileira de Ortopedia e Traumatologia (SBOT). Há 10 anos, atua na área de Cirurgia da Coluna Vertebral. Membro efetivo da Sociedade Brasileira de Coluna (SBC), da Sociedade Brasileira de Patologia da Coluna Vertebral (SBPCV) e da Sociedade Brasileira de Cirurgia Minimamente Invasiva da Coluna Vertebral.

Michael Siah
Vascular surgeon. Associate Professor of Surgery, University of Texas, Southwestern, Dallas, Texas.

Mônica Manfredi
Graduada em Enfermagem pela Universidade Federal de São Paulo (Unifesp) e Pós-Graduada em Enfermagem Gerontológica e Geriátrica pela Escola Paulista de Enfermagem da Unifesp.

Naira Hossepian Salles de Lima Hojaij
Médica Assistente do Hospital das Clínicas da Faculdade de Medicina da Universidade de São Paulo (HCFMUSP). Doutora em Ciências da Saúde pela FMUSP. Pesquisadora do Laboratório de Investigação Médica em Envelhecimento (LIM/66) da FMUSP.

Nancy Droguett Jorquera
Trabajadora social. Jefa de Sección Trabajo Social, Hospital del Trabajador. Directora de la Sociedad Chilena Quemaduras (SOCHIQUEM). Consejera del Consejo de la Sociedad Civil de la Subsecretaría de Prevision Social de Chile. Ministro de Fe de Comite de Etica del Hospital del Trabajador.

Nelson Wolosker
Full Professor da Faculdade Israelita de Ciências da Saúde Albert Einstein.

Paul J. Kim
Doctor of Pediatric Medicine. Master of Science in Clinical Research Management. Professor of Department of Plastic Surgery, Department of Orthopedic Surgery, University of Texas, Southwestern, Dallas, Texas. Medical Director of Wound Program, University of Texas Southwestern Medical Center, Dallas, Texas. Fellow, American College of Foot and Ankle Surgeons.

Paulo Henrique Pires de Aguiar
Professor de Pós-Graduação no Instituto de Assistência Médica ao Servidor Público Estadual (IAMSPE). Coordenador de Neurocirurgia do Hospital Santa Paula. Docente de Neurologia da Faculdade de Ciências Médicas da Pontifícia Universidade Católica de São Paulo (PUC-SP).

Paulo Roberto Dias dos Santos
Doutor em Ciências pelo Departamento de Ortopedia e Traumatologia da Universidade Federal de São Paulo (Unifesp). Responsável pelo Ambulatório de Ondas de Choque (Cete-DOT) da Unifesp. Advisor da International Society for Medical Treatment (ISMST).

Pedro Henrique Mendes Figueiredo
Cirurgião oncológico do Hospital Santa Paula (São Paulo/SP). Membro titular da Sociedade Brasileira de Cirurgia Oncológica (SBCO). Active International Member da Society of Surgical Oncology (SSO). International Member da European Society of Surgical Oncology (ESSO).

Priscilla Alcócer Cordero
Cirujana plástica reconstructiva y estética. Past-presidente de la Federación Iberolatinoamericana de Quemaduras (FELAQ). Directora técnica de la Fundación Ecuatoriana de Quemaduras y Clínica de Heridas (ECUAQUEM). Médico especialista de Cirugía Plástica Reconstructiva y Estética del Hospital General del Norte de Guayaquil Los Ceibos, Ecuador. Presidente de la Federación Ibero-latinoamericana de Quemaduras (FELAQ), Guayaquil, Ecuador.

Priscila Gonçalves Serrano
Médica geriatra do Serviço de Geriatria do Hospital das Clínicas da Faculdade de Medicina da Universidade de São Paulo (HCFMUSP).

Priscila Rosalba Domingos Oliveira
Médica infectologista. Mestre e Doutora em Ciências pela Universidade de São Paulo (USP). Assistente do Serviço de Infecção do Instituto de Ortopedia e Traumatologia do Hospital das Clínicas da Faculdade de Medicina da Universidade de São Paulo (HCFMUSP).

Rafaela Bertoglio Escher
Enfermeira pela Universidade Federal do Rio Grande do Sul (UFRGS). Especialista em Enfermagem Dermatológica. Enfermeira na Secretaria de Saúde do Distrito Federal.

Ricardo Galván Garcia
Médico dermatólogo mexicano egresado del Instituto Dermatológico de Jalisco. Cirujano dermatólogo sub-especialidad en el Instituto Dermatológico de Jalisco. Presidente de la Sociedad Mexicana de Láser, Somlamec. Presidente de la Sociedad Iberoamericana de Cirugía Dermatológica y Oncológica, Láser e IPL (SICDOLP).

Roberto Rasslan
Médico Assistente da Divisão de Clínica Cirúrgica III do Hospital das Clínicas da Faculdade de Medicina da Universidade de São Paulo (HCFMUSP).

Roberto Rodrigo Caceres
Especialista en Cirugía Plástica y Reconstructiva. Especialista en Medicina Estética. Director de CS Clínic Center, Asunción, Paraguay.

Rodolfo C. Lobato
Cirurgião plástico pela Faculdade de Medicina da Universidade de São Paulo (FMUSP). Doutorando pela USP. *Fellow* em Cirurgia Orbitopalpebral no Hospital das Clínicas da FMUSP (HCFMUSP).

Rodrigo da Silva Feijó
Cirurgião pediátrico. Membro titular da Sociedade Brasileira de Cirurgia Pediátrica. Membro da Sociedade Brasileira de Queimaduras e da Federação Latino-Americana de Queimaduras (FELAQ).

Ron Hoxworth
Professor. Department of Plastic Surgery.

Samuel Gallafrio
Médico pela Faculdade de Medicina da Universidade de São Paulo (FMUSP). Residência em Cirurgia Geral pelo Hospital das Clínicas da FMUSP (HCFMUSP). Residência em Cirurgia Plástica pelo HCFMUSP. Ex-Preceptor da Disciplina de Cirurgia Plástica da FMUSP. Médico Assistente cirurgião plástico da Cirurgia Cardiovascular do Instituto do Coração (InCor) do HCFMUSP.

Sérgio dos Anjos Garnes
Mestre em Ciências pela Universidade Federal de São Paulo (Unifesp). Médico especialista em Nutrologia. Área de atuação em Nutrição Parenteral e Enteral. Médico Nutrólogo Voluntário do Núcleo de Atenção aos Transtornos Alimentares da Unifesp. Diretor da Funzionali Equipe de Nutrologia.

Sérgio Henrique Bastos Damous
Médico Supervisor da Divisão de Clínica Cirúrgica III do Hospital das Clínicas da Faculdade de Medicina da Universidade de São Paulo (HCFMUSP).

Tulio Martins Silva
Médico pela Escola de Medicina Souza Marques, Rio de Janeiro. Residência médica em Cirurgia Geral pelo Hospital Municipal Miguel Couto, Rio de Janeiro. Residência médica em Cirurgia Plástica pelo Hospital Municipal Barata Ribeiro, Rio de Janeiro. Membro especialista da Sociedade Brasileira de Cirurgia Plástica (SBCP). Membro associado da Associação Brasileira de Cirurgia de Restauração Capilar (ABCRC). Membro da International Society of Aesthetic Plastic Surgery (ISAPS).

Vania Declair Cohen
Graduada em Enfermagem e Obstetrícia e Medicina Veterinária pela Universidade Paulista (UNIP). Especialista em Acupuntura pela Faculdade de Ciências da Saúde de São Paulo (FACIS). Pós-Graduanda em Farmacologia pela Universidade Estadual de Campinas (Unicamp). Pós-Graduação em Terapia Intensiva e Emergência pela Universidade Hebraica de Jerusalém, Israel. *Fellow* do Departamento de Dermatologia da Mayo Clinic. Especialista em Pesquisa Clínica pela Sociedade Brasileira Profissionais Pesquisa Clínica (SBPPC).

Veronica Chomiski
MD, PHD. Doutora em Cirurgia Translacional pela Escola Paulista de Medicina da Universidade Federal de São Paulo (EPM-Unifesp). Médica e Farmacêutica especializada em Pesquisa e Desenvolvimento de Cosméticos e em Pesquisa Científica em Cirurgia na Unifesp. Mestre e Doutora pelo Programa de Pós-Graduação em Cirurgia Translacional na EPM-Unifesp.

Vladimir Cordeiro de Carvalho
Médico infectologista. Doutor em Ciências pela Universidade de São Paulo (USP). Assistente do Serviço de Infecção do Instituto de Ortopedia e Traumatologia do Hospital das Clínicas da Faculdade de Medicina da USP (HCFMUSP).

Walter Soares Pinto (*in memoriam*)
Doutor em Medicina pela Faculdade de Medicina da Universidade de São Paulo (FMUSP). Ex-diretor do Serviço de Cirurgia Plástica do Hospital das Clínicas da FMUSP (HCFMUSP). Ex-Professor do curso de Pós-Graduação da FMUSP. Ex-Professor Titular de Cirurgia Plástica da Faculdade de Medicina da Universidade de Santo Amaro (Unisa). Perito judicial.

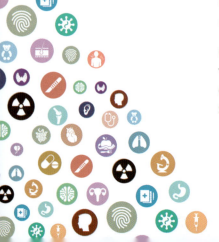

Academia de Medicina
GUANABARA KOOGAN
www.academiademedicina.com.br

Atualize-se com o melhor conteúdo da área.

Conheça a **Academia de Medicina Guanabara Koogan**, portal online, que oferece conteúdo científico exclusivo, elaborado pelo GEN | Grupo Editorial Nacional, com a colaboração de renomados médicos do Brasil.

O portal conta com material diversificado, incluindo artigos, *podcasts*, vídeos e aulas, gravadas e ao vivo (*webinar*), tudo pensado com o objetivo de contribuir para a atualização profissional de médicos nas suas respectivas áreas de atuação.

Agradecimentos

Ao longo dos últimos 20 anos, tive grandes amigos nesta caminhada. Ela jamais teria sido possível sem a parceria do Dr. David de Souza Gomez e do Dr. Ricardo Roa, a quem agradeço não apenas por estarem sempre a meu lado, mas também pela amizade de toda uma vida e pela viabilização da concretização deste *Tratado de Feridas*.

Agradeço ao Prof. Rolf Gemperli por seu apoio para a realização desta obra e deixo um agradecimento especial ao Dr. Araldo Ayres Monteiro Junior, por ter sido meu mentor no tratamento das feridas desde minha entrada na Divisão de Cirurgia Plástica e Queimaduras do Hospital das Clínicas da Faculdade de Medicina da Universidade de São Paulo (HCFMUSP), em 1990, até os dias de hoje.

Agradeço a cada um dos autores dos capítulos deste *Tratado* pela atenção, pelas horas dispensadas e pelo maravilhoso trabalho realizado.

Apoiaram também nossa trajetória Prof. Calógero Presti, Prof. Edivaldo Massazo Utiyama, Prof. Fabio Xerfan Nahas, Prof. Fausto Miranda Junior, Prof. Henri Friedhofer, Prof. João Paulo Tardivo, Prof. Julio Morais, Profa. Lydia Masako Ferreira, Dr. Miguel Luiz Antônio Modolin, Prof. Nivaldo Alonso e Prof. Walter Campos Junior, sempre participando e incentivando nosso progresso.

Agradeço aos queridos amigos Dr. Mario Jorge Warde, Dra. Cristina Chamie Houmsi, Dr. Thiago Calado Pereira, Almir Retamero, Dr. Carlos Alberto Mattar, Dr. Paulo Cezar Cavalcante de Almeida, Dr. Flávio Hojaij e Dr. Flávio Duarte, por tantas vezes partilharmos atividades no centro cirúrgico e didáticas.

Aos colegas da turma 70 da FMUSP, Profa. Marta Imamura, Dr. André Malbergier, Prof. Paulo Henrique Pires de Aguiar, Dr. Carlos Eduardo Sandoli Baía e Dra. Denise Araujo Lapa Pedreira, pelo apoio e pela dedicação nas atividades didáticas de nossos congressos nacionais e internacionais no tratamento de feridas.

Agradeço também às minhas amigas de todos os dias e todas as horas, Elaine Maria Segato Rizzo e Maristela Segato Rizzo.

Também agradeço aos amigos Dr. Luiz Gustavo Balaguer Cruz e Dra. Vania Declair Cohen, pelo apoio ao longo de tantos anos; Dr. Marcelo Giovanetti, Dr. Rogerio A. Sakuma, Profa. Silvia Regina Cavani Jorge Santos, Dr. Francisco Moreira Tostes, Dr. Julio Soncini, Dr. Rogério Noronha, Dr. Ilmeu Dias, Dr. Maurício José Lopes Pereima, Dra. Maria Cristina Serra, Dr. Álvaro Pereira de Oliveira, Dr. Marcelo Mattielo, Dr. Marcelo Moraes, Dr. Rafael Trevisan Ortiz, Dra. Rina Porta, Dr. Marcelo Oliveira, Dr. José Salomon Gradel, Dra. Irene Daher, Dr. Alexandre Godoy, Dr. Luiz Philipe Molina Vana, Dr. André Paggiaro, Dr. Filippo Pedrinola, Dra. Luciana Caccavo, Dra. Adriana Macedo Dell'Aquila, Dr. Frederico Teixeira, Dr. Maurício Marteleto, Dr. Charles Albuquerque, Dra. Marta Riesco, Dr. Alberto Bolgiani (Argentina), Dr. Hector Tito Leoni (Argentina), Dr. Santiago Laborde (Argentina), Dr. Bruno Balmelli (Paraguai), Dr. José Luis Piñeros Barragán (Chile), Dra. Linda Guerrero (Colômbia), Prof. Oscar Gutierrez (Colômbia), Dra. Lourdes Del Carmen R. Rodriguez (México), Dra. Priscilla Alcócer (Equador), Dr. Walter Navarro (Peru), Dr. Caetano Prata (Angola), Dra. Marisa Herson (Austrália), Dra. Paula Egipto (Portugal), Dr. Enrique Monclús Fuertes (Espanha), Dr. Claudio Ligresti (Itália) e Dr. Lior Rosenberg (Israel), pela amizade e pela parceria de todos esses anos, sempre participando ativamente de todas as atividades de nossa Sociedade Brasileira de Tratamento Avançado de Feridas (Sobratafe).

Agradeço ao querido amigo Dr. Paul Glat (EUA), que sempre esteve a meu lado e nos ajudou desde o início de nossas atividades, e Ofelia Beato (EUA), mais do que uma amiga, apoiadora, incentivadora – enfim, família para mim.

Registro aqui meu agradecimento à querida amiga de vida Mara Blanck, por todo o seu carinho e apoio; à Lina Monetta, sempre incentivando todas as nossas atividades e compartilhando sonhos e realizações; e a Sonia Dantas, pelo apoio a nossos eventos.

Agradeço, ainda, ao Dr. Paulo Alves e à Dra. Katia Furtado, de Portugal, pelo carinho e pela disponibilidade, e ao Prof. Christopher E. Attinger (EUA) e ao Prof. John Steinberg (EUA), por nos receberem em Washington e por tanta ajuda no Brasil, inspirando nosso grupo a realizar cada vez mais na seara das feridas, em especial no que diz respeito ao pé diabético.

Acima de todos, agradecemos as bênçãos de Deus, que nos permitiram chegar até aqui.

Faço um agradecimento muito especial ao Prof. Elof Eriksson (EUA), que vem me acompanhando, ensinando, apoiando e dedicando horas de suas atividades a meu trabalho, com carinho e paciência, e ao Prof. Harikrishna K. Ragavan Nair (Malásia), presidente eleito das WUHWS, por seu apoio contínuo e sua ajuda fundamental em nossas realizações e relações internacionais.

Que possamos realizar mais trabalhos e juntar mais e mais amigos nesta grande família que trata feridas complexas pelo mundo.

Dra. Débora Cristina Sanches Pinto
e demais organizadores

Dedicatória

Ao Prof. Dr. Walter Soares Pinto (*in memoriam*), cirurgião brilhante, homem caridoso, desprovido de vaidade, sempre pronto a ajudar os outros – fossem pacientes, familiares ou amigos. Ele foi, é e sempre será um exemplo para mim, em todos os sentidos, e tenho o enorme orgulho e privilégio de tê-lo como meu pai e mentor.

À minha mãe, Olympia Sanches Pinto, pelo cuidado, pela dedicação e pelo carinho por toda a minha vida.

Ao meu irmão, Walter Rogério Sanches Pinto, pelo carinho, pela amizade, pelo apoio e pelo maravilhoso ser humano que é, sem o qual seria impossível prosseguir nesta jornada.

Sabemos que o que fizemos foi apenas uma gota no oceano,
mas se não o tivéssemos feito, essa gota faltaria.
Madre Teresa de Calcutá

Débora Cristina Sanches Pinto

Apresentação

A ideia de escrevermos o *Tratado Latino-Americano de Feridas* surgiu do encontro de grandes amigos, cirurgiões plásticos dedicados ao tratamento de pacientes portadores de feridas, iniciado com foco nos grandes queimados há mais de 30 anos e em todas as demais feridas há, pelo menos, 20 anos.

Nossa primeira reunião aconteceu há 6 anos, em um de nossos inúmeros encontros pelo mundo. De lá para cá, fomos juntando muitos profissionais da saúde que dedicam suas vidas à assistência, à pesquisa e ao ensino na área do *tratamento das feridas complexas*.

O tratamento de feridas é e sempre será multidisciplinar e só evolui quando compreendemos que não somos superiores a ninguém e que somente juntos conseguimos os melhores diagnósticos para uma abordagem mais efetiva, jamais nos esquecendo de que a prevenção deve caminhar sempre ao nosso lado. O seleto grupo que trata feridas complexas no mundo, apesar de parecer grande, é muito pequeno quando comparado com o número de profissionais de outras especialidades. Aos poucos, com o passar dos anos, desde o primeiro simpósio internacional de feridas do qual participamos, em 2001, nos EUA, onde éramos apenas sete brasileiros entre plásticos, vasculares e dermatologistas, nós nos apaixonamos por essa área.

Sabemos que o tratamento de feridas é árduo e não costuma trazer o brilho a que muitos estão acostumados. Mas o fato é que tratar os pacientes com feridas ilumina nossa alma. Muitas vezes, esses pacientes já passaram por diversos profissionais e convivem com a dor crônica, o desânimo e até mesmo a depressão.

Nesta obra, procuramos cobrir, dentro do possível, o máximo de temas – desde a história do tratamento das feridas até os mais novos avanços tecnológicos na área. Buscamos compilar temas relevantes que, assim agrupados, permitissem que aqueles que iniciam seu percurso agora, ou os que buscam rever os conhecimentos adquiridos e querem estar em contato com o que há de mais novo na atualidade, encontrassem auxílio neste projeto. Tivemos alguns contratempos, em especial os atrasos diretamente relacionados com a pandemia, com várias revisões do conteúdo, mas cada um dos autores dos capítulos os fez com a máxima dedicação e o máximo carinho.

Ao longo do caminho, fomos encontrando amigos de todos os continentes, o que culminou com um encontro mundial *on-line* em 2021 (Sobratafe Global Advanced Wound Care meeting – SGAWCm). Hoje, podemos dizer que somos uma grande família que gosta muito do que faz, entre médicos de todas as especialidades, enfermeiros, fisioterapeutas, nutricionistas, terapeutas ocupacionais, psicólogos – enfim, todos os profissionais envolvidos em buscar o que há de mais novo e adequar seu uso à realidade do tratamento de feridas de diversos países.

Este foi o primeiro passo, e é claro que esperamos acrescentar mais nomes e ainda mais temas em uma edição futura. Com muita humildade, ouviremos nossos parceiros de vida nessa luta, corrigiremos o que for necessário e, mais que tudo, estaremos sempre juntos, unidos e em busca das melhores soluções multidisciplinares.

Seguimos em sintonia com a World Union of Wound Healing Societies (WUWHS) para obter, também na América Latina, por meio do esforço coletivo, resultados que possam, mais que tudo, solucionar ou pelo menos melhorar ao máximo a qualidade de vida do paciente portador de feridas complexas.

Para isso, contamos com cada um de vocês, autores e leitores, para seguir conosco nessa difícil empreitada que se estenderá por uma vida inteira e por gerações futuras.

Dra. Débora Cristina Sanches Pinto
e demais organizadores

Prefácio

Caros amigos e familiares do mundo das feridas, é para mim uma grande oportunidade e uma grande honra escrever este prefácio para uma compilação tão fantástica sobre o tratamento avançado de feridas. Parabenizo os colaboradores por este excelente trabalho.

As feridas crônicas são algumas das principais causas de morbidade e mortalidade no mundo e devem ser tratadas de modo abrangente. Um bom cuidado com as feridas é essencial para prevenir ou minimizar suas complicações. Os profissionais de tratamento de feridas devem ser dedicados e apaixonados pelo tema. Sempre propus "curar feridas com paixão" como um mote para que possamos gerenciar as feridas de maneira holística, globalmente, e mais ainda em países de baixa e média rendas, onde os recursos são escassos e as pessoas não estão expostas a cuidados avançados de feridas e profissionais competentes. Este livro servirá como um bom recurso para os profissionais de tratamento de feridas, cuidadores e pacientes. O padrão de atendimento deve ser mantido, e os pacientes devem ser capacitados para obter o melhor tratamento de feridas em todos os ambientes, independentemente de suas restrições financeiras.

Registo sinceramente minha gratidão à Dra. Débora C. Sanches Pinto, por liderar essa iniciativa na América Latina. Espero verdadeiramente que todos utilizem este recurso para gerenciar seus pacientes com dedicação, bom conhecimento, experiência e *expertise* com a melhor modalidade de tratamento possível.

Obrigado. Cuidem-se. Fiquem seguros. Deus os abençoe.

Professor Dr. Harikrishna K.R. Nair
Presidente eleito da World Union of Wound Healing Societies (WUWHS)

Material Suplementar

Este livro conta com o seguinte material suplementar:

- Capítulo *Terapia por Pressão Negativa no Tratamento de Feridas Complexas*.

O acesso ao material suplementar é gratuito. Basta que o leitor se cadastre e faça seu *login* em nosso *site* (www.grupogen.com.br), clique no menu superior do lado direito e, após, em Ambiente de aprendizagem.

O acesso ao material suplementar online fica disponível até seis meses após a edição do livro ser retirada do mercado.

Caso haja alguma mudança no sistema ou dificuldade de acesso, entre em contato conosco (gendigital@grupogen.com.br).

Sumário

1 História do Tratamento da Ferida, 1
Débora Cristina Sanches Pinto

2 Anatomia e Fisiologia da Pele, 11
Flávio Hojaij • Arthur Vicentini da Costa Luiz

3 Definição e Classificação das Feridas, 19
Maria Cristina do Valle Freitas Serra • Alberto Bolgiani

4 Princípios do Fechamento das Feridas e Preparação do Leito das Feridas, 23
Carolina Lunardi Cureau • Luiza Leonardi • Dilmar Francisco Leonardi

5 Cuidados com a Pele, 29
Carlos Segovia Donoso

6 Curativos e Desbridantes, 35
Mara Blanck • Daniel Rodrigues • Ana Cristina de Almeida Silva • Margareth Muzy do Espírito Santo • Honória Paula Alves de Sá

7 Lesões por Pressão: Fisiopatologia, Diagnóstico, Prevenção e Tratamento, 47
Lina Monetta • Denise Borges Rego Mirani • Rafaela Bertoglio Escher • Lucas Augusto Monetta da Silva

8 Úlceras Venosas, 73
Marcelo Rodrigo de Souza Moraes

9 Úlceras Arteriais, 81
Nelson Wolosker • Dafne Braga Diamante Leiderman • Lucas Lembrança • Baptista Muraco Netto

10 Síndrome do Pé Diabético, 87
Alexandre Leme Godoy-Santos • Eduardo Araújo Pires • Fábio Corrêa Paiva Fonseca

11 Osteoartropatia Neuropática de Charcot, 99
Fábio Batista

12 Queimaduras, 105
David de Souza Gomez • Débora Cristina Sanches Pinto

13 Aspectos Imunológicos das Queimaduras, 119
Débora Cristina Sanches Pinto

14 Tratamento Clínico das Queimaduras no Paciente Pediátrico, 125
Maria Cristina do Valle Freitas Serra

15 Tratamento Cirúrgico das Queimaduras no Paciente Pediátrico, 139
Mauricio José Lopes Pereima • Rodrigo da Silva Feijó

16 Coberturas Transitórias em Queimaduras, 147
Ricardo Eugenio Roa Gutiérrez

17 Técnica Modificada de Meek para Cobertura de Queimaduras Extensas, 153
José Luis Piñeros Barragán • Adriana Álzate Rodas • Ricardo Eugenio Roa Gutiérrez

18 Sequelas de Queimaduras: Opções de Reconstrução, 159
Priscilla Alcócer Cordero • Carlos Márquez Zevallos • Kléber Ollague Murillo • Ricardo Galván Garcia • Andrés Huerta Gil

19 Sequelas de Feridas, 171
Carlos E. Sereday (in memoriam)

20 Reconstrução de Mãos após Queimadura, 181
María Beatriz Quezada Kerr

21 Desbridamento Enzimático Proteolítico Derivado do Abacaxi, 191
Alberto Bolgiani • Roberto Rodrigo Caceres

22 Infectologia no Tratamento de Feridas, 197
Adriana Macedo Dell'Áquila

23 Osteomielites, 201
Ana Lúcia Lei Munhoz Lima • Priscila Rosalba Domingos Oliveira • Heitor Naoki Sado • Vladimir Cordeiro de Carvalho

24 Antimicrobianos Tópicos e Curativos com Propriedades Antimicrobianas, 209
Débora Cristina Sanches Pinto

25 Feridas Traumáticas, 221
Dimas André Milcheski

26 Desenluvamentos, 227
Irene Daher Barra • Kerly Abraão Badaró • Tulio Martins Silva • Bruno Akel Militão

27 Feridas Pós-Cirúrgicas: Peritoniostomia, 239
Adilson Costa Rodrigues Junior • Roberto Rasslan • Sérgio Henrique Bastos Damous • Edivaldo M. Utiyama

28 Feridas Pós-Cirúrgicas: Craniotomias, 249
Paulo Henrique Pires de Aguiar • Mariany Carolina de Melo Silva • Bruno Camporeze • Aline Chaves Neri

29 Feridas Pós-Cirúrgicas: Esternotomias, 255
Samuel Gallafrio

30 Feridas Oncológicas, 261
André Luís de Freitas Perina • Frederico Teixeira • Pedro Henrique Mendes Figueiredo

31 Ferimentos Orbitopalpebrais, 265
Henri Friedhofer • Rodolfo C. Lobato

32 Necrólise Epidérmica Tóxica e Síndrome de Fournier, 281
Ilmeu Dias

33 Pioderma Gangrenoso, 289
Julio Alberto Soncini • Gustavo Reviglio Soncini • Alessandra Grassi Salles • Rolf Gemperli

34 Epidermólise Bolhosa, 297
Vania Declair Cohen • Luiz Gustavo Balaguer Cruz

35 *Laser* para o Tratamento de Feridas, 317
Luiz Gustavo Balaguer Cruz • Vania Declair Cohen

36 LED no Tratamento de Feridas, 327
Álvaro Pereira de Oliveira • Bruna Ribeiro

37 Nutrição no Paciente Portador de Feridas, 337
Andrea Bottoni • Adriana Bottoni • Sérgio dos Anjos Garnes • Fernanda Lasakosvitsch Castanho

38 Feridas no Paciente Geriátrico e Envelhecimento Saudável, 347
Naira Hossepian Salles de Lima Hojaij • Cristiane Comelato • Priscila Gonçalves Serrano • Mônica Manfredi

39 Tecidos Biológicos Humanos, 359
André Paggiaro

40 Bancos de Tecidos – Banco de Âmnio, 365
Linda Guerrero Serrano

41 Medicina Hiperbárica, 373
Ivan Silva Marinho • Eduardo Nogueira G. Vinhaes

42 Ozonioterapia no Tratamento de Feridas e Queimaduras, 381
Maurício Marteleto Filho

43 Dor Crônica e Ozonioterapia, 389
Maurício Marteleto Filho

44 Terapia por Ondas de Choque, 397
Paulo Roberto Dias dos Santos • Mariana Franco Schiefer dos Santos

45 Terapia Celular no Tratamento de Feridas, 405
Alfredo Gragnani • Veronica Chomiski

46 Terapia Gênica, 421
Cesar Isaac • Armando Rosique Costa Aguiar • Igor Castro Carneiro

47 Plasma Rico em Plaquetas, 429
María Beatriz Quezada Kerr

48 Células-Tronco Mesenquimais no Tratamento de Feridas, 437
Cesar Isaac • André Paggiaro • Beatriz Lassance da Rocha Brito

49 O Papel da Impressora 3D no Tratamento das Feridas Complexas, 449
Alberto Bolgiani • Priscilla Alcócer Cordero • Giovanni Alcócer

50 Centro de Tratamento de Feridas, 459
Paul J. Kim • Michael Siah • Lawrence L. Lavery • Karen Kowalske • Katherine Raspovic • Ron Hoxworth • Dane K. Wukich

51 Reinserção Social do Paciente, 469
Nancy Droguett Jorquera

52 Terapia Ocupacional e Reintegração Laboral, 473
María Isabel Meneses Díaz

53 Interdisciplinaridade, 477
Débora Cristina Sanches Pinto

54 Judicialização da Medicina, 481
Walter Soares Pinto (in memoriam)

55 Terapia por Pressão Negativa no Tratamento de Feridas Complexas,* e-1

Índice Alfabético, 487

---
*Este capítulo está disponível, *online*, como material suplementar desta obra.

1 História do Tratamento da Ferida

Débora Cristina Sanches Pinto

Introdução

Com o aumento da expectativa de vida da população, há uma incidência crescente de doenças que acompanham o envelhecimento, como cardiopatias, neoplasias, diabetes, hipertensão arterial, entre tantas outras. Essas condições aumentam a prevalência e a complexidade das feridas, o custo final do tratamento e, consequentemente, a perda da qualidade de vida.

No entanto, é importante ressaltar que a ferida é apenas a ponta do *iceberg*. O grande desafio da Medicina consiste em encontrar sua causa e entender melhor suas etiologias, a fim de tratar e evitar recidivas, reduzindo, assim, os custos com tratamentos. Tais estudos se fundamentam nos avanços e nos experimentos empregados ao longo da história, unindo o passado, o presente e o futuro do tratamento de feridas. Afinal, como o historiador grego Heródoto afirmou, é preciso "pensar o passado para compreender o presente e idealizar o futuro".

Para tanto, é necessário ir até a Pré-História: conforme apontam descobertas arqueológicas, agentes como extratos de plantas, água, neve, gelo, frutas, lamas e graxa eram aplicados sobre as feridas.[1] Até hoje, os aborígenes australianos, reconhecidamente a população viva mais antiga do planeta, empregam a técnica de colocar argila e folhas de eucalipto em feridas abertas como medicamento, em virtude de suas propriedades anti-inflamatórias e analgésicas.

Historicamente, o registro mais antigo sobre o tratamento das feridas vem do Egito, o *Papirus de Luxor*, de Edwin Smith, datado de 1700 a.C. (Figura 1.1), que constitui cópia de um manuscrito de 3000 a 2500 a.C. Graças a esse artefato, é possível verificar que o cuidado com feridas já vem de 5.000 anos atrás. Nele estão descritos 48 casos de doenças e seus respectivos tratamentos, que incluem o fechamento de feridas com suturas, bandagens, talas, cataplasmas e prevenção de infecções com mel, o que mostra que nossos ancestrais já tinham a percepção de que uma ferida fechada tinha mais potencial de cicatrização em comparação a uma aberta.

Nesse tratado, é interessante observar que, apesar de os antigos egípcios acreditarem na origem divina das doenças, apenas um dos processos descritos está relacionado com a magia. No mesmo período, em textos da antiga cidade grega de Alexandria, é possível verificar a descrição de uma área com infecção local. "Se a ferida estiver infectada, uma concentração de calor se desprende de sua abertura e suas bordas

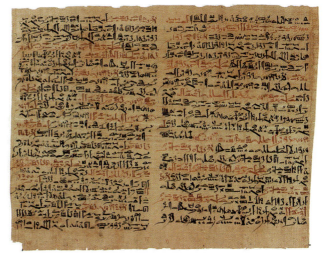

FIGURA 1.1 *Papirus de Luxor*, de Edwin Smith. (De Jeff Dahl, domínio público, via Wikimedia Commons.)

encontram-se avermelhadas, estando a pessoa com calor por causa disso; [...] para arrefecê-la, você deverá preparar um remédio à base de folhas de salgueiro." Atualmente, já se sabe que essa planta tem propriedades anti-inflamatórias.[2]

Esses tratados abriram as portas para grandes estudiosos, que passaram a pesquisar a etiologia da ferida, assim como novos métodos de tratamento que revolucionaram o procedimento de cura das lesões, reduzindo a mortalidade e criando a base da medicina atual.

Grandes pensadores

Intitulado o Pai da Medicina, Hipócrates (460 a 377 a.C.) difundiu métodos para promover a supuração e reduzir a inflamação, com base na teoria humoral (eliminação do humor em excesso no organismo), e preconizava a aplicação de vinho em feridas limpas (Figura 1.2). Ele sugeriu que as feridas contusas fossem tratadas com calor e pomadas para promover a supuração, remover material necrótico e reduzir a inflamação. Uma de suas receitas dizia: "Derreta a gordura de um porco velho e misture com resina e betume, espalhe em uma peça velha de roupa, esquente-a no fogo, aplique-a como atadura".[3,4]

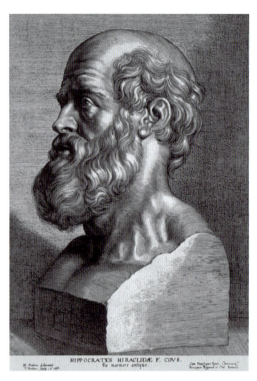

FIGURA 1.2 Hipócrates, o Pai da Medicina. (Reproduzida de Everett Historical/Shutterstock.com.)

Em seus textos foram encontradas descrições detalhadas de drenagem cirúrgica de pus, que era executada com um pedaço de tubo de estanho inserido na cavidade do abscesso.[5]

Nessa época, os gregos utilizavam acetato de cobre, óleo de pinheiro e de cipreste como antisséptico; limpavam e desbridavam os ferimentos e, ainda, aplicavam a hortelã, a papoula e um fungo cultivado sob a forma de unguento. No outro continente, os ameríndios utilizavam vegetais adstringentes e derivados de ovos de aves para cobrir as feridas.[6,7]

Anos depois, no início da era cristã, o enciclopedista romano Aulus Cornelius Celcius (53 a.C. a 7 d.C.) trouxe importantes classificações e recomendações que influenciaram e ainda influenciam a área médica. Entre elas, o registro dos sinais da inflamação, como dor, calor, rubor e tumor, que conhecemos e utilizamos até hoje. Também identificou pela primeira vez os diferentes tipos das lesões de pele, descrevendo, com detalhes, o tratamento de cada uma delas, como a recomendação da limpeza da área lesionada e remoção dos coágulos, o fechamento primário das feridas agudas e o desbridamento das contaminadas, para que, posteriormente, pudessem ser suturadas. Além disso, nomeou as soluções para uso tópico: adstringentes, cáusticos, erosivos e hemostáticos, reconhecidos assim até hoje.

Avanços do continente asiático

A contribuição de países asiáticos na história do tratamento de feridas foi imprescindível. Considerado o primeiro livro de cirurgia da história da medicina, o *Sushruta Samhita* foi produzido no século VI a.C. pelo cirurgião hindu Sushruta, líder da medicina Ayurveda. Um dos aspectos mais importantes desse trabalho histórico é a ênfase dada à limpeza das lesões (*Vrana Shodan*), seguida por cura (*Vrana Ropan*). Nele, são apresentados 14 tipos de curativos feitos de seda, linho, lã e algodão,[7] além de medicamentos para ajudar no tratamento de queloides.[8] Em seus textos, o médico indiano esclarece que os coágulos sanguíneos, assim como materiais estranhos (pedras, cabelos, unhas, fragmento de osso fraturado etc.), devem ser removidos e a ferida deve ser completamente limpa antes da aplicação das suturas. Sem isso, a lesão prosseguirá para *Pakavastha*, ou seja, ocorre supuração e aumento da dor.

Nos textos ayurvédicos de Sushruta, a sutura é definida como um processo de amarrar duas extremidades de fio para união das bordas da ferida com a ajuda de agulha e material de sutura apropriado. São descritas quatro técnicas: *seevan karma-Riju granthi* (tipo reto, interrompido), *Vellitaka* (contínuo), *Tunnasevani* (zigue-zague ou subcuticular) e *Gophanika* (intertravamento ou cobertor).

Sob o termo *Vranaropaka* são relatadas substâncias de origens vegetal, mineral e animal por suas propriedades de cura de feridas. São mais de 100 plantas para o tratamento de feridas, tanto as isoladas como as combinadas,[9] dispostas em dois capítulos destinados apenas para a cicatrização da pele. Algumas dessas plantas chegaram a ser testadas cientificamente para verificação de seu poder de cicatrização em diferentes modelos farmacológicos e pacientes. Em alguns casos, foram identificados constituintes químicos ativos, mas o potencial da maioria permanece inexplorado. Entre as que foram incorporadas na medicina moderna, citam-se: *Ficus bengalensis, Cynodon dactylon, Symplocos racemosa, Rubia cordifolia, Pterocarpus santalinus, Ficus racemosa, Glycyrrhiza glabra, Berberis aristata, Cúrcuma longa, Centella asiática, Euphorbia nerifoliae Aloe vera*.[10]

Vizinha da Índia, a China é outro importante polo histórico que trouxe muita inovação para a área médica, com uma abordagem mais artística e holística da cura. Apesar de ter começado a se espalhar pelo Ocidente apenas a partir de 1972, após a quebra de isolamento do país, sua tradição é milenar – os relatos datam de 2200 a.C. – a ponto de ser considerada a terceira forma de medicina mais antiga, ficando atrás apenas da egípcia e da babilônica.

A base da medicina tradicional chinesa (MTC) está focada no conceito de Yin e Yang, que descreve dois aspectos opostos e, ao mesmo tempo, complementares de qualquer fenômeno. Enquanto o Yin abrange má circulação, estagnação e má cicatrização, o Yang engloba o superaquecimento ou o excesso de tecidos cicatriciais. O ideal é que ambos estejam sempre equilibrados.

A partir desse conceito, os chineses desenvolveram os métodos terapêuticos que englobam a MTC, como acupuntura; fitoterapia (uso de plantas medicinais em forma de chás, extratos e cápsulas); técnicas como moxabustão, ventosaterapia, eletroacupuntura; dietoterapia (combina cores e sabores dos alimentos); massagens (como o *tui-na* e o *shiatsu*); e os exercícios físicos, entre eles o *tai chi chuan* e o *lian gong*. Todas essas técnicas, quando executadas, possibilitam o equilíbrio energético do corpo.

A filosofia chinesa dos cinco elementos, que é a base do universo de acordo com o taoísmo chinês, é vista como essencial para promover a cura de feridas de maneira complementar. Os pulmões têm que ser saudáveis e fortes. Os rins são considerados a "mãe" dos pulmões, e o baço é responsável pelo sistema imunológico. Apenas um corpo saudável será capaz de curar suas feridas, não importa sua localização. A MTC enfatiza que o corpo, a mente e o espírito devem ser estabilizados e bem alinhados para que a cura possa ocorrer e, assim, promover o bem-estar e a prevenção de doenças.

Historicamente, temos duas grandes passagens da transição da medicina chinesa que foram fundamentais para o tratamento de feridas. Uma delas é no período Zhou Oriental, ocorrido entre 771 a.C. até 256 a.C., quando foi desenvolvido um sistema médico organizado, no qual oficiais da corte do imperador eram treinados em várias especialidades da medicina. Por exemplo, Jivi eram físicos que curavam as doenças internas, Yangyi eram físicos que curavam as doenças externas, tais como feridas, doenças de pele, ossos partidos e outros problemas traumáticos, e Shivi eram físicos que lidavam com problemas de dieta.

Por volta de 500 a.C., o livro *Liu Juanzi Guifang* trouxe informações ricas sobre as experiências obtidas até o quinto século no tratamento de feridas, muitas delas causadas por instrumentos de metal e de doenças que afetam a pele, como furúnculos e abscessos. Nesse compêndio foi feita a primeira menção ao uso de pomada à base de mercúrio para a cura de certas condições da pele.

Idade Média: entre luzes e trevas

Considerada por muitos como a idade das trevas, esse período trouxe, ao mesmo tempo, avanços e recuos para a medicina. Nos primeiros anos, ainda sob o domínio do Império Romano, o mundo recebeu mais uma contribuição da escola médica de Alexandria, através de seu líder, Cláudio Galeno (130 a 200 d.C.). Atrás apenas de Hipócrates no quesito de importância para a história da medicina, ele ressaltou os processos supurativos e o uso de substâncias que favorecessem o processo cicatricial. Posteriormente, estes foram classificados pelo médico grego Paulo Aegineta (625 a 690 d.C.), em seu *Compêndio Médico em Sete Livros*, conforme seu efeito. A exemplo disso, temos os agentes hemostáticos (cobre, giz, água fria, vinagre e vinho) e os de limpeza que englobavam caramujo moído, acetato de cobre, resina de pinho, terebintina, sangue de pomba, fezes de lagarto e mel cru (Figura 1.3).[11]

Infelizmente, com a queda do poderio de Roma, as consequentes guerras e invasões interferiram na vida intelectual e educação, o que fez com que, cada vez menos, estudiosos fossem letrados em Grego, especialmente obras científicas detalhadas.

No início do período medieval, ainda havia um pluralismo de cuidados médicos que podiam ser obtidos tanto por meio de curandeiros quanto por benzedeiros, e até pela astrologia. Contudo, ironicamente, a mesma igreja católica que acabou responsável pelo resgate dos compêndios gregos

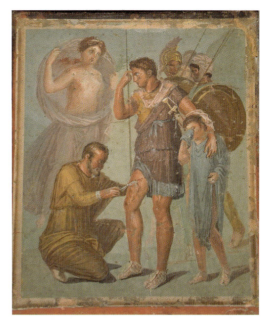

FIGURA 1.3 Afresco representando Iapyx removendo uma ponta de flecha da coxa de Aeneas, de Pompeia. (Reproduzida de Museu Arqueológico Nacional de Nápoles – domínio público.)

– que foram traduzidos para o latim – também propiciou o retrocesso da medicina. A religião passou a predominar sob o exame clínico, o que fez com que a crença do paciente e do médico fosse o fator predominante para determinar a cura, e o remédio ficou subordinado à intervenção espiritual.

Como o corpo humano era considerado a morada de divindades ou demônios, as feridas eram a prova de que eles estavam por perto. Em geral, o doente procurava a ajuda de bruxos que empregavam, em meio a preces e rituais, todo tipo de materiais, como cataplasmas, teias de aranha e plantas medicinais, além de óleo quente para cauterizar o sangramento das feridas (Figura 1.4). Com o fortalecimento do cristianismo, a prática desses curandeiros passou a ser perseguida e ficou determinado que a cura só se daria com fé e rezas.

Nessa época, era costume permitir que a ferida "apodrecesse" um pouco, prática conhecida em latim como *pus bonum et laudabile*. Para os médicos medievais, o pus em uma ferida infectada evidenciava o esforço do corpo pela cura, o que aumentava a probabilidade de sobrevivência do paciente. No entanto, logicamente, grande parte das áreas afetadas gangrenava, levando o doente a óbito. Essa prática só foi abandonada em meados do século XIII, quando o italiano Teodorico Borgognoni, importante cirurgião da era medieval, passou a empregar métodos antissépticos e anestesias nas cirurgias. Assim, as ataduras deveriam ser pré-embebidas em vinho como forma de desinfetante e, em seguida, a ferida devia ser suturada. A anestesia era uma solução dissolvida de ópio, mandrágora, cicuta, suco de amora, hera e outras substâncias. O médico, então, embebia uma esponja com essa mistura e aplicava sob o nariz do paciente para induzir a inconsciência.

O cirurgião francês Henri de Mondeville também questionou a ideia de pus em sua obra *Cyrurgia*, datada de 1312.[12] No entanto, a visão de que o pus fazia parte da cicatrização

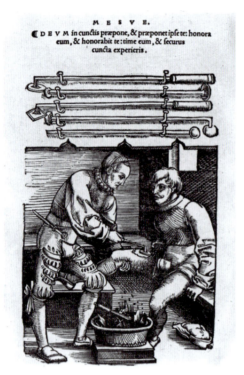

FIGURA 1.4 Cauterização de feridas no século XVI. (Reproduzida de Wellcome Collection [CC BY 4.0].)

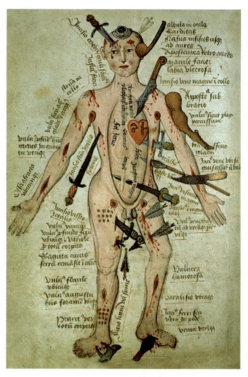

FIGURA 1.5 Homem ferido, pseudogaleno, anatomia. O "homem ferido" é uma figura encontrada em vários manuscritos e livros impressos produzidos nos séculos XV e XVI. Seu objetivo exato permanece misterioso, mas, presumivelmente, serviu como um lembrete dos ferimentos aos quais o corpo humano é propenso. Eles geralmente variam de golpes na cabeça, facadas e picadas de cobras e insetos. (Reproduzida de Wellcome Collection [CC BY 4.0].)

saudável de feridas estava tão arraigada na comunidade médica que as opiniões desses estudiosos eram amplamente desacreditadas – a ponto de, no século XIV, Guy de Chauliac (1300-1368), cirurgião francês autor do tratado sobre cirurgia, *Chirurgia Magna*, ainda mantivesse a recomendação de supuração para liberação do pus. Ele propôs cinco princípios para tratar as feridas: remoção de corpos estranhos; reaproximação das bordas; manutenção dessa aposição; conservação dos tecidos; e tratamento das complicações.[11]

Grande parte da era medieval foi ocupada por guerras e batalhas que, consequentemente, provocavam um grande sortimento de feridos, muitos deles com flechas (Figura 1.5). Eram ferimentos duplamente dolorosos de tratar: era preciso tirar a flecha do corpo do soldado, o que, invariavelmente, abria ainda mais o ferimento. Para estancar o sangramento, a prática comum era queimar o local com ferro em brasa, com a intenção de cauterizar a lesão e evitar infecções. Casos de cortes por espadas que, consequentemente, levavam à amputação, geralmente traziam infecções e, invariavelmente, a morte.

No século XIV, com a invenção da pólvora, surgiu um novo tipo de ferida, ainda mais perigosa que as lesões obtidas nas guerras tradicionais. O pó gerado por essa nova substância era considerado particularmente venenoso e, por isso, os ferimentos por arma de fogo eram tratados com óleo fervente,[13] o que aumentava as chances de causar descamação dos tecidos ao redor da ferida. Não se sabe quem introduziu esse pensamento, mas um dos principais propagadores foi Giovanni de Vigo (1460-1520). Essa ideia só foi abolida um século depois, quando o cirurgião militar Leonardo Botallo publicou o tratado cirúrgico *De curandis vulneribus sclopettorum*, reforçando a ideia preconizada por Ambroise Paré, em 1545.

Os responsáveis pelos atendimentos médicos dos soldados eram, em grande parte, jovens e inexperientes barbeiros. Contudo, a partir do século XV, foi desenvolvida uma nova classe mais qualificada de cirurgiões, que se especializou durante as batalhas. Desse novo quadro de especialistas surgiram três cirurgiões alemães de renome.[11] Heinrich von Pfolspeundt escreveu seu *Buch der Bundth-Ertznei*, em 1460. Como lidava, predominantemente, com os ferimentos com flechas, ele faz apenas uma menção passageira à necessidade de remover a pólvora de ferimentos à bala. Usava curativos de óleo de aguarrás para fazer suas feridas supurarem, provavelmente com alto grau de sucesso. Já Hieronymus Brunschwig (1450-1533) escreveu *Cirurgia, ein handbuch der Wundarznei* (1497), preocupado, principalmente, com o tratamento de ferimentos à bala e recomendando o uso de curativos soporíferos. Já Hans von Gersdorff, o mais erudito entre os três, escreveu seu livro, belamente ilustrado, *Feldtbuch der Wundarznei* (1517), que defendia a remoção da pólvora de produtos contaminados. Essa obra foi amplamente empregada nos tratamentos de feridas em batalhas e, por muitos anos, constituiu a base mais importante da cirurgia na Europa, especialmente por virtude de seus comentários sobre a amputação de extremidades.

A medicina medieval só apresentou maiores avanços no período do Renascimento (séculos XIV a XVI) – foi nessa época que começaram a surgir as primeiras escolas de medicina na Europa. Além disso, foi nesse período que inúmeros textos médicos árabes – que, ao contrário do continente europeu, não tinha "parado no tempo" – acerca de medicina antiga grega e medicina islâmica passaram a ser traduzidos para o latim. Entre essas obras, destaca-se *Cânone da Medicina* (*Al-Qanun fi al-Tibb*, em arábe), do pensador Avicena, uma enciclopédia médica, escrita por volta de 1030, que resumia as práticas medicinais dos povos gregos, indianos e mulçumanos. O Cânone se tornou um texto de autoridade na educação médica europeia até o século XVIII.

A medicina moderna: da terra ao mar

As guerras que adentraram o período da Idade Moderna (1453 a 1789) serviram como "laboratórios de campo" para o surgimento de novos processos e substâncias mais eficazes para o tratamento de feridas. Como exemplo, há os estudos apresentados pelo cirurgião francês Ambroise Paré (1510-1590), conhecido pela máxima "eu cuido das feridas, Deus as cura" (Figura 1.6). Em 1536, quando era apenas um inexperiente barbeiro, entrou em sua primeira campanha militar na Itália, onde permaneceu por 2 anos. Toda sua vivência na área foi compilada, em 1545, na obra *La Methode de Traicter les playes Faictes par Hacquebutes et Aultres Bastons à Feu*. Entre seus relatos, ele conta a ocasião quando acabou seu óleo fervente que era usado para tratar os ferimentos à bala. A solução foi empregar uma pomada de gema de ovo, óleo de rosa e terebentina. Para sua surpresa, já no dia seguinte, quando foi examinar as lesões, verificou que apresentavam um desenvolvimento muito melhor que as tratadas com óleo fervente. Enquanto os soldados tratados com o novo "remédio" se encontravam mais confortáveis, os que passaram pelo antigo processo apresentavam febre e muita dor. Isso fez com que Paré mudasse totalmente a prática antiga.[14] Mesmo assim, o uso de óleo fervente ainda perduraria por mais 200 anos.

Outro relato interessante do cirurgião francês cita uma ocasião quando foi recomendado, por uma compatriota, aplicar cebola crua com sal nas queimaduras. Ele teve a oportunidade de experimentar o novo preparado em um garoto gravemente queimado, no qual empregou em uma pequena região, enquanto no restante das áreas afetadas aplicou a sua já conhecida pomada. No dia seguinte, a região que recebeu a cebola estava sem bolhas, enquanto as demais apresentavam bolhas graves.[14]

O período renascentista (séculos XIV a XVI) foi palco de muitos avanços tanto em anatomia como em fisiologia, mas foram poucas as inovações no campo do tratamento de feridas. Isso manteve a dependência de métodos antigos que ainda empregavam extratos de plantas, graxa, mel, vinho, vinagre e outras bebidas alcoólicas mais fortes. Somente no final do século XVI foi possível perceber um tratamento mais humanizado dos feridos, com menos embalagens, menos trocas de curativos e redução no uso de agentes irritantes nas feridas.[15]

O mesmo pode ser dito dos séculos XVII e XVIII, embora nesse período tenham surgido descobertas fundamentais para a compreensão do processo de cicatrização e tratamento de feridas. Entre eles, é importante citar a descoberta da circulação do sangue e do oxigênio. Contudo, vale destacar também a contribuição de alguns personagens essenciais nessa fase. Um deles foi o médico francês Dominique Anel (1673-1790). Quando atuava como cirurgião-chefe no exército austríaco, em 1707, ele publicou o artigo *L'Art de Succer Les Plaies, Sans Se Servir de la Bouche d'Un Homme*, em que descrevia uma sonda que havia inventado para bombear líquidos. Conhecida como a *seringa de Anel*, o instrumento era empregado para retirar sangue e pus de cavidades e tecido intersticial, processo que, anteriormente, era feito com a boca do médico (Figura 1.7). Esse procedimento foi descrito por Dionisio Andrea Sancassani (1659-1738) em seus *Dilucidiazioni*, mas como crítica, e não recomendação.

Por volta de 1775, o médico escocês James Lind (1716-1794), pioneiro na higiene naval, descobriu o poder do suco do limão no combate ao escorbuto, quando percebido imediatamente. Infelizmente, essa descoberta foi recebida como uma anedota e se manteve a recomendação de usar elixir de vitríolo, infusões de mosto e outros remédios projetados para "adiantar" o sistema. Ironicamente, no ano da morte de Lind,

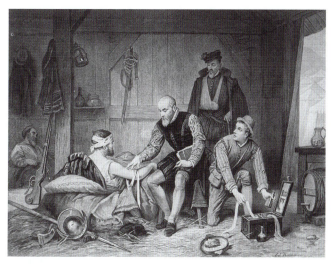

FIGURA 1.6 Ambroise Paré, cuidando de soldados feridos no Piemonte, Itália, durante a Guerra Italiana de 1536. (De Edouard Hamman, 1850.)

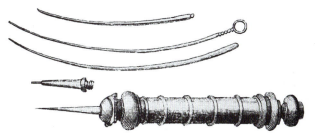

FIGURA 1.7 Seringa e sondas de Anel. (De R. James, A Medicinal Dictionary, 1745.)

o navio inglês Suffolk, em uma viagem para a Índia, levou como parte da ração dos marinheiros o suco de limão. Resultado: não houve surto grave da doença. Mesmo assim, só após 1800 esse remédio passaria a ser empregado por toda a marinha britânica, e, apenas em 1947, a vitamina C seria finalmente reconhecida por seu efeito antiescorbútico e empregada pela primeira vez para melhorar a cicatrização em casos de queimaduras.[16]

Ainda nessa lista, temos o primeiro uso de um retalho muscular para cobrir tocos de amputação por James Yonge (1646-1721) e o "pó simpático" de Sir Kenelm Digby (1603-1665), feito de musgo raspado do crânio de um morto e misturado com a carne da múmia em pó. Ele também empregava folha de ouro nas lesões iniciais de varíola, antes embebidas em óleo de amêndoa doce a fim de evitar cicatrizes. Esse método voltaria a ser empregado nos anos 1960 no tratamento de úlceras crônicas na pele.[17]

Período contemporâneo: a era da antissepsia

Na passagem entre os séculos XVIII e XIX, o cenário ainda era de batalha entre as principais potências mundiais da época. As feridas dos soldados eram tratadas com foco, compressas ferventes e aguardente, mas o número de infecções pós-operatórias já começava a ser reduzido diante da recomendação dos tecidos desvitalizados. Os médicos mantinham o pensamento de que o pus era necessário ao tratamento de processos infecciosos; o estímulo da supuração era feito com sanguessugas, emolientes e cataplasmas. A higiene era um grande problema, pois os curativos eram realizados com esponjas e lençóis sujos, além de cremes gordurosos, o que aumentavam as contaminações. A gangrena hospitalar era comum em feridas não tratadas e, quase universalmente, fatal.

Foi nesse período pré-antibiótico que surgiram algumas iniciativas de terapias e desenvolvimentos que abririam as portas para uma nova era no tratamento de feridas. Entre essas inovações, vale citar o tratamento biológico com larvas, inicialmente relatado por Ambroise Paré, que percebeu seus efeitos benéficos quando tratava soldados, em 1557. Esse benefício foi comprovado em 1829 pelo cirurgião militar de Napoleão, Barão D. J. Larrey (1766-1842). Ele observou que as larvas só atacavam o tecido necrótico, promovendo a cicatrização de feridas.

Esse método foi repetido durante a Guerra Civil Americana (1861-1865) pelos cirurgiões confederados Joseph Jones e J. F. Zacharias. Este relatou que, em apenas um dia, as larvas limparam uma ferida muito melhor do que qualquer outro agente. "Tenho certeza de que salvei muitas vidas pelo uso delas", afirmou na época.

Os primeiros estudos dessa técnica, no entanto, foram realizados por William S. Baer (1872-1931), cirurgião ortopédico americano. Seu primeiro contato com as larvas se deu em 1917, durante a I Guerra Mundial, quando atuava na Força Expedicionária Americana, na França. Na ocasião, ele tratou de dois soldados feridos que ficaram perdidos em campo de batalha por 7 dias. Para espanto do médico, as feridas que estavam cobertas por larvas não apresentavam nenhum sinal de infecção sistemática, febre ou purulência, e ainda exibiam o "mais belo tecido de granulação rosa que se pode imaginar".[18]

A partir disso, Baer começou a cultivar larvas no peitoril da janela do hospital infantil de Baltimore, onde atuava, e aplicava em pacientes com osteomielite.[19] Os resultados foram animadores: infecções persistentes foram eliminadas em 6 semanas. Infelizmente, dois dos pacientes acabaram contraindo tétano, o que fez com que ele percebesse a necessidade de criar larvas em ambiente estéril. Isso resolveu o problema, mas aumentou os custos do procedimento.[20]

Na década de 1930, essa técnica encontrou finalmente seu *boom*, interrompido com o surgimento de medicamentos como a sulfa e os antibióticos. Já nos anos 2000, a terapia larval voltou a ser empregada no desbridamento de feridas externas não agudas que não respondiam ao tratamento convencional. Em 2005, a Food and Drug Administration (FDA) dos EUA aprovou esse tratamento para uso terapêutico.

Em paralelo a essa história, a Idade Moderna contou com vários estudiosos que trouxeram regras, técnicas e agentes que são empregados até os dias atuais na área de tratamento de feridas. Muitos deles são apoiados pelo avanço da química que, entre os séculos XVIII e XIX, isolaram uma série de elementos, como o cloro, descoberto por von Scheele (1742-1786), em 1774, e o iodo, por Bernard Courtois (1777-1838), em 1811.

Em 1820, o cloro já era usado nos hospitais como agente de limpeza e já começavam discussões defendendo seu uso no enxágue manual antes das cirurgias. Cinco anos depois, Antoine Germain Labarraque (1777-1850) testou as ações do hipoclorito de soda (soda clorada) em frigoríficos e necrotérios e publicou relatos da ação desse agente no tratamento de gangrenas e feridas necrosadas. Mais tarde, em 1847, na Áustria, Ignaz Semmelweiss apresentou evidências mais convincentes da ação desse elemento na redução do risco de morte por sepse puerperal de 20% para 2%, com a indicação da lavagem das mãos com hipoclorito.[21]

O iodo foi amplamente empregado como desinfetante no período da Guerra Civil Americana (1861-1865) e na I Guerra Mundial.[22]

Em paralelo ao uso dessas substâncias antissépticas, Léon Clément Le Fort (1829-1893), cirurgião francês, foi um dos precursores da assepsia. Antes do desenvolvimento da bacteriologia, ele já defendia a lavagem das mãos, higiene e limpeza dos ferimentos com álcool.[23]

O ácido carbólico, mais conhecido como fenol, foi descoberto em 1834, mas passou a ser empregado no tratamento de feridas somente nos anos 1860. Antes disso, era um líquido barato, utilizado, principalmente, na limpeza de esgotos. Contudo, em 1865, Joseph Lister (1827-1912), o "pai" da cirurgia moderna, com base na descoberta de Louis Pasteur de que a deterioração de alimentos ocorria pela ação de microrganismos, utilizou água fenicada e curativo de algodão embebido em ácido fênico a 10% na limpeza de uma fratura exposta. Sua iniciativa diminuiu os índices de gangrena e amputações em pacientes que apresentavam casos semelhantes, complicações que até então eram comuns na ala cirúrgica da Universidade de Glasgow (Figura 1.8).[24]

Mesmo diante de fatos comprovados, a prática antisséptica de Lister levou 20 anos para ser amplamente utilizada na Grã-Bretanha, mas cirurgiões da Europa Continental, como Dinamarca e Alemanha, passaram a empregar o agente imediatamente. O fundador da empresa americana Johnson & Johnson, Robert Wood Johnson, teve a oportunidade de assistir a uma apresentação de Lister sobre seus métodos antissépticos, e isso abriu caminho para que, em 1891, a empresa começasse a produzir em larga escala os curativos cirúrgicos de algodão e gaze esterilizados com calor seco e, depois, por vapor e pressão.

Em 1914, quando a França passou a integrar a I Guerra Mundial, o cientista e inventor Auguste Lumière (1862-1954) desenvolveu o Tulle Gras, curativo para o tratamento de queimaduras impregnado em óleo de parafina macio (98 partes), bálsamo do Peru (uma parte) e azeite (uma parte), evitando que grudasse nas áreas afetadas (Figura 1.9). Atualmente, ele é apresentado embebido com antisséptico, como a clorexidina.

A esterilização de instrumentos cirúrgicos começou em 1880, assim como a utilização de roupas especiais, máscaras e luvas. No entanto, as primeiras luvas de borracha surgiram 9 anos depois, quando o cirurgião americano William Halsted percebeu que sua enfermeira, Caroline Hampton, era alérgica a antissépticos. Ele então estabeleceu um acordo com a Goodyear Rubber Company, que desenvolveu o produto. Caroline viraria, anos depois, sua esposa.

Halsted também era um grande estudioso da cicatrização de feridas, o que fez com que introduzisse modernos princípios cirúrgicos de controle do sangramento, dissecção anatômica precisa, esterilidade completa, gentil manuseio e aproximação exata dos tecidos nos fechamentos de feridas, sem aperto excessivo.

Além disso, ele foi um grande defensor do uso de curativos de folha de prata para feridas, cuja propriedade antibacteriana foi redescoberta no final dos anos 1800 (a técnica era empregada pelos antigos romanos). Contudo, o elemento seria largamente utilizado em queimaduras apenas por volta de 1920, quando surgiram os mercuriais orgânicos, como o mercurocromo, depois que se descobriu que as bactérias desenvolviam rápida resistência aos inorgânicos, que acabaram abandonados.

A prata mostrou-se um antisséptico muito eficaz, embora a maioria das preparações tópicas seja absorvível e possa causar argirismo. Preparações coloidais e citrato de prata foram empregados, em 1897, em feridas e infecções de pele, respectivamente. Em 1928, foi introduzida a prata Katadyn (prata ligada ao pó cerâmico) e, em 1958, a sulfadiazina de prata, empregadas para combater infecções bacterianas em queimaduras.

O zinco, amplamente utilizado nos tempos antigos, voltou a chamar a atenção nos últimos anos por alegações de seu efeito benéfico em aplicações locais em feridas, com ótimos resultados em indivíduos com deficiência desse metal. A pasta de sulfato de zinco é, até hoje, usada no tratamento de úlceras crônicas nas pernas.

Hipócrates já falava das vantagens em empregar o vinho no tratamento de feridas, até que, em 1975, Majno revisou os mecanismos antissépticos dessa bebida alcoólica e descobriu que ela contém vários polifenóis com propriedades antibacterianas – eles chegam a ser até 30% mais eficazes que o ácido carbólico no combate à bactéria *Escherichia coli*. Já o hipoclorito de sódio – introduzido em 1915 no tratamento de feridas por Dakin (1880-1952) – é em torno de 14 mil vezes mais eficaz.

Século XX: foco no tratamento de feridas

Quais os mecanismos que propiciam as feridas? Quais os principais fatores que as afetam? Como se dá a cicatrização? Estas e outras questões abriram esse novo período, o que propiciou diversos trabalhos científicos que buscavam tanto a compreensão do processo cicatricial quanto o melhor tratamento.

Graças a esse empenho, foram encontradas as respostas para essas dúvidas e chegou-se à conclusão de que o tratamento tópico de feridas tem importância subordinada, ou seja, um bom tratamento dependerá de uma série de fatores, tais como: boa técnica cirúrgica, bons cuidados de enfermagem

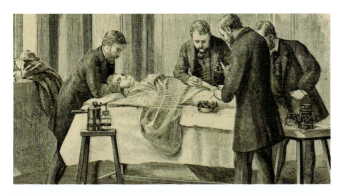

FIGURA 1.8 Sistema antisséptico de Joseph Lister. (De Cheyne, WW. 1852-1932. Reproduzida de Wellcome Collection [CC BY 4.0].)

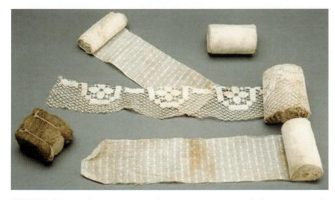

FIGURA 1.9 Ataduras empregadas na I Guerra Mundial. (Reproduzida de Wellcome Collection [CC BY 4.0].)

e prevenção de catabolismo no indivíduo em tratamento. Anormalidades metabólicas, infecções intercorrentes ou outras doenças devem, na medida do possível, ser tratadas de maneira eficaz para evitar a infecção da ferida e permitir que a cura prossiga a uma taxa ideal.[13]

A partir da segunda metade do século, três laboratórios iniciaram experimentos realizados em animais, em que o objetivo principal era exatamente conhecer melhor todo o processo de cicatrização. Esses trabalhos ofereceram à área médica experiências revolucionárias sobre esse processo. Foi a partir disso que o princípio de cicatrização úmida recebeu mais aceitação, em comparação às coberturas passivas – embora estas continuassem a ser usadas –, pelo fato de promover a interação direta com o ambiente da ferida, o que abriu espaço para o desenvolvimento de coberturas interativas.[24] Em 1962, Winter e Roove demonstraram que um ambiente úmido aumentava em 50% a migração de células epiteliais através do leito da ferida, impedindo a formação de crostas e facilitando o fechamento da ferida.[25]

No decorrer do século XX, várias soluções em tratamento foram introduzidas. Entre 1920 e 1940, surgiram as pomadas contendo enzimas, destinadas ao desbridamento químico das feridas, objetivo este perseguido desde os tempos antigos. Muitos povos primitivos chegaram a usar o fruto do mamão (*Carica papaya*), que contém a enzima papaína, para obter esse resultado. Com os agentes enzimáticos, geralmente obtidos de bactérias, é possível sintetizar colágeno, fibrina ou material proteico na superfície da ferida.

Na linha dos antissépticos, surgiram: violeta de genciana, clorexidina, quaternários de amônio, polivinil pirrolidona-iodo (PVP-I), entre outras inovações.[11] O avanço mais significativo nesse período foi, no entanto, o surgimento dos antibióticos, como as sulfonamidas, para o tratamento de infecções, introduzidas por volta da década de 1930, e a penicilina tópica, que foi empregada pela primeira vez em 1943 (Figura 1.10).

Três anos antes, em 1940, conseguiram isolar os corticosteroides – o que possibilitou a disponibilidade de cremes com esteroides para o tratamento de doenças inflamatórias da pele. Sua aplicação, contudo, foi descontinuada quando Sandberg descreveu, em 1964, que a cortisona provocava efeito inibitório na cicatrização. Isso se reverteria em 1969, quando Hunt e colaboradores mostraram que a vitamina A sistêmica tem o poder de reverter os efeitos da cortisona no processo de cicatrização.

No entanto, o uso de antibióticos não eliminou as infecções da ferida motivadas por bactérias resistentes, o que faz com que novas intervenções cirúrgicas aumentem. Ainda hoje, o principal método para o gerenciamento de feridas é a prevenção.

Hoje trilhamos o século XXI, em que os avanços tecnológicos abrem um leque infindável de possibilidades para o tratamento de feridas, no qual o foco principal é *regenerar*. Para isso, podemos contar com tecnologia de ponta que nos possibilita realizar documentação multimídia, transmitir dados criptografados via Wi-Fi, sistema a *laser* para a medição exata de feridas, conectividade com sistemas de informação hospitalar, utilização da robótica para cirurgias à distância, entre outras centenas de ferramentas.

Existem trabalhos com resultados promissores utilizando células-tronco, terapia gênica e até a reprodução de pele humana com impressora 3D (Figura 1.11). A nanotecnologia, que possibilitou a criação de uma ampla gama de produtos à base de nanopartículas, também abre grandes perspectivas para essa área, entre elas, as nanopartículas de prata (AgNP) e outros compostos, como óxido nítrico e quitosana, para o tratamento de feridas.

Atualmente, ao contrário do que pudemos analisar em outras eras, as mudanças são drásticas e rápidas. A globalização nos permite conhecer avanços praticamente no momento em que surgem, não importando se estão do outro lado do continente. Esse maremoto de informações requer, cada vez mais, que os profissionais da área de saúde estejam constantemente atualizados, transformando-se em agentes ativos de desenvolvimentos de pesquisas e de sua divulgação. Mais do que nunca, o futuro é agora.

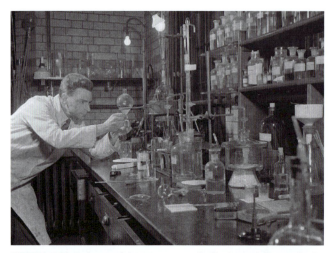

FIGURA 1.10 O desenvolvimento e a produção da penicilina na Inglaterra. (Reproduzida de Museu Imperial da Guerra – domínio público, via Wikimedia Commons.)

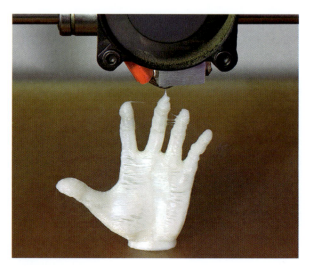

FIGURA 1.11 Pele humana impressa em 3D. (Reproduzida de Infor Channel.)

Referências bibliográficas

1. Moura MLPA. Resumo do curso de tendências em tratamento de feridas. [Mimeogr.] Belo Horizonte, 2000.
2. Thorwald J. O segredo dos médicos antigos. São Paulo: Melhoramentos; 1990. p. 57.
3. Forrest RD. Early history of wound treatment. J R Soc Med. 1982;75(3):198-205.
4. Lionelli GT, Lawrence WT. Wound dressings. Surg Clin North Am. 2003;83(3):617-38.
5. Broughton II G, Janis JE, Attinger CE. A brief history of wound care. Plast Reconstr Surg. 2006;117(7 Suppl):6S-11S.
6. Fernandes AT. Arte de curar nos primórdios da civilização. In: Fernandes AT, Fernandes MOV, Ribeiro Filho N. Infecção hospitalar e suas interfaces na área da saúde. São Paulo: Atheneu; 2000. p. 8-24.
7. Novato DA, Carvalho DV. Tratamento de feridas: uma contribuição ao ensino de enfermagem. REME Rev Min Enferm. 2000;4:47-51.
8. Deshpande PJ, Pathak SN, Gode JD. Wound healing under the influence of certain indigenous drugs. In: Udupa KN, Chaturvedi GN, Tripathi SN (eds.). Advances in Research in Indian Medicine. Varanasi: Banaras Hindu University; 1970. p. 269-303.
9. Idris M, Singh B, Singh G. Sem Use of Traditional Medicinal Plants in Skin Care, CIMAP. Lucknow: Proc. Natl; 1994. The use of Medicinal plants in wound healing; pp. 37-41.
10. Biswas TK, Mukherjee B. Plant medicines of Indian origin for wound healing activity: a review. Int J Low Extrem Wounds. 2003;2:25-39.
11. Andrade MNB, Seward R, Melo JRC. Curativos. Rev Med Minas Gerais. 1992;2(4):228-36.
12. Vrebos J. Thoughts on a neglected French medieval surgeon: Henri de Mondeville (ca. 1260-1320). Eur J Plast Surg. 2011;34:1-11.
13. Forrest RD. Development of wound therapy from the Dark Ages to the present. J R Soc Med. 1982;75(4):268-73.
14. Paré A. Oeuvres Completes D'Ambroise Paré, precedees d'une introduction sur l'origine et les progres de la chirurgie en occident du seizieme siecle, et sur la vie et les ouvrages d'Ambroise Paré. par J F Malgaigne. J-B Balliere, Paris. 1840.
15. Fihreus R. Lakekonstens Historia. Bonniers. Stockholm. 1944-1946.
16. Lund CC, Levenson SM, Green RW, et al. Arcorbic Acid, Thiamine, Riboflavin and Nicotinic Acid in Relation to Acute Burns in Man. Archives of Surgery. 1947;55:557-83.
17. Smith KW, Oden PW, Blaylock WK. A Comparison of Gold Leaf and Other Occlusive Therapy In the Management of Skin Ulcers Arch Dermatol. 1967;96:703-6.
18. Baer WS. The treatment of chronic osteomyelitis with the maggot (larva of the blow fly). J Bone Joint Surg Am. 1931;13:438-75.
19. Lenhard RE. William Stevenson Baer. Baltimore, MD: Schneidereith & Sons; 1973.
20. Sherman RA, Hall MJ, Thomas S. Medicinal maggots: an ancient remedy for some contemporary afflictions. Annu Rev Entomol. 2000;45:55-81.
21. Semmelweis IP. Die Aetiologie der Begriff und die Prophylaxis des Kindesbettsfieber. Pest, Vienna, Leipzig, Hartleben. 1861.
22. Mayo-Robson AW. Hints on war surgery. Br Med J. 1915;2(2847):136.
23. Lineaweaver W, Howard R, Soucy D, et al. Topical antimicrobial toxicity. Arch Surg. 1985;120(3):267-70.
24. Eaglstein WH (ed.). New directions in wound healing; wound care manual. Princeton: Convatec; 1990.
25. Winter GD. Formation of the scab and the rate of epithelization of superficial wounds in the skin of the young domestic pig. Nature. 1962;193:293-4.

2 Anatomia e Fisiologia da Pele

Flávio Hojaij • Arthur Vicentini da Costa Luiz

Introdução

A pele é o maior órgão do corpo humano. Ela atua como barreira e serve como interface entre o meio interno e o externo. Estima-se que a pele de um adulto tenha de 1,5 a 2,0 m², representando aproximadamente 15% do peso corporal total.[1]

Suas principais funções são proteção do organismo em relação ao meio externo (barreira mecânica contra abrasões/traumatismos, microrganismos, perda de líquido e substâncias nocivas), termorregulação através da trama vascular e de glândulas sudoríparas e viabilidade de interação do organismo com o meio externo por terminações nervosas responsáveis pela sensibilidade (tátil, temperatura, pressão, dor etc.). A pele é composta por duas camadas: epiderme e derme.

Epiderme

A epiderme é a porção mais superficial da pele e consiste em tecido epitelial estratificado escamoso. Não há vasos sanguíneos na epiderme, e suas células são nutridas basicamente por difusão de oxigênio do ar atmosférico e dos vasos da camada basal e da derme, em menor escala. A estratificação da epiderme é decorrente da presença de diferentes camadas celulares, assim denominadas: camada córnea, camada lúcida, camada granulosa, camada espinhosa e camada basal.

A camada córnea é constituída por células mortas, anucleadas e dispostas de modo laminar. Tal disposição forma uma barreira que confere características de revestimento, com proteção do organismo a agentes químicos, físicos e biológicos.

A camada lúcida, imediatamente abaixo da córnea, é também constituída por células achatadas; estas, no entanto, com núcleos. É mais evidente em regiões como as plantas dos pés e as palmas das mãos. As células dessa camada apresentam, ainda, grânulos de queratina que, em conjunto com moléculas glicolipídicas, a tornam impermeável a água e outros fluidos.

Em seguida, em um nível mais profundo, encontramos a camada espinhosa, composta por quatro a dez níveis de células com formato cuboide com prolongamentos citoplasmáticos, o que confere o aspecto espinhoso à microscopia. Nessa camada, há produção de queratina pelos queratinócitos, que irão se organizar em grânulos e, à medida que ocorre descamação da pele, as células migram para a superfície e são repostas por meio da divisão celular intensa que ocorre na camada basal.

A coloração da pele se dá por conta da presença de melanina em células denominadas melanócitos, encontrados na camada basal. Os melanócitos têm origem embriológica na crista neural, migrando para a camada basal durante a formação do embrião.

A espessura da epiderme varia de acordo com a região do corpo; ela é maior em locais de grande atrito, como palmas das mãos e plantas dos pés, em que encontramos a camada córnea com densa trama de queratina.

Ainda na epiderme, encontramos células com funções especiais, tais como as células de Langerhans, originadas na mesoderme e com função imunológica, frequentemente localizadas na camada espinhosa, além das células de Merkel, relacionadas com a sensibilidade tátil, encontradas principalmente na bainha externa dos folículos pilosos, nas polpas digitais, nas gengivas e nos lábios. Estas últimas também são formadas na crista neural e terminam por se fixar entre a camada basal e os queratinócitos.[1,2]

Derme

Abaixo da epiderme e firmemente conectada a esta pela camada basal, encontramos a derme, que apresenta características específicas como flexibilidade e elasticidade. Essas características se devem à presença de colágeno e elastina.[3]

O colágeno é uma proteína insolúvel em água em virtude da grande quantidade de aminoácidos hidrofóbicos em sua composição, dentre eles glicina, prolina, lisina, hidroxilisina, hidroxiprolina e alanina, organizados em paralelo e em diferentes arranjos estruturais, formando 29 diferentes subtipos de moléculas conhecidas atualmente.

A elastina, também presente no tecido conjuntivo que integra a derme, é uma fibra elástica mais fina que o colágeno e apresenta função estrutural. É um dos principais componentes das cartilagens e dos ligamentos, podendo também ser encontrada nas paredes das artérias, nos ligamentos e em órgãos como bexiga e pulmões.

A disposição e a orientação das fibras de colágeno na derme são responsáveis pela composição de linhas de força da pele, conhecidas como linhas de Langer, de grande valor para as áreas de cirurgia plástica e dermatologia.[4,5]

A derme é composta principalmente por fibroblastos, macrófagos e adipócitos, formando duas diferentes camadas, que podem ser assim divididas:

- Camada papilar: a mais superficial, composta por tecido conjuntivo areolar, com fibras colágenas dispostas de maneira irregular e frouxa. É assim denominada por conta das projeções para a epiderme em formato de dedos que apresentam terminações nervosas sensitivas e capilares venosos
- Camada reticular: a mais profunda e espessa, apresenta colágeno em maior densidade e com arranjo mais firme, bem como as fibras de elastina previamente citadas e fibras reticulares que se imbricam para formar uma trama.

A camada reticular é responsável por elasticidade, força e extensibilidade da pele.

Na camada reticular da derme estão os anexos cutâneos, que conferem à pele importantes funções quanto à interação com o meio externo. Os anexos presentes na derme são neurorreceptores (mecânicos e térmicos), folículos pilosos, glândulas sudoríparas, glândulas sebáceas, vasos sanguíneos e linfáticos.[3]

Além das células de Merkel, já descritas, há na derme outros receptores sensoriais responsáveis pela percepção tátil (corpúsculos de Meissner) e pressão (corpúsculos de Paccini). Os corpúsculos de Meissner são mais superficiais e em maior concentração nas regiões com maior sensibilidade, como pontas dos dedos, palmas das mãos, mamilos etc. Os corpúsculos de Paccini são mais profundos que os de Meissner e podem estar presentes também em músculos, articulações e no tecido subcutâneo. Eles são responsáveis, entre outras funções, pela propriocepção do indivíduo.[2,6]

Folículos pilosos

Os folículos pilosos são estruturas dérmicas encontradas em todos os mamíferos. Formados por 20 tipos de células e com concentrações diferentes nas várias regiões do corpo humano, apresentam, ainda, distintas características como espessura, cor e formato, bem como fases de maturação dos pelos produzidos.[2,7]

As partes que constituem o folículo são:

- Papila: região central da base do folículo, constituída de tecido conjuntivo; apresenta mínima quantidade de células em divisão
- Matriz capilar: externamente à papila, existe a matriz capilar, composta por células epiteliais em conjunto com melanócitos, que dão cor aos fios. Essa região é responsável pela produção do pelo, a partir da multiplicação celular, que é abundante
- Raiz do pelo: dividida em bainhas interna (composta por células cuboides) e externa (composta por três camadas: camada de Henle, camada de Huxley e cutícula), com células dispostas em escamas, protegendo as camadas mais internas
- Protuberância (bulge): região localizada próxima à inserção do músculo eretor do pelo, na bainha externa deste, que contém diversos tipos de células-tronco que dão origem a novas células e estão relacionadas com a reparação tecidual da epiderme.

Os pelos apresentam diversas funções, dentre elas, proteção mecânica, térmica e de radiação solar. O crescimento dos pelos e cabelos está intimamente ligado a alterações hormonais e fases da vida do ser humano. As fases de crescimento dos pelos estão listadas a seguir:

- Anágena: fase de crescimento ativo do pelo, com multiplicação das células da raiz do cabelo, com aumento de 1,0 a 1,5 cm por mês, que pode durar mais de 10 anos nos folículos do couro cabeludo. Aproximadamente 80 a 90% dos fios encontram-se nessa fase no couro cabeludo
- Catágena: fase de involução ou repouso, com duração curta (2 a 3 semanas), na qual os cabelos cessam seu crescimento em decorrência da interrupção do fluxo sanguíneo para as células da raiz do cabelo e queratinização do bulbo. Quinze por cento dos fios de cabelo encontram-se nesta fase
- Telógena: fase de regressão e queratinização de todo o fio de cabelo, com posterior queda deste para a produção de novo fio, a partir do mesmo folículo. Esta fase dura aproximadamente 3 meses, e 50 a 100 fios de cabelo caem normalmente do couro cabeludo diariamente. Cerca de 1 a 2% dos fios encontram-se nesta fase.[8]

Próximos à base do folículo piloso estão os músculos eretores dos pelos, responsáveis por elevar (protruir) os folículos em relação à pele e deixar as hastes dos pelos mais perpendiculares à superfície desta.

Em associação, ainda, aos folículos pilosos, encontramos as glândulas sudoríparas e as glândulas sebáceas.

Glândulas sudoríparas

As glândulas sudoríparas, conforme o nome sugere, produzem o suor. Sua principal função é a termorregulação, mas também existem mecanismos excretores nesse processo. São glândulas exócrinas, ou seja, eliminam sua secreção através de um ducto diretamente para a superfície da pele. Existem subtipos apócrinos e écrinos, que se diferenciam quanto a estrutura, função, distribuição pelo corpo e suor produzido.

As glândulas apócrinas estão mais concentradas nas axilas e região de períneo, assim como nas aréolas mamárias, pálpebras e asas nasais, sem efeito termorregulador em humanos. Elas produzem secreção mais oleosa (com componente lipídico, proteico e esteroide) e, por serem sensíveis aos efeitos da epinefrina, produzem o suor relacionado a estresse, ansiedade, dor, estímulo sexual e medo. Apresentam uma porção espiralada na junção entre a derme e o tecido gorduroso adjacente, composta por camada única de células epiteliais envoltas por tecido mioepitelial, responsável pela secreção do suor, além de uma porção mais retilínea que leva o suor até o infundíbulo do folículo piloso ou, ocasionalmente, direto à superfície da pele. Há glândulas apócrinas modificadas nas glândulas ciliares das pálpebras, no conduto auditivo externo (produtoras de cerume) e nas glândulas mamárias (produtoras de leite).[2,3,9]

Já as glândulas écrinas podem ser encontradas em toda a superfície do corpo humano, com concentração maior na palma das mãos e na planta dos pés, bem como na cabeça. Por terem distribuição mais difusa pelo corpo e secretarem uma solução salina (menos oleosa que as glândulas apócrinas), exercem importante função termorreguladora. São compostas por três porções: uma espiralada intraepitelial (que desemboca nos poros), um ducto intradérmico enovelado e a porção secretora, na derme profunda ou na hipoderme, também enovelada. As células que as integram são dispostas em duas camadas concêntricas de células colunares ou cuboides entremeadas por células mioepiteliais. Essas glândulas também contêm inervações relacionadas com o sistema simpático, principalmente fibras colinérgicas, mas também fibras adrenérgicas.[10,11]

Glândulas sebáceas

As glândulas sebáceas são glândulas exócrinas do tipo holócrinas – ou seja, sua secreção ocorre por meio do acúmulo de vacúolos citoplasmáticos repletos de lipídios que, após a ruptura da membrana celular apical da célula e sua consequente destruição, liberam a secreção no lúmen do ducto sebáceo.

As glândulas sebáceas podem eliminar sua secreção diretamente na superfície da pele ou na região do folículo piloso. Elas têm estrutura acinar e são responsáveis pela produção e secreção oleosa – composta, basicamente, por lipídios – que, por sua vez, têm função de lubrificação e impermeabilização da pele e dos pelos. Há, também, em conjunto com o suor, efeito de termorregulação em humanos. Estão mais concentradas no couro cabeludo e na face, mas têm distribuição por toda a pele do corpo, exceto palmas das mãos e plantas dos pés.[10]

Existem glândulas sebáceas em determinadas regiões do corpo com nomes e funções específicas, tais como as glândulas de Fordyce – nos lábios e mucosas jugais – e as glândulas de Meibomian – nas pálpebras.[12,13] Na vida intrauterina, as glândulas sebáceas são responsáveis pela produção do vérnix caseoso. Após o nascimento, elas reduzem sua função entre 2 e 6 anos de idade, retornando à produção progressivamente, alcançando seu máximo desenvolvimento durante a puberdade.[14]

Papilas dérmicas

As papilas dérmicas são projeções da camada dérmica em direção à epiderme, compostas basicamente por fibroblastos, com a função de aumentar a superfície de contato e, por consequência, a aderência entre essas camadas. Outra função dessas estruturas é prover os folículos pilosos com nutrientes e oxigênio através de vasos sanguíneos existentes nelas, principalmente em sua porção mais profunda.[15]

Hipoderme

Abaixo da derme encontra-se a hipoderme, ou tecido subcutâneo. As principais células que a compõe são adipócitos, fibroblastos e macrófagos. Diferentemente da epiderme e da derme, oriundas da ectoderme, a hipoderme tem origem na mesoderme.

Na hipoderme, armazenamos a maior parte do tecido gorduroso de nosso organismo, cujas principais funções são reserva de energia, proteção mecânica dos órgãos internos e termorregulação.

Além dos adipócitos, na hipoderme, podemos encontrar vasos sanguíneos e linfáticos, fibras de elastina e colágeno, nervos cutâneos e músculos em algumas partes do corpo, tais como face, pescoço, couro cabeludo, mãos e testículos.

Os adipócitos são distribuídos em lóbulos, separados por tecido conectivo. A distribuição dos adipócitos e seu tamanho dependem de diversos fatores, como sexo, idade, *status* hormonal, localização no corpo e estado nutricional.[2,3]

Estratificação

Conforme já discutido, a pele é o maior e mais evidente órgão do corpo humano, composta essencialmente por duas camadas com diversos tipos de células e tecidos, cada um com suas respectivas funções.

De acordo com a localização e a consequente necessidade da região do corpo, há diferentes concentrações de determinadas células e estruturas cutâneas, bem como variáveis espessuras de cada camada. A espessura da pele também varia conforme o sexo e a idade. Uma área de 6,5 cm² de pele, em média, contém 650 glândulas sudoríparas, 20 vasos sanguíneos, 60.000 melanócitos e mais de 1.000 terminações nervosas.

A estratigrafia segue, no geral, a sequência de epiderme, derme e hipoderme, do sentido superficial para o profundo. A epiderme consiste em epitélio escamoso estratificado, composto por queratinócitos em distintas fases de maturação e com maior ou menor concentração de queratina, o que denota função de proteção para áreas de maior abrasão, repondo as camadas perdidas em velocidade adequada para evitar a exposição da camada basal.

Escalpo

O escalpo é constituído superficialmente de pele, onde se encontra grande densidade de folículos pilosos (cabelos) e glândulas sebáceas e sudoríparas. Logo abaixo dele existe o tecido subcutâneo, composto por gordura e tecido fibroso, pelo qual passam os nervos e vasos sanguíneos e linfáticos da região.

Profundamente a essas duas camadas, há outras três:

- Gálea aponeurótica: formada por tecido fibroso denso e espesso que protege as camadas mais profundas

- Tecido areolar: mais frouxo que a camada anterior, com grande quantidade de fibras de colágeno I e III, possibilitando algum grau de mobilidade entre as camadas superficiais e o pericrânio
- Pericrânio: periósteo da região craniana, responsável pelo aporte sanguíneo para o osso e capacidade de reparação tecidual local.[3,16]

Face

A pele da face é uma das mais finas do corpo humano, chegando à espessura de 0,5 mm nas pálpebras. A face é formada por 14 ossos, que definem seu formato, em conjunto com depósitos de gordura situados nas bochechas e os músculos da mímica e da mastigação.

Os músculos da mastigação, responsáveis pelo movimento do único osso móvel do crânio (mandíbula), exercem função importante no desenvolvimento e formato da face. Já os músculos da mímica facial, mais superficiais, encontram-se no subcutâneo, logo abaixo da derme e, ao contrário da maioria dos demais músculos estriados esqueléticos do corpo humano, não se inserem em ossos. Eles realizam sua função aderindo-se à pele e criando as expressões faciais. Por esse motivo, não existem fáscias entre a pele da face e a musculatura subjacente, como ocorre em outras partes do corpo.[16]

Pescoço

No pescoço, as camadas da pele – epiderme e derme – são também bastante finas, com esparsa camada de queratina, e estão frouxamente aderidas ao subcutâneo. Logo abaixo da pele, há tecido celular subcutâneo de pequena espessura na região anterolateral, além da presença do músculo platisma.[16]

O platisma é um músculo plano que tem origem na fáscia que recobre o músculo peitoral maior e o músculo deltoide. Ele passa superficialmente às clavículas, recobre a porção lateral do pescoço e se insere posteriormente à sínfise mandibular e na pele/subcutâneo das porções inferiores da face, cruzando fibras das porções direita e esquerda. Na linha média imaginária anterior do pescoço, não há cobertura pelo platisma.

Esse músculo, inervado pelo ramo cervical do nervo facial (VII nervo craniano), muito importante em mamíferos ruminantes para espantar insetos na região cervical, parece não ter função relevante nos seres humanos.[16,17]

Abaixo do tecido celular subcutâneo encontramos a fáscia cervical superficial, que recobre a musculatura e as vísceras do pescoço, formando folhetos que, por vezes, englobam estruturas como o músculo esternocleidomastóideo e as glândulas submandibulares e parótidas.

Nessa região também há grande quantidade de nervos (plexo cervical, nervo auricular magno etc.), vasta vascularização (a veia jugular externa é a maior e mais importante delas) e grande quantidade de linfonodos e vasos linfáticos, que têm função significativa no sistema imunológico e de drenagem em razão da posição anatômica de passagem do pescoço entre o trato aerodigestivo alto e o restante do organismo.[16,17]

Dorso

É a região posterior do corpo humano que se estende da base do pescoço até a região glútea. Seu formato é dado pela largura da caixa torácica, composta pelas costelas e vértebras. A largura do dorso é definida, também, pela cintura escapular e a região superior da pelve.[16,17]

A pele dessa região é mais espessa e contém menos terminações nervosas que a da face e do pescoço, com menor quantidade de folículos pilosos e glândulas sudoríparas (aproximadamente 60 a 80/cm^2) que na porção anterior do tórax.[18]

A região é um local frequente de doenças de glândulas sebáceas, como cistos sebáceos e acne, em razão da grande concentração dessas estruturas. Outra afecção comum da região dorsal são os lipomas, tumores benignos dos adipócitos, também em decorrência da distribuição desse tipo de célula.[19]

Abaixo do tecido subcutâneo do dorso estão os grupos musculares superficiais, médios e profundos e a fáscia toracolombar, membrana fibrosa que os recobre, em continuidade com a porção posterior da fáscia cervical. Essa fáscia tem funções importantes no movimento e equilíbrio do corpo humano, estabilizando os grupos musculares e possibilitando, dentre outros mecanismos, a postura ereta dos seres humanos.

O conjunto de características do dorso e seus componentes (costelas, vértebras, musculatura, pele e subcutâneo) é importante para a proteção das estruturas internas, principalmente os órgãos torácicos e a medula espinal.[17]

Mamas

Nos seres humanos, as mamas estão localizadas superficialmente ao músculo peitoral maior, na parede anterior do tórax. As glândulas mamárias são subtipos especializados de glândulas exócrinas apócrinas, derivadas das glândulas sudoríparas, originadas da ectoderme, que produzem o leite. Estão presentes nos indivíduos de ambos os sexos, mas apresentam maior desenvolvimento relacionado com os hormônios femininos daqueles que expressam tal fenótipo, com desenvolvimento máximo após a gestação, no período de lactação.

As glândulas mamárias são formadas por alvéolos, nos quais é produzido o leite, em células cuboides entremeadas por células mioepiteliais, reativas à ação da ocitocina, fazendo com que haja contração e liberação do leite. Ao conjunto de alvéolos dá-se o nome de lóbulos, que contêm ductos que levam o leite até os óstios presentes nos mamilos. Nos seres humanos, cada mama é constituída por aproximadamente 20 glândulas mamárias, ou seja, o conjunto de um lóbulo com seu ducto galactóforo, revestido por células epiteliais pavimentosas estratificadas.

Existem, também, nas mamas, maior ou menor quantidade de tecido gorduroso que forma um coxim para as glândulas. Há, ainda, células epiteliais formando uma matriz extracelular com tecido conjuntivo denso que separa os lóbulos, fibroblastos e células do sistema imunológico.

A pele ao redor do mamilo é mais escurecida e recebe o nome de aréola. Ela apresenta grande quantidade de glândulas sebáceas e encontra-se sobre tecido conjuntivo rico em terminações nervosas e musculatura lisa, dispostas circunferencialmente e que, quando se contraem, auxiliam a saída do leite para o exterior.

Em decorrência da grande diversidade de células encontradas nas mamas, existem muitos tipos de tumores primários que podem se desenvolver nessa região, assunto abordado extensamente por grupos de mastologia e oncoginecologia.[11,16,20]

Abdome

A parede abdominal pode ser dividida em posterior (discutida previamente, no item *Dorso*) e em anterolateral. Ela recobre as vísceras abdominais e oferece certo grau de proteção a elas. A estratificação das camadas dessa região é das mais bem definidas do corpo humano, servindo de exemplo, muitas vezes, para descrições anatômicas.

A pele da região abdominal é bastante flexível e assemelha-se com a da região dorsal; no entanto, é nas camadas mais profundas que encontramos diferenças significativas em relação ao restante do organismo. Ao redor da cicatriz umbilical, há maior aderência entre a pele e as camadas mais profundas, fato que não se repete no restante da parede anterior abdominal.[16,17]

A hipoderme é composta pela fáscia superficial que, por sua vez, está dividida em duas camadas bem distintas: as fáscias de Camper e de Scarpa. Abaixo da cicatriz umbilical, esta divisão é mais evidente. A camada mais superficial, chamada de camada areolar ou fáscia de Camper, apresenta espessura bastante variável, podendo alcançar muitos centímetros, dependendo do grau de obesidade e da distribuição da gordura corporal. Inferiormente, ela se continua com a fáscia superficial das coxas.[17]

Já a camada laminar, conhecida como fáscia de Scarpa, é composta por tecido fibroso e não apresenta gordura em sua composição. À dissecção, encontramos fibras elásticas de cor amarelada, característica dessa camada. Está imediatamente superficial à aponeurose do músculo oblíquo externo, a quem se conecta de forma frouxa. Já na porção medial, a conexão é mais firme com a sínfise púbica e a linha alba, espessamento formado pela união das fibras aponeuróticas dos músculos oblíquo interno, oblíquo externo e transverso do abdome (abaixo da linha arqueada) e que se estende do processo xifoide do esterno até a sínfise púbica.

Inferiormente, na porção medial, a fáscia de Scarpa se continua com a face dorsal do pênis, formando o ligamento fundiforme. Além disso, há continuidade com a fáscia de Colles, que recobre o períneo. Há, ainda, extensão inferior da fáscia de Scarpa para o pênis, cordão espermático e bolsa escrotal, formando a fáscia de Dartos.

Nessa camada podemos encontrar a maior parte de vasos sanguíneos e nervos existentes na parede abdominal.[21]

Abaixo do plano horizontal que cruza superiormente a sínfise púbica encontramos a região pubiana, onde podemos observar maior concentração de folículos pilosos, também relacionados com a proteção mecânica dos órgãos genitais e com crescimento mais exuberante durante a puberdade. Nessa fase da vida, os pelos dessa região apresentam maior taxa de crescimento, tornando-se mais grossos, escuros, longos e, por vezes, enrolados do corpo humano.[7,22]

Períneo

Períneo é a área compreendida entre o órgão genital, tanto na mulher (vulva) quanto no homem (saco escrotal), e o ânus. É composto por musculatura complexa, com funções relacionadas com a excreção (tanto intestinal quanto urinária) e a reprodução. Como reparos anatômicos ósseos da região, temos, anteriormente, a sínfise púbica e, posteriormente, o cóccix, abaixo do diafragma pélvico. A região pode ser dividida em anterior e posterior ou urogenital e anal por uma linha imaginária que liga as duas tuberosidades isquiáticas.

A pele dessa região apresenta grande quantidade de terminações nervosas, e por isso é considerada zona erógena, relacionada com a estimulação sexual. Assim como na região pubiana, no períneo há grande quantidade de pelos e glândulas sudoríparas, estas últimas com atividade relacionada com o estresse e a estimulação sexual, tal como acontece nas axilas.[16,17,22,23]

A quantidade de gordura existente no tecido subcutâneo também depende de fatores nutricionais, idade e sexo, e sua principal função está relacionada com a sustentação do aparelho excretor intestinal, proporcionando elasticidade suficiente para dilatação quando do bolo fecal.

A estratificação da pele dessa região é, assim como a musculatura profunda, bastante complexa.

Os órgãos genitais masculino e feminino são estruturas distintas do restante do corpo, com características únicas:

- Prepúcio: dupla camada contendo musculatura lisa, grande quantidade de vasos, terminações nervosas e pele pouco aderida às camadas profundas. É recoberta externamente por pele queratinizada fina, em continuidade com a pele da região inguinal. Internamente, há uma membrana mucosa semelhante à da face interna das pálpebras ou da cavidade oral. Suas principais funções são proteção mecânica e lubrificação para a glande e o meato uretral, sendo móvel e bastante elástica. Acredita-se, ainda, que haja concentração de células de Langerhans nesta topografia,[24] que podem estar relacionadas com maiores taxas de infecção pelo HIV em homens não circuncidados. Abaixo da pele dessa região está a fáscia de Dartos, camada responsiva a variações de temperatura, o que propicia a contração e o relaxamento
- Bolsa escrotal: estrutura sacular contendo duas câmaras em que se localizam os testículos, responsáveis pela produção de espermatozoides masculinos. É composta por fina camada de pele e musculatura lisa que se contrai quando em baixas temperaturas, para aproximar os testículos da pelve e manter a homeostasia local. A coloração é discretamente mais escura que o restante da pele do corpo. Há, em sua região mediana, um espessamento, chamado de

rafe perineal, que se continua profundamente com o septo escrotal. Os pelos desta região são semelhantes aos da região pubiana, com crescimento também relacionado com o desenvolvimento hormonal. Profundamente à pele, está a fáscia espermática externa e as demais estruturas dos testículos[16,17]

- Vulva: conjunto de órgãos sexuais femininos externos. A vulva consiste em monte púbico, clitóris, lábios maiores, lábios menores, bulbos vestibulares, vestíbulo vulvar e abertura da vagina, bem como algumas glândulas relacionadas com a lubrificação e excitação sexual, chamadas de glândulas de Bartholin e glândulas de Skene. As primeiras, descritas pelo anatomista dinamarquês Caspar Bartholin no século XVII, apresentam estrutura histológica alveolar e localizam-se posterolateralmente à abertura da vagina. Sua principal função é a produção de muco, lubrificando o introito vaginal a partir da secreção deste através de ductos que medem 1,5 a 2,0 cm.[25] Já as glândulas de Skene são homólogas à próstata masculina, apesar de não apresentarem as mesmas funções. Elas parecem estar relacionadas com a lubrificação vaginal e têm função antibacteriana em virtude da secreção liberada durante o ato sexual, quando se encontram intumescidas por fluxo sanguíneo abundante. Há também quem defenda a relação dessas glândulas com a sensação de prazer e orgasmos, incluindo a chamada "ejaculação feminina", apesar de não haver consenso.[26] Assim como na genitália masculina, existe grande concentração de pelos e glândulas sebáceas nessa região, além de terminações nervosas e densa trama vascular.[16]

Mãos

As mãos humanas, bem como dos demais primatas e de alguns outros mamíferos, são estruturas complexas compostas por diversos ossos (no caso dos humanos, 27, com exceção dos sesamoides) de formatos e funções distintos entre si. Os dedos, juntamente com o polegar, que proporciona movimento de pinça, têm função de apreensão. A sensibilidade das mãos é das mais delicadas, dando-nos a possibilidade de percepção do meio externo e a distinção de dois pontos de maneira significativa. Isso se dá pela grande quantidade de terminações nervosas nas mãos, a maior concentração do corpo humano.

A palma, região central da parte anterior da mão, superficial aos metacarpos, apresenta pele com características únicas no corpo humano. É rica em papilas dérmicas para aumentar a aderência e, assim como os dedos, apresenta características individuais que podem ser utilizadas como impressões digitais.[16,17]

A sensibilidade da mão é dada por três nervos:

- Nervo radial, promove sensibilidade da parte posterolateral da mão (polegar até metade do dedo anelar)
- Nervo mediano, supre a face palmar do polegar até metade do anelar

- Nervo ulnar, responsável tanto pela porção anterior quanto posterior da região ulnar, bem como do dedo mínimo e da parte medial do dedo anelar.

A pele da palma da mão é glabra, ou seja, sem a presença de folículos pilosos, o que aumenta a aderência e melhora a sensibilidade local. A pele é relativamente mais clara que o restante do corpo e mais espessa nessa região, em que existem linhas flexoras, mais aderidas aos tecidos profundos, que permitem que a pele se dobre com facilidade. A pele do dorso da mão apresenta folículos pilosos, é mais fina, móvel e flexível, e propicia a flexão completa dos dedos.[2,16,17]

Pés

Tal como as mãos, a pele dos pés é uma estrutura bastante importante e distinta das demais, principalmente em decorrência de sua função de sustentação e atrito constante. A espessura da pele da planta dos pés pode chegar a 4 mm, ou seja, até oito vezes mais que a pele das pálpebras.

Os pés humanos apresentam 26 ossos, com fortes ligamentos e musculatura que sustentam um arcabouço suficientemente rígido, porém com articulações móveis entre si e com os ossos da perna, em diversos planos, para permitir a locomoção e o equilíbrio de todo o corpo.

A planta dos pés, de modo semelhante à das mãos, não apresenta folículos pilosos e é pobre em melanócitos, proporcionando coloração mais clara que o restante do corpo. A concentração de glândulas e poros sudoríparos é grande (aproximadamente 125.000 em cada pé), enquanto as glândulas sebáceas são escassas ou ausentes.

Outra estrutura muito frequente na planta dos pés são neurônios sensitivos, responsáveis pela percepção do contato com solo. Calcula-se aproximadamente 200.000 terminações nervosas na planta de cada pé. A sensibilidade cutânea se dá por meio de ramos dos nervos fibular comum, plantar medial, plantar lateral, tibial, safeno e sural.[2,16,17]

Abaixo das camadas superficiais, o tecido celular subcutâneo, que pode chegar a 2 cm de espessura, apresenta câmaras compostas por tecido fibroadiposo recoberto por tecido rico em colágeno para melhorar a distribuição da pressão exercida pelo corpo ereto. Entre essas câmaras existem septos bem vascularizados que suprem toda a região com nutrientes e oxigênio necessários ao metabolismo local, visto que as taxas de duplicação celular são altas em virtude de constante pressão e fricção recebidas.

É possível encontrar, ainda, a fáscia plantar, que cria o arco plantar, mantendo os ossos e músculos em suas posições para exercer sustentação.[27]

Referências bibliográficas

1. Wilkinson PF, Millington R. Skin. Cambridge: Cambridge University Press; 2009. p. 49-50.
2. Betts JG, Young KA, Wise JA, et al. Anatomy and Physiology. OpenStax; 2013. p. 171-96.

3. Marks JG, Miller J. Lookingbill and Marks' Principles of Dermatology. 4 ed. Elsevier Inc.; 2006. p. 8-9.
4. Tzaphlidou M. The role of collagen and elastin in aged skin: an image processing approach. Micron. 2004;35(3):173-7.
5. Coolen NA, Schouten KCWM, Middelkoop E, Ulrich MMW. Comparison between human fetal and adult skin. Arc Dermatol Res. 2010;302:47-55.
6. Kandel ER, Schwartz JH, Jessell TM. Principles of neural science. New York: McGraw-Hill, Health Professions Division; 2000.
7. Paus R, Cotsarelis G. The biology of hair follicles. N Engl J Med. 1999;341(7):491-7.
8. Stenn KS, Paus R. Controls of hair follicle cycling. Physiol Rev. 2001;81:449-94.
9. Folk Jr GE, Semken Jr HA. The evolution of sweat glands. Int J Biometeorol. 1991;35(3):180-6.
10. James W, Berger T, Elston D. Andrews' diseases of the skin: clinical dermatology. 10.ed. Saunders; 2005. p. 6-7.
11. Kurosumi K, Shibasaki S, Ito T. Cytology of the secretion in mammalian sweat glands. In: Bourne GH, Danielli JF. Protein diffusion in cell membranes: some biological implications. Orlando, Florida: Academic Press; 1984. p. 253-330.
12. di Fiore's VE. Atlas of histology with functional correlations. 10. ed. Lippincott Williams & Wilkins; 2005. p. 41.
13. Smith KR, Thiboutot DM. Thematic review series: skin lipids. Sebaceous gland lipids: friend or foe? J Lipid Res. 2008;49(2):271-81.
14. Thody AJ, Shuster S. Control and function of sebaceous glands. Physiol Rev. 1989;69(2):383-416.
15. Israelsen NM, Maria M, Mogensen M, et al. The value of ultrahigh resolution OCT in dermatology – delineating the dermoepidermal junction, capillaries in the dermal papillae and vellus hairs. Biomed Opt Express. 2018;9(5):2240-65.
16. Moore KL. Anatomia orientada para a clínica. 7.ed. Rio de Janeiro: Guanabara Koogan; 2014.
17. Standring S, Borley NR, Gray H eds. Gray's anatomy: the anatomical basis of clinical practice. 40.ed. London: Churchill Livingstone; 2008.
18. Gray H. The Organs of the senses and the common integument. Anatomy of the human body. 20.ed. Philadelphia: Lea & Febiger; 1918.
19. Vary Jr JC. Selected disorders of skin appendages – acne, alopecia, hyperhidrosis. Med Clin North Am. 2015;99(6):1195-211.
20. Junqueira LC, Carneiro J. Histologia básica. 10.ed. Rio de Janeiro: Guanabara Koogan; 2004.
21. Scarpa A. Sull'ernie: memorie anatomico-chirurgiche. Milano: d. reale Stamperia; 1809.
22. Colvin CW, Abdullatif H. Anatomy of female puberty: the clinical relevance of developmental changes in the reproductive system. Clin Anat. 2013;26:115-29.
23. Winkelmann RK. The erogenous zones: their nerve supply and significance. Mayo Clin Proc. 1959;34(2):39-47.
24. McCoombe SG, Short RV. Potential HIV-1 target cells in the human penis. AIDS. 2006;20(11):1491-5.
25. Lee MY, Dalpiaz A, Schwamb R, Miao W, Waltzer W, Khan A. Clinical pathology of Bartholin's glands: a review of the literature. Curr Urol. 2015;8:22-5.
26. Zaviacic M, Jakubovská V, Belosovic M, Breza J. Ultrastructure of the normal adult human female prostate gland (Skene's gland). Anat Embryol (Berl). 2000;201:51-61.
27. Ross LM, Lamperti ED (eds.). Thieme Atlas of anatomy: general anatomy and musculoskeletal system. Stuttgart, New York: Thieme; 2006.

3 Definição e Classificação das Feridas

Maria Cristina do Valle Freitas Serra • Alberto Bolgiani

Introdução

Feridas são definidas como qualquer lesão que cause interrupção na continuidade dos tecidos do corpo, afetando sua integridade, podendo ser internas ou externas.

Podem acometer mucosas, pele, parcial ou integralmente, e até os tecidos mais profundos, como gordura, fáscia, músculos, articulações, cartilagens, tendões, ossos, órgãos cavitários ou qualquer outra estrutura do corpo.[1]

Classificação das feridas

As feridas podem ser classificadas de acordo com sua etiologia, profundidade, evolução e presença ou não de infecção.

Etiologia

▶ Traumáticas. Por agressão tecidual por objetos cortantes, perfurantes, lacerantes, contundentes, que podem ocorrer por quedas, acidentes de carro, arma de fogo, eletricidade etc. Também podem ocorrer por inoculações de venenos, mordeduras e queimaduras (Figuras 3.1 a 3.5).

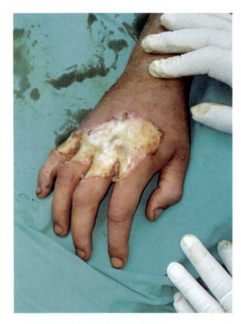

FIGURA 3.2 Ferida por queimadura química, com necrose. Paciente do sexo feminino, 23 anos.

▶ Cirúrgicas. Em procedimentos operatórios, com intuito terapêutico (Figura 3.6).
▶ Patológicas. São lesões secundárias, provenientes de doença básica (p. ex., diabetes, insuficiência vascular, epidermólise bolhosa).
▶ Por fatores causais externos. Podem resultar de pressões locais, como peso do corpo, cisalhamentos, fricções e umidade excessiva, geralmente em casos de úlceras por pressão.[2–4]

Profundidade

▶ Superficial. Danos teciduais na epiderme.
▶ Intermediária superficial. Ocorre a destruição da epiderme e da derme papilar.
▶ Intermediária profunda. Ocorre a destruição da derme papilar e reticular.
▶ Profunda. As camadas acometidas são mais profundas, apresenta danos em tecido celular subcutâneo, muscular e em estruturas adjacentes, como tendões, cartilagens, ossos etc.[5]

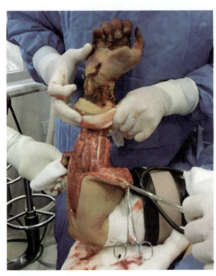

FIGURA 3.1 Ferida por eletricidade de alta voltagem. Amputação. Paciente do sexo masculino, 24 anos.

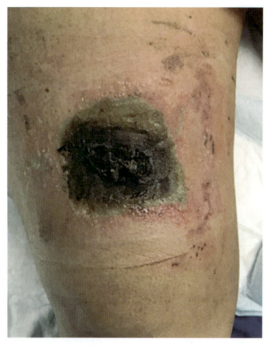

FIGURA 3.3 Ferida traumática com necrose na região anterior do músculo, com 3 semanas de evolução. Paciente do sexo masculino, 60 anos.

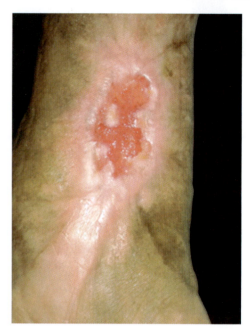

FIGURA 3.5 Ferida traumática por fricção com sinais de epitelização. Paciente do sexo masculino, 57 anos.

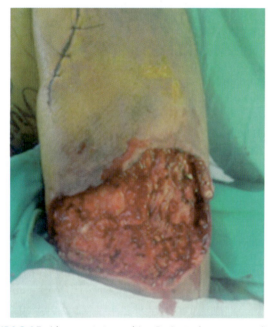

FIGURA 3.4 Ferida cruenta traumática. Paciente do sexo masculino, 34 anos.

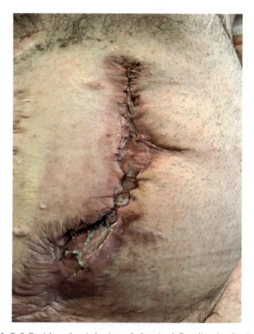

FIGURA 3.6 Ferida pós-cirúrgica abdominal fistulizada. Paciente do sexo masculino, 65 anos.

Evolução

▸ **Agudas.** Processo imediato, em que ocorre o rompimento vascular e hemostasia a seguir.
▸ **Crônicas.** Consideradas as feridas de longa duração ou muito recidivantes; são de difícil cicatrização, de evolução lenta e, em geral, há condições associadas, como doenças, infecções etc.[6] (Figuras 3.7 a 3.10).

Infecção presente

▸ **Inflamadas.** Ausência de microrganismos; observa-se a presença de sinais flogísticos: dor, rubor, calor, edema.
▸ **Colonizadas.** Feridas com contaminação pouco significativa; os tecidos acometidos têm baixa colonização. Um grande exemplo é o de feridas traumáticas com tempo menor de 6 horas de evolução.
▸ **Infectadas.** Feridas contaminadas em atos cirúrgicos ou pós-traumatismo com tempo superior a 6 horas.

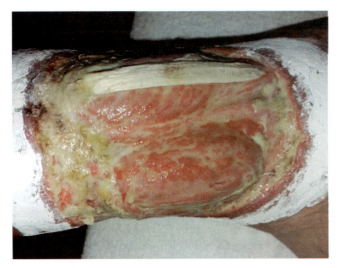

FIGURA 3.7 Ferida crônica na perna esquerda com exposição tendinosa. Paciente do sexo masculino, 70 anos.

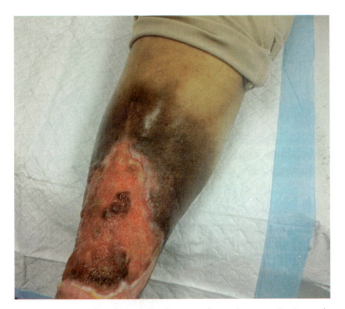

FIGURA 3.8 Ferida crônica vascular com dermatite ocre. Paciente do sexo masculino, 75 anos.

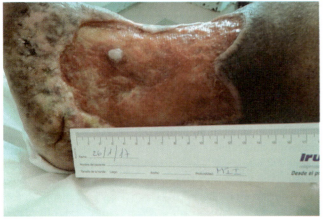

FIGURA 3.9 Ferida crônica venosa. Paciente do sexo feminino, 80 anos.

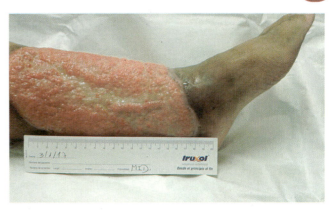

FIGURA 3.10 Ferida crônica com granulação hipertrófica. Paciente do sexo feminino, 68 anos.

▶ **Sépticas.** Feridas em que os tecidos são muito colonizados, ou seja, com contaminação grosseira por detritos ou por microrganismos como parasitas, bactérias, vírus e fungos, cuja proliferação ocorre geralmente quando há baixa imunidade. Há evidências de processo infeccioso, como presença de tecido desvitalizado, exsudação purulenta e odor característico, muitas vezes, fétido.[7-10]

Comprometimento tecidual

▶ **Estágio I.** O tecido apresenta-se hiperemiado, com áreas de descoloração e endurecimento local.
▶ **Estágio II.** Ruptura e perda da epiderme ou derme; é superficial e pode apresentar bolhas ou crateras rasas.
▶ **Estágio III.** Ferida com maior profundidade por perda total de tecido cutâneo; geralmente apresenta-se com necrose do tecido subcutâneo até a fáscia muscular, tem odor característico de tecido necrótico (Figuras 3.11 a 3.13).
▶ **Estágio IV.** Ferida em cavitação; profunda, que atinge músculos, tendões e ossos, com necrose e odor característico.[1,8]

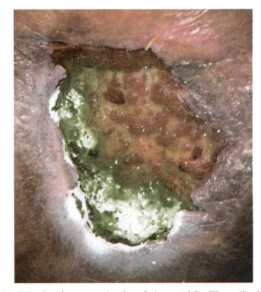

FIGURA 3.11 Ferida contaminada crônica, estádio III, região lombar. Paciente do sexo masculino, 55 anos.

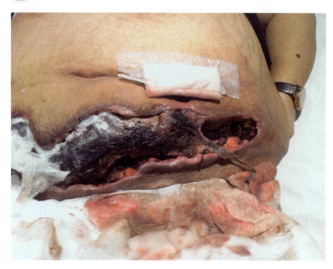

FIGURA 3.12 Ferida necrótica pós-cirúrgica abdominal. Paciente do sexo feminino, 50 anos.

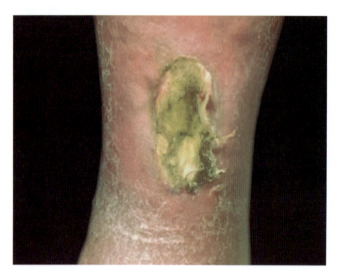

FIGURA 3.13 Ferida com necrose de origem traumática. Paciente do sexo masculino, 52 anos.

Gravidade das feridas

Fatores determinantes da gravidade:[11-14]

- Extensão da ferida
- Profundidade da ferida
- Órgãos que podem ser acometidos
- Área anatômica afetada (p. ex., fossas nasais, cavidades oculares, dedos, entre outros)
- Grau de limpeza
- Presença de corpos estranhos, hemorragias ou fraturas associadas.

Possíveis complicações/riscos:[14,15]

- Hemorragia intensa
- Infecção, tétano
- Gangrena (ocasionada por necrose dos tecidos profundos)
- Amputação de uma extremidade.

Sinais e sintomas gerais:[15,16]

- Dor
- Hemorragia
- Separação das bordas
- Inflamação e descoloração
- Sede
- Choque.

Referências bibliográficas

1. Robson MC, Steed DL, Franz MG. Wound healing: biologic features and approaches to maximize healing trajectories. Curr Probl Surg. 2001;38:72-140.
2. Szycher M, Lee SJ. Modern wound dressings: a systematic approach to wound healing. J Biomater Appl. 1992;7:142-213.
3. Lazurus GS, Cooper DM, Knighton DR, et al. Definitions and guidelines for assessment of wounds and evaluation of healing. Arch Dermatol. 1994;130:489-93.
4. Bischoff M, Kinzl L, Schmelz A. The complicated wound. Unfallchirurg. 1999;102:797-804.
5. Robson MC. Wound infection: a failure of wound healing caused by an imbalance of bacteria. Surg Clin North Am. 1997;77:637-50.
6. Broughton G, Janis JE, Attinger CE. The basic science of wound healing. Plast Reconstr Surg. 2006;117(7 suppl):12S-34S.
7. Jespersen J. Pathophysiology and clinical aspects of fibrinolysis and inhibition of coagulation. Experimental and clinical studies with special reference to women on oral contraceptives and selected groups of thrombosis prone patients. Dan Med Bul. 1988;35:1-33.
8. Pool JG. Normal hemostatic mechanisms: a review. Am J Med Technol. 1977;43:776-80.
9. Lawrence WT. Physiology of the acute wound. Clin Plast Surg. 1998;25:321-40.
10. Toy LW. Matrix metalloproteinases: their function in tissue repair. J Wound Care. 2005;14:20-2.
11. Hart J. Inflammation. 1: its role in the healing of acute wounds. J Wound Care. 2002;11:205-9.
12. Skover GR. Cellular and biochemical dynamics of wound repair. Wound environment in collagen regeneration. Clin Podiatr Med Surg. 1991;8:723-56.
13. Flangan M. The physiology of wound healing. J Wound Care. 2000;9:299-300.
14. Richardson M. Acute wounds: an overview of the physiological healing process. Nurs Times. 2004;100:50-3.
15. Komarcevic A. The modern approach to wound treatment. Med Pregl. 2000;53:363-8.
16. Vanwijck R. Surgical biology of wound healing. Bull Mem Acad R Med Belg. 2001;115:175-84.

4 Princípios do Fechamento das Feridas e Preparação do Leito das Feridas

Carolina Lunardi Cureau • Luiza Leonardi • Dilmar Francisco Leonardi

Introdução

Sempre que houver solução de continuidade na pele, o resultado é uma ferida. Independentemente da etiologia, haverá um processo biológico complexo, com etapas sobrepostas, cujo objetivo é a cura. Tal processo é conhecido como cicatrização, e suas fases são: hemostasia, inflamatória, proliferativa e maturação. Se não houver complicação, a evolução do processo de cicatrização ocorre em um período de tempo aceitável.

Antes, esse modelo de cicatrização era aplicado para feridas de aparecimento agudo ou crônico de maneira independente. Hoje, há evidências que permitem afirmar que feridas crônicas têm um modelo de cicatrização distinto das feridas agudas. As feridas crônicas permanecem indefinidamente "imobilizadas" nas fases inflamatória e proliferativa, o que retarda sua cicatrização.[1] Nas feridas crônicas, parece ocorrer uma produção elevada de moléculas da matriz, principalmente metaloproteases (MMP) como resultado de disfunção celular.[2] O exsudato da ferida crônica é, também, distinto da lesão aguda; tem menor velocidade e pode inibir a proliferação celular, fundamental no processo de cicatrização.

Há, portanto, um tipo de ferida que claramente tem o processo de cicatrização comprometido e está associado a morbidade elevada e alto custo de tratamento. Essas feridas são, atualmente, foco de muita atenção dos profissionais de saúde, cujo objetivo é otimizar os resultados finais, bem como o tempo exigido para seu tratamento. Em outras palavras, todo o objetivo é centralizado na redução do tempo de cicatrização para se obter o melhor resultado.

A bibliografia pertinente é ampla e orienta no sentido de preparar o leito da ferida, na situação anteriormente descrita, para seu fechamento. O termo é definido, em inglês, como *wound bed preparation* (WBP), o que pode ser entendido como *preparação do leito da ferida*.

É possível afirmar que a WBP é o tratamento dispensado à ferida com o objetivo de facilitar e/ou promover a cicatrização e, ainda, auxiliar métodos alternativos para a cura, tais como enxerto de pele, matrizes dérmicas ou outros produtos de cobertura.

Em 2003, Schultz et al. publicaram o conceito de WBP, o qual é sistematizado para o uso no tratamento de feridas.[3]

Em 2004, os autores publicaram quatro aspectos fundamentais que devem ser observados, sistematicamente, na preparação do leito da ferida, com objetivo de alcançar a cura. São eles: tecido (*tissue*), inflamação/infecção (*inflammation/infection*), umidade (*moisture*) e evolução das bordas da lesão (*epithelial edge advancement*).[4] Assim, interessantemente, nasceu o acrônimo *TIME*, que descreve os aspectos importantes da lesão com relação ao seu fechamento. Tal acrônimo tem sido utilizado com grande aceitação na prática clínica diária tanto para avaliação como para tratamento das feridas.

O objetivo deste capítulo é atualizar o leitor sobre esses quatro aspectos do acrônimo TIME e seu valor na WBP.

Preparação do leito da ferida

Os avanços tecnológicos nas técnicas moleculares permitem, atualmente, compreender melhor a fisiopatologia nas feridas crônicas. A ciência que sustenta a WBP resulta justamente desse progresso. Isso envolve novas técnicas de cultura de tecidos, desenvolvimento de fatores de crescimento e engenharia tecidual. A caracterização de componentes da matriz extracelular e o modo como o equilíbrio das proteases e seus inibidores afetam a cicatrização nas lesões crônicas têm sido fundamentais para tal compreensão.[5] É necessário enfatizar que a avaliação da ferida por meio do acrônimo TIME não se restringe apenas à lesão. O conceito da WBP orienta a avaliação completa do paciente portador de ferida. Portanto, qualquer condição ou doença de base deve ser identificada, corrigida, se necessário, e, após, utilizar a ferramenta TIME para avaliação e conduta quanto à ferida. Por exemplo, uma condição de diabetes melito com lesão de pé associada só terá resultado se a condição sistêmica for controlada.

Da mesma maneira, uma lesão crônica pode estar associada a um quadro de desnutrição, especialmente na população idosa, que, se não corrigida, dificilmente encontrará sua cura. O conceito da WBP orienta o profissional de saúde a melhorar as condições do leito da lesão de modo a estimular a cicatrização normal.[6] A utilização do TIME é uma ferramenta que auxilia na identificação da(s) barreira(s) em direção à cicatrização, e implementa um plano de tratamento para remover esses obstáculos. Novamente, uma ferida que falha no processo de cicatrização pode revelar problema sistêmico e/ou local. Por isso, é imperativa uma avaliação completa e detalhada para esclarecer, se pertinente, fatores que retardam a cicatrização – entre eles, dor e/ou desnutrição. Quando realizada a avaliação geral, é possível focar a atenção na lesão, a fim de identificar o(s) problema(s), em busca de um leito estável com boa vascularização e tecido de granulação saudável.

Implementação do sistema TIME

Tecido

As características do tecido no leito da ferida têm importância fundamental no processo de cicatrização. Em sua avaliação, é importante a descrição correta das características clínicas do tecido. No local em que o tecido é deficiente ou inviável, a cicatrização será retardada. Além disso, é foco de infecção, prolonga a fase inflamatória, obstrui mecanicamente a contração e impede a reepitelização.[7] É possível encontrar necrose, escara ou esfacelo como exemplos de tecidos inviáveis e que devem ser removidos como parte do preparo do leito da ferida. Necrose/escara se apresenta como tecido escuro, endurecido, ressecado, com aparência de couro. É resultado de morte celular, em virtude da exposição prolongada à isquemia. Sua permanência aumenta o risco de inflamação crônica e retardo da formação da matriz extracelular. Uma lesão com necrose pode ser observada na Figura 4.1.

Esfacelo, em geral, é claro e aderido ao leito da ferida ou frouxo quando associado à umidade. Trata-se de um material aderente e fibrótico derivado de fibrinogênio, fibrinas e outras proteínas.[8] Tem consistência amolecida, frágil e que se desprende da ferida. Um exemplo de esfacelo pode ser observado na Figura 4.2.

Tecidos desvitalizados não devem permanecer sobre o leito da ferida e, por consequência, devem ser removidos. A parte do preparo do leito da ferida no T do esquema TIME se refere ao desbridamento.

Desbridamento

O termo desbridamento é derivado do francês, *débridement* (Henri François Le Dran, 1685-1770), o que significa

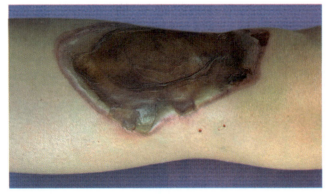

FIGURA 4.1 Necrose em ferida de membro inferior.

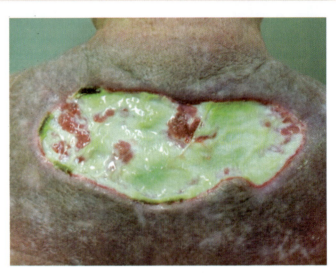

FIGURA 4.2 Exemplo de tecido tipo esfacelo em ferida na região do dorso.

remoção do impedimento, ou seja, remoção do fator impeditivo da cicatrização.[9] Como resultado do desbridamento, ocorre a preparação do leito da ferida e tecido circunjacente por meio da remoção de infecção, biofilme e células senescentes que impedem a cicatrização normal. Múltiplas técnicas são consideradas para o desbridamento de feridas; para determinar a escolha mais apropriada, é preciso considerar individualmente o caso clínico: o hospedeiro e a lesão. Com relação ao paciente como um todo, devem-se considerar as comorbidades, a aderência ao tratamento e a situação social.

Já quanto à lesão, especificamente, é necessário considerar características como tipo e volume da necrose tecidual, tamanho da lesão, contaminação/infecção, perfusão, viabilidade do local, dor associada à técnica, custos etc. Outro fator que não deve ser esquecido consiste nas alternativas disponíveis no local do atendimento, bem como tipo de atendimento, hospitalar ou ambulatorial.

As técnicas de desbridamento são múltiplas e podem ser divididas em cirúrgicas, mecânicas e biológicas e enzimáticas.

Desbridamento cirúrgico

O desbridamento cirúrgico é a modalidade mais empregada em nosso meio. Esse método envolve a excisão direta de todo tecido necrótico e infectado da ferida por meio de um procedimento à beira do leito ou uma cirurgia sob anestesia. Portanto, exige-se uma estrutura mínima necessária, tais como sala de cirurgia e equipamentos adequados. O desbridamento cirúrgico é, tradicionalmente, citado como padrão-ouro dos métodos de desbridamentos – é o mais rápido de remover tecidos desvitalizados, mas tem a desvantagem de não ser seletivo. Sua aplicação remove, também, tecidos vitalizados e, por isso, exige experiência em sua aplicação. A técnica é a excisão cirúrgica de todo tecido grosseiramente contaminado e/ou infectado. Uma manobra útil para minimizar a remoção de tecido saudável é a utilização de coloração com azul de metileno no leito da ferida, tendo como finalização a remoção completa do tecido corado.[10] Outro modo de monitoramento de tecido saudável é quando se atinge sangramento vivo. Finalmente, uma excisão de 3 a 5 mm nas bordas da lesão possibilita a remoção de células senescentes da borda que impedem a progressão da cicatrização.[11]

Desbridamento mecânico

O desbridamento mecânico inclui o uso de curativos que variam de úmidos até secos para facilitar a remoção do tecido infectado e/ou inviável. Pode ser útil em pacientes que não sejam candidatos à cirurgia. Sua aplicação, quando úmidos, pode auxiliar na remoção de tecidos desvitalizados, pois os curativos aderem aos tecidos e, quando são removidos, estão secos e presos aos tecidos subjacentes. A remoção completa do curativo é mandatória, porque fragmentos de gaze atuam como corpo estranho na lesão, potencializando infecção.[12] A gaze seca apresenta baixo potencial de desbridamento e deve ser usada somente como cobertura temporária para isolar do meio ambiente, de modo a evitar contaminação adicional; mesmo nessa situação, pode ser ineficaz. Os curativos úmidos ou secos estão associados à dor considerável e são inadequados para a preparação do leito da ferida.

Desbridamento biológico

O termo desbridamento biológico é genérico e envolve terapias autolíticas, enzimáticas, mel e larvas (*Maggot therapy*).[13] Curativos autolíticos são indicados para feridas com tecido necrótico e/ou película de fibrina, e atuam suavizando as margens fibróticas da lesão à medida que estimulam a liberação de enzimas proteolíticas endógenas.[14] Tais curativos raramente causam dor, o que representa uma vantagem para pacientes muito sensíveis. São indicados para casos em que ocorre pouca necrose e o paciente não tolera uma forma mais agressiva de desbridamento. São frequentemente encontrados na forma de hidrogel, hidrocoloide, membranas poliméricas, entre outras. O desbridamento por larvas, conhecido na bibliografia como *Maggot therapy*, usa a espécie *Phaenicia sericata* irradiada, e não está disponível em nosso meio ou até o momento da publicação deste livro. Esse tratamento tem sido associado à dor em alguns pacientes.

Desbridamento enzimático

O desbridamento enzimático é frequentemente usado isoladamente ou em associação a outras técnicas, como o desbridamento cirúrgico, a fim de remover o tecido necrótico e promover a cicatrização.[15] Pode ser usado em lesões contaminadas ou até mesmo infectadas, em pacientes com terapia anticoagulante quando a cirurgia não é possível e, também, nas escaras escuras ou esfacelo. Agentes enzimáticos são, frequentemente, aplicados 1 ou 2 vezes/dia, dependendo do agente. São utilizados diretamente na ferida e podem produzir sensação de ardência transitória e, raramente, desconforto. Alguns pacientes podem ser hipersensíveis à enzima ou outro componente dentro da fórmula. Seu funcionamento está na hidrólise das ligações dos peptídios e é indicado para feridas úmidas e fibróticas, particularmente em pacientes que são pobres candidatos à cirurgia.

As principais vantagens estão no fato de que suas enzimas são seletivas na digestão dos tecidos desvitalizados e, portanto, causam menor trauma aos tecidos sadios com relação à cirurgia. Potenciais efeitos colaterais podem ocorrer, como reação alérgica e maceração da ferida com seu uso prolongado. Os agentes encontrados são a papaína e a colagenase.

Outras modalidades de desbridamento

Modalidades adjuntas para desbridamento incluem hidrocirurgia, ultrassonografia e terapia de pressão negativa com ou sem instilação.

A hidrocirurgia utiliza um jato de água poderoso e em alta velocidade, o qual aspira o tecido circunjacente e o pulveriza. É necessário ter experiência para seu uso, pois pode afetar tecidos sadios, e apresenta alta custo para nosso meio até o momento.

A ultrassonografia também pode ser utilizada para o desbridamento. Sua eficácia se encontra em alta frequência entre 1 e 3 MHz e requer contato com o tecido. Atua rompendo corpos celulares e material proteico, bem como deslocando a necrose. Assim como na hidrocirurgia, é preciso ter experiência com seu uso.

A terapia de pressão negativa pode ser usada nos intervalos do desbridamento para preparar o leito da ferida para seu fechamento. Sua eficácia ocorre porque há alterações no meio ambiente da ferida que aumentam o fluxo sanguíneo e o tecido de granulação, o que reduz o edema do tecido e controla a carga bacteriana. Essa modalidade adjunta é mais efetiva em feridas que não podem ser fechadas imediatamente por infecção persistente ou por cicatrização retardada. Não deve ser usada na presença de necrose ou, em outras palavras, deve ser utilizada após o desbridamento.

Inflamação/infecção

A letra I do acrônimo TIME refere-se à fase inflamatória da cicatrização; muitas feridas se tornam crônicas justamente porque são incapazes de ultrapassar essa fase. Isso ocorre por um desequilíbrio de células inflamatórias, citoquininas, fatores de crescimento e proteases, especialmente as metaloproteases (MMP).[16] As MMP são um grupo importante de enzimas que têm papel fundamental na cicatrização, promovem o desbridamento da matriz extracelular, abrindo espaço para angiogênese e migração celular. Portanto, em nível normal, é um fator positivo na cicatrização. Contudo, nas feridas crônicas, são encontradas em um nível exageradamente alto no exsudato quando comparadas a feridas agudas. Tal condição resulta em degradação excessiva da matriz e de reguladores químicos, prejudicando a cicatrização.[17] Além das mudanças moleculares das feridas crônicas, técnicas especializadas têm mostrado que 60 a 90% dessas lesões têm presença de biofilme.[18] A identificação da presença do biofilme na ferida não é simples e muito difícil em um simples exame. Técnicas especializadas de cultura de tecido e de microscopia avançada podem ser a alternativa para diagnóstico.[19] Contudo, algumas características podem sugerir a presença de biofilme (Figura 4.3) e, entre elas, estão:

- Infecção persistente há mais de 30 dias
- Ausência de resposta ao uso de antibiótico
- Tecido de granulação friável
- Material gelatinoso do leito da lesão facilmente removido
- Material que reaparece rapidamente após a remoção.

A estratégia de tratamento do biofilme inclui o desbridamento e a higienização do leito, com o objetivo de romper fisicamente essa condição. Também se faz necessário o cuidado local com antibiótico para tratar e prevenir contaminação adicional. Importante lembrar que o biofilme é uma condição local e altamente organizada, e que apresenta pouca ou nenhuma penetração de antibiótico e risco de resistência a este. Em decorrência disso, o uso sistêmico de antibióticos não é defendido até que sinais de disseminação sejam identificados. Em muitos casos, o desbridamento, a higienização e o uso local de antimicrobianos podem ser suficientes. Infecção da ferida é um resultado de densidade bacteriana – ou seja, dependendo da carga (número de colônias por grama de tecido), poderá ser encontrada simples colonização até infecção sistêmica. É importante enfatizar que o uso de antibióticos, se necessário, deverá sempre estar de acordo com a sensibilidade do germe identificado. Essa é a parte da WBP na letra I do TIME.

Umidade

A letra M do acrônimo TIME refere-se à umidade (do inglês, *moisture*) do leito da ferida. Um efeito benéfico para a cicatrização de feridas ocorre quando há umidade equilibrada no leito – acelera a cicatrização. A umidade derivada do exsudato da lesão é um componente da cicatrização necessário para ativação do complemento. Uma vez ativado esse sistema sequencial de proteínas (complemento), presente no plasma e líquido extracelular, destrói patógenos e auxilia no desbridamento.[20] Nas feridas crônicas, existem alterações no equilíbrio desse exsudato, o que retarda a cicatrização. Manter esse equilíbrio de umidade faz parte da WBP. Um nível elevado de exsudato pode levar à maceração das bordas da ferida, causando não apenas lesão adicional (maceração), mas também promovendo a formação de biofilme. Por sua vez, um nível muito baixo de exsudato pode levar à formação de uma ferida seca, em que a atividade celular não ocorre. A escolha do curativo é importante para manter um equilíbrio do exsudato, evitar maceração de bordas, prevenir o vazamento do exsudato e ser de fácil aplicação e remoção. Feridas com muito exsudato podem ser tratadas com curativo com alta absorção e cremes de barreiras para evitar maceração. A proteção das bordas da lesão é um elemento fundamental no tratamento (Figura 4.4).

Curativos de pressão negativa têm sido utilizados nessas feridas porque removem fisicamente o líquido (exsudato) do leito. É fundamental enfatizar que outras comorbidades podem contribuir para os níveis altos de exsudato, como insuficiência cardíaca congestiva, insuficiência hepática, insuficiência renal, desnutrição, entre outras. Também nas insuficiências venosas, o edema pode contribuir para o nível elevado de exsudato, e a compressão deve ser adicionada ao tratamento. Por outro lado, lesões secas podem ser tratadas com curativo semioclusivo, como hidrocoloides.

O objetivo é buscar um meio úmido e aquecido que favoreça os fatores de crescimento, citoquininas e proliferação de células endoteliais, fibroblastos e queratinócitos.

Evolução das bordas da lesão

Por fim, a letra E do acrônimo TIME refere-se à evolução das bordas da lesão pela progressão epitelial. Portanto, a avaliação das bordas pode indicar a contração e a epitelização e confirmar, ou não, a efetividade do tratamento. Uma redução da área da lesão de 20 a 40% entre 2 e 4 semanas tem se mostrado um preditor confiável de cicatrização.[21] Além disso, é importante observar as condições da pele circunjacente à lesão; se macerada ou seca, pode impedir a cicatrização.

O objetivo da WBP no "E" do TIME é avaliar as características das bordas e sua evolução, corrigindo eventuais distúrbios que impeçam a cicatrização. O tratamento deve ser dirigido para obter o avanço das bordas no fechamento da lesão, seja por desbridamento, enxerto de pele, uso de matriz dérmica ou terapias adjuntas. Tem havido progressos, apesar de escassa publicação, em novas terapias, entre elas o *laser* de baixa frequência.[22] Na Figura 4.5 é possível observar a evolução de uma ferida a partir do avanço das bordas estimuladas com *laser* de baixa frequência.

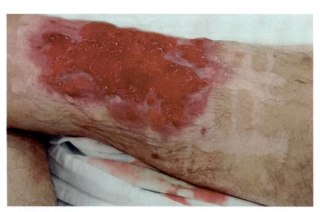

FIGURA 4.3 Granulação friável de ferida crônica em coxa direita.

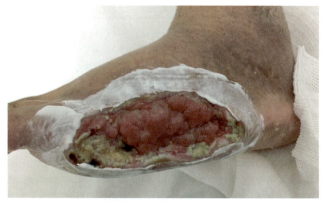

FIGURA 4.4 Creme de barreira protegendo as bordas da lesão.

Capítulo 4 ▪ Princípios do Fechamento das Feridas e Preparação do Leito das Feridas

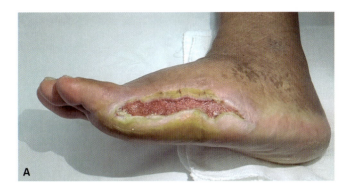

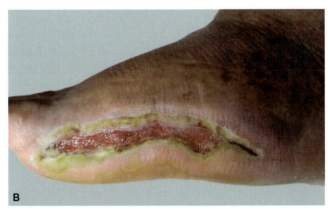

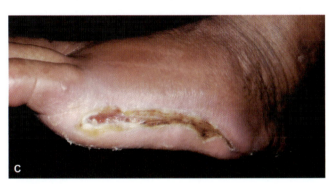

FIGURA 4.5 A. Lesão submetida a uma sessão de *laser* de baixa potência. **B.** A mesma lesão após três sessões de *laser* com intervalo semanal. **C.** Final do tratamento.

Resumo

As feridas crônicas devem ser tratadas a partir de uma avaliação completa, ou seja, sistêmica e localmente. No objetivo de sua cura, a observação da WBP, considerando o acrônimo TIME, é uma ferramenta importante. A correção adequada do fator impeditivo da cicatrização pode obter o melhor resultado no menor tempo possível. O assunto não se esgota aqui, e novos estudos bem delineados são necessários para fundamentar uma conduta apropriada.

Referências bibliográficas

1. Ennis WJ, Meneses P. Wound healing at the local level: the stunned wound. Ostomy Wound Manage. 2000;46(1A Suppl):39S-48S.
2. Falanga V, Grinnell F, Gilcherest B, Maddox YT, Moshell A. Workshop on the pathogenesis of chronic wounds. J Invest Dermatol. 1994;102:125-7.
3. Schultz GS, Sibbald RG, Falanga V, et al. Wound bed preparation: a systematic approach to wound management. Wound Repair Regen. 2003;11(Suppl 1):S1-28.
4. Schultz GS, Barillo DJ, Mozingo DW, Chin GA, Wound Bed Advisory Board Members. Wound bed preparation and a brief history of TIME. Int Wound J. 2004;1:19-32.
5. Xue M, Le NT, Jackson CJ. Targeting matrix metalloproteases to improve cutaneous wound healing. Expert Opin Ther Targets. 2006;10:143-55.
6. Falanga V. Classifications for wound bed preparation and stimulation of chronic wounds. Wound Repair Regen. 2000;8(5):347-52.
7. Baharestani M. The clinical relevance of debridement. Berlin: Springer Verlag; 1999.
8. Tong A. The identification and treatment of slough. J Wound Care. 1999;8(7):338-9.
9. O'Brien M. Exploring methods of wound debridement. Br J Community Nurs. 2002;10-8.
10. Endara M, Attinger C. Using color to guide debridement. Adv Skin Wound Care. 2012;25(12):549-55.
11. Harding KG, Moore K, Phillips TJ. Wound chronicity and fibroblast senescence–implications for treatment. Int Wound J. 2005; 2(4):364-8.
12. Eneroth M, van Houtum WH. The value of debridement and Vacuum-Assisted Closure (V.A.C.) Therapy in diabetic foot ulcers. Diabetes Metab Res Rev. 2008;24(Suppl 1):S76-S80.
13. Strohal R, Dissemond J, O'Brien JJ, et al. EWMA document: debridement. An updated overview and clarification of the principle role of debridement. J Wound Care. 2013;22:5.
14. Acton C, Chadwick P, Fumarola S, et al. Consensus guidance for the use of debridement techniques in the UK. Wounds UK. 2011;7: 77-84.
15. Ayello EA, Cuddigan JE. Debridement: controlling the necrotic/cellular burden. Adv Skin Wound Care. 2004;17(2):66-75.
16. Gibson D, Cullen B, Legerstee R, et al. MMPs made easy. Wounds Int. 2009;1:1-6.
17. Harding KG, Morris HL, Patel GK. Science, medicine, and the future: healing chronic wounds. BMJ. 2002;324(7330):160-3.
18. Thomson CH. Biofilms: do they affect wound healing? Int Wound J. 2011;8:63-7.
19. Høiby N, Bjarnsholt T, Moser C, et al. ESCMID guideline for the diagnosis and treatment of biofilm infections 2014. Clin Microbiol Infect. 2015;21 (Suppl 1):S1-25.
20. Jones V, Harding K, Stechmille J, et al. Acute and chronic wound healing. In: Baranoski S, Ayello EA (eds.). Wound care essentials practice principles. Philadelphia, PA: Lippincott, Williams and Wilkins; 2007. p. 64-76.
21. Dowsett C. Exudate management: a patient-centred approach. J Wound Care. 2008;17(6):249-52.
22. Flemming K, Cullum N. Laser therapy for venous leg ulcers. Cochrane Database Syst Rev. 2000;2:CD001182.

5 Cuidados com a Pele

Carlos Segovia Donoso

Morfofisiologia da pele

A pele é o revestimento externo do corpo humano e um de seus órgãos mais importantes, tanto pela extensão quanto pelas funções. Ela separa o organismo do meio externo e, ao mesmo tempo, propicia sua comunicação com ele. É um invólucro completo sem soluções de continuidade, pois nas regiões onde se encontram os orifícios naturais do organismo, a pele se transforma gradativamente em mucosa.

A pele é o maior órgão do corpo, com superfície em torno de 2 m² (dependendo da altura e do peso da pessoa) e peso aproximado de 4 kg, o que representa aproximadamente 6% do peso corporal total.

Distinguem-se três camadas de tecido, cujas origens embriológicas são totalmente distintas (Figura 5.1):

- Epiderme
- Derme, ou córion
- Tecido subcutâneo, também chamado de hipoderme.[1]

Portanto, devemos reconhecer que a pele é um órgão que requer cuidados durante todas as etapas da vida do ser humano.

A principal função da pele é constituir uma barreira protetora contra agressões externas e mesmo internas. Sem a pele, o corpo sofre maior deterioração. Essas funções de barreira são:

- Antimicrobiana, em virtude do manto hidrolipídico
- Resistência, firmeza e elasticidade
- Proteção contra radiação ultravioleta (UV)
- Sensibilizadora e emocional
- Termorregulação, mantendo a temperatura corporal em equilíbrio
- Absorção e excreção
- pH 5,5
- Impermeabilidade.[2]

Manter a integridade da pele pode ser um desafio, mas é vital para a saúde em geral, especialmente em idades extremas, como os muito idosos e os recém-nascidos. Em idosos, a integridade da pele costuma ficar comprometida em decorrência de hidratação insuficiente ou excessiva, o que pode causar complicações graves. Por sua vez, em recém-nascidos, a pele é um pouco mais fina do que a de adultos, e a de prematuros é ainda mais fina. A maturação da barreira até o estado totalmente funcional está mais associada à maturação da epiderme do que ao peso do recém-nascido. Por exemplo, crianças que são pequenas para a idade gestacional (PIG), incluindo aquelas com crescimento intrauterino retardado, geralmente apresentam maturação epidérmica como barreira competente, como esperado para sua idade gestacional.[3]

Os planos de cuidados devem incluir esforços preventivos, como o uso de barreiras e protetores, incluindo preparações de óxido de zinco, pomadas e cremes à base de vaselina e silicone, produtos formadores de líquidos, curativos adesivos,

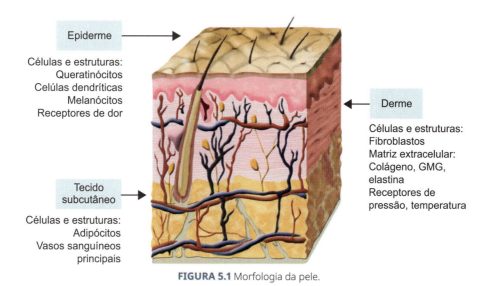

FIGURA 5.1 Morfologia da pele.

administradores de fluidos, limpadores de pele e umectantes. É necessário um enfoque multidisciplinar que inclua os cuidadores, os profissionais de saúde e o próprio paciente, para atender suas preocupações.[4]

A hidratação é essencial para a manutenção da elasticidade e da atividade metabólica da pele, que, por isso, contém cerca de 80% da água corporal. Seu peso equivale a 30% do peso da pele, portanto devemos diferenciar hidratação de umectação (Figura 5.2) – a primeira é a quantidade de água que a pele contém, e a segunda é a umidade externa percebida pela pele.[5]

Na pele encontramos também um manto hidrolipídico, que é seu fator natural de hidratação, que a protege e serve de barreira (Figura 5.3). O manto hidrolipídico é composto por restos de células epidérmicas que são constantemente descamadas, queratina, lipídios intercelulares, aminoácidos (50 a 60% de ceramidas; colesterol e ácidos graxos poli-insaturados), secreção sebácea, sudorese, a própria água que evapora, os cosméticos e a poluição. Todo esse conjunto constitui uma barreira antibacteriana fisiológica do organismo, graças à presença de ácidos graxos de cadeia média que modificam o pH, acarretando um fator adverso para o crescimento de um grande número de bactérias patogênicas. Ademais, essa mudança no pH ajuda a reter água no estrato córneo.[2]

A diminuição dessa barreira, ou seu desaparecimento, faz com que a pele perca água do estrato córneo, o que pode, em casos extremos, levar à xerodermia, com aspecto ressecado, fendido, com prurido, ardor, sem brilho e com perda de elasticidade.[2]

A variedade de intensidade da sudorese e na secreção sebácea nas distintas áreas da pele dão origem a diferenças de proteção e hidratação nas diversas regiões do corpo. Menor retenção de água implica maior contato com o exterior e, consequentemente, maior tendência à descamação. Essa descamação, em pacientes saudáveis, não é um problema e não deve causar preocupação. No entanto, em pacientes idosos afetados por perda da integridade cutânea, como na presença de feridas, é importante manter a hidratação adequada do tecido circundante e, portanto, é útil saber quais são as defesas naturais da área afetada. Se esse manto diminuir em excesso (não apenas a água, embora tudo esteja relacionado), a epiderme fica desprotegida e fatores externos atuam de maneira mais agressiva.

Considera-se desidratação quando a pele não consegue reter os níveis mínimos de água na camada córnea, causando um desequilíbrio na função da barreira hidrolipídica, acarretando pele seca, áspera, sem brilho, aparecimento de rugas, perda de elasticidade, maior sensibilidade às agressões e descamação.

O cuidado com a pele depende do tipo de hidratação ou gordura em sua superfície, e das circunstâncias a que pode ser submetida ou exposta. Existem duas maneiras básicas de preparar produtos a serem aplicados: a primeira é baseada em fórmulas óleo-em-água (O/W) que liberam água para o estrato córneo e que podem ser usadas durante o dia; a segunda é baseada em água e óleo (W/O), que retarda a perda de água como barreira e que deve ser usada à noite.[6]

Assim, o primeiro cuidado com a pele é assegurar o equilíbrio entre água e gordura (barreira hidrolipídica), pois, ao mantê-la hidratada, garante-se sua maciez, elasticidade e firmeza. Quando esse equilíbrio é alterado por fatores endógenos ou exógenos, a perda de água para o exterior aumenta (Figura 5.4). Se houver falta de água na pele, a barreira cutânea perde sua coesão e sua função intrínseca de barreira protetora se deteriora, perdendo elasticidade, tornando-se áspera, opaca, frágil e mais exposta a doenças cutâneas. O déficit de água também torna as rugas mais visíveis.

A qualidade da pele e a necessidade de cuidados dependerão do estado de equilíbrio dessa barreira hidrolipídica. A porcentagem de seus componentes – lipídios (sebo) e água – determinará o tipo de pele.[2,4,5]

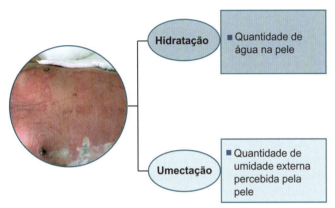

FIGURA 5.2 Hidratação e umectação da pele.

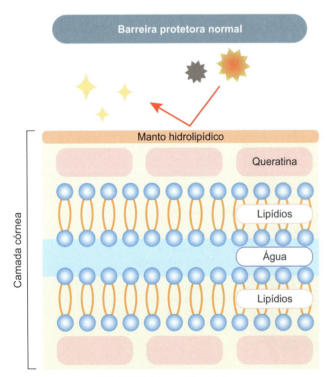

FIGURA 5.3 Manto hidrolipídico.

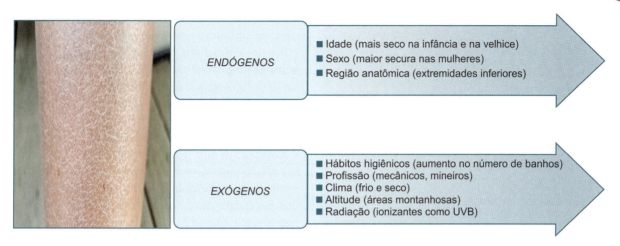

FIGURA 5.4 Fatores que influenciam na hidratação da pele. (Adaptada de Llatas.[2])

Balanço hidrolipídico cutâneo de acordo com o tipo de pele

Devemos considerar que o equilíbrio hidrolipídico não é apenas um critério estético, mas uma questão de saúde e cuidado essencial de um órgão muitas vezes subestimado, principalmente no que diz respeito a peles que foram alteradas por lesões cutâneas, como no caso de queimaduras.

Quando tentamos estabelecer um tratamento para uma alteração no balanço hídrico cutâneo, devemos entender que não estamos tentando hidratar a pele, como normalmente se acredita, mas, sim, manter seu manto hidrolipídico. Por isso, procuramos restabelecê-lo para que a pele volte ao seu estado normal.

Pele seborreica ou oleosa

Na pele seborreica ou oleosa, as glândulas sebáceas apresentam hipersecreção, que leva a uma pele espessa e brilhante com toque gorduroso, poros abertos e dilatados (Figura 5.5). Ocasionalmente pode apresentar comedões, o que a torna mais vulnerável à acne por obstrução e inflamação do folículo pilosebáceo. Para esse tipo de pele, é recomendado o uso de loções de limpeza, tônicos, máscaras e cremes abrasivos que devem conter água e propilenoglicol ou produtos com enxofre.[2]

Pele úmida ou normal

Também chamada de mista ou eudérmica, encontra-se entre os tipos de pele seborreica e seca. É fina, lisa, elástica, firme e sem alterações, com uma correta hidratação (Figura 5.6). Os cremes devem conter principalmente água e propilenoglicol, com pequenas quantidades de vaselina ou lanolina.[2]

Pele seca ou atípica

Muito diferente da pele seborreica, aqui as funções reguladoras do sebo estão diminuídas. A pele seca ou atípica é opaca, com poros fechados e tendência à descamação, fissuras ou rachaduras, com formação precoce de rugas finas, toque áspero e vermelhidão com prurido (Figura 5.7). Não tolera bem mudanças bruscas de temperatura ou umidade, pois fica vermelha facilmente, assim como também não tolera bem

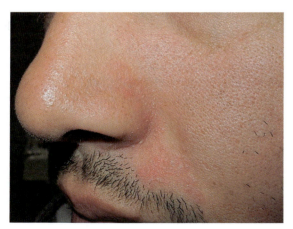

FIGURA 5.5 Pele seborreica ou oleosa.

FIGURA 5.6 Pele úmida ou normal.

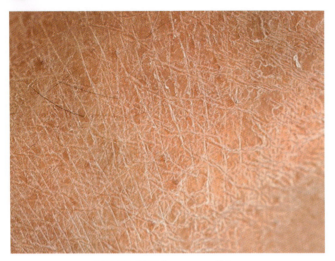

FIGURA 5.7 Pele seca ou atípica.

sabonetes, tem um bronzeado ruim e queima facilmente. É mais frequente em mulheres, crianças e idosos, em áreas onde existem poucas glândulas sebáceas, em pessoas que tomam banhos prolongados e repetidos sem o uso de produtos adequados, ou pessoas que mantêm contato com substâncias agressivas. Não requer muita limpeza, mas requer muita hidratação. Os cremes para esse tipo de pele devem ser à base de muita água, óleo mineral de propilenoglicol e maior quantidade de vaselina ou lanolina, além de outros componentes para reestruturar ou reparar, como colágeno, proteínas e vitaminas.[2,4]

Outras medidas para prevenção e tratamento da pele seca são limitar o banho a 5 minutos, não tomar banho de espuma; limitar o uso de sabonete, produtos de limpeza e xampu; usar roupas folgadas de linho ou algodão; limitar a exposição ao sol; usar produtos de higiene ou cosméticos sem perfume; aplicar emolientes e/ou hidratantes; usar cremes protetores para mãos e pés, e secar com leves batidas, evitando esfregar ou usar toalhas ásperas.[7]

Cuidados para o balanço hidrolipídico da pele

Cuidar da pele é e tem sido uma meta perseguida pelo ser humano ao longo da vida, a fim de minimizar os efeitos da senescência. São muitos os cosméticos que prometem limpar, hidratar, proteger e manter a pele em ótimo estado, evitando ressecamento, suor, mau cheiro e até deformações físicas e alterações da cor da pele.

É importante que esses produtos ajudem a hidratar e manter o equilíbrio dessa barreira protetora. Eles devem atender aos seguintes requisitos:

- Capacidade oclusiva
- Fornecer umectação
- Fornecer lipídios de superfície e ao estrato córneo.[6]

Pilares fundamentais dos cuidados da pele

▶ **Limpeza.** A limpeza deve ser feita arrastando e eliminando restos da descamação, secreções, sujeira ambiental e os próprios cosméticos da superfície cutânea. Os produtos de limpeza não só penetram na pele, mas atuam sobre ela. Podem ser utilizados: sabonetes, que são desengordurantes; sabonetes dermatológicos com pH semelhante ao da pele; leites de limpeza, à base de gordura/água e que limpam a sujidade lipossolúvel e hidrossolúvel. Depois de aplicados, são retirados com água e algodão. Tônicos fazem parte desse grupo de limpeza, mas são usados posteriormente e costumam ser adstringentes, umectantes e normalizadores.[8]

▶ **Tonificação da pele.** Para restaurar o manto hidrolipídico e seu pH, recomenda-se o uso de tônicos ácidos e hidratantes.[8]

▶ **Esfoliação.** A esfoliação é um processo natural da pele, pelo qual as células mortas são removidas das camadas mais externas. No entanto, não é incomum que esse processo se retarde ou até falhe. Como consequência da não substituição das células mortas, a pele parece descamativa, opaca e envelhecida. Por isso, é vital realizar rotinas com uma esfoliação semanal suave, que auxilia o processo natural da pele, com algum produto que retire as células mortas para dar lugar à renovação celular, regenerando a epiderme e facilitando a penetração e a absorção dos produtos hidratantes, umectantes, revitalizantes, nutritivos e antienvelhecimento.[8]

Recomendações frente aos principais desafios dos cuidados com a pele

Há pacientes que requerem cuidados especiais com a pele, classificados com base em áreas de pele "seca" e "úmida". As áreas secas incluem superfícies que estejam diretamente expostas ao ar e/ou roupas, como face, couro cabeludo e dorso. As áreas úmidas incluem as de dobras cutâneas, como axilas, dobras cutâneas abdominais, inframamárias, a região inguinal e a pele entre os dedos dos pés.

▶ **Cuidados gerais.** Evitar o uso de sabonete; preferir substitutos de sabonete emoliente no banho. Aplicar emolientes pelo menos 2 vezes/dia em forma e quantidade adequadas.[9] A água deve ser morna (não quente); preferir banhos sem sabonete, ou com sabonete com pH neutro. Lubrificar a pele com hidratante hipoalergênico 2 vezes/dia; aplicar hidratante após o banho com a pele ainda úmida, não molhada. Limitar a quantidade de banhos.[10]

▶ **Na prevenção e no cuidado do pé diabético.** Lavar os pés regularmente, secando-os com atenção, principalmente entre os dedos. Regular a temperatura da água abaixo de 37°C. Usar óleos ou cremes, mas não entre os dedos.[11]

▶ **Na dermatite associada à incontinência.** Limpar a pele perineal diariamente e após cada episódio importante de incontinência. Evitar esfregar a pele. Hidratar pelo menos 1 vez/dia. Aplicar protetor de pele (óxido de zinco, vaselina, dimeticona ou selante cutâneo – copolímero) ou barreira de umidade. Usar produtos com pH 5,5 para remover resquícios de aplicações anteriores. Depois da limpeza, hidratar com umectantes e emolientes, mas evitar produtos com grandes concentrações de hidratantes.[12,13]

- Na prevenção dos danos associados à umidade. Usar emolientes cutâneos para hidratar a pele seca; aplicar uma barreira contra a umidade a fim de proteger a pele da exposição à umidade excessiva; evitar esfregar vigorosamente a pele.[14]
- Na prevenção de lesões por pressão. Limpar apenas a pele suja e evitar água quente. Para minimizar a irritação, é conveniente evitar agentes de limpeza, como sabonetes; usar emolientes na pele seca. Aplicar produtos de barreira para proteção da pele. Usar loção após o banho; evitar esfregar vigorosamente a pele.
- Na prevenção de skin tears. Usar loção, especialmente na pele seca dos braços e das pernas, 2 vezes/dia. Usar produtos de proteção da pele. Não usar sabonete no banho. Aplicar hidratantes; usar curativos não aderentes em peles frágeis.

Considerações finais

Como há diversos sistemas de prevenção e tratamento com eficácia comprovada nos cuidados com a pele, é importante estabelecer e divulgar programas de cuidados gerais e cuidados específicos com a pele em pacientes hospitalizados ou com patologias de base, a fim de minimizar os danos cutâneos e promover a qualidade do atendimento.

Os cuidados específicos para a prevenção de lesões, assim como o uso adequado de dispositivos e de produtos no tratamento de feridas, são a melhor estratégia para otimizar as condições de saúde dos pacientes, prevenir o aparecimento de feridas ou racionalizar o tratamento no caso de não se poder evitá-las. Para esses cuidados é importante, ainda, estabelecer e implementar algoritmos de ação baseados em evidências científicas e divulgá-los aos profissionais para sua incorporação. Isso contribui para a sistematização da atuação clínica, reduzindo a grande variabilidade de condutas e garantindo a continuidade dos cuidados para a prevenção e no tratamento das lesões cutâneas.

Referências bibliográficas

1. Pérez JM, Borge MJN. Fisiología general de la piel. Universidad de Cantabria. España.
2. Llatas FP. Tema 4 hidratación y cuidado de la piel de Catedra Máster deterioro de la integridad cutánea, ulceras y heridas, Universidad Católica de Valencia.
3. Lichterfeld A, Hauss A, Surber C, Peters T, Blume-Peytavi U, Kottner J. Evidence-based skin care a systematic literature review and the development of a basic skin care algorithm. J Wound Ostomy Continence Nurs. 2015;42(5):501-24.
4. Sibbald RG, Campbell K, Coutts P, Queen D. Intact skin – an integrity not to be lost. Ostomy Wound Manage. 2003;49(6):27-41.
5. Guía de actuación de Enfermería. Manual de procedimientos. Valencia: Conselleria de Sanitat, Generalitat Valenciana; 2003.
6. Codina A. Hidratación cutánea y sustancias hidratantes. OFFARM. 2001;20(3):93-6.
7. Guenther L, Lynde CW, Andriessen A, et al. Pathway to dry skin prevention and treatment. J Cutan Med Surg. 2012;16:23-31.
8. Díaz RR, Tapia AG. Tratamientos hidratantes. Dermatología H. Universitario 12 de Octubre. Madrid: Dermatología práctica. 2003;11(4):25.
9. Holden C, English J, Hoare C, et al. Advised best practice for the use of emollients in eczema and other dry skin conditions. J Dermatolog Treat. 2002;13(3):103-6.
10. LeBlanc K, Baranoski S. Skin tears: state of the science: consensus statements for the prevention, prediction, assessment, and treatment of skin tears. Skin Wound Care. 2011;24(9):2-15.
11. Apelqvist J, Bakker K, van Houtum WH, et al. Practical guidelines on the management and prevention of the diabetic foot – Based upon the International Consensus on the Diabetic Foot (2007) prepared by the International Working Group on the Diabetic Foot. Diabetes Metab Res Rev. 2008;24:S181-S187.
12. Gray M, Bliss DZ, Doughty DB, Ermer-Seltun J, Kennedy-Evans KL, Palmer MH. Incontinence-associated dermatitis a consensus. J Wound Ostomy Continence Nurs. 2007;34:45-54.
13. Black JM, Gray M, Bliss DZ, et al. MASD Part 2: incontinence associated dermatitis and intertriginous dermatitis. J Wound Ostomy Continence Nurs. 2011;38(4):359-70.
14. EPUAP. Pressure Ulcer Prevention and Treatment. National Pressure Ulcer Advisory Panel. Washington D.C.; 2009.

6 Curativos e Desbridantes

Mara Blanck • Daniel Rodrigues • Ana Cristina de Almeida Silva • Margareth Muzy do Espírito Santo • Honória Paula Alves de Sá

Introdução

A ferida passa por processos que podem ser de cicatrização ou morte celular, levando a necrose e perda do tecido. Para favorecer a cicatrização, são feitos curativos. Essa prática serve para proteção da ferida, evitando contaminações e promovendo cicatrização. Essa ferramenta deve ser instituída de acordo com as especificidades de cada lesão. No caso de feridas traumáticas, os parâmetros de avaliação usados pelos profissionais são: complexidade, etiologia, localização anatômica, exsudato, grau de contaminação, classificação da perda tecidual, tecido presente em seu leito, bordas/margens e pele perilesional, mensuração de tamanho e dor.[1]

Para compreender e executar o tratamento das feridas, é necessário entender e seguir procedimentos de prevenção e cuidado das mesmas, que devem ser executados no contexto do processo de enfermagem, seguindo as determinações da Resolução do Conselho Federal de Enfermagem (COFEN) nº 358/2009 e os princípios da Política Nacional de Segurança do Paciente do Sistema Único de Saúde.[2]

De acordo com o artigo 11º do Decreto nº 94.406/87, é atribuição do profissional de enfermagem realizar curativo, devendo respeitar a necessidade de habilitação e conhecimento específico, segundo normativas e diretrizes da competência da equipe de enfermagem para cuidar de feridas, como regulamentado na Resolução COFEN nº 501/2015.[3] Levando em consideração as especificidades e a necessidade de se determinar a dimensão das atribuições das ações da equipe de enfermagem para cuidar de feridas de maneira específica, o COFEN publicou a Resolução nº 501/2015, que passa a regulamentar a competência da equipe de enfermagem na área de feridas.[1,3]

Curativo é um conjunto de cuidados prestados a um paciente portador de uma ferida realizado *in loco*, com o objetivo de proporcionar segurança e conforto, tentar evitar contaminações e favorecer a cicatrização. Sua execução está relacionada em três etapas: limpeza, desbridamento (quando houver necrose) e cobertura.[4–6]

Para a realização da terapia tópica ideal, é necessário o conhecimento de mecanismos que permeiam a cicatrização, a fim de que o procedimento seja realizado com segurança e eficácia. Para que o curativo seja eficaz, é preciso compreender os critérios e etapas que envolvem o processo de realização de curativos; no entanto, a execução da técnica de limpeza e o uso adequado da cobertura destacam-se como procedimentos essenciais.[1,7]

Para eficácia da melhor cobertura, são utilizadas algumas técnicas consideradas mais adequadas para manter e/ou proporcionar um meio propício para a reparação tissular, caracterizadas como: manter umidade na interface ferida; remover exsudato; permitir a troca gasosa; permitir isolamento térmico; promover proteção contra infecção; ser livre de partículas e contaminantes; e proporcionar a retirada sem que ocorram traumatimos.[8]

Existem por volta de 2.500 itens voltados ao tratamento das feridas agudas e crônicas no mercado, desde simples coberturas, soluções antissépticas e higienização, até os mais complexos, conhecidos como "curativos bioativos", que agem de forma ativa nas diversas fases do processo de cicatrização.[1]

O objetivo deste capítulo é sistematizar a assistência de enfermagem no tratamento de feridas, auxiliando na indicação de produtos padronizados e técnicas de desbridamento de acordo com o tipo de ferida.

Tipos de coberturas

A cobertura é um recurso empregado para proteger uma ferida de contaminação externa por microrganismos, comumente denominada curativo, cujo mecanismo de ação propicia as condições favoráveis para evolução do processo de cicatrização. Além de resguardar a ferida contra agressões externas, a mantém úmida e preserva a integridade de sua região periférica.[9]

Com relação ao desempenho, as coberturas podem ser classificadas em: passivas, que protegem e cobrem as feridas, interativas ou hidroativas, que mantêm um microambiente úmido para facilitar a cura tecidual, e bioativas, quando fornecem elementos necessários à cicatrização. Quanto ao contato com o leito da ferida, classificam-se em: coberturas primárias (colocadas diretamente sobre as feridas) e secundárias (sobre coberturas primárias).[10]

A necessidade ou escolha de um tratamento para feridas depende do seu grau de contaminação, da maneira como foi produzida, dos fatores locais e sistêmicos relacionados com o processo de cicatrização e da presença e do tipo de exsudato.[11]

No mercado brasileiro existe uma grande variedade de produtos indicados para prevenir e tratar feridas. As Tabelas 6.1 e 6.2 apresentam tipos de cobertura e curativos, descrições técnicas, indicações, contraindicações, entre outras informações observadas por diversos autores e nas bulas disponibilizadas pelos fabricantes desses produtos.

TABELA 6.1 Tipos de coberturas e suas características.

Cobertura	Composição	Indicação	Contraindicação	Propriedades	Apresentação	Observação
Hidrocoloide	Camada externa: filme ou espuma de poliuretano, impermeável a água e microrganismos. Camada interna: gelatina, pectina e carboximetilcelulose	Tratamento de feridas não infectadas, independentemente da presença ou não de tecido necrótico	Feridas infectadas e altamente exsudativas. Indivíduos sensíveis aos componentes do produto	Absorção do exsudato promove um ambiente úmido que favorece o processo de cicatrização e auxilia no desbridamento autolítico	Placas, grânulos, pasta, fibra e pó	Período de troca sempre que o hidrocoloide saturar ou descolar. Permanência é de, no máximo, 7 dias
Hidrofibra	Composto 100% carboximetilcelulose sódica, podendo ter 1,2% de prata iônica	Feridas em geral, com moderada a grande quantidade de exsudato limpas, infectadas ou com colonização crítica	Feridas com necrose seca. Indivíduos sensíveis aos componentes do produto	Grande capacidade de absorção e retenção do exsudato; redução de risco de maceração de bordas; auxilia no desbridamento autolítico	Placa e fita	Não pode ser associado a produtos à base de óleo. Período de troca em 3 dias para feridas infecciosas e de 3 a 7 dias para feridas limpas
Alginato de cálcio	Fibras de alginato de cálcio e sódio, derivados de algas marinhas marrons, ácido gulurônico e manurômico	Feridas abertas, cavitárias, sangrentas, exsudação com ou sem cheiro	Lesões superficiais; feridas sem ou com pouco exsudato; queimaduras; ferida com tecido necrótico seco	Auxilia no desbridamento autolítico, na absorção, indução à hemostasia e na conservação do meio úmido por meio do gel que se forma	Placa e fita	Deve-se fazer uso de técnica estéril para sua aplicação. O período de troca em até 7 dias ou quando a cobertura secundária estiver saturada
Carvão ativado	Composto por camada absorvente de alginato de cálcio e sódio, e carboximetilcelulose sódica para contato com a pele, uma camada de carvão ativado para o odor e uma camada resistente à água	Feridas infectadas ou não, com ou sem odor, profundas, com exsudato de moderado a abundante	Feridas limpas; queimaduras; ferimentos pouco exsudativas sangrentas ou recobertas com tecido necrótico seco	Tem ação bactericida, absorvendo o exsudato e filtrando o odor; a apresentação com alginato de cálcio é hemostática, realiza maior absorção e apenas este pode ser colocado sobre exposição óssea ou tendões	Sachê	A cobertura não pode ser cortada. Periodicidade de trocas é inicialmente de 48 ou 72 h, dependendo do volume do exsudato, ou a cada 3 a 7 dias. A cobertura secundária deve ser trocada sempre que estiver saturada
Hidrogel	Gel transparente, composto de água, carboximetilcelulose, pectina e propilenoglicol	Feridas secas ou pouco exsudativas, com tecido desvitalizado	Indivíduos sensíveis aos componentes do produto; pele íntegra e ferida altamente exsudativa	Desbridamento autolítico; manutenção do meio úmido; estímulo à granulação e reepitelização	Placa e gel amorfo	Periodicidade de trocas vai até 48 h. Pode ser associado a outros tipos de coberturas para maior eficácia
Hidrogel com algiato de cálcio de sódio	Gel amorfo transparente, hidroativo, com carboximeltilcelulose, alginato de cálcio e sódio	Feridas secas ou pouco exsudativas, com necrose seca ou úmida e granuladas	Pele íntegra e incisões cirúrgicas fechadas	Auxilia no desbridamento autolítico e favorecimento à granulação; o alginato auxilia na absorção e na hemostasia	Gel amorfo	Necessita de cobertura secundária; periodicidade de troca vai de 24 a 48 h

Capítulo 6 • Curativos e Desbridantes

Sulfadiazina de prata	Sulfadiazina de prata hidrofílica a 1%	Queimadura	Ação fungicida; bactericida imediata e bacteriostática residual	Hipersensibilidade ao produto Gestantes e menos de 2 meses de idade e prematuros	Creme	Remover o excesso do creme e do tecido desvitalizado na limpeza; usar cobertura de característica úmida e não aderente Troca a cada 12 h
Cobertura não aderente estéril	Não aderente e transparente, tela de acetato de celulose, impregnada com petrolato	Lesões superficiais de queimaduras; feridas superficiais e limpas	Não aderência à ferida e fluxo livre de exsudatos	Feridas com cicatrização por primeira intenção e infectadas	Lâmina e rolo	Possibilidade de irritação e reação granulomatosa; necessidade de cobertura secundária Periodicidade de trocas ao apresentar aderência ao leito
Filme semipermeável	Filme de poliuretano, transparente, elástico, semipermeável, estéril e aderente à superfície	Fixação de cateteres vasculares; proteção de pele íntegra	Conservação do meio úmido; permeabilidade seletiva, propiciando difusão gasosa e evaporação de água; impermeabilidade a líquidos e microrganismos	Feridas muito exsudativas e infectadas	Rolo	Permite visualização da lesão e inserção dos cateteres; a troca deve ser realizada ao perder a transparência, descolar da pele ou em caso de infecção
Papaína	Complexo enzimático constituído por proteases sulfidrílicas da *Carica papaya*	Feridas abertas, limpas e/ou infectadas	Dissociação das moléculas de proteína, resultando em desbridamento químico; aceleração de cicatrização e ação bacteriostática	Evitar contato com material de metal em virtude da oxidação; não é um método seletivo para desbridamento	Em gel e em pó	Periodicidade de troca em até 24 h; em razão da instabilidade da enzima, deve ser protegido de luz. No caso do gel, manter no refrigerador Concentração: 2 a 4% na presença de tecido de granulação Concentração: 4 a 6% na presença de exsudato purulento e esfacelo Concentração: 6 a 10% na presença de tecido desvitalizado

TABELA 6.2 Tipos de curativos e suas características.

Tipo de curativo	Mecanismo de ação	Tipos de ferida	Modo de usar	Observações
Carvão ativado com prata	Cobertura antimicrobiana de carvão ativado com prata, concebida para proteger a ferida contra a infecção, enquanto elimina o odor. Fornece uma barreira efetiva contra a invasão bacteriana, bem como promove a adsorção de odores da ferida	Carcinomas fúngicos, feridas ulcerativas, feridas traumáticas e cirúrgicas, em que ocorram contaminação bacteriana, infecção ou odor	1. Higienizar a ferida com solução fisiológica ou qualquer outro produto indicado para limpeza de feridas 2. Aplicar a cobertura diretamente no leito da ferida, modelando para que suas propriedades absorventes sejam eficazes 3. A cobertura pode ser aplicada conforme o leito da lesão, a fim de tamponar cavidades 4. Não pode ser recortada em hipótese alguma, e sim apenas modelado ou dobrado 5. Dependendo do nível de exsudado, pode ser colocado um curativo secundário absorvente sobre ele	A cobertura pode permanecer no leito da ferida por um período de até 7 dias, dependendo da quantidade de exsudado, enquanto o curativo secundário é mudado de acordo com a necessidade. A cobertura não pode ser *recortada* em hipótese nenhuma. Material disponível nos tamanhos: 10,5 × 10,5 cm e 10,5 × 19 cm
Malha não aderente/tela de petrolato	Cobertura primária constituída por uma malha de acetato de celulose impregnada com uma emulsão especialmente formulada à base de petrolato. Protege o tecido regenerado, minimizando o traumatismo durante a troca do curativo, reduz o risco de maceração e aderência, permite que o exsudato passe livremente para a cobertura secundária, prevenindo o excesso de exsudato e a maceração da ferida	Feridas com nível de exsudação de leve a alto, incluindo: queimaduras de primeiro e segundo graus, abrasões, enxertos, úlceras venosas, úlceras de pressão, extrações de unhas, eczemas, agrafos, incisões cirúrgicas, lacerações, procedimentos reconstrutivos e linhas de sutura	1. Higienizar a ferida com solução fisiológica ou qualquer outro produto indicado para limpeza de feridas 2. Aplicar a malha diretamente no leito da lesão, ajustando-a a dimensões da ferida, não excedendo para a pele íntegra 3. Cobrir a malha com curativo secundário estéril à sua escolha e observar o nível de exsudação	Permanecer no leito da lesão por um período de até 7 dias, variando conforme o nível de exsudação e associação com outras coberturas. A malha poderá ser associada a outras coberturas. Pode ser recortada e modelado de acordo com a lesão. Pode ser associado a terapia por pressão negativa. Material disponível nos tamanhos: 7,6 × 7,6 cm e 7,6 × 20,3 cm
Hidrofibra absorvente com prata	Curativo antimicrobiano impregnado com prata, macio, estéril, de não tecido em placa ou fita, composto por carboximetilcelulose sódica e 1,2% de prata iônica. Tem a função de inativar as bactérias retiradas do leito da ferida e retidas dentro da fibra do curativo, promovendo uma barreira antimicrobiana que protege o leito da ferida. Esse curativo tem a capacidade de absorver grandes quantidades de exsudato e bactérias presentes no leito da ferida, formando um gel macio e coesivo, que se adapta à superfície da ferida, formando um meio úmido que auxilia na remoção de tecidos necróticos (desbridamento autolítico)	Queimaduras superficiais e de segundo grau, pequenas abrasões, lacerações e cortes; feridas ulcerativas, vasculogênicas, crônicas, traumáticas e infectadas	1. Higienizar a ferida com solução fisiológica ou qualquer outro produto indicado para limpeza de feridas 2. Aplicar a cobertura de forma que a borda do curativo ultrapasse a borda da ferida em pelo menos 1 cm em toda a circunferência da ferida 3. Em ferida cavitária, preencher o espaço em ferida profunda até 80% do volume, uma vez que Aquacel sofrerá expansão preenchendo todo o espaço da ferida quando entrar em contato com o exsudato da ferida 4. Ocluir a cobertura secundária apropriada e observar nível de exsudação	O curativo deverá ser inspecionado frequentemente. Após a aplicação, a cobertura poderá permanecer na ferida por até 7 dias, dependendo da indicação clínica ou conforme avaliação do profissional. Em feridas altamente exsudativas e infectadas, a cobertura poderá permanecer na ferida por até 3 dias. Em queimaduras de segundo grau, a cobertura poderá permanecer por até 14 dias, de acordo com a reepitelização. Trocar o curativo sempre que estiver saturado com o exsudato. Material disponível no tamanho 15 × 15 cm
Curativo hidrogel	Hidrogel amorfo e transparente (promovendo acesso visual da ferida), estéril, composto por polímero de amido modificado, glicerol e água purificada, com capacidade de doação de umidade. Promove absorção de exsudato e realiza o desbridamento seletivo	Feridas secas, necrosadas e feridas com exsudado médio-moderado	1. Higienizar a ferida com solução fisiológica ou qualquer outro produto indicado para limpeza de feridas 2. Aplicar o hidrogel diretamente no leito da ferida 3. Colocar um curativo de cobertura secundário sobre a ferida	O curativo é contraindicado em casos de queimaduras de terceiro grau e em pacientes com histórico de sensibilidade à utilização de gel ou a algum de seus componentes. Pode permanecer por um período de até 3 dias. Pode ser associado a outras coberturas. Observe sinais de maceração dos tecidos. Tem função de desbridante autolítico

Capítulo 6 ▪ Curativos e Desbridantes

Bota de Unna	Consiste em uma gaze bandagem contendo óxido de zinco que não endurece (óxido de zinco, acácia, glicerina, óleo de rícino e petrolato branco). Adapta-se aos contornos da perna, esticando-se suavemente, permanecendo flexível	Úlceras venosas de perna e edema linfático	1. Higienizar a ferida com solução fisiológica ou qualquer outro produto indicado para limpeza de feridas 2. Secar suavemente a pele ao redor da lesão 3. Começar a aplicar a bandagem pela base do pé. Manter o pé e o calcanhar em ângulo reto. Envolver suavemente a perna sem deixar aberturas ou enrugamentos 4. Aplicar a bandagem ao longo da perna até a altura do joelho, adaptando aos contornos da perna 5. Colocar uma bandagem secundária, de crepom ou algodão para a proteção, cobrindo completamente. Manter pressão uniforme	A bandagem pode ser mantida intacta por até 7 dias, a menos que haja desconforto, vazamento de exsudato, sinais clínicos de infecção, dormência e latejamento dos dedos, ou em caso de quaisquer outras irritações locais. É contraindicado para úlceras arteriais e úlceras mistas (arteriais/venosa). Observar sinais flogísticos na lesão; caso haja alguma alteração, suspender o uso e solicitar avaliação médica. Aplicar a bandagem sempre de distal para proximal, mantendo o retorno venoso. Elevação de membro inferior e repouso auxiliam no tratamento
Espuma com ibuprofeno	Combina o tratamento de feridas em meio úmido com um analgésico ativo. Além da espuma macia de poliuretano hidrofílico e flexível que promove o controle do exsudato, libera ibuprofeno (concentração de ibuprofeno: 0,5 mg/cm²) uniformemente na ferida, ajudando a aliviar a dor da ferida durante o uso e durante as trocas de curativo	Feridas exsudativas e dolorosas, tais como úlceras de perna, úlceras por pressão, úlceras de pé diabético não infectadas, queimaduras menores de segundo grau, áreas doadoras, feridas pós-operatórias e abrasões	1. Higienizar a ferida com solução fisiológica ou qualquer outro produto indicado para limpeza de feridas 2. Secar a pele ao redor da ferida 3. Selecione um tamanho, de modo que o curativo cubra 2 cm da pele ao redor da ferida 4. Colocar um curativo de cobertura secundária sobre a ferida	O curativo pode permanecer na ferida por até 7 dias, dependendo da quantidade de exsudato, condição do curativo e tipo de lesão. Pode ser recortado assepticamente. Pode ser utilizado em terapias por pressão negativa Evitar utilizar em feridas cavitárias. Material disponível no tamanho 10 × 10 cm
Espuma com hidrocoloide	Os hidrocoloides (carboximetilcelulose sódica, pectina e gelatina) estão contidos dentro da matriz de polímeros elastoméricos que aumentam a capacidade de conter o exsudato, formando um gel coesivo; sobre esta, há uma camada de espuma de poliuretano. O curativo autoaderente absorve o exsudato e promove um ambiente úmido que favorece o processo de cicatrização e auxilia na remoção de tecido desvitalizado da ferida (desbridamento autolítico), sem danificar o tecido recém-formado	Abrasões, lacerações, cortes superficiais, queimaduras de primeiro e segundo graus, rachaduras de pele, úlceras de perna, úlceras por pressão, úlceras diabéticas, feridas cirúrgicas, feridas traumáticas e prevenção de lesões de pele	1. Higienizar a ferida com solução fisiológica ou qualquer outro produto indicado para limpeza de feridas 2. Secar a pele ao redor da ferida 3. Remover o papel no verso do curativo, com cuidado para minimizar o contato dos dedos com o curativo 4. Segurar o curativo sobre a ferida, alinhando o centro do curativo com o centro da ferida 5. Cuidadosamente, colocar o curativo sobre a ferida 6. Moldar o curativo adequadamente na ferida 7. Fixar as bordas do curativo com adesivo hipoalergênico se desejar segurança extra	A cobertura pode permanecer por até 7 dias na lesão. Cabe ao enfermeiro observar alterações das características do ferimento. Evitar trocas frequentes, quando a área perilesionada estiver lesionada. Material disponível no tamanho 10 × 10 cm
Curativo espuma com prata	Curativo não adesivo, em espuma de poliuretano, impregnado com íons-prata. Adapta-se intimamente ao leito da ferida, mesmo sob compressão, liberando continuamente íons-prata no leito da lesão, proporcionando um efeito antimicrobiano	Pode ser usado em ampla gama de feridas exsudativas com cicatrização demorada em virtude de bactérias, ou locais com risco de infecção, incluindo úlceras de perna, úlceras de pressão, queimaduras de 2º grau, áreas doadoras, úlceras do pé diabético, feridas pós-operatórias e abrasões da pele	1. Higienizar a ferida com solução fisiológica ou qualquer outro produto indicado para limpeza de feridas 2. Secar a pele ao redor da ferida 3. Colocar o curativo sobre a ferida 4. Se necessário, aplicar um curativo secundário	A cobertura poderá permanecer na ferida por até 7 dias, cabendo ao enfermeiro avaliar as características da ferida. A cobertura é contraindicada para feridas cavitárias e altamente exsudativas. Promove conforto ao paciente. Material disponível no tamanho 15 × 15 cm

(*continua*)

TABELA 6.2 Tipos de curativos e suas características (*continuação*).

Tipo de curativo	Mecanismo de ação	Tipos de ferida	Modo de usar	Observações
Alginato com colágeno	Cobertura macia, absorvente e adaptável, composta de 90% de colágeno e 10% de alginato de cálcio. Promove redução da atividade de proteases maior que o colágeno puro, apresenta boas propriedades hemostáticas, trata feridas de baixo a moderado nível de exsudato e ajuda a criar um ambiente de cicatrização úmido propício para epitelização	Indicada para o tratamento de feridas, incluindo: feridas de espessura total e parcial, úlcera venosa, úlcera causada por etiologias vasculares mistas, úlceras diabéticas, queimaduras de segundo grau, enxertos e outras feridas com superfície em sangramento, abrasões, cicatrização de feridas traumáticas por segunda intenção, incisões cirúrgicas com deiscência	1. Fazer o desbridamento de tecidos desvitalizados, se necessário 2. Higienizar a ferida com solução fisiológica ou qualquer outro produto indicado para limpeza de feridas 3. Aplicar a cobertura diretamente no leito da lesão, para que ocorra a absorção do colágeno 4. Em feridas com baixa umidade no leito da lesão, molhar o sítio da ferida com solução fisiológica 0,9% NaCl 5. A cobertura poderá ser recortada no tamanho desejado e moldada de acordo com a lesão e o volume de exsudação 6. A cobertura pode ser ocluída por coberturas secundárias	Evitar a aplicação desse material em feridas altamente exsudativas, para que não ocorra a inatividade de suas propriedades cicatrizantes. Não é indicada para tratamento em pacientes com distúrbios de cicatrização e com sensibilidade ao colágeno. O material pode ser recortado e moldado de acordo com as características da lesão. A cobertura é mais específica para lesão na fase de reparação (epitelização). A cobertura poderá permanecer na ferida por até 3 dias, cabendo ao enfermeiro avaliar as características da ferida. Material disponível no tamanho 10 × 10 cm
Hidrocoloide transparente	Consiste em uma película (filme) semipermeável de poliuretano (permite a respiração celular) contendo um componente absorvente e formador de gel, coberto por um adesivo flexível transparente com grade trançada demarcatória, o que possibilita o acompanhamento da evolução da cicatrização da lesão, sem a necessidade de remoção do curativo	Feridas crônicas pouco ou não exsudativas e em feridas agudas superficiais nos estágios finais da cicatrização, queimaduras superficiais de espessura parcial, áreas doadoras, feridas pós-operatórias, abrasões de pele e prevenção de lesões cutâneas	1. Higienizar a ferida com solução fisiológica ou qualquer outro produto indicado para limpeza de feridas 2. Secar a pele ao redor da ferida 3. Colocar o curativo sobre a ferida, moldando e fixando-o, excedendo em pelo menos 2 cm das bordas 4. Pressionar levemente o curativo com as mãos para garantir maior durabilidade	A cobertura poderá permanecer na ferida por até 7 dias, cabendo ao enfermeiro avaliar as características da ferida. Não está indicada a utilização quando tiver ossos, tendões e músculos expostos, assim como não utilizar em queimaduras de terceiro grau. Material disponível nos tamanhos: 10 × 10 cm e 15 × 20 cm
Curativo hidrocoloide com alginato	Carboximetilcelulose (CMD), que absorve umidade, encapsulada em uma massa sintética, elástica e pegajosa. Contém uma película superior, composta por um filme de poliuretano semipermeável. A película superior semipermeável permite evaporação correspondente ao nível de exsudato, mas impede que bactérias e água entrem na ferida. Quando o curativo fica em contato com o exsudato da ferida, forma-se um gel viscoso, que absorve o exsudato, mas não adere à ferida	Feridas crônicas pouco a moderadamente exsudativas e feridas agudas superficiais nos estágios finais da cicatrização, úlceras por pressão, úlceras de perna, queimaduras superficiais, áreas doadoras de pele, feridas pós-operatórias e abrasões na pele	1. Higienizar a ferida com solução fisiológica ou qualquer outro produto indicado para limpeza de feridas 2. Secar a pele ao redor da ferida 3. Colocar o curativo sobre a ferida, moldando e fixando-o, excedendo em pelo menos 2 cm das bordas 4. Pressionar levemente o curativo com as mãos para garantir maior durabilidade	A cobertura poderá permanecer na ferida por até 7 dias, cabendo ao enfermeiro avaliar as características da ferida. Não está indicada a utilização quando tiver ossos, tendões e músculos expostos, assim como não utilizar em queimaduras de terceiro grau. Material disponível nos tamanhos: 10 × 10 cm e 15 × 15 cm
Alginato de cálcio	Curativo altamente absorvente, composto de alginato de cálcio e carboximetilcelulose sódica. No contato com o exsudato da ferida, o curativo se torna um gel macio e coeso, promovendo a otimização do meio ambiente úmido. O gel formado	Feridas de moderada a altamente exsudativas, incluindo úlcera de perna (venosa, arterial e mista), úlceras diabéticas, úlceras por pressão, áreas doadoras e feridas traumáticas	1. Higienizar a ferida com solução fisiológica ou qualquer outro produto indicado para limpeza de feridas 2. Secar suavemente a pele ao redor da lesão 3. Remover o excesso de exsudato e tecido desvitalizado, quando necessário	A cobertura poderá permanecer na lesão por até 3 dias. Cabe ao enfermeiro avaliar as características do curativo. Em feridas altamente exsudativas, as trocas deverão ser a cada 24 h. As funções hemostáticas são aplicadas apenas em feridas com

Capítulo 6 ▪ Curativos e Desbridantes

Filme transparente	Consiste em um filme delgado com adesivo hipoalergênico resistente à água. O curativo é estéril, transparente e permeável ao oxigênio e ao vapor úmido. O curativo intacto é impermeável a líquidos e bactérias. O curativo não contém látex. O curativo de filme transparente de poliuretano é recoberto com adesivo acrílico	Curativo para cateteres intravenosos centrais e periféricos	permite a remoção íntegra do curativo, não deixando resíduos no leito da ferida. Tem propriedades hemostáticas e facilita o desbridamento autolítico, promovendo a predominância e a estimulação do tecido de granulação sangramentos leves e cessantes a compressões. O material poderá ser recortado e modelado conforme características da lesão. Material disponível no tamanho 10 × 10 cm 4. Escolher o tamanho que melhor se adapte, se necessário; corte do tamanho exato do leito da ferida com tesoura estéril 5. Ocluir com uma cobertura secundária absorvente estéril 6. Para feridas levemente exsudativas, o curativo deverá ser colocado sobre a ferida e umedecido com soro fisiológico 1. Verificar se a pele está limpa, livre de resíduos, e seca 2. Abrir a embalagem e remover o curativo estéril 3. Retirar o papel impresso, deixando exposta a superfície adesiva 4. Posicionar o curativo sobre o local do cateter 5. Remover a moldura de papel ao mesmo tempo em que fixa as bordas do curativo. Envolver totalmente a conexão do cateter com curativo, de modo a selar com segurança o acesso ao ponto de inserção. Fixar novamente todo o curativo com as pontas dos dedos por meio de movimentos de centro para as bordas. 6. Para curativo que vem com tiras adesivas estéreis, o usuário pode aplicá-las sob asas ou suporte do cateter para proteger a pele, sobre asas ou suporte do cateter para estabilizar os lumens do cateter. 7. Para os curativos que vêm com uma etiqueta adesiva, anotar as informações necessárias, removê-la da moldura e aplicá-la sobre ou perto do curativo O curativo poderá permanecer por até 7 dias. Cabe ao enfermeiro monitorar alterações das características do acesso venoso. O curativo somente é aplicável quando não houver sangramentos, ou seja, após o curativo compressivo (para acesso central). Em pacientes com sudorese intensa, não é indicada a aplicação do curativo Tegaderm. Material disponível nos tamanhos: 10 cm, 5 × 5,7 cm, 7 × 7 cm, 8,5 × 10,5 cm e 6 × 7 cm (Basic)
Papaína creme 10%	Dissociação das moléculas de proteína (desbridamento químico). Anti-inflamatório, bactericida e bacteriostático. Estimula a força tênsil e acelera o processo cicatricial	Lesões com necrose seca	1. Higienizar a ferida com solução fisiológica ou qualquer outro produto indicado para limpeza de feridas 2. Aplicar papaína 10% diretamente no leito da ferida 3. Colocar um curativo de cobertura secundário sobre a ferida Tratamento de feridas abertas com tecido inviável seco. Período de troca sempre que o curativo secundário estiver saturado ou, no máximo, a cada 24 h. Conservar sempre no interior da geladeira

Desbridamento

Quando há tecidos desvitalizados, a preparação do leito da ferida pode ser realizada por desbridamento. Consiste na remoção de tecidos desvitalizados ou contaminados, e ajuda a estimular o avanço das bordas das feridas que estagnaram no processo de cicatrização.[2]

Há vários métodos de desbridamento, e os principais são: químico, autolítico, mecânico, cirúrgico e biológico.[3]

O desbridamento é imprescindível para:

- Eliminar o substrato que permite o crescimento de microrganismos que favoreçam a infecção, podendo evoluir desde processos de infecção local, regional e septicemia, com o resultado final de amputação ou morte
- Aliviar a carga metabólica na lesão e o estresse psicológico no paciente
- Facilitar a cura, acelerando as fases de proliferação e de remodelação tissular
- Melhorar o restabelecimento estrutural e funcional da pele
- Desmascarar possíveis acumulações de exsudados ou abscessos
- Permitir a avaliação da profundidade da úlcera
- Interromper a perda de proteínas por meio de drenagem
- Controlar o odor da ferida.

Antes de iniciar o desbridamento, é necessário considerar os aspectos a seguir.

▸ **Objetivos globais do cuidado do paciente.** Convém avaliar o paciente no seu conjunto, considerando seu estado de saúde, possibilidades de cura do processo, expectativa de vida, problemas e benefícios do paciente. É essencial dar especial atenção aos pacientes em estado terminal.[4]

▸ **Controle da dor.** As feridas crônicas são dolorosas, salvo raras exceções. Essa dor pode aumentar pelos métodos de desbridamento; portanto, a dor associada deverá ser evitada ou controlada, antes e durante o procedimento, conforme a necessidade. Deve-se considerar a necessidade de um esquema terapêutico analgésico.[5]

▸ **Vascularização da área da lesão.** As feridas crônicas podem ter vascularização deficiente ou inadequada. Se a etiologia da lesão for desconhecida, é necessário realizar uma avaliação vascular por meios clínicos (pulsos, coloração, temperatura) e/ou instrumentais, conforme a necessidade.[6]

▸ **Áreas anatômicas de especial atenção.** Determinadas localizações como face, mãos, dedos, genitais, mamas, mucosas, tendões expostos e cápsulas articulares necessitam de especial cuidado no momento de escolher o método para desbridar.[7]

▸ **Localização especial na região do calcâneo.** Nas úlceras por pressão localizadas nos calcanhares que apresentam necrose seca sem edema, eritema, flutuação ou drenagem, pode não ser necessário o desbridamento imediato. Deve submeter-se ao monitoramento contínuo. Se, em algum momento, aparecerem os sinais anteriormente descritos, será necessário iniciar o desbridamento. Esta é uma exceção à recomendação de que toda úlcera deve ser desbridada.[3]

▸ **Gestão de riscos.** Avaliar o risco custo-benefício antes de decidir desbridar ou não desbridar e de adotar um método ou outro de desbridamento.[8]

Os principais tecidos presentes no leito da lesão que indicam técnicas e produtos para desbridamento são os seguintes:

- Necrose: geralmente de coloração enegrecida; pode ter consistência dura (necrose seca/escara) ou mole (necrose úmida)
- Esfacelo: tecido necrosado de consistência delgada, de coloração amarela ou acastanhada; pode estar aderido ao leito e às margens da ferida ou frouxamente ligado ao leito.[8]

Técnicas de desbridamento

Desbridamento enzimático/químico

Trata-se de um método seletivo, que atua em tempo menor ao método autolítico e maior ao instrumental; é possível combinar com outros métodos. Consiste na aplicação tópica de substâncias enzimáticas e proteolíticas, que atuam como desbridantes enzimáticos, diretamente no tecido necrótico.[9]

Suas vantagens consistem em ser de fácil realização e pouco doloroso. Como desvantagens, pode causar irritação perilesional, processo lento, não seletivo e inativação de acordo com o pH da ferida.[9]

Produtos

Papaína

É uma enzima com ação proteolítica obtida da *Carica papaya*. A enzima tem amplo espectro de especificidade; peptídios, aminas, ésteres e tioésteres são todos suscetíveis para hidrólise catalítica da papaína. É composta por enzimas proteolíticas e peroxidases: papaína, quimiopapaína A e B e papayapeptidase.[10]

Atua como desbridante químico, facilitando o processo cicatricial; tem ação bacteriostática, bactericida e anti-inflamatória. Proporciona alinhamento das fibras de colágeno, promovendo crescimento tecidual uniforme. Pode ser associada à ureia, que desnatura proteínas por ação solvente e desnatura material necrosado, permitindo que fique mais suscetível à digestão enzimática.[10]

Apresenta uso tópico em cremes, géis, loções cremosas ou pó em diluição aquosa; como forma de pó, pasta, gel e soluções na concentração de 2 a 5%. Outras concentrações podem ser utilizadas (10% para tecidos com necrose; de 1 a 4% para tecido fibrinoso ou de granulação). É indicada em casos de feridas abertas, exsudativas, infectadas ou não, e feridas em pés de pacientes diabéticos.[10]

Não há relato de interações na literatura. Entretanto, o peróxido de hidrogênio ou sais metálicos como prata, mercúrio e chumbo podem inativar a papaína. Deve-se ter precaução em caso de afecções hepáticas ou renais e durante o tratamento com anticoagulantes. Reações alérgicas podem ocorrer.[10]

Colagenase

Enzima proteolítica que, teoricamente, digere o colágeno nativo que se liga aos tecidos desvitalizados. Tem melhor ação com pH 6 a 8. É uma das enzimas utilizadas no desbridamento químico. Ela decompõe as fibras de colágeno natural que constituem o fundo da lesão, por meio das quais os detritos permanecem aderidos aos tecidos. A eficácia demonstrada pela colagenase no desbridamento pode ser explicada por sua exclusiva capacidade de digerir as fibras de colágeno natural, as quais estão envolvidas na retenção de tecidos necrosados.[11]

Além do caráter enzimático, a colagenase demonstra uma ação excitadora para o tecido de granulação, com aceleração do seu crescimento e enchimento do vazio da lesão, bem como sua epitelização. O ensaio clínico dessa enzima demonstra, ainda, que está indicada exclusivamente nas feridas com tecido necrótico.[11]

A colagenase é destinada como agente desbridante enzimático, quando indicado o desbridamento em feridas, úlceras e lesões necróticas em geral. Promove o preparo do leito da ferida por meio da limpeza enzimática das áreas lesadas, com uma cicatrização uniforme e de maneira mais rápida. Essa indicação compreende: úlceras de diversas etiologias (de pressão ou por decúbito, varicosa, relacionada com diabetes, entre outros), gangrenas de extremidade; lesões por congelamento; condições associadas à difícil cicatrização; queimaduras; previamente ao enxerto cutâneo por sua ação no leito da ferida e feridas em que se torne necessária a limpeza por desbridamento enzimático da lesão.[11]

Estudos *in vitro* e *in vivo* demonstram a liquefação do tecido necrótico sem comprometimento do tecido de granulação. A seletividade da colagenase derivada do *Clostridium histolyticum* pode ser atribuída, fisiologicamente, à presença de bainhas de glicosaminoglicanas presentes no colágeno intacto, que atuam como uma barreira impedindo seu rompimento e ultrapassagem além do tecido necrótico/desvitalizado pela colagenase. Desse modo, compreende-se a efetividade com especificidade apenas para fibras de colágeno não viáveis da colagenase de *Clostridium histolyticum*, preservando o tecido viável de colágeno e, portanto, favorecendo a cicatrização.[11]

Na prática clínica:

- Remove seletivamente o tecido morto pela clivagem de filamentos de colágeno
- Trata-se de procedimento indolor sem sangramento; pode ser utilizado em instalações de cuidados a longo prazo e em atendimento domiciliar
- Pode ser usado em combinação com desbridamento mecânico
- Aumenta a formação de tecido de granulação
- Promove a atração de células inflamatórias e fibroblastos para a lesão.[11]

Fibrinolisina/DNase

Fibrinolisina é uma enzima proteolítica derivada do plasma bovino e que degrada fibrina e inativa o fibrinogênio em vários fatores de coagulação (I, V e VII). Promove também vasodilatação no leito da ferida, facilitando a chegada de macrófagos para fagocitose. Desoxirribonuclease (DNase extraída do pâncreas bovino) quebra os ácidos nucleicos, causando liquefação do exsudato, com consequente diminuição da viscosidade.[12]

A combinação dessas duas enzimas está baseada na observação de que o exsudato purulento consiste, em grande parte, em material fibrinoso e nucleoproteína. A fibrinolisina é uma enzima lítica que hidrolisa a fibrina e exsudatos fibrinosos em compostos separados de moléculas mais simples.[12]

A ação lítica da fibrinolisina difere de uma protease porque os produtos resultantes da quebra enzimática são compostos de moléculas grandes que não são facilmente absorvidos pelo corpo, não produzindo, então, reações indesejáveis locais ou gerais. A fibrinolisina não ataca enzimaticamente os tecidos saudáveis e não irrita a granulação do tecido. Por isso, não há ações adversas sobre o processo de cicatrização e recuperação. A ação fibrinolítica está direcionada principalmente contra proteínas desnaturadas, como aquelas encontradas em tecidos desvitalizados, enquanto os elementos proteicos de células vivas permanecem relativamente inalterados.[12]

A desoxirribonuclease é uma enzima que hidrolisa especificamente as moléculas de ácido desoxirribonucleico (DNA) e desoxirribonucleoproteínas. Essas substâncias são os principais componentes dos exsudatos purulentos e, por isso, a quebra em polinucleotídios mais simples ajuda a liquefação no processo de necrose do exsudato purulento e facilita sua remoção dos ferimentos. Experimentos *in vitro* e *in vivo*, tanto em animais quanto em humanos, em estudos clínicos com a combinação de fibrinolisina-desoxirribonuclease, mostraram resultados positivos para a limpeza das lesões.[12]

É indicada no tratamento de lesões infectadas, tais como queimaduras, úlceras e feridas em que há dupla ação como agente desbridante. Esta ação dupla é especialmente benéfica no tratamento de infecções causadas por organismos que utilizam um processo de deposição de fibrina como meio de proteção.[12]

Composto de cadexômero (microgrânulos de amido modificado), polietilenoglicol, poloxâmero e iodo a 0,9%

Sua forma farmacêutica é em pomada, com coloração castanho-escuro.[12]

Os grânulos de cadexômero são biodegradáveis e removem o excesso de exsudato e fibrina na base da ferida, agindo no desbridamento de esfacelos, e reduzem a contaminação bacteriana na sua superfície. Com a ação do cadexômero e os demais compostos na lesão com esfacelos, a pomada se transforma em um gel úmido e suave.[12]

É indicado no tratamento tópico de feridas exsudativas crônicas e com esfacelos; pode ser usado sob terapia de compressão e em lesões infectadas – estas devem ser avaliadas e tratadas conforme protocolos clínicos locais.[12]

Cadexômero (microgrânulos de amido modificado), polietilenoglicol, poloxâmero e iodo a 0,9% não deverão ser usados em tecido necrótico seco ou em pacientes com sensibilidade conhecida ao iodo ou qualquer um de seus componentes. Não utilizar em crianças, mulheres grávidas ou que estejam amamentando nem em pessoas que sofram de insuficiência renal ou com distúrbio de tireoide. Não utilizar nas proximidades dos olhos, ouvidos, nariz ou boca. Somente uso externo.[12]

Pode causar uma leve dor passageira principalmente na primeira hora após a aplicação; ocasionalmente, pode causar inchaço ou vermelhidão na pele ao redor da lesão. Essas reações são normalmente transitórias; caso esses sintomas persistam, suspender a utilização.[12]

O máximo a aplicar por semana são 150 g, e a duração do tratamento não deve exceder 3 meses. Deve-se aplicar uma camada de 3 mm aproximadamente sobre a lesão; o produto deve ser trocado quando apresentar saturação de líquidos da lesão e todo o iodo.[12]

Desbridamento autolítico

É promovido pelo próprio organismo de maneira natural, por meio de um processo biológico de reparação e cicatrização denominado autólise. Atua desintegrando as células degeneradas, por meio das ações leucocitária e enzimática. Também é promovido pela utilização de curativos oclusivos, que propiciam um meio úmido no leito da ferida, principalmente os hidrogéis e hidrocoloides. A criação do meio úmido ativa as células fagocíticas e enzimáticas proteolíticas do próprio indivíduo, favorecendo a degradação dos tecidos inviáveis.[13]

As vantagens desse tipo de desbridamento são: fácil realização, seletivo e pouco doloroso. Já as desvantagens consistem em processo lento e impossibilidade de ser utilizado nas feridas infectadas.[13]

Hidrocoloide

Curativo estéril recortável, comercializado em placa, grânulo, pasta e fibra, composto internamente por, no mínimo, carboximetilcelulose sódica. Camada externa composta por espuma ou filme de poliuretano, impermeável, gelatina e pectina. O tratamento consiste em cobertura primária e/ou secundária.[14]

É indicado para o tratamento de feridas abertas não infectadas com leve a moderada exsudação, lesões vitalizadas ou com necrose com pouco/médio exsudato (p. ex., escoriações, queimaduras de 1º e 2º graus e *skin tears* – lesões por fricção e pequenos traumatismos em pele – e na prevenção ou no tratamento de úlceras por pressão não infectadas. É contraindicado em lesões infectadas e queimaduras de 3º ou 4º graus.[14]

As partículas de celulose se expandem ao absorver líquidos e criam um ambiente úmido, que permite às células do microambiente da úlcera fornecer um desbridamento autolítico. Essa condição estimula a angiogênese e o tecido de granulação e protege as terminações nervosas. O hidrocoloide mantém o ambiente úmido enquanto protege as células de traumatismos e contaminação bacteriana, e preserva o isolamento térmico.[14]

Sua apresentação em placas é destinada a feridas superficiais, com pouco exsudato, com ou sem tecido necrótico e feridas de diferentes etiologias; em grânulo e pasta, é indicado para feridas profundas e cavitárias; em fibra, feridas com moderada/alta exsudação, infectadas ou não, profundas ou superficiais, com tecido necrótico ou não e feridas de diferentes etiologias. A forma em placas é contraindicada para feridas infectadas e/ou altamente exsudativas; em grânulo e pasta, necessita de uma cobertura secundária; em fibra, é contraindicada para feridas com pouco exsudato e necessita de uma cobertura secundária. A troca de curativo deve ser feita em 3 a 5 dias ou sempre que houver extravasamento do gel ou descolamento das margens da cobertura.[14]

É necessário limpar a lesão com soro fisiológico 0,9%, preferencialmente morno, utilizando o método de irrigação em jato. Recortar o hidrocoloide com diâmetro que ultrapasse a borda da lesão pelo menos 2 a 3 cm. Aquecer o hidrocoloide entre as mãos, retirar o papel protetor e aplicar o curativo segurando-o pelas bordas da placa. Pressionar firmemente as bordas e massagear a placa, para perfeita aderência. Se necessário, reforçar as bordas com fita hipoalergênica. Realizar escarificação em tecido necrótico antes de aplicar. O período de troca é a cada 7 dias ou quando saturado. Em caso de necrose, a troca deverá ser realizada em até 3 dias.[14]

Hidrogel

Composto transparente e incolor formado por água (77,7%), carboximetilcelulose (2,3%) e propilenoglicol (20%). Ao entrar em contato com o exsudato, aumenta seu volume, porém não se dissolve. Indicado para feridas com perda tecidual superficial ou profunda parcial, feridas com tecido necrótico, áreas doadoras de pele, queimaduras de 1º e 2º graus, radiodermites e dermoabrasões.[15]

É uma cobertura não aderente, necessitando de cobertura secundária. Contraindicado para feridas cirúrgicas fechadas, feridas com muito exsudato (pelo fato de não ter capacidade de absorção) ou feridas colonizadas por fungos e pele íntegra.[15]

Desbridamento mecânico

É traumático e não seletivo. Consiste na aplicação de força mecânica, como fricção com gaze, esponjas e jatos de água, diretamente sobre o tecido necrótico, a fim de facilitar sua remoção.[16]

Hidroterapia e irrigação

A irrigação do leito das feridas pode ser realizada com aparelhos que promovem baixa, intermediária ou alta pressão de forma contínua ou intermitente. Utiliza irrigação pulsada e pressurizada.[3]

Curativo úmido-seco

Uma gaze umedecida com soro fisiológico é aplicada no leito da ferida e deixada até ficar ressecada. Quando removida, a gaze traz consigo o tecido necrótico incorporado. É um método doloroso, que pode necessitar de analgesia.

Terapia com pressão negativa

A pressão negativa atua no leito da ferida por uma esponja hidrofóbica de poliuretano conectada por um tubo plástico à bomba de vácuo. A pressão pode ser ajustada de 50 a 125 mmHg e usada de modo contínuo ou intermitente.[17]

Esse sistema é usado colocando quantidade suficiente de esponja no leito da ferida para cobrir toda sua extensão e vedando-a com filme transparente, obtendo-se assim um selo hermeticamente fechado. Essa pressão promoverá drenagem do excesso de líquidos do leito da ferida e do espaço intersticial, reduzindo a população bacteriana e o edema, além de aumentar o fluxo sanguíneo local e a formação do tecido de granulação.[17]

As vantagens são: fácil realização, seletivo, mais rápido que o químico e autolítico, útil para grande quantidade de tecidos desvitalizados. Suas desvantagens são: não seletivo e pode causar dano aos tecidos perilesionais e ser doloroso.[17]

Desbridamento cirúrgico

Consiste na remoção completa do tecido necrótico e desvitalizado por meio de procedimento cirúrgico. Indicado para grandes lesões com ressecções amplas. Realizado no centro cirúrgico por um cirurgião, com anestesia ou sedação, utilizando-se cureta, bisturi etc. Método não recomendado em pacientes com risco de hemorragia (coagulopatias ou anticoagulantes) e em lesões com insuficiência arterial.[18]

Suas vantagens são: resultado imediato e utilidade para grande quantidade de tecidos desvitalizados. Por outro lado, suas desvantagens consistem no fato de não ser seletivo, necessitar de analgesia e requerer treinamento. Pode causar sangramento e dor.[18]

Desbridamento instrumental

O tecido desvitalizado vai sendo gradativamente removido de forma seletiva, em diferentes sessões, até o nível de tecido viável. Realizado por enfermeiros, à beira do leito ou na sala de curativos, seguindo a técnica asséptica e medidas de biossegurança. Método não recomendado em pacientes com risco de hemorragia (coagulopatias ou anticoagulantes) e em lesões com insuficiência arterial.[19]

Desbridamento biológico

Conhecido como Maggot terapia, a terapia larval é aplicada há alguns anos como alternativa não cirúrgica, na qual são utilizadas larvas estéreis da mosca *Lucilia sericata* (mosca verde) criada em laboratório. Essas larvas produzem enzimas potentes que liquefazem o tecido desvitalizado para ingeri-lo e depois eliminá-lo, respeitando o tecido não danificado. Alguns autores sustentam que essas enzimas têm a capacidade de combater infecções clínicas. Alguns estudos também demonstraram a efetividade desse tratamento em úlceras neuropáticas dos diabéticos e úlceras por pressão que não respondiam ao tratamento convencional.[20]

Considerações finais

É necessária uma avaliação sistemática e estruturada do leito da ferida, para que sejam adotadas condutas adequadas com a finalidade de detecção dos possíveis fatores que interfiram negativamente no processo de cicatrização.

Referências bibliográficas

1. Mandelbaum SH, Di Santis EP, Mandelbaum MHS. Cicatrização: conceitos atuais e recursos auxiliares - Parte I. An Bras Dermatol. 2003;78(4):393-410
2. Santos ICRV, Oliveira RC, Silva MA. Desbridamento cirúrgico e a competência legal do enfermeiro. Texto Contexto Enferm. Florianópolis. 2013;22:184-92.
3. USP. Escola de Enfermagem de Ribeirão Preto. Feridas Crônicas [Internet]. Prevenção e manejo da lesão por pressão: manejo da lesão por pressão. Disponível em: <http://eerp.usp.br/feridascronicas/recurso_educacional_lp_4_4.html>. Acesso em set. 2020.
4. Brasil. Agência Nacional de Vigilância Sanitária. Assistência Segura: Uma Reflexão Teórica Aplicada à Prática. Agência Nacional de Vigilância Sanitária. Brasília: Anvisa, 2017.
5. USP. Escola de Enfermagem de Ribeirão Preto. Feridas Crônicas [Internet]. Diretrizes da Agency for Health Care Policy and Research (AHCPR). Prática clínica do tratamento de úlceras de pressão (lesão por pressão). Disponível em: <http://eerp.usp.br/feridascronicas/diretriz_tratamento.html>. Acesso em set. 2020.
6. Bahia. Secretaria de Administração do Estado da Bahia. PLANSERV: Assistência à Saúde dos Servidores do Estado da Bahia. Coordenação de Gestão de Projetos de Saúde. Coordenação de Prevenção. Normas e Diretrizes para Prevenção e Tratamento de Feridas. Salvador: PLANSERV 2010/Revisão 2013.
7. Hidalgo LM. Desbridamento de úlceras por pressão e outras feridas crónicas. Documento Técnico nº IX GNEAUPP, 2005.
8. São Paulo. Secretaria da Saúde. Protocolo de prevenção e tratamento de úlceras crônicas e do pé diabético. Secretaria da Saúde. Programa de prevenção e tratamento de úlceras crônicas e do pé diabético. São Paulo: SMS, 2009.
9. COREN/SC- Conselho Regional de Enfermagem de Santa Catarina. Resposta Técnica COREN/SC Nº 009/CT/2020. Competência do Enfermeiro na escarificação de tecidos viáveis. 2020. Disponível em: <http://transparencia.corensc.gov.br/wp-content/uploads/2020/03/RT-009-2020-Escarifica%C3%A7%C3%A3o-.pdf>. Acesso em out. 2020.
10. WikiFox [Internet]. Papaína. Disponível em: <https://www.wikifox.org/pt/wiki/Papaína>. Acesso em set. 2020.
11. Cristália Prod. Quím. Farm. Ltda. [Bula] Kollagenase (colagenase). Pomada dermatológica 0,6 U/g. Modelo de Bula para o Profissional de Saúde. 2016. Disponível em: <https://www.cristalia.com.br/arquivos_medicamentos/113/Bula_Kollagenase_profissional%20de%20saude.pdf>. Acesso em set. 2020.
12. Cristália Prod. Quím. Farm. Ltda. [Bula] Fibrinase com cloranfenicol - pomada dermatológica fibrinolisina, desoxirribonuclease e cloranfenicol 666 UI/G + 1 UI/G + 10 M/G. Modelo de Bula para o Profissional de Saúde. Disponível em: <https://www.cristalia.com.br/arquivos_medicamentos/99/Fibrinase%20com%20cloranfenicol_%20bula_profissional.pdf>. Acesso em set. 2020.
13. CONFEN – Conselho Federal de Enfermagem. Resolução nº 501/2015. Anexo. Norma Técnica que Regulamenta a Competência da Equipe de Enfermagem no Cuidado às Feridas. 2015. Disponível em: <http://www.cofen.gov.br/wp-content/uploads/2015/12/ANEXO-Resolu%C3%A7%C3%A3o501-2015.pdf>. Acesso em set. 2020.
14. Curatec [Internet]. Curatec Hidrocoloide. Disponível em: <https://www.curatec.com.br/curatec-hidrocoloide>. Acesso em dez. 2020.
15. Bulário [Internet]. Curatec Hidrogel. Disponível em: <https://www.bulario.com/curatec_hidrogel/#:~:text=Curatec%20Hidrogel%20%C3%A9%20indicado%20para,perda%20parcial%20ou%20total%20de>. Acesso em set. 2020.

16. Prefeitura Municipal de Belo Horizonte. Secretaria Municipal de Políticas Sociais. Secretaria Municipal de Saúde Gerência de Assistência – Coordenação de Atenção à Saúde do Adulto e do Idoso. Protocolo de Assistência aos Portadores de Feridas. Belo Horizonte, 2006.
17. Lima RVKS, Coltro OS, Farina Júnior JA. Terapia por pressão negativa no tratamento de feridas complexas. Rev Col Bras Cir. 2017;44:81-93.
18. COREN/SP - Conselho Regional de Enfermagem de São Paulo. Parecer COREN-SP CAT Nº 013/2009. Realização do desbridamento pelo enfermeiro. 2009. Disponível em: <https://portal.coren-sp.gov.br/sites/default/files/parecer_coren_sp_2009_13.pdf>. Acesso em out. 2020.
19. COREN/PB – Conselho Regional de Enfermagem da Paraíba. Parecer Técnico COREN-PB Nº 78/2009. Legalidade da atuação do enfermeiro no desbridamento de feridas e queimaduras. 2009. Disponível em: <http://www.corenpb.gov.br/wp-content/uploads/2019/09/Untitled_09172019_094035.pdf>. Acesso em out. 2020.
20. Souza IC (org.). As ciências da saúde desafiando o status quo: construir habilidades para vencer barreiras 3. Ponta Grossa: Editora Atena;2021.

7 Lesões por Pressão: Fisiopatologia, Diagnóstico, Prevenção e Tratamento

Lina Monetta • Denise Borges Rego Mirani • Rafaela Bertoglio Escher • Lucas Augusto Monetta da Silva

Introdução

Inúmeros fatores apontam a lesão por pressão (LPP) como um problema de saúde mundial, pois sua incidência está diretamente relacionada com o aumento da expectativa de vida da população e seu tratamento acarreta elevados custos aos sistemas de saúde de todo o mundo.

Nas últimas décadas, os grandes avanços da ciência na compreensão mais aprofundada sobre os mecanismos celulares imunofisiológicos do organismo, bem como o desenvolvimento de novas soluções terapêuticas e a realização cada vez mais precoce dos diagnósticos, fizeram com que muitas doenças graves e anteriormente letais tivessem evolução lentamente debilitante, mesmo que ligadas a diversas comorbidades. Desse modo, o processo de envelhecimento e a progressiva e inevitável fragilidade da pele aumentaram.[1]

Segundo a última atualização da *National Pressure Ulcer Advisory Panel* (NPUAP), LPP é um dano localizado na pele e/ou no tecido mole subjacente, geralmente sobre proeminência óssea ou relacionado com um dispositivo médico ou a outro artefato. A lesão pode apresentar-se como pele intacta ou uma úlcera aberta e pode ser dolorosa.[2]

As LPPs são resultantes do comprometimento da perfusão tecidual gerado pela pressão local prolongada, frequentemente associada a outras duas forças físicas: a fricção e o cisalhamento. Essas forças, somadas a alterações locais da umidade da pele (microclima) e a inúmeros fatores intrínsecos do paciente, são suficientes para comprometer a homeostase celular e a funcionalidade circulatória capilar.[3] A continuidade dessa condição gera isquemia e acidose tissular, que podem promover morte tecidual de grandes proporções.

O desenvolvimento das LPPs afeta todos os níveis de atenção à saúde (primário, secundário e terciário), com consequências como prolongamento do tempo e número de internações, aumento dos episódios de infecção, aumento dos custos em saúde, inúmeros danos ao paciente, como dor, desconforto e sofrimento, que impactam sua qualidade de vida e de seus familiares, entre outros males associados a sua ocorrência.

A dimensão multifatorial das LPPs, a gravidade de seus danos, elevados custos e o prognóstico de permanente crescimento de sua incidência justificam a necessidade de as instituições de saúde garantirem uma equipe multiprofissional detentora de conhecimentos atualizados sobre essa problemática e empenhada em implementar manobras de prevenção e detecção precoce, além de seu tratamento.

Um indicador fundamental para avaliar a qualidade do cuidado nas instituições hospitalares é a incidência de LPP, uma vez que, na grande maioria dos casos, ela pode ser evitada, garantindo a segurança do paciente e a não ocorrência desse efeito relacionado com o período de internação.

Estudos relatam que as taxas de incidência e prevalência de LPPs ainda são subestimadas, seja por registros inadequados, falta de notificação a um órgão central ou enganos na classificação.[4] Segundo o Canadian Institute for Health Information (CIHI), as lesões por pressão de estágio 1 não são incluídas nas análises de muitas pesquisas, e, quando não tratadas, evoluem para estágios mais graves.[4]

No Brasil, a publicação do relatório nacional de incidentes relacionados com a assistência à saúde, notificados pelo Sistema Nacional de Vigilância Sanitária (SNVS), no período de janeiro de 2014 a julho de 2017, demonstra que, dos 134.501 incidentes notificados, 23.722 (17,6%) corresponderam às notificações de LPP durante esse período, e foi o terceiro tipo de evento adverso mais frequentemente notificado pelos núcleos de segurança do paciente nos serviços de saúde do país.[5]

Ainda de acordo com o referido relatório, foram notificados cerca de 3.771 *never events*, eventos que nunca deveriam ocorrer em serviços de saúde, dos quais 2.739 (72,6%) foram decorrentes de LPP estágio 3 e 831 (22,0%) resultantes de LPP estágio 4. A incidência e a prevalência de LPP pode ainda influenciar a taxa de óbito, pois, quando associada a doenças agudas ou outras comorbidades, é caminho para novas infecções, o que pode levar pacientes a quadros sépticos graves. Segundo o mesmo relatório, de 766 óbitos notificados, 34 (4,8%) das mortes foram justificadas em decorrência de agravos da LPP.[5]

Existem poucos estudos sobre incidência e prevalência de LPP em território nacional; as pesquisas ainda são pontuais e seus resultados variam de acordo com a região e o tipo de instituição onde são realizadas. Estudo quantitativo, com delineamento transversal realizado com 1.762 pacientes, durante

5 meses em unidades de internação no norte do Brasil, demonstrou índice de incidência global de 2,66%.[6] Já em uma coorte histórica de 258 prontuários feita em um hospital de Minas Gerais, a incidência e prevalência de LPP foi de 29,41% e 90,70%, respectivamente.[7] No estado de São Paulo, uma coorte prospectiva com 370 pacientes em unidade de terapia intensiva revela incidência global de LPP de 10,8%.[8]

Estudo global publicado na The Cochrane Library realizou uma revisão sistemática da literatura e apresentou taxa de incidência para LPP com variações entre 1,9 e 71,6%, ao considerar toda a Europa, Japão, China, Oriente Médio, EUA, Austrália e Canadá.[9] A prevalência geral de LPP em pacientes hospitalizados publicadas pela revista Ostomy Wound Manage mostra valor em torno de 15%.[10] Outra revisão sistemática com dados globais realizada entre os anos de 2000 a 2015 aponta para prevalência entre 6 e 18,5% em ambientes de cuidados agudos, embora esses dados possam ser significativamente maiores.[10]

A análise de custo do tratamento das LPPs é complexa e sofre interferência de inúmeros fatores; embora as diferenças metodológicas entre os estudos tornem as comparações diretas desafiadoras, os gastos relatados para tratamento da LPP são consistentemente altos em todo o mundo. Estudo da Fiocruz de 2016 aponta o custo de R$ 145,40/dia para o tratamento da LPP no Brasil, contra R$ 5,40 para sua prevenção.[11] Revisão sistemática de literatura internacional aponta que, no Reino Unido, cerca 2,1 bilhões de libras (4%) do orçamento anual do sistema nacional de saúde é direcionado ao tratamento da LPP;[12] já nos EUA, o custo total do tratamento alcança a marca de 11,6 bilhões de dólares.[13]

Em face desse perfil epidemiológico e do importante ônus à sociedade, fica evidente a necessidade do desenvolvimento de políticas e diretrizes para prevenção e tratamento das LPPs. A conscientização do enfoque nas medidas preventivas é fundamental, haja vista que, na maioria dos casos, são lesões que podem ser evitadas. A eficiência dessas diretrizes depende da abordagem multidisciplinar alinhada entre os membros da equipe de saúde, sempre baseadas em evidências e com vistas a melhoria no atendimento ao paciente.

Classificação das lesões por pressão

Para realizar a avaliação e o diagnóstico precoce e diferencial das LPPs, é imprescindível compreender sua classificação. Conhecer suas manifestações e o estágio de gravidade possibilita a implementação de ações mais efetivas no manejo e dados mais precisos para registro e condução de pesquisas.

Em 2016, a NPUAP apresentou uma nova classificação para as LPPs, agora mais completa e com alteração na denominação desse tipo de ferida, que passou de úlcera por pressão para LPP. Essa mudança na terminologia descreve de forma mais precisa as LPPs, tanto na fase de pele intacta como ulcerada. Seu estadiamento foi revisado em consenso multidisciplinar com a participação de mais de 400 profissionais na cidade de Chicago, em abril de 2016. Mikel Gray, da Universidade da Virgínia, orientou o trabalho que resultou em nova terminologia para a LPP. O documento foi traduzido para o português pela Associação Brasileira de Enfermagem em Dermatologia e pela Associação Brasileira de Estomaterapia, conforme a Tabela 7.1.[2]

TABELA 7.1 Nova terminologia para a lesão por pressão.

Estágio 1

Pele íntegra com área localizada de eritema que não embranquece e que pode parecer diferente em pele de cor escura
- Presença de eritema que embranquece ou mudanças na sensibilidade. Temperatura ou consistência (endurecimento) podem preceder as mudanças visuais
- Mudanças na cor não incluem descoloração púrpura ou castanha; estas podem indicar dano tissular profundo

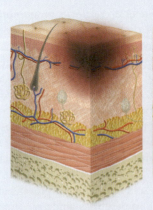

LPP estágio 1.

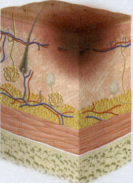

LPP estágio 1.

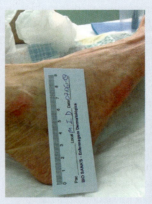

LPP estágio 1 em membro inferior direito.

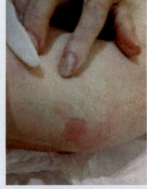

LPP estágio 1 em crista ilíaca.

(continua)

TABELA 7.1 Nova terminologia para a lesão por pressão. (*Continuação*)

Estágio 2

Perda da pele em sua espessura parcial com exposição da derme
- O leito da ferida é viável, de coloração rosa ou vermelha, úmido e pode também apresentar-se como uma bolha intacta (preenchida com exsudato seroso) ou rompida
- O tecido adiposo e os tecidos profundos não são visíveis. Tecido de granulação, esfacelo e escara não estão presentes

- As lesões geralmente resultam de microclima inadequado e cisalhamento da pele na região da pélvis e no calcâneo
- Atenção: Esse estágio não deve ser usado para descrever as lesões de pele associadas à umidade, inclusive dermatite associada à incontinência, dermatite intertriginosa, a lesão de pele associada a adesivos médicos ou feridas traumáticas (lesões por fricção, queimaduras, abrasões)

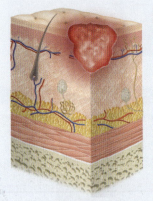
LPP estágio 2.

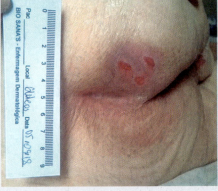
LPP estágio 2 em glúteos.

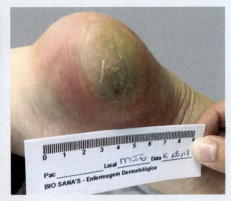
LPP estágio 2 em calcâneo esquerdo.

Estágio 3

Perda total da espessura da pele
- Há perda total da espessura da pele na qual o tecido adiposo é visível na úlcera. O tecido de granulação e a borda despregada da lesão estão frequentemente presentes
- Esfacelo e/ou escara podem ser visíveis. A profundidade do prejuízo tecidual vai variar conforme a localização anatômica; áreas de adiposidade significativa podem desenvolver feridas profundas
- Descolamento e tunelização no leito da lesão também podem ocorrer. Fáscia, músculo, tendões, ligamentos, cartilagem e/ou osso não estão expostos. Se o esfacelo ou escara cobrirem a extensão da perda tecidual, ocorre uma LPP não estadiável

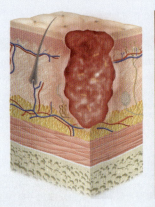
LPP estágio 3.

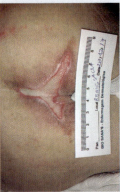
LPP estágio 3 em região sacral.

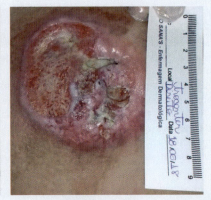
LPP estágio 3 em trocânter.

Estágio 4

Perda total da espessura da pele e perda tissular
- Há perda total da espessura da pele e tecidos mais profundos, com exposição ou palpação direta de tecidos como fáscia, músculo, tendão, ligamento, cartilagem ou osso na úlcera esfacelo e/ou escara

- Bordas despregadas, descolamentos e/ou tunelização ocorrem frequentemente
- A profundidade pode variar conforme a localização anatômica
- Se o esfacelo ou a escara cobrirem a extensão da perda tecidual, houve uma LPP não estadiável

(*continua*)

TABELA 7.1 Nova terminologia para a lesão por pressão. (*Continuação*)

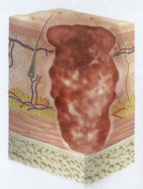 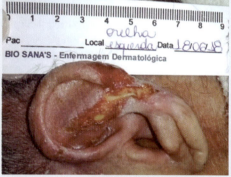 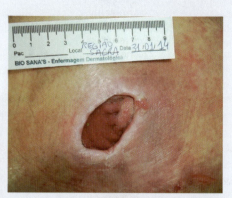

| LPP estágio 4. | LPP estágio 4 em pavilhão auricular. | LPP estágio 4 em região sacral. |

Não estadiável

Perda da pele em sua espessura total e perda tissular não visível
- Nesse tipo de apresentação há perda total da espessura de pele e tecido em que a extensão do dano tecidual no interior da úlcera não pode ser confirmada porque está coberto por esfacelo ou escara
- Se o esfacelo ou a escara forem removidos, a LPP poderá ser classificada como estágio 3 ou 4

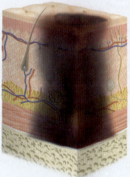 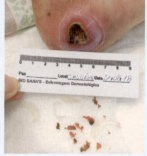 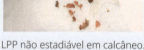 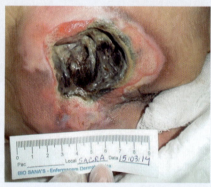

| LPP não estadiável. | LPP não estadiável em calcâneo. | LPP não estadiável em região sacral. |

Tissular profunda

Descoloração vermelho-escura, marrom ou púrpura, persistente e que não embranquece
- Pele intacta ou não intacta em área localizada de cor vermelho-escura persistente não branqueável, descoloração marrom ou roxa, ou separação da epiderme que revela um leito da ferida escuro ou com flictena de sangue
- Essa lesão resulta de forças de pressão intensa e prolongada e cisalhamento sobre a interface osso-músculo
- A ferida pode evoluir rapidamente para revelar a real dimensão da lesão tecidual ou pode se resolver sem perda tecidual
- Se o tecido necrótico, subcutâneo, tecido de granulação, fáscia, músculo ou outras estruturas subjacentes são visíveis, isso indica uma LPP de espessura completa

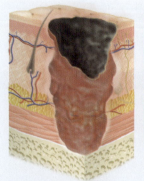 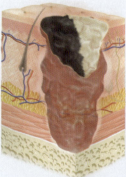 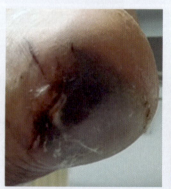 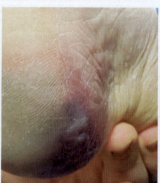

| LPP tissular profunda. | LPP tissular profunda. | LPP tissular profunda em calcâneo. | LPP tissular profunda em calcâneo. |

(*continua*)

TABELA 7.1 Nova terminologia para a lesão por pressão. (*Continuação*)

Lesão por pressão relacionada com dispositivo médico	
Essa terminologia descreve a etiologia da lesão. A LPP relacionada com dispositivo médico resulta do uso de dispositivos criados e aplicados para fins diagnósticos e terapêuticos. A LPP resultante	geralmente apresenta o padrão ou forma do dispositivo. Essa lesão deve ser categorizada de acordo com o sistema de classificação de LPP.

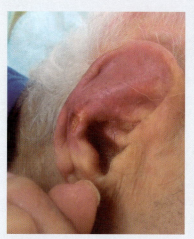 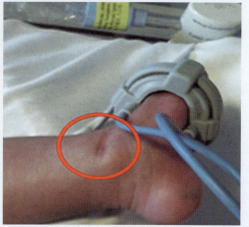

LPP em pavilhão auricular, incidência pelo uso de cateter nasal de oxigênio.

LPP em membro inferior, incidência pelo uso de dispositivo.

Lesão por pressão em membranas mucosas	
A LPP em membranas mucosas é encontrada quando há histórico de uso de dispositivos médicos no local do dano.	Em virtude da anatomia do tecido, essas lesões não podem ser categorizadas.

LPP, lesão por pressão.

Fisiopatologia da lesão por pressão

O desenvolvimento das LPPs tem causas extrínsecas e intrínsecas multifatoriais e sua progressão ocorre pelo direcionamento de forças exercidas sobre a pele e os tecidos subcutâneos. Seu desenvolvimento e agravamento sofrem influência direta de diversos fatores, como grau de umidade da pele, temperatura, superfícies de contato, idade, sexo, limitação na mobilidade, dependência para a promoção das atividades da vida diária, incontinência, infecção e estado nutricional.[14]

Os danos aos tecidos podem ocorrer por diferentes direcionamentos das forças de pressão, cisalhamento e fricção. Em pessoas hígidas, com mobilidade e nível de consciência preservados, a pressão prolongada sobre o próprio corpo provoca *feedback* que estimula a mudança na posição corporal; no entanto, quando a resposta de *feedback* é afetada, a pressão se mantém e leva a danos teciduais.[15]

Entre os mecanismos de ação que geram a lesão tecidual, existem a isquemia e o processo de deformação tecidual.

A isquemia e o processo de deformação tecidual compõem o mecanismo de ação que gera a lesão. A isquemia acontece quando há uma compressão ou distorção direta dos vasos sanguíneos, que dificulta o fluxo de sangue para os tecidos, cujas consequências são a hipoxia tecidual, acumulação de resíduos metabólicos e, por fim, lesão tecidual.[16] A deformação tecidual direta ocorre quando as forças exercidas sobre o corpo do paciente, como a fricção e o cisalhamento, distorcem continuamente os tecidos, o que leva a uma lesão tissular profunda com isquemia, hipoxia e morte celular, mecanismos que geram o processo inflamatório e acúmulo de plasma local e causam edema localizado e aumento gradual da pressão intersticial. O resultado geral é uma espiral de degradação do tecido com deformação contínua (Figura 7.1).[17]

Fatores extrínsecos ao dano tecidual
Pressão
A pressão é uma força perpendicular aplicada a uma superfície, que comprime os tecidos e pode distorcer ou deformar a pele e os tecidos moles, como a gordura subcutânea e os músculos. Quanto mais rígida a superfície que recebe o contato, menor a distribuição de forças e maior o risco de lesão tecidual. Por esse motivo, proeminências ósseas são regiões com grande incidência de LPPs.[18]

A proporção da lesão tissular provocada na pele e nos tecidos adjacentes depende não apenas da intensidade da pressão exercida, como também de seu tempo de exposição. A pressão capilar média terminal é de 25 mmHg; considera-se que uma pressão externa entre 28 e 38 mmHg possa proporcionar o colapso do capilar e provocar anoxia tecidual. Os estudos sobre qual o tempo necessário de exposição do corpo à pressão para promover a formação da LPP são inconclusivos; o que se sabe é que as pressões de menor intensidade, quando exercidas por longos períodos de tempo, são capazes de gerar danos no tecido tanto quanto pressões maiores por curtos períodos.[16,19,20]

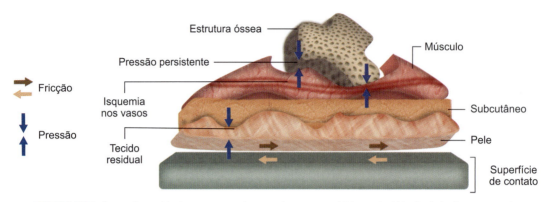

FIGURA 7.1 Deformação tecidual e comprometimento do vaso envolvidos na incidência de lesão por pressão.

Fricção

Fricção ou atrito é o nome dado à força de duas superfícies sobrepostas que ocorre em sentidos contrários. O atrito está presente entre a superfície da pele e a superfície de apoio da cama do paciente. Quando um paciente escorrega no leito ele sofre uma força de atrito, pois seu corpo, por ação da gravidade, é levado em direção oposta à da superfície onde está deitado. Essa força provoca remoção das células epiteliais que causa abrasões e a formação de flictenas. Esse tipo de lesão ocorre com frequência quando o reposicionamento do paciente é realizado por arrastamento em pacientes que apresentam movimentos involuntários, espásticos, ou que estão em uso de aparelhos ortopédicos.[18]

Cisalhamento

A força de cisalhamento talvez seja a mais difícil de identificar na prática. Essa tensão, também chamada de tangencial ou de corte, é gerada por forças aplicadas em sentidos iguais ou opostos, em direções semelhantes, mas com intensidades diferentes sobre o corpo. Em alguns momentos, a força de fricção proporciona a ação da força de cisalhamento, por exemplo, quando há um nível elevado de atrito entre a superfície da pele e de um apoio; uma força tangencial ocorre, a pele tende a manter sua posição contra a superfície de apoio, enquanto as camadas de tecidos subjacentes são deformadas à medida que elas se movem com o paciente.[16]

Microclima

O conceito do microclima da pele refere-se à temperatura e umidade da superfície da pele na interface com a superfície de suporte.[19]

Altos níveis de umidade na pele são causados por transpiração, incontinência, exsudato de ferida, entre outras situações, que podem aumentar a permeabilidade da pele e reduzir a ligação cruzada do colágeno na derme, o que enfraquece o estrato córneo. O excesso de umidade também altera o coeficiente de atrito e deixa a pele mais suscetível aos efeitos da pressão e predispõe o tecido à maceração e necrose. Já a pele seca apresenta outros desafios clínicos, pois os níveis lipídicos são reduzidos, têm menor teor de água e junções enfraquecidas entre a epiderme e a derme.[14]

O conceito difundido nos últimos anos, apresenta o microclima como fator potencial na prevenção de LPP, oferece novas perspectivas sobre como a prevenção de LPP poderia ser complementada por meio do gerenciamento desses fatores pela equipe multiprofissional.

A compreensão da fisiopatologia das LPPs objetiva desvendar a natureza das alterações morfológicas e sua distribuição nos diferentes tecidos, e como o funcionamento sistêmico do corpo pode ser afetado. O conhecimento sobre os mecanismos que levam aos danos teciduais possibilita a compreensão de que a LPP pode ter origem em camadas superficiais da pele evoluindo para danos internos profundos graves, ou se desenvolver pelo caminho contrário, quando diversos fatores de risco influenciam para danos teciduais mais profundos que gradativamente se exteriorizam, quando se tornam visíveis (Figura 7.2).[16]

Fatores e áreas de risco no desenvolvimento da lesão por pressão

Segundo Ratliff e Rodeheaver,[21] a LPP se desenvolve muito rapidamente. Pode se manifestar entre 24 horas e 5 dias. Seu desenvolvimento é complexo e multifatorial, e a resistência do

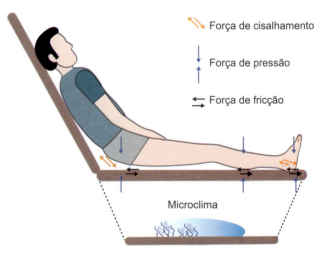

FIGURA 7.2 Fatores extrínsecos à incidência de lesão por pressão.

tecido, somada à intensidade e duração da pressão e das forças mecânicas já citadas, determina a rapidez de sua instalação e a proporção de seu dano. Para que a equipe multiprofissional realize uma avaliação efetiva e trabalhe na prevenção e no gerenciamento de risco dos pacientes propensos a desenvolver LPP, faz-se necessário:

- Uma detalhada avaliação das características de cada paciente, com identificação dos fatores intrínsecos presentes
- Definição dos fatores extrínsecos em cada caso (pressão, fricção, cisalhamento e microclima), já abordados anteriormente
- Adequação da escolha e uso dos recursos materiais preventivos
- Elaborar um plano de ação multiprofissional para controlar, reduzir ou eliminar a interferência desses fatores que levam à redução da tolerância dos tecidos à pressão, tornando-os vulneráveis à formação das LPPs.

Segundo diretriz da *Wound Ostomy and Continence Nurses Society* (WOCN), são definidos como fatores intrínsecos, identificados como responsáveis pela redução da tolerância da pele à pressão: idade, nutrição, baixos níveis pressóricos, obesidade, alteração de temperatura corporal, tabagismo, uso de alguns fármacos e estresse.[22]

Nutrição na prevenção da lesão por pressão

O estado nutricional está intimamente ligado aos fatores de risco para a incidência de LPP. O déficit nutricional e desidratação têm como consequência a redução de massa muscular e de peso; com isso as proeminências ósseas ficam salientes, e a mobilidade do paciente dificultada. A nutrição inadequada pode levar ao desequilíbrio hidreletrolítico; a hipoalbuminemia promove o extravasamento de líquido intersticial para os tecidos de modo a acarretar edema e consequente diminuição do suprimento sanguíneo, que aumenta o risco para incidência da LPP.[23]

O déficit proteico tem impacto direto na proliferação celular e, consequentemente, na proliferação de fibroblastos e síntese de colágeno, o que compromete a integridade das estruturas de suporte da pele e sua resistência à pressão. Pesquisadores têm inferido que o nível de albumina sérica é um parâmetro que merece ser correlacionado ao risco de desenvolvimento de LPP.[24]

A avaliação do nutricionista e/ou nutrólogo é importante para ajustes ou manutenção do adequado estado nutricional do paciente através da elaboração dos planos alimentares e das intervenções que devem ser compartilhados com toda a equipe multiprofissional, que dá condições para que esta contribua na estimulação contínua do paciente quanto a sua adesão.

Obesidade

A obesidade também é apontada como um fator intrínseco para a formação de LPP por causa das alterações causadas na pele, como alterações na fisiologia, com aumento da perda transepidérmica, vasodilatação, hiperinsulinemia, hiperandrogenismo e retardo na cicatrização.[25] Outro aspecto a ser considerado trata da dificuldade de mobilidade desses pacientes, que muitas vezes precisam ser arrastados no leito para a promoção da mudança de decúbito, o que, somado ao aumento de sudorese e às áreas de maceração cutânea, inevitavelmente favorece a formação de lesões.

Idade

O envelhecimento promove alterações na estrutura e funcionalidade da derme que aumentam sua fragilidade. A redução do tecido subcutâneo e da massa muscular expõem ainda mais as proeminências ósseas; as modificações no fluxo sanguíneo, com consequente redução da oxigenação, nutrição e hidratação da pele, promovem diminuição dos níveis de albumina, redução da resposta inflamatória e da coesão entre a epiderme e a derme, o que compromete a resistência da pele e a eficiência de suas funções imunológicas e de proteção. Além disso, os idosos, muitas vezes, acumulam comorbidades que comprometem seu sistema circulatório, respiratório, renal, sensorial e nutricional e aumentam ainda mais sua vulnerabilidade à formação das LPPs.[26]

Outros fatores

A pressão prolongada e ações de forças capazes de gerar lesão tecidual tornam qualquer pessoa, inclusive crianças e recém-nascidos, suscetíveis à incidência de LPP. Em geral, a precondição de pressão prolongada ocorre em pessoas com mobilidade reduzida, ou que tenham mecanismos de percepção sensorial prejudicada em virtude de lesão medular ou comprometimento neurológico, como sedação, imobilização peri, intra e pós-operatória, neuropatias, entre outros.[15]

Outros fatores de risco são as comorbidades ou condições secundárias do paciente que afetam a integridade dos tecidos moles através do microclima, como nas incontinências fecais e urinárias, sudorese profusa e exsudato intenso.[19] Já os mecanismos de cicatrização e circulação podem ser afetados por diabetes, hipertensão, insuficiência cardíaca ou renal, microcirculação prejudicada, hipoalbuminemia, anemia, trombofilias, linfopenia, entre outros.[27]

O esquema terapêutico farmacológico também configura fator de risco importante; pacientes que usam imunossupressores, quimioterápicos ou esteroides têm a cicatrização prejudicada e maior fragilidade da pele; já os em uso de sedativos e analgésicos potentes podem apresentar episódios repetidos de intensa sudorese, que alteram o microclima da pele, além de sofrer rebaixamentos do nível de consciência, o que causa limitação física e na mobilidade e, a longo prazo, leva a desnutrição, atrofia muscular e perda de massa corporal (Figura 7.3).[14]

Alguns pacientes devem despertar a atenção da equipe multiprofissional para implantar cuidados preventivos à formação das LPPs, mesmo antes de uma avaliação individualizada, como os obesos, idosos, em cuidados paliativos, neonatos e crianças com mobilidade comprometida, com lesão medular, com doenças neurológicas ou musculares degenerativas e pacientes submetidos a cirurgias longas.[28]

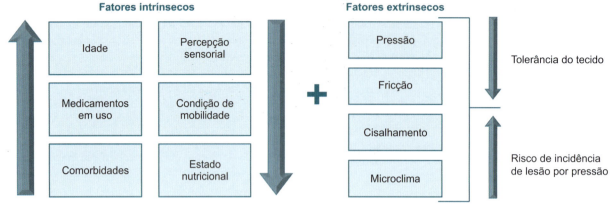

FIGURA 7.3 Relação de risco para incidência de lesão por pressão.

A incidência de LPP tem risco aumentado em pacientes hospitalizados, e é um dos eventos adversos mais frequentes em pacientes internados em unidade de terapia intensiva (UTI).[14] Nessas unidades, o paciente passa a maior parte do tempo no leito e geralmente requer o uso de dispositivos médicos, como máscaras de ventilação, tubo naso ou orotraqueal, cateteres vasculares, drenos, oxímetro de pulso, talas, aparelhos gessados, sonda vesical ou nasogástrica, meias compressoras para prevenção de trombos, entre outros.[1]

Dispositivos médicos

Segundo a última atualização teórica da NPUAP, a utilização de dispositivos médicos, juntamente com o estado de saúde fragilizado do paciente, constituem fator de risco adicional importante, em adultos, responsável por até um terço da incidência de LPP, e, em crianças, mais da metade dos novos casos.[16] Os materiais rígidos utilizados nos dispositivos causam atrito, criam pressão sobre os tecidos moles e retêm umidade contra a superfície da pele ou mucosas; além disso, os métodos de fixação e a qualidade dos adesivos utilizados podem agredir ou lesar os tecidos ao longo do tempo, de modo a afetar regiões pouco habituais, como orelha, nariz, pescoço, abdome, antes pouco observadas e avaliadas por equipe de saúde.[16]

Áreas de risco

Entre as áreas de risco para o desenvolvimento das LPPs, as regiões de maior incidência são os pontos anatômicos que se sobrepõem a uma proeminência óssea; nessa região, há maior concentração de forças sobre menor área, o que envolve maior risco de lesão tecidual. As áreas expostas à pressão variam a depender da posição do paciente, se sentado, deitado, lateralizado ou pronado.[16] Estudo multicêntrico realizado em unidades de internação no Brasil demonstrou que, em pacientes portadores de LPP, as regiões mais afetadas foram a sacral, trocantérica, calcâneo, dorso e cotovelo (Figura 7.4).[29]

Conhecer e gerenciar os fatores de risco é fundamental para a equipe multiprofissional; essas ações configuram prevenção, pois nelas estão a chave para a segurança do cuidado e redução na incidência de LPP.

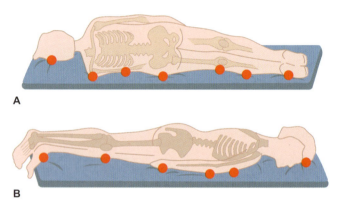

FIGURA 7.4 Áreas de risco para o desenvolvimento de lesão por pressão.

Prevenção e segurança do paciente

O ato de "prevenir", tem o significado de preparar, chegar antes de, dispor de maneira que evite o dano, mal, impedir que se realize. Assim, a prevenção em saúde exige dos profissionais uma ação antecipada, baseada no conhecimento da história natural, a fim de tornar improvável o progresso posterior aos agravos.[30] As ações preventivas são intervenções orientadas para evitar o surgimento de danos específicos, para reduzir sua incidência e prevalência nas populações. A base do discurso preventivo é o conhecimento epidemiológico; seu objetivo é o controle de fatores e redução de riscos. Os projetos de prevenção estruturam-se na divulgação de informações científicas e recomendações normativas para mudança de hábitos.[30]

A promoção de saúde define-se, tradicionalmente, de maneira bem mais ampla que a prevenção, pois se refere a medidas que não se dirigem a determinado agravo, mas servem para aumentar a saúde e o bem-estar de maneira geral; existe aqui uma demanda intersetorial no conceito de saúde ligado à qualidade de vida resultante de processos ligados a diversas áreas, como alimentação, educação, conhecimento, ecossistema, renda, justiça social, entre outros.[30] A discussão sobre promoção da saúde configura-se como grande desafio entre os diferentes níveis do cuidado; nesse momento fica a reflexão de como articular ações a fim de promover o bem-estar do paciente e evitar a incidência de LPP ao longo do tempo, não apenas no âmbito hospitalar, como também nas instituições de longa permanência e no âmbito domiciliar.

Avaliação do paciente na prevenção da lesão por pressão

O processo de avaliação do paciente deve permitir que os profissionais de saúde tenham dados para a realização de diagnósticos e direcionamento de suas intervenções. A avaliação apurada das condições clínicas e do histórico de saúde abrem caminhos para o reconhecimento de fatores de risco e direcionam as práticas de cuidado.

A avaliação dos pacientes com risco de formação de LPP deve ser realizada na admissão do serviço de saúde e incluir uma análise dos fatores de risco para a instalação de lesões e as condições de pele do paciente, sua integridade e possíveis lesões já existentes. A Tabela 7.2 apresenta resumidamente as primeiras ações para essa avaliação, na história clínica do paciente e no exame físico.

Após a avaliação do paciente, deve-se identificar os dados que configuram fatores de risco para a incidência ou agravo de uma LPP. A avaliação deve ser contínua e evoluir de acordo com o estado de saúde do paciente; sempre que houver mudança no quadro clínico ou em suas condições gerais, um novo fator de risco pode surgir, e é nesse momento que a equipe multiprofissional assume a responsabilidade da adequação do cuidado para garantir sua efetividade na prevenção.[4]

Segundo recomendações de consensos, a avaliação da LPP deve ser sempre realizada com os mesmos instrumentos e estratégias adotados na sua avaliação inicial, além do histórico de saúde, exame físico e revisão de laudos diagnósticos; os profissionais devem fazer uso de ferramentas validadas para a identificação do grau de risco do paciente. Entre os instrumentos mais utilizados na avaliação de risco em pacientes adultos temos as escalas de Braden, Norton, Waterlow e, para pacientes pediátricos, a de Braden-Q.[19]

Outra importante escala é a escala de avaliação de risco para o desenvolvimento de lesões decorrentes do posicionamento cirúrgico denominada pela sigla ELPO. Estudo nacional descritivo de Lopes et al., realizado com 172 participantes, mostrou que a incidência de LPP decorrentes do posicionamento cirúrgico foi de 12,2%. A ocorrência de LPP no momento intraoperatório está ligada à anestesia, posição sustentada, uso de dispositivos como acessos, ventiladores e sondas, entre outros. Assim, a aplicação de uma escala de risco no momento pré-operatório é indispensável ao plano de cuidado e prevenção de LPP.[31] A Tabela 7.3 apresenta uma súmula de cada uma das escalas de avaliação.

É importante ressaltar que o uso de escalas de avaliação de risco para LPP deve complementar a avaliação clínica, a fim de fornecer um suporte estruturado para evitar vieses entre as diferentes equipes avaliadoras. Trata-se de instrumentos confiáveis de valores preditivos testados, metodologia simples e de baixo custo para a aplicação.

Toda avaliação deve ser devidamente documentada, e por meio dela é realizado o acompanhamento evolutivo do paciente, seja no monitoramento dos fatores de risco ou no tratamento das lesões após sua ocorrência. É imprescindível utilizar-se de uma linguagem padronizada, um método confiável com meios consistentes de documentação e comunicação, em que o histórico de alterações clínicas do paciente esteja sempre presente, pois auxilia no gerenciamento do risco e na escolha das medidas preventivas.

Multidisciplinaridade na prevenção da lesão por pressão

As LPPs configuram um agravo com causas multifatoriais e sua prevenção é desafiadora em toda instituição de saúde. O sucesso das estratégias preventivas depende da abordagem multidisciplinar, na qual cada membro tenha clareza de seu papel para garantir a eficaz gestão de recursos humanos e materiais, caso contrário, poderá haver conflito de condutas ou falta de colaboração entre seus membros. O surgimento continuado de diversos dispositivos no mercado pode dificultar as escolhas e a padronização de ações preventivas e curativas para LPPs. Nesse sentido, as ações baseadas em evidências devem prevalecer na construção dos protocolos de cuidados.

TABELA 7.2 Principais ações para a avaliação do paciente com risco de lesão por pressão.

História clínica do paciente
- Investigar comorbidades: atentar para histórico de doenças que afetem circulação, respiração, nutrição, estado neurológico e cognitivo, transtornos psiquiátricos, endócrinos e incontinências
- Investigar histórico da sintomatologia atual
- Identificar alergias e medicações em uso
- Levantar histórico de incidência de LPP prévia, tempo de cicatrização e recursos utilizados
- Investigar causas de morte em familiar próximo

Exame físico
- Realizar exame físico cefalopodal, atentar para condições da pele em cada região, avaliar a presença de edema, deficiências sensoriais, contraturas, escoliose, alterações do tônus muscular que influenciem a mobilidade do indivíduo
- Inspecionar a pele, para identificar lesões preexistentes, sinais de ressecamento, maceração ou alteração da coloração (hiperemia reativa, especialmente nas regiões de proeminências ósseas), que já podem indicar início de formação de LPP, estágio 1
- Realizar a palpação das áreas relacionadas com as proeminências ósseas, em busca de alterações da textura, consistência, edema, dor e alteração da temperatura, sinais que precedem a formação de lesões
- Avaliar circulação, estado nutricional, sinais e sintomas de quadro infeccioso e dor

Revisão dos resultados dos testes diagnósticos
- Avaliar exames diagnósticos de fatores de risco na LPP
- Avaliar ferritina, ferro sérico, porcentagem de saturação de transferrina, capacidade total de ligação de ferro
- Marcadores inflamatórios (PCR, VHS)
- Fatores endócrinos (glicemia de jejum ou dosagem aleatória de glicose, hemoglobina glicada A1c função tireoidiana)
- Albumina (hipoalbuminemia é um indicador de mau estado nutricional)

LPP, lesão por pressão; PCR, proteína C-reativa; VHS, velocidade de hemossedimentação. (Adaptada de GENUAP, 2016.)

TABELA 7.3 Escalas para avaliação de lesão por pressão.

Escala	Escore	Subescalas
Escalas de Braden[32]	Escala de 6 a 23; menor pontuação indica maior risco	Percepção sensorial Umidade Atividade Mobilidade Nutrição Fricção ou cisalhamento
Escalas de Norton[19]	Escala de 5 a 20; menor pontuação indica maior risco	Condição física Nível de consciência Atividade Mobilidade Incontinência
Escalas de Waterlow[33]	Escala de 1 a 64; maior pontuação indica maior risco	Peso/altura (IMC) Avaliação visual da pele sexo/idade Continência Mobilidade Apetite Medicações
Braden Q (EB-Q) Utilizada para crianças entre 1 e 5 anos de idade[34]	Escala de 7 a 28 pontos; menor pontuação indica maior risco	Mobilidade Grau de atividade física Percepção sensorial Umidade, fricção e cisalhamento, Nutrição, Perfusão tecidual e oxigenação
Escala ELPO	Escala de 7 a 35 pontos. Até até 19 pontos, menor risco; a partir de 20 pontos, maior risco	Posição cirúrgica Tempo de cirurgia Tipo de anestesia Superfície de suporte Posição dos membros Comorbidades Idade do paciente

Adaptada de ACP, 2015.[35]

O diálogo e o espírito colaborativo entre os membros da equipe garantem o alinhamento das estratégias em prol do objetivo comum estabelecido pelo grupo.

A atuação de médicos, enfermeiros, nutricionistas, fisioterapeutas, farmacêuticos e terapeutas ocupacionais configura atividades bem definidas em seus processos de trabalho, mas, para a prevenção efetiva da LPP, é importante que as equipes se articulem na troca de informações e experiências para garantir que as decisões e intervenções sejam consensuais, sob a luz das melhores evidências científicas e pelo bem-estar do paciente.

Cuidados preventivos com a pele

Os cuidados preventivos com a pele têm como objetivo garantir sua integridade e reforçar suas funções de barreira física e imunológica para o enfrentamento de condições adversas a que os pacientes com risco para formação de LPP se expõem, tais como excesso de pressão, cisalhamento, fricção e exposição da pele à umidade.

Entre os cuidados com a pele, estão a higienização, a hidratação e a proteção do contato com umidade e excreções. A adequada higienização se dá por meio do uso de pequena quantidade de sabonete líquido de pH ligeiramente ácido, para garantir a manutenção do manto ácido da pele. O pH da pele tem fundamental papel regulador na sua homeostase e nas suas funções, além de interferir seletivamente na flora bacteriana residente. A matriz lipídica intercelular presente na camada córnea é modulada por diversas enzimas que necessitam de pH ácido para atuar e garantir a função de barreira da epiderme.[36] Recomenda-se o uso de sabonetes líquidos por serem menos agressivos e responderem mais facilmente ao enxágue eficaz.

A hidratação da pele ocorre fisiologicamente por um processo contínuo de fornecimento de água à derme pela ingestão de líquidos. Porém, por causa de fatores intrínsecos e extrínsecos ao organismo, relacionados com o meio, é possível o estrato córneo manter-se seco, mesmo em um indivíduo com adequada ingestão hídrica.[37]

O uso sistemático de hidratantes tópicos é recomendado como componente importante de programas de prevenção de lesões da pele, pois auxilia na manutenção das melhores condições da derme e contribui positivamente na sua integridade e ação de barreira. A literatura confirma sua ação positiva na prevenção de lesões por fricção, LPPs e dermatopatias.[38,39]

A depender das condições do paciente, a pele nunca deve ser massageada ou esfregada vigorosamente; além de dolorosa, a massagem por fricção pode causar leve destruição do tecido e provocar reações inflamatórias.[19]

Para pacientes incontinentes, a proteção da pele com creme-barreira deve ser considerada, pois impede a umidade excessiva a fim de reduzir o risco da LPP; a umidade em si não configura uma lesão, mas torna a pele mais frágil diante da exposição à pressão sustentada.[28]

Terapias emergentes para a prevenção de lesão por pressão

As terapias emergentes contemplam ações e dispositivos que têm por finalidade impactar a manipulação do microclima, reduzir forças de cisalhamento, pressão e atrito através de coberturas e dispositivos profiláticos. A responsabilidade de sua escolha está ligada à equipe de gestão, que determina a disponibilidade de recursos e dos profissionais da assistência direta que analisam os fatores de risco e a necessidade de implementação dos recursos.

O controle do microclima pode ocorrer a partir da definição da superfície de suporte colocada sob a pele do paciente, pois esta tem a capacidade de mudar a taxa de evaporação da umidade e a taxa na qual o calor se dissipa pelo tecido.[28]

Recentemente, foi publicada revisão sistemática da Cochrane sobre uso de curativos e agentes tópicos para prevenir LPP em pessoas de qualquer idade, sem lesões preexistentes, mas consideradas de risco. Foram selecionados 18 ensaios clínicos randomizados que envolveram 3.629 pessoas em risco de formação de LPPs. Dos 18 ensaios, 9 envolveram curativos; 8 envolveram agentes tópicos; e 1 incluiu curativos e agentes tópicos. A maioria dos ensaios que avaliam o impacto de aplicações tópicas na incidência de LPPs não mostrou benefícios ou danos claros. O uso de ácidos graxos *versus* um composto controle (um creme que não inclui ácidos graxos) mostrou reduzir a incidência de LPPs. Coberturas de silicone demonstraram reduzir a incidência de LPPs em qualquer estágio. No entanto, o baixo nível das evidências sugere que pesquisas adicionais são necessárias para confirmar esses resultados.[40]

Reposicionamento e mobilização precoce

O reposicionamento e a mobilização precoce do paciente que se encontra exposto a qualquer tipo de pressão sustentada é o cuidado de melhor nível de evidência para a prevenção e tratamento das LPPs.[28,41] Trata-se de uma atitude simples que elimina o principal agente de causa e pode ser orientada para paciente e cuidadores, em que qualquer profissional da equipe multiprofissional tem autonomia para realizá-la.

O reposicionamento tem por objetivo reduzir a duração e a magnitude da pressão exercida sobre áreas vulneráveis do corpo. Os estudos que relatam a frequência em que o paciente deve ser reposicionado ao longo do dia são inconclusivos; a mudança de decúbito a cada 2 h é amplamente aceita como uma diretriz provisória para as melhores práticas, entretanto as frequências de giro devem diferir de acordo com a intensidade de carga, gravidade da doença, tolerância tecidual, nível de atividade e mobilidade, além da superfície de apoio utilizada.[20]

Além disso, o reposicionamento de pacientes com inclinação lateral de 30° mostrou-se eficaz na redução do desenvolvimento de LPP, mas ainda não está claro qual método de reposicionamento é mais efetivo quando o paciente é virado de um lado para o outro.[20] Alguns pacientes não podem ser reposicionados com regularidade por causa de sua condição clínica instável. Nesses casos, a equipe deve discutir sobre quais medidas alternativas são passíveis de utilização.[16]

Para que os horários de realização das mudanças no decúbito não passem despercebidos pela equipe multiprofissional, pelos cuidadores e pelo próprio paciente, é indispensável estabelecer nos planos de cuidados a frequência e a duração da alternância dos posicionamentos. Esses planos podem surgir a partir de prescrições de enfermagem, estabelecimento de metas de cuidado, além de materiais educativos que auxiliem paciente e familiar a executar as ações. A realização dos reposicionamentos deve ser registrada por escrito e reavaliada sempre que houver qualquer modificação, seja nas condições da pele ou no quadro clínico do paciente.[4]

As técnicas de reposicionamento sempre têm por objetivo redistribuir e aliviar a pressão. A NPUAP de 2014 sugere alguns pontos de reflexão para aplicação na prática:[28]

- Evitar posicionar o indivíduo sobre proeminências ósseas que apresentem eritema não branqueável
- Evitar sujeitar a pele à pressão ou a forças de cisalhamento; para isso, é recomendado que, no momento do reposicionamento do indivíduo, a equipe o levante e nunca o arraste sobre o leito
- Os princípios de uma transferência manual segura devem ser sempre utilizados para garantir a segurança do indivíduo e do profissional de saúde
- Os indivíduos devem ser posicionados e apoiados de maneira a evitar que deslizem na cama e criem forças de cisalhamento
- Quanto à prevenção de LPP em calcâneos, manter livre do contato com a superfície
- Pacientes que costumam ficar sentados, evitar elevar a cabeceira e evitar posições incorretas que concentrem a pressão e o cisalhamento ao nível do sacro e do cóccix

Recomendações adicionais para indivíduos com LPP instalada:[28]

- Não posicionar um indivíduo diretamente sobre uma LPP
- Não posicionar o indivíduo sobre a(s) área(s) com suspeita de lesão profunda dos tecidos com pele intacta
- Caso não seja possível o reposicionamento para aliviar a pressão sobre essa área, selecionar uma superfície de apoio adequada
- Se um indivíduo com LPP sobre o sacro/cóccix ou região do ísquio tiver que ficar sentado, limitar a posição de sentado a 3 vezes/dia, em períodos iguais ou inferiores a 60 min
- Aumentar a atividade do paciente tão rapidamente quanto for tolerado
- A programação da deambulação pode ajudar a compensar a deterioração clínica, a qual é frequentemente visível em indivíduos submetidos a períodos prolongados de repouso no leito
- Para pacientes cadeirantes, avaliar qual a melhor superfície de apoio (Figura 7.5).

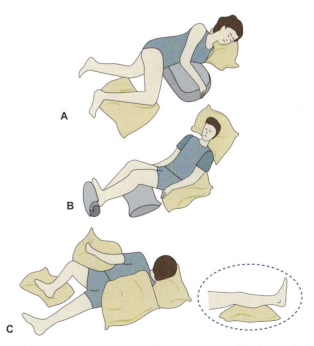

FIGURA 7.5 A a **C.** Posicionamento do paciente com alívio da pressão e pontos propícios para maior pressão.

Superfícies de suporte para a prevenção de lesão por pressão

As superfícies de suporte ou de apoio são dispositivos que se encontram em contato direto com o corpo e o peso do paciente, que estão intimamente ligadas às forças que se aplicam sobre o indivíduo, como colchões, almofadas e coxins de apoio. Esses dispositivos são capazes de realizar a redistribuição da pressão e aumentar a área de superfície corporal em contato com a superfície de apoio, a fim de reduzir a ação das forças. A função desses dispositivos está diretamente relacionada com as características de densidade, altura, firmeza das superfícies de suporte e à flexibilidade das capas nas quais estão envolvidas.[19]

O material utilizado para preenchimento da superfície de suporte pode conter: ar, espuma, gel, líquido, elastômero ou água, entre os quais os produtos de espuma são os mais utilizados no Brasil. Atualmente, dois grupos de superfícies de apoio encontram-se disponíveis: as estáticas ou de baixa tecnologia e as superfícies dinâmicas ou de alta tecnologia.

- Superfícies estáticas: reduzem a pressão pela redistribuição da carga por um aumento na superfície de contato. Como exemplo há os tradicionais colchões ou coxins de espuma, colchões piramidais também chamados de "caixa de ovo", colchão de gel, água ou ar
- Superfícies dinâmicas ou de alta tecnologia: modelo que apresenta recursos mecânicos dinâmicos que possibilitam uma variação de pressão ao longo do tempo sob o corpo do paciente. Como exemplo há o colchonete de ar alternado com compressor e camas eletrônicas que auxiliam na mobilização do paciente para reduzir o risco de fricção e cisalhamento.

O uso de superfícies de suporte especiais deve se basear na avaliação de sua adequação e de funcionalidade. A seguir, algumas orientações para auxiliar a equipe no uso e na escolha dos materiais:[28]

- Estar atento aos parâmetros de desempenho da superfície de apoio, entre os quais se destacam:
  - Peso: avaliar o peso suportado pela superfície segundo o fabricante
  - Avaliação da capacidade de imersão e de envolvimento: a imersão está ligada a uma maior área de superfície de contato e dependerá da força de deformação da superfície e suas dimensões. A imersão deve ocorrer sem que haja o afundamento do corpo na superfície. Já o envolvimento está ligado à capacidade do dispositivo de se moldar às irregularidades do corpo; essa função diversas vezes fica invalidada pelo efeito chamado "cama de rede", quando o lençol está severamente esticado e reduz a superfície de contato e o envolvimento de regiões do corpo, principalmente em área occipital e calcâneo[16]
- Ao utilizar superfícies de apoio, o reposicionamento continua a ser necessário
- Escolher revestimentos para as superfícies de apoio que sejam absorventes e garantam controle de umidade e temperatura
- Sempre que não for possível um reposicionamento manual frequente, cogitar utilizar uma superfície de apoio dinâmica
- A escolha de um colchão estático ou dinâmico deve levar em conta o risco de desenvolvimento de LPP, o conforto do paciente e a eficácia determinada através de avaliações regulares da pele
- Para todos os efeitos, uma LPP em evolução deve receber o mesmo nível de redistribuição da pressão que uma LPP em grau mais avançado
- Optar sempre por almofadas flexíveis confeccionadas com material pérvio ao oxigênio, capaz de se ajustar aos contornos do corpo
- Oferecer ao paciente e seus cuidadores orientação completa e rigorosa sobre o uso e a manutenção dos dispositivos para superfície de apoio (Figuras 7.6 e 7.7).

Prevenção relacionada com dispositivos médicos na lesão por pressão

O uso de dispositivos médicos pode representar fator de risco importante para a incidência de LPP. Nesse sentido, é preciso assumir que todos os pacientes que os utilizam estão sob risco e devem receber avaliação minuciosa. Entre as recomendações para prevenção podemos citar:[28]

- Escolher dispositivos flexíveis e maleáveis sempre que possível
- Garantir que os dispositivos médicos estejam corretamente dimensionados e ajustados, para evitar uma pressão excessiva

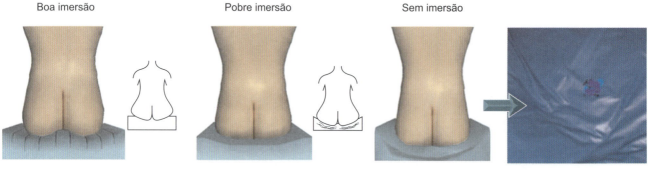

FIGURA 7.6 Capacidade de imersão da superfície. (Adaptada de Menoita et al., 2012.[42])

Capítulo 7 ▪ Lesões por Pressão: Fisiopatologia, Diagnóstico, Prevenção e Tratamento

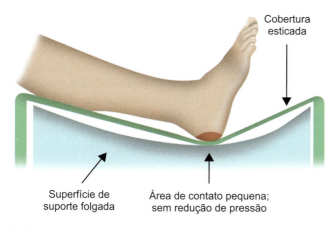

FIGURA 7.7 Efeito "cama de rede". (Adaptada de Menoita et al., 2012.[42])

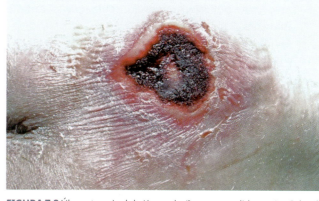

FIGURA 7.8 Úlcera terminal de Kennedy. (Imagem cedida por Joy Schank e Idevania Costa.)

- Aplicar todos os dispositivos médicos seguindo as especificações do fabricante
- Garantir que os dispositivos médicos estejam suficientemente protegidos para evitar deslocamento e pressões adicionais
- Inspecionar a pele sob e ao redor dos dispositivos médicos, pelo menos 2 vezes/dia, para identificar sinais de LPP no tecido circundante
- Educar o indivíduo com dispositivo, e os respectivos cuidadores, para realizarem inspeções regulares à pele
- Manter a pele limpa e seca em toda a superfície cutânea em contato com os dispositivos médicos
- Remover os dispositivos sempre que as condições clínicas do paciente permitirem, pois representam risco adicional à formação de LPP
- Considerar a utilização de um penso de proteção para prevenir LPP.

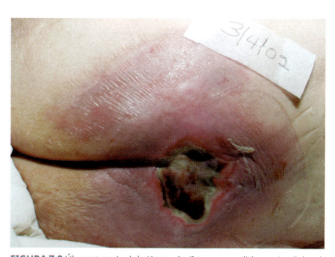

FIGURA 7.9 Úlcera terminal de Kennedy. (Imagem cedida por Joy Schank e Idevania Costa.)

Quando não é possível prevenir a lesão por pressão?

A incidência de LPP que foge aos planos de cuidados preventivos ocorre em indivíduos que se apresentam em estágios de terminalidade. Em 1989, Kennedy observou que os pacientes no final de vida podem experimentar um fenômeno de falha da pele. As mudanças fisiológicas ocorridas no processo de morte afetam a pele e os tecidos moles; lesões que surgem sob essas condições foram denominadas como úlcera terminal de Kennedy (UTK) (Figuras 7.8 e 7.9).[19]

Essas alterações podem não ser evitáveis e ocorrem mesmo após aplicação de intervenções adequadas. O conhecimento das mudanças da pele na fase de terminalidade da vida é limitado e as alterações são insidiosas e difíceis de identificar. Nesse contexto, um grupo de especialistas desenvolveu consenso acerca das *skin changes at life's end* (Scale). Nesse documento, publicado na língua portuguesa por Santos, são reunidos dez posicionamentos que direcionam a equipe de saúde para a avaliação de lesões em pacientes terminais, com destaque para:[43]

- As mudanças fisiológicas que acontecem durante o processo de morte e podem afetar a pele e os tecidos moles, manifestam-se como modificações observáveis (objetivas) em cor, turgor ou integridade da pele, ou como sintomas subjetivos, como a dor localizada
- Expectativas quanto aos objetivos e preocupações acerca do final de vida do paciente devem ser comunicadas entre os membros da equipe profissional e os membros do círculo de cuidados do paciente
- Embora os sinais e sintomas de risco associados ao Scale ainda não tenham sido completamente elucidados, podem incluir:
  - Fraqueza e limitação progressiva da mobilidade
  - Nutrição deficiente, inclusive com perda de apetite, perda de peso, caquexia e debilidade, baixo nível sérico de albumina/pré-albumina, baixo nível de hemoglobina e desidratação
  - Redução de perfusão tissular, deficiência de oxigenação, redução de temperatura local, descoramento e necrose da pele
  - Perda de integridade da pele por causa de inúmeros fatores, como equipamentos ou dispositivos, incontinência,

irritantes químicos, exposição crônica a fluidos corporais, lesões por fricção, pressão, cisalhamento, atrito e infecções
- Função imunológica deficiente
- Avaliação completa da pele deve ser realizada regularmente, documentando-se todas as áreas de risco
- Equipe, cuidadores e paciente devem ser orientados quanto ao Scale e plano de cuidados.

Reconhecer quando as medidas de prevenção não podem evitar a LPP é essencial ao planejamento dos cuidados; a equipe multiprofissional deve se preocupar em identificar as manifestações da UTK e informar à família sobre a condição do paciente, uma vez que sua ocorrência se reflete na redução de perfusão de tecidos moles, diminuição de tolerância a estímulos externos e deficiência na remoção de catabólitos, modificações comuns à fase final de vida; assim, o paciente em processo ativo de morte deve receber todas as medidas que promovam o seu conforto, inclusive os cuidados com a pele.[43]

Lesão por pressão e segurança do paciente

A avaliação da qualidade dos serviços de saúde vem ganhando importância em todo o mundo, movimento que é impulsionado pela demanda de empresas financiadoras, prestadores de serviços, profissionais e pacientes. Trata-se de esforços para garantir um serviço com capacidade de ter transparência nos gastos, controlar os custos assistenciais crescentes, prestar cuidados adequados com equidade e reduzir variações na prática clínica.[44]

Há cerca de 25 anos surgiu o monitoramento no desempenho clínico, principalmente em âmbito hospitalar, que teve seu início em virtude da publicação das taxas de mortalidade hospitalar que ocorreram em 1986, nos EUA e, em 1988, na Inglaterra; gradativamente diversos indicadores do processo de cuidado foram incorporados em estudos e análises de gestão; mais recentemente, indicadores sobre a segurança do paciente também foram agregados a esses processos.[44]

O debate sobre a qualidade dos serviços vem acontecendo em países altamente desenvolvidos desde o século XX. No Brasil, data de 1998 a formação do primeiro Consórcio Brasileiro para Acreditação (CBA).[44] Em 2005, surgiu o Programa Nacional de Avaliação de Serviços de Saúde (PNASS); em 2011, o programa de avaliação para a qualificação do Sistema Único de Saúde, com a publicação de seu índice de qualidade (ID-SUS). A Agência Nacional de Saúde Suplementar (ANS) é o órgão regulador vinculado ao Ministério da Saúde, responsável pelo setor de planos de saúde no Brasil, que vistoria as ações voltadas à segurança do paciente e à qualidade em serviços de saúde, desenvolvidas pela Agência Nacional de Vigilância Sanitária (Anvisa).[5]

Ainda não existe uma delimitação completa das medidas de qualidade; por meio de revisões sistemáticas, nota-se que os temas mais utilizados no mundo para a construção de indicadores de qualidade incluem a efetividade clínica, a segurança do paciente e a eficiência do serviço.[44]

Estudos estimam que a ocorrência de incidentes relacionados com assistência à saúde, e em particular os eventos adversos, afete entre 4 e 16% dos pacientes hospitalizados nos países desenvolvidos. Esse dado justifica a necessidade de melhorias nas ações voltadas para a segurança do paciente. Entende-se, por segurança do paciente, a redução ao mínimo aceitável do risco de dano desnecessário associado à atenção à saúde.[5]

No Brasil, foi instituído em 2013, pelo Ministério da Saúde (MS), o Programa Nacional de Segurança do Paciente (PNSP), por meio da publicação da Portaria GM nº 529. O objetivo desse programa foi contribuir para a qualificação do cuidado em saúde em todos os estabelecimentos do território nacional, e foi por meio do trabalho do PNSP que surgiu a Resolução da Diretoria Colegiada (RDC) nº 36, de 25 de julho de 2013, a qual estabeleceu a obrigatoriedade de existência do Núcleo de Segurança do Paciente (NSP) em serviços de saúde. O NSP desempenha papel fundamental em todo processo de implantação do Plano de Segurança do Paciente (PSP), além de realizar a vigilância, o monitoramento e a notificação de eventos adversos ao SNVS. Uma das ações que devem estar previstas no PSP é aquela voltada à prevenção de LPP em serviços de saúde, já que, na maioria das vezes, esta se manifesta como evento adverso adquirido durante a internação hospitalar.[5]

Os programas de segurança objetivam controlar a qualidade, eficiência e efetividade aos serviços de saúde, a fim de beneficiar diretamente a população. Segundo a Anvisa, para compor as ações voltadas à prevenção de LPP, os gestores e profissionais do núcleo de segurança do paciente devem estar atentos para:[5]

- Reconhecimento da LPP como evento adverso
- Cumprir a legislação vigente quanto às ações para a segurança do paciente
- Orientar profissionais do núcleo de segurança do paciente e da assistência na promoção das práticas seguras de prevenção de LPP
- Fortalecer a política institucional de segurança do paciente, provendo meios técnicos, financeiros, administrativos e recursos humanos para apropriada vigilância, monitoramento e prevenção
- Apoiar a promoção de uma cultura de segurança na instituição, com vistas a estimular a notificação dos eventos adversos aos órgãos responsáveis, inclusive aqueles advindos de LPP, bem como incentivar a aprendizagem em torno das falhas e reforço das medidas de prevenção
- Assegurar atividades de educação permanente dos profissionais para melhorar a qualidade da assistência prestada.

Tratamento das lesões por pressão

Preparo do leito da ferida para a cicatrização

O tratamento da LPP é composto por diversas etapas e é fundamental que as condutas sejam definidas somente após detalhada avaliação do paciente, levantamento sobre como a lesão se instalou e a identificação dos fatores intrínsecos e extrínsecos que vêm interferindo em sua evolução. A partir dessa avaliação, recomenda-se que uma equipe multiprofissional desenvolva um plano de cuidados, seguindo protocolos institucionais baseados em evidências científicas, mas que seja individualizado às necessidades de cada paciente, sob uma óptica holística, e não apenas focado no manejo direto da lesão.

Quanto à avaliação direta da lesão, diversos métodos direcionam o profissional e amparam o seu julgamento, entre eles, o mais difundido é denominado *wound bed preparation* (WBP), que apresenta o acrônimo TIME, referente a: *tissue, inflammation/infection, moisture imbalance e epithelial edge advancement*. O método propõe que durante o tratamento da ferida sejam avaliados, sistematicamente, quatro principais aspectos para favorecer o processo da cicatrização: a vitalidade dos tecidos envolvidos; a presença de processo inflamatório/infeccioso, o equilíbrio da umidade no leito e a evolução da epitelização de suas bordas.

O conceito WBP foi incialmente proposto por Falanga, em 2000, com objetivo de criar as melhores condições tópicas no leito das lesões para favorecer o processo de cicatrização de feridas crônicas.[45] Em 2003, Schultz et al.[46] desenvolveram mais detalhadamente o conceito, como uma abordagem sistemática para o tratamento de feridas, e introduziram o acrônimo TIME.

As recomendações do conceito foram sustentadas pelos achados científicos da época que identificaram diferenças significativas entre o fluido de feridas crônicas e de feridas em cicatrização ativa, com destaque para o desequilíbrio entre a produção de proteases e seus inibidores.[47] O excesso na produção de proteases, como a matriz de metaloproteinases (MMP) e as proteases de serina impactam negativamente na funcionalidade de fatores de crescimento, e as proteínas da matriz extracelular (ECM) inibem a proliferação das células necessárias para a cicatrização de feridas.[47]

Em 2009, Aron e Gamba traduziram para a língua portuguesa, em periódico nacional, os princípios do WBP para o preparo do leito da ferida; assim, o conceito foi amplamente difundido nos serviços do Brasil.[48]

Em 2011, um grupo de profissionais *experts* em tratamento de feridas publicou um artigo com considerações especiais que expandem o conceito WBP, por meio de 12 recomendações e seus respectivos níveis de evidência. A revisão propõe uma abordagem holística e multidisciplinar da pessoa com ferida, como estratégia para atingir com eficácia seus aspectos etiológicos, realizar o diagnóstico com precisão e possibilitar a otimização do processo cicatricial.[49]

Pesquisa recente identificou o TIME como ferramenta de avaliação de feridas mais comumente usada na Europa.[50] Provavelmente, uma das principais razões pelas quais o TIME provou ser um paradigma popular e duradouro tenha sido por direcionar os profissionais de saúde para os elementos-chave a serem abordados em pessoas com lesão de difícil cicatrização. O preparo do leito da ferida foi considerado medida central para sua cicatrização bem-sucedida e grande base de evidências que sustentam essa premissa.[51-55]

No entanto, apesar da atualização proposta pelo conceito de Sibbald et al., de 2011, a ferramenta do WBP ainda sofre críticas por alguns autores que a julgam muito concentrada nas características do leito da ferida e não nas questões mais amplas do paciente. Nesse contexto, esses autores têm sugerido algumas modificações.[56-58]

Eles defendem o uso do que chamam de ciclo de cuidados da preparação do leito da ferida, que parte do paciente e segue para a realização de um diagnóstico preciso antes de planejar o tratamento adequado, que é seguido por condutas de prevenção. O modelo foi denominado TIME-H modificado; seus resultados mostraram que o modelo é uma ferramenta útil para avaliação e gestão.

Gestão dos recursos no tratamento de feridas

Pesquisas têm avaliado dois aspectos relevantes: as impressões dos pacientes com relação ao manejo de suas feridas, bem como a gestão de recursos do tratamento de feridas crônicas. Guest et al.[59] analisaram o tratamento de feridas crônicas no Reino Unido e descobriram que muitos indivíduos não têm um diagnóstico preciso e são frequentemente gerenciados com um plano de tratamento inadequado. Skerritt e Moore, em 2014, observaram uma tendência similar na Irlanda, em estudo que analisou o gerenciamento de recursos no tratamento de feridas crônicas; a maioria delas (79%; n = 148) não apresentou aumento de exsudato; no entanto 31% (n = 46) foram tratadas com curativo de elevada capacidade de absorção e demonstraram indicação equivocada de conduta quanto à cobertura primária. Além disso, em 76% (n = 144) dos pacientes não havia suspeita de infecção, mas constatou-se que 42% (n = 61) dos casos foram tratadas com um curativo primário antimicrobiano.[60]

McCaughan et al., em 2018, verificaram que os fatores associados à ferida crônica têm um impacto profundamente negativo na vida diária dos pacientes, no funcionamento físico e psicossocial e no seu bem-estar. Além disso, os participantes do estudo expressaram insatisfação com a percepção de falta de continuidade e consistência dos cuidados em relação ao manejo de feridas pelos profissionais.[61]

Ferramenta de apoio à decisão clínica TIME (CDST)

As implicações da má gestão das feridas crônicas como as LPPs são de longo alcance e impactam tanto a vida do paciente como os sistemas de saúde, seja público ou privado, pois esses pacientes podem ficar sujeitos a regimes de tratamento prolongados, o que aumenta significativamente seu custo. Nesse contexto, participantes da conferência European Wound Management Association (EWMA), em 2018, na Cracóvia, Polônia, desenvolveram um instrumento de pesquisa para explorar a prática atual sobre o tratamento padrão de feridas e o uso de ferramentas de avaliação para identificar melhorias em seu diagnóstico, gerenciamento e resultados.[50]

O objetivo da pesquisa foi promover melhorias no diagnóstico de feridas crônicas, gestão e resultados de seu tratamento, e usar essa informação como base para o aprimoramento do TIME. Um total de 300 profissionais participaram da pesquisa. Os resultados deram início ao desenvolvimento de um documento que propõe a ferramenta de apoio à decisão clínica TIME (CDST). Esse documento foi então avaliado e ajustado por um grupo internacional de profissionais especialistas em uma reunião de consenso em Londres, em outubro de 2018. A ferramenta propõe inicialmente a avaliação holística do paciente e o envolvimento de equipe multiprofissional como elementos iniciais de partida, seguidos pela avaliação da ferida e tratamento dos elementos preconizados pelo TIME que estiverem impedindo sua cicatrização. O TIME (CDST) oferece a seguinte abordagem: avaliação detalhada do paciente e mensuração da ferida; envolvimento de uma equipe multiprofissional para promover o cuidado holístico e realizar o controle e terapia das causas sistêmicas; decidir pelo tratamento apropriado e avaliar a evolução das feridas; e o atingimento das metas do plano de cuidado.[56]

Cabe destacar que, apesar dos esforços empreendidos pelas equipes de saúde na promoção da cicatrização das LPPs, nem sempre será possível remover ou compensar os fatores que inibem o processo de cicatrização. Portanto, nem toda LPP será cicatrizada; algumas permanecerão longos períodos em um mesmo estágio, estagnadas, o que reforça que o processo de cicatrização é heterogêneo e multifatorial. As lesões que não evoluem em seu processo de cicatrização ao longo do tempo são chamadas de "estagnadas" ou "feridas de manutenção"; são lesões potencialmente curáveis, mas que encontram barreiras no tratamento eficaz, sejam relacionadas com a falta de adesão do paciente às orientações, com fatores intrínsecos ou extrínsecos que não podem ser controlados, ou com erros nas escolhas do tratamento ideal.[49]

Importante ainda destacar a incidência da UTK, já citada anteriormente, que, em razão das mudanças fisiológicas advindas do processo de morte, surgem como sinal de falência cutânea e não têm prognóstico de cicatrização.

Avaliação, diagnóstico diferencial e plano de cuidados

O tratamento efetivo de LPPs se inicia com uma avaliação criteriosa de causas e fatores fisiológicos intrínsecos e extrínsecos, que podem dificultar a cicatrização, a realização do diagnóstico diferencial e a identificação da etiologia da lesão.[49]

Conforme discutido anteriormente, a incidência de LPP está diretamente relacionada com as forças mecânicas exercidas sobre a pele, o microclima e a fragilidade cutânea, inerentes aos processos de envelhecimento e/ou exposição a quadros agudos e crônicos que debilitam o corpo. A identificação desses fatores extrínsecos deve ser realizada logo na primeira avaliação do paciente com ferida, para que medidas compensatórias e preventivas possam ser adotadas.

Quanto à avaliação específica da ferida, deve contemplar as seguintes ações, seguidas pelo registro dos dados identificados:

- Realizar a classificação da LPP
- Definir a localização e proporções da superfície da ferida, mensuração do maior comprimento, largura, profundidade, registro de possíveis áreas de descolamento e túneis; sempre que possível, realizar registro fotográfico (quando forem várias em um mesmo paciente, realizar os registros individualmente)
- Avaliar a vitalidade dos tecidos que recobrem o leito da lesão e registrar o percentual de tecido necrótico que reveste o leito
- Avaliar o exsudato quanto a quantidade, tipo e presença de odor
- Descrever a característica das bordas, se íntegras ou maceradas, se inertes, ou em epitelização
- Avaliar a integridade da pele perilesional e registrar a presença de lesões satélites
- Investigar presença de sinais flogísticos relacionados com a ferida.

Existem lesões semelhantes às LPPs, mas de diferentes etiologias como fissuras da pele, queimaduras por abrasão, dermatite associada à incontinência, maceração ou escoriações.[28] Realizar o diagnóstico diferencial é fundamental para se definir aspectos relacionados com a gênese da ferida, fatores pessoais, do ambiente e da própria lesão e, assim, favorecer o adequado direcionamento do plano de cuidados a ser implantado e a terapêutica tópica.

O plano de cuidados deve levar em conta as necessidades de cada paciente e será mais completo quanto mais detalhada for a avaliação, que deve ter enfoque holístico e abordagem interdisciplinar, para que a equipe identifique os eventos e fatores envolvidos no processo de cicatrização da ferida e selecione as intervenções necessárias. A Figura 7.10 apresenta de maneira esquemática os aspectos inter-relacionados dessa avaliação.

O sistemático planejamento dos cuidados, a reavaliação do paciente e a análise de registros apontam para sinais e sintomas que podem indicar necessidade de mudanças no plano de cuidados e tratamento da lesão. Um dos sinais ao qual se deve atentar e realizar intervenção imediata são os de deterioração da lesão, tais como: aumento da dimensão da LPP, mudança na vitalidade dos tecidos que recobrem o leito da ferida, aumento do exsudato ou de sua purulência, queixa de dor fora dos momentos de troca do curativo, edema e hiperemia.[49]

Importante destacar que o plano de cuidados deve contemplar também o manejo das possíveis complicações secundárias à incidência da LPP, tais como: dor, infecções, alteração nos níveis de glicemia, limitações de mobilidade, entre outras.

Sem o devido registro e controle desses dados pela equipe interdisciplinar durante a evolução da ferida, os profissionais podem sofrer retardo para alinharem suas condutas e

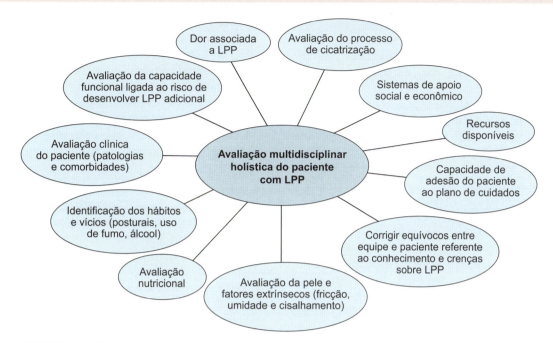

FIGURA 7.10 Avaliação multidisciplinar holística do paciente com lesão por pressão incidente. *LPP*, lesão por pressão.

combater as alterações do quadro do paciente, e vir a promover atrasos no processo de cicatrização das feridas.

Dor relacionada com lesão por pressão

Os procedimentos para manejo da LPP podem causar dor intensa ao paciente. Os cuidados para pacientes com LPP devem contemplar o contínuo gerenciamento da dor, por intermédio da avaliação do nível de dor do paciente, identificação da causa e adequação da conduta tópica e medicamentosa, necessárias para seu alívio.[28]

A formação inicial de uma LPP pode acontecer na ausência de dor; entretanto, uma vez estabelecida, os indivíduos experimentam sensação dolorosa que pode ocorrer durante os procedimentos, ou ao repouso. Estudo internacional que avaliou a incidência de dor em pacientes com LPP mostrou que até 84,4% deles relatam dor ao repouso, e 87,5% durante as trocas de curativos; entre eles, apenas 6% estavam recebendo intervenções para dor.[62]

Tratar a dor no indivíduo com LPP é essencial, vez que a lesão está associada à isquemia tecidual e intensa liberação de mediadores inflamatórios que interferem na resposta imune do paciente.[63] A dor prejudica ainda o repouso, compromete o apetite e, consequentemente, o aporte nutricional, de modo a exercer efeito negativo sobre o estado emocional e psicológico dos pacientes, o que impacta o processo de cura.[19]

A avaliação para dor deve sempre contemplar o local, a intensidade, a qualidade e classificação da dor. No caso das LPPs, as descrições de dor incluem sensações de queimação, esfaqueamento, puxão e latejamento. Essas características sugerem nocicepção mista e dor neuropática.[19] A avaliação para dor pode ser realizada com o auxílio de escalas validadas, como *Visual Analogue Scale*,[64] *Faces Scale*,[65] *Numerical Rating Scale*,[66] *Verbal Descriptor Scale*,[67] e *Pain Distress Scales*.[68] Para pacientes não comunicativos, recomenda-se a *Painad Scale*.[69] Muitas delas já sofreram adaptação transcultural e são comumente utilizadas em serviços de saúde no Brasil.

Conforme recomendação de consenso internacional da NPUAP para o tratamento da dor na LPP, a equipe multiprofissional pode se utilizar de diversos recursos classificados segundo sua atuação:[28]

- Sistêmicos: terapia farmacológica devidamente prescrita pelo médico, com o uso de analgésicos e opioides conforme *guidelines* recomendados pela World Health Organization (WHO)
- Ambientais: envolvem o reposicionamento do paciente, escolha de superfície de apoio e curativos adequados que mantenham o leito da ferida coberto e úmido, e que as coberturas possam ser trocadas com menor frequência e provoquem menos dor
- Alternativos: incluem medidas como musicoterapia, toque terapêutico, distração e relaxamento, entre outras terapias alternativas, ainda que com baixo nível de evidência para recomendação, mas que podem ser fontes de ganho para o conforto do paciente, de acordo com sua experiência pessoal e auxiliar no enfrentamento aos momentos de dor.

Cuidados locais com a lesão por pressão

Limpeza

O curativo é um dos tratamentos mais importantes para a cicatrização das LPPs; ele propicia um meio adequado que influencia na reparação tecidual.[19] Para manter o meio equilibrado no leito da ferida, a limpeza deve ser realizada a cada troca de curativo; deve-se remover os resíduos do leito da ferida com soro fisiológico ou água potável.[49] Nesse procedimento, deve-se considerar utilização de uma técnica asséptica quando indivíduo, lesão ou ambiente de cicatrização estiverem comprometidos, por exemplo, em quadro de imunodeficiência.

Na limpeza das LPPs com presença de resíduos e infecção (suspeita ou confirmada), a utilização de soluções de limpeza com agentes surfactantes e/ou antimicrobianos deve ser considerada, preferencialmente empregando substâncias com o menor índice de toxicidade, como a poli-hexametilbiguanida.[70,71] Na limpeza de LPPs livres dessa condição, recomenda-se a técnica de irrigação sob pressão, utilizando-se soro fisiológico em uma seringa de 20 cc e agulha 40/12 (18 G), que promove pressão de 9,5 "psi", ou agulha de 25/8 (21 G), que promove pressão de 12,5 "psi", níveis de pressão considerados suficientes para limpar a lesão sem danificar os tecidos neoformados, que, segundo a literatura, deve ser de 4 a 15 "psi". Recomenda-se atenção às áreas circundantes da ferida, as quais necessitam ser limpas normalmente; pode-se utilizar degermação normal seguida de adequado enxágue.[28,72]

Manejo de necroses e tecidos não viáveis

A presença de tecidos sobrecarregados de células senescentes ou tecidos desvitalizados no leito da ferida inibe a cicatrização, e é meio propício para crescimento de microrganismos e infecções, o que constitui uma barreira física à formação do tecido de granulação. Nesse sentido, a remoção de tecido necrótico e não viável, também chamada de desbridamento, tornou-se um princípio no tratamento de feridas agudas e crônicas.[73]

Recomenda-se a remoção sistemática dos tecidos necróticos e desvitalizados por meio das diferentes técnicas de desbridamento para garantir os seguintes objetivos: inspeção do tecido subjacente; eliminar todo espaço morto; drenar eventuais coleções de pus; favorecer o equilíbrio celular e exsudativo do leito da ferida; reduzir quadro infeccioso, evitar a formação de biofilme, otimizar a ação da terapêutica tópica selecionada para estimular a cura e promover a epitelização a partir das bordas.

A escolha da técnica de desbridamento deve incluir análise de fatores de risco do paciente, local da lesão, extensão e espessura do material necrótico, objetivo do procedimento, fatores ambientais e competência do profissional.

O desbridamento pode ocorrer de diversas formas; os métodos comumente utilizados no manejo da LPP são:[14]

- Cirúrgico/cortante: método efetivo e seletivo, realizado por médicos em centro cirúrgico onde todo tecido desvitalizado é removido cirurgicamente
- Cortante conservador: realizado geralmente por enfermeira especializada, método eficaz e rápido de remoção, faz a retirada do tecido necrótico ou não viável com instrumentos cortantes, como bisturi, pinça, cureta, tesoura
- Autolítico: método lento, mas seletivo de remoção do tecido desvitalizado, por meio da promoção de condições ideais para que as enzimas endógenas presentes na fase inflamatória realizem o desbridamento
- Enzimático: método que utiliza enzimas, como papaína e colagenase, para a degradação do tecido desvitalizado. Trata-se de processo lento, porém seletivo. Recentemente, tem-se indicado a bromelina também como uma enzima para esta finalidade[74]
- Biológico: trata-se da colocação de larvas selecionadas, que são capazes de consumir o tecido necrosado
- Mecânico: método não seletivo, agressivo, que se utiliza de força mecânica para remoção do tecido.

Para a realização do desbridamento, deve-se primeiramente garantir que o paciente tenha uma perfusão adequada e excluir o risco de hemorragias. Em linhas gerais, os métodos de desbridamento mecânicos, autolíticos, enzimáticos e/ou biológicos são utilizados quando não existe uma necessidade clínica urgente de drenagem ou remoção de tecido desvitalizado; já o desbridamento cirúrgico está indicado em casos de necrose extensa, celulite avançada, crepitação, flutuação e/ou sepse resultante de uma infecção relacionada com a lesão.[28]

O processo de desbridamento deve ser realizado aos primeiros sinais da presença de tecido desvitalizado ou infectado, ao ter como características na região da ferida a presença de eritema, sensibilidade ao tato, edema, drenagem purulenta e mau odor. Muito se discute sobre a frequência em que deve ser realizado o desbridamento. Como na presença de tecido desvitalizado ou infectado a cicatrização não será possível, surge o conceito de desbridamento sistemático, uma forma de desbridamento de manutenção que usa agentes tópicos enzimáticos para fornecer desbridamento em curso ao longo do tempo.[19]

Wolcott et al.[75] defendem o desbridamento sistemático como a principal ferramenta para manter o leito das feridas crônicas saudáveis e suprimir fisicamente o biofilme. Segundo eles, o desbridamento contínuo, como parte de uma estratégia de tratamento multifacetada, dificultará a formação do biofilme no leito da ferida.

Para Trostrup et al.,[76] o bom manejo de feridas crônicas deve consistir no reconhecimento de sua etiologia, na avaliação do nível de irrigação e na realização do desbridamento de manutenção, a fim de reduzir a carga microbiana e necrótica. Recomendam também estratégias antimicrobianas e antibiofilme apropriadas, baseadas em diagnóstico preciso.

A infecção por formação de biofilme exige estratégias específicas de tratamento, com antibióticos em doses elevadas e/ou em associação. Além disso, a penetração de antibióticos na pele é um tanto imprevisível, especialmente se a circulação sanguínea for comprometida.

Manejo de exsudato e biofilme

O exsudato é elemento comum na ferida saudável e confere umidade e proporções ideais de componentes químicos endógenos que auxiliam na formação do tecido de granulação, vascularização e reepitelização.[77]

Em lesões agudas cicatrizadas por primeira intenção, o aumento da presença de exsudato é normal nas primeiras 48 a 72 horas.[19] Após esse tempo, a presença excessiva de exsudato se transforma em elemento prejudicial, podendo ser indicativo de quadro infeccioso. Nessa condição, fluidos e substratos têm características próprias que permitem diferenciá-los do exsudato saudável, tais como: níveis mais elevados de proteases, falta de fatores de crescimento e citocinas e a presença de neutrófilos e macrófagos, o que lhe imprime um aspecto denso, amarelado e pode ter nuances esverdeadas e odor.[77]

Feridas que não progridem além de uma fase inflamatória frequentemente podem estar associadas ao aumento da atividade de proteases, como matriz de metaloproteinases (MMP) e elastase, bem como à persistência de células inflamatórias e à formação de biofilme. Com a degradação prolongada da matriz extracelular e a redução dos fatores de crescimento, há atraso na cicatrização da lesão.[78]

O biofilme é caracterizado por comunidades microbianas complexas, heterogêneas e dinâmicas embebidas em matrizes poliméricas, e podem ter em sua composição bactérias e fungos de uma única espécie ou mais, comumente polimicrobianas com várias espécies.[79]

O crescimento de biofilme no leito de lesões é prejudicial ao processo de cicatrização, pois os microrganismos desenvolvem mecanismos mais eficientes de resistência e se tornam tolerantes às ações do sistema imunológico. A estrutura formada impede que grandes moléculas, como anticorpos e células de resposta inflamatória penetrem na matriz do biofilme. Outra característica dessas estruturas é a proteção mútua entre os microrganismos, espécies capazes de secretar enzimas protetoras ou proteínas de ligação, formando uma barreira à ação dos antibióticos. Sabe-se que genes de transferência compartilham esse material com espécies que antes não tinham esse potencial de resistência.[79]

Outra estratégia de sobrevivência é tornar a microbiota local uma subpopulação metabolicamente quiescente, pois, para a ação dos antibióticos, as bactérias devem estar metabolicamente ativas. Estudos demonstram que isso justifica o fato de a dose oral padrão de antibióticos, que efetivamente matariam bactérias suscetíveis, muitas vezes, terem pouco ou nenhum efeito antimicrobiano sobre o mesmo tipo de bactérias na forma de biofilme no paciente.[79]

A identificação de biofilmes na lesão representa um desafio a toda equipe; embora existam algumas características indiretas visíveis a olho nu, como a presença de esfacelo fibroso extenso na superfície do leito da lesão, diversas vezes, os biofilmes estão localizados nas camadas mais profundas do tecido e criam dificuldades ao diagnóstico e intervenção adequada. Ainda não existem biomarcadores definitivos para sua identificação, e o fato de apresentarem distribuição heterogênea justifica por que, em culturas laboratoriais de exsudato, as feridas podem produzir um resultado falso-negativo, apesar das características clínicas sugerirem fortemente a presença do biofilme.[78]

Há evidências crescentes de que os biofilmes estão presentes na maioria das feridas crônicas. Uma metanálise recente de estudos *in vivo* destaca que pelo menos 78% das feridas crônicas contêm biofilme.[78] Na ausência de testes diagnósticos, um número de características clínicas tem sido proposto para otimizar a identificação de biofilmes, tais como: resistência à antibioticoterapia sistêmica e tópica, lesões com períodos de estagnação, presença de elevados níveis de exsudato e de material gelatinoso nas bordas da lesão que se refazem rapidamente após sua remoção.[78]

A presença de microrganismos na lesão nem sempre vai configurar um processo infeccioso; existem quatro situações possíveis: contaminação, colonização, colonização crítica ou infecção. Com relação aos biofilmes, eles surgem na fase de colonização crítica (Figura 7.11).[19]

Ao conhecer melhor as características do exsudato, biofilme e infecção, segundo a NPUAP, convém suspeitar que uma LPP esteja infectada quando os seguintes sinais estejam presentes:[28]

- Ausência de sinais de cicatrização após 2 semanas de tratamento
- Tecido de granulação quebradiço e sangrento
- Mau odor na lesão
- Aumento do exsudato
- Presença de exsudato purulento
- Aumento da dor na região da LPP
- Aumento do calor na margem da ferida
- Formação de tecido necrótico no leito da ferida.

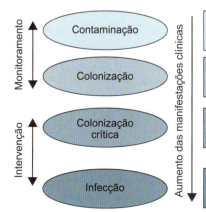

FIGURA 7.11 Relação entre contaminação, colonização, colonização crítica e infecção nas feridas.

Na ausência de sinais clínicos de infecção, mas observado o processo de cicatrização prejudicado, recomenda-se a avaliação da microbiota do leito da lesão como o melhor indicador de infecção. O método padrão-ouro para analisar a carga microbiana é a cultura quantitativa de tecido viável da ferida, colhido através de uma biopsia; considera-se infecção da LPP quando os resultados da cultura apontam uma carga bacteriana $\geq 10^5$ unidades formadoras de colônias (UFC)/g do tecido e/ou a presença de estreptococos beta-hemolíticos.[28]

O tratamento de exsudato, biofilme e infecção no leito da LPP começa a partir de sua limpeza, seguida pela aplicação de antissépticos tópicos, grupo de compostos químicos capazes de destruir ou inibir o crescimento de microrganismos. A escolha do antisséptico deve ser feita de maneira cautelosa e planejada pela equipe multiprofissional, pois alguns antissépticos tópicos têm certo grau de citotoxicidade, podem danificar tecidos saudáveis e ter efeitos sistêmicos; sua escolha deve se basear na determinação clínica da infecção e na farmacologia e toxicologia do produto.[49]

Seleção da terapia tópica

A seleção da terapia tópica apropriada não garante a cicatrização das LPPs, porém contribui diretamente para sua evolução. As coberturas industrializadas são elementos fundamentais no manejo das LPPs. Alguns modelos atuam na prevenção do evento, entretanto, quando a LPP já está instalada, as coberturas são importantes aliadas para manter um ambiente favorável à cicatrização, pois promovem a proteção do leito da ferida, estimulam o desenvolvimento do tecido de granulação e da epitelização, reduzem a carga bacteriana, além de absorver o excesso de exsudato e manter a umidade necessária na área lesionada.[49]

Diversos estudos mostram que uma ferida tratada com curativos que garantam o grau adequado de umidade e sem exposição direta ao ar tem seu processo de cicatrização acelerado. Lesões que são gerenciadas quanto à umidade e são cobertas com material oclusivo não formam crostas, assim as células do tecido epidérmico migram através do exsudato que é absorvido na interface do curativo.[19] Manter a ferida úmida auxilia também no processo natural de um desbridamento autolítico, pois a ação das enzimas liberadas por neutrófilos são potencializadas (Figura 7.12).[19]

Existem diversos tipos de coberturas para uso em lesões abertas. O curativo primário é aquele que mantém o contato direto com o leito da ferida, tem a função de promover a absorção do exsudato e, a depender de suas características, consegue equilibrar a umidade ideal para a proliferação celular, controlar a colonização bacteriana e proteger o tecido recém-formado; já os curativos secundários são aqueles colocados sobre a cobertura primária. Sua indicação tem por objetivo auxiliar na absorção da exsudação excessiva, comprimir ou promover uma barreira protetora.[19]

As coberturas devem ser escolhidas de acordo com o objetivo almejado, para interferir positivamente nos fatores que favoreçam e estimulem o processo de cicatrização.

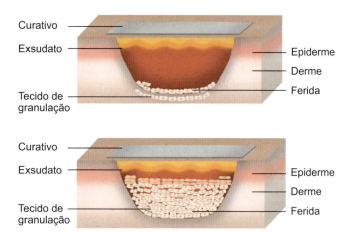

FIGURA 7.12 Ação do exsudato e da umidade no processo de cicatrização.

A escolha do tipo de cobertura a ser utilizada no tratamento das LPPs deve ser realizada por profissional capacitado no momento da troca de curativos; a melhor indicação varia segundo o estágio da ferida, suas características e fase do tratamento em que a lesão se encontra. Recomenda-se a troca da cobertura sempre que estiver saturada, descolada ou suja por fezes, urina ou outros fluidos.

Entre as variáveis que influenciam na escolha da cobertura, deve-se considerar:

- Capacidade de absorção do exsudato e manter o leito da ferida com adequado nível de umidade para evitar ressecamento e maceração
- Capacidade da cobertura em promover o desbridamento autolítico quando necessário
- Capacidade para manter trocas gasosas, de modo a viabilizar que o oxigênio e o vapor de água possam circular entre meios interno e externo
- Capacidade para minimizar a carga bacteriana
- Característica de conformidade da cobertura para que possa preencher todos os espaços da ferida, não deixando espaços vazios (sem contato direto com a cobertura) e que permita flexibilidade nas regiões de articulações
- Capacidade de absorção vertical do exsudato, para evitar maceração de bordas
- Capacidade de não aderir ao leito da ferida no tecido de granulação em formação
- Praticidade de aplicação e remoção
- Capacidade em promover segurança para o paciente, a fim de o manter íntegro durante suas atividades diárias
- Apresentar boa relação de custo-efetividade
- Capacidade em promover um ambiente adequado para cicatrização conforme o momento em que a lesão se encontra.

Os curativos são recursos interativos, ou seja, com capacidade de interagir com os elementos de uma lesão tais como:

tecido, fluido, células, enzimas, entre outros (Figura 7.12).[49] Existem diversas classes de curativos, que se diferenciam de acordo com suas propriedades e função, por exemplo: alguns não têm capacidade de absorção, outros se saturam com baixos níveis de exsudatos e alguns são capazes de absorver grandes volumes de exsudato.[19,28]

A inovação na produção de coberturas que favoreçam os cuidados em feridas e promovam a cicatrização é contínua; o processo envolve muitas pesquisas e desenvolvimento e, com isso, novos produtos são disponibilizados no mercado regularmente, de modo que cabe à equipe multiprofissional buscar, a cada novo desafio, alternativas que se baseiem em evidências.

A escolha do curativo deve ser a última etapa do processo de manejo da LPP, uma vez que, caso o contexto clínico não tenha sido avaliado com precisão e os fatores causais de formação e manutenção da lesão não sejam tratados, compensados ou controlados, a ferida não cicatrizará.

A escolha de uma cobertura deve sempre ser registrada em prontuário, que deve contemplar o tipo de material, por quanto tempo o paciente deverá usá-lo e o plano provisório de substituição da cobertura escolhida caso esta não esteja disponível para a equipe, os familiares e o paciente. O processo de realização do curativo envolve diversas etapas, desde a avaliação das características da lesão e da pele marginal, a colocação dos recursos selecionados, tais como cobertura e algum produto para proteção das margens, quando necessário, e a fixação segura do curativo com o uso de película semipermeável, quando possível, ou fita adesiva para sua adequada fixação. Algumas coberturas são tecnologicamente desenvolvidas para atender as três últimas etapas: cobrir o leito da lesão, proteger as bordas e garantir a adequada fixação do curativo, porém não estão disponíveis em muitos serviços.

Todas as etapas do procedimento devem estar fielmente descritas na prescrição de cuidados ao paciente, para garantia da continuidade e padronização na assistência. Quando cuidadores e/ou paciente forem responsáveis pelos cuidados, cabe destacar a necessidade de um trabalho importante para orientação e treinamento deles.

Avaliação da taxa esperada de cicatrização da lesão

Avaliar a taxa de cicatrização da LPP contribui para determinar as necessidades de ajustes no plano de cuidados e na investigação de fatores que possam interferir na cura da LPP. É importante ressaltar que a cicatrização da lesão nem sempre é o principal resultado; ela serve para nortear a escolha de estratégias e a revisão do plano de cuidados. Deve-se considerar e valorizar, entretanto, outros resultados relacionados, como redução da dor, da carga bacteriana, da troca de curativos, ou uma melhora da qualidade de vida do paciente.[49]

Uma maneira de avaliar a evolução da cicatrização é por meio do monitoramento das bordas da lesão. A constatação de que a borda epitelial está em desenvolvimento centrípeto progressivo indica o progresso da contração e epitelização da ferida e confirma que o tratamento utilizado tem sido eficaz.

Uma redução de 20 a 40% após 2 a 4 semanas de tratamento tem se mostrado um parâmetro confiável de cicatrização. Também é importante avaliar a condição da pele circundante, pois as bordas secas ou maceradas podem prejudicar significativamente o processo cicatricial. Alguns autores indicam terapias corretivas, como desbridamento, enxertia de pele, matrizes de substituição dérmica e terapias adjuvantes, para favorecer a reparação tecidual.[80]

Consensos internacionais recomendam que a avaliação da evolução de feridas seja realizada no mínimo semanalmente, por meio de um instrumento padronizado.[28] A literatura internacional disponibiliza alguns instrumentos confiáveis para avaliação de feridas, entre eles: o *Pressure Sore Status Tool* (PSST), *Pressure Ulcer Scale for Healing* (PUSH), *Wound Healing Scale* (WHS), *Sussman Wound Healing Tool* (SWHT), e o *Bates-Jensen Wound Assessment Tool* (BWAT). Esses instrumentos são considerados válidos, confiáveis, de auxílio à prática clínica e podem ser utilizados como ferramentas para análise e tomada de decisão sobre o tratamento do paciente.[19]

Entre os instrumentos disponíveis, podem-se destacar aqueles que foram traduzidos e adaptados para a língua portuguesa, tais como o BWAT, que avalia a cicatrização para lesões de diferentes etiologias,[81] e o PUSH, criado em 1996 pela NPUAP, com o objetivo de ser um método preciso para o monitoramento da cicatrização de LPP.[82,83]

A versão atual do BWAT contém 13 itens que permitem acompanhar a evolução da cicatrização da lesão a partir da avaliação de seu tamanho, profundidade, bordas, descolamento, tipo e quantidade de tecido necrótico e exsudato, edema e endurecimento do tecido periférico, cor da pele ao redor da ferida, tecido de granulação e epitelização. Para cada item é estabelecida uma pontuação de 1 a 5, em que 1 é a melhor condição e 5, a pior. A soma dos itens reflete-se em uma escala que varia de 13 a 65 pontos, em que, quanto maior a pontuação, piores as condições da lesão. Pontuação entre 9 e 13 representa cicatrização favorável da lesão.[81]

O instrumento PUSH considera apenas três parâmetros para avaliação do processo de cicatrização da LPP: a área da ferida, relacionada com o maior comprimento *versus* a maior largura em centímetros quadrados; a quantidade de exsudato presente na ferida, avaliada após a retirada do curativo e antes da aplicação do agente tópico; e a aparência do leito da lesão, definida de acordo com o tipo de tecido prevalente, que pode ser especificado como necrótico, esfacelo, tecido de granulação, tecido epitelial e ferida fechada ou recoberta. As subescalas, ao serem somadas, geram um escore total, cuja variação possível é de 0 a 17. Escores maiores indicam piores condições da LPP, e escores menores indicam melhor processo de cicatrização.[83]

Com o auxílio desses instrumentos padronizados de avaliação da cicatrização para feridas, a observação clínica das bordas da lesão fornece subsídios para replanejamento dos cuidados; quando as bordas da lesão não estiverem se desenvolvendo na vigência de terapia e cuidados adequados, como desbridamento, equilíbrio da carga microbiana, controle de umidade, e a cicatrização persistir paralisada, terapias avançadas devem ser consideradas.[49] O primeiro passo antes de se iniciarem as terapias ativas de efeito de borda é uma reavaliação do paciente para descartar outras causas e cofatores.

Registro de dados da evolução das lesões por pressão

O registro detalhado sobre avaliação multidisciplinar da LPP, seu plano de cuidados e toda sua evolução ao longo do tempo produz um documento que deve estar inserido no prontuário do paciente. Além de documentar adequadamente os dados, favorece a realização de estatísticas, análises judiciais, pesquisas e auditoria de grupos de gestão nos assuntos relacionados com o tratamento de feridas.

Grupos de especialistas recomendam que os registros de evoluções das LPPs sempre contenham as ações estabelecidas pelo plano de cuidados, para garantir sua continuidade pelas diferentes equipes que assistem ao paciente nas 24 horas, bem como facilitar a validação da conduta terapêutica para adequação dos cuidados no decorrer do processo.[4]

O registro fotográfico tem sido cada vez mais utilizado para documentar a evolução das feridas em tratamento, por tratar-se de inequívoco registro para finalidade de documentação, pesquisa ou auditoria. Porém, para que haja maior acurácia, alguns cuidados devem ser tomados:

- Apresentar um termo de consentimento informado ao paciente ou responsável antes da realização das fotos
- Ajustar a iluminação do ambiente (evitar foco de luz diante da lente)
- Padronizar a distância da ferida à câmera fotográfica (geralmente um palmo aberto, cerca de 20 cm)
- Usar ao lado da ferida uma escala e uma etiqueta de identificação, contendo as iniciais do paciente, data e local da ferida
- Afastar todo tipo de objeto no raio da foto, para evitar posterior recorte da imagem fotografada.

Uso de terapias ativas no manejo das lesões

Após avaliação criteriosa e definição de que uma lesão tem capacidade de cicatrização, se feito o controle ou correção de todos os fatores citados, e, ainda assim, o profissional julgar que o processo de cicatrização não progride ao longo do tempo, o uso de terapias ativas pode ser considerado, como enxertos de pele, curativos com agentes biológicos, agentes biofísicos como fototerapia, hidroterapia, oxigênio hiperbárico, terapias com pressão subatmosférica (ou "negativa"), entre outros.[49]

A terapia eletromagnética fornece um campo eletromagnético contínuo e pulsátil, que supostamente estimula a proliferação celular; no entanto, há atualmente uma falta de evidências para apoiar seu benefício em úlceras venosas da perna ou lesões por pressão.[84]

A terapia a *laser* de baixa intensidade realizada com comprimento de onda adequado promove melhorias no fluxo sanguíneo, neovascularização e estimulação de citocinas, quimiocinas e macromoléculas, o que resulta em uma epitelização aprimorada através da restauração do equilíbrio do colágeno. A terapia vem sendo muito utilizada, e diversos estudos já comprovam grande eficácia da técnica, entretanto, novas pesquisas são necessárias para determinar o melhor comprimento de onda e parâmetros de potência que a otimizem.[85]

A fototerapia é um tratamento relativamente novo, não invasivo e indolor; nos EUA, o órgão regulatório Food and Drug Administration (FDA) autorizou o uso, ao evidenciar seus benefícios na cicatrização de tecidos e a propôs como terapia para a cicatrização de feridas. Revisão sistemática da revista Cochrane demonstra que os estudos já realizados apontam para a baixa toxicidade da técnica e resultados positivos, entretanto, o número de estudos ainda é limitado, havendo a necessidade de pesquisas adicionais.[86]

A terapia ultrassônica fornece energia mecânica, com a hipótese de estimular a atividade celular no leito da ferida. Autores concluíram que mais ensaios em larga escala são necessários. Não houve evidência de benefício quando usado em úlceras por pressão.[80]

A oxigenoterapia hiperbárica (OHB) é a inalação e difusão de oxigênio em altas doses a curto prazo, obtida pela inalação do gás concentrado a uma pressão maior do que ao nível do mar em câmaras hiperbáricas. Tem sido sugerido no manejo de feridas crônicas a fim de aumentar o suprimento de oxigênio para a ferida. No entanto, a OHB tem disponibilidade limitada, requer idas frequentes dos pacientes aos locais em que estão essas instalações e muitas vezes pode não ser tolerada por certos grupos de pacientes, como os idosos.[80]

Às células-tronco tem sido atribuída a capacidade para ajudar na cicatrização de feridas por meio da migração de quimiocinas e fatores de crescimento para induzir angiogênese e remodelamento da matriz extracelular. No entanto, são ainda necessárias mais evidências para determinar seu uso em seres humanos.[80]

Em lesões estagnadas, pode ser indicado o uso de fatores de crescimento, substâncias secretadas por proteínas reguladoras que agem positivamente na sobrevivência, proliferação e diferenciação celular. O fator de crescimento humano derivado de plaquetas recombinante (becaplermina) é o único produto-fator de crescimento licenciado para uso na cicatrização de feridas até o momento.[80]

Por fim, deve-se considerar o gel plasma rico em plaquetas autógeno, que consiste em citocinas, fatores de crescimento e uma estrutura de fibrina derivada do próprio sangue do paciente. Uma recente revisão sistemática com metanálise mostrou melhora na taxa de cicatrização de feridas em comparação com um gel placebo ou tratamento padrão dos casos controle; no entanto, os autores observaram que os estudos incluídos necessitam ter sua qualidade melhorada para maior confiabilidade dos dados encontrados.[87]

Alguns desses procedimentos já são realidade em alguns serviços de diversos países, inclusive no Brasil, entretanto, de acordo com recomendações da NPUAP, nem todas têm nível de evidência considerável para o uso rotineiro. Destaca-se o papel da equipe multiprofissional no estudo detalhado, habilitação da equipe de cuidados para execução e avaliação de recursos e análise da relação custo-efetividade de cada técnica.[28]

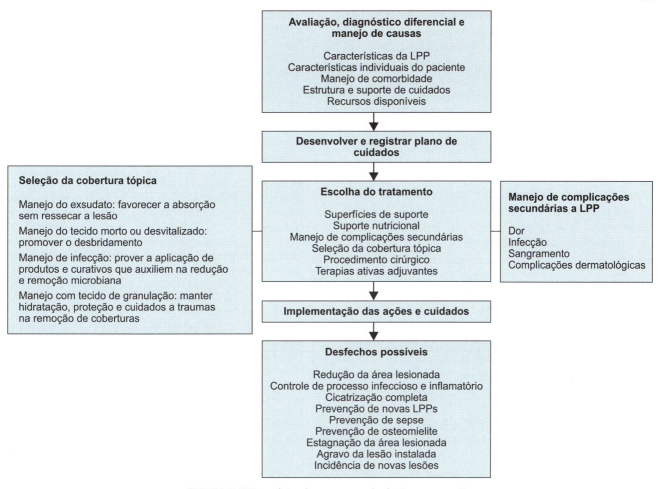

FIGURA 7.13 Estratégias de tratamento das lesões por pressão.

A Figura 7.13 sintetiza as estratégias de tratamento das lesões por pressão e importa ressaltar que a cicatrização de feridas nem sempre é o desfecho primário. Terapias que proporcionem redução da dor, da carga microbiana e das trocas de curativos, ou melhora na qualidade de vida do paciente, sempre devem ser consideradas para a cicatrização das LPPs.

Considerações finais

O conteúdo exposto neste capítulo buscou apresentar uma visão atualizada e crítica sobre as LPPs, grave problema mundial de saúde pública cujo tratamento envolve custos de grandes proporções ao paciente, ao sistema de saúde e a operadoras do sistema privado. Causa, ainda, transtornos, sofrimento, danos e sequelas ao paciente e a seus familiares, o que afeta diretamente sua qualidade de vida e gera danos à sociedade, de difícil mensuração.

Por muitas décadas as LPPs foram discutidas apenas na esfera técnico-assistencial, na qual muito se avançou na compreensão dos mecanismos fisiopatológicos de sua etiologia e nas diferentes alternativas de tratamento. Porém, apesar da compreensão clara dos profissionais de saúde sobre a importância da prevenção das LPPs, no momento da implementação de programas preventivos, as equipes médico-assistenciais repetidamente esbarravam em questões administrativas que inviabilizavam o desenvolvimento das ações necessárias, como a limitação do quadro de pessoal, falta de verba para aquisição de recursos efetivos e dificuldades na cobertura dos custos pelas fontes pagadoras, geralmente sem encontrar receptividade na solução dessas questões.

Apesar dos avanços obtidos nos últimos anos e de o consenso internacional afirmar que a incidência de LPP é quase sempre passível de prevenção, apontando ser esta a melhor solução para o problema, infelizmente os índices de incidência e prevalência das LPPs mantêm-se elevados e com tendência de alta, salvo em alguns poucos centros de excelência de alguns países. A falta de controle sobre sua ocorrência aponta que as estratégias utilizadas até o momento não são suficientes para prevenirmos efetivamente este mal.

Porém, desde que a ocorrência das LPPs foi relacionada com a segurança do paciente e utilizada como indicador de qualidade para as instituições de saúde, os fóruns de discussão sobre o tema têm-se ampliado e envolvido profissionais das áreas de gestão e qualidade. Estes buscam o desenvolvimento de processos que tragam soluções de ordem prática para conter a ocorrência desse sério agravo, que ainda se manifesta com índices cada vez maiores no mundo todo.

Outro aspecto relevante que tem influenciado na tomada de decisões dos gestores sobre os investimentos direcionados à implementação de programas de prevenção das LPPs trata da crescente conscientização da sociedade sobre seus direitos de demanda legal sobre ressarcimento de danos sofridos. A judicialização na área da saúde no Brasil tem apresentado aumento progressivo nos últimos dez anos. Segundo pesquisa encomendada pelo Conselho Nacional de Justiça e do Poder Judiciário, de 2008 a 2017 houve crescimento de aproximadamente 130% nas demandas de primeira instância apenas na área da saúde.[88]

Portanto, nota-se que o período atual propicia o envolvimento de todos os profissionais nessa problemática, haja vista que a prevenção desse sério agravo não depende apenas da implementação de mais um protocolo assistencial, no aumento do quadro de pessoal de enfermagem ou na aquisição de modernos colchões ou insumos. A efetiva prevenção das LPPs exige a soma de várias medidas alinhadas e promovidas de maneira sistemática e permanente. Citem-se como exemplos implantar ações educativas para a conscientização dos pacientes com risco de desenvolver estas lesões, seus familiares e cuidadores, sobre os mecanismos de formação das LPPs, o quão rápido podem instalar-se e os fatores que favorecem sua formação, para que assim todos possam colaborar com ações que minimizem seu risco.

Julgamos não ser possível, porém, definir um programa padrão para prevenção das LPPs a ser multiplicado; cada instituição deverá identificar as características de sua população-alvo e de seus colaboradores assistenciais, para poder definir estratégias e recursos a serem envolvidos no programa.

Entendemos também que o sucesso desses programas depende do alinhamento das informações e das ações dos profissionais da equipe multiprofissional. Portanto, nos parece ser imprescindível que sejam criados mecanismos mais eficientes de comunicação para que as informações sobre cada paciente possam ser acompanhadas e analisadas de maneira prática e segura, para, assim, gerar intervenções focadas nas necessidades de cada paciente.

Referências bibliográficas

1. Moraes JT, Borges EL, Lisboa CR, Cordeiro DCO, Rosa EG, Rocha NA. Conceito e classificação de lesão por pressão: atualização do National Pressure Ulcer Advisory Panel. Rev Enferm do Centro-Oeste Min. 2016;6(2):2292-306.
2. Wound Sourde. [Internet] National Pressure Ulcer Advisory Panel (NPUAP) announces a change in terminology from pressure ulcer to pressure injury and updates the stages of pressure injury. Disponível em: https://www.woundsource.com/blog/national-pressure-ulcer-advisory-panel-npuap-announces-change-in-terminology-pressure-ulcer.
3. Rhea SAS, Eberhardt TD, Lima SBS, Paulo JA. Gerenciamento do cuidado de enfermagem na prevenção de lesões por pressão. Rev Cient Sena Aires. 2018;7(3):157-9.
4. Registered Nurses' Association of Ontario. Valoración y manejo de las lesiones por presión para equipos interprofesionales. Int Aff best Pract Guidel [acesso em: 30 jun. 2021]. 2016;42-3. Disponível em: http://rnao.ca/sites/rnao-ca/files/bpg/translations/D0027_Manejo_LPP_2016_final.pdf.
5. Anvisa. Práticas seguras para prevenção de Lesão por Pressão em serviços de saúde. 2017.
6. Tible FG, Nunes LH, Ramos TM, Silva Karla CC, Franco MC, Barcellos VM. Incidência de úlceras de pressão no Hospital Regional de Gurupi-TO. Rev Cereus [acesso em 30 jun. 2021]. 2016;8(1). Disponível em: http://ojs.unirg.edu.br/index.php/1/article/view/1016/422.
7. Sheila MDOSD, Gessyk KMS, Oliveira RW, Viana KRPDJ, Nery FS. Prevalência de úlcera por pressão em unidade de terapia intensiva em hospitais públicos. Congr Int Enferm. 2017;1(1).
8. Campanili TCGF. Incidência de úlcera por pressão e de lesão por fricção em pacientes de unidade de terapia intensiva cardiopneumológica. São Paulo: Universidade de São Paulo, Escola de Enfermagem. 2014 Dissertação de Mestrado em Enfermagem na Saúde do Adulto.
9. Moore ZEH, Webster J, Samuriwo R. Wound-care teams for preventing and treating pressure ulcers. Cochrane Database Syst Rev. 2015;2015(9):CD011011.
10. Vangilder C, Macfarlane GD, Meyer S. Results of nine international pressure ulcer prevalence surveys: 1989 to 2005. Ostomy Wound Manage. 2008;54(2):40-54.
11. Breves I. Proqualis lança especial sobre prevenção de úlcera por pressão. Fiocruz. 2016 [acesso em 30 jun. 2021]. Disponível em: https://portal.fiocruz.br/noticia/proqualis-lanca-especial-sobre-prevencao-de-ulcera-por-pressao.
12. Ackroyd-Stolarz S. Improving the prevention of pressure ulcers as a way to reduce health care expenditures. CMAJ. 2014;186(10):E370-1.
13. Tubaishat A, Papanikolaou P, Anthony D, Habiballah L. Pressure ulcers prevalence in the acute care setting: a systematic review, 2000-2015. Clin Nurs Res. 2018;27(6):643-59.
14. Romanelli M, Michael C, Gefen A, Ciprandi G. Science and Practice of Pressure Ulcer Management. 2. ed. London: Springer; 2018. p. 41-79.
15. Mervis JS, Phillips TJ. Pressure ulcers: pathophysiology, epidemiology, risk factors, and presentation. J Am Acad Dermatol. 2019;81(4):881-90.
16. World Union of Wound Healing Societies (WUWHS) Consensus Document. Role of dressings in pressure ulcer prevention. Wounds Int. 2016;1-28. Disponível em: <https://www.woundsinternational.com/resources/details/consensus-document-role-of-dressings-in-pressure-ulcer-prevention>.
17. Amit Gefen. The future of pressure ulcer prevention is here: Detecting and targeting inflammation early. EWMA J. 2018;19(2):7-13.
18. Borges EL, Domansky R de C. Manual para prevenção de lesões de pele: recomendações baseadas em evidências. 2.ed. Rio de Janeiro: Rubio; 2014.
19. Sussman C, Bates-Jensen BM. Wound care: a collaborative practice manual for health professionals. 4. ed. EUA: Lippincott Williams & Wilkins; 2012. p. 230-307.
20. Jocelyn Chew H-S, Thiara E, Lopez V, Shorey S. Turning frequency in adult bedridden patients to prevent hospital-acquired pressure ulcer: A scoping review. Int Wound J. 2018;15(2):225-36.
21. Ratliff CR, Rodeheaver GT. Pressure ulcer assessment and management. Lippincotts Prim Care Pract. 1999;3(2):242-58.
22. Wound Ostomy and Continence Nurses Society (WOCN). Guideline for prevention and management of pressure ulcers. Glenview: WOCN. 2003.
23. Castilho LD, Caliri MHL. Úlcera de pressão e estado nutricional: revisão da literatura. Rev Bras Enferm. 2008;58(5):597-601.
24. Fernandes LM, Silva L, Oliveira JLC, Souza VS, Nicola AL. Association between pressure injury prediction and biochemical markers. Rev da Rede Enferm do Nord. 2016;17(4):490-7.

25. Boza JC, Rech L, Sachett L, Menegon DB, Cestari TF. Manifestações dermatológicas da obesidade. Rev do Hosp Clínicas Porto Alegre. 2010;30:55-62.
26. Freitas MC, Medeiros ABF, Guedes MVC, Almeida PC, Galiza FT, Nogueira JM. Úlcera por pressão em idosos institucionalizados: análise da prevalência e fatores de risco. Rev Gaúcha Enferm. 2011;32:143-50.
27. Margolis DJ, Knauss J, Bilker W, Baumgarten M. Medical conditions as risk factors for pressure ulcers in an outpatient setting. Age Ageing. 2003;32(3):259-64.
28. National Pressure Ulcer Advisory Panel EPUAP and PPPIA. Prevention and treatment of pressure ulcers: quick reference guide. mily Haesler (Ed.). Cambridge Media: Osborne Park, Australia. 2014.
29. Matozinhos FP, Velasquez-Melendez G, Tiensoli SD, Moreira AD, Gomes FSL. Factors associated with the incidence of pressure ulcer during hospital stay. Rev Esc Enferm. 2017;51(e03223):1-7.
30. Czeresnia D. The concept of health and the difference between prevention and promotion. Cad Saúde Pública. 1999;15(4):701-9.
31. Lopes CM de M, Haas VJ, Dantas RAS, de Oliveira CG, Galvão CM. Escala de avaliação de risco para lesões decorrentes do posicionamento cirúrgico. Rev Lat Am Enfermagem. 2016;24:e2704.
32. Paranhos WY, Santos VCL. Avaliação de risco para úlcera de pressão por meio da escala de Braden, na língua portuguesa. Rev Esc Enf USP. 1999;33(Esp.):191-206.
33. Rocha ABL, De Barros SMO. Avaliação de risco de úlcera por pressão: Propriedades de medida da versão em português da escala de Waterlow. ACTA Paul Enferm. 2007;20(2):143-50.
34. Maia ACAR, Pellegrino DMS, Blanes L, Dini GM, Ferreira LM. Tradução para a língua portuguesa e validação da escala de Braden Q para avaliar o risco de úlcera por pressão em crianças. Rev Paul Pediatr. 2011;29(3):405-14.
35. Qaseem A, Mir TP, Starkey M, Denberg TD. Risk assessment and prevention of pressure ulcers: A clinical practice guideline from the American College of Physicians. Ann Intern Med. 2015;162(5):359-69.
36. Schmid-Wendtner M-H, Korting HC. The pH of the Skin Surface and Its Impact on the Barrier Function. Skin Pharmacol Physiol. 2006;19(6):296-302.
37. Yamada BFA. Pele: o manto protetor. Higiene e hidratação. Andreoli; 2015.
38. Carville K, Leslie G, Osseiran-Moisson R, Newall N, Lewin G. The effectiveness of a twice-daily skin-moisturising regimen for reducing the incidence of skin tears. Int Wound J. 2014;11(4):446-53.
39. LeBlanc K, Kozell K, Martins L, Forest-Lalande L, Langlois M, Hill M. Is Twice-Daily Skin Moisturizing More Effective Than Routine Care in the Prevention of Skin Tears in the Elderly Population? J Wound, Ostomy Cont Nurs. 2016;43:17-22.
40. Moore ZE, Webster J. Dressings and topical agents for preventing pressure ulcers. Cochrane Database Syst Rev. 2018;12:CD009362.
41. Defloor T, Bacquer D De, Grypdonck MHF. The effect of various combinations of turning and pressure reducing devices on the incidence of pressure ulcers. Int J Nurs Stud. 2005;42:37-46.
42. Menoita E, Gomes C, Pinto S, Testas C, Santos V, Cordeiro C. Support Surfaces in Pressure Ulcers Prevention. J Aging Inovation. 2012;1(4):34-52.
43. Santos LCG. SCALE – Modificações da pele no final da vida. Estima – Brazilian J Enteros Ther. 2009;7(3).
44. Machado JP, Martins ACM, Martins MS. Avaliação da qualidade do cuidado hospitalar no Brasil: uma revisão sistemática. Cad Saúde Pública. 2013;29(6):1063-82.
45. Falanga V. Classifications for wound bed preparation and stimulation of chronic wounds. Wound repair Regen. 2000;8(5):347-52.
46. Schultz GS, Sibbald RG, Falanga V et al. Wound bed preparation: a systematic approach to wound management. Wound repair Regen. 2003;11(Suppl 1):S1-28.
47. Schultz GS, Barillo DJ, Mozingo DW et al. Wound bed preparation and a brief history of TIME. Int Wound J. 2004;1:19-32.
48. Aron S, Gamba MA. Preparo do Leito da Ferida e a História do TIME. Estima. 2009;7(4):20-7.
49. Sibbald RG, Goodman L, Woo KY, et al. Special Considerations in Wound Bed Preparation. Adv Skin Wound Care. 2011;24(9):437-8.
50. Ousey K, Gilchrist B, Jaimes H. Understanding clinical practice challenges: a survey performed with wound care clinicians to explore wound assessment frameworks. 58 Wounds Int. 2018;9(4):58-62.
51. Panuncialman J, Falanga V. The Science of Wound Bed Preparation. Surg Clin North Am. 2009;89(3):611-26.
52. Ousey K, McIntosh C. Understanding wound bed preparation and wound debridement. Br J Community Nurs. 2010;15(3):S22, S24, S26, passim.
53. Moore Z. Technology update: The important role of debridement in wound bed preparation. Wounds Int Vol. 2012;3(2):19-23.
54. Benbow M. Debridement: wound bed preparation. J Community Nurse. 2011;25(3):18-35.
55. Bee TS, et al. Wound bed preparation – cleansing techniques and solutions: a systematic review. Singapore Nurs J. 2009;36(1):16.
56. Moore Z, Dowsett C, Smith G et al. Time cdst: An updated tool to address the current challenges in wound care. J Wound Care. 2019;28(3):154-61.
57. Dowsett C, Newton H. Wound bed preparation: TIME in practice. Supermacroporous Cryogels Biomed Biotechnol Appl. 2005;1(3):58-70.
58. Lim K, Free B, Sinha S. Modified TIME-H: A simplified scoring system for chronic wound management. J Wound Care. 2015;24(9):415-9.
59. Guest JF, Ayoub N, McIlwraith T et al. Health economic burden that wounds impose on the National Health Service in the UK. BMJ Open. 2015;5(12):e009283.
60. Skerritt L, Moore Z. The prevalence, aetiology and management of wounds in a community care area in Ireland. Br J Community Nurs. 2014;Suppl:S11-7.
61. McCaughan D, Sheard L, Cullum N, Dumville J, Chetter I. Patients' perceptions and experiences of living with a surgical wound healing by secondary intention: A qualitative study. Int J Nurs Stud. 2018;77:29-38.
62. Szor JK, Bourguignon C. Description of pressure ulcer pain at rest and at dressing change. J wound, ostomy, Cont Nurs Off Publ Wound, Ostomy Cont Nurses Soc. 1999;26(3):115-20.
63. Widgerow AD. Deconstructing the stalled wound. Wounds. 2012;24(3):58-66.
64. Carlsson AM. Assessment of chronic pain. I. Aspects of the reliability and validity of the visual analogue scale. Pain. 1983;16:87-101.
65. Bieri D, Reeve RA, Champion GD, Addicoat L, Ziegler JB. The faces pain scale for the self-assessment of the severity of pain experienced by children: Development, initial validation, and preliminary investigation for ratio scale properties. Pain. 1990;41(2):139-50.
66. Farrar JT, Pritchett YL, Robinson M, Prakash A, Chappell A. The Clinical Importance of Changes in the 0 to 10 Numeric Rating Scale for Worst, Least, and Average Pain Intensity: Analyses of Data from Clinical Trials of Duloxetine in Pain Disorders. J Pain. 2010;11(2):109-18.
67. Heft MW, Gracely RH, Dubner R, McGrath PA. A validation model for verbal description scaling of human clinical pain. Pain. 1980;9(3):363-73.
68. Good M, Stiller C, Zauszniewski JA, Anderson GC, Stanton-Hicks M, Grass JA. Sensation and Distress of Pain Scales: reliability, validity, and sensitivity. J Nurs Meas. 2001;9(3):219-38.
69. Warden V, Hurley AC, Volicer L. Development and Psychometric Evaluation of the Pain Assessment in Advanced Dementia (Painad) Scale. J Am Med Dir Assoc. 2003;4(1):9-15.

70. Fjeld H, Lingaas E. Polyhexanide – safety and efficacy as an antiseptic. Tidsskr den Nor Laegeforening. 2016;136(8):707-11.
71. Santos EJF, Silva ANCGMMM. Tratamento de feridas colonizadas/infectadas com utilização de polihexanida. Referência – Revista de Enfermagem. 2011;4:135-42.
72. Martins EAP, Meneghin P. Avaliação de três técnicas de limpeza do sítio cirúrgico infectado utilizando soro fisiológico. Ciência Cuid Saúde. 2012;11(5):204-10.
73. Katherine R Jones. Identifying best practices for pressure ulcer management. J Clin Results Manag. 2009;16(8):375-81.
74. Carvalho F De, Santos L, Mie T, Pereira I, Santos D, Pereira D. Levantamento sobre bromelina e suas áreas de atuação. X Simpósio Eng Produção Sergipe. 2018;2018:587-95.
75. Wolcott RD, Kennedy JP, Dowd SE. Regular debridement is the main tool for maintaining a healthy wound bed in most chronic wounds. J Wound Care. 2009;18(2):54-6.
76. Trøstrup H, Bjarnsholt T, Kirketerp-Møller K, Høiby N, Moser C. What is new in the understanding of non healing wounds epidemiology, pathophysiology, and therapies. Ulcers. 2013;2013:1-8.
77. World Union of Wound Healing Societies (WUWHS). Consensus Document. Wound exudate: effective assessment and management. Wounds Int. 2019.
78. Schultz G, Bjarnsholt T, James GA et al. Consensus guidelines for the identification and treatment of biofilms in chronic nonhealing wounds. Wound Repair Regen. 2017;25(5):744-57.
79. Phillips PL, Wolcott RD, Fletcher J, Schultz GS. Biofilms Made Easy. Wounds Int. 2010;1(3):1-6.
80. Harries RL, Bosanquet DC, Harding KG. Wound bed preparation: Time for an update. Int Wound J. 2016;13(S3):8-14.
81. Alves FSA. Tradução e adaptação do Bates-Jensen Wound Assessment Tool para cultura brasileira. 2015;24(3):826-33.
82. Thomas DR, Rodeheaver GT, Bartolucci AA et al. Pressure ulcer scale for healing: derivation and validation of the Push tool. The Push task force. Adv Wound Care. 1997;10(5):96-101.
83. Santos VLCG, Azevedo MAJ, Silva TS, Carvalho VMJ, Carvalho VF. Adaptação transcultural do pressure ulcer scale for healing (Push) para a língua portuguesa. Rev Lat Am Enfermagem. 2005;13(3):305-13.
84. Aziz Z, Bell-Syer SE. Electromagnetic therapy for treating pressure ulcers. Cochrane Database Syst Rev. 2015;(9):CD002930.
85. Kuffler DP. Improving the ability to eliminate wounds and pressure ulcers. 2015; Wound Repair Regen. 2015;23(3):312-7.
86. Chen C, Hou W-H, Chan ES, Yeh M-L, Lo H-LD. Phototherapy for treating pressure ulcers. Cochrane Database Syst Rev. 2014;(7):CD009224.
87. Carter MJ, Fylling CP, Parnell LKS. Use of platelet rich plasma gel on wound healing: a systematic review and meta-analysis. Eplasty. 2011;11:e38.
88. Insper. Judicialização Brasil: da saúde no perfil das demandas, causas e propostas de solução. CNJ, 2019.

8 Úlceras Venosas

Marcelo Rodrigo de Souza Moraes

Introdução

O conjunto de sinais, sintomas e alterações físicas decorrentes das varizes dos membros inferiores, da insuficiência venosa crônica (IVC) e, eventualmente, de uma trombose venosa profunda (TVP), associado à alta prevalência de tais doenças na população geral, transforma essas entidades clínicas em fonte considerável de sofrimento pessoal e de custos para a sociedade.[1,2]

O objetivo deste capítulo é fazer uma revisão da literatura mais recente ou relevante no que se refere a características clínicas, etiologia, diagnóstico, prevenção e tratamento da manifestação mais grave no estágio mais avançado, que é via comum de todas essas patologias caracterizadas por úlceras de origem exclusivamente venosa, ou simplesmente úlceras venosas.

Definições

Veias varicosas, ou simplesmente varizes, são descritas como veias permanentemente dilatadas, tortuosas, alongadas e insuficientes. Menos simples, a definição de IVC inclui o conjunto de sinais e sintomas decorrentes da hipertensão venosa prolongada, de qualquer origem, mas geralmente localizada nos membros inferiores.

A definição de síndrome pós-trombótica (SPT) se confunde com a definição de IVC. Apesar da apresentação ser semelhante com dor, edema, sensação de peso, pigmentação, cãibras e úlceras decorrentes da hipertensão venosa prolongada, na SPT existe obrigatoriamente a ocorrência de uma TVP em sua fase de início ou instalação, que pode ter ocorrido anos ou décadas antes do aparecimento das manifestações clínicas usuais.

Classificação

Em 1994, durante o American Venous Forum, reuniram-se diversos especialistas em doenças venosas, os quais representavam vários países e continentes. Havia a proposta de definir uma classificação simples com a qual rapidamente pudesse ser reconhecida a doença venosa em diferentes graus segundo alguns poucos critérios. Dessa reunião, obteve-se um consenso sobre a melhor maneira de identificar a doença varicosa com base em suas características e gravidade. Tal classificação, atualmente utilizada em todo o mundo, possibilita o rápido entendimento de seus principais componentes, conhecida como Classificação CEAP.[3] Essa denominação tem por base quatro itens: C, clínica (*clinical maniffestation*); E, etiologia (*ethiology*); A, anatomia (*anatomy*); e P, fisiopatologia (*pathophisiology*).

De maneira prática e sem a necessidade de aparelhagem específica ou complexa, é possível uma descrição da manifestação clínica (Tabela 8.1), que representa a classificação mais simples e mais amplamente difundida da doença venosa, e já conta com revisões atualizadas acrescentando a letra "s" após cada grau de manifestação quando da presença de sintoma associado ao quadro.[4,5]

Estatísticas

A literatura internacional disponível aponta para uma prevalência de doença venosa em torno de 20 a 33% nas mulheres e 10 a 20% nos homens quanto à presença de veias varicosas.[6–8] Desse total, cerca de 3 a 11% evoluem para os estágios intermediários de gravidade da doença (CEAP III e IV), caracterizados por edema, hiperpigmentação e/ou eczema.[9,10]

No Brasil, a IVC, em suas manifestações mais graves, encontra-se na 14ª posição entre as doenças que cursam com a perda de dias de trabalho[11] e entre as 10 patologias que mais levaram a pedido de afastamento definitivo, ou seja, aposentadoria por invalidez. Nos estudos demográficos nacionais disponíveis, a prevalência foi de 35 a 50% para a doença em geral, 15 a 20% de casos mais graves (CEAP IV-VI) com predominância no sexo feminino na proporção de 1:1,5 a 1:2.[12,13]

TABELA 8.1 Classificação CEAP segundo suas manifestações clínicas.[3]

CEAP	Manifestações clínicas
0	Ausência de varizes visíveis ou palpáveis
I	Telangiectasias ou veias reticulares
II	Varizes tronculares
III	Varizes acentuadas com edema ou varizes em regiões atípicas
IV	Alterações cutâneas como hiperpigmentação eczema de estase e dermatolipoesclerose
V	Classificação IV + úlcera de estase cicatrizada
VI	Classificação IV + úlcera de estase ativa

Adaptada de Porter e Moneta. 1995.[3]

Etiologia

Varizes secundárias, como o próprio nome antecipa, são aquelas decorrentes de alguma causa identificável, como a trombose venosa profunda, uma fístula arteriovenosa congênita ou adquirida (traumática ou iatrogênica) e, ainda, as decorrentes de compressões extrínsecas, como nos tumores e na síndrome de Cockett ou May-Thurner (compressão da veia ilíaca esquerda pela artéria ilíaca comum direita).

Apesar das várias teorias existentes, ainda não há um consenso sobre a causa precisa das varizes primárias. A literatura existente a esse respeito deixa margem à discussões, e o mais provável é que cada caso tenha seu fator, ou coincidência de fatores desencadeantes próprios.[14]

A primeira teoria proposta, a deficiência valvular das veias tronculares como fator único, vem sofrendo repetidas críticas e se encontra praticamente em desuso. Levantou-se suspeita a respeito da presença de microfístulas arteriovenosas com consequente sobrecarga do fluxo venoso, em razão do achado frequente de uma maior concentração de oxigênio no sangue dos membros inferiores em comparação aos superiores em pacientes portadores de varizes. Entretanto, existem outras explicações, como a dilatação do capilar diante do aumento da pressão, e mesmo essa diferença ser consequência (e não causa) das veias varicosas.[15] Existe a hipótese de que a insuficiência de veias perfurantes com transmissão da alta pressão do sistema venoso profundo (causada pela contração muscular principalmente da panturrilha) poderia gerar dilatação das veias superficiais. O acompanhamento de veias utilizadas como substitutos arteriais por longa data sem sinais de dilatação desencoraja essa teoria, bem como qualquer outra que advogue a hiperpressão venosa como fator etiológico isolado.

Boa parte dos trabalhos indica maior prevalência e maior incidência em mulheres. Diversos fatores poderiam ser lembrados para explicar tal fato.[16] A terapia hormonal para anticoncepção ou a reposição hormonal com base em progesterona e estrogênio estão associadas a maior predisposição para o aparecimento de microvasos e telangiectasias.

O período pré-menstrual e o início da menstruação apresentam maior tendência a inchaço e dores relacionadas com a diminuição de atividade adrenérgica da veia, o que predispõe, assim, a diminuição do tônus venoso e a dilatação secundária. No período referente a menopausa, há uma série de alterações do colágeno corporal e, particularmente, das veias, que facilita a maior tendência à dilatação venosa e ao aparecimento de varizes.

A gestação se apresenta como um período particularmente crítico nesse tópico. Levantamentos epidemiológicos indicam uma incidência entre 20 e 40% de varizes nos membros inferiores em gestantes.[17,18] O exato mecanismo pelo qual isso ocorre permanece indefinido, com várias explicações plausíveis. O aumento dos níveis de estrogênio no início da gravidez, o aumento do volume circulante pela embebição gravídica, o aumento de peso nos últimos trimestres e a compressão das veias pelo útero gravídico representam as hipóteses mais aceitas, além de uma clara associação genética.[17] Em certa porcentagem dos casos existe a remissão completa dessas veias dilatadas no puerpério; porém, em boa parte deles, seja por determinação hereditária ou por fatores adquiridos, essa remissão é incompleta ou muito pequena. A quantidade de gestações também pode ser relacionada como fator de recidiva das varizes (Tabela 8.2).[19]

À medida que as varizes aumentam em quantidade e gravidade, aumenta proporcionalmente a chance de sintomas associados.[20] O fluxo sanguíneo no útero gravídico e na pelve pode aumentar várias vezes em relação ao normal. Esse aumento de fluxo frequentemente induz a dilatação e insuficiência das veias pélvicas, que podem tornar-se varicosas, temporária ou permanentemente. Ao mesmo tempo, existem anatomicamente vários pontos de comunicação entre as veias pélvicas e as veias dos membros inferiores. A insuficiência de veias pélvicas dilatadas pode interferir na drenagem das veias dos membros inferiores, em especial próximo à junção safena femoral. Tal fato explica porque podemos observar com maior frequência o início ou piora de sintomas de estase venosa quando coexistem varizes pélvicas, com destaque para os últimos meses da gestação.[20]

Podem-se citar outros fatores que, apesar de ainda não bem elucidados, aparecem como de risco elevado. Entre esses, ressaltam-se o fator hereditário, a obesidade, a postura ortostática prolongada e a obstipação crônica.

Atualmente, é aceita a alteração do tônus da parede venosa como a teoria mais plausível na gênese da dilatação. Alterações do endotélio e de moléculas moduladoras da resposta inflamatória causariam mudanças na estrutura física da veia que levariam a seu enfraquecimento e consequente dilatação diante da pressão.[21-24] Os radicais livres de oxigênio parecem exercer uma importante função nesse processo degenerativo da parede do vaso.[25]

Fisiopatologia

Independentemente da causa, a hipertensão venosa é o núcleo dos sintomas apresentados na IVC. A pressão venosa superficial distal nos membros inferiores de indivíduos normais é aproximadamente 80 a 90 mmHg no repouso. Durante o exercício, essa pressão decresce e chega a valores como 30 a 40 mmHg. Já em indivíduos que apresentam IVC, apesar de a pressão inicial ser idêntica durante o repouso, ela diminui significantemente menos (para algo como 70 mmHg) ou mesmo aumenta, como na ocorrência de veias perfurantes insuficientes, em que a pressão do compartimento muscular pode ser

TABELA 8.2 Número de gestações e prevalência da doença varicosa.

Número de gestações	0	1	2	3	> 3
Prevalência	40,3	66,1	71,9	91,9	75,0

Adaptada de Bihari et al., 2012.[19]

transmitida à superfície.[26] Existe também uma boa correlação entre a pressão no exercício e a gravidade da IVC.[14]

Na IVC, a ocorrência de varizes primárias com disfunção da parede venosa, focal ou generalizada parece causar a insuficiência das válvulas por afastamento de suas cúspides secundariamente a essa dilatação. A coluna de sangue formada gera uma pressão hidrostática progressivamente maior, que, com ou sem a participação de veias perfurantes insuficientes, termina por transmitir-se aos capilares sanguíneos do sistema venoso superficial. Em um primeiro momento, ocorre apenas o aumento da saída de líquido e de pequenas proteínas para o espaço extravasal. Nessa fase, isso é compensado pela reabsorção destes pelo próprio capilar durante o repouso, bem como pela capacidade de absorção do sistema linfático, o que evita alterações maiores, como o edema, que caracteriza, assim, a fase CEAP II (Figura 8.1).

Com a continuidade ou piora do quadro de hipertensão venosa, a entrada de líquido e de proteínas no interstício ultrapassa a capacidade de captação capilar e linfática e há o edema que caracteriza a fase CEAP III (Figura 8.2).

Nesse ponto, apesar de ainda não totalmente elucidado se como causa ou consequência, mas de maneira muito importante nos desdobramentos da doença, soma-se ao processo a participação do sistema imunológico.[4] Mediado pelas moléculas de adesão intercelular (ICAM-1) e citoquinas, como interleucina (IL-6 e 8) e fator de necrose tumoral (TNF-β), há um estímulo local à resposta inflamatória por meio de macrófagos e neutrófilos. Paradoxalmente, a presença desses fatores determina localmente um aumento da permeabilidade capilar com aumento do extravasamento, que agora passa a ser acompanhado de macromoléculas e mesmo de

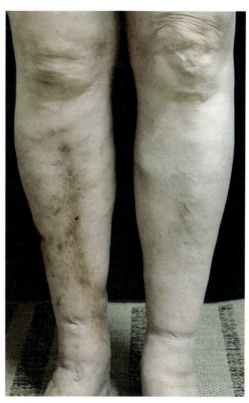

FIGURA 8.2 Varizes com edema importante do membro inferior esquerdo, CEAP C3, em paciente do sexo feminino. Nota-se que, além das varizes, a paciente apresenta uma marca no tornozelo característica da compressão aplicada por uma meia, o que realça a presença do acúmulo de líquido local.

elementos figurados do sangue, como as hemácias. Os fagócitos, na tentativa de absorver esses elementos, aumentam a produção de grânulos citoplasmáticos que contêm radicais livres de oxigênio e potencializam ainda mais a resposta inflamatória local.[27]

O ambiente tecidual nas regiões mais acometidas começa a se tornar deletério às próprias células e, paralelamente a isso, o progressivo aumento da pressão no interstício passa a causar a diminuição de fluxo na microcirculação, com diminuição de oxigenação e trocas metabólicas. A lise das hemácias libera hemoglobina que, no espaço extracelular, é degradada em um subproduto, a hemossiderina, extremamente irritante aos tecidos. A somatória de hipoperfusão tecidual relativa e agressão celular com depósito de hemossiderina culmina na expressão da fase CEAP IV (Figura 8.3).

Suas principais características incluem eczema de estase com ressecamento, descamação, adelgaçamento e prurido na pele, sinais inequívocos da alteração inflamatória. Uma dermatite ocre também é observada, resultado dos depósitos dérmicos e subcutâneos de hemossiderina. Por fim, ocorre um processo de dermatolipoesclerose secundário à grande concentração de líquido e, principalmente, de proteínas que ficaram retidas no interstício celular, o que levou primeiro ao endurecimento e ao aumento do poder oncótico intersticial e, posteriormente, à fibrose da pele e, em especial, do tecido celular subcutâneo.

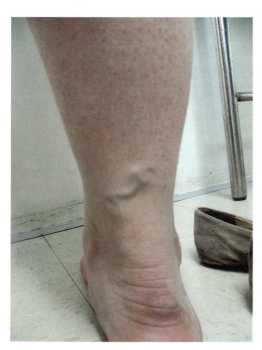

FIGURA 8.1 Varizes simples no membro inferior direito, CEAP C2, em paciente do sexo feminino. Não há alteração de pele na região e nota-se apenas uma veia dilatada e tortuosa no local.

O estágio clínico seguinte passa diretamente ao CEAP VI, (Figura 8.4), quando o agravamento da condição tecidual é tamanho que propicia a destruição da pele e solução de continuidade com os tecidos mais profundos, a denominada úlcera varicosa. Tal situação deve ser evitada ao máximo, visto que de 50 a 75% dessas úlceras demoram de 4 a 6 meses para cicatrização, enquanto pelo menos 1/5 delas permanece aberta por mais de 2 anos.[28]

A classificação CEAP V aplica-se à CEAP VI, em que, seja por meio de melhora das condições hidrostáticas, seja pelos cuidados locais ou mesmo por atenuação da resposta inflamatória, há condições propícias para a cicatrização local da pele.

Avaliação clínica

O exame clínico das doenças venosas baseia-se na procura e interpretação de sintomas e sinais que podem aparecer no local de uma alteração. Mais de 90% das doenças periféricas podem ser diagnosticadas clinicamente, desde que esse exame seja realizado de maneira sistemática e cuidadosa. Ao final do exame, pode-se chegar a um diagnóstico anatômico e funcional e ao grau de acometimento de órgãos e tecidos. Existem poucas áreas da medicina nas quais as condições encontradas levam sozinhas tão rapidamente ao diagnóstico somente com base na história e no cuidadoso exame clínico, como acontece na doença vascular.

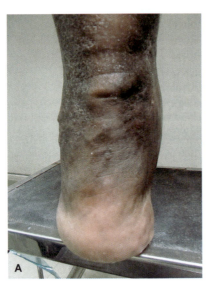
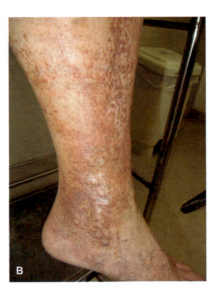

FIGURA 8.3 A. É possível observar a descamação da pele, característica do eczema de estase comumente visto no CEAP C4. **B.** Observa-se aspecto acastanhado, que lembra cor de ferrugem, característico da dermatite ocre secundária a depósitos de hemossiderina no CEAP C4.

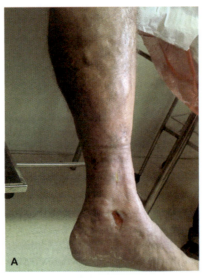
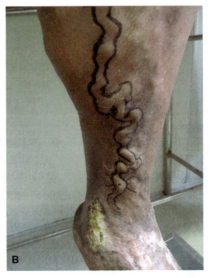

FIGURA 8.4 A. É possível observar uma lesão próxima ao maléolo medial, local mais comum de apresentação da úlcera venosa, e também outros sinais como eczema de estase, dermatite ocre e o relativo afilamento da perna distal pela dermatolipoesclerose. **B.** Outro exemplo de úlcera venosa, com espessa crosta de fibrina sobre o maléolo medial. Observa-se, ainda, uma grande veia marcada para receber o tratamento ablativo; no dorso do pé, as áreas despigmentadas correspondem a atrofia branca de pele.

Durante a anamnese em um paciente com úlceras de membro inferior, deve-se atentar e pesquisar ativamente alguns pontos importantes da história do paciente, como o acometimento familiar de varizes ou trombose venosa profunda em parentes de primeiro grau, histórico de tratamentos prévios de varizes com cirurgia ou métodos ablativos, bem como outras doenças relacionadas, como diabetes melito, hipertensão arterial, tabagismo, entre outras. Medicamentos em uso e seu tempo de utilização e alergias são dados fundamentais. Especificamente para os doentes portadores de úlceras, informações sobre intolerância a compostos de curativos, esquemas terapêuticos tópicos previamente utilizados, tempo de duração da úlcera e histórico de recidivas completam as informações básicas a serem pesquisadas.

Nos estágios avançados da doença venosa, a presença de algum grau de sintoma é quase a regra. Os mais comuns são: sensação de peso, principalmente no período vespertino, inchaço, dor em queimação nas pernas (nos pés isoladamente geralmente indicam outras etiologias), cãibras, formigamento e coceira em geral, relacionada com as áreas com dermatite e eczema. Paradoxalmente, a úlcera de origem venosa é pouco dolorosa ou mesmo indolor em uma situação normal; entretanto, quando a dor é relatada, a chance de haver uma infecção aumenta exponencialmente.

O paciente deve ser examinado em posição ortostática e com boa iluminação. Cada membro deve ser examinado na face ventral, dorsal, lateral e medial, da parte caudal até a porção cranial. Na inspeção, procuram-se a distribuição dos trajetos varicosos e a natureza das varizes, isto é, sua morfologia e localização. Deve-se tentar diferenciar entre varizes, varículas ou telangiectasias, se estão no trajeto da veia safena magna ou da safena parva, ou se têm localização diversa, e se esvaziam pela elevação dos membros.

Veias perfurantes muito insuficientes podem ser observadas pela simples inspeção. A observação do paciente é feita com método, examinando-se os dois membros inferiores de maneira isolada e também comparativamente. As varizes primárias habitualmente são bilaterais em estágios diversos de evolução, ao passo que as secundárias tendem a ser mais frequentemente unilaterais e seu trajeto se apresenta de modo anárquico. A pele deve ser observada com atenção para verificar modificações de cor e aspecto. Manchas ocres ou hiperpigmentação, decorrentes da insuficiência venosa crônica, localizam-se preferencialmente no terço inferior da perna na face medial, próximo ao maléolo medial do tornozelo, conforme demonstrado na Figura 8.4.

Deve-se verificar a presença de eczema, edema, varicoflebite e escoriações de pele. Nas varizes essenciais, as úlceras, em geral, são pequenas, ocorrem tardiamente e são indolores ou pouco dolorosas, exceto na ocorrência de infecção. A úlcera tem forma variada, margens a pique ou em declive, e os tecidos vizinhos têm outros sinais de hipertensão venosa, tais como eczema, hiperpigmentação e fibrose, em geral com fundo róseo, com ou sem fibrina.

Na palpação, verifica-se o edema e o estado do tecido celular subcutâneo. Palpam-se os linfonodos e as varizes. É aconselhável a permanência do paciente de pé e parado por cerca de 10 minutos antes do exame para acentuar as manifestações típicas da IVC. Palpa-se a tensão venosa e acompanha-se o trajeto para verificar a existência de flebite. A importância da palpação é preciosa na localização das perfurantes, com base nos defeitos da fáscia muscular. No caso de insuficiência de perfurante, o esvaziamento das veias permite a acentuação da depressão junto à botoeira.

Na presença de uma perfurante com refluxo importante com sangue direcionado do sistema profundo para o superficial, muitas vezes é possível perceber um aumento de temperatura local, mais bem reconhecido pelo toque com o dorso das mãos e dos dedos, que apresentam maior sensibilidade tátil térmica que outras regiões das mãos. Existem várias manobras especiais para identificar a que tronco venoso pertencem as veias insuficientes; um exemplo prático e fácil inclui a prova de Schwartz, em que se associa a percussão com a palpação da veia a ser avaliada. Tal prova consiste na percussão de trajetos venosos dilatados com a ponta dos dedos, enquanto a outra mão espalmada percebe a progressão da onda sanguínea. A transmissão da onda de percussão no sentido caudal para cranial é normal na medida em que mimetiza o fluxo de sangue venoso nos membros inferiores; porém, se existe a transmissão no sentido cranial para caudal, comprova-se a insuficiência das válvulas venosas entre os trechos examinados.

Existem diversos testes para verificar a localização da insuficiência valvar na junção da veia safena com o sistema profundo ou ao nível das veias perfurantes. Os mais usados são: Brodie, Rima e Trendelemburg, conhecidos também como prova dos garrotes. Vamos descrever apenas o conceito, pois, a partir disso, podemos observar qual será a complementação necessária:

- Inicia-se com o paciente de pé sobre um banco para se inspecionar bem os trajetos varicosos
- Em seguida, o paciente é colocado em decúbito dorsal, com o membro a ser avaliado discretamente elevado em relação ao tórax (para o completo esvaziamento venoso)
- Após alguns minutos, coloca-se um garrote pouco acima do maléolo e outro garrote na raiz da coxa
- O paciente é colocado rapidamente de pé e observa-se o que ocorre.

Após alguns minutos, caso haja dilatação das veias da perna antes de liberar os garrotes, estamos diante de duas possibilidades: perfurantes insuficientes e/ou insuficiência da veia safena parva. Se não houver dilatação de nenhuma veia superficial, libera-se o garrote proximal. Na ocorrência de dilatação ou enchimento das varizes superficiais após a liberação do garrote proximal, pode-se suspeitar de uma insuficiência ostial da croça da veia safena magna. A partir desse conceito, pode haver inúmeras variantes (p. ex., identifica-se insuficiência nos pontos de veias perfurantes, croça de safena parva e croça da safena magna apenas aumentando o número de garrotes, de modo a segmentar mais o membro inferior a ser avaliado).

Exames complementares

A realização de um ultrassom com Doppler (USD) contribui enormemente para a elucidação etiológica da doença venosa, fornecendo dados precisos e bastante úteis para diferenciar entre a presença de refluxo ou de obstrução venosa como fator etiopatológico. Tal conhecimento pode e frequentemente altera a opção terapêutica para casos de IVC. O diagnóstico de obstrução é o mais óbvio, confirmado pela ausência de fluxo no segmento venoso sob análise; já o refluxo deve ser procurado ativamente por meio de manobras complementares, como a realização de hiperpressão torácica (Valsalva) ou compressões distais ou proximais ao local a ser examinado.

Segundo o *guideline* europeu, um tempo de refluxo superior a 0,35 segundo em veias perfurantes, 0,5 segundo em veias femorais profundas, veias da panturrilha e veias superficiais; e maior que 1 segundo em veias femoral comum, femoral e poplítea caracterizam um achado positivo.[29] O consenso americano sobre esse mesmo tema é muito semelhante, apenas com a sugestão de considerar refluxo nas perfurantes em um tempo maior que 0,5 segundo quando apresentarem diâmetro superior a 3,5 mm.[30] Na presença de tais alterações no sistema superficial e perfurantes, está indicada a correção para o fechamento da ferida.

Na suspeita de infecção na úlcera venosa, a realização de uma cultura dos tecidos comprometidos ajuda a direcionar a terapia antimicrobiana, que proporciona melhores resultados e alguma racionalidade na indicação dos antibióticos. Existem algumas armadilhas quando falamos de infecção em qualquer ferida crônica, e isso se aplica bastante nas úlceras venosas. Uma das mais importantes é que, virtualmente, em todos os casos existe um biofilme que contamina a superfície da ferida, mas não constitui uma infecção que necessite de tratamento oral ou mesmo tópico com agentes antimicrobianos. Assim, não se faz cultura de todas as feridas.

De modo racional, feridas com aspecto inflamatório acima do normal, edema importante, calor local desproporcional, dor (geralmente a úlcera venosa é indolor), dificuldade de cicatrização mesmo com tratamento adequado e sintomas sistêmicos como febre são uma boa medida para se optar pela cultura e, eventualmente, por um tratamento inicial empírico. Para diminuir a influência do biofilme, a maneira correta de coleta de material para cultura compreende uma pequena biopsia de tecidos mais profundos da úlcera após detalhada limpeza do leito com solução salina e, eventualmente, desbridamento mecânico de tecidos desvitalizados. É nesse leito "bonito" que as bactérias patológicas e mais virulentas se acomodam e se proliferam no tecido mais vitalizado. Existe incidência proporcionalmente grande de infecção por anaeróbios nas feridas com maior comprometimento e resistência à cicatrização; assim, a solicitação de cultura deve ser dirigida para agentes patológicos aeróbios e anaeróbios.[31]

Tratamento

Por ser uma patologia de múltiplas etiologias, cada paciente com úlcera deve ser analisado de modo individual. É preciso ter em mente os objetivos pretendidos com a opção terapêutica em vista; de modo geral, o tratamento específico para o paciente com úlcera venosa tem seu foco em dois parâmetros principais, que, apesar de diferentes em sua essência, são complementares: o fechamento da úlcera e o tratamento do conjunto das alterações venosas que permitiu o aparecimento dessa úlcera. Para o tratamento da ferida propriamente dita, os objetivos incluem a cicatrização completa no menor tempo possível, prevenir a recidiva dessa úlcera, proporcionar o alívio dos sintomas e evitar e tratar as complicações locais, que são intercorrências frequentes. Para o tratamento da doença venosa, fator etiológico em primeira instância da úlcera, o ponto principal é a eliminação da hipertensão venosa, via comum do aparecimento e manutenção da úlcera aberta.

Tratamento conservador

Enfaixamento, bandagens e meias compressivas têm por objetivo diminuir a transmissão da pressão hidrostática proveniente de veias insuficientes localizadas acima do ponto de alteração de pele, bem como de perfurantes insuficientes na proximidade. Outras evidências apontam para melhora da função do sistema profundo como o principal mecanismo de ação da compressão, mas, independentemente do meio, a terapia compressiva causa um efeito benéfico na diminuição da intensidade dos eventos relacionados com IVC, o que funciona como um "*feedback* negativo".

Na verdade, na última edição da European Society for Vascular Surgery (ESVS), em sua recomendação nº 25, foi dado grau de evidência 1A para a associação de terapia compressiva e exercícios físicos com a finalidade da cicatrização de uma úlcera venosa.[29] Os níveis de compressão adequados podem variar entre os indivíduos e também dependem do grau de comprometimento, mas, em geral, indica-se como tratamento compressivo adequado cerca de 35 a 40 mmHg na altura do tornozelo.[32]

Os níveis adequados de compressão podem ser alcançados pela utilização de meias de compressão gradual ou bandagens compressivas, normalmente embebidas com substâncias bacteriostáticas, quando houver solução de continuidade da pele (grau VI), contanto que não haja evidência de infecção local. Não há evidência de que determinado tipo de compressão, elástica, inelástica, multicamada ou camada simples, seja superior a outro em termos de cicatrização. A recomendação é utilizar o método mais disponível localmente e familiar ao profissional que assiste ao paciente com úlcera.[30]

Apesar de a utilização de curativos parecer benéfica com grau de evidência IIA, vários estudos, revisões Cochrane e metanálises recentes não indicaram qualquer vantagem de determinado curativo sobre outro.[33] O importante é que o curativo possibilite manter uma boa condição de umidade (nem muito seca, nem muito úmida) e proteção à ferida para ocorrer a epitelização local. Uma contraindicação, pelo menos relativa ao emprego da compressão, é a coexistência de insuficiência arterial periférica grave nesse membro, representada por um índice tornozelo-braço menor que 0,7, ou pressões de insuflação arterial menores que 50 a 70 mmHg no tornozelo.

Recidiva

Medidas conservadoras são muito importantes para a cicatrização de uma úlcera venosa e contam com alto grau de evidência que suportam sua eficiência. Entretanto, sua aplicação isolada, sem que se trate concomitantemente a doença de base, cursa com altos índices de recidiva da ferida. Em um estudo prospectivo e randomizado, Van Gent et al.[34] encontraram 72% de cicatrização com cirurgia *versus* 53% com terapia compressiva em um acompanhamento de 3 meses. Outro estudo randomizado não encontrou diferenças nas taxas de cicatrização em 3 anos, compressão 89% *versus* 93% no grupo de compressão mais cirurgia (p = 0,11), porém as taxas de recidiva foram significativamente menores, 56% *versus* 31% (p < 0,01) para o grupo de compressão mais cirurgia em um acompanhamento de 4 anos.[35]

Escleroterapia

A ablação química por meio de injeção de substâncias detergentes ou irritantes ao endotélio vascular em varizes que alimentem e estejam nas proximidades de uma úlcera venosa provou-se método extremamente eficiente para a melhora das condições hemodinâmicas da região.[36] A escleroterapia com espuma (em comparação à escleroterapia líquida) aparece como a recomendação de escolha, com as vantagens de ser um procedimento ambulatorial, de baixo custo, de realização rápida e bastante seguro.

Complicações consideradas graves, como embolia pulmonar, trombose venosa profunda e alergias sistêmicas são raras, e mesmo complicações menores como dor no peito, cefaleia e distúrbios visuais foram incomuns.[36] As únicas complicações relatadas como frequentes incluem intercorrências com um caráter iminentemente estético, pigmentação e *matting* local, algo que, para um doente com sérias alterações de pele e eventualmente uma úlcera são muito bem tolerados.

O método é bastante simples e utiliza materiais de baixo custo, como seringas, torneiras e agulhas disponíveis na maioria dos ambulatórios e serviços de saúde, como parte da rotina (Figura 8.5). A medicação mais utilizada para essa finalidade, o tratamento de veias de grande calibre para fins de fechamento de uma úlcera, é o polidocanol na forma de espuma, entretanto outras substâncias podem ser utilizadas sem prejuízo ao resultado. Para veias localizadas mais profundamente e em veias tronculares (safena parva ou magna), a injeção auxiliada por ultrassonografia com Doppler parece melhorar os resultados.[37] As concentrações para o polidocanol podem variar de 1 a 3%, a proporção da mistura medicação/ar varia de 1/3 a 1/4, caso não haja evidência na superioridade de outros gases perante o ar ambiente. Para manter o método seguro, recomenda-se pequenos volumes de injeção da espuma, cerca de 10 mℓ por sessão, mesmo às custas de mais sessões por paciente[37] com intervalos entre 2 e 4 semanas.

Cirurgia e termoablação

No Brasil, a cirurgia convencional é o procedimento mais comumente realizado para correção da insuficiência do sistema venoso profundo, particularmente com envolvimento das veias safenas. Apesar de a termoablação (com a utilização de endolaser ou radiofrequência) ser considerada o procedimento de escolha em países da América do Norte e europeus, características locais como a frequente retirada de colaterais no mesmo ato operatório das veias tronculares, preferência por bloqueios anestésicos, e mesmo a modalidade de financiamento e o alto custo dos materiais envolvidos na termoablação venosa (não cobertos pela saúde suplementar ou pelo financiamento público em geral), contribuem para se manter essa indicação preferencial em nosso meio.[29,30,38]

O tratamento cirúrgico está indicado quando dos graus mais avançados, pois, já que a insuficiência do sistema venoso superficial é uma das principais causas da IVC, sua correção ocupa local de destaque na terapia e na prevenção das complicações. A indicação cirúrgica mantém-se restrita se a ulceração apresentar infecção associada. Muitas vezes é preferível uma melhora das condições locais da pele, do tecido subcutâneo e da própria ferida antes da realização de uma intervenção cirúrgica na presença dessa complicação.

Ao tratar de varizes primárias, principalmente com refluxo troncular comprovado, a extirpação de todas as veias dilatadas, bem como de veias perfurantes insuficientes compreende a terapia de escolha. Na suspeita de varizes secundárias ou recidivadas, indicam-se exames complementares para melhor avaliação do sistema venoso profundo e elucidação diagnóstica. Na presença de oclusão do sistema venoso profundo, a cirurgia pode ser realizada em casos muito sintomáticos, mas preferencialmente após a recanalização do sistema venoso profundo. Caso a dilatação seja secundária, a presença de uma fístula arteriovenosa, se única, pode-se realizar a fleboextração após a correção da fístula. Casos cuja origem sejam pequenas e múltiplas fístulas AV, recomenda-se a não operação por causa dos parcos resultados obtidos e da alta taxa de recidiva.

Considerações finais

Úlceras venosas são as mais prevalentes feridas crônicas. Apresentam distribuição mundial, porém com provável maior manifestação em países com dificuldade de acesso da população a saúde primária, ou seja, os países em desenvolvimento.

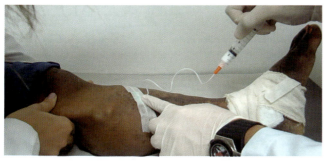

FIGURA 8.5 Injeção da espuma de polidocanol em um portador de úlcera venosa com uso de materiais simples e amplamente disponíveis ambulatorialmente.

Ao mesmo tempo, são fonte importante de sofrimento para o indivíduo, seus familiares e de gastos para a sociedade. Apesar de seu diagnóstico ser relativamente simples, o tratamento pode demorar meses, ou mesmo anos, e necessita de dedicação e interesse contínuos por parte da equipe de saúde que se proponha a tratar esses delicados casos. A cicatrização depende de vários fatores, e as recidivas são extremamente frequentes. O tratamento compressivo (ou apenas a contenção inelástica) aparece como a pedra fundamental da terapia conservadora quando falamos em termos de cicatrização da ferida, se não houver evidência de que algum tipo específico de curativo tenha um efeito decisivo no tempo de fechamento. Por outro lado, a erradicação das veias doentes, principal fator etiológico da úlcera venosa, cursa com menor taxa de recidiva das úlceras no médio e longo prazos.

Referências bibliográficas

1. Kahn SR, Shbaklo H, Lamping DL, et al. Determinants of health-related quality of life during the 2 years following deep vein thrombosis. J Thromb Haemost. 2008;6:1105-12.
2. Guanella R, Ducruet T, Johri M, et al. Economic burden and cost determinants of deep vein thrombosis during 2 years following diagnosis: a prospective evaluation. J Thromb Haemost. 2011;9(12):2397-405.
3. Porter JM, Moneta GL. Reporting standards in venous disease: an update. International Consensus Committee on Chronic Venous Disease. J Vasc Surg. 1995;21:635-45.
4. Nicolaides AN. Cardiovascular Disease Educational and Research Trust; European Society of Vascular Surgery; The International Angiology Scientific Activity Congress Organization; International Union of Angiology; Union Internationale de Phlebologie at the Abbaye des Vaux de Cernay. Investigation of chronic venous insufficiency: A consensus statement (France, March 5 a 9, 1997). Circulation. 2000;102(20):E126-63.
5. Coleridge-Smith P. The management of chronic venous disorders of the leg: an evidence-based report of an international task force. Phlebology. 1999;14(suppl 1):21.
6. Weddell J. Varicose veins pilot study. Br J Prev Soc Med. 1966;23:179.
7. Abramson JH, Hopp C, Epstein LM. The epidemiology of the varicose veins. A survey in Western Jerusalem. J Epidemiol Community Health. 1981;35:213-7.
8. Strano A, Novo S, Avellone G, et al. Prévalence dês varices primitives dês membres inférieurs dans une population randomisée de la Sicile ocidentale. Arteres Veines. 1984;2:167-71.
9. Conn WW, Willis 3rd PW, Keller JB. Venous thromboembolism and others venous disease in the Tecumseh community health study. Circulation. 1973;48:839-46.
10. Silva A, Widmer LK, Martin H, Mall T, Glaus L, Schneider M. Varicose veins and chronic venous insufficiency. Vasa. 1974;3:118-25.
11. Castro-Silva M. Chronic venous insufficiency of the lower limbs and its socio-economic significance. Int Angiol. 1991;10:152-7.
12. Cabral A. Insuficiência venosa crônica de membros inferiores: prevalência, sintomas e marcadores preditivos. 2000. [Tese] Doutorado em Medicina. Escola Paulista de Medicina, Universidade Federal de São Paulo, São Paulo, 2000.
13. Maffei FH, Magaldi C, Pinho SZ, et al. Varicose veins and chronic venous insufficiency in Brazil: prevalence among 1755 inhabitants of a country town. Int J Epidemiol. 1986;15:210-7.
14. Kurtz X, Kahn SR, Abenhain L, et al. Chronic venous disorders of the leg: epidemiology, outcomes, diagnosis and management. Summary of an evidence-based report of VEINES task-force. Venous Insufficiency Epidemiologic and Economic Studies. Int Angiol. 1999;18:83-102.
15. Scott HJ, Cheatle TR, McMullin GM, Coleridge Smith PD, Scurr JH. Reappraisal of the oxygenation of blood in varicose veins. Br J Surg. 1990;77:934-6.
16. Mayo Clinic. Varicose veins, symptons and causes [Acesso em 30 jun. 2021]. Disponível em: www.mayoclinic.org/diseases-conditions/varicose-veins/symptoms-causes/syc-20350643.
17. Maffei F. Varizes dos membros inferiores: epidemiologia, etiopatogenia e fisiopatologia. In: Doenças Vasculares periféricas. 5.ed. Rio de Janeiro: Guanabara Koogan; 2015. p. 1499-510.
18. Rabhi Y, Charras-Arthapignet C, Gris JC, et al. Lower limb vein enlargement and spontaneous blood flow echogenicity are normal sonographic findings during pregnancy. J Clin Ultrasound. 2000;28:407-13.
19. Bihari I, Tornoci L, Bihari P. Epidemiological study on varicose veins in Budapest. Phlebology. 2012;27(2):77-81.
20. Smyth RMD, Aflaifel N, Bamigboye AA. Interventions for varicose veins and leg oedema in pregnancy. Cochrane Database Syst Rev. 2015;10:CD001066.
21. Shoab SS, Porter J, Scurr JH, Coleridge-Smith PD. Endothelial activation response to oral micronised flavonoid therapy in patients with chronic venous disease – a prospective study. Eur J Vasc Endovasc Surg. 1999;17(4):313-8.
22. Coleridge-Smith PD. From skin disorders to venous leg ulcers: pathophysiology and efficacy of Daflon 500 mg in ulcer healing. Angiology. 2003;54(suppl 1):S45-50.
23. Nicolaides AN. From symptoms to leg edema: efficacy of Daflon 500 mg. Angiology. 2003;54(suppl 1):S33-44.
24. Ramelet AA. Clinical benefits of Daflon 500 mg in the most severe stages of chronic venous insufficiency. Angiology. 2000;52(suppl 1):S49-56.
25. Ramelet AA. Pharmacologic aspects of a phlebotropic drug in CVI-associated edema. Angiology. 2000;51:19-23.
26. Zukowski AJ, Nicolaides AN, Szendro G, et al. Haemodinamic significance of incompetent calf perforaiting veins. Br J Surg. 1991;78:625-9.
27. Manthey JA. Biological properties of flavonoids pertaining to inflammation. Microcirculation. 2000;7(suppl 2):S29-34.
28. Italian College of Phlebplogy. Guidelines for the diagnosis and treatment of chronic venous insufficiency. Int Angiol. 2001;20(suppl 2):1-37.
29. Wittens C, Davies AH, Bækgaard N, et al. Editor's choice – Management of chronic venous disease: Clinical practice guidelines of the European Society for Vascular Surgery (ESVS). Eur J Vasc Endovasc Surg. 2015;49(6):678-737.
30. Gloviczki P, Comerota AJ, Dalsing MC, et al. The care of patients with varicose veins and associated chronic venous diseases: Clinical practice guidelines of the Society for Vascular Surgery and the American Venous Forum. J Vasc Surg. 2011;53(5 suppl.):2S-48S.
31. Pugliese DJ. Infection in venous leg ulcers: considerations for optimal management in the elderly. Drugs Aging. 2016;33(2):87-96.
32. Blair S, Wright D, Backhouse C, Riddle E, McCollum C. Sustained compression and healing of chronic venous ulcers. Br Med J. 1988;297:1159-61.
33. O'Meara S, Martyn-St James M. Foam dressings for venous leg ulcers (Review). Cochrane Collab. 2013;(5):1-15.
34. van Gent WB, Hop WC, van Praag MC, Mackaay AJ, de Boer EM, Wittens CH. Conservative versus surgical treatment of venous leg ulcers: A prospective, randomized, multicenter trial. J Vasc Surg. 2006;44(3):563-71.
35. Gohel MS, Barwell JR, Taylor M, et al. Long term results of compression therapy alone versus compression plus surgery in chronic venous ulceration (ESCHAR): Randomised controlled trial. Br Med J. 2007;335(7610):83-7.
36. Rabe E, Breu FX, Cavezzi A, et al. European guidelines for sclerotherapy in chronic venous disorders. Phlebol J Venous Dis. 2014;29(6):338-54.
37. Breu FX, Guggenbichler S, Wollmann JC. 2nd European Consensus Meeting on Foam Sclerotherapy 2006, Tegernsee, Germany. Vasa. 2008;37(s71):1-29.
38. Merlo I, Souza-Moraes MR, Kikuchi R, Campos WJ, Moura MRL. Projeto diretrizes da Sociedade Brasileira de Angiologia e de Cirurgia Vascular. Insuficiência venosa crônica – diagnóstico e tratamento. SBACV, 2015.

9 Úlceras Arteriais

Nelson Wolosker ▪ Dafne Braga Diamante Leiderman ▪ Lucas Lembrança ▪ Baptista Muraco Netto

Introdução

As úlceras arteriais ou isquêmicas são a segunda causa mais comum de feridas em membros inferiores, perdendo somente para as úlceras de origem venosa. As úlceras arteriais geralmente são de maior morbidade pelo quadro clínico, pela evolução, pelo risco de perda do membro e pelos procedimentos terapêuticos invasivos necessários para gerar melhora do quadro.

O sistema circulatório da pele desempenha três funções fundamentais: realização de trocas metabólicas e nutricionais do tegumento, regulação da temperatura corpórea e reservatório de sangue para ser utilizado em ocasiões de necessidade. As variações de volume e velocidade de fluxo são influenciadas não somente pelos acontecimentos circulatórios fisiológicos, mas também são associadas a processos infecciosos e inflamatórios, traumatismos e queimaduras.

A circulação arterial dos membros inferiores é representada pelas artérias tronculares, seus ramos que se dirigem à periferia e a microcirculação intrínseca da pele. As lesões obstrutivas ou estenosantes que acometem esse sistema podem gerar isquemia com necrose de pele e úlceras arteriais ou isquêmicas. Com base na fisiopatologia da úlcera isquêmica, podemos dividi-las em dois grupos:

- Úlceras macroangiopáticas: causadas por lesão de artérias tronculares
- Úlceras microangiopáticas: causadas pelo comprometimento da microcirculação.

Em alguns diabéticos ou hipertensos, os dois mecanismos geradores de isquemia podem estar associados.

Úlceras macroangiopáticas

As estenoses e as oclusões que acometem as artérias tronculares dos membros inferiores geralmente são segmentares (podendo ser multissegmentares), têm evolução lenta, crônica e, na maioria dos pacientes, não levam a isquemias graves e irreversíveis. Levam inicialmente à dor para caminhar e a claudicação intermitente. Quando associadas a lesões de pele, a situação é mais grave e os pacientes encontram-se então em risco de perda de membro.

Etiologia

As úlceras isquêmicas macroangiopáticas aparecem na doença aterosclerótica, em arterites, como a tromboangiite obliterante (TAO), em casos de embolização crônica periférica originadas no coração ou em aneurismas de aorta ou de poplítea, que levam à oclusão de artérias tronculares maiores ou menores de membros inferiores. Outras etiologias menos comuns de lesão de artérias tronculares são: fibrodisplasia, encarceramento da artéria poplítea, degeneração cística da camada média, coarctação da aorta abdominal, pseudoxantoma elástico, artéria ciática persistente e síndrome da artéria ilíaca do ciclista.

A aterosclerose é a etiologia da obstrução arterial crônica (OAC) mais frequente. É associada a fatores de risco, como hipertensão arterial, tabagismo, diabetes, dislipidemia, idade avançada e níveis elevados de fibrinogênio. Nas arterites, os quadros isquêmicos mais graves se estabelecem na fase aguda e inflamatória da doença e, quando não existe uma compensação terapêutica ou espontânea, determinam necroses distais. As úlceras isquêmicas são desencadeadas por traumatismos e/ou infecções.

Quadro clínico

Grande parte dos pacientes com OAC são assintomáticos ou portadores de claudicação intermitente. A piora da doença se faz por progressão das lesões parietais (estenoses e oclusões em novos segmentos ou segmentos ocluídos mais longos), por trombose aguda sobre uma lesão preexistente ou por infecção ou traumatismo na extremidade que venha a descompensar um estado isquêmico equilibrado e limítrofe.[1]

A dor isquêmica de repouso já coloca o membro em um estágio de isquemia crítica. A dor é constante, diurna e noturna, o que geralmente impede o sono. É de caráter único e intolerável, fazendo com que os pacientes fiquem com o membro pendente para que, com a ajuda da gravidade, aliviem discretamente os sintomas. Essa atitude é típica de pacientes com dor isquêmica de repouso e leva a edema e hiperemia do membro. A presença de dor isquêmica de repouso antes do aparecimento da úlcera reforça a hipótese de úlcera isquêmica arterial macroangiopática, bem como histórico de claudicação intermitente.

As necroses são geralmente distais, envolvem os dedos e/ou os pés e podem ser de aparecimento espontâneo com a progressão da doença (Figura 9.1).

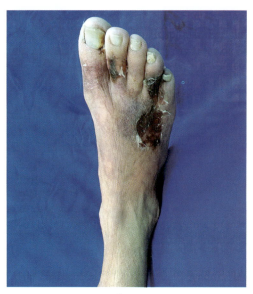

FIGURA 9.1 Úlcera isquêmica.

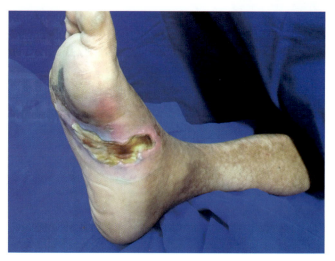

FIGURA 9.3 Lesão pós-infecção.

As úlceras isquêmicas dos membros inferiores em pacientes com lesão de artérias tronculares iniciam-se após traumatismo (Figura 9.2) ou processo infeccioso (Figura 9.3) que acomete determinada região do membro e determina necrose da pele. Caracteristicamente, localizam-se na porção lateral do terço distal da perna, porém podem se situar em qualquer região traumatizada por calçados mal adaptados, queimaduras, escoriações ou processo infeccioso.

A pele torna-se cianótica, segue-se aspecto purpúrico, com formação da escara mal delimitada, borda isquêmica/cianótica, fundo pálido ou com crostas necróticas e dolorosas. Bolhas e flictenas podem aparecer no local ou nas bordas. A profundidade da lesão é variável, pode ser profunda ao ponto de expor tendões, musculatura, nervos e proeminências ósseas. O odor fétido é frequente por serem geralmente colonizadas ou infectadas por bactérias e podem apresentar secreção esbranquiçada, liquefeita ou purulenta. Outros sinais de isquemia dos membros são palidez, hipotermia, ausência de pulsos distais, redução ou ausência de fâneros.

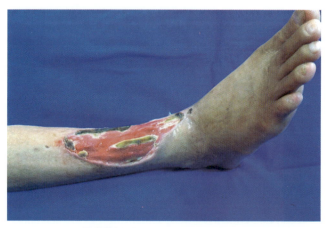

FIGURA 9.2 Lesão pós-traumatismo.

A classificação clínica de WIfI dá notas de 0 a 3 para a gravidade dos seguintes parâmetros: ferida, isquemia (ao levar em conta o índice tornozelo braquial, pressão de tornozelo ou pressão de hálux) e o grau de infecção da ferida.[2] Esses fatores são associados a prognóstico do membro (risco de amputação), sucesso de revascularização, necessidade de reabordagem e mortalidade.

A presença de enfisema de subcutâneo associado a sinais flogísticos ou abscesso sugere o diagnóstico de gangrena gasosa, uma emergência cirúrgica com risco de fasciíte e sepse grave. A amputação aberta (amputação em "guilhotina") é indicada na maior parte dos casos de gangrena gasosa para drenagem da infecção, seguida de cuidados intensivos e antibioticoterapia, com programação do fechamento do coto de amputação quando houver melhora clínica e local.

Exames diagnósticos

O exame clínico é de suma importância. Além da avaliação da úlcera e de aspectos clínicos de isquemia do membro já descritos, a palpação de todos os pulsos (femoral, poplíteo, tibial anterior, posterior e pedioso) bilateralmente e o cálculo do índice tornozelo braquial (ITB)[3] nos ajudam a suspeitar da origem arterial para a ferida. A presença de pulso poplíteo hiperpulsátil, mesmo que contralateral, sugere o diagnóstico de aneurisma de poplítea, que pode ter trombosado agudamente ou estar em processo de embolização para ramos distais, a depender do quadro clínico do paciente.

O padrão-ouro para o diagnóstico de lesão arterial troncular ou OAC era, no passado, a arteriografia (Figura 9.4).[4] Porém, por ser um exame invasivo e com maior risco associado, foi substituída atualmente pela angiotomografia (Figuras 9.5 a 9.7), um exame que permite a visualização de artérias tronculares, artérias de médio e pequeno calibres, além da excelente caracterização dos tecidos adjacentes.

A arteriografia tem seu uso mais bem estabelecido nos casos em que há proposta de tratamento endovascular no mesmo procedimento cirúrgico, assim chamada arteriografia armada, que acaba por ser, muitas vezes, a opção para o tratamento de oclusões arteriais infrageniculares (pulso poplíteo presente e pulsos distais ausentes). Um cuidado maior deve ser empregado quando opta-se pela arteriografia armada: a verificação cuidadosa do pulso poplíteo, já que esse exame avalia somente a luz do vaso, e a presença de um aneurisma com trombos murais pode não ser detectada por esse exame. Em casos de alergia a contraste por iodo ou insuficiência renal, a arteriografia diagnóstica ou armada pode ser realizada com uso de dióxido de carbono (CO_2) como meio de contraste.[5,6]

As principais opções diagnósticas para OAC atualmente são a angiotomografia de membros inferiores e a angiorressonância magnética. Em alguns casos específicos, pode-se usar a ultrassonografia Doppler (Duplex), por exemplo, em

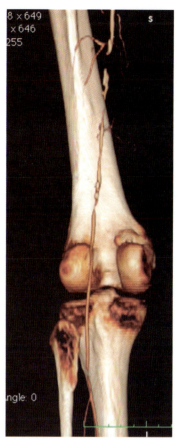

FIGURA 9.6 Reconstrução 3D de uma angiotomografia com oclusão curta na artéria femoral superficial e poplítea.

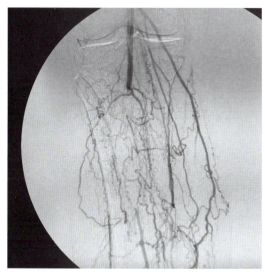

FIGURA 9.4 Arteriografia armada com oclusão da artéria poplítea infragenicular e enchimento distal da artéria tibial posterior por colaterais a partir das artérias geniculares.

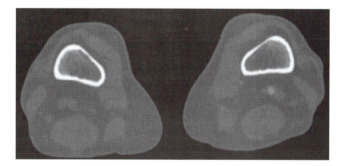

FIGURA 9.7 Angiotomografia no corte axial que mostra oclusão da artéria poplítea direita.

pacientes com oclusão infragenicular ou com insuficiência renal, mas tem uso limitado como único exame de imagem pré-operatório.

Tratamento

Raras são as vezes que esses pacientes conseguem ser tratados por procedimentos clínicos e cuidados locais (menos de 5% dos casos). É importante o controle das comorbidades, cessar o tabagismo e realizar caminhadas supervisionadas.[7-9] O uso de vasodilatadores, substâncias hemorreológicas e antiagregantes plaquetários pode ser feito em casos especiais, porém,

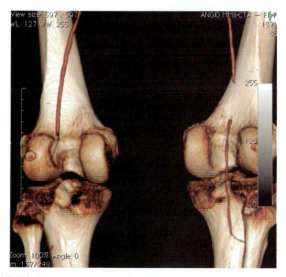

FIGURA 9.5 Reconstrução 3D de uma angiotomografia com oclusão curta na artéria poplítea supra e infragenicular direita e na artéria poplítea sufragenicular esquerda.

geralmente, não são insuficientes para compensar a isquemia. Os antibióticos sistêmicos não chegam aos locais infectados, e manipulações locais, curativos e desbridamentos acabam aumentando as necessidades circulatórias locais, o que piora o quadro isquêmico. Ou seja, não há indicação de desbridamento químico ou cirúrgico antes da revascularização do membro com essas úlceras arteriais, chamadas também de lesão trófica.

O risco de progressão da necrose e da perda do membro além da dor intensa e constante exigem revascularização. Exames de imagem (angiotomografia, angiorressonância magnética ou até arteriografia) importantes para a caracterização da lesão: a topografia, uni *versus* multissegmentar, oclusão *versus* estenose, lesões longas ou curtas, muito ou pouco calcificadas, origem da artéria femoral superficial pérvia ou não e presença de estenoses significativas em artérias ilíacas.

Após a caracterização das lesões arteriais tronculares, decide-se pela revascularização do membro ou amputação primária.[10] A revascularização do membro pode ser feita por uma angioplastia (Figura 9.8), com ou sem *stents*, ou por via cirúrgica convencional, com um enxerto de veia ou de prótese sintética, que fará uma "ponte" entre dois pontos sadios da artéria, de modo a excluir a porção ocluída.[11] Importante lembrar do CO_2 como meio de contraste útil e simples para angioplastias, independentemente da lesão arterial.[12,13] A revascularização bem-sucedida garante aporte sanguíneo para cicatrização da úlcera, caso necessário, do desbridamento ou da amputação distal.

A mensagem final sobre úlceras arteriais é que sua presença indica risco iminente de perda do membro e deve ser avaliada por um cirurgião vascular antes de qualquer procedimento local na ferida. O desbridamento equivocado de uma lesão isquêmica antes da revascularização do membro pode levar a amputação maior.

Úlceras microangiopáticas

As úlceras microangiopáticas geralmente decorrem de manifestações de doenças sistêmicas; a mais comum delas é o diabetes melito. Outras causas sistêmicas frequentes são hipertensão arterial, vasculites e doenças do colágeno. Menos frequentemente, lesões microangiopáticas também podem ser causadas por doenças localizadas, tais como hipersensibilidade ao frio. É importante conhecermos os aspectos clínicos e fisiopatológicos dessas lesões para proceder com o tratamento adequado.

Úlceras hipertensivas

As úlceras hipertensivas, também conhecidas como úlceras de Martorell, foram descritas na década de 1940 e são decorrentes de lesão arteriolar causadas por hipertensão arterial sistêmica.[14] Nesses pacientes, ocorre proliferação endotelial e microtromboses, que levam à isquemia da pele e do tecido celular subcutâneo. Muitas vezes, são desencadeadas por traumatismo local; assim, é indispensável o cuidado com pacientes hipertensos submetidos a procedimentos invasivos em membros inferiores. As lesões localizam-se na face lateral no terço distal dos membros inferiores, e têm como característica marcante a dor desproporcional que piora na posição horizontal.

Úlceras hipertensivas são mais frequentes em mulheres e têm como característica imagenológica a ausência de obstruções e de calcificação arterial. Elas são de pequeno tamanho, apresentam profundidade variável, base necrótica e extremidades violáceas (Figura 9.9).

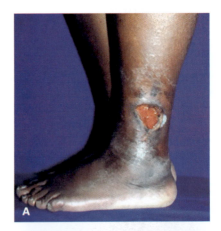

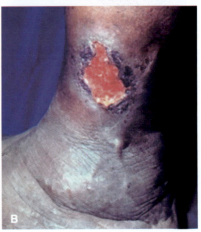

FIGURA 9.9 Úlcera de Martorell.

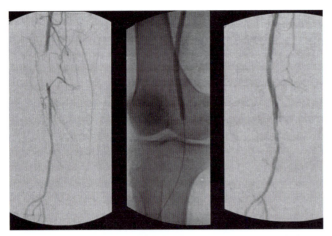

FIGURA 9.8 Angioplastia de artéria femoral superficial com balão.

Esses pacientes são frequentemente submetidos a exames invasivos de maneira desnecessária em busca de doença macroangiopática. É importante salientar que, clinicamente, diferente dos pacientes com lesões tronculares, o membro inferior apresenta-se bem perfundido, o que deve ser avaliado pelo exame físico meticuloso. Ao exame físico, todos os batimentos arteriais são normais, e o exame de Doppler é também normal, com fluxo trifásico.

O tratamento preconizado envolve o controle dos níveis pressóricos por meio de medicações anti-hipertensivas. Os fármacos recomendados são bloqueadores dos canais de cálcio, que, além do efeito sistêmico, apresentam também efeito local ao dilatar arteríolas. É importante evitar qualquer tipo de medicamento que facilite vasoconstrição periférica.

A evolução é longa e dolorosa, e em caso de persistência dos níveis elevados da pressão, é comum haver recidivas. Além disso, podem se apresentar mimetizando outros tipos comuns de lesão, o que muitas vezes dificulta o diagnóstico (Figura 9.10).

Vasculites

As vasculites também podem se manifestar por meio de lesões cutâneas. Existe uma variedade dessas doenças reumatológicas que resultam em isquemia tecidual, as quais geram úlceras que apresentam características variadas em função da doença de base. Podem ser agrupadas em dois grandes grupos: sistêmicas, mais frequentes ou com manifestações exclusivamente localizada, com diagnóstico mais difícil.

Entre as doenças mais comuns está a artrite reumatoide (AR), responsável por até 8% das úlceras de membros inferiores.[15] São de difícil tratamento, apresentam alta taxa de recidiva e estão habitualmente localizadas nos maléolos mediais, o que a torna um diagnóstico diferencial das úlceras venosas. Desse modo, é importante buscar as características sistêmicas da AR, como as manifestações álgicas articulares dos membros.

A esclerodermia é a doença do colágeno que mais causa úlcera de membros inferiores. As úlceras são pequenas, múltiplas, dolorosas e localizam-se nos artelhos. Isso dificulta a diferenciação para úlceras arteriais isquêmicas. Portanto, é indispensável conhecer a história clínica e correlacionar aos achados de exame físico, a idade e aspectos demográficos dos pacientes. As doenças do colágeno geralmente têm um quadro clínico mais arrastado e acometem mulheres mais jovens do que o perfil típico da doença arterial oclusiva periférica. Ao exame vascular, todos os batimentos arteriais estão presentes.

Por fim, outra causa reumatológica de úlcera de membros inferiores é o pioderma gangrenoso, cuja fisiopatologia não é completamente conhecida. Traumatismo, cirurgias e medicações são fatores desencadeantes.[16] Tal manifestação pode ser consequência de múltiplas doenças e apresenta-se como uma lesão inicialmente pústulo-nodular que evoluiu para uma úlcera necrosante, irregular com bordas discretamente elevadas e halo eritematoso (Figura 9.11).

Pode também estar associada a doenças inflamatórias intestinais, o que torna seu diagnóstico diferencial eminentemente clínico. O tratamento preconizado é baseado no controle das doenças de base e corticoterapia sistêmica, já que apresentam um componente inflamatório elevado quando comparada com outros tipos de úlceras.[17]

Diabetes melito

Por fim, a causa mais frequente de úlceras microvasculares é o diabetes melito. Por ser uma manifestação sistêmica, essas lesões envolvem toda a microcirculação, estando presente não só nos membros, como em órgãos vitais como rins, coração, cérebro e retina.

Nesses pacientes, a deposição de substâncias nocivas junto à lâmina elástica das células endoteliais gera um espessamento que dificulta a difusão dos micronutrientes e consequentemente gera isquemia tecidual.

São úlceras de moderado tamanho que predominam em terços distais dos membros inferiores, face lateral do pé e artelhos frequentemente indolores.

É importante ressaltar que nesse tipo de úlcera são frequentes as associações com quadros infecciosos, que se não forem tratados precocemente resultarão em uma evolução extremamente desfavorável. Além disso, não raramente, existe uma doença macrovascular associada que deve ser identificada e tratada o quanto antes, sob pena de não se atingir a cicatrização das feridas.

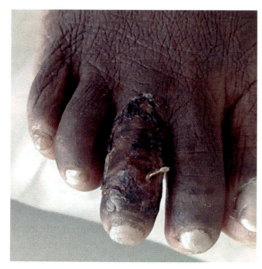

FIGURA 9.10 Apresentação atípica de úlcera de Martorell.

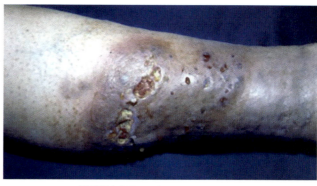

FIGURA 9.11 Pioderma gangrenoso.

Referências bibliográficas

1. Cucato GG, Ritti-Dias RM, Franco FGM, et al. Influence of peripheral arterial disease on daily living activities in elderly women. J Vasc Nurs. 2016;34(2):39-43.
2. Mills Sr JL. The application of the Society for Vascular Surgery Wound, Ischemia, and foot Infection (WIfI) classification to stratify amputation risk. J Vasc Surg. 2017;65(3):591-3.
3. Wolosker N, Rosoky RA, Nakano L, Basyches M, Puech-Leão P. Predictive value of the ankle-brachial index in the evaluation of intermittent claudication. Rev Hosp Clin Fac Med Sao Paulo. 2000;55(2):61-4.
4. Wolosker N, Rosoky RA, Nishinari K, Nakano L. Use of arteriography for the initial evaluation of patients with intermittent lower limb claudication. Sao Paulo Med J. 2001;119(2):59-61.
5. Almeida Mendes C, Arruda Martins A, Teivelis MP, et al. Carbon dioxide is a cost-effective contrast medium to guide revascularization of TASC A and TASC B femoropopliteal occlusive disease. Ann Vasc Surg. 2014;28(6):1473-8.
6. Almeida Mendes C, Arruda Martins A, Teivelis MP, Kuzniec S, Varella AYM, Wolosker N. Carbon dioxide as contrast medium to guide endovascular aortic aneurysm repair. Ann Vasc Surg. 2017;39:67-73.
7. Zerati AE, Wolosker N, Ayzin Rosoky RM, Fernandes Saes G, Ragazzo L, Puech-Leão P. Prevalence of metabolic syndrome in patients with intermittent claudication and its correlation with the segment of arterial obstruction. Angiology. 2010;61(8):784-8.
8. Cucato GG, Forjaz CLM, Kanegusuku H, et al. Effects of walking and strength training on resting and exercise cardiovascular responses in patients with intermittent claudication. Vasa. 2011;40(5):390-7.
9. Câmara LC, Santarém JM, Wolosker N, Dias RMR. Exercícios resistidos terapêuticos para indivíduos com doença arterial obstrutiva periférica: evidências para a prescrição. J Vasc Bras. 2007;6(3):246-56.
10. Mckittrick LS. Indications for amputation in progressive arterial obliteration of the lower extremities. Ann Surg. 1935;102(3):342-50.
11. Wolosker N, Nakano L, Anacleto MMM, Puech-Leão P. Primary utilization of stents in angioplasty of superficial femoral artery. Vasc Endovascular Surg. 2016;37(4):271-7.
12. Mendes CA, Wolosker N, Krutman M. A simple homemade carbon dioxide delivery system for endovascular procedures in the iliofemoral arteries. Circ J. 2013;77(3):831.
13. Mendes CA, Teivelis MP, Kuzniec S, Fukuda JM, Wolosker N. Endovascular revascularization of Tasc C and D femoropopliteal occlusive disease using carbon dioxide as contrast. Einstein (São Paulo). 2016;14(2):124-9.
14. Martorell F. Las úlceras supramaleolares por arteriolitis de las grandes hipertensas. Acta Inst Policlin Barc. 1945;1(1):6-8.
15. Scottish Intercollegiate Guidelines Network. Management of chronic venous leg ulcers. Sign Guideline No 120. 2010;1-46.
16. Powell FC, Su WP, Perry HO. Pyoderma gangrenosum: classification and management. J Am Acad Dermatol. 1996;34(3):395-409-quiz410-2.
17. Kolios AGA, Hafner J, Luder C, et al. Comparison of pyoderma gangrenosum and Martorell hypertensive ischaemic leg ulcer in a Swiss cohort. Br J Dermatol. 2018;178(2):e125-6.

10 Síndrome do Pé Diabético

Alexandre Leme Godoy-Santos • Eduardo Araújo Pires • Fábio Corrêa Paiva Fonseca

Introdução

Diabetes melito (DM) é uma doença crônica que gera níveis elevados de glicose no sangue, causada pela deficiência da produção de insulina ou da sua ação. Essa hiperglicemia crônica é a responsável pelas complicações ocasionadas pelo diabetes, entre as quais se destacam os acidentes vasculares cerebrais, o infarto agudo do miocárdio (IAM), a insuficiência renal dialítica, a perda da acuidade visual, a dor crônica e as amputações.[1] Por ser uma doença silenciosa, o descontrole glicêmico prolongado é responsável por milhares de mortes todo ano, direta ou indiretamente, já que os pacientes são mais suscetíveis a evoluir de maneira adversa quando acometidos por outras doenças, tais como infecções pulmonares. Além disso, necessitam de cuidados redobrados quando submetidos a tratamentos cirúrgicos, mesmo que eletivos, pois o estado hiperglicêmico reduz a capacidade de cicatrização e de defesa contra microrganismos.[1,2]

Suas repercussões psicossociais são devastadoras, para o paciente e seus familiares, pois geram limitações funcionais nas atividades laborativas e de autocuidado, já que necessitam de tempo para passar em consultas com equipe multiprofissional – endocrinologistas, ortopedistas, cardiologistas, neurologistas, enfermeiros, fisioterapeutas – e para o autocuidado. Associadas ao acúmulo de complicações geradas pela doença, prejudicam os pacientes, por exemplo, para organizar seus lares, medicarem-se corretamente e observar o surgimento de feridas plantares.[3]

O impacto econômico gerado pelas complicações crônicas do diabetes também é outro fator muito preocupante. Dados mostram que, apenas em 2017, o diabetes gerou um custo de 377 bilhões de dólares nos EUA. Mesmo com trabalhos que mostrem o elevado custo direto em virtude de consultas, internações hospitalares, procedimentos cirúrgicos, medicamentos, hemodiálise, curativos, próteses, entre outros, os indiretos são imensuráveis, tais como impacto no trabalho, ônus familiar, transtornos psíquicos em decorrência das incapacidades geradas etc.[4]

Etiologia

As complicações do diabetes são diretamente relacionadas com o descontrole glicêmico prolongado do paciente, que gera lesões de órgãos-alvo, como acidentes vasculares cerebrais, cardiopatias, insuficiência renal, oclusões arteriais, retinopatias e a síndrome do pé diabético. A definição mais atual dessa síndrome a caracteriza como uma infecção, ulceração e/ou destruição de tecidos dos membros inferiores associada a alterações neurológicas e doença vascular periférica. Sua etiologia é baseada em três pilares: insensibilidade plantar, hipoperfusão tecidual e hiperpressão plantar (Figura 10.1).[1,2,5]

Epidemiologia

De acordo com a Federação Internacional do Diabetes (IDF), em 2017 a prevalência mundial do diabetes era de 425 milhões de pessoas. Seguindo a projeção atual, com o crescimento e envelhecimento populacional, a urbanização, o aumento da obesidade e a melhoria da assistência em saúde global, projeta-se que em 2045 haverá 629 milhões (acréscimo de 48%). Desses, 42 milhões estarão na América do Sul ou Central.[2]

Estima-se que o Brasil é o quarto país do mundo com maior número de diabéticos (14 milhões), perdendo apenas para China, Índia e EUA. Estudos mostram até 66% de prevalência de neuropatia em diabéticos, com incidência anual de 2% de úlceras plantares. Isso faz com que amputações sejam 10 a 20 vezes mais comuns nessa população e que a cada 30 segundos uma pessoa no mundo sofra a perda de um segmento do

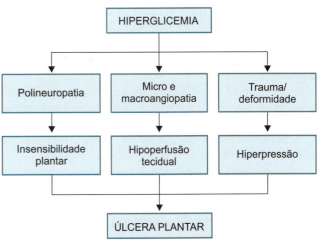

FIGURA 10.1 Pilares causadores da úlcera plantar.

membro inferior em razão dessa enfermidade. Sabemos que a prevalência do pé diabético é maior em homens e naqueles com diabetes melito tipo 2 (DM2). Esse cenário torna-se mais preocupante, pois trabalhos indicam um aumento da incidência de pés diabéticos à medida em que aumenta a prevalência e a expectativa de vida desses pacientes.[1]

Fisiopatogenia

A síndrome do pé diabético é o resultado de um estado hiperglicêmico crônico. Sabe-se que esse é o fator responsável pela destruição funcional e estrutural dos tecidos. A glicotoxicidade lesa inicialmente tecidos que não necessitam da insulina para absorção da glicose, tais como as células endoteliais e nervosas.

Ao absorverem elevada quantidade de glicose, essas células acabam intensificando sua metabolização, e consequentemente a produção de espécies reativas de oxigênio e de sorbitol. Essas substâncias, entre outras também citotóxicas, são as principais responsáveis pelas lesões dos nervos e vasos de pacientes diabéticos, e por gerar os três pilares da síndrome do pé diabético: polineuropatia, micro e macroangiopatia e a artropatia de Charcot.[6,7]

Neuropatia diabética

A neuropatia diabética é caracterizada por algum grau de disfunção sensitiva, motora ou autonômica dos nervos periféricos, em que a polineuropatia distal simétrica é a neuropatia prevalente e afeta pelo menos 50% dos pacientes diabéticos. Diversos fatores de risco são descritos como responsáveis por seu aparecimento (p. ex., descontrole glicêmico, hipertensão arterial, hipertrigliceridemia, obesidade, envelhecimento, duração da diabetes e sexo feminino).[2,8]

A polineuropatia diabética simétrica pode gerar diferentes sintomas, a depender do calibre da fibra sensitiva predominantemente acometida. As fibras sensitivas de pequeno calibre são responsáveis pelo transporte de estímulos álgicos e, quando isoladamente acometidas, geram sintomas de dor neuropática difusa nos pés associado a picadas, ou hipoalgesia térmica. Já quando apenas as fibras grandes são acometidas, sintomas como redução da sensibilidade ao toque, vibração, propriocepção e motricidade são observados. Para que haja a instalação da lesão cutânea (úlcera), são as fibras grandes as geralmente acometidas.[7,9]

A neuropatia motora, quando presente, leva a um desbalanço muscular, o qual pode gerar deformidades nos pés e, associada à neuropatia sensitiva, é responsável por alterações da marcha, tais como redução da velocidade e aumento do tempo de reação muscular.[10]

A neuropatia autonômica gera descontrole do tônus vascular, diminuição da sudorese e da secreção de glândulas lubrificantes. Desse modo, a pele fica seca, descamativa, intumescida e pode apresentar microfissuras pelas quais um quadro infeccioso pode se iniciar, o que é facilitado pela alteração do aporte sanguíneo.[11]

Micro e macroangiopatia

A alteração micro e macroangiopática ocasionada pelo diabetes é a condição etiológica da maioria das complicações. A principal alteração observada nos grandes vasos (macroangiopática) é a ateromatose. Embora uma de suas principais causas seja o diabetes, outros fatores de risco, tais como sedentarismo, dislipidemia, obesidade e hipertensão arterial sistêmica também são responsáveis por seu surgimento. Sabe-se que a deposição de placas de ateroma nos vasos diabéticos é difusa, circunferencial, bilateral, e progride mais rapidamente em relação a vasos não diabéticos. Essa condição causa redução ou até mesmo bloqueio do fluxo sanguíneo arterial para órgãos e membros. Quando acomete os membros, gera hipoperfusão tecidual e até mesmo gangrena – definida como uma morte tecidual secundária à perda de suprimento vascular.[12]

A microangiopatia é a responsável pela lesão e tamponamento dos capilares sanguíneos, cujas complicações são insidiosas e irreversíveis e causam, além da neuropatia, também a retinopatia e a nefropatia diabética. Ao contrário da macroangiopatia, sabe-se que o principal fator responsável pela microangiopatia é a hiperglicemia. Embora separadas para melhor entendimento, é importante ter em mente que a micro e macroangiopatia, geralmente coexistentes, nesses pacientes diminuem a nutrição e a imunidade, resultando em anoxia celular. Isso predispõe a ulceração e a infecção, e redução da capacidade de cicatrização tecidual.[12,13]

Osteoartropatia de Charcot

A osteoartropatia de Charcot é caracterizada por uma progressiva degeneração das articulações dos pés, com potencial de gerar deformidades e consequências devastadoras. Embora outras doenças também causem essa complicação, o diabetes é considerado o maior responsável, com prevalência de 13% nesses pacientes. A fisiopatologia mais aceita da neuroartropatia de Charcot é a presença de uma resposta exacerbada a um estímulo inflamatório qualquer associada a uma perda de função dos nervos periféricos. Essa resposta gera altos níveis de citocinas pró-inflamatórias, que se ligam ao receptor ativador do fator nuclear kappa B (RANKL), de modo a estimular osteoclastos a realizarem a reabsorção óssea. Esse fato, associado à insensibilidade plantar e neuropatia autonômica, faz com que o paciente não sinta dor e que haja aumento da vascularização local, fatores também responsáveis por gerarem as deformidades observadas nesta enfermidade.[6]

Quando observado na fase aguda, o paciente apresenta-se com quadro de edema, hiperemia e hipertermia difusos no pé, geralmente unilateral, e relata ou não pequenos traumas no membro. Por ser uma condição indolor decorrente de neuropatia, o paciente costuma demorar a reconhecer e procurar auxílio médico. Além disso, mesmo quando busca tratamento médico, uma vez que o quadro clínico é muito parecido com sinais de traumatismos locais ou infecção de pele, o diagnóstico não é realizado corretamente. Para isso, um simples exame físico em que se eleva o membro por 5 a 10 minutos ajuda a diferenciar se a hiperemia tem origem inflamatória ou infecciosa: se houver melhora ou resolução da hiperemia, reitera-se a possibilidade de não ser um quadro infeccioso. Estudo mostra erro diagnóstico em 79% dos casos, com atraso médio do tratamento de 29 semanas.[14]

Para realizar o diagnóstico precoce, em toda consulta o paciente e seus cuidadores devem receber orientações sobre os sinais dessa enfermidade e a necessidade de procura por atendimento imediato, quando presentes. Além disso, campanhas informativas para profissionais da saúde sobre a doença são de extrema importância, já que o diagnóstico e o tratamento precoces conseguem mudar a história natural da doença, evitando deformidades e até amputações. Nas primeiras 3 semanas, radiografias podem não mostrar alterações significativas; no entanto, a ressonância magnética é capaz de evidenciar o processo inflamatório e pode apresentar características que a diferenciam da osteomielite.[15]

Embora descrita inicialmente em 1703 por Willian Musgrave como uma artralgia causada por uma doença venérea (sífilis terciária), apenas em 1936 Willian Riely Jordan estabeleceu a associação entre a neuroartropatia e o DM. Para nortear o tratamento da neuroartropatia de Charcot, duas classificações foram criadas, baseadas na história natural da doença e na anatomia.[15]

Em 1966, Eichenholtz dividiu a história natural da artropatia em três estágios, baseado no aspecto clínico e radiográfico dos pés. O estágio I (inicial) é caracterizado pela presença de edema, eritema e hipertermia no pé, com radiografias mostrando osteopenia, fragmentação e luxação ou subluxação articular. Já no estágio II (coalescência) há uma melhora gradual dos sinais inflamatórios do pé. No entanto, as alterações radiográficas tornam-se mais evidentes, com absorção óssea, neoformação óssea, coalescência de grandes fragmentos e esclerose óssea. No estágio III (consolidação) há desaparecimento dos sinais inflamatórios e a radiografia demonstra remodelamento dos ossos e articulações afetadas. Nesse estágio, a depender da arquitetura óssea resultante da consolidação, há predisposição para formação de calosidades e úlceras plantares. No estágio inicial da doença, geralmente nas primeiras 3 semanas, não se observam alterações radiográficas, mas já são clinicamente perceptíveis alguns sinais, que Shibata descreveu como estágio 0 (Tabela 10.1).[16,17]

Já a classificação anatômica, descrita por Brodsky e modificada por Trepman, é baseada nas articulações mais comumente afetadas. O tipo I envolve as articulações do médio pé (tarsometatársicas e naviculocuneiformes), a tipo II envolve as articulações do retropé (subtalar e Chopart), a tipo III é subdividida em A e B, em que a III-A envolve o tornozelo e a III-B, a fratura da tuberosidade posterior do calcâneo. Trepman modificou essa classificação ao adicionar os tipos IV e V para os casos que envolvam múltiplas articulações e as articulações metatarsofalangianas (antepé), respectivamente (Figura 10.2).[16]

O tratamento dessa enfermidade é realizado de acordo com o estágio em que se encontra. Em todos eles, a orientação sobre a gravidade da doença deve ser reforçada. Nos estágios 0, I e II, além da realização de exames radiográficos seriados para observar a evolução da lesão, opta-se por imobilização e retirada da carga enquanto observam-se sinais clínicos inflamatórios, como edema, hiperemia e hipertermia. No momento em que estes começam a ceder, é iniciada carga protegida com gesso de contato total ou órteses. Já no estágio III, quando não há mais sinais clínicos inflamatórios e observa-se estruturação da lesão, é avaliado se a doença gerou deformidades. Nos pés plantígrados, o uso de calçados customizados com solado rígido e sem costura é indicado. Em pacientes que evoluíram com deformidades plantares, apenas no estágio III há indicação de abordagem cirúrgica para torná-lo plantígrado e ortetizável, a fim de evitar o surgimento de úlceras plantares (Figura 10.3).[14,18]

Avaliação clínica

Uma avaliação clínica minuciosa desses pacientes é extremamente importante, capaz de retardar a história natural da doença. Por ser uma doença multissistêmica o paciente

TABELA 10.1 Classificação de Eichenholtz.

Estágio	Achados radiográficos	Achados clínicos	Tratamento
0 (prodrômico)	Radiografias normais	Edema, eritema, hipertermia	Educação do paciente, radiografias em série para monitorar a evolução, carga protegida
I (inicial)	Osteopenia, fragmentação, subluxação ou deslocamento articular	Edema, eritema, hipertermia, frouxidão ligamentar	Carga protegida com gesso de contato total ou órtese pneumática pré-fabricada. O gesso ou a órtese devem ser usados até a resolução radiográfica da fragmentação e presença de temperatura normal da pele (geralmente necessários por 2 a 4 meses)
II (coalescência)	Absorção óssea, esclerose óssea, coalescência de grandes fragmentos	Diminuição da hipertermia, do edema e do eritema	Gesso de contato total, órtese pneumática pré-fabricada, andador ortótico de contenção de Charcot ou órtese tornozelo-pé tipo concha
III (consolidação)	Consolidação de deformidade, artrose articular, fibrose anquilosante, arredondamento e alisamento de fragmentos ósseos	Ausência de hipertermia, de edema e de eritema; articulação estável ± deformidade fixa	Pés plantígrados: calçados customizados com solado rígido e sem costura. Pés não plantígrados ou com ulceração: desbridamento, exostectomia, correção de deformidade ou fusão com fixação interna

Estágios I a III descritos por Eichenholtz. Estágio 0 acrescido por Shibata et al., que evidenciou que sinais clínicos de artropatia de Charcot precederiam as alterações radiográficas. (Modificada de Shibata.[17])

sempre deverá ser avaliado e seguido por uma equipe multiprofissional. Assim, é possível prevenir de maneira efetiva lesões em órgãos-alvo.

Uma anamnese detalhada deve avaliar queixas, presença de comorbidades, medicamentos utilizados, vícios, cirurgias e complicações prévias, escolaridade, escores funcionais e de autocuidado, atividade laboral e condições de moradia, a fim de entender o micro e macroambiente onde aquele paciente está inserido. Esses critérios auxiliam no planejamento terapêutico de complicações da doença vigente e na prevenção de novas lesões. Por serem pacientes com alto risco de complicações, sempre devem ser acompanhados de perto a fim de que, caso apareçam novas lesões, elas sejam diagnosticadas precocemente para que seu tratamento seja mais efetivo e cause menos complicações. Embora cada caso deva ser avaliado individualmente, a Tabela 10.2 auxilia a determinar o seguimento do paciente.[19]

Exame físico

O profissional deve realizar um exame físico minucioso, avaliando o paciente como um todo, desde o momento que entra na sala de atendimento: sua marcha, postura, relação com o acompanhante (caso o tenha), semblante, capacidade de mobilizar-se e calçado em uso.

Exame físico estático

Nesse momento, realizam-se a inspeção geral e a procura de deformidades nos membros, com o paciente em repouso. Na sequência, com os membros inferiores despidos, preferencialmente do joelho aos pés, observamos a coloração da pele à

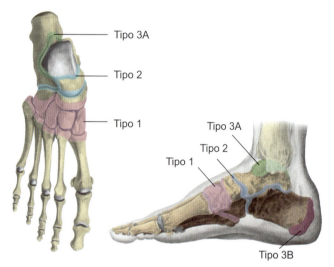

FIGURA 10.2 Classificação anatômica de Brodsky. (Adaptada de Wolf-Heidegger – Atlas de Anatomia, 6ª ed., 2006.)

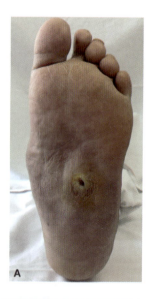
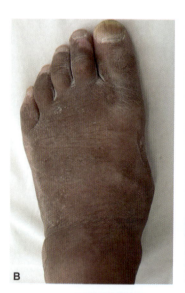
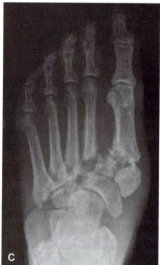
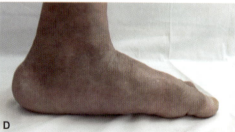
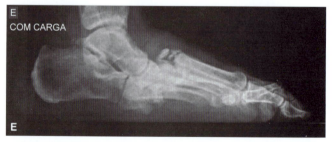

FIGURA 10.3 Paciente com osteoartropatia de Charcot estágio II. **A.** Úlcera plantar após desenvolver osteoartropatia de Charcot. **B** e **C.** Deformidade clínica e radiográfica no plano anteroposterior, respectivamente. **D** e **E.** Deformidade clínica e radiográfica no plano perfil, respectivamente. Observa-se na imagem E proeminência óssea plantar sobre o local da úlcera plantar.

TABELA 10.2 Fatores de risco e recomendações para tratamento da osteoartropatia de Charcot.

Categoria	Fatores de risco	Recomendações para tratamento	Frequência de avaliação
0	• Sem úlcera prévia • Sem deformidade • Sem amputação • Pulsos presentes • Sem neuropatia sensitiva	• Educação básica sobre cuidados com os pés • Calçados comerciais convencionais	• 1 vez/ano
1	• Sem úlcera prévia • Sem deformidade • Sem amputação • Pulsos presentes • Neuropatia sensitiva	• Autoexame diário dos pés • Educação para paciente com pé diabético • Orientação de calçados comerciais com características para proteção dos pés	• 1 vez a cada 6 meses
2	• Sem úlcera prévia • Deformidade moderada (pré-lesão): hálux rígido, proeminência da cabeça metatarsal, dedos em garra ou martelo, calosidades, proeminência óssea plantar, hálux valgo, exostose dorsal • Pulsos presentes • Amputação raio-lateral isolada • Neuropatia sensitiva	• Autoexame diário dos pés • Educação para paciente com pé diabético • Orientação para calçados comerciais com características para proteção dos pés • Possível necessidade de órteses ou calçados moldados para o paciente	• 1 vez a cada 4 meses
3	• História de úlcera prévia • Deformidade: Charcot, hálux rígido, proeminência da cabeça metatársica, dedos em garra ou martelo, calosidades, proeminência óssea plantar, hálux valgo, exostose dorsal • Amputação prévia: múltiplos raios laterais, primeiro raio, transmetatársica ou Chopart • Pulsos presentes ou ausentes • Neuropatia sensitiva	• Autoexame diário dos pés • Educação para paciente diabético com pé em risco • Calçados e órteses moldadas e customizadas para acomodação das deformidades e dissipação de estresse mecânico • Pode precisar de órteses de imobilização do tornozelo tipo *walker* (Charcot resolvido com deformidade grave sem indicação cirúrgica)	• 1 vez a cada 2 meses • Avaliação imediata de qualquer alteração cutânea ou ungueal • Considerar avaliação especializada com cirurgião do pé e tornozelo

procura de sinais de insuficiência venosa; pilificação e turgor da pele dão ideia da irrigação arterial desse membro; unhas deformadas e escurecidas com descamação dos interdígitos representam sinais de umidade local, hipotrofias ou atrofias musculares podem sinalizar lesões neurológicas, sedentarismo e até mesmo desnutrição; cicatrizes e escoriações representam procedimentos cirúrgicos ou traumas prévios, e presença de calosidade ou úlceras locais indicam regiões de sobrecarga.

A palpação, sempre realizada de maneira sistematizada, também é indispensável para o manejo correto desses pés. A palpação deve ser realizada com calma; inicialmente palpa-se todo o membro à procura de tumorações, proeminências ósseas e presença de edema ou dor local, perfusão e enchimento capilar dos dedos, a seguir, checa-se o pulso poplíteo, pedioso e tibial. Esse exame é difícil de ser realizado, pois envolve habilidade e treino. Além disso, obesidade, edema e cicatrizes próximos ao local de palpação, dificultam bastante o teste. Portanto, por esse motivo, é comum a utilização de aparelhos como Doppler vasculares portáteis para auxiliar nessa etapa (Figura 10.4).

A avaliação da sensibilidade é de extrema importância, pois além de ser um dos pilares responsáveis pelo surgimento das calosidades e úlceras, muitos pacientes teimam em não reconhecer ou não aceitam a insensibilidade, o que dificulta o exame e seu eventual tratamento. Há diversos métodos para realizar essa avaliação, no entanto, os mais utilizados são a sensibilidade ao monofilamento de 10 g de Semmes-Weinstein e ao diapasão (Figuras 10.5 a 10.7).

Em seguida, avalia-se o grau de mobilidade articular passiva e ativa de todo o membro inferior, assim como sua força motora, com início pelos quadris, depois joelhos, tornozelos, complexo subtalar-Chopart e dedos. Essas informações ajudam a compreender a deformidade e seus locais de maior risco para evoluírem com calosidades e/ou ulcerações. Pacientes com sequelas de fraturas, artropatia de Charcot, lesões neurológicas centrais ou periféricas podem apresentar alterações características. Outro teste muito importante é o teste de Silverskiolde. Quando se observa déficit de dorsiflexão do tornozelo, esse teste auxilia a determinar se o encurtamento do tendão de Aquiles deve-se a todo tríceps sural ou apenas aos gastrocnêmios.

Ao finalizar essa etapa, é o momento de observar o paciente em posição ortostática. Estaticamente, avalia-se o alinhamento do retropé – valgo, neutro ou varo, o arco longitudinal medial – plano, normal ou cavo, áreas de apoio, posicionamento dos dedos e o equino (capacidade de apoio do calcâneo com o tornozelo em posição neutra). A seguir pedimos para que o paciente caminhe a fim de observar a marcha, em busca de padrões característicos de doenças ou áreas de sobrecarga dinâmica.

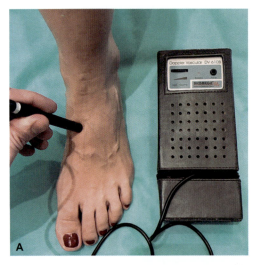
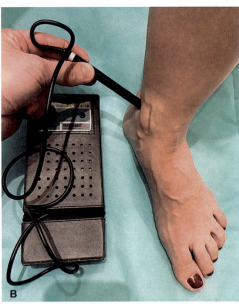

FIGURA 10.4 Doppler vascular portátil na avaliação do pulso. **A.** Artéria pediosa. **B.** Artéria tibial posterior.

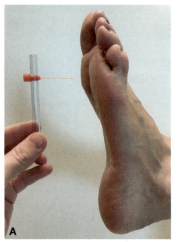
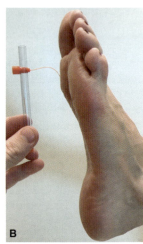

FIGURA 10.6 Aplicação do monofilamento de 10 g de Semmes-Weinstein.

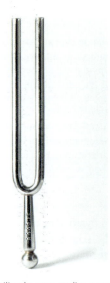

FIGURA 10.7 Diapasão utilizado para avaliar a sensibilidade vibratória.

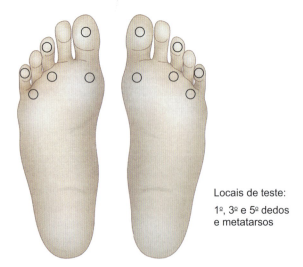

Locais de teste:
1º, 3º e 5º dedos e metatarsos

FIGURA 10.5 Locais de aplicação do monofilamento de 10 g de Semmes-Weinstein.

Por último, realiza-se a análise dos calçados. Eles são, muitas vezes, o grande vilão do pé diabético e responsáveis pelo aparecimento de feridas nos pés. Calçados apertados, inelásticos, com muitas costuras e flexíveis devem ser contraindicados. Observe as imperfeições e áreas de desgaste da palmilha, estado e áreas de consumo do solado, deformidades e furos, dados que ajudam a entender a biomecânica do pé, tais como tipo de pisada, áreas de sobrecarga e algumas características de marchas patológicas.

Úlceras plantares

Além da falta de investimento governamental em políticas públicas para informar e prevenir complicações do diabetes, a capacidade reduzida de pacientes diabéticos em reconhecer suas lesões, a dificuldade em realizar o autocuidado e compreender a gravidade de sua doença, fazem com que a maioria dos pacientes procurem por atendimento médico já com alguma complicação nos pés.

Nesse cenário, o tratamento baseia-se em classificar a lesão e determinar os fatores que a estão causando, e assim manejá-los de maneira eficaz e rápida. Somente assim é possível prover a cura definitiva da lesão.

Classificação

Diversas classificações são utilizadas em todo o mundo, mas a classificação Wagner, descrita em 1988, é a mais conhecida. Ela analisa a profundidade da ferida de acordo com os tecidos afetados e a presença de sinais de flogose, com estadiamento da úlcera plantar em cinco níveis. No entanto, embora seja de fácil utilização, trabalhos mostram que ela não apresenta boa previsibilidade quanto ao desfecho da ferida. Acredita-se que um dos fatores para essa baixa previsibilidade é não contar com uma avaliação independente para infecção e isquemia (Tabela 10.3).[20]

Nesse cenário, em 2004 o International Working Group of Diabetic Foot (IWGDF) publicou sua classificação, nomeada Pedis, a qual estratifica o pé diabético de acordo com cinco critérios: perfusão, extensão e profundidade da ferida, sinais infecciosos e presença de sensibilidade plantar. De acordo com essa estratificação, é possível pontuar o pé de 0 a 12 pontos, onde 0 representa um pé sem úlceras, no entanto em risco, e 12 apresenta pé grave até com repercussão sistêmica (SIRS). Trabalhos recentes demonstram que pontuação ≥ 7 está associada a desfechos ruins, com úlceras de difícil tratamento.[21]

Embora a classificação Pedis tenha boa sensibilidade e especificidade para sinalizar o desfecho, ela não é capaz de estratificar o risco de amputação ou orientar tratamento. Assim, em 2013, a American Association for Vascular Surgery (AAVS) desenvolveu um sistema de classificação de risco dos membros inferiores, nomeado WIfI, que estratifica o risco de amputação com base em três fatores – característica da ferida, grau de isquemia e de infecção. A partir dessas informações, os dados são levados a uma tabela que prediz o benefício de uma revascularização e o risco de amputação do membro naquele instante.[22]

TABELA 10.3 Classificação de Wagner.

Grau	Característica
0	Risco elevado, ausência de úlcera
1	Úlcera superficial, não infectado em termos clínicos
2	Úlcera profunda ± celulite, ausência de abscesso ou osteomielite
3	Úlcera profunda com osteomielite ou formação de abscesso
4	Gangrena localizada
5	Gangrena em todo o pé

Avaliação infecciosa

Não bastasse a complexidade do tratamento das úlceras plantares dos pés diabéticos, a infecção da ferida é extremamente comum e responsável por complicações locais (amputações) e sistêmicas (de descontrole glicêmico à septicemia). A contaminação polimicrobiana dessas feridas, associada à baixa resposta imunológica gerada pela hipoperfusão tecidual e desnutrição, são facilitadoras desse processo. O tratamento deve ser iniciado com extrema rapidez, visto que a infecção nesses pés evolui rapidamente. Presença de hiperemia e hipertermia local, drenagem de exsudato purulento, edema ou intumescência dos dedos são sinais característicos de infecção local. Um importante teste a ser realizado durante avaliação da úlcera plantar chama-se *probe-to-bone test*, descrito em 1995 por Grayson et al., em que se realiza a introdução de um *probe* esterilizado no interior da ferida à procura de contato ósseo. Embora em seu artigo original o autor correlacione o teste positivo para contato ósseo como alta probabilidade de osteomielite, trabalhos recentes mostram que apenas o teste negativo apresenta alta sensibilidade para ausência de osteomielite, e que sua acurácia para detectar osteomielite está associada à prevalência daquela população[20] (Figura 10.8).

Exames de imagem

Os exames de imagem são úteis na investigação de processos infecciosos – coleções e osteomielite, diagnóstico e seguimento da artropatia de Charcot e planejamento cirúrgico para correção de deformidades. Na suspeita de osteomielite, radiografias simples não são capazes de demonstrar alterações ósseas nas primeiras 2 semanas de infecção, no entanto, são extremamente úteis pois podem ser realizadas com carga, corroborando, assim, com o planejamento cirúrgico desses pacientes, quando indicado. A ressonância magnética é considerada o padrão-ouro no diagnóstico da osteomielite em seu estágio inicial, e deve ser realizada sempre que possível. Embora esteja disponível em poucos centros, a tomografia computadorizada com carga já é uma realidade, e promete maiores subsídios no diagnóstico e manejo terapêuticos desses pacientes (Figura 10.9).[1,23]

Avaliação nutricional

Muitos pacientes diabéticos, sobretudo os idosos e dialíticos, seja por sua capacidade cognitiva e de autocuidado, seja pela situação socioeconômica, têm uma alimentação desbalanceada, com baixa ingestão proteica. Esse baixo suporte nutricional, associado ao descontrole do diabetes reduzem sua resposta imunológica e metabólica. Desse modo, o controle metabólico é de suma importância para eles, com acompanhamento de equipe multiprofissional e, quando necessário, com uso de suplementos alimentares.[19]

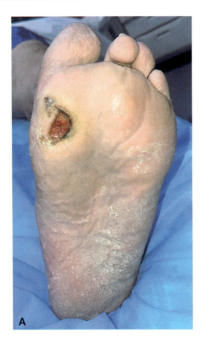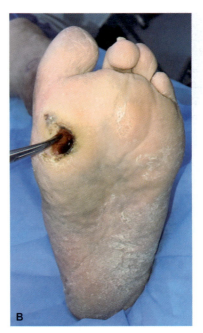

FIGURA 10.8 Teste *probe-to-bone* positivo.

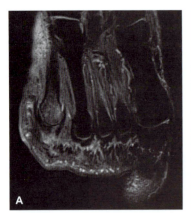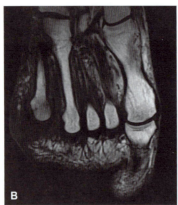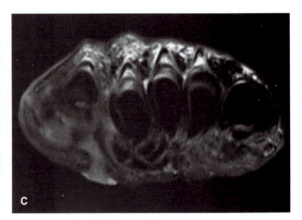

FIGURA 10.9 Paciente diabético com história de úlcera plantar lateral à cabeça do quinto metatarso, secundário a um pé cavo-varo equino, que evoluiu com fístula plantar associada à saída de exsudato purulento. **A.** Corte axial ponderado em T2 com hipersinal na cabeça do quinto metatarso. **B.** Corte axial ponderado em T1 com hipossinal na cabeça do quinto metatarso – sinais sugestivos de osteomielite. **C.** Fístula plantar.

Avaliação da perfusão do pé

Um dos pilares responsáveis pelo surgimento da úlcera plantar no paciente com pé diabético é a hipoperfusão tecidual secundária a macro e microangiopatia. A aterosclerose é uma das maiores causas da macroangiopatia, reduzindo ou até tamponando o lúmen das artérias e diminuindo o aporte vascular para as extremidades do corpo. A avaliação da perfusão dos membros inferiores é etapa crucial para o manejo das feridas plantares. Há diversas maneiras para se avaliar a vascularização do pé, entre as quais, avaliação do pulso das artérias pediosa e tibial, índice tornozelo-braquial ou dedo-braquial e pressão transcutânea de oxigênio. Para o auxílio na avaliação do pulso, já que muitos desses pacientes apresentam obesidade ou edema nos membros inferiores, a utilização de aparelhos Doppler portáteis consegue facilitar essa avaliação.

Quando identificam-se alterações nessa etapa, exames de maior acurácia devem ser utilizados, assim como a avaliação de um cirurgião vascular (Figura 10.10).[19,21]

Manejo da úlcera

Sabe-se que, mesmo quando afastados os fatores responsáveis pelo surgimento das úlceras plantares – baixa perfusão tecidual e hiperpressão local – a reepitelização da úlcera diabética segue um processo de cicatrização mais lento quando comparado a feridas em não diabéticos. Embora sua fisiopatologia ainda não esteja totalmente clara, é observado nessas feridas um prolongamento do primeiro período do estágio da cicatrização, chamado inflamatório, com elevada quantidade de metaloproteinases, citocinas e elastase neutrofílica no interior dessas feridas.

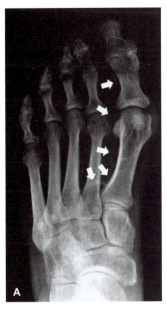
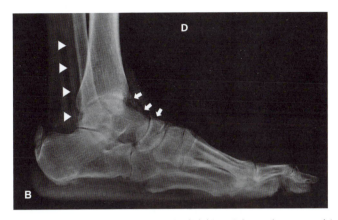

FIGURA 10.10 Imagens radiográficas que demonstram ateromatose difusa – macroangiopatia diabética. *Cabeças de setas*: artéria tibial posterior. *Setas*: artéria tibial anterior e pediosa e suas ramificações.

Acredita-se que o aumento desproporcional dessas proteínas pró-inflamatórias – responsáveis pela degradação da matriz extracelular –, associado a angiopatia e colonização bacteriana, seja o maior responsável por essa cicatrização retardada.[19]

Portanto, o tratamento dessas feridas é extremamente complexo. Baseia-se em medidas para melhorar seu micro e macroambiente, com vistas a prover, assim, suporte para sua cicatrização. Para decisão do melhor plano terapêutico, deve-se ter em mente suas principais causas, a fim de agir de maneira efetiva sobre cada uma delas. Estar atento à complexidade do problema, além de contar com a integração de uma equipe multiprofissional, são a base para o manejo dessas feridas. Para um melhor planejamento do tratamento das úlceras plantares, deve-se fazer as seguintes perguntas:

1. Há sinais de infecção/osteomielite?
2. Há insensibilidade plantar? O paciente está fazendo uso do calçado apropriado?
3. Há deformidades/sobrecargas mecânicas que geram hiperpressão local?
4. Há perfusão tecidual?

O tratamento da úlcera plantar infectada, com ou sem osteomielite, deve ser avaliado com cuidado, e a ferida, tratada de modo eficaz. Todo tecido desvitalizado deve ser desbridado e enviado para culturas. Curativos com terapia por pressão negativa são extremamente úteis nesse momento, quando disponíveis – além de manterem aspiração contínua da ferida, a fim de evitar a formação de exsudatos locais por meio do preenchimento de espaço morto, aumentam a capacidade da granulação na ferida, e também protegem tecidos locais, com melhora da capacidade de salvamento do membro.

Quando há extenso acometimento do membro, ou a vida do paciente está em risco, amputações parciais ou totais devem ser realizadas. Após coleta de culturas, antibioticoterapia de amplo espectro deve ser iniciada de acordo com protocolos assistenciais de cada serviço de saúde até o resultado das culturas, então guiada pelo antibiograma. Algumas vezes, pela necessidade de ressecção óssea para controle de osteomielite, criam-se cavidades ósseas. Para evitar que elas funcionem como espaço morto, a utilização de vidro bioativo tem sido opção para seu fechamento, já que, além de ajudar no preenchimento de cavidade, apresenta atividade bacteriostática (Figura 10.11).[24]

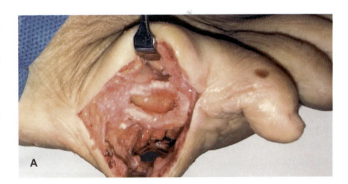
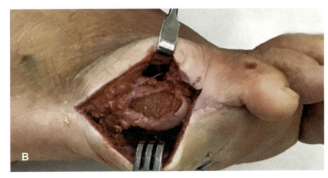

FIGURA 10.11 Vidro bioativo para preencher a cavidade óssea após enucleação da cabeça do quinto metatarso com sinais radiológicos de osteomielite aguda.

Quando não há sinais flogísticos ou indícios de osteomielite, o tratamento baseia-se em cuidados locais da ferida – por meio de desbridamentos mecânicos, químicos ou biológicos, curativos absortivos e com antibióticos e, mais recentemente, com o uso de fatores de crescimento locais e fototerapia – associados a medidas para otimizar a perfusão local, quando necessário, e reduzir a pressão. Isso pode ser feito retirando-se a carga ou protegendo a região da ferida com calçados, palmilhas, órteses e gesso de contato total. Embora ainda se mantenha padrão-ouro para o tratamento das úlceras plantares, o gesso de contato total está contraindicado nos casos em que há sinais de infecção ou membro isquêmico. Membros que apresentam deformidades, como nas sequelas de artropatia de Charcot, tornam-se difíceis de serem ortetizados – é necessária uma abordagem cirúrgica a fim de transformar o pé o mais plantígrado possível.[25]

Embora a amputação seja tradicionalmente encarada como uma falha do tratamento, e não seja desejada pelo paciente, ela pode ser a melhor solução em alguns casos. Isso porque, naqueles bem indicados e realizados, a ortetização desses pacientes faz com que eles retomem suas atividades cotidianas e tenham qualidade de vida.[26]

Prevenção

O tratamento preventivo é de extrema importância para evitar o surgimento de úlceras plantares. A prevenção pode ser realizada com ações simples, mas que são muito eficazes. Pacientes e seus acompanhantes, mesmo que já tenham sido orientados sobre os cuidados diários com os pés, devem sempre ser relembrados a cada consulta. Além disso, nesse estágio da doença a maioria dos pacientes tem lesões concomitantes de outros órgãos-alvo, como baixa acuidade visual, obesidade (que limita a flexibilidade articular), acidente vascular encefálico (que reduz a capacidade cognitiva e de mobilidade), entre outras. Isso faz com que eles precisem de cuidadores que os ajudem em suas atividades cotidianas, assim como os acompanhem nas consultas. Aos cuidadores são dadas instruções durante o atendimento para que as recomendações sejam seguidas. Eles são responsáveis por identificar mais prontamente alterações cutâneas, evitando complicações.[2,19,27]

As principais recomendações preventivas são:

1. Explicar e mostrar maneiras sistematizadas de inspecionar os pés (dorso, dedos, espaço interdigital e planta), de modo que o paciente entenda que, por não ter sensibilidade, apenas encontrará lesões se observar os pés. Caso não tenha acompanhantes para ajudar, o uso de espelhos ou câmeras fotográficas podem contornar o problema. Procurar por bolhas, calosidades, rachaduras e úlceras.
2. Durante o banho, lavar os pés com água morna. Para testar a temperatura da água, utilizar sempre as mãos ou pedir ajuda a alguém, de maneira a nunca colocar inicialmente os pés em contato com a água sem antes saber se a temperatura está correta. Caso tiver dificuldade para lavar os pés, pedir ajuda ou tomar banho sentado. A limpeza deve ser realizada de preferência com sabonete neutro e hidratante, sem o uso de buchas ásperas e sem esquecer de limpar também entre os dedos.
3. Secar os pés após o banho é tão importante quanto lavá-los, o que deve ser realizado de maneira cuidadosa e eficiente, principalmente nos interdígitos, com uso de tecido de algodão macio. Caso haja dificuldade nessa etapa, pode-se utilizar secador de cabelo no modo frio.
4. Aplicar creme hidratante corporal nas pernas e nos pés a fim de manter a pele hidratada, para evitar, assim, rachaduras. Não passar entre os dedos.
5. Utilizar meias de algodão grossas, sem costuras, sem elásticos e brancas. Isso protege os pés contra atritos dos calçados e absorve o suor. Inspecionar as meias sempre após seu uso; por serem brancas ajudam a identificar exsudação em caso do surgimento de feridas.
6. Nunca andar descalço, mesmo que dentro de casa. Isso evita o surgimento de feridas nos pés e os protegem contra traumas. Ao calçar os sapatos, sempre deve-se inspecioná-los, à procura de objetos que possam machucar o pé.
7. Os calçados não devem ser escolhidos pela estética, e sim pelas suas características anatômicas. Preferir aqueles com solado firme, com palmilhas confortáveis e sem costuras internas, pois essas causam atritos. O comprimento e a largura do sapato devem acomodar bem os pés, de modo que não os apertem, assim como a altura da câmara anterior deve ser alta o suficiente para evitar o atrito dos dedos. O tecido deve ser flexível e pouco elástico, sem fibras sintéticas.
8. Quando realizar a troca do calçado, usar o novo com cautela, no início com uma hora de permanência para avaliar se ele gera atritos e para que laceie progressivamente.
9. Manter as unhas sempre aparadas retas; unhas encravadas ou curtas e traumas durante seu manejo podem gerar portas de entrada para microrganismos, que geram complicações locais e até sistêmicas, se não rapidamente diagnosticadas e tratadas.
10. Enfatizar a importância de um bom controle glicêmico, e dos malefícios à saúde pelo tabagismo e pelas bebidas alcoólicas.
11. Fazer acompanhamento regular, conforme frequência orientada pelo médico, e comunicá-lo imediatamente se ocorrerem imprevistos ou surgirem dúvidas.

Referências bibliográficas

1. Paulo de Oliveira JE, Foss-Freitas MC, Magalhães Montenegro Junior R, Vencio S. Diretrizes da Sociedade Brasileira de Diabetes [Internet]. São Paulo: Sociedade Brasileira de Diabetes/Clannad; 2017 [Acesso em: 30 jun. 2021]. Disponível em: https://diabetes.org.br/e-book/diretrizes-da-sociedade-brasileira-de-diabetes-2017-2018/.
2. Karuranga S, da Rocha Fernandes J, Huang Y, Malanda B. IDF Diabetes Atlas [Internet]. 8. ed. International Diabetes Federation; 2017. [Acesso em: 30 jun. 2021]. Disponível em: https://diabetesatlas.org/upload/resources/previous/files/8/IDF_DA_8e-EN-final.pdf.
3. Prajapati V, Blake R, Acharya L, Seshadri S. Evaluación de la calidad de vida en pacientes diabéticos tipo II utilizando el cuestionario

modificado de calidad de vida (MDQoL) – 17. Braz J Pharm Sci. 2017;53(4):17144.
4. American Diabetes Association. Economic costs of diabetes in the U.S. in 2017. Diabetes Care. 2018;41(5):917-28.
5. Chang JW, Heo W, Choi MSS, Lee JH. The appropriate management algorithm for diabetic foot: A single-center retrospective study over 12 years. Medicine (Baltimore). 2018;97(27):e11454.
6. Connors JC, Hardy MA, Kishman LL, et al. Charcot pathogenesis: a study of *in vivo* gene expression. J Foot Ankle Surg. 2018;57(6):1067-72.
7. Shillo P, Sloan G, Greig M, et al. Painful and painless diabetic neuropathies: what is the difference? Curr Diab Rep. 2019;19(6):32.
8. Callaghan BC, Little AA, Feldman EL, Hughes RA. Enhanced glucose control for preventing and treating diabetic neuropathy. Cochrane Database Syst Rev. 2012;6(6):CD007543.
9. Gwathmey KG, Pearson KT. Diagnosis and management of sensory polyneuropathy. BMJ. 2019;365:l1108.
10. Vinik AI. Diabetic Sensory and Motor Neuropathy. Solomon CG, editor. N Engl J Med. 2016;374(15):1455-64.
11. Vinik AI, Holland MT, Le Beau JM, Liuzzi FJ, Stansberry KB, Colen LB. Diabetic neuropathies. Diabetes Care. 1992;15(12):1926-75.
12. Nativel M, Potier L, Alexandre L, et al. Lower extremity arterial disease in patients with diabetes: a contemporary narrative review. Cardiovasc Diabetol. 2018;17:138.
13. Avogaro A, Fadini GP. Microvascular complications in diabetes: A growing concern for cardiologists. Int J Cardiol. 2019;291:29-35.
14. Vopat ML, Nentwig MJ, Chong ACM, Agan JL, Shields NN, Yang S-Y. Initial Diagnosis and Management for Acute Charcot Neuroarthropathy. Kans J Med. 2018;11(4):114-9.
15. Ramanujam CL, Zgonis T. The Diabetic Charcot Foot from 1936 to 2016: Eighty Years Later and Still Growing. Clin Podiatr Med Surg. 2017;34:1-8.
16. Papanas N, Maltezos E. Etiology, pathophysiology and classifications of the diabetic Charcot foot. Diabet Foot Ankle. 2013;4.
17. Rosenbaum AJ, DiPreta JA. Classifications in Brief: Eichenholtz Classification of Charcot Arthropathy. Clin Orthop Relat Res. 2015;473(3):1168-71.
18. Kucera T, Shaikh HH, Sponer P. Charcot Neuropathic Arthropathy of the Foot: A Literature Review and Single-Center Experience. J Diabetes Res. 2016;2016:3207043.
19. Ibrahim A, Jude E, Langton K, et al. IDF Clinical Practice Recommendations on the Diabetic Foot – 2017 [Acesso em: 30 jun. 2021]. Disponível em: www.idf.org/about-diabetes/54-our-activities/222-idf-clinical-practice-recommendations-on-the-diabetic-foot.html.
20. Lozano RM, González Fernández ML, Hernández DM, Beneit Montesinos JV, Jiménez SG, Gonzalez Jurado MA. Validating the probe-to-bone test and other tests for diagnosing chronic osteomyelitis in the diabetic foot. Diabetes Care. 2010;33(10):2140-5.
21. Chuan F, Tang K, Jiang P, Zhou B, He X. Reliability and validity of the perfusion, extent, depth, infection and sensation (Pedis) classification system and score in patients with diabetic foot ulcer. PLoS One. 2015;10(4):e0124739.
22. Asia S, Zhan LX, Branco BC, Armstrong DG, Mills JL. The Society for Vascular Surgery lower extremity threatened limb classification system based on Wound, Ischemia, and foot Infection (WIfI) correlates with risk of major amputation and time to wound healing. J Vasc Surg. 2015;61(4):939-44.
23. Lauri C, Tamminga M, Glaudemans AWJM, et al. Detection of osteomyelitis in the diabetic foot by imaging techniques: a systematic review and meta-analysis comparing MRI, white blood cell scintigraphy, and FDG-PET. Diabetes Care. 2017;40(8):1111-20.
24. Godoy-Santos AL, Rosemberg LA, de Cesar-Netto C, Armstrong DG. The use of bioactive glass S53 P4 in the treatment of an infected Charcot foot: a case report. J Wound Care. 2019;28(Sup1):S14-7.
25. Edwards J, Stapley S. Debridement of diabetic foot ulcers. Cochrane Database Syst Rev. 2010;2010(1):CD003556.
26. Zhan LX, Branco BC, Armstrong DG, Mills JL. The Society for Vascular Surgery lower extremity threatened limb classification system based on Wound, Ischemia, and foot Infection (WIfI) correlates with risk of major amputation and time to wound healing. J Vasc Surg. 2015;61(4):939-44.
27. Natovich R, Kushnir T, Harman-Boehm I, et al. Cognitive dysfunction: Part and parcel of the diabetic foot. Diabetes Care. 2016;39(7):1202-7.

11 Osteoartropatia Neuropática de Charcot

Fábio Batista

Introdução

Descrita em 1868 pelo neurologista francês Jean-Martin Charcot como uma lesão neuroartropática hipertrófica destrutiva que afetava as articulações de indivíduos portadores de sífilis terciária, a artropatia de Charcot teve sua grande expressão científica a partir dos estudos de Eichenholtz, em 1966, mostrando achados clínicos, laboratoriais e microscópicos que propunham interpretações diagnósticas. Apesar de seu grande trabalho sobre o pé de Charcot, foi nas Clínicas de Psiquiatria e Neurologia da Salpetriere, na França, na metade do século XIX, por meio de estudos clínicos com mulheres histéricas, que Jean-Martin Charcot alcançou a fama e, verdadeiramente, consolidou seus protocolos profissionais.

Mais recentemente, a American Orthopaedic Foot and Ankle Society, pela segunda vez, referiu a artropatia de Charcot como um dos mais importantes e complexos cenários clínicos que requer, do cirurgião de tornozelo e pé, treinamento e especialização para o adequado manejo.

O pé diabético, visto como a principal causa de amputação da extremidade inferior, mais do que uma complicação do diabetes, deve ser considerado uma condição clínica complexa, que pode acometer os pés e/ou tornozelos de indivíduos diabéticos. Pode reunir aspectos clínicos variados, tais como perda da sensibilidade dos pés, presença de feridas complexas, deformidades, limitação de movimento articular e infecções, entre outros, até evoluir para a amputação. A abordagem deve ser especializada e contemplar um modelo de atenção integral (conscientização e educação, qualificação do risco, investigação adequada, tratamento apropriado das feridas, cirurgia especializada, aparelhamento customizado e reabilitação integral), objetivando a prevenção e a restauração funcional da extremidade.

A artropatia de Charcot é uma das mais devastadoras complicações do pé diabético, com elevado risco de amputação da extremidade e significativo impacto negativo na qualidade de vida do paciente, além de ser um grande desafio ao cirurgião ortopédico experiente.

Têm sido cada vez mais discutidas e aplicadas técnicas de superconstrução que aumentam o poder de fixação, como fusão que se estende além da zona afetada e atravessa por articulações não comprometidas; ressecções ósseas bem planejadas, reduzindo completamente a deformidade; osteossíntese rígida bem tolerada pelo envelope de partes moles; e aparelhamento apropriado para maximizar a função biomecânica do pé.

O típico paciente portador da artropatia de Charcot apresenta-se com diabetes melito de longa duração, entre a quinta e sétima décadas de vida, geralmente acima do peso e com pés insensíveis. Situações clínicas como hanseníase, alcoolismo, doenças degenerativas do sistema nervoso central, mielodisplasias, lesões de nervos periféricos e outras, embora muito menos frequentes que o diabetes, também podem comprometer as articulações e, eventualmente, evoluir para artropatia de Charcot (Figuras 11.1 a 11.3).

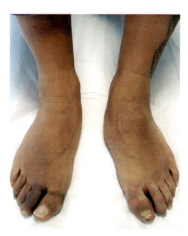

FIGURA 11.1 Charcot do mediopé esquerdo, com colapso do arco longitudinal medial, abdução do antepé, exostose medial e equinismo do calcâneo.

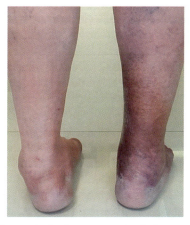

FIGURA 11.2 Tornozelo de Charcot, com desvio fixo em varo. Situação clínica que comumente não aceita tratamento não operatório.

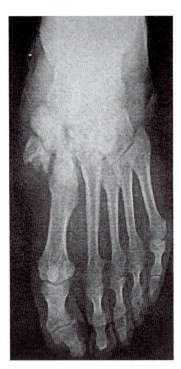

FIGURA 11.3 Achados radiográficos de Charcot do mediopé.

Fisiopatologia

A combinação entre ausência da sensibilidade protetora dos pés, perda do controle vasomotor com hiperfluxo associado à osteoporose hiperêmica e carga mecânica repetitiva pode levar a fraturas periarticulares e subluxações, bem como ao desenvolvimento de deformidades graves associadas a tentativas hipertróficas de consolidação.

Fatores associados à expressão gênica (sistema RANKL), mecanismos de imunossupressão ou pró-inflamatórios (óxido nítrico, fator de necrose tumoral [TNF] alfa, interleucinas), diminuição do crescimento cartilagíneo e fenômenos relacionados com a glicação não enzimática do colágeno poderiam determinar formas de apresentação e evolução clínicas mais ou menos agressivas. Incidência e bilateralidade variam de 0,5 a 7,5% e de 18 a 25%, respectivamente, e a prevalência pode ultrapassar 20% em indivíduos transplantados ou que fazem uso contínuo de fármacos que aumentam o *turnover* ósseo.

Classificações

As classificações da artropatia de Charcot devem propor um entendimento global, uniformizando a enfermidade em linguagem universal e, principalmente, proporcionando diretrizes para uma abordagem terapêutica adequada. Existem várias referidas na literatura mundial, porém aqui serão descritas algumas das mais conhecidas de maneira evolutiva, bem como uma nova proposta de estratificação clínica.

Topográfica de Frykberg

Topograficamente, o segmento mais comumente afetado pela artropatia de Charcot é o mediopé (articulações de Lisfranc e Chopard), porém o antepé, o tornozelo e a tuberosidade posterior do calcâneo também podem ser sedes da doença.

Estágios de Schon

Três estágios (A, B e C) são descritos por Schon, com base no deslocamento plantar da massa óssea, comumente cuboide, e/ou cunhas.

- Estágio A: pequeno deslocamento, que não atinge o plano do solo
- Estágio B: deslocamento ósseo plantar que atinge o plano do solo, porém não o ultrapassa
- Estágio C: deslocamento plantar avançado, que ultrapassa o plano do solo.

Os estágios A e B ainda são passíveis de tratamento não operatório. Contudo, o estágio C apresenta indicação de manejo cirúrgico iminente, frente ao grave comprometimento da função podal, da má adaptação aos calçados e órteses e ao risco elevado de ulceração.

Clínico-radiográfica de Eichenholtz

- Fase I – desenvolvimento. Fase de instalação em que os pacientes apresentam sinais clínicos inflamatórios. O exame radiográfico pode ser normal
- Fase II – coalescência. O paciente apresenta regressão dos sinais inflamatórios, fraturas periarticulares e subluxações, bem como sinais radiográficos sugestivos de reabsorção óssea
- Fase III – reconstrução. Fase de consolidação e estruturação das deformidades, em que o pé pode demonstrar um grau de deformidade grave, incompatível com a boa condição funcional.

Estadiamento cíclico-evolutivo de FBatista

Propõe-se um estadiamento cíclico marcado por características clínicas e evolutivas do pé de Charcot, que, por meio de um julgamento clínico conciso e experiente, avaliando o paciente como um todo e obtendo apoio dos recursos diagnósticos armados oportunos, proporciona o direcionamento terapêutico mais apropriado.

- Estágio A – forma aguda sem ferida. Marcado pela presença de atividade neurovascular, clinicamente demonstrável por grande edema do segmento afetado, hiperemia, calor local e grave impotência funcional. O diagnóstico diferencial com trombose venosa profunda, infecção, fraturas e distrofia simpático-reflexa deve ser prontamente elucidado, a fim de se evitar o manejo iatrogênico da enfermidade.

Radiografias com carga sugerindo tumefação das partes moles ou, eventualmente, achados sugestivos de desarranjos osteoarticulares decorrentes de forma crônica reagudizada, cintilografia óssea sugerindo aumento da concentração do radiofármaco, ressonância magnética com grande infiltração medular e exames séricos-urinários sugerindo grande instabilidade metabólica devem fortalecer o diagnóstico

- Estágio B – forma aguda com ferida. Assume as características do estágio A, porém complicado com a presença de úlcera neuropática aguda
- Estágio C – forma crônica sem ferida. Deformidades estabelecidas e estruturadas, comumente rígidas, com mínima ou nenhuma atividade neurovascular vigente. As radiografias com carga descrevem graves desarranjos osteoarticulares, e a tomografia computadorizada com reconstrução 3D apresenta características importantes para o eventual planejamento cirúrgico reconstrutivo
- Estágio D – forma crônica com ferida. Assume as características do estágio C, porém complicado com a presença de úlcera neuropática crônica
- Estágio E – pé de Charcot séptico. Apresenta características clínicas, laboratoriais e imagenológicas locais e sistêmicas compatíveis com um processo séptico em atividade. Pode assumir qualquer uma das formas clínicas descritas. Exames de ressonância magnética e cintilografia óssea com leucócitos marcados e, mais recentemente, a tomografia computadorizada por emissão de prótons (PET-CT), podem contribuir para o esclarecimento diagnóstico. No entanto, achados não conclusivos não afastam o diagnóstico, o qual deve ser guiado pelo julgamento clínico do profissional experiente; a biopsia cirúrgica é o padrão-ouro para o diagnóstico. Exames laboratoriais não tão alterados também não afastam o diagnóstico de um pé diabético séptico. Frequentemente, é associado a úlceras de maior diâmetro e profundidade, com elevado padrão exsudativo.

Charcot iatrogênico

Artropatia de Charcot desenvolvida a partir de intervenção clínica ou cirúrgica inapropriada. Frequentemente demonstrável nas reconstruções cirúrgicas insuficientes das fraturas do tornozelo diabético inicialmente sem Charcot, ou na evolução de um traumatismo banal em pé neuropático, tratado com botas imobilizadoras insuficientes em função e em tempo de imobilização.

Tratamento

Academicamente, os pés diabéticos são divididos em neuropáticos, angiopáticos e mistos, com predomínio dos neuropáticos ou angiopáticos. O pé neuropático corresponde a 65 a 80% dos casos. Assim, a estratégia terapêutica ortopédica é suportada por cinco grandes grupos, de acordo com suas características clínicas sindrômicas (classificação sindrômica de FBatista):

- Grupo 1: pé diabético com ferida
- Grupo 2: pé diabético sem ferida
- Grupo 3: neuroartropatia de Charcot
- Grupo 4: pé diabético séptico/osteomielite
- Grupo 5: condições especiais (p. ex., coto de amputação parcial com deformidade e úlcera; fraturas do pé e tornozelo diabéticos; indivíduos com doença renal terminal; transplantados; extremidades angiopáticas não passíveis de revascularização associadas a úlcera, deformidade e qualidade funcional pobre, entre outras).

Comumente abordada de modo inadequado como trombose venosa profunda, ou infecção de partes moles ou fraturas, gota ou até mesmo como algoneurodistrofia, o diagnóstico equivocado e o início tardio do tratamento adequado podem ocasionar inúmeros prejuízos ao indivíduo, frequentemente comprometendo a qualidade do resultado almejado.

Deve-se suspeitar de neuroartropatia em qualquer pé que apresente temperatura cutânea elevada, hiperemia e edema, e o paciente deve ser encaminhado rapidamente a uma equipe de especialistas em pé diabético.

O objetivo do tratamento do pé de Charcot é obter um produto final que contemple características de estabilidade, funcionalidade e proteção, livre de lesões e que restaure a longevidade funcional da extremidade, melhorando sobremaneira a qualidade de vida do indivíduo.

Assim, a terapêutica deve ser individualizada e pode reunir técnicas conservadoras, seja por meio de gesso de contato total modificado por FBatista (bivalvado e multicamadas, preferencialmente, e sem carga na fase aguda) (Figura 11.4) ou ortetização customizada e carga na fase crônica, controle metabólico do diabetes, uso de calcitonina intranasal e bifosfonados sistêmicos (controverso, sobretudo diante de alterações de função renal), ou por meio de manejo cirúrgico oportuno e especializado, como exostectomia, reconstrução ou realinhamento articular e uso de placas e parafusos, hastes intramedulares, parafusos canulados ou fixadores externos (Figura 11.5). Deformidade óssea progressiva e significativa reabsorção associadas à neuropatia têm aumentado o desafio no tratamento cirúrgico. Cada vez mais, têm sido discutidas e aplicadas técnicas para aumentar o poder de fixação, tais como a fusão que se estende além da zona afetada, por meio de articulações não comprometidas, uso de dupla placa e parafusos, ressecções ósseas planejadas visando reduzir completamente a deformidade, osteossíntese rígida que não comprometa as partes moles e aparelhamento apropriado otimizando a função biomecânica do pé. O período pós-operatório é bastante criterioso, frequentemente utilizando-se gesso de contato total e órteses tipo Clam Shell ou CROW, e exige do paciente, dos familiares e do cirurgião grande cumplicidade, disciplina e interatividade. Como já mencionado, o principal objetivo ao final do manejo é a obtenção de um pé plantígrado, estável, funcional, livre de lesões e que possa ser aparelhado sob molde de modo satisfatório.

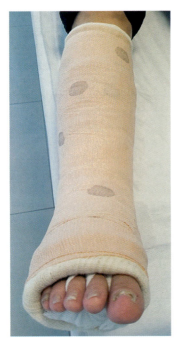

FIGURA 11.4 Gesso de contato total modificado por FBatista.

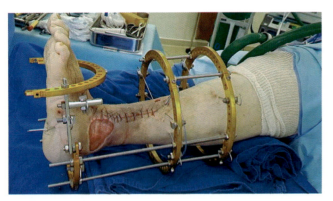

FIGURA 11.5 Desbridamento, tomada de cultivo profundo e anatomopatológico, realinhamento articular e estabilização externa em Charcot complicado com úlcera neuropática crônica e osteomielite crônica.

Em cenários bem avaliados e indicados de Charcot agudo, alguns pacientes podem se beneficiar do uso de fixação externa neutra. Se não houver complicações, é comum manter o fixador por 2 meses, caso o local principal seja o mediopé, e por 4 a 6 meses, caso os locais principais sejam o retropé ou o tornozelo. A associação de calcitonina intranasal pode ser discutida, bem como o uso de imunobiológicos (denosumabe), que poderia atuar bloqueando a expressão do sistema RANKL, levando a uma ação inibitória da atividade osteoclástica.

Considerações finais

A artropatia de Charcot tem sido associada a elevado risco de ulceração, infecção, amputação e mortalidade. Existem apresentações clínicas da artropatia de Charcot que parecem estar além do manuseio ortótico. Dessa maneira, as opções cirúrgicas com finalidade de manter a extremidade funcional, livre de recidiva de lesões e infecção, bem como manter o pé acomodado funcionalmente em palmilhas e calçados adaptados e diminuir os índices de amputação, devem ser consideradas, juntamente com os programas de educação, prevenção e abordagem interdisciplinar integral e comprometida, como os principais critérios de resolubilidade no manejo da artropatia de Charcot.

Bibliografia

Batista F. Artropatia de Charcot: atualização. Ter Man. 2010;8(37):241-4.

Batista F. Diabetic foot management around the World – expert surgeon's point of view. São Paulo: Editora Andreoli; 2012.

Batista F. Estadiamiento y tratamiento del pie de Charcot. Revista Pie Diabetico. 2009;6:16-21. Disponível em: <http://www.revistapiediabetico.net/revistas/2009-06.pdf>.

Batista F. Guia básico de cuidados com o pé diabético. [Acesso em 11 jul. 2018] Disponível em: <http://drfabiobatista.med.br/arquivos/guia_basico_cuidados_pe_diabetico.pdf>.

Batista F, Monteiro AC. Tratamento cirúrgico da neuroartropatia de Charcot: apresentação de técnicas e resultados preliminares. Diab Clin. 2003;7(5):358-66.

Batista F, Nery C, Pinzur M, et al. Achilles tendinopathy in diabetes mellitus. Foot Ankle Int. 2008;29(5):498-501.

Batista F. Neuroartropatia de Charcot. Educ Contin Saúde Einstein. 2012;10(2):55-7.

Batista F. Pé diabético – tratamento ortopédico interativo. Einstein: Educ Contin Saúde. 2009;7(2 Pt2):97-100.

Batista F. Pie de Charcot. In: Jesus FM. Pie diabético – atención integral. 3. ed. McGraw Hill; 2009.

Batista F, Pinzur MS. Acute Charcot joints in diabetics: surgical approach. Tobillo y pie. 2014;6(2):57-62.

Batista F, Pinzur MS. Disease knowledge in patients attending a diabetic foot clinic. Foot & Ankle Int. 2005;26:38-41.

Batista F. Uma abordagem multidisciplinar sobre pé diabético. 2. ed. São Paulo: Editora Andreoli; 2017.

Batista F, Vaso A. Programa de assistência integral ao pé diabético no Brasil. Tobillo y Pie. 2015;7(2):132-7.

Brodsky JW. The diabetic foot. In: Mann RA Coughlin MJ (eds.). Surgery of the foot and ankle. St. Louis: Mosby; 1993. p. 877-958.

Brodsky JW, Rouse AM. Exostectomy for symptomatic bony prominences in diabetic Charcot feet. Clin Orthop. 1993;296:21-6.

Eichenholtz SN. Charcot Joints, Springfield (IL): Charles Thomas; 1966.

Frykberg RG, Rogers LC. The diabetic Charcot foot: a primer on conservative and surgical management. JDFC. 2009;1(4):19-25.

Gupta PPK, Mohan V. Charcot foot – an update. JAPI. 2003; 51:367-72.

Hernandez GR. Classificación del pie diabético. In: Jesus FM. Pie diabético – atención integral. 2. ed. McGraw Hill; 2003. p. 79-96.

Jacobs RL, Karmody A. Charcot foot. In: Jahss MH (ed.). Disorders of the foot. Filadelfia: WB Saunders; 1982. p. 1248-397.

Jeffcoate WJ, Gawe F, Cavanagh PR. The role of proinflamatory cytokines in the cause of neuropathic osteoarthropathy (acute Charcot foot) in diabetes. Lancet. 2005;366(10):2058-61.

Keidar Z, Militianu D, Melamed E, et al. The diabetic foot: initial experience with 18F – FDG PET-CT. J Nucl Med. 2005;46(3):444-8.

Koller A, Meissner AS, Podella M, et al. Orthotic management of Charcot feet after external fixation surgery. Clin Podiatr Med Surg. 2007;24(3):583-99.

Levin and O'Neals. The diabetic foot. 6.ed. Mosby; 2001.

Lusser R, Hintermann B. Midfoot arthrodesis in Charcot foot deformity with Charcot screws. In: Foot and Ankle Surgery. Sanders Elsevier; 2010. p. 238-44.

Myerson MS, Alvarez RG, Lam PW. Tibiocalcaneal arthorosclerosis for the management of severe ankle and hindfoot deformities. Foot Ankle Int. 2000;21:643-50.

Myerson MS, Henderson MR, Saxby T, et al. Management of midfoot diabetic neuroarthropathy. Foot Ankle Int. 1994;15:233-41.

Noonan T, Pinzur M, Paxinos O, et al. Tibiotalocalcaneal arthorodesis with a retrograde intramedullary nail: a biomechanical analysis of the effect of nail lengh. Foot Ankle Int. 2005;26(4):304-8.

Pinzur MS. Benchmark analysis of diabetic patients with neuropathic Charcot foot deformity. Foot Ankle Int. 1999;20:564-7.

Pinzur MS. Treatment algorithm for Charcot foot arthropathy. Rev ABTPé. 2007;1:1-5.

Pinzur MS, Sostak J. Surgical stabilization of nonplantigrade Charcot arthropathy of the midfoot. Am J Orthop. 2007;36:361-5.

Richardson EG. Pé diabético. In: Canale ST (ed.). Cirurgia Ortopédica de Campbell. 10. ed. São Paulo: Manole; 2006. p. 4111-27.

Robinson AHN, Pasapula C, Brodsky JW. Surgical aspects of the diabetic foot. J Bone Joint Surg Br. 2009;91:1-7.

Sammarco VJ. Superconstructs in the treatment of Charcot foot deformity: plantar plating, locked plating, and axial screw fixation. Foot Ankle Clin. 2009;14(3):393-407.

Schon L, Bae SY. Charcot neuroarthropathy of the midfoot/hindfoot. In: Foot and Ankle Surgery. Sanders Elsevier; 2010. p. 218-35.

Sochocki MP, Verity S, Atherton PJ, et al. Health related quality of life in patientes with Charcot arthropathy of the foot and ankle. Foot Ankle Surg. 2008;14:11-5.

Sohn MW, Lee TA, Stuck RM, Frykberg RG, Budiman-Mak E. Mortality risk of Charcot arthropathy compared with that of diabetic foot ulcer and diabetes alone. Diabetes Care. 2009;32(5):816-21.

Stapleton JJ, Belczyk R, Zgonis T. Revisional Charcot foot and ankle surgery. Clin Podiatr Med Surg. 2009;26:127-39.

Wukich DK, Belczyk RJ, Burns PR, Frykberg RG. Complications encountered with circular ring fixation in persons with diabetes mellitus. Foot Ankle Int. 2008;29(10):994-1000.

12 Queimaduras

David de Souza Gomez • Débora Cristina Sanches Pinto

Introdução

Conhecemos o tratamento das queimaduras desde a época do homem de Neandertal, que, aparentemente, utilizava extratos de plantas para essa função. Os egípcios, por exemplo, usavam uma mistura de goma e leite de cabra associada ao leite materno para tratar queimaduras. O Papiro de Smith, que data de 1500 anos a.C., revelou muitas outras misturas estranhas para o tratamento desse tipo de ferida, como o uso de fatia de limão embebida em preparações oleosas. Entre os séculos V e IV a.C., os chineses já usavam tinturas e extratos de plantas retirados das folhas de chá em queimaduras. Mais recentemente, o ácido tânico teve uso similar, sabendo-se que as folhas do chá são ricas em tanino.

Por volta de 430 a.C., Hipócrates sugeriu uma mistura de porco, resina e betume em uma bandagem aquecida. Ele também misturou vinagre, acreditando que melhorava a dor. Na Roma Antiga, aparentemente, havia três métodos de tratamento:

- Celsius: mel, farelo e cinzas
- Pliny: tratamento por exposição diretamente ao ar, coberto com substâncias oleosas
- Galeno: vinagre ou vinho.

O que se percebe é que essas civilizações tão antigas não estavam muito distantes do que boa parte de nós utilizamos hoje, como gaze com petrolato, tratamento por exposição e uso de mel, entre outros métodos para tratamento de queimaduras.

Ambroise Paré (1519-1590), embora não reconhecesse as variadas profundidades das queimaduras, usou diferentes preparações para tratá-las. Percebia-se que as queimaduras mais profundas apresentavam menor dor, enquanto as superficiais eram reconhecidas por numerosas vesículas que acabavam sendo retiradas e eram mais dolorosas.

Em 1799, Earle reportou o uso de água gelada para o tratamento das queimaduras. Ele acreditava que o frio, ou o gelo, além de serem analgésicos, reduziriam o edema local. Posteriormente, em 1921, o real entendimento da perda de fluidos nos pacientes queimados mostrou-se promissor em relação ao futuro tratamento. Também no início do século XX, uma grande variedade de medicamentos tópicos foi utilizada, em especial o ácido tânico *spray*, que depois foi abandonado e interpretado como tóxico.[1]

O curativo de gaze com petrolato foi popularizado por Harvey, em 1942, e os curativos absorventes e oclusivos também passaram a ser mais usados, em especial pelos militares durante a II Guerra Mundial. Nos idos de 1953, a sepse foi considerada por Artz a primeira causa de morte, em especial em decorrência de estafilococos. Contudo, Moncrief atribuiu a mortalidade com grande ênfase aos gram-negativos (*Pseudomonas*) que penetravam a escara.

Inicialmente, o acetato de mafenide era bastante utilizado topicamente. Contudo, em virtude da absorção e inibição da anidrase carbônica, levava a grave acidose metabólica. A seguir, o nitrato de prata a 0,5% tópico foi introduzido por Moyer. Apesar de um método barato, causava complicações como hiponatremia, hipocloremia, várias trocas no decorrer do dia e manchava as roupas de modo indelével.

A partir do final da década de 1950 e início da década de 1960, Allgöwer descreveu a pele como nosso maior órgão imunológico e, junto a Monafo, levou ao desenvolvimento do uso do nitrato de cério a 2,2% associado à sulfadiazina de prata a 1%, em especial nas chamadas *massive burns*, produzido inicialmente na Holanda, em 1987, com o nome de Flamacerium®. Seu uso levou a uma redução de 50% nas taxas de mortalidade tardia do paciente grande queimado, e a aplicação do produto foi considerada uma "escarectomia química".[2]

Incidência

A incidência de grandes queimaduras que necessitam de atenção médica é maior do que a combinação da incidência de tuberculose e infecções pelo HIV. As queimaduras por incêndio representam mais de 300 mil mortes por ano em todo o mundo, e muitos pacientes sobreviventes enfrentam sequelas graves e de grande morbidade.

Em países de baixa e média rendas, tanto a morte quanto as sequelas são mais frequentes, especialmente em adultos jovens. Entre as principais causas destacam-se os incêndios, acidentes domiciliares (especialmente em crianças), explosões e outros traumas.

Nos casos de acidentes com crianças menores de 15 anos, a International Society for Burn Injuries (ISBI) considera que cerca de 75% das queimaduras são por escaldadura, e outras por contato e chama direta (costumam ser as mais graves). As queimaduras por radiação, radioatividade, eletricidade e químicas também causam muitos transtornos e são de complexo tratamento.

Avalia-se que no Brasil acontecem em torno de 1 milhão de incidentes por queimaduras ao ano. Desse total, 100 mil pacientes buscam atendimento hospitalar, e, desses, cerca de 2.500 vão a óbito, direta ou indiretamente em função de suas lesões.[3] Dados mundiais apontam que queimaduras atingindo menos de 20% de superfície corpórea (SC) ocorrem em média em 153/100 mil habitantes entre 0 e 15 anos.

Estudos mostram que a melhora dos pacientes e a retomada da vida normal depende muito mais do auxílio da família, do apoio da comunidade e de auxílio psicológico do que das características da queimadura propriamente dita.[4]

Ao receber um paciente queimado no pronto-socorro (PS), o atendimento inicial é, em essência, o mesmo que o prestado a um politraumatizado, com suas particularidades, de acordo com o ABCDE do ATLS ou, no caso, *Advanced Burn Life Support* (ABLS). Concentra-se especificamente nas particularidades da queimadura de cada paciente; inicia-se a avaliação por meio de uma anamnese cuidadosa e um exame físico geral e específico.

Aqui serão expostas as condutas adotadas em nosso serviço, do Hospital das Clínicas da Faculdade de Medicina da Universidade de São Paulo, que, por sua vez, baseia-se nas orientações da Sociedade Brasileira de Queimaduras, braço da ISBI.

Na anamnese, é de vital importância o conhecimento dos seguintes aspectos: tempo decorrido entre a queimadura e o atendimento inicial; agente etiológico da queimadura; quais as circunstâncias que a envolveram; se já houve atendimento médico em outro local, e o que já tenha recebido de medicações e/ou hidratação.

A primeira questão orientará o procedimento da reposição hídrica no que tange ao período de tempo em que esta deverá ser feita, principalmente nas primeiras oito horas pós-queimadura. Se, entretanto, o paciente grande queimado for iniciar o tratamento específico algumas horas após o acidente, sem ter recebido nenhuma reposição hídrica, em tese, dever-se-ia administrar o volume calculado para infusão – das primeiras oito horas – no prazo restante para o término desse primeiro período, o que nem sempre é possível em função de algumas variáveis.

A segunda questão indicará indícios de prognóstico: sabe-se que, em ordem crescente de gravidade etiológica das queimaduras, ocorrem, por exemplo, escaldadura, fogo e trauma elétrico de alta voltagem/amperagem.

A terceira questão recai no fato de que tais subsídios auxiliam na avaliação da gravidade do paciente queimado. Por exemplo: se houve queimadura em um ambiente fechado, suspeita-se fortemente de lesão inalatória. Ao exame físico específico, os indícios desse quadro devem ser pesquisados, quais sejam, escarro carbonáceo, fuligem em oro/nasofaringe, rouquidão pós-queimadura e queimaduras de vibrissas. Confirmado o quadro, deve-se proceder à intubação orotraqueal.

Com relação ao atendimento médico prévio, é importante o conhecimento das medicações e, principalmente, da quantidade de líquidos de reposição já administrados, já que se deve descontá-la do total calculado a infundir.

O exame físico geral seguirá a normatização do atendimento a um politraumatizado, ou seja, a sequência ABCDE do ATLS, ou ABLS. Deve-se lembrar a importância de se pesquisar, nessa etapa, possíveis outros traumas associados (cranianos, torácicos, abdominais ou de extremidades), que poderiam colocar prioritariamente em risco a vida do paciente, antes da própria queimadura. Os traumas elétricos também ensejam cuidados sistêmicos específicos.

O paciente vitimado por queimaduras, ao adentrar o PS, costuma encontrar-se (se o estado geral permitir sua manifestação) com muita dor e ansiedade, decorrentes do episódio de grande magnitude traumática que caracteriza esse evento. Assim, a equipe assistencial que o recebe precisa atuar nessas duas frentes: prover medicação analgésica e ansiolítica.

Quanto à primeira, como atualmente existe morfina em praticamente todos os hospitais com PS adequado, essa é a substância de escolha para a analgesia. Salvo naquelas raras situações em que todas as áreas queimadas são constituídas por queimaduras de 3º grau – e que, portanto, não causam dor ao paciente –, a dor é bastante intensa, já que geralmente costuma haver associação de áreas queimadas com profundidades diferentes em vários locais do corpo. A morfina deve ser usada sempre por via intravenosa (IV), já que se objetiva efeito rápido. Não se indica, portanto, a administração por via oral, além da probabilidade de o paciente apresentar íleo paralítico como consequência dos distúrbios hidreletrolíticos. Também a administração intramuscular deve ser evitada, pois, em um paciente queimado que esteja perdendo grande quantidade de líquidos pela superfície corpórea, sua vasculatura periférica encontra-se constrita, o que impede a absorção adequada do analgésico ali injetado.

Nessa fase, não é preciso cateterizar uma veia de grosso calibre, já que uma veia periférica é suficiente para se infundir a solução analgésica. *A priori*, não existe dose de morfina preestabelecida para o paciente: deve-se administrar a dose necessária e suficiente – para um adulto médio, inicia-se a analgesia com 5 mg de morfina e verifica-se sua resposta. Se a dor persistir, pode-se repetir a dose mais duas vezes, a cada 5 minutos. Desse modo, ao injetar 15 mg de morfina em 15 minutos em um adulto de massa corpórea média, evita-se o risco de depressão respiratória, com analgesia adequada em grande parte dos casos. Do mesmo modo, diante do quadro de angústia ou ansiedade exagerada, pode-se eventualmente administrar benzodiazepínicos, como diazepam, igualmente IV.

A primeira ameaça à vida do paciente grave, nessa fase inicial, são os distúrbios hidreletrolíticos, representados por excessiva perda líquida por destruição da barreira impermeável, qual seja, a epiderme com sua camada córnea. Desse modo, o tratamento geral ou sistêmico tem prioridade absoluta sobre o tratamento local.

Assim, a reposição volêmica representa etapa crítica e fundamental no tratamento inicial do grande queimado. Para que ocorra resultado satisfatório, é importante estabelecer adequadamente a quantidade, a qualidade e a velocidade de administração do volume líquido a ser infundido.

A velocidade da reposição é função direta da velocidade da perda líquida pós-queimadura. Esta é maior nas primeiras horas subsequentes à queimadura e decresce ao longo do tempo, de modo que a reposição deve acompanhá-la.

Existem várias fórmulas para se calcular o volume a ser infundido; com o paciente internado na estrutura de uma UTI, a rigor nem seria necessário prender-se à rigidez de nenhuma fórmula – que importa é o paciente apresentar uma resposta orgânica adequada à terapêutica instituída. Com qualquer fórmula a ser utilizada deve-se conhecer, para o cálculo do volume a ser infundido, o peso do paciente e sua superfície corpórea queimada.

A porcentagem de superfície corpórea deverá ser avaliada preferencialmente pelo esquema de Lund-Browder,[5] que ilustra as metades ventral e dorsal do corpo representadas por letras e números (Figura 12.1). Os números representam valores percentuais fixos em qualquer idade. Além de mais preciso, esse esquema demonstra em tabela anexa (extensões variáveis) as mudanças de representatividade de superfície corpórea na cabeça e nos membros inferiores (identificadas por letras) ao longo do crescimento da criança.

Para se obter o valor das letras, deve-se consultar essa tabela agregada no gráfico que estabelece a porcentagem corpórea em função da idade da pessoa. Quando não se tem à mão esse esquema alguns preconizam que se utilize a "regra dos nove", que retrata os segmentos corpóreos e representa porcentagens unitárias ou múltiplas de nove, como cada membro superior em 9%, ou membro inferior em 18% (Figura 12.2).

Em nosso serviço, não indicamos esse método por alguns motivos: exige que se decore quantos "nove" representam cada segmento corpóreo; se em crianças pequenas, pela grande alteração progressiva da superfície das áreas corpóreas, principalmente no segmento cefálico, deve-se conhecer outras fórmulas associadas a serem aplicadas sobre a fórmula original, o que resulta em maior imprecisão, potencializando o fator de erro.

Nessa eventualidade, é então aconselhável estimar a superfície queimada total pela área da mão inteira do paciente (palma e dedos), que representa aproximadamente 1% da superfície corpórea,[6,7] independentemente da idade (Figura 12.3).

Uma vez estimada a área queimada, e por conhecer o peso do paciente, procede-se ao cálculo do volume da reposição volêmica.

Desde a divulgação da fórmula de reposição líquida por Evans, em 1952, outros métodos surgiram.[8] Não é necessário conhecer todos eles, mas usar corretamente um escolhido e,

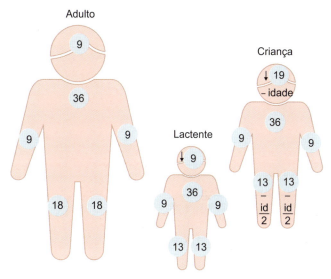

FIGURA 12.2 Esquema da "regra dos nove" para cálculo da superfície corpórea, com adaptações em função da idade da criança.

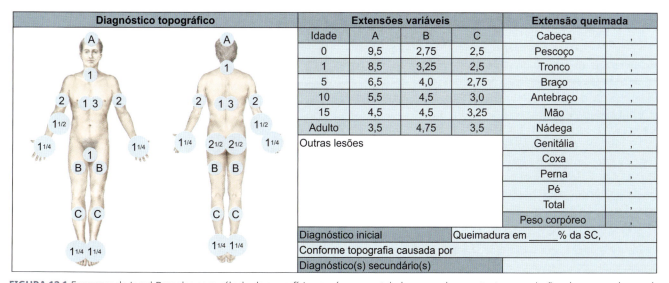

FIGURA 12.1 Esquema de Lund-Browder para cálculo da superfície corpórea, com tabela agregada que mostra as variações da mesma de acordo com a idade do paciente. (Adaptada de Lund e Browder, 1944.[5])

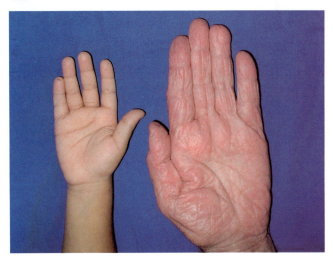

FIGURA 12.3 Cálculo da superfície corpórea pela área da mão inteira espalmada do paciente, independentemente da idade.

mais importante, ter a noção de que tal método servirá apenas como diretriz inicial para o tratamento, já que fundamental será a resposta apresentada pelo paciente. Nem todos com queimaduras semelhantes apresentarão respostas parecidas e adequadas, de modo a necessitar-se de possíveis correções do volume na fórmula utilizada.

A fórmula de Parkland, introduzida originalmente por Baxter a partir de 1970, tem sido tradicionalmente utilizada por muitos cirurgiões gerais e intensivistas.[9] Há algum tempo existe a ideia de se padronizar, por parte das sociedades especializadas em queimaduras, como a Sociedade Brasileira de Queimaduras (SBQ), o uso de uma quantidade de volume embasada na fórmula do Brooke Army Hospital, modificada.

A fórmula do Brooke Army Hospital, proposta originalmente em 1953, prescrevia como cálculo para a reposição: 1 mℓ × peso corpóreo em kg × porcentagem de área queimada, em cada período considerado pós-queimadura, tendo-se como limite um valor máximo de 50% de superfície corpórea queimada, e associar-se, como volume de manutenção, 2.000 mℓ de solução glicosada a 5%/dia para o adulto.

Os períodos pós-queimadura que são considerados nessa reposição são três: o primeiro, referente às 8 horas iniciais pós-queimadura; o segundo, às seguintes 16 horas; e o terceiro, às 24 horas subsequentes, o que perfaz, dessa maneira, as 48 horas do chamado período de urgência das queimaduras.

Com relação à qualidade dos constituintes da solução de reposição, a fórmula de Brooke originalmente preconizava 25% do volume em coloide (plasma) e 75% em cristaloides (Lactato de Ringer). Estudos posteriores, realizados no Brooke Army Hospital americano e baseados na fisiopatologia das queimaduras, propuseram as seguintes modificações nessa fórmula a partir de 1970:

- Administrar o volume total calculado para as primeiras 24 horas apenas em cristaloide (Lactato de Ringer, preferencialmente) na quantidade de 1 a 2 mℓ × peso corpóreo × porcentagem de área queimada para adultos, e 1,5 a 2 mℓ para crianças, em cada um dos dois períodos do primeiro dia – ou seja, as primeiras 8 horas e as 16 horas seguintes –, e não mais administrar coloide nesses dois períodos
- Não mais administrar solução glicosada nessas primeiras 24 horas
- Computar toda a extensão de superfície corporal queimada e não mais se limitar a 50%, como originalmente
- Administrar no terceiro período (24 horas subsequentes, ou segundo dia pós-queimadura) soluções coloidais (preferencialmente com albumina) na dose de 0,3 a 0,5 mℓ × peso corpóreo × % de área queimada. Se a diurese estiver baixa, associa-se solução glicosada a 5% para adultos, ou soro fisiológico diluído ao meio (0,45%) para crianças, até atingir-se a diurese adequada. A diurese esperada como boa resposta do paciente está entre 30 e 50 mℓ/hora para adultos e 1 mℓ × kg/h para crianças com peso abaixo de 30 kg, já que nestas o volume infundido é maior do que para adultos. As crianças devem receber, ainda segundo a fórmula, soro de manutenção pediátrico nesse terceiro período.

Nas primeiras 24 horas, portanto, usa-se essa fórmula:

VR = 2 (ou 3 para crianças) a 4 mℓ × peso corpóreo × % SCQ.

Administrar metade do volume nas primeiras 8 horas pós-queimadura, e o restante nas seguintes 16 horas, em que:

- VR = volume de reposição
- SCQ = superfície corpórea queimada.

Obviamente, para que se possa realizar de maneira adequada a reposição líquida, que às vezes impõe grandes volumes em curtos períodos de tempo, é crucial que se puncione no paciente uma ou mais veias calibrosas, a depender da situação. Anteriormente preconizava-se a passagem de intracath; porém, pela elevada morbidade envolvida, há tempos prefere-se o uso de Jelcos ou cateteres periféricos (Figura 12.4).

Também para se obter o rigoroso controle da eficácia terapêutica, através da diurese, nesses pacientes grandes queimados, é fundamental a sondagem vesical de demora (Foley – Figura 12.5). Esvazia-se a bexiga, coloca-se uma bureta antes do coletor de urina e avalia-se a diurese em períodos curtos de

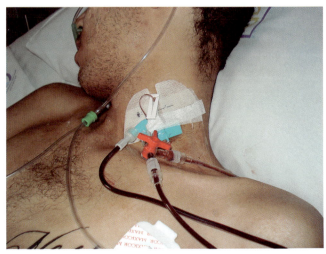

FIGURA 12.4 Veia calibrosa cateterizada, para adequada infusão líquida.

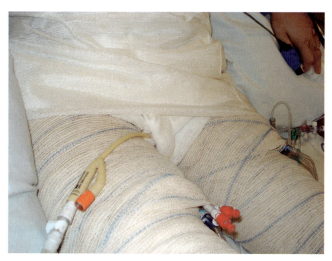

FIGURA 12.5 Sondagem vesical de demora com sonda de Foley.

tempo (5 minutos). Dessa maneira avalia-se continuamente e em tempo real a eficácia da reposição volêmica, o que agiliza as adaptações terapêuticas necessárias.

É fundamental lembrar que qualquer das fórmulas que se deseje utilizar serve apenas como diretriz inicial para se avaliar a resposta do paciente quanto à terapêutica instituída. Frequentemente, é necessário rever a prescrição e fazer mudanças na velocidade de administração de líquidos para melhor atender às necessidades individuais do paciente, principalmente nos grandes queimados. Não raras vezes, faz-se necessário aumentar o volume administrado, até mesmo ultrapassar o volume máximo inicial preconizado pela fórmula de Brooke. Da mesma maneira, por vezes, será também conveniente que se reduza o volume infundido, como naqueles casos que já tenham recebido elevado volume e apresentem diurese excessiva, o que denota, assim, excesso de reposição, que também pode trazer sérios problemas ao paciente. O preconizado pela SBQ é que se inicie mais conservadoramente a reposição e se aumente o volume infundido de acordo com a necessidade avaliada pela diurese do paciente, já que existe a grande preocupação em evitar o excesso na reposição hídrica pelo grande número de transtornos que daí podem advir, como o *fluid creep*.[10]

Como visto, nessa fase a diurese é o principal parâmetro de controle do volume de líquidos a ser administrado. Se ela estiver abaixo do volume mínimo, provavelmente será por reposição insuficiente. Nesse caso, faz-se uma prova de volume, que consiste em administrar 200 mℓ em 10 minutos, ou 500 mℓ em 30 minutos para adultos, com os devidos cuidados, principalmente em pacientes idosos ou com insuficiência cardíaca, por exemplo. Desde que haja resposta, mantém-se a reposição líquida em ritmo mais acelerado.

Se não houver resposta adequada, provavelmente o paciente está com insuficiência renal aguda, e deve ser tratado de acordo. Esse quadro é mais provável de aparecer em pacientes grandes queimados que demoraram para chegar ao socorro médico e que não receberam reposição hídrica adequada no tempo certo, o que acarreta um quadro de necrose tubular aguda renal.

Quando houver presença de mioglobina na urina em casos de trauma elétrico, com inerente risco de deposição da mioglobina nos túbulos renais, que, associadamente à diminuição da filtração e isquemia cortical renal pela hipovolemia, levam à insuficiência renal, será mandatória a reposição volêmica em volume maior. Nesses casos, administra-se maior quantidade de líquidos de modo a se obter diurese entre 75 e 100 mℓ/h para o adulto, ou seja, promover uma "lavagem renal" que clareie a urina e impeça a ocorrência de insuficiência do órgão.

Na impossibilidade de administrar grandes volumes em pouco tempo, como nos pacientes com insuficiência cardíaca, a maneira de obter adequada diurese será pela associação de manitol ao soro de reposição na proporção de 12,5 g/ℓ de solução. Pode-se ainda alcalinizar a urina, como medida complementar.

Se, alternativamente, em condições normais, a diurese for excessiva, provavelmente será por excesso de volume administrado ao paciente. Para minimizar os riscos de sobrecarga, com consequente edema nos vários territórios orgânicos, deve-se reduzir a velocidade de infusão – caso contrário, aumentam as chances de ocorrer efeitos deletérios para o paciente, como os descritos a seguir, nos vários territórios do corpo.

O edema cutâneo comprime vasos sanguíneos e capilares, o que diminui a perfusão tecidual, comprometendo, assim, a nutrição e a oxigenação tecidual periférica, acarretando a redução das defesas teciduais e favorecendo a infecção. Além disso, pode ocorrer edema pulmonar que, mesmo antes da instalação de um eventual quadro de edema agudo de pulmão, é o suficiente para comprometer a relação ventilação/perfusão, o que também colabora para a redução da oxigenação tecidual periférica e exacerba os problemas já descritos.

Se ocorrer edema cerebral, haverá piora do estado de consciência à custa de comprometimento neurológico associado ao grande volume infundido, devendo-se, portanto, evitá-lo.

Em um paciente grave, como o grande queimado, existe quadro de intenso catabolismo que consome sua proteína corpórea, justificando a administração de dieta hiperproteica, com calorias dosadas por calorimetria, vitaminas e oligoelementos, para contrabalançar esse quadro. O edema nas vilosidades intestinais, se instalado, prejudicará essa desejada absorção dos nutrientes.

Ainda em relação aos cuidados no controle dos pacientes críticos, merece destaque o monitoramento da pressão intra-abdominal, principalmente naqueles com extensas queimaduras que recebem líquidos em grande quantidade e têm tendência à formação de edemas sistêmicos acentuados.[11] A pressão intra-abdominal deve ser monitorada, ao longo das horas ou dos dias que se seguem ao trauma, por transdutor locado no balonete da sonda vesical de Foley. Quando a medida for maior do que 16 mmHg, diagnostica-se quadro alterado para o paciente. Se maior do que 30 mmHg, esse valor denota síndrome compartimental abdominal, que pode evoluir para necrose de vísceras e, portanto, demandar intervenção cirúrgica imediata (laparotomia descompressiva) para prevenção de piores consequências (Figura 12.6).[12]

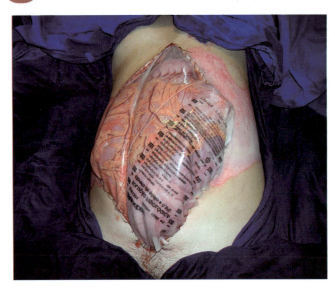

FIGURA 12.6 Cobertura do conteúdo abdominal com bolsa plástica aberta (Bogotá) após laparotomia descompressiva por hipertensão intra-abdominal.

Embora a mudança na fórmula do Brooke Army Hospital, em 1970, tenha sido seguida praticamente no mundo todo, existem, desde então, inúmeros trabalhos na literatura médica mundial nos quais seus autores relatam maior chance de se instalarem complicações sistêmicas, inclusive a citada hipertensão intra-abdominal, quando se usa apenas cristaloide na reposição volêmica. Isso ocorre porque o volume total necessário para se obter uma diurese adequada somente com cristaloides é maior do que quando se associa coloide.[13]

Outro fato a ser considerado pelo médico que atende o paciente queimado no PS é quanto à indicação de internação. Deve-se avaliar a complexidade do caso em questão e analisar os dados referentes à queimadura em si, e ao paciente como um todo. Fatores importantes quanto à queimadura são:

- Extensão: em geral, internam-se os adultos com queimaduras superficiais a partir de 15% de superfície corpórea acometida, e crianças com cerca de 10% ou mais. Atualmente a tendência vista em países desenvolvidos aponta para a internação de crianças pequenas, ou idosos, com qualquer extensão corpórea queimada, pelo menos durante as primeiras 48 horas, a fim de bem superar o chamado período de urgência das queimaduras, já que esses pacientes são considerados mais lábeis
- Localização da queimadura: quando no períneo, a internação é imperativa. Quando na face, deve-se avaliar se ocorreu lesão inalatória ou ocular que, quando presentes, devem receber os cuidados específicos. Nas extremidades, podem também impor internação, principalmente se o paciente for de baixa condição socioeconômica ou morar sozinho: nas duas mãos, por exemplo, constituirá uma queimadura de maior complexidade, pois impedirá as atividades mais elementares e essenciais ao paciente; nos dois pés comprometerá substancialmente a deambulação. Nesses casos, será conveniente sua internação para cumprir o repouso e o tratamento adequados
- Profundidade: as queimaduras que necessitam tratamento cirúrgico são as profundas, isto é, as de 3º grau e as de 2º grau profundo. Deve-se as operar o mais precocemente possível, para evitar infecções e minimizar as possíveis sequelas
- Agente etiológico: as queimaduras causadas apenas pelo aquecimento do ar, como ignição de pequenas quantidades de gás coletado no ambiente, ou por arco voltaico (também chamada de *flash burn*) a certa distância da pele, desde que não causem ignição das vestes, podem causar queimaduras superficiais, de 1º ou 2º grau superficial. As escaldaduras por água tendem a causar queimaduras de 2º grau, não profundo. As escaldaduras por óleo tendem a acometer maior espessura da pele, já que o óleo que escorre, por ser mais viscoso, retém mais calor, que é repassado à pele por mais tempo do que a água. As chamas ou o fogo direto em contato com a pele, em geral, causam queimaduras de 3º grau, bem como os produtos químicos. No extremo da escala de gravidade, além das lesões causadas por radiação, pouco frequentes na prática clínica brasileira, os traumas elétricos de alta voltagem/amperagem têm marcante importância. Estes são muito comuns em nosso meio e têm duplo mecanismo de lesão tecidual: um térmico, pelo efeito Joule, ou seja, pela dissipação de calor à passagem da corrente elétrica pelos tecidos, e outro, propriamente inerente à corrente, a eletroporação, que consiste na ruptura da membrana celular, que aumenta de tamanho e leva à morte da célula pela incapacidade de manter sua fisiologia.

No componente térmico da lesão tecidual pelo trauma elétrico, do ponto de vista físico, aplica-se a Lei de Ohm:

$$i = V/R$$

em que:

- i = corrente
- V = voltagem
- R = resistência do tecido.

Quanto maior a voltagem, maior será a corrente para uma determinada resistência do tecido acometido.

O efeito Joule (J, ou liberação de calor pela passagem da corrente através dos tecidos orgânicos) é assim definido:

$$J = i^2 \times R \times T$$

em que:

- i = corrente
- R = resistência do tecido
- T = tempo de contato com o corpo.

Verifica-se que J é diretamente proporcional ao tempo de contato, à resistência do tecido e ao quadrado da intensidade da corrente. Nesse fato reside a explicação para as grandes lesões musculares em profundidade causadas pela liberação de calor à passagem da corrente pelos ossos, já que estes são os tecidos com a maior resistência à passagem da corrente elétrica pelo corpo. Como nas extremidades os músculos têm origem e inserção nos ossos, além de recobri-los, eles são os primeiros a serem queimados pela grande liberação de calor pelos ossos.

Quanto à eletroporação, a lesão celular é maior se a direção da passagem da corrente coincide com o maior comprimento da célula. As células fusiformes são mais lesadas se a corrente as atravessa longitudinalmente do que se transversalmente.[14] A destruição celular é progressiva ao longo dos dias subsequentes, causando lesão às paredes dos grandes vasos situados próximos à porta de entrada ou de saída da corrente elétrica pela pele, o que pode levar à ruptura desses vasos muitos dias após o trauma elétrico inicial. Já se observaram casos de pacientes que tiveram ruptura desses vasos em até 2 semanas pós-lesão e existem relatos na literatura em que a lesão íntima dos vasos pode causar, por exemplo, perda de retalhos microcirúrgicos em até 4 semanas.[15]

Impõem-se, portanto, alguns cuidados perante essa situação. Com a contínua destruição tecidual, pode-se até iniciar precocemente os desbridamentos da área afetada, porém não está indicada a reconstrução precoce, e aguarda-se o término do período de progressão da lesão. É também importante que se faça – nesse paciente com grandes vasos próximos à porta de entrada ou saída da corrente – a dissecção da artéria a montante da lesão, e que se a deixe cadarçada nos dias subsequentes para que, na eventual emergência de uma ruptura espontânea, não se perca tempo tentando seu clampeamento em tecidos friáveis, cujo retardo poderia ser literalmente fatal ao paciente.

Em virtude desse duplo mecanismo de agressão, em que o mais lesivo é o da eletroporação,[16] a definição mais adequada para esse tipo de lesão é "trauma elétrico", em vez de "queimadura elétrica", já que esta passaria a ideia de apenas um dos componentes da agressão, o térmico, que é o menos importante.

Outros fatores relevantes, quando se avalia o paciente como um todo, também exigem maiores cuidados, como:

- Condições fisiológicas: os pacientes nos extremos de idade, como já referido, são mais lábeis e apresentam maior morbidade, bem como pode ocorrer com as pacientes gestantes e seus fetos. Outro fator importante seria a concomitância de outras doenças previamente existentes, que poderão comprometer a evolução desse paciente
- Outros traumas associados, previamente diagnosticados quando realizado o exame físico geral, que poderiam, por si só, ameaçar mais de imediato a vida do paciente do que a própria queimadura.

Uma vez observados os cuidados iniciais descritos, solicitam-se os exames laboratoriais de praxe, como hemograma, ureia e creatinina, sódio e potássio, glicemia, proteínas totais e frações e outros que se façam necessários em cada situação individual. O paciente deverá ser mantido em ambiente aquecido, com as áreas queimadas ocluídas ou não, a depender de cada situação específica, de preferência coberto com um lençol plástico transparente que terá a finalidade de manter um microclima mais apropriado em termos de temperatura e umidade do ar. Dessa maneira, reduz-se a perda calórica e líquida, além de permitir o monitoramento visual.

Uma vez já em curso a reposição volêmica, principal componente terapêutico nessa fase inicial, deve-se proceder à terapia medicamentosa associada:

- Proteção gastrintestinal: pela fisiopatologia da úlcera de estresse é comum o grande queimado apresentar a doença erosiva gastroduodenal do grande queimado, também denominada úlcera de Curling, já nas primeiras horas pós-queimadura. A profilaxia deve ser realizada precocemente. Se não houver íleo adinâmico, pode-se administrar a medicação VO; caso contrário, intravenosa. A melhor terapia profilática é pela utilização de inibidores da bomba de prótons[17]
- Profilaxia da infecção: deve-se basear na adequada manutenção das condições gerais do paciente, junto ao correto tratamento local das áreas atingidas. Existe consenso de que não devem ser utilizados antibióticos sistêmicos profiláticos, já que o antibiótico sistêmico só chega aos tecidos irrigados e não atingem, portanto, a escara, que é um tecido morto, desprovido de circulação. A administração de antibióticos sistêmicos profiláticos, além de não atingir o objetivo, daria, desse modo, margem ao aparecimento de cepas resistentes e infecções oportunistas, inclusive por vírus e fungos, como relataram inúmeros trabalhos já na década de 1970. A exceção a essa regra ficaria por conta do uso profilático de antibióticos nos procedimentos cirúrgicos, que são realizados rotineiramente. Nessa situação, o uso é indicado não em razão da escara da queimadura, mas sim pela manipulação dos tecidos viáveis que devem ser protegidos, como os desbridados e as áreas doadoras de enxertos de pele. Tal uso submete-se às normas da indicação de antibióticos profiláticos em operações, quais sejam administração, no mais tardar, à indução anestésica, e posologia de administração única no transoperatório. Repete-se a dose do medicamento nas situações de prolongado tempo operatório e/ou de curta meia-vida da droga em uso
- Tétano: muito importante é a prevenção dessa doença, que pode ocorrer em qualquer situação de trauma. Se o paciente já foi adequadamente vacinado, far-se-á apenas um reforço do toxoide tetânico, caso contrário inicia-se o esquema de vacinação, além da profilaxia passiva, preferencialmente com gamaglobulina humana hiperimune, na dose de 250 a 500 UI por via intramuscular (IM), ou 5.000 a 20.000 UI de soro antitetânico IM, na falta da gamaglobulina.

Algumas considerações sobre o tratamento local das queimaduras na fase inicial do atendimento ao paciente queimado merecem ser feitas. Quanto à condição local da queimadura, não é raro o paciente chegar ao PS com a presença de alguma substância ali aplicada por alguma pessoa – produtos que podem ser desde clara de ovo, margarina ou creme dental, até borra de café ou substâncias mais tóxicas. Nesses casos, necessita-se realizar a limpeza mecânica das áreas com soro fisiológico ou solução antisséptica, para fazer o adequado diagnóstico das queimaduras e diminuir a contaminação. Isso acarreta aumento do estímulo doloroso e reforça a importância da analgesia prévia. Em casos nos quais as lesões se encontram limpas, como nas escaldaduras por água fervente ou queimaduras por chamas, sem outros incidentes, pode-se dispensar a lavagem local, uma vez que não existem detritos a ser retirados.

A classificação tradicional das queimaduras, quanto à profundidade, divide-as em 1º, 2º e 3º graus. As de 2º grau subdividem-se ainda em superficiais e profundas. Alguns autores classificam-nas somente em queimaduras superficiais e profundas: as primeiras englobariam as de 1º grau junto às de 2º grau superficial, enquanto as últimas abrangeriam as de 2º grau profundo e as de 3º grau. Tais considerações são importantes uma vez que a conduta ideal varia em função da profundidade diagnosticada, como se verá a seguir.

Macroscopicamente, a queimadura de 1º grau – cujo exemplo máximo é aquele que praticamente todos já tiveram em algum momento, a "queimadura" solar, que na verdade é uma lesão actínica causada pelos raios ultravioleta – caracteriza-se basicamente por alteração da cor da pele, que se torna avermelhada. Do ponto de vista histopatológico, existe destruição apenas da epiderme, acompanhada de eritema pelo processo inflamatório na derme (Figura 12.7).

A queimadura de 2º grau superficial pode se apresentar com epiderme rota e/ou bolhas ou vesículas que, após se romperem, mostram leito cruento dérmico avermelhado e muito doloroso (Figura 12.8). Histopatologicamente, observa-se destruição de toda a epiderme e da parte superficial da derme, classicamente conhecida como "derme papilar".

Já o aspecto da queimadura de 2º grau profundo é sem bolhas, com leito cruento dérmico menos doloroso e de coloração mais esbranquiçada, que pode ser confundida com a queimadura de 3º grau.

Quanto à queimadura de 3º grau, pode se apresentar clinicamente sob dois aspectos: com uma escara nacarada, à semelhança da de 2º grau profundo, com pele morta esbranquiçada que evidencia ausência de circulação (Figura 12.9), ou com uma escara marrom-escura ou enegrecida – onde frequentemente visualizam-se veias trombosadas em sua espessura

(Figura 12.10). O tratamento local das queimaduras agudas será incruento nas queimaduras superficiais, e cruento nas queimaduras profundas, com vistas a propiciar um ambiente favorável à cura espontânea nas queimaduras superficiais, assim como prover as condições – melhores e mais rápidas – para enxertar aquelas não passíveis de boa cura espontânea, ou seja, as queimaduras profundas. Para chegar a esse denominador comum, é necessário que se obtenha a área queimada livre de colonização bacteriana importante e livre de tecidos desvitalizados, o que idealmente exigirá diferentes tratamentos, a depender da profundidade da queimadura. É consenso mundial que as queimaduras profundas devam ser operadas o quanto antes – ressecção de escaras e enxertia de pele, a fim de encurtar o tempo de internação, minimizar as chances de infecção e também evitar sequelas decorrentes do retardo no tratamento.

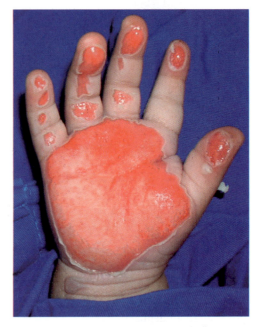

FIGURA 12.8 Queimadura de 2º grau – bolhas rotas.

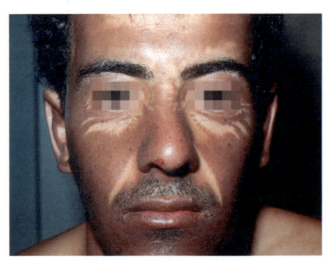

FIGURA 12.7 Queimadura de 1º grau.

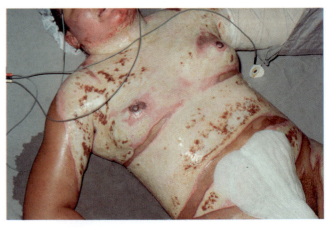

FIGURA 12.9 Queimaduras de 3º grau, nacaradas.

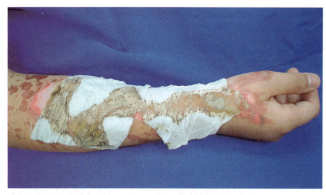

FIGURA 12.11 Hidrofibra com carboximetilcelulose antes de sua cobertura.

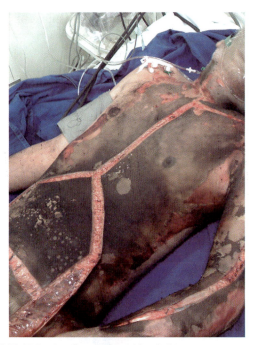

FIGURA 12.10 Queimaduras enegrecidas de 3º grau com escarotomias.

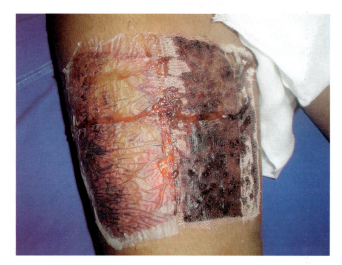

FIGURA 12.12 Membrana de celulose ao lado do *rayon*.

O tratamento local das queimaduras pode ainda ser subdividido em tratamento por oclusão e por exposição. As queimaduras de 1º grau não exigem nenhum procedimento local mais elaborado, além de cremes hidratantes.

Nas queimaduras de 2º grau, quando ambulatoriais, faz-se tratamento oclusivo. Essa oclusão promoverá certa "proteção" da área queimada, ao mesmo tempo que absorverá o exsudato que sai da área cruenta, de modo a promover, assim, por capilaridade, a remoção dos germes que colonizam a queimadura para as malhas do curativo através do que seria, analogamente, uma "lavagem" contínua da superfície queimada.

Considerando o tratamento incruento, para a cobertura oclusiva existem atualmente inúmeros produtos que podem ser colocados sobre a queimadura, cada qual com suas particularidades, de acordo com o objetivo principal a ser atingido. Tais produtos podem ser à base de vários compostos, como colágeno, alginato, hidrogel, hidrocoloide, membrana de celulose, silicone, silicone com prata, hidrofibra, papaína, que podem se associar ou não a sais de prata, carvão, ou outras substâncias que lhes conferem propriedades específicas, como maior capacidade de absorção (alginato), atividade desbridante (hidrogel, papaína), antimicrobiana (prata) etc. (Figuras 12.11 e 12.12).[18,19]

De acordo com a situação, essas coberturas primárias podem ser recobertas com filme plástico transparente, o que propicia visualização contínua da área da cobertura primária e a não aderência ao curativo. Pode-se, ainda, alternativamente, fazer a fixação do curativo primário com malha tubular/bandagem elástica em rede, a fim de tornar o curativo "mais leve" para o paciente, em vez da tradicional utilização de faixa crepe para a fixação do curativo.

Após analgesia adequada, a limpeza da área queimada deverá ser feita com solução fisiológica ou, preferencialmente, com poliaminopropil biguanida (PHMB; poli-hexametileno-biguanida ou poli-hexanida), ou mesmo com clorexidina para a retirada de sujeira e/ou de eventuais produtos que tenham sido colocados sobre a queimadura, antes de se proceder à cobertura da lesão.

Antes da feitura do curativo, faz-se a retirada da epiderme das bolhas, tanto daquelas íntegras, quanto das rotas, evitando-se traumatizar o leito dérmico cruento. A periodicidade das trocas do curativo primário varia de acordo com o produto escolhido: para o colágeno com alginato, por exemplo, as trocas são, em geral, a cada 2 dias; a membrana de celulose pode ser deixada até que se complete a restauração da pele sob esta; a hidrofibra pode permanecer por até 14 dias, também até a restauração da pele subjacente.

Esses variados materiais podem propiciar, assim, maior conforto para o paciente, não só por espaçar mais os períodos de troca, mas também por minimizar a dor às trocas, como aqueles à base de colágeno ou silicone, por exemplo.[20] Tais considerações revestem-se ainda de maior importância no caso de crianças, principalmente se houver limitações para colocá-las em sala cirúrgica sob anestesia geral.

Outro fator importante a se considerar no tratamento local das queimaduras é o uso dos antimicrobianos tópicos, principalmente indicado, em geral e independentemente da profundidade da queimadura – se maior do que 1º grau – naqueles pacientes que tenham superfície corpórea atingida maior do que cerca de 10 a 15%.

Essa conduta poderia ser dispensada, nos casos de queimaduras profundas, na hipótese de operar de imediato a queimadura para a ressecção dos tecidos desvitalizados em até 15% de superfície corpórea queimada de cada vez, seguida de enxertia de pele, precocemente. Se isso não for possível, por limitações clínicas do paciente ou estruturais da unidade hospitalar, ou então se o paciente apresentar queimaduras extensas, mesmo que apenas superficiais, deve-se, então, instituir o uso profilático do antimicrobiano tópico. Tais compostos deverão preferencialmente ter liberação lenta de prata, nanocristalina ou não, e que podem permanecer nas lesões por prazos de até 5 a 7 dias (Figuras 12.13 a 12.16), sem troca do curativo nesse período.

Compreende-se, assim, a grande vantagem em termos de liberação da mão de obra da enfermagem com a utilização desses produtos mais modernos, além de maior conforto ao paciente, se compararmos com o uso da tradicional sulfadiazina de prata, que deve ser trocada diariamente.[21] À sulfadiazina de prata, inclusive, tem sido reputada a ação deletéria de retardar a epitelização das áreas queimadas superficiais, segundo vários estudos, o que reforça sua substituição por esses produtos com antimicrobianos mais modernos.[22,23]

Nas primeiras horas pós-lesão sem que tenha havido contaminação importante, é muito pequena a chance de se instalar infecção na área queimada, mas existe grande probabilidade de ocorrer um mecanismo secundário que provocará, na sequência, imunossupressão nesse paciente: a formação e absorção de complexos lipoproteicos (LPC, na sigla em inglês) na superfície da queimadura. Por isso é muito importante, para bloquear a formação e absorção desses complexos, a aplicação precoce do creme de nitrato de cério nas áreas queimadas – preferencialmente nas primeiras 24 horas pós-queimadura, e mantido por pelo menos nas primeiras 48 a 72 horas –, principalmente no paciente portador de queimadura extensa, o que irá diminuir assim a chance da instalação da imunossupressão.[2,24,25]

O nitrato de cério vem associado ao creme de sulfadiazina de prata em um só produto, disponível comercialmente, e apesar de alguns autores contestarem a ação direta antimicrobiana do nitrato de cério, existem vários artigos na literatura

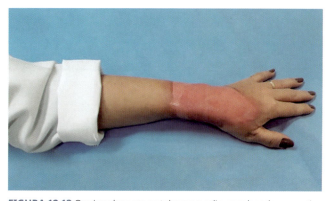

FIGURA 12.13 Queimadura em antebraço e mão, recebendo o curativo de silicone.

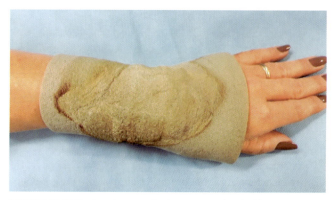

FIGURA 12.15 Queimadura recoberta com curativo de silicone com prata em fase posterior de tratamento.

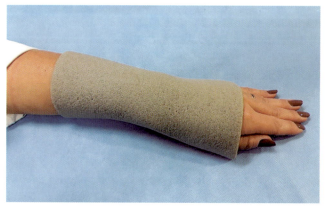

FIGURA 12.14 Queimadura recoberta de imediato com curativo de silicone com prata.

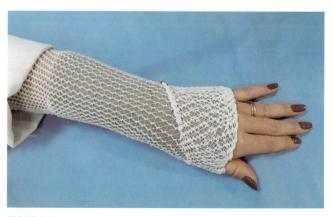

FIGURA 12.16 Curativo de silicone com prata recoberto com malha tubular/bandagem.

que a demonstram, além de sinergia antimicrobiana com a sulfadiazina de prata, para justificar ainda mais tal uso combinado, pelo menos nesse período mais precoce.[26-28]

Quanto às queimaduras de 2º grau profundo, se não forem operadas, terão o tempo de reepitelização espontânea prolongado – por volta de 21 a 28 dias – e na sequência será praticamente certo o desenvolvimento de cicatrizes hipertróficas. Os inconvenientes, como se pode antecipar, serão, além de um maior custo de tratamento por internação hospitalar prolongada, o surgimento de alterações estéticas e funcionais como dor, prurido, e limitações de movimentos articulares, principalmente quando envolvem pequenas articulações, como nos dedos, por exemplo. Para evitar essas complicações, seria necessário fazer a cirurgia de excisão tangencial ou, alternativamente, em tempos mais recentes, usar produtos que promovam condições melhores de reepitelização, até mesmo com a dispensa das cirurgias para essas queimaduras profundas e, mesmo assim, de modo a obter bons resultados estéticos e funcionais.[29,30]

Na eventualidade da execução da excisão tangencial, nos moldes classicamente descritos por Janzecovic,[31] em 1970, seria necessário ressecar cirurgicamente a escara até a derme viável e, na sequência, aplicar um enxerto autógeno dermoepidérmico de espessura parcial sobre ela. Como na prática não é fácil o estabelecimento do nível adequado de ressecção da escara de modo a retirá-la toda, ao mesmo tempo que se preserve toda a derme viável subjacente para receber o enxerto de pele, atualmente é possível fazer isso de maneira mais prática e segura por meio da aplicação da bromelina, enzima desbridante obtida do abacaxi. Aplica-se a bromelina sobre a queimadura de 2º grau profundo como um curativo, que irá clivar a escara e separá-la da derme viável remanescente, que, assim, será toda preservada, sem agressões ao paciente, com exceção da dor, que pode ser controlada. Após sua retirada, a área dérmica remanescente normalmente estará pronta para receber o enxerto de pele.[30,32]

Em crianças pequenas, a evolução surpreende muito favoravelmente e, o que à primeira vista poderia sugerir queimadura de 2º grau profundo e ensejaria atitude cirúrgica precoce, vale a pena ser mais conservador e aguardar alguns dias, já que frequentemente acabam evoluindo bem para restauração dentro de prazo aceitável e dispensam, assim, atitudes agressivas desnecessárias.

Ainda na alçada do tratamento cruento, cirúrgico, das queimaduras profundas, os procedimentos descompressivos impõem-se perante situações específicas: a escara, ou pele morta produzida pela queimadura de 3º grau, mormente quando nas extremidades e circular, provoca tendência à síndrome compartimental. Esse quadro se embasa na reação inflamatória nos tecidos profundos da área queimada, no aumento da permeabilidade vascular, com saída de líquidos para o interstício que, associados à rigidez e inelasticidade da escara, resultam em um aumento de pressão nos tecidos abaixo dela e tendência ao sofrimento neurovascular local. Para evitar as consequências danosas, indica-se a escarotomia que, como o nome indica, consiste em incisar a escara de modo a descomprimir a extremidade afetada e evitar a síndrome compartimental. Praticamente a totalidade das áreas afetadas por queimaduras circulares de 3º grau necessita que se façam escarotomias.

Por vezes, o paciente chega ao atendimento específico antes de instalado esse quadro, mas, estabelecido o diagnóstico de queimadura de 3º grau circular, é oportuna a realização profilática da escarotomia. Com a reposição volêmica – que deve ser iniciada o mais precocemente possível – há a natural saída de líquidos do intra para o extravascular, que leva à ocorrência de edema e aumento da pressão tecidual abaixo da escara, o que acarreta diminuição da perfusão tecidual, com isquemia e hipoxia resultantes. O paciente pode referir, então, parestesia, como sensação de formigamento, e dor local. Ao exame, pode-se observar diminuição de pulsos periféricos, além de palidez e diminuição da temperatura da extremidade. Por isso é melhor que se faça a escarotomia antes do início da manifestação dos sintomas, vez que pode haver comprometimento tecidual importante se houver retardo na feitura do procedimento descompressivo.

A escarotomia é procedimento imediato e rápido, feito com o paciente já na maca, ou no leito, sem a necessidade de levá-lo ao centro cirúrgico ou de anestesiá-lo, uma vez que a escara, um tecido desvitalizado, é indolor. Assim, procede-se à escarotomia com a lâmina fria do bisturi com apenas sua extremidade exteriorizada entre os dedos polegar e indicador. Incisando-se dessa maneira a escara, apenas com a ponta da lâmina, protegida entre os dedos, não há aprofundamento além do desejável e não são incisados os tecidos viáveis abaixo, portanto, com sensibilidade. Não existe, também, sangramento, quando só a escara é incisada (Figuras 12.10 e 12.17). Compreende-se assim o porquê da não realização da escarotomia com bisturi elétrico: seria impossível calibrar a adequada profundidade eletrosseccionada/cauterizada e, portanto, impossível evitarem-se lesões nos tecidos vivos logo abaixo da escara, o que certamente causaria dor ao paciente que não está anestesiado.

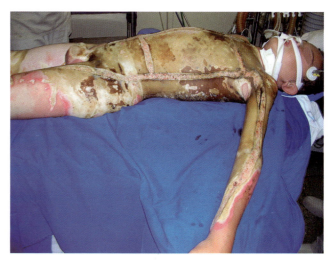

FIGURA 12.17 Escarotomias descompressivas.

Realiza-se a escarotomia sempre longitudinalmente, ao longo do maior eixo do segmento afetado, seja lateral ou medialmente, anterior ou posteriormente, mas sempre de modo a fugir dos trajetos neurovasculares conhecidos sob a escara e a não correr o risco de lesar nenhum feixe vasculonervoso pela lâmina do bisturi.

Ao proceder dessa maneira, quando já existe a pressão tecidual abaixo da escara, observa-se à incisão afastamento de suas bordas e, por vezes, "herniação" da gordura subjacente entre elas, o que demonstra a correta indicação e a eficácia do procedimento.

Se no tronco, a escara restritiva limita a expansibilidade da caixa torácica, dificulta a respiração e propicia complicações pulmonares, como atelectasias, pneumonias, hipoxia e suas consequências deletérias. O propósito, então, é liberar a expansibilidade da caixa torácica e aumentar a capacidade de ventilação pulmonar. Realizam-se incisões verticais, longitudinais e, em associação a uma escarotomia toracoabdominal, libera-se também o "componente abdominal" da respiração. Assim, no tronco, podem-se realizar várias incisões em "quadriculado", o que, além de liberar a respiração, contribui para melhorar a ação do antimicrobiano tópico, que muitas vezes ali será utilizado, pois, de modo geral, essas medicações não penetram bem pela escara e têm, portanto, ação limitada abaixo da mesma.

Se o paciente for vítima de trauma elétrico que acometa determinadas lojas musculares nas extremidades, o componente restritivo local deixa de ser representado unicamente pela escara, mas passa a ter também a participação da fáscia que envolve os grupos musculares lesados e edemaciados. Assim, a hipertensão compartimental tem dupla origem e suscita, geralmente, dupla atuação: a realização da escarotomia associada à fasciotomia nas lojas dos grupos musculares acometidos.

Nas lesões por alta voltagem nos membros superiores, a hipertensão compartimental causa grande propensão, por sofrimento neurovascular a repercussões deletérias na mão. Um exame físico acurado ajuda a indicar a necessidade de descompressão dos nervos ulnar e mediano, de modo a liberar o túnel do carpo e o canal de Guyon, já que frequentemente a escarotomia isolada não é suficiente para a descompressão tecidual na extremidade acometida.[33]

Por lidar com tecidos vivos, para que se realize a fasciotomia, é necessário que o paciente esteja em ambiente cirúrgico e sob supervisão de um anestesiologista, ao contrário da realização da escarotomia isolada. Após a fasciotomia, dependendo do grau de hipertensão da loja envolvida, observa-se, analogamente, uma tendência à "herniação" do músculo através da falha fascial, que indica também a oportunidade do procedimento. Quando superada a fase aguda, muitas vezes resta a área cruenta da região da fasciotomia, que costuma receber um enxerto de pele de espessura parcial para seu fechamento.

Enxertia de pele

Utilizado no tratamento das queimaduras profundas, o enxerto é parte de um tecido transplantado no mesmo organismo ou em organismos distintos, e nas queimaduras é excisado quase exclusivamente com espessura parcial, dermoepidérmica com tendência para menores espessuras.[34]

Nos últimos 200 anos, houve importante evolução nas enxertias de pele. Em 1869, Reverdin usou uma técnica que consistia em levantar a pele, através de uma pequena agulha, e cortar sua "cúpula", de modo a retirar, assim, pequenas partes da epiderme, que eram, na sequência, aplicadas sobre a área cruenta a ser enxertada.

Nos anos 1930, Padgett desenvolveu o dermátomo que substituiria a faca de Blair (faca Humby e Watson), o que proporcionaria importantes avanços no tratamento das lesões, uma vez que facilitou e aumentou a eficiência da enxertia da pele.

Em 1948, Brown lançou o que havia desenvolvido enquanto prisioneiro na II Guerra Mundial – seu dermátomo elétrico, o futuro Zimmer. Na sequência, houve a enxertia expandida de Meek em 1958, muito difícil e trabalhosa, e o Mesher, para expansão do enxerto em malha, desenvolvido por Tanner-Vandeput, em 1964, que tomou o lugar da enxertia de Meek. Esta ficou abandonada até 1993, quando os holandeses a modificaram, com lâminas quadradas e a aplicação de pedaços maiores de pele, facilitando sobremaneira a expansão e a aplicação dos enxertos na área cruenta.

Em continuidade à evolução das técnicas de expansão dos enxertos, recentemente surgiram os enxertos microfragmentados. Esse método permite, com uma área doadora de 2 cm × 2,5 cm (ou um pouco mais, se necessário) e anestesia local, cobrir uma área cruenta 10 a 20 vezes maior, embora o trabalho realizado com animais já tenha comprovado que essa ampliação pode chegar a até 100 vezes.

Substitutos dérmicos

O padrão-ouro para a cobertura de defeitos de espessura total são os enxertos autógenos. No entanto, a qualidade do tecido reconstruído e a contração secundária da área enxertada são problemas bem conhecidos, e o uso de substitutos dérmicos constitui uma alternativa para minimizar esses problemas. A exiguidade de áreas doadoras em grandes queimados e a necessidade de cobertura de estruturas nobres em lesões complexas levaram ao desenvolvimento de substitutos cutâneos.

Pesquisas iniciadas no final da década de 1960 buscavam um substituto cutâneo para ser utilizado como alternativa para o tratamento de grandes queimados, com quantidade insuficiente de área doadora de pele autógena para a realização de enxertia.

A primeira matriz de substituição dérmica bovina foi descrita em 1981, desenvolvida por Burke e Yanna's. Segundo esses autores, o substituto cutâneo ideal deveria ter as seguintes características:

- Aderência ao leito receptor do implante
- Controle da perda de fluidos
- Elasticidade
- Durabilidade

- Atuar como barreira mecânica
- Ser atóxica e não antigênica
- Antisséptica
- Hemostática
- Ter fácil aplicação e remoção
- Custo acessível.

Com base nessas características, foi desenvolvida a matriz de substituição dérmica (MSD) bilaminar, composta por uma fina lâmina de silicone que simula as funções da epiderme, controla a perda de fluidos e atua como barreira mecânica contra a invasão de microrganismos, e por uma camada interna formada por colágeno bovino e glicosaminoglicanos (condroitina 6-sulfato) derivados da cartilagem de tubarão.

Após a realização de um enxerto autógeno epidérmico ou dermoepidérmico fino sobre a MSD, obtém-se melhor qualidade de revestimento epitelial, embora sem anexos dérmicos.

Ocorre, então, a migração de fibroblastos, macrófagos, linfócitos e células endoteliais para o interior da camada interna. Após a migração dessas células, há a degradação do colágeno bovino pelos macrófagos, os quais formam uma rica rede neovascular, e os fibroblastos sintetizam colágeno.

Atualmente, existem vários tipos de substitutos dérmicos:

- Matriz de dupla camada bovina com silicone
- Matriz de dupla camada suína com silicone
- Matriz de camada única bovina
- Matriz líquida.

Submucosa de intestino delgado:

- Fonte de matriz extracelular
- Matriz acelular de colágeno, fibronectina e glicosaminoglicanos
- Componentes da matriz extracelular são essenciais para o fechamento das feridas
- Contém fatores de crescimento e outras proteínas estimuladoras da angiogênese, crescimento capilar e regeneração dos tecidos.

Considerações finais

As campanhas de prevenção de queimaduras precisariam aumentar muito em número, além de serem repetidas pelo menos anualmente, sob pena de rapidamente serem esquecidas pela população-alvo.

Podemos citar o uso exclusivo de álcool gel em substituição ao álcool líquido, que havia reduzido em cerca de 20% o número de queimaduras no Brasil, e que rapidamente voltou aos números iniciais por falta de manutenção das campanhas, por problemas comerciais e pela não adesão da população, que acredita que o álcool gel não tem o mesmo efeito de higienização que o álcool comum. Com o advento da pandemia da COVID-19 e o grande incentivo, por parte das autoridades, à higienização das mãos com o álcool gel, com bastante adesão pela população, houve novo aumento nos casos de queimaduras por acidentes com esse produto.

Referências bibliográficas

1. MCCLURE, R. D.; LAM, C. R.; and. ROMENCE, H.: Tannic Acid and the treatment of Burns-An Obsequy, Ann. Surg., Vol. 120, pp. 387-398 (Sept.) 1944.
2. Sanches Pinto DC. Uso do nitrato de cério associado à sulfadiazina de prata no tratamento do grande queimado. [Dissertação]. Faculdade de Medicina, Universidade de São Paulo, São Paulo, 1998.
3. Ministério da Saúde. Queimados. Disponível em: <https://www.saude.gov.br/component/content/article/842-queimados/40990-queimados>. [Acesso em 3 ago. 2020].
4. Peck MD. Epidemiology of burns throughout the World. Part II: Intentional burns in adults. Burns. 2012;38(5):630-7.
5. Lund CC, Browder NC. The estimation of areas of burns. Surg Gynecol Obstet. 1944;79:352-8.
6. Rossiter ND, Chapman P, Haywood IA. How big is a hand? Burns. 1996;22(3):230-1.
7. Nagel TR, Schunk JE. Using the hand to estimate the surface area of a burn in children. Paediatr Emerg Care. 1997;13(4):254-5.
8. Evans EI, Purnell OJ, Robinett PW, Batchelor A, Martin M. Fluid and electrolyte requirements in severe burns. Ann Surg. 1952; 135:804.
9. Baxter CR. Early resuscitation of patients with burns. In: Welch CE (ed.). Advances in Surgery. vol. 4. Chicago: Year Book Medical Publishers; 1970.
10. Tricklebank S. Modern trends in fluid therapy for burns. Burns. 2009;35(6):757-67.
11. Hershberger RC, Hunt JL, Arnoldo BD, Purdue GF. Abdominal compartment syndrome in the severely burned patient. J Burn Care Res. 2007;28(5):708-14.
12. Figueiredo LFP. Como reconhecer a síndrome compartimental abdominal pós-traumática? Rev Assoc Med Bras. 2001;47(2):94.
13. O'Mara MS, Slater H, Goldfarb IW, Caushaj PF. A prospective, randomized evaluation of intra-abdominal pressures with crystalloid and colloid resuscitation in burn patients. J Trauma. 2005; 58(5):1011-8.
14. Lee RC and Astumian RD. The physicochemical basis for thermal and non-thermal "burn" injuries. Burns. 1996;22(7):509-19.
15. Handschin AE, Vetter S, Jung FJ, Guggenheim M, Künzi W, Giovanoli P. A case-matched controlled study on high-voltage electrical injuries vs thermal burns. J Burn Care Res. 2009;30(3): 400-7.
16. Lee RC, Aarsvold JN, Chen W, et al. Biophysical mechanisms of cell membrane damage in electrical shock. Seminars in Neurology. 1995;15(4):367-73.
17. Bolzan R, Amâncio CMI, Novaes FN. Úlcera de Curling em criança queimada. Rev Soc Bras Que. 200;7:56-8.
18. Kavanagh S, Jong A, Nursing Committee of the International Society for Burn Injuries. Care of burn patients in the hospital. Burns. 2004;30(8):A2-6.
19. Douglas HE, Wood F. Burns dressings. Aust Fam Physician. 2017; 46(3):94-7.
20. Gee Kee EL, Kimble RM, Cuttle L, Khan A, Stockton KA. Randomized controlled trial of three burns dressings for partial thickness burns in children. Burns. 2015;41(5):946-55.
21. Heyneman A, Hoeksema H, Vandekerckhove D, Pirayesh A, Monstrey S. The role of silver sulphadiazine in the conservative treatment of partial thickness burn wounds: A systematic review. Burns. 2016;42(7):1377-86.
22. HH Nímia, Carvalho VF, Isaac C, Souza FA, Gemperli R, Paggiaro AO. Comparative study of Silver Sulfadiazine with other materials for healing and infection prevention in burns: A systematic review and meta-analysis. Burns. 2019;45(2):282-92.

23. Adhya A, Bain J, Ray O, et al. Healing of burn wounds by topical treatment: A randomized controlled comparison between silver sulfadiazine and nano-crystalline silver. J Basic Clin Pharma. 2015;6:29-34.
24. Scheidegger D, Sparkes BG, Luscher N, Schoenenberger G, Allgower M. Survival in major burn injuries treated by one bathing in cerium nitrate. Burns. 1992;18:296-300.
25. Peterson VM, Hansbrough JF, Wang WX, Zapata-Sirvent R, Boswick JA. Topical cerium nitrate prevents post burn immunosuppression. J Trauma. 1985;25:1039-44.
26. Fox CL, Monafo WW, Ayvazian VH, et al. Topical chemotherapy for burns using cerium salts and silver sulfadiazine. Surg Gynecol Obstet. 1977;144:668-72.
27. Monafo WW, Robinson HN, Yoshioka T. Lethal burns. Arch Surg. 1978;113:397-401.
28. Sparkes BG. Immunological responses to thermal injury. Burns. 1997;23(2):106-13.
29. Keck M, Selig HF, Lumenta DB, Kamolz LP, Mittlböck M, Frey M. The use of Suprathel® in deep dermal burns: First results of a prospective study Burns. 2012;38(3):388-95.
30. Rosenberg L, Krieger Y, Bogdanov-Berezovski A, Silberstein E, Shoham Y, Singer AJ. A novel rapid and selective enzymatic debridement agent for burn wound management: a multicenter RCT. Burns. 2014;40(3):466-74.
31. Janzekovic Z. A new concept in the early excision and immediate grafting of burns. J Trauma. 1970;10(12):1103-8.
32. Schulz A, Shoham Y, Rosenberg L, et al. Enzymatic *versus* traditional surgical debridement of severely burned hands: a comparison of selectivity, efficacy, healing time, and three-month scar quality. J Burn Care Res. 2017;38(4):e745-e755.
33. Shaw JM, Robson MC. Electrical Injuries. In: Herndon DN (ed.). Total Burn Care. London: WB Saunders; 1997. p. 401-7.
34. Andrew B, Lam PK, Lau H. Allogenic skin: transplant or dressing? Burns. 2002;28:358-66.

13 Aspectos Imunológicos das Queimaduras

Débora Cristina Sanches Pinto

Introdução

Admite-se como grande queimado o paciente adulto que apresenta área corpórea queimada ≥ 25% e crianças com área corpórea queimada ≥ 15%.[1,2] Dentre aqueles que sobrevivem à fase inicial do choque hipovolêmico, percebemos que a infecção ainda é a maior causa de morbidade e mortalidade conhecida.[3]

Na maioria dos casos, a morbiletalidade desses pacientes se deve à sepse e tem como principal fonte de infecção a escara, decorrente da perda da barreira de proteção da pele, o que possibilita crescimento bacteriano maciço.[4-7] A área queimada pode ser colonizada por uma ampla variedade de microrganismos que se proliferam por toda a espessura da escara; eles progridem em profundidade, invadem o tecido viável subjacente e, assim, iniciam os eventos fisiopatológicos da infecção sistêmica.[4-7]

A prevenção e o tratamento da sepse em paciente grande queimado inclui aspectos multifatoriais que envolvem desbridamento da escara ou excisão cirúrgica precoce, uso de antimicrobianos tópicos e sistêmicos e, ainda, a moderna tecnologia das unidades específicas de terapia intensiva. São procedimentos que, bem empregados, possibilitam retardar o óbito. Contudo, ainda não há condição de alcançar o principal objetivo: a redução significativa da taxa de mortalidade tardia.

Para tanto, percebemos que pesquisadores do mundo todo estão empreendendo esforços constantes a fim de compreender as alterações imunológicas decorrentes da queimadura – um movimento que se mostrou acertado, uma vez que percebemos que boa parte das informações existentes para as causas do óbito tardio surgiu exatamente nessa área. Assim, é fundamental que haja uma resposta imunológica eficaz para a destruição de microrganismos invasores, tais como bactérias, fungos, vírus e parasitas.

Pele: primeira barreira

Anatomicamente, a pele é a primeira barreira contra a invasão bacteriana. Por muito tempo, o tegumento cutâneo foi considerado órgão passivo de proteção, mas, progressivamente, descobriu-se que se tratava de órgão imunocompetente.[8]

A epiderme contém células capazes de induzir uma reação imunológica que compreende os melanócitos e as células de Merkel – que não têm função imunológica conhecida –, e os queratinócitos e as células de Langerhans. Estes dois últimos apresentam importante papel nas reações imunológicas.

Queratinócitos

Constituem cerca de 95% das células da epiderme e, normalmente, expressam apenas antígenos de superfície do complexo principal de histocompatibilidade (MHC) classe I; ocasionalmente, podem expressar os antígenos do MHC classe II.[9]

O MHC humano está codificado geneticamente no braço curto do cromossomo 6. Essa fração do cromossomo corresponde a 0,1% do genoma humano e é responsável pela síntese de diversas proteínas. Nessa região estão os genes para a produção de algumas das proteínas do complemento, o fator de necrose tumoral (TNF), além dos genes responsáveis pela síntese das moléculas de classes I e II do sistema de antígenos leucocitários humanos (HLA).

Análises estruturais das moléculas dos antígenos de classes I e II mostram semelhança com as moléculas de imunoglobulinas e com o receptor de superfície do linfócito T. Tais semelhanças fazem com que todas essas moléculas sejam classificadas como parte da "superfamília" das imunoglobulinas.

Células de Langerhans

Os queratinócitos também liberam citocinas[10] capazes de participar da regulação e manutenção da resposta imunológica. Esta se inicia na epiderme pelas células de Langerhans (células dendríticas), que, quando associadas a queratinócitos, mastócitos, células endoteliais e linfócitos T, configuram o que se conhece como sistema imunológico da pele.[11]

As células de Langerhans compreendem 3 a 5% da população das células epidérmicas. Elas se originam da medula óssea e são identificadas por seu conteúdo, grânulos de Birbeck, envolvidos na endocitose.[12]

Ao nível da pele, são essas as células capazes de captar, tratar e apresentar os antígenos aos linfócitos. Em condições normais, elas são as únicas células na epiderme que exprimem em sua membrana os antígenos HLA de classe II. As células de Langerhans fazem parte de um grupo de células dendríticas especializadas na apresentação antigênica por meio dos fagócitos mononucleares.[12,13]

As duas funções prioritárias das células de Langerhans na epiderme são, portanto, o reconhecimento e a apresentação antigênica para os linfócitos T e a detecção de novos antígenos (p. ex., antígenos tumorais).

Imunidade celular: linfócitos T

Na pele humana, os linfócitos T compreendem cerca de 1% de todas as células epidérmicas e são encontrados na camada basal.[14]

Os linfócitos T derivam da mesma célula pluripotente que dá origem a todas as linhagens sanguíneas (células-tronco), que migra para o timo na fase de célula precursora linfoide, em que o microambiente fornece condições e o sinal para seu desenvolvimento (Figura 13.1).

A partir da periferia cortical do timo, ocorre multiplicação, diferenciação e migração para a camada medular. O desenvolvimento do linfócito T é caracterizado pela aquisição e perda sequencial de diversas moléculas intracelulares e de superfície. Uma das fases importantes da diferenciação dos linfócitos T é a expressão de seu receptor de superfície, um complexo proteico formado por várias cadeias peptídicas, com parte voltada para o meio extracelular e parte para o intracelular.[16]

Caracteristicamente, o linfócito T não é uma célula de linha de frente da resposta imune. Após o processo de maturação, ele só será ativado se o antígeno estranho lhe for apresentado por outra célula do sistema imunológico.

Foram identificados dois subgrupos principais de linfócitos T: os linfócitos T citotóxicos (LTc) e os linfócitos T auxiliadores (LTh). Durante a maturação e a diferenciação, os linfócitos T apresentam diferentes antígenos de superfície, conhecidos como CD. Existe correspondência entre o subgrupo de linfócito T e o antígeno de superfície por ele apresentado. Assim, enquanto os LTc apresentam caracteristicamente CD8 em sua superfície, o CD4 é encontrado nos LTh.[16]

A ativação do linfócito T depende da presença do antígeno estranho associado a uma molécula de identificação (pertencente ao MHC), que apresenta o antígeno ao linfócito T e recebe o nome de célula apresentadora de antígenos (Figura 13.2).

Apenas a ativação do linfócito T, no entanto, não deflagra sua função. É necessário um "segundo sinal", que é diferente para os subgrupos de linfócitos T. No caso do LTh, a ativação definitiva é dada pela liberação da interleucina 1 (IL-1), a partir da célula apresentadora de antígenos (Figura 13.2). O LTc é ativado pela produção de interleucina 2 (IL-2) e outras citocinas, como IL-4, IL-6 e interferona (IFN), provenientes do LTh ativado. A ativação dos linfócitos T deflagra também a proliferação e a maturação da linhagem ativada, gerando, assim, um clone de linfócito T específico para aquele antígeno apresentado inicialmente. Parte dessas células é utilizada como "células de memória", prontas para iniciar uma resposta mais rápida em encontro subsequente com o mesmo antígeno.

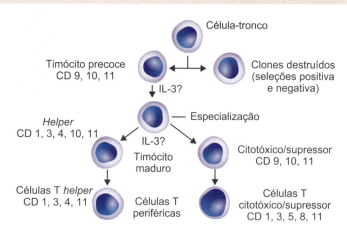

FIGURA 13.1 Desenvolvimento dos linfócitos T. (Adaptada de Baia e Mies, 1996[15])

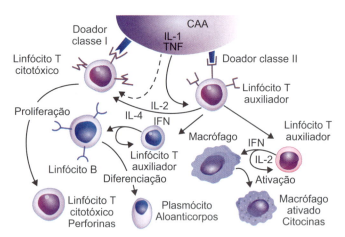

FIGURA 13.2 Esquema da ativação dos linfócitos T frente a um antígeno apresentado pela célula apresentadora de antígenos. (Adaptada de Baia e Mies, 1996[15])

As células efetoras LTh secretam citocinas essenciais para o desenvolvimento e a maturação de LTc, linfócitos B e plasmócitos. Os LTc, após serem ativados, agem de duas maneiras na destruição da célula-alvo, sempre por meio do contato membrana-membrana: secreção de perforinas (Figura 13.3), que vão se polimerizar e produzir poros na célula-alvo, acarretando um desequilíbrio osmótico incompatível com sua sobrevivência; e secreção de uma toxina para o interior da célula-alvo, o que leva à ativação de endonucleoses endógenas, à fragmentação do DNA e à morte celular. Esses processos podem se repetir várias vezes – ou seja, um único LTc pode agir sequencialmente sobre várias células-alvo.[15]

Quando os linfócitos T estão em estreito contato com os queratinócitos, produzem as citocinas, referindo-se a todas as moléculas solúveis produzidas pelo sistema imunológico, ou mediadoras de interação celular. Estão incluídos nesse grupo, além das interleucinas, a IFN, o TNF e o fator de crescimento e transformação (TGF).

A partir da produção de citocinas, pode haver a indução da expressão do HLA-DR, derivada dos genes de classe II do MHC, nos queratinócitos.[17] Ocorre, ainda, o aparecimento

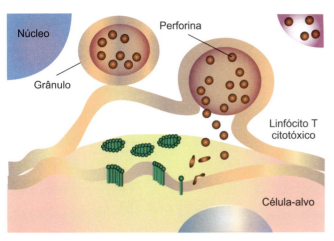

FIGURA 13.3 Mecanismos de citotoxicidade dos linfócitos T – ação das perforinas. (Adaptada de Baia e Mies, 1996[15])

de moléculas de adesão intercelulares (ICAM), favorecendo a ligação entre as células efetoras do sistema imunológico e os queratinócitos.[18]

Linfócitos T desempenham função importante em muitas respostas imunitárias, como rejeição do enxerto cutâneo, vigilância tumoral, hipersensibilidade retardada e reação enxerto *versus* hospedeiro.[19]

Consequências do trauma térmico

Muitas das respostas estão intimamente relacionadas com as alterações imunológicas desencadeadas pela queimadura.

O conceito prevalecente na época da II Guerra Mundial de que havia uma toxina induzida pela queimadura levou alguns pesquisadores a procurar, experimentalmente, substâncias tóxicas em animais queimados.

Prinzmetal,[20] por meio de experimentos em ratos, com variação da temperatura e tempo de exposição ao calor, demonstrou que dois mecanismos são capazes de produzir o choque no paciente queimado. Desse estudo, ele evidenciou que, além da perda de líquidos, havia algum outro fator determinante, até então desconhecido.

As pesquisas subsequentes levaram à descoberta de uma toxina proveniente da escara, uma lipoproteína de alto peso molecular, denominada complexo lipoproteico (LPC), cujo precursor (atóxico) é também encontrado na pele normal.[21,22] A ação do LPC nos pacientes queimados apresenta correlação direta com a falência imunológica.[23] Isso deixou bastante clara a necessidade de diferenciarmos os efeitos agudos do estágio inicial das queimaduras (primeiras 48 horas) – que podem ocasionar o choque –, de um efeito tardio, que explica certos sintomas da chamada "doença do queimado", ocasionando a morte em estágios posteriores. A partir daí, o alvo das pesquisas visava encontrar meios de neutralizar esse complexo tóxico.

Sabe-se que a excisão precoce das escaras, dentro das primeiras 72 ou 96 horas,[24] está relacionada com maiores taxas de sobrevida.[25–29] Existem, contudo, inúmeras dificuldades para atuar no prazo dos primeiros 4 dias pós-queimadura. Isso ocorre em razão da instabilidade hemodinâmica do paciente e do risco cirúrgico.

Por isso, passou-se a buscar alternativas menos invasivas, a fim de impedir a ação da toxina. Sabe-se que a toxina proveniente da escara induz sintomas diferentes daqueles causados pelas endotoxinas nos ratos, mostrando que está desvinculada das toxinas bacterianas.[30,31] Além do tratamento inicial do choque hipovolêmico e do combate à infecção, deve-se procurar sempre realizar a escarectomia precoce com cobertura imediata, além de empregar agentes capazes de neutralizar o LPC.[32]

Estudos em ratos, relacionados com a toxicidade da pele queimada em contato com grandes superfícies absorventes (peritônio), tornaram possível isolar um princípio tóxico, identificado mais tarde como um complexo tóxico lipoproteico de alto peso molecular, apresentando seis diferentes subunidades polipeptídicas de peso molecular entre 40.000 e 160.000 Da.[33,34] Desse peso, 40% se devem aos lipídios. O peso molecular do complexo todo chega a 3.000.000 Da.[34]

Esse princípio tóxico é formado a partir de um precursor atóxico, de peso molecular de 1.000.000 dáltons, encontrado na pele normal. O composto atóxico apresenta composição de aminoácidos idêntica à do complexo tóxico.[34] Os dados obtidos mostram que o trauma térmico induz a formação de um LPC, a partir de lipoproteínas naturais da pele, e a polimerização do complexo adquire propriedades tóxicas, recebendo, então, a denominação LPC.

O LPC apresenta efeito significativo no sistema imunológico, levando-o à falência. O paciente queimado apresenta um quadro denominado resposta inflamatória sistêmica, caracterizado pela produção inadequada de citocinas, o que leva à ruptura da homeostase imunológica.

Sabe-se que a resposta inflamatória sistêmica é muito semelhante à sepse. Esse conceito vem sendo desenvolvido nas últimas décadas, desde que se observou que o tecido desvitalizado pode, por si só, iniciar e perpetuar a mediação da resposta imunológica. Alguns estudos mostram que, em pacientes com sinais clínicos aparentes de sepse, não foram detectadas bactérias em cerca de mais de 50% dos casos.[35]

Os linfócitos LTh, caracterizados pelo marcador CD4+, têm papel fundamental na resposta imunológica. Além de estarem envolvidos no reconhecimento de antígenos por meio de seu receptor de membrana, eles secretam IL-2, que estimula os linfócitos B e T no que diz respeito a sua clonagem.

Sabendo-se que linfócitos de pacientes queimados produzem IL-2 abaixo do normal e linfócitos de pacientes que foram a óbito apresentam produção de IL-2 ainda mais baixa,[36] foi estabelecida relação quantitativa entre a mortalidade e a falência do LTh, bem como entre as enterotoxinas.

Com a diminuição da produção de IL-2, os linfócitos T têm a maturação e o desenvolvimento prejudicados, e a expressão do receptor de interleucina 2 (IL-2R) alcança seu menor índice entre o 10º e o 14º dia pós-queimadura, chegando a 50% de seu valor normal nos pacientes que sobrevivem e a 5% de seu valor normal nos pacientes que vão a óbito.[37]

O tipo de alteração imunológica desencadeado pela queimadura parece ser, portanto, a inabilidade das células T para responder positivamente a um sinal secundário subsequente à ativação inicial. É um agente não bacteriano e específico da queimadura, portanto, que confunde o sinal de transdução do antígeno de superfície das células T para o gatilho da secreção de IL-2, interrompendo, assim, a proliferação das bactérias.

Há fatores que podem agir de modo semelhante ao LPC, conhecidos como "superantígenos". São eles as enterotoxinas, que se ligam às moléculas do MHC de classe II e à cadeia beta do receptor de células T estimulando as células T, e são incapazes de inibir a apresentação de antígenos peptídicos ao receptor de células T.[38]

Esses mesmos fatores compreendem um grande grupo de toxinas produzidas por *Staphylococcus*, *Streptococcus* e *Mycoplasma*, e são específicos dos processos infecciosos, e não do trauma térmico. Podem eles, assim como o LPC, induzir apoptose, estimular a produção de IL-1, IL-2, ativar macrófagos e levar à anergia. Tais eventos, contudo, só ocorrem na presença de manifestação infecciosa, ao contrário do que ocorre com o LPC, que é também isolado da pele queimada de ratos *germ free*, específico do trauma térmico e fundamental para a morte celular.[34]

As endotoxinas comuns não têm efeito na produção celular de células dependentes da IL-2.[39] Aparentemente, quando presente após o trauma térmico, ela tem importância menos relevante do que se acreditava no passado. Enquanto o LPC – elemento específico do trauma térmico – está envolvido com a falência imune associada à queimadura grave, sendo muito mais imunossupressor que as endotoxinas bacterianas.

Referências bibliográficas

1. Moylan JA. Primeiros socorros e transporte de pacientes queimados. In: Artz CP, Moncrief JA, Pruitt Jr. BA (eds.). Queimaduras. Philadelphia: WB Saunders; 1979. p. 135-41.
2. O'Neill Jr. JA. Queimaduras em crianças. In: Artz CP, Moncrief JA, Pruitt Jr. BA (eds.). Queimaduras. Philadelphia: WB Saunders; 1979. p. 304-12.
3. Bowser BH, Caldwell FT Jr., Cone JB, Eisenach KD, Thompson CH. A prospective analyses of silver sulfadiazine with and without cerium nitrate as a topical agent in the treatment of severely burned children. J Trauma. 1981;21:558-63.
4. Moleski RJ. The burn wound therapy for infection control. Drug Intell Clin Pharmac. 1978;12:28.
5. Teplitz C. The pathology of burns and the fundamentals of burn wound sepsis. In: Moncrief JA, Pruitt BA (eds.). Burns. A team approach. Philadelphia: WB Saunders; 1979. p. 45.
6. Pruitt Jr. BA, Lindberg RB, McManus WE, Mason Jr AD. Current approach to prevention and treatment of Pseudomonas aeruginosa infection in burned patients. Rev Infect Dis. 1983;5:889-97.
7. Krupp S, Baechler M, Bille J. Assessment of burn wound sepsis. J Hosp Infect. 1985;6:133-7.
8. Edelson RL, Fink JM. The immunologic function of skin. Sci Am. 1985;252:46-53.
9. Allgöwer M, Schoenenberger GA, Sparkes BG. Burning the largest immune organ. Burns. 1995;21:S7-47.
10. Kupper TS. Interleukin 1 and other human kerattinocyte cytokines: molecular and functional characterization. Adv Dermatol. 1988;3:293-307.
11. Bos JD, Zonneveld I, Das PK, Krieg SR, van der Loos CM, Kapsenberg ML. The skin immune system (SIS): distribution and immunophenotype of lymphocyte subpopulations in normal human skin. J Invest Dermatol. 1987;88(5):569-73.
12. Katz SI, Tamaki K, Sachs DH. Epidermal Langerhans cells are derived from cells originating in the bone marrow. Nature. 1979;282(5736):324-6.
13. Schmitt D. La Prèsentation Antigànique au Niveau de la Peau. Rôle des cellules de Langerhans. Ann. Dermatol. Vénéréol. 1990;117:405-13.
14. Dupuy P, Heslan M, Fraitag S, Hercend T, Dubertret L, Bagot M. T-cell receptor-g/d-bearing lymphocytes in normal and inflammatory human skin. J Invest Dermatol. 1990;94:764-8.
15. Baia CES, Mies S. Transplantes de órgãos – bases imunológicas. In: Tolosa EMC, Guimarães JS, Margarido NF, Lemos PCP (orgs.). Técnica cirúrgica – bases anatômicas, fisiopatológicas e técnicas da cirurgia. 4.ed. São Paulo: Atheneu; 1996. p. 143-57.
16. von Bohemer H, Kisielow P. Self-nonself discrimination by T cells. Science. 1990;248(4961):1369-73.
17. Basham TY, Nicoloff BJ, Merigan TC, Morhenn VB. Recombinant gamma interferon differentially regulatec Class II antigen expression and biosynthesis on cultured human keratinocytes. J Interferon Res. 1985;5:23-32.
18. Nickoloff BJ, Lewinsohn DM, Butcher EC, Krensky AM, Clayberger C. Recombinant gamma interferona increases the binding of peripheral blood mononuclear leukocytes and a Leu 3+ T lymphocyte clone to cultural keratinocytes and to a malignant cutaneous squamous carcinoma cell line that is blocked by antibody against the LFA 1 molecule. J Invest Dermatol. 1988;90:17-22.
19. Molinaro A. Alterações imunológicas. In: Serra MC, Gomes DR. A criança queimada. Teresópolis: Livraria e Editora Eventos de Teresópolis; 1999. p. 112.
20. Prinzmetal M. Demonstration of two types of burn shock. Surgery. 1944;16:906-13.
21. Federov NA, Movshev BE, Nedoshivina RV, Petrov VN, Averchenko VI. Isolation of toxic protein fractions from burned skin and a study of their properties. Vopr Med Khim. 1974;20(4):371-5.
22. Schmidt K. Thermal decomposition products of the skin and their possible role in burn disease. In: Koslowski L, Schmidt K, Hettich R (eds.). Burn injuries, local treatment, toxic factors, infusion therapy. Stuttgart: Schattauer Verlag; 1979. p. 65-72.
23. Sparkes BG, Gyorkos J, Gorczynski RM, Brock AJ. Comparison of endotoxins and cutaneous burn toxin as immunosuppressants. Burns. 1990;16(2):123-7.
24. Herndon DN, Barrow RE, Rutan RL, Rutan TC, Desai MH, Abston S. A comparison of conservative versus early excision therapies in severely burned patients. Ann Surg. 1989;209:547-52.
25. Switzer WE, Jones JW, Moncrief JA. Evaluation of early excision of burns in children. J Trauma. 1965;5:540-6.
26. Hendren WH, Constable JD, Zawacki BE. Early excision of major burns in children. J Pediatr Surg. 1968;3(4):445-64.
27. Burke JF, Quinby WC, Bondoc CC. Primary excision and prompt grafting as routine therapy for the treatment of thermal burns in children. Surg Clin North Am. 1976;56:477-94.
28. Hansbrough JF, Peterson V, Korz E. Postburn immunosuppression in a animal model: monocyte dysfunction induced by burned tissue. Surgery. 1983;93:415-23.

29. Tompkins RG, Remensnyder JP, Burke JF, et al. Significant reductions in mortality for children with burn injuries through the use of prompt eschar excision. Ann Surg. 1988;208:577-85.
30. Burri C, Allgoewer M. Effect of Burned Sterile Skin on Intact Mice and Animals with Blocked Res. Z Gesamte Exp Med. 1964;138:378-84.
31. Allgöwer M, Cueni LB, Städtler K, Shoenenberger GA. Burn toxin in mouse skin. J Trauma. 1973;13(2):95-111.
32. Kremer B, Allgöwer M, Graf M, Schmidt KH, Schoelmerich J, Shoenenberger GA. The present status of research in burn toxins. Intensive Care Med. 1981;7(2):77-87.
33. Allgöwer M, Burri C, Cueni L, et al. Study of burn toxins. Ann N Y Acad Sci. 1968;150:807-15.
34. Schoenenberger GA, Bauer UR, Cueni LB, Allgöwer M, Eppenberger U. Isolation and characterization of a cutaneous lipoprotein with lethal effects produced by thermal energy in mouse skin. Biochem Biophys Res Commun. 1971;42:975-82.
35. Demling RH. Burns. N Engl J Med. 1985;313(22):1389-98.
36. Wood JJ, Rodrick ML, O'Mahony JB, et al. Inadequate interleukin 2 production. A fundamental immunological deficiency in patients with major burns. Ann Surg. 1984;200(3):311-20.
37. Teodorczyk-Injeyan J, Sparkes BG, Mills GB, Peters WJ, Falk RE. Impairment of T cell activation in burn patients: a possible mechanism of thermal injury-induced immunosuppression. Clin Exp Immunol. 1986;65:570-81.
38. Marrack P, Kappler J. The staphylococcal enterotoxins and their relatives. Science. 1990;248:705-10.
39. Sparkes BG. Immunological responses to thermal injury. Burns. 1997;23(2):106-13.

14 Tratamento Clínico das Queimaduras no Paciente Pediátrico

Maria Cristina do Valle Freitas Serra

Introdução

As queimaduras são consideradas um importante problema de saúde pública, pois além dos problemas físicos, capazes de levar o paciente a óbito, elas acarretam danos de ordem psicológica e social.

As crianças são as maiores vítimas de queimaduras, assim como de quedas. Esses são os acidentes mais frequentes no ambiente domiciliar, uma das principais causas de morte por traumatismo em crianças até os 14 anos e a terceira causa mais comum entre crianças de 5 a 9 anos.[1-4] Embora a maioria das queimaduras em crianças seja pequena e possa ser tratada no ambulatório, existe um número significativo de crianças com queimaduras mais graves, cujo tratamento na fase aguda e do longo período de acompanhamento clínico envolverão o pediatra intensivista e uma equipe interdisciplinar com experiência no tratamento de pacientes pediátricos críticos (Figura 14.1).[3]

O tratamento das queimaduras é aparentemente semelhante em crianças e adultos, porém existem algumas peculiaridades na fisiologia do paciente pediátrico que representam desvantagens nas diferentes fases do tratamento clínico. As crianças vítimas de queimadura são sempre pacientes mais graves quando comparadas aos adultos com lesão semelhante. Um exemplo é a camada dérmica da pele mais fina em recém-nascidos (RN), lactentes e em crianças maiores, o que leva a maior perda evaporativa e ocasiona aumento da necessidade hídrica, além do risco elevado de hipotermia. A conduta no alívio da dor das crianças com queimadura grave desafia a habilidade dos profissionais de saúde de todas as unidades. A lesão de uma queimadura requer tratamento terapêutico intensivo para evitar sepse e outras complicações que retardem ainda mais o fechamento da ferida.[3,4]

Epidemiologia

Estima-se que, no Brasil, aconteçam aproximadamente 1 milhão de queimaduras ao ano, dos quais 100 mil pacientes procuram atendimento hospitalar. Desses, cerca de 2.500 evoluem a óbito, direta ou indiretamente, em função de suas lesões, e dois terços das queimaduras ocorrem em crianças.[5]

Muitos estudos têm demonstrado que a maior frequência de queimaduras ocorre até os 5 anos, com maior incidência entre o primeiro e o segundo ano de vida.[3,4,6-8] Tal condição justifica-se porque é nessa idade que a criança começa a andar e adquire liberdade, porém ainda não tem noção do perigo e torna-se uma vítima fácil de acidentes.

O agente que com maior frequência ocasiona queimadura nas crianças pequenas em todo o mundo é o líquido superaquecido, responsável pela escaldadura.[1-4,6] Esses acidentes costumam acontecer dentro de casa, mais especificamente na cozinha, onde as crianças mais novas ficam perto de suas mães durante o preparo dos alimentos, o que demonstra, então, que os adultos não valorizam a potencialidade de um acidente intradomiciliar – daí a importância de campanhas preventivas.

Quando a criança começa a engatinhar e a andar, são comuns as queimaduras por contato, ocasionadas por sólidos e descargas elétricas em razão da curiosidade da criança em explorar seu ambiente e conhecer novos objetos, ou mesmo quando colocam o dedo na tomada. Nos pré-adolescentes e adolescentes, são mais frequentes queimaduras com líquidos inflamáveis, pois essas substâncias são de fácil acesso a essas faixas etárias.[1,6,8] Petróleo e querosene têm sido os agentes inflamáveis causadores das queimaduras mais comuns, segundo a literatura internacional. Entretanto, no Brasil, o maior responsável por queimaduras ocasionadas por agentes inflamáveis continua sendo o álcool.[6,8-11]

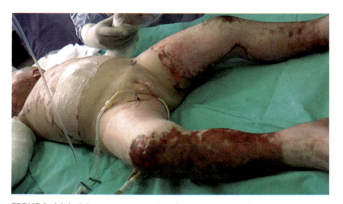

FIGURA 14.1 Criança com queimaduras graves, cujo tratamento na fase aguda e o longo período de acompanhamento clínico envolveram o pediatra intensivista e uma equipe interdisciplinar com experiência no tratamento de pacientes pediátricos críticos.

O uso de álcool líquido como produto de limpeza é um fator cultural arraigado e mantido pelo fácil acesso a esse produto em diversos estabelecimentos comerciais, como supermercados e até mesmo postos de combustível. A livre comercialização do álcool líquido propicia que as famílias o adquiram por um preço relativamente baixo, estoquem o produto em casa e o tenham sempre disponível como degermante e para alimentar chama em churrasqueiras. Isso aumenta a exposição das crianças a acidentes, uma vez que elas não compreendem o potencial inflamável do produto e o utilizam principalmente em brincadeiras. O álcool líquido no Brasil se sobressaía como agente causal de queimaduras e ocupava posição ímpar no mundo, com uma estatística de quase 20% do total de queimaduras inversamente à literatura científica internacional, que sequer o menciona como causa de lesões térmicas.[8-11]

Em virtude dos riscos oferecidos à população pela forma líquida do álcool, considerada sua comercialização incompatível com as recomendações e precauções sanitárias, a Anvisa publicou a Resolução nº 46, em 20 de fevereiro de 2002, que proibiu a livre venda desse produto. Sua comercialização foi permitida apenas na forma gel, sob alegação de que com o álcool gel, o fogo não se propaga por grandes superfícies do corpo, ao contrário do que acontece com a apresentação líquida.[11] Essa Resolução vedava também propagandas com figuras que pudessem induzir sua utilização indevida ou que atraíssem crianças. A comercialização do álcool na forma líquida poderia ser realizada apenas em farmácias e drogarias, até o volume máximo de 50 mℓ, ou em concentrações inferiores a 54ºGL, contendo desnaturante a fim de evitar sua ingestão inapropriada.

Após a publicação dessa Resolução, houve uma redução de cerca de 10% da incidência de queimaduras causadas por álcool em crianças no ano imediatamente subsequente à proibição da comercialização do álcool líquido, porém houve um aumento crescente, o que mantém, ainda hoje, o álcool como responsável por um grande número de queimaduras.[9,10]

Há muita desinformação, inclusive entre educadores, a respeito da fácil combustão do álcool. A maioria desses acidentes poderia ser evitada se a população fosse alertada sobre os perigos do álcool e de sua fácil combustão, que sempre causa lesão grave e necessita, na maioria das vezes, de enxertias que sempre deixam cicatrizes (Figura 14.2).

Os botijões de gás são também causa importante de acidentes térmicos intradomiciliares. Exceto quando o início do fogo tenha ocorrido em outro local, pode-se afirmar que acidentes desse tipo são quase sempre causados por falha humana, geralmente por motivo de erros na instalação do botijão. Nesses casos, as crianças se tornam vítimas inocentes de uma situação na qual não tiveram participação ativa.

Prevenção

Prevenir acidentes com queimaduras é importante não só pela frequência com que eles ocorrem, mas, principalmente, pela capacidade de provocar sequelas funcionais, estéticas e psicológicas.

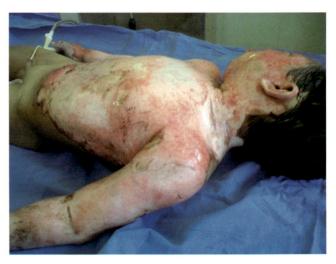

FIGURA 14.2 Queimadura por álcool com lesão grave; necessidade de enxertias que sempre deixam cicatrizes.

Os programas de prevenção de acidentes são baseados em três estratégias:

- Educacional, com vistas à mudança de comportamento
- Legislativa, a fim de garantir a legalidade das medidas de prevenção propostas
- Tecnológica, com o objetivo de modificar o ambiente ou o produto que levam ao trauma.

Em geral, essas estratégias são complementares e devem ser implementadas simultaneamente para atingir aos objetivos do programa.

Algumas informações simples de precaução podem ter impacto favorável na redução do número de acidentes e devem ser fornecidas rotineiramente pelos profissionais de saúde:

- Cozinha não é lugar de criança brincar. É um dos lugares mais perigosos da casa
- Fique atento ao que as crianças fazem enquanto você estiver na cozinha
- Cozinhe de preferência nas bocas de trás do fogão
- Mantenha as panelas e frigideiras com os cabos para dentro, de modo que as crianças não consigam alcançá-las
- Não guarde alimentos, especialmente doces, em armários ou prateleiras sobre o fogão, para evitar que as crianças tentem subir para alcançá-los
- Conserve o fogão nivelado para evitar derramamento de alimentos
- Atenção quanto às crianças poderem abrir a tampa do forno e usá-la como degrau para ter acesso a alimentos
- Não coloque líquido quente próximo da quina da mesa ou da pia, evitando o alcance das crianças
- Preste muita atenção quando estiver segurando uma panela de água ou óleo quente. Crianças correm pela casa com muita frequência e podem esbarrar em um adulto.
- Cuidado com os pratos quentes colocados sobre a mesa. Fique atento às crianças menores, que podem puxar a toalha e entornar líquidos quentes sobre si mesmas
- Mantenha fósforo e isqueiro fora do alcance de crianças

- Ensine crianças a partir de 6 anos que fósforos são uma ferramenta. Ensine o uso adequado
- Muito cuidado com o álcool – sua combustão é responsável por um grande número de queimaduras graves em crianças. Guarde-o fora do alcance de todas elas
- Ao sentir odor de gás ou suspeitar de vazamento, abra a janela ou porta para a entrada de ar fresco e chame a empresa de gás ou o Corpo de Bombeiros para ajudar. Não acenda fósforo ou ligue qualquer interruptor de energia elétrica
- Não use extensões inadequadas ou permita sobrecarga de eletricidade no fio de extensão
- Nunca permita crianças brincarem com as tomadas
- Mantenha o berço a uma distância segura de vaporizadores ou tomadas elétricas
- Proteja as tomadas e instale-as fora do alcance das crianças
- Verifique a temperatura da água do banho antes de colocar o lactente na banheira. Coloque primeiro água fria e depois a água quente até ficar na temperatura desejada. Teste com o dorso da mão
- Sempre que aquecer a mamadeira pingue algumas gotas no dorso da mão para verificar a temperatura. Lembre-se de que o forno de micro-ondas aquece o conteúdo da mamadeira, não do frasco
- Nunca deixe uma criança soltar pipa próximo à rede de energia elétrica. Explique o risco e indique um local adequado para brincar
- Fogos de artifícios não são brinquedos de criança
- Nunca deixe uma criança transportar fogos de artifícios nos bolsos porque eles se inflamam.

Queimaduras como causa de maus-tratos em crianças

Suspeitamos de maus-tratos em crianças quando a história da queimadura não for compatível com a lesão, especialmente naquelas que ainda não falam. Em geral, as queimaduras são causadas por líquidos ou objetos superaquecidos. Lesões por imersão podem sugerir maus-tratos na infância.

- Nos membros superiores, geralmente simétricas, com bordos definidos em aspecto de luva
- Nos membros inferiores, no formato de meias
- Na região glútea.

Suspeitar também nas crianças que recorrem a hospitais com certa regularidade por lesões repetidas. Outra espécie de queimadura por maus-tratos é a ocasionada por ponta de cigarros, muitas vezes confundida com impetigo. Essas crianças sempre devem ser internadas, mesmo com pequenas queimaduras, para uma investigação adequada.[8,12]

Fisiopatologia

Após uma queimadura, várias substâncias são liberadas no tecido queimado por intermédio de um conjunto de mediadores que desencadeiam uma resposta inflamatória. Há liberação de histamina pelos mastócitos, ativação do sistema calicreína-cininas, ambos promovendo aumento da permeabilidade capilar, e consequente edema tecidual e hipovolemia.[4,6,7] O aumento da permeabilidade capilar é imediato, o que promove inundação dos tecidos queimados, em decorrência de fuga maciça de filtrado plasmático.

Com a saída de líquido vascular de forma direta, há diminuição do volume circulante e, consequentemente, elevação do hematócrito, além do aumento da viscosidade sanguínea e da resistência vascular periférica. A passagem rápida e intensa desse filtrado plasmático, rico em proteínas, através dos poros capilares aumentados, provoca redução expressiva da pressão coloidosmótica plasmática e nova fuga de líquidos dos vasos para o interstício dos tecidos não queimados, resultando em hipovolemia grave e grande edema.[4,6,7]

Em termos gerais, a fisiopatologia da lesão causada por queimadura em um paciente pediátrico não difere da dos adultos. Porém, as crianças, principalmente aquelas com menos de 2 anos, apresentam algumas peculiaridades em sua fisiologia que podem representar desvantagens significativas quando sofrem uma queimadura e que influenciarão na conduta terapêutica. A queimadura na criança é sempre mais grave quando comparada a de um adulto com lesão semelhante. As diferenças mais marcantes são descritas a seguir.[8,12–16]

▶ **Maior superfície corporal em relação ao peso.** Uma criança de 7 kg, por exemplo, tem um décimo do peso do adulto de 70 kg, mas a superfície corporal (SC) dessa criança é um quarto da do adulto. Isso significa que a criança perde mais água em relação ao peso que os adultos e necessitam, assim, de mais líquidos. O choque pode ocorrer rapidamente em crianças com superfície corporal queimada (SCQ) acima de 10%, mas em um adulto com essa mesma extensão, esse percentual é considerado um pequeno queimado e não necessita sequer de hidratação venosa. Essa discrepância da massa em relação à SC também resulta em rápida perda de calor, com consequente hipotermia.

▶ **Extensão.** A SC da criança apresenta distribuição diferente do adulto, com destaque para o *aumento do perímetro cefálico* e os membros inferiores pequenos. Assim, a cabeça de um RN representa 19% da SC total, contra 7% do adulto, e o inverso com os membros inferiores. Na avaliação da extensão da área queimada, a "regra dos 9", frequentemente usada nas salas de emergência para adultos, não deve ser aplicada para crianças, principalmente para aquelas com menos de 4 anos, pela possibilidade de indução de erros grosseiros. A Figura 14.3 mostra uma adaptação para essa avaliação. O esquema de Lund-Browder é o método mais adequado que leva em consideração as proporções do corpo em relação à idade (Tabela 14.1). A criança se torna um adulto, com respeito às considerações da área de superfície, próximo da puberdade.

▶ **Circulação periférica lábil.** As papilas dérmicas são menos profundas, principalmente nas crianças menores de 6 meses, o que faz com que os vasos sanguíneos se aproximem da epiderme e, portanto, percam mais calor. Existe uma grande tendência à vasoconstrição. O lactente pode descompensar de forma rápida e tornar-se gravemente doente se o choque não for tratado de imediato. A vigilância deve ser constante e o início da reposição volêmica deve ser o mais precoce possível, mesmo nas queimaduras moderadas. Sempre que necessário transferir uma criança queimada na fase inicial, esta só poderá ser removida quando já estiver iniciada a reposição volêmica.

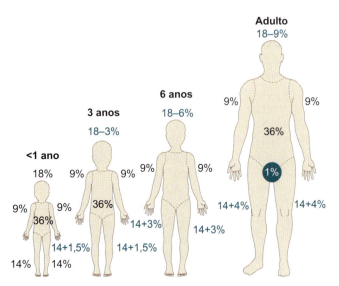

FIGURA 14.3 Regra dos nove adaptada para crianças.

TABELA 14.1 Esquema de Lund-Browder.

Área	1 ano	1 a 4 anos	5 a 9 anos	10 a 16 anos	Adulto
Cabeça	19	17	13	11	7
Pescoço	2	2	2	2	2
Tronco anterior	13	13	13	13	13
Tronco posterior	13	13	13	13	13
Nádega direita	2,5	2,5	2,5	2,5	2,5
Nádega esquerda	2,5	2,5	2,5	2,5	2,5
Genitália	1	1	1	1	1
Braço direito	4	4	4	4	4
Braço esquerdo	4	4	4	4	4
Antebraço direito	3	3	3	3	3
Antebraço esquerdo	3	3	3	3	3
Mão direita	2,5	2,5	2,5	2,5	2,5
Mão esquerda	2,5	2,5	2,5	2,5	2,5
Coxa direita	5,5	6,5	8	8,5	9,5
Coxa esquerda	5,5	6,5	8	8,5	9,5
Perna direita	5	5	5,5	6	7
Perna esquerda	5	5	5,5	6	7
Pé direito	3,5	3,5	3,5	3,5	3,5
Pé esquerdo	3,5	3,5	3,5	3,5	3,5

▶ **Maior propensão ao edema.** Quanto mais tenra a idade, maior a predisposição ao edema. A criança pequena tem a parede torácica imatura e mais elástica que a do adulto. As queimaduras circulares do tórax ou do abdome determinam a compressão da parede torácica e abdominal e podem instalar um quadro grave de insuficiência respiratória. Nesses casos, a escarotomia da área queimada nessas regiões reverte o quadro. Os dedos das mãos e dos pés das crianças são mais propensos a um comprometimento da circulação em virtude do pequeno diâmetro dos vasos, que podem ser obstruídos na presença de edema moderado. Nesses casos, a escarotomia da área queimada reverte o quadro. É importante que se faça o curativo deixando as extremidades dos dedos visíveis para que se possa avaliar constantemente a perfusão dessa área e indicar precocemente a escarotomia, se necessário. Edema cerebral ocorre com frequência na criança queimada, e é facilmente minimizado se for mantida a cabeceira elevada.

▶ **Espessura da pele.** Crianças com menos de 2 anos têm a pele particularmente fina e são predispostas a queimaduras profundas que, pelos critérios habituais, de início parecem ser de 2º grau. O tecido celular subcutâneo escasso ocasiona perda de calor e favorece a hipotermia. Com a queda da temperatura corporal da criança, há maior gasto de energia para manter a temperatura corporal, provocando maior consumo de glicose e de oxigênio. Hipoglicemia e hipoxia levam a acidose metabólica, por produção excessiva de ácido láctico. Invasão bacteriana após queimadura pode ocorrer na metade do tempo do adulto em razão da natureza mais fina do tegumento das crianças.

▶ **Imaturidade renal.** A taxa de filtração glomerular no lactente não atinge os níveis do adulto até 9 a 12 meses de idade, porque há defasagem na maturação das funções glomerular e tubular. Nesse período, o lactente tem aproximadamente a metade da capacidade de concentração osmolar do adulto e a carga hídrica é manuseada de modo ineficiente. Quando um adulto desidrata, sua concentração urinária pode chegar até 1.400 mOsm/ℓ, no entanto, quando um RN desidrata, só consegue concentrar sua urina até 400 mOsm/ℓ. A inabilidade do rim do RN em reter água, quando há necessidade, favorece a desidratação. Volume urinário de 1 mℓ/kg/h indica função renal satisfatória.

▶ **Sistema termorregulador pouco desenvolvido.** Crianças de até 3 ou 4 anos, quando expostas ao frio, após o banho, podem desenvolver acidose metabólica, hipoxia relativa e hipoglicemia. Essas crianças aumentam a produção de calor, o que acelera o metabolismo e o consumo de oxigênio e, indiretamente, libera mais norepinefrina, resultando em termogênese sem calafrios por meio da oxidação de gorduras. Após os 6 meses de idade, as crianças são capazes de apresentar tremor, mas o calor corpóreo ainda é perdido rapidamente. Assim, todos os esforços devem estar voltados para manter a temperatura normal da criança queimada após os curativos, ou seja, com o fechamento rápido da lesão e a utilização de foco para o aquecimento.

▶ **Metabolismo da glicose.** O paciente pediátrico, sobretudo o RN, apresenta grande gasto de energia se comparado ao adulto, pois necessita de aquecimento, crescimento e desenvolvimento. A principal fonte de energia é o glicogênio hepático; como as crianças pequenas têm baixa reserva de glicogênio, podem evoluir para hipoglicemia na fase inicial da queimadura. A hipoglicemia leva a lesões cerebrais irreversíveis, cujos sintomas mais frequentes são convulsões e tremores. O monitoramento da glicemia é de fundamental importância no acompanhamento das crianças menores de 2 anos ou naquelas que, por qualquer motivo, permanecem em jejum. O início precoce da dieta oral ou enteral é suficiente para manter uma glicemia normal na maioria dos casos.

▶ **Aparelho respiratório.** Lesão pulmonar por inalação é pouco frequente em crianças pequenas, geralmente vítimas de escaldamento; porém, quando ocorre, é potencialmente mais grave em decorrência do pequeno diâmetro das vias respiratórias que, em termos absolutos, são menores e mais inclinadas e predispõem a obstrução com pequenos edemas. A parede torácica infantil é mais flexível e estruturalmente imatura, além de ter menor reserva respiratória, com insuficiência respiratória mais provável decorrente de fadiga.

Tratamento inicial

A criança queimada deve ser inicialmente avaliada e estabilizada com enfoque sistemático ABCDE, como descrito no curso de *Advanced Burn Life Support* (ABLS) e adaptado pela Sociedade Brasileira de Queimaduras (SBQ) no Curso Nacional de Normatização ao Atendimento ao Queimado (CNNAQ):[12]

- A – *Airway*: abertura da via respiratória, com controle da coluna cervical
- B – *Breathing*: boa ventilação
- C – *Circulation*: garantir boa perfusão
- D – *Disability*: exame neurológico sumário
- E – *Exposition*: exposição do paciente (com controle ambiental).

▶ **A (*airway*).** É fundamental que a permeabilidade das vias respiratórias seja avaliada e garantida desde o primeiro atendimento. Suspeitar de lesão inalatória nos acidentes em ambiente fechado, exposição prolongada à fumaça, tosse com secreção carbonácea, fuligem em orofaringe.

▶ **B (*breathing*).** Observar a respiração e a presença de roncos e de sibilos. Avaliar a possibilidade de lesão por inalação e, caso haja suspeita, fornecer oxigênio na concentração de 100%. Avaliar necessidade de intubação; lesão de coluna vertebral deve ser presumida e a imobilização de paciente com história de traumatismo associado deve ser mantida até que radiografias sejam obtidas.

O grande dilema é saber quando está indicada a intubação. Será *possível* nas queimaduras de face, língua e palato duro; *provável* nas queimaduras envolvendo palato mole, faringe posterior, circunferencial do pescoço, presença de rouquidão, hipoxemia, carboxi-hemoglobina > 25%; *definitiva* na iminente obstrução das vias respiratórias (rouquidão progressiva e estridor). Queda do nível de consciência (reflexos protetores das vias respiratórias danificados): Pa_{O_2} < 60; Pa_{CO_2} > 50. Intoxicação por CO e HCN deve ser considerada em todos os pacientes expostos à fumaça.[17–20]

As recomendações da International Society of Burn Injuries (ISBI) incluem administração de oxigenoterapia a 100% nas primeiras 6 horas do trauma, quando há suspeita de lesão inalatória. Isso se baseia no fato de que a meia-vida da união do CO com a hemoglobina (COHb) é de 4 horas em uma pessoa que respira em ar ambiente (21% O_2). O aumento da Pa_{O_2} acelera a dispersão do CO e diminui a meia-vida da COHb para aproximadamente 1 hora. Assim, os pacientes com suspeita de lesão inalatória, sem indicação de intubação orotraqueal (IOT) devem receber O_2 por máscaras com reservatório não reinalante a um fluxo de 8 a 15 ℓ/min.

A meia-vida do HCN inalado é de aproximadamente 1 hora. Recomenda-se oxigenoterapia, tal como na intoxicação por CO – nesse caso, acrescido de antídotos específicos, como hidroxocobalamina, que deve ser administrada imediatamente após a intoxicação.

O tratamento inicial (Figura 14.4) consiste em: (1) manter cabeceira elevada com oxigênio 100% umidificado; (2) se ausculta com roncos, sibilos ou/e estertores, iniciar broncodilatadores (nebulização de 2/2 horas), nebulização com heparina 5.000 UI em 3 mℓ soro fisiológico 4/4 horas alternado com acetilcisteína; (3) fisioterapia respiratória.

▶ **C (*circulação*).** Acesso venoso, preferencialmente periférico, grosso calibre, em área não queimada. Se as únicas veias disponíveis estão dentro da área queimada, não hesitar em usá-las. Iniciar reposição com lactato de Ringer ou soro fisiológico 20 mℓ/kg em 20 minutos para não atrasar a reposição. Enquanto a criança recebe esse volume inicial, calcular pela fórmula de Parkland uma base para reposição hídrica nas primeiras 24 horas.

$$2 \text{ a } 4 \text{ m}\ell \times \text{superfície corporal queimada \%} \times \text{peso (kg)}$$

Metade desse volume deve ser fornecido nas primeiras 8 horas após a queimadura, e a outra metade nas 16 horas seguintes. Esse cálculo é apenas uma base, cujo objetivo primordial é manter a perfusão tissular adequada, evitar as complicações de uma hipo-hidratação (choque, insuficiência renal) ou hiper-hidratação (acentua o edema, compromete a perfusão periférica e aprofunda a lesão), além de síndrome compartimental intra-abdominal, insuficiência respiratória, edema pulmonar e pneumonia.

A diurese horária continua sendo um dos melhores parâmetros no monitoramento da reposição hídrica, especialmente nas primeiras 48 horas, e deve ser mantida em torno de 1 mℓ/kg/h para crianças.

▶ **D (*disability*, exame neurológico).** Classicamente, o paciente queimado está lúcido e orientado. Caso ocorra alteração da consciência na fase inicial, suspeitar de queimadura por inalação de fumaça ou traumatismo craniano.

▶ **E (*exposição*).** Remover toda a roupa e joias (pulseiras, anéis) da criança. No caso de queimaduras químicas, lavar abundantemente. Para evitar hipotermia, tão logo a criança seja

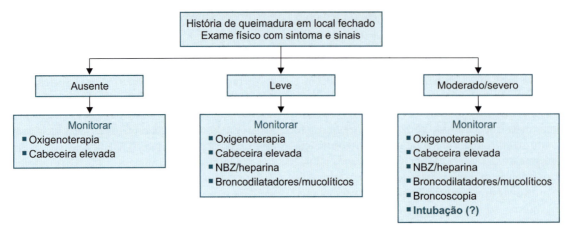

FIGURA 14.4 Tratamento inicial em casos de inalação.

examinada da cabeça aos pés, deve ser coberta com um lençol seco. Elevar a cabeceira para reduzir edema. Principalmente nas queimaduras de face, checar outras lesões (oculares, fraturas etc.).

Os opiáceos são indiscutivelmente as medicações mais importantes no tratamento da dor intensa, que ocorre durante o curativo da criança queimada. Sempre intravenosa:

- Morfina 0,05 mg/kg/dose
- Dipirona 30 a 50 mg/kg/dose.

Tratamento na internação

É fundamental repetir o ABCDE e um exame clínico da cabeça aos pés para determinar se existe lesão associada. A queimadura é a lesão mais facilmente visível. Podem ocorrer fraturas, luxações e grandes hematomas, formados por ruptura arterial.

- Realizar a história do acidente mais detalhada com perguntas sobre as circunstâncias do acidente, como:
    - Agente causal (líquido, chama elétrica, química)
    - Ambiente fechado (inalação de fumaça)
    - Trauma associado
    - Avaliar maus-tratos
- Na história clínica, perguntar sobre:
    - Enfermidades preexistentes ou associadas (p. ex., diabetes)
    - Medicação recebida
    - Alergias
    - Imunização antitetânica
- Realizar exames laboratoriais:
    - Hemograma completo
    - Eletrólitos (Na, Cl, K, Ca, Mg)
    - Ureia, creatinina, glicose
    - Proteína total e albumina
    - PCR
    - Nas queimaduras elétricas de alta voltagem, dosar CPK, CPK-MB, ECG

- Quando houver indícios de queimadura por inalação: gasometria, carboxi-hemoglobina, e radiografia de tórax, se necessário.

Vias respiratórias

A inalação de fumaça, em conjunto com a área da SCQ e os extremos de idade, são responsáveis pela maior mortalidade após as queimaduras.[17-19]

Histórias que levam à suspeita de lesão inalatória incluem queimaduras em ambientes fechados e tempo de exposição à fumaça. Vítimas que tenham dificuldade de sair do local do acidente, como as crianças, são mais expostas aos efeitos danosos da lesão inalatória.[18,19]

A lesão inalatória é classificada em: lesão das vias respiratórias superiores, lesão das vias respiratórias inferiores, lesão do parênquima pulmonar e toxicidade sistêmica.[18,19]

O diagnóstico precoce é importante para conhecimento do real comprometimento das vias respiratórias e adequada reposição de fluidos, além do reconhecimento da intoxicação por CO e HCN, que podem levar à morte se não tratados.[19,20] No entanto, as alterações da função pulmonar após a inalação de fumaça, com obstrução das pequenas vias respiratórias e resposta inflamatória desencadeada na sequência dificultam esse diagnóstico precoce. Tais mudanças podem ocorrer nos dias seguintes à lesão.[19,20]

Inicialmente, as trocas gasosas podem estar normais, sem alterações na gasometria arterial, assim como pode não haver alterações na radiografia de tórax e na oximetria de pulso; no entanto, a normalidade inicial desses exames e sinais não exclui lesão inalatória. O método diagnóstico mais importante é a broncoscopia, que propicia a visualização direta dos danos das vias respiratórias de maneira rápida e confiável, além de ser terapêutico porque remove grande parte do material inalado. A realização desse exame na suspeita de lesão inalatória pode indicar precisamente a necessidade de IOT, como também evitar sua realização em casos que não tragam benefício.[19,21]

Evitar IOT desnecessária em pacientes queimados é essencial por seus riscos e complicações: a cânula pode agravar a lesão laríngea; em queimaduras faciais, há dificuldade de fixação da cânula e maior risco de extubações acidentais; pneumonia associada à ventilação; estenose de traqueia, traqueomalácea e sequelas pulmonares decorrentes da lesão induzida pela ventilação mecânica.[19]

A intoxicação por CO e HCN deve ser considerada em todos os pacientes expostos à fumaça.[16]

A meia-vida do HCN inalado é de aproximadamente 1 hora. Recomenda-se a oxigenoterapia, assim como na intoxicação por CO – nesse caso, acrescido de antídotos específicos, como a hidroxocobalamina, que deve ser administrada imediatamente após a intoxicação.

Crianças que sofrem queimadura por líquido em face podem desenvolver insuficiência respiratória, mesmo sem a inalação de fumaça, consequente ao edema. Elas devem ser monitoradas e deve-se dar atenção especial ao posicionamento: elevação da cabeceira do leito a 45° para diminuir a chance de edema de tronco, pescoço e face. Manter a permeabilidade das vias respiratórias superiores é fundamental. Falta de proteção das vias respiratórias e sinais de progressão do edema, evidenciado por incapacidade de deglutição e rouquidão, sugerem a necessidade de IOT. Não existem evidências que respaldem a traqueostomia precoce em pacientes queimados.

Os pacientes queimados que necessitam de suporte ventilatório invasivo devem receber ventilação protetora, com baixos volumes correntes. A grande associação entre ventilação mecânica invasiva e lesão pulmonar sugere que os danos são causados por forças mecânicas excessivas e cíclicas. Evidências têm identificado o benefício da ventilação com volumes correntes baixos (< 6 mℓ/kg).

A umidificação do O_2 suplementado nos pacientes em respiração espontânea e a utilização de filtros nos pacientes mecanicamente ventilados facilitam a expectoração de secreções e devem ser sempre realizadas.

A ventilação mecânica não invasiva é tradicionalmente pouco utilizada em crianças queimadas; no entanto, a realização segura da técnica pode ser uma grande aliada para o tratamento desses pacientes. Deve-se respeitar os critérios de indicação e contraindicação já estabelecidos na literatura, assim como a avaliação do sucesso ou falha da terapia.[19,20]

A conduta em casos de inalação de fumaça deve ser:

- Cabeceira elevada de 30° a 45°
- Oxigênio
- Broncodilatadores: nebulização de 2/2 horas
- Hidratação: pacientes com lesão inalatória + queimaduras necessitam de mais líquidos. Alguns estudos referem 30 mℓ/kg/24 h; porém, o mais importante é manter uma diurese de 0,5 a 1 mℓ/kg/h.
- Nebulização com heparina 5.000 UI a 10.000 UI em 5 mℓ de soro fisiológico de 4/4 horas. Estudos têm demostrado que a nebulização com heparina pode reduzir a gravidade da agressão pulmonar, diminuindo os dias de ventilação mecânica[17]
- Nebulização com N-acetilcisteína alternando com heparina
- Fisioterapia respiratória
- Broncoscopia com funções diagnóstica (direta visualização) e de limpeza (lavagem da árvore brônquica, melhorando a ventilação e prevenindo atelectasia e pneumonia) e a fim de obter lavado brônquico para correta terapia antibiótica.
- Exames laboratoriais: lesão inalatória + baixa de leucócitos e plaquetas, aumento de ureia e creatinina na admissão pode ser preditivo de prognóstico grave, fatal.
- Corticoides e antibióticos profiláticos não são recomendados.[4–6,16,18]

Reposição hídrica

Após grave trauma térmico, a criança desenvolve falência circulatória, baixo débito cardíaco, oligúria e acidose metabólica. É uma característica precoce da queimadura o rápido sequestro de líquidos para o interstício com formação de edema maciço nos tecidos queimados e não queimados, o que produz hipovolemia e hipotensão.[2,3,12] Utiliza-se a infusão de lactato de Ringer ou soro fisiológico na maioria das crianças com queimaduras acima de 10% da SC nas primeiras 24 horas após a lesão. O volume total deverá ser aquele necessário para promover expansão intravascular e conferir adequada perfusão tecidual.[12] Deve-se manter a cabeceira elevada nas lesões de face para minimizar o edema durante a hidratação (Figura 14.5).

Ainda não há consenso em relação à quantidade e composição dos líquidos a serem oferecidos nesse período, porém é de incontestável importância para a sobrevida da criança que essa reposição volêmica seja adequada e de início precoce. Existem trabalhos que mostram a relevância do início da hidratação oral, quando não for possível o acesso venoso.

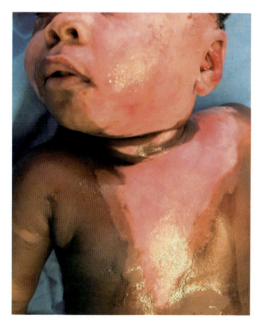

FIGURA 14.5 Lesões de face. Manter a cabeceira elevada é uma conduta adequada para minimizar o edema durante a hidratação.

A perda de albumina através da queimadura sob forma de exsudato contínuo tem início nas primeiras 24 horas e permanece significativa até a terceira e quarta semanas após o trauma térmico e só termina após o fechamento das lesões.[2,8,17]

Em queimaduras maiores que 20% da SC, essas perdas excedem a capacidade de síntese pelo fígado, de modo a desenvolver hipoalbuminemia, que determinará a redução da pressão coloidosmótica intravascular e a formação de edema, inclusive de parede intestinal, e prejudicará a absorção de água e nutrientes.

Ao longo do tempo, surgiram diversas fórmulas para o cálculo aproximado de fluidos a serem infundidos na criança grande queimada durante a fase de reanimação. Essas fórmulas utilizam soluções cristaloides, coloides ou ambas, e a maioria delas é baseada no peso ou na SC e no percentual da área queimada, todas com o objetivo de fornecer uma quantidade de líquido ideal para adequada perfusão tissular.

A infusão de proteínas para o tratamento do choque do queimado fazia parte das fórmulas antigas. Com a descrição de Baxter sobre o aumento da permeabilidade capilar no paciente queimado, sua utilização na fase de reanimação foi praticamente abolida.[22]

Coube a Demling,[23] em uma série de estudos, demonstrar que o paciente queimado pode se beneficiar com a infusão de coloide, em média 8 horas após o trauma térmico, e não 18 a 24 horas depois, como era uso corrente. Segundo Demling,[23] ocorre hipoproteinemia importante na fase inicial com alteração capilar, o que levaria à formação de edema no tecido não queimado por queda brusca da pressão coloidosmótica. Desse modo, a utilização precoce de coloide reduziria esse edema sem, contudo, alterar o edema do tecido queimado. Além disso, proporcionaria maior estabilidade hemodinâmica. Isso se torna mais evidente nas crianças desnutridas.

A composição da solução formulada por Carvajal[22] consiste em lactato de Ringer adicionado a glicose 5% e albumina 1,25 g%. Segundo o autor, o uso de coloide em baixas concentrações nas primeiras 48 horas contribuiria para manter a pressão coloidosmótica intracapilar, principalmente em crianças pequenas.

Atualmente, existe um consenso de que as inúmeras fórmulas para reposição podem ser usadas apenas como base inicial, tendo em vista a reposição ser variável de criança para criança, especialmente nos lactentes.

Albumina deve ser infundida lentamente na dose de 1 a 2 g/kg/dia. Para crianças pequenas recomenda-se diluir a albumina na hidratação venosa com vistas a manter uma infusão homogênea nas 24 horas.

Não está indicado o uso de diuréticos após a infusão da albumina, principalmente na fase aguda da lesão, uma vez que seu uso favorece maior desarranjo dos eletrólitos, além de mascarar o monitoramento do débito urinário.

Deve-se evitar a hipo-hidratação, pois tal condição pode prolongar o estado de choque, exacerbar a acidose metabólica e induzir a insuficiência renal. Pode também contribuir para isquemia tecidual, condição capaz de agravar o nível de sofrimento das áreas lesadas, de modo a produzir zonas mais vulneráveis a complicações infecciosas.

Igualmente, deve-se evitar a hiper-hidratação, que pode induzir a formação de edema generalizado, determinando diminuição da tensão tecidual de oxigênio e maior agressão isquêmica nas células lesadas, potencializando, assim, o dano tecidual e aumentando o risco de infecção.[24] Constitui também complicação da hiper-hidratação a insuficiência pulmonar, resultante tanto da redução na complacência da parede torácica por edema tecidual quanto do aumento do volume sanguíneo durante a mobilização do edema.

Em crianças com queimaduras extensas, muitas vezes, iniciamos a albumina ainda nas primeiras 24 horas, geralmente após 18 horas do acidente, quando mantém baixo débito urinário e edema acentuado.

Também insta atentar quanto a hipoglicemia, que pode ocorrer nas primeiras 24 horas se a criança não receber alimentos.

Após as primeiras 24 horas, com a restauração gradual da permeabilidade capilar, é posssível reduzir o volume da hidratação para a metade do ofertado nas primeiras 24 horas e aumentar e manter a oferta de albumina conforme o resultado dos níveis de albumina sérica, objetivando mantê-la acima de 2,5 mg/ℓ. Nessa fase, também se volta a solicitar exames para controle do hematócrito, que contribuirá para identificar o grau de hidratação, e também glicemia, eletrólitos, ureia, creatinina, albumina e PCR.

A hidratação então passa a ser apenas para reposição das perdas pela queimadura, por um processo dinâmico que precisa ser avaliado a cada dia, junto à aceitação da via oral, da diurese e exames. A modificação de dado regime de reposição hídrica deve ser feita após julgamento clínico apropriado e de acordo com a resposta da criança.

Para obter sucesso na reposição volêmica é extremamente importante ter em mente que a hidratação é um procedimento dinâmico por excelência, que exige, dessa maneira, acompanhamento permanente, em especial nas primeiras 24 a 48 horas após a queimadura. O monitoramento da reposição volêmica na criança queimada representa um desafio para a equipe. Isso porque, isoladamente, nenhum sinal poderá ser usado para predizer se o estado de hidratação está adequado. É preciso estar atento à evolução sequencial do monitoramento do maior número possível de parâmetros para que se possa decidir se a quantidade de líquido administrado deve ser reduzida ou aumentada.

- Sinais vitais: frequências cardíaca e respiratória, pulso, pressão arterial e escala da dor
- Exame não invasivo: alteração ou depressão do *status* mental, enchimento capilar, peso corporal, diurese, ecocardiograma funcional à beira do leito
- Exames laboratoriais: hematócrito, ureia, creatinina, glicose, eletrólitos
- Perda de líquidos: diarreia, vômitos, secreção gástrica, débito urinário.

O monitoramento da pressão arterial invasiva melhora a acurácia da medida contínua dos batimentos, análise das formas das ondas e facilidade de coleta de sangue arterial. Embora os parâmetros ideais para a avaliação da resposta adequada à terapia de reposição sejam controversos, tem sido demonstrado que esses índices fisiológicos simples são de grande importância para um correto acompanhamento do grau de hidratação.

A diurese horária é um dos melhores parâmetros usados no monitoramento da reposição hídrica, especialmente nas primeiras 48 horas, e deve ser mantida em torno de 0,5 a 1 mℓ/kg/h. Em crianças que apresentem hemoglobinúria ou mioglobinúria, como é frequente nas queimaduras elétricas, deve-se obter diurese em torno de: 2 mℓ/kg/h. A urina deve ser não glicosúrica para constituir um reflexo preciso da perfusão.

Embora com infusão de líquidos relativamente constante nesse período, a produção de urina poderá ser flutuante em virtude da secreção inadequada de hormônio antidiurético. Por esse motivo, o cálculo do débito urinário em mℓ/kg/h é mais fidedigno quando medido em períodos de 2 a 4 horas através de cateterismo vesical.

Analgesia

Todas as queimaduras são dolorosas. As de 1º grau geram dor e desconforto de média intensidade. Já as queimaduras de 2º grau ocasionam um nível de dor variável, dependendo da profundidade da derme lesada. Inicialmente, as queimaduras de 2º grau superficiais são as mais dolorosas e uma simples variação de temperatura pode levar a uma dor alucinante. Concomitantemente, temos a resposta inflamatória, que aumenta o edema e libera substâncias vasoativas que promovem o aumento da dor.[17]

As queimaduras de 3º grau, ou queimaduras profundas, geralmente não causam dor nos primeiros dias. A ausência da dor ocorre em virtude da destruição total das terminações nervosas, o que gera uma sensação anestésica. Conforme o tecido desvitalizado é substituído por tecido granular, o paciente começa a sentir dor na área lesada. Para uma criança queimada, os dias, as semanas ou os meses de recuperação são preenchidos com experiências estressantes e dolorosas, principalmente em razão da necessidade da troca de curativo.

A contenção física durante os curativos provoca uma sensação de impotência que aumenta em muito o medo e a antecipação da dor nessas crianças. Muitas vezes, elas exibem total falta de compreensão acerca do propósito e da necessidade de procedimentos terapêuticos dolorosos; acreditam que essas medidas, em vez de beneficiar a cicatrização, poderiam interferir negativamente em sua recuperação. Não surpreende que esse ponto de vista leve à resistência e luta entre a criança e a equipe.

A maioria das crianças beneficia-se com uma explicação simples e honesta acerca do que podem esperar durante o período de internação e, principalmente, dos curativos. É melhor explicar que haverá certa dor, porém que ela desaparecerá em algum tempo, e que existem medicações capazes de melhorá-la (Figura 14.6).

É importante que se permita à criança certo controle sobre o que lhe está acontecendo, como a ajuda para remover seus próprios curativos, e que essa ajuda seja enfatizada e elogiada (Figura 14.7).

Frequentemente, uma considerável variação na escala de dor tem como fator relevante as alterações psicológicas sofridas pelos pacientes. A ansiedade e a depressão, mais comumente vistas em pacientes internados há mais de 3 semanas, elevam os escores de dor. A preocupação do paciente em relação ao retorno da dor, principalmente durante os procedimentos, é um dos motivos que geram grande ansiedade.

O tratamento medicamentoso no controle da dor conta com quatro regras básicas:

1. Quando a criança refere dor, é porque ela está sofrendo, e devemos intervir.
2. Analgésicos administrados regularmente são mais eficazes do que os prescritos na forma de SOS.
3. A medicação não deve ser aplicada por via intramuscular, por ser uma via de administração dolorosa.
4. A dose e o tipo de medicação devem ser constantemente reavaliados para evitar efeitos colaterais e/ou dependência.

Na fase aguda são indicadas medicações intravenosas. A morfina é a substância de escolha na maioria dos casos, habitualmente, em *bolus* durante procedimentos em infusão contínua no restante do tempo. Muitas vezes, associamos dipirona 20 a 30 mg/kg/dose via intravenosa. Durante procedimentos sabidamente dolorosos, podemos utilizar, concomitantemente, anestésicos, como a cetamina.

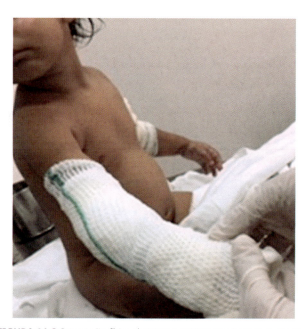

FIGURA 14.6 Contenção física durante curativos em criança. A contenção provoca sensação de impotência, aumentando em muito o medo. A maioria das crianças beneficia-se com uma explicação simples e honesta acerca do que podem esperar durante o curativo.

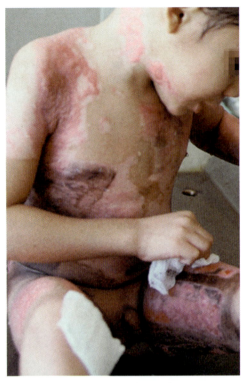

FIGURA 14.7 Recursos não farmacológicos. É importante que se permita à criança certo controle sobre o que lhe está acontecendo, como ajuda para remover seus próprios curativos, e que essa ajuda seja enfatizada e elogiada.

Na fase de reabilitação, a dor, com frequência, é menos intensa, porém persistente. Opioides de média intensidade ou dipirona têm sido empregados com grande sucesso.

A cetamina costuma ser usada em pacientes pediátricos durante desbridamento, na dose de 1 a 1,5 mg/kg, e pode ser associada ao midazolam, na dose 0,1 a 0,2 mg/kg/dose, como também à dipirona.

As terapias não farmacológicas têm efeito adjuvante importante e eficaz no controle das alterações psicológicas do paciente queimado. Várias técnicas já foram estudas e apresentaram bons resultados no controle da ansiedade e da depressão. Em pacientes pediátricos, pode-se transformar procedimentos e exames em situações lúdicas: recompensar o bom comportamento, para, assim, facilitar a rotina diária e até mesmo reduzir o tempo de tratamento. Outra importante ação que pode ser adotada pela equipe de saúde é a de explicar ao paciente os procedimentos que serão realizados, em detalhes, para que não haja surpresa ou ansiedade por não saber o que irá acontecer. Técnicas de relaxamento têm sido empregadas com sucesso, diminuindo a ansiedade pré-procedimentos e, até mesmo, a ansiedade de modo geral.

Alguns pacientes apresentam quadro de depressão associada a pensamentos e atitudes pessimistas, o que leva ao aumento dos escores de dor. O uso de psicoterapia, a negociação sobre a realização de procedimentos (dia/hora/necessidade), terapias ocupacionais (filmes, músicas, jogos, realidade virtual) também apresentam resultados satisfatórios, segundo estudos realizados sobre o tema.

Nas crianças, existe uma variedade de técnicas de aferição da dor, como escalas numéricas, escala de cor e, muito utilizada, a escala de fácies (Figura 14.8). Também medidas fisiológicas, como pressão arterial, frequência cardíaca, frequência respiratória e P_{O_2}, tipo de choro apresentado, comportamentos e fácies, podem ajudar na avaliação do grau de dor.

O prurido é um sintoma comum em pacientes queimados. Ele ocorre em virtude da lesão tecidual, bem como pelo uso de morfina e pode ser medido através de escala (Figura 14.9). O controle do prurido é de grande importância, pois influencia diretamente no prognóstico em virtude das lesões causadas no tecido em recuperação por atrito, e na qualidade de vida dos pacientes, pois alguns não conseguem dormir com o intenso prurido. Os anti-histamínicos orais só apresentam resultado em 10% dos pacientes e durante um curto período. Caso o prurido persista, está indicado o uso de antidepressivos tricíclicos e de gabapentina na dose de 10 a 35 mg/kg/dia, em doses fracionadas.

Suporte nutricional

A criança gravemente queimada manifesta maior grau de hipermetabolismo quando comparada a qualquer outra situação de estresse. A gravidade e a duração da resposta hipermetabólica estão diretamente relacionadas com a gravidade da lesão e podem alcançar cifras de até 150 a 200% acima dos valores basais.

Crianças com queimaduras >15% da SC merecem mais atenção no aspecto nutricional, pois raramente são capazes de ingerir a quantidade de alimentos necessária para manter nutrição adequada. No entanto, é nas lesões que comprometem mais de 20% que se indica de imediato o suporte

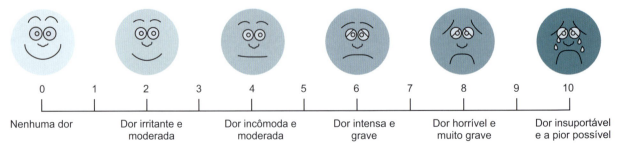

FIGURA 14.8 Escala numérica – mais simples e mais usada para avaliar a dor.

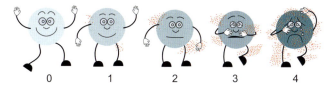

FIGURA 14.9 Escala da intensidade do prurido.

nutricional, após obtida estabilidade hemodinâmica. Para crianças com área queimada <20%, está indicado suporte nutricional quando previamente desnutridas, ou quando não conseguem se alimentar por apresentar queimadura em região oral, ou ainda quando ocorre perda ponderal >10%. Iniciar a nutrição o mais precocemente possível, idealmente, nas primeiras 6 horas após a queimadura.

Ao considerar a integridade do tubo digestivo, a via enteral é a melhor e mais econômica forma de suporte nutricional para a criança queimada. Por via oral, deve ser iniciada nas primeiras horas pós-lesão, com consistência e volume adaptados de acordo com a tolerância de cada paciente, mesmo em queimaduras mais graves, que cursam com maior instabilidade, ou nas lesões de face, em que a dieta líquida é mais bem tolerada. As complicações mais frequentes podem estar associadas aos sintomas de náuseas, vômitos e distensão abdominal, principalmente na fase inicial, os quais são facilmente controlados mediante a administração de medicamentos específicos para cada caso.

A via parenteral deve ser reservada para casos muito especiais, tendo em vista a demonstração do aumento da mortalidade associado ao seu uso em paciente com lesão térmica.

Embora haja controvérsias com relação à composição ideal da nutrição a ser oferecida, está estabelecido que essas crianças requerem quantidades aumentadas de calorias e proteínas. A desnutrição proteico-calórica no queimado é evidenciada por significativa perda de peso e balanço nitrogenado acentuadamente negativo, consequências comuns da resposta metabólica à queimadura.

O total calórico da dieta é dividido entre a via oral e enteral. A dieta por via enteral deverá ser progressivamente reduzida à medida que a criança comece a aceitar melhor a dieta oral e ocorra a cicatrização da queimadura, até a retirada completa da via enteral.

O volume inicial da dieta enteral para crianças é de: 1 a 2 mℓ/kg/h. Esse pequeno volume é aumentado gradativamente, observando-se sempre sinais de intolerância à dieta, como distensão abdominal, vômitos ou diarreia. Habitualmente, a intolerância ocorre em razão do gotejamento acelerado da dieta enteral – que pode ser minimizado com o uso de bomba de infusão.

A dieta enteral não impedirá o hipermetabolismo; porém, se mostra um excelente método coadjuvante no tratamento de crianças queimadas, com vistas a impedir os efeitos indesejáveis da subnutrição e desnutrição sobre a cicatrização e o sistema imunológico, além de ter demonstrado um efeito profilático para o sangramento digestivo alto.

O bloqueio da estimulação beta-adrenérgica com o uso de propranolol reduz o gasto energético de repouso e o catabolismo muscular em crianças com queimaduras graves. Atualmente, o bloqueio beta-adrenérgico com propranolol representa, provavelmente, a terapia anticatabólica mais eficaz no tratamento das queimaduras. Alguns estudos referem que o uso desse fármaco associado ao hormônio do crescimento ou a oxandrolone promove potencialização à terapia anticatabólica na criança gravemente queimada.

Infecção

Rompida a pele, que é a primeira barreira contra as infecções, o material coagulado e o exsudato liberados na superfície exposta passam a representar excelentes meios de cultura para o desenvolvimento bacteriano. Além disso, ocorre importante supressão da função imune, proporcional à extensão da queimadura.

São considerados fatores de risco para complicação infecciosa nas crianças: queimaduras por chama, lesão inalatória e superfície corporal queimada >30%. Nessas crianças podem ocorrer diversos episódios de infecção em diferentes locais; os mais comuns são as infecções da área queimada (ver Figura 14.5), sepse associada ao cateter, pneumonia, infecção urinária, endocardite, otite média, condrite e sinusite.

O uso de antibiótico profilático, prescrito logo após a lesão, não protege o paciente da infecção – apenas selecionará a flora bacteriana. A indicação do antibiótico sistêmico ocorre quando, durante o exame diário, encontra-se algum sinal clínico de infecção.

É importante ressaltar que, no paciente queimado, febre, leucocitose e hipercinesia são comuns à lesão térmica, mas não necessariamente relacionadas com a infecção. As seguintes condições podem ser consideradas manifestações clínicas de infecção que sugerem sepse:

- Hipertermia mantida (níveis em torno de 39°C) ou hipotermia
- Leucocitose superior a 20.000/mm ou leucopenia
- Trombocitopenia
- Hemorragia digestiva ou íleo paralítico
- Insuficiência renal progressiva
- Deterioração do estado mental
- Aumento de massa corporal por retenção de líquidos
- Inexplicável redução de P_{O_2} ou acidose metabólica.

Antes do tratamento com antibiótico, os seguintes exames devem ser obtidos: hemograma, hemocultura, função renal, função hepática, coagulograma, PCR, gasometria, lactato, pró-calcitonina. Na sequência, iniciar antibioticoterapia conforme orientação da Comissão de Controle de Infecção Hospitalar da instituição.

A prevenção da infecção deve ser realizada logo após a queimadura e mantida durante toda a internação. São medidas preventivas da infecção:

- Reposição volêmica adequada
- Enxertia precoce

- Retirada dos cateteres quando não são mais necessários
- Fisioterapia respiratória e motora
- Suporte nutricional precoce e adequado
- Suporte nutricional enteral
- Lavagem das mãos.

Síndrome do choque tóxico

A síndrome do choque tóxico (SCT) tem sido relatada em crianças após escaldadura. A área queimada pode ser pequena, geralmente apresenta aparência limpa e a fase de choque é precoce, com frequência 3 a 4 dias após a lesão.

A SCT é causada pela absorção sérica de uma endotoxina produzida pelo *Staphylococcus*, em geral sem bacteriemia.

É fundamental o diagnóstico com antecedência à instalação do choque, cuja mortalidade chega a 50%. Os pródromos em geral têm início nas primeiras 24 a 48 horas após a queimadura. São critérios diagnósticos simplificados da SCT em crianças:

- Febre ≥ 39°C
- Diarreia
- Vômitos
- Irritabilidade
- Taquicardia
- Taquipneia
- *Rush* eritematoso
- Linfopenia
- Choque.

Considerações finais

A criança grande queimada apresenta um trauma de alta complexidade. Segundo Moncrief, a queimadura é uma enfermidade aguda com duração de semanas ou meses, e não devem ser consideradas as medidas terapêuticas dos primeiros dias separadamente, mas sim no contexto de toda a enfermidade.[14]

O médico que faz o primeiro atendimento à criança queimada de maneira ordenada e cuidadosa tem a possibilidade de melhor prognóstico, de modo a evitar as complicações de uma hipo ou hiper-hidratação e a intubação "profilática" ou sem indicação precisa, com minimização das sequelas.

As crianças são pacientes diferenciados, uma vez que representam o maior grupo de vítimas de queimaduras na população em geral, com epidemiologia própria em relação aos adultos, fisiologia, respostas imune e inflamatória específicas e cuidados especiais em relação ao tratamento e à reintegração ao convívio social.

As repercussões da queimadura na população pediátrica são mais intensas, com impactos psicossociais, pois envolvem aspectos relacionados com o crescimento e o desenvolvimento, como a capacidade de aprendizagem e a aquisição de habilidades cada vez mais complexas, que podem levar à desnutrição e à regressão dos estágios normais evolutivos infantis.

Em crianças com menos de 3 anos, há possibilidade de ocorrer hipoglicemia após as primeiras 24 horas. Isso acontece em razão da depleção dos estoques de glicogênio hepático. Nesses casos, é importante atentar-se à possibilidade de hipoglicemia, a qual exige, assim, a adição de glicose nos líquidos de reposição.

1. A reanimação deve ser iniciada prontamente, não importando o cristaloide a ser utilizado.
2. O fluido deve ser administrado em quantidades suficientes para manter a adequada perfusão dos órgãos vitais.
3. Cateterismo vesical em sistema fechado é necessário, uma vez que a medida do débito urinário é de vital importância e deve ser avaliado a cada hora nas primeiras 48 horas.
4. A escolha da melhor solução a ser usada depende basicamente da criança, do percentual da SCQ, da profundidade e do local atingido e do método que o médico se sentir mais seguro para utilizar.
5. Os dias subsequentes à administração de fluidos dependem das condições fisiológicas da criança, indicadas por:

- Observação clínica
- Estudos laboratoriais
- Quantidade de líquido ingerido por via oral
- Débito urinário
- Perdas (diarreia e vômitos).

Foi demonstrado que 86% dos pacientes com queimaduras graves, apresentam erosão gástrica, cuja maioria era de crianças. Frequentemente essa lesão surge nas primeiras 72 horas posteriores ao acidente. Em razão da alta incidência de lesão gástrica, é necessário o uso de medicação profilática para hemorragia digestiva.

Poucas são as doenças que trazem sequelas tão importantes como a queimadura grave. Mesmo com a sobrevivência física e a ocorrência da reepitelização de toda a pele, as cicatrizes, contraturas e distorção da própria imagem culminam, com frequência, na "morte social".

A queimadura deve ser encarada como doença que pode ser evitada por meio da aplicação de princípios epidemiológicos, realização de campanhas preventivas nas escolas, assim como de programas de aconselhamento aos pais e crianças quanto a comportamentos que previnam esse trauma.

Referências bibliográficas

1. Centers for Disease Control and Prevention. National Center for Injury Prevention and Control. Web-based Injury Statistics Query and Reporting System (WISQARS) nonfatal injury data. 2016.
2. Romanowski KS, Palmieri TL. Pediatric burn resuscitation: past, present, and future. Burns Trauma. 2017;4(5):26.
3. Mathias E, Murthy MS. Pediatric Thermal Burns and Treatment: A Review of Progress and Future Prospects. Medicines (Basel). 2017;4(4):91.
4. Park JM, Park YS, Park I, et al. Characteristics of burn injuries among children aged under six years in South Korea: Data from the Emergency Department-Based Injury In-Depth Surveillance, 2011-2016. PLoS One. 2018;13(6):e0198195.

5. Sanches PHS, Sanches JA, Nogueira MJ, et al. Perfil epidemiológico de crianças atendidas em uma Unidade de Tratamento de Queimados no interior de São Paulo. Rev Bras Queimaduras. 2016; 15(4):246-50.
6. Broadis E, Chokotho T, Borgstein E. Paediatric burn and scald management in a low resource setting: A reference guide and review. Afr J Emerg Med. 2017;7(Suppl):S27-S31.
7. Sheridan RL. Burn Care for Children. Ped Rev. 2018;39(6):273-285.
8. Serra MCVF. A criança queimada. In: Gomes RD, Serra MCVF, Pellon MA. Queimaduras. Rio de Janeiro: Revinter; 1995. p. 41-66.
9. Leite VH, Resende LP, Souza ME, De-Assis IX, Borges KS, Cintra BB. Análise dos acidentes por queimadura com álcool líquido em Unidade de Tratamento de Queimados em Sergipe. Rev Bras Queimaduras. 2016;15(4):235-9.
10. Aldunate JL, Ferrari Neto O, Tatare A, et al. Análise de 10 anos de casos de queimaduras por álcool com necessidade de internação em hospital quaternário. Rev Bras Queimaduras. 2012;11(4):220-5.
11. Pereima MJ, Mignoni ISP, Bernz LM, et al. Análise da incidência e da gravidade de queimaduras por álcool em crianças no período de 2001 a 2006: impacto da Resolução 46. Rev Bras Queimaduras. 2009;8(2):51-9.
12. Diretrizes do Curso Nacional de Atendimento ao Paciente Queimado (CNNAQ) da Sociedade Brasileira de Queimaduras (CNNAQ). 2019.
13. Sheridan RL, Remensnyder JP, Schnitzer JJ, Schulz JT, Ryan CM, Tompkins RG. Current Expectations for Survival in Pediatric Burns. Arch Pediatr Adolesc Med. 2000;154:245-9.
14. Boscarelli A, Fiorenza V, Chiaro A, Incerti F, Mattioli G, Gandullia P. Esophageal stricture as a complication after scald injury in children. J Burn Care Res. 2020;41(3):734-6.
15. Flores O, Tyack Z, Stockton K, Paratz JD. The use of exercise in burns rehabilitation: A worldwide survey of practice. Burns. 2020;46(2):322-32.
16. Serra MCVF, Lemos T, Costa DM. Peculiaridades criança queimada. In: Lima EM, Novaes FN, Piccolo NS, Serra MCVF. Tratado de queimaduras no paciente agudo. Rio de Janeiro: Atheneu; 2008. p. 147-56.
17. Branski LK, Herndon DN, Barrow RE. A brief history of acute burns care management. In: DN Herndon. Total burn care. 5.ed. Galveston, TX: Elsevier; 2018. p. 1-7.
18. Chen MC, Chen MH. The impact of inhalation injury in patients with small and moderate burns. Burns. 2014;40(8):1481-6.
19. Ribeiro HC, Oliveira AF, Horibe EK, Ferreira LM. Ventilação mecânica no paciente queimado – recomendações e sugestões. São Paulo: Unifesp; 2019. p. 1-9.
20. Alharbi Z, Grieb G, Pallua N. Carbon monoxide intoxication in burns. In: Burns prevention, causes and treatment. New York: Nova Science Publishers; 2012. p. 171-80.
21. Spano S, Hanna S, Li Z, Wood D, Cartotto R. Does bronchoscopy evaluation of inhalation injury severity predict outcome? J Burn Care Res. 2016;37:1-11.
22. Demling RH, Kramer GC, et al. Effect of non-protein colloid on post-burn edema formation in soft tissues and lung. Surgery. 1984;95(5):593-602.
23. Carvajal HF, Parks DH. Optimal composition of burn ressuscitation fluids. Crit Care Med. 1988;16(7):695-700.
24. Pruitt Jr BA. Protection from excessive resuscitation "pushing the pendulum back". J Trauma. 2000;49:567-8.

Leitura suplementar

Comité de guias de práctica clínica de la International Society of Burn Injury. Guia de práctica clínica de la ISBI para el cuidado de las quemaduras. Burns. 2016;42(5):953-1021.

Moncrief JA. Burns. New Engl J Med. 1973:288-444.

Ribeiro HCC, Oliveira AF, Horibe EK, Ferreira LM. Ventilação mecânica no paciente queimado – recomendações e sugestões. São Paulo: Trial Editorial; 2019.

Herndon DN. Total burn care. 5.ed. Galveston, TX, USA; Elsevier; 2018.

Links úteis

http://ameriburn.org/
https://www.worldburn.org/
http://www.rbqueimaduras.com.br/
http://sbqueimaduras.org.br/

15 Tratamento Cirúrgico das Queimaduras no Paciente Pediátrico

Mauricio José Lopes Pereima • Rodrigo da Silva Feijó

Introdução

Queimaduras são lesões potencialmente graves e representam um importante problema de saúde pública em países em desenvolvimento, principalmente em crianças.[1] Em um estudo realizado no Hospital Infantil Joana de Gusmão (HIJG), em Florianópolis (SC), foram analisados 1.003 pacientes queimados internados em um período de 10 anos, com média de 71,6 casos/ano, pacientes com idade média de 4,54 anos, dos quais 65,5% tinham idade inferior a 6 anos. Desse total de pacientes, aqueles com queimaduras de espessura total ou 3º grau (29,92%) realizaram procedimentos cirúrgicos, como desbridamentos, enxertias e excisões tangenciais, com taxa de óbitos no período de 1,89%, menores que aquelas em geral encontradas em adultos.[2,3]

Portanto, em crianças, excetuando-se recém-nascidos e lactentes, que apresentam características fisiopatológicas próprias para a idade, constituindo-se em um grupo de risco especial, pacientes com queimadura de praticamente qualquer extensão podem sobreviver com o uso de técnicas de tratamento modernas,[2] graças à importante evolução do tratamento das queimaduras nos últimos 60 anos.[4–6] Avanços na reposição hídrica, controle de infecções, suporte à resposta hipermetabólica, suporte nutricional, prevenção de úlcera de estresse, tratamento das lesões por inalação, além da evolução tanto no tratamento cirúrgico das lesões de espessura total quanto no uso de curativos biológicos e semibiológicos em lesões de espessura parcial são responsáveis por esses melhores resultados.[5,6]

Tipos de queimaduras

Queimaduras de espessura parcial superficial ou de 1º grau

A gravidade das queimaduras depende de vários fatores, como temperatura do agente térmico, tempo de exposição, tipo de agente e seu calor específico, que determinam graus variados de profundidade da lesão e a área de superfície corporal queimada. Assim, as queimaduras podem ser classificadas quanto ao mecanismo de lesão, grau, profundidade, área corporal acometida, região ou parte do corpo afetada e sua extensão. Queimaduras de 1º grau ou de espessura parcial superficial são aquelas que acometem a epiderme e resultam em uma simples resposta inflamatória. São tipicamente causadas pela exposição aos raios solares, ou por contato não prolongado com substâncias quentes. Sua cicatrização se dá em 1 semana sem mudanças na coloração, espessura ou textura da pele e normalmente não tem repercussões sistêmicas.[2,3,5–7]

Queimaduras de espessura superficial ou profunda ou de 2º grau

As lesões de 2º grau, ou de espessura superficial ou profunda, são decorrentes de uma lesão que ultrapassa a epiderme e atinge a derme. Entretanto, não evoluem para a destruição de todos os elementos da pele; são encontrados anexos dérmicos na profundidade da derme que garantem a reepitelização pela proliferação e migração de queratinócitos a partir da membrana basal da junção epiderme e derme que revestem também os anexos dérmicos na profundidade.

Suas principais características são a manutenção da sensibilidade tátil, em virtude da preservação de nociceptores; a presença da umidade pelo aumento local da permeabilidade vascular desencadeada, não só pela lesão física da queimadura, mas pela ativação da cascata de mediadores imunes e inflamatórios, com liberação principalmente de histamina, bradicina, derivados do ácido araquidônico e interleucinas, que promovem aumento da permeabilidade capilar com saída de líquidos do espaço intravascular, com a formação de edema e acúmulo de líquidos sob uma epiderme intacta e formam flictenas ou bolhas; retorno rápido do preenchimento capilar e coloração rósea, pela presença de plexo vascular dérmico, que se localiza na profundidade da derme e que não foi lesado, com permeabilidade aumentada.

Assim como as queimaduras superficiais, as de 2º grau podem ter cicatrização espontânea se não houver complicações pelo processo conhecido como reepitelização, e, naquelas mais profundas, pelo mecanismo de contração associado, a partir dos bordos da ferida, pela metaplasia de fibroblastos em miofibroblastos e a consequente retração dos bordos.

Queimaduras de espessura total ou de 3º grau

As queimaduras de 3º grau ou de espessura total atingem a epiderme e a totalidade da derme e podem destruir tecido celular subcutâneo, músculos, tendões e ossos, dependendo de sua intensidade. Nesses casos, os anexos dérmicos estão destruídos e não é mais possível a reepitelização espontânea; coberturas dérmicas e epidérmicas são necessárias (Figura 15.1).

Assim, diferentes tipos de queimaduras com diferentes profundidades requerem tratamentos específicos voltados para a fisiopatologia de cada caso para restauração do tecido de revestimento, de modo a minimizar consequências funcionais e estéticas. Esse tratamento das queimaduras tem evoluído muito ao longo dos anos e se desenvolvido nas últimas décadas.[2,8]

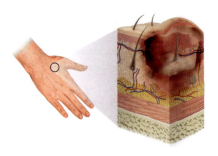

FIGURA 15.1 Rotina de tratamento de queimaduras de 3º grau no Centro de Tratamento de Queimaduras do Hospital Infantil Joana de Gusmão.

Tratamento das queimaduras de 2º grau de espessura superficial ou profunda

Nas queimaduras de 2º grau ou de espessura superficial ou profunda, os princípios do tratamento se baseiam na reepitelização do tecido de revestimento, a partir da reserva epitelial dos anexos dérmicos localizados no bulbo capilar (onde estão presentes, inclusive, células-tronco epiteliais). O princípio básico é não agredir mais a pele, ou seja, propiciar um ambiente adequado para a reepitelização, preferencialmente estéril, úmido e protegido do contato com o meio externo para a restauração do epitélio estratificado de queratinócitos a partir da membrana basal.[8]

Além da resposta fisiológica, o controle de microrganismos no leito da ferida favorece a cicatrização, uma vez que a presença e a proliferação de bactérias e fungos em feridas agudas pode rapidamente contaminar e retardar o processo de cicatrização. Concentrações elevadas de bactérias competem com as células do hospedeiro por nutrientes e oxigênio, além de liberarem toxinas que lesam as células. Sistemicamente, a infecção bacteriana eleva os níveis séricos de citocinas e metaloproteases na matriz extracelular, diminuição de fatores de crescimento, de quimiotaxia e fagocitose, que tem efeitos adversos na cicatrização de feridas. Como consequência da infecção local, ocorrem morte tissular, aumento do tamanho da ferida, hipoxia, oclusão vascular, isquemia e gangrena e necrose tecidual.[9]

Assim, após os cuidados gerais no atendimento inicial ao paciente queimado, a atenção deve ser voltada ao tratamento tópico da ferida, com escarotomias, se necessário, limpeza da superfície queimada, desbridamento, remoção de flictenas rotas, se for o caso, e aplicação de curativos, cujo componente primário deve oferecer condições ideais para a reepitelização, que também deve permitir inspecionar a ferida a cada 48 horas para avaliar o processo de cicatrização e o aparecimento de infecções.[8] Atualmente, para as queimaduras de espessura superficial ou profunda, a escolha dos curativos e a aplicação de antimicrobiano tópico variam entre os centros de queimados em todo o mundo, dependendo da disponibilidade tecnológica e econômica de cada país.[10,11]

Nesse universo de curativos para tratamento de feridas em geral, o uso da prata como agente antimicrobiano vem sendo considerado para desinfecção, desde a Idade Antiga, com referências da civilização grega no uso de moedas de prata associado à conservação de água e líquidos armazenados. A partir do século XVII, a prata passou a ser utilizada terapeuticamente para o tratamento de feridas e diversas doenças como conjuntivites, úlceras e outras doenças infectocontagiosas.

A prata é biologicamente ativa na sua forma solúvel de Ag+ ou Ag0, *clusters*, que é a forma iônica da prata, presente no nitrato de prata, sulfadiazina de prata e outros curativos com combinados com prata.[12] Assim, por muitos anos, as queimaduras têm sido tratadas com diferentes produtos à base de prata, inicialmente com a solução de nitrato de prata 0,5%, em seguida os cremes com sulfadiazina de prata, e, atualmente, os curativos com gaze, raiom ou membranas de celulose, entre outros, impregnados com prata nas suas mais diferentes formas, ionizada, micronizada ou nanocristalina, as quais representam a evolução dessa modalidade terapêutica.[10,13]

Ao longo do tempo, essas diversas formas de preparações com prata têm sido utilizadas para o tratamento de queimaduras. Mesmo que os antibióticos tenham tomado espaço durante a II Guerra Mundial para o tratamento de infecções e queimaduras, logo caíram em desuso pela alta resistência bacteriana, e a prata passou a ser o tratamento de escolha para cicatrização de feridas e tratamento de queimaduras em todo o mundo.[14–16]

Inicialmente, a prata foi utilizada em sua forma elementar sólida (p. ex., o fio de prata) para prevenir infecções, enquanto soluções de sais de prata (o nitrato de prata) foram utilizadas para limpar feridas. Mais recentemente, surgiram cremes e pomadas combinando a prata com agentes antibióticos, como a sulfadiazina de prata, descrita por Fox.[17]

O primeiro agente a ser introduzido no manejo das queimaduras, em 1960, foi nitrato de prata ($AgNO_3$) por Moyer e Monafo, na forma de solução de nitrato de prata a 0,5%, seguido pela sulfadiazina de prata (Ag-SD), em 1968. O $AgNO_3$ é menos utilizado na atualidade, porém a Ag-SD tem sido parte importante do manejo das queimaduras há muitos anos.[17,18]

O $AgNO_3$ é a solução de sal de prata mais popular para o tratamento tópico de queimaduras. Porém, quando sua concentração excede 1%, pode ser tóxico para os tecidos e para a ferida. Além disso, a utilização de nitrato de prata parece promover atraso na cicatrização quando comparado a outros tipos de tratamento. O $AgNO_3$ tem alta concentração de prata, mas não atividade residual e, por isso, necessita de frequentes aplicações – mais de 12 vezes/dia, o que pode levar a manifestações sistêmicas em virtude de sua absorção.[19]

No final da década de 1960, Fox introduziu o creme de sulfadiazina de prata (Ag-SD) para tratamento de queimaduras, que revolucionou essa conduta terapêutica com uma redução significativa da incidência de infecção e sepse nos pacientes.[12] A Ag-SD é a combinação do $AgNO_3$ com sulfadiazina, um agente antibiótico que age na parede bacteriana, é utilizada para o tratamento tópico de queimaduras e tem uma atividade antimicrobiana bastante ampla. É bactericida para uma grande variedade de bactérias gram-positivas e gram-negativas, bem como algumas espécies de fungos (*Pseudomonas aeruginosa*, *Staphylococcus aureus*) e algumas espécies de proteus (*Klebsiella*, *Enterobacter* e *Candida albicans*). Sua atividade antimicrobiana é mediada pela reação do íon de prata com o DNA microbiano, o que impede a replicação bacteriana. Além disso, age sobre membrana e paredes celulares e promove o enfraquecimento destas, com consequente rompimento da célula por efeito da pressão osmótica.[14,16,19,20]

Atualmente, é comercializada na forma de 1% em creme ou suspensão aquosa e tem sido um dos primeiros tratamentos mais utilizados nos centros de queimados em todo o mundo.[14,16,20] Porém, a Ag-SD tem curta ação e requer reaplicação pelo menos diariamente.[17] A atividade residual da Ag-SD também é menor, mas tem vantagem sobre o nitrato de prata, já que pode ser aplicada apenas 2 vezes/dia.[19] A combinação de Ag-SD com nitrato de cério foi introduzida para aumentar a eficácia do tratamento, de modo a prevenir ou retardar o crescimento de bactérias gram-negativas em pacientes com queimaduras que atingem mais de 50% da superfície corporal. A associação do cério à sulfadiazina tem sido descrita por apresentar, além dos efeitos antibacterianos, efeito imunomodulador pelo bloqueio de complexos imunes produzidos pelo tecido queimado que induzem a diferentes graus de hipoperfusão tecidual.[15]

Recentemente, entretanto, outras preparações com prata têm ganhado mais espaço no tratamento de queimaduras, com vistas principalmente a uma atividade bactericida mais duradoura no leito da ferida e menor toxicidade para as células lesadas na queimadura, mas com capacidade de recuperação (zona de estase e zona de hiperemia). Esse novo tipo de tratamento se deve a diversos fatores, como a resistência aumentada de bactérias por antibióticos e o desenvolvimento de tecnologia polimérica, que resulta em um grande número de curativos que contêm prata disponíveis no mercado.[14] Os curativos são tipicamente compostos de uma cadeia polimérica impregnada com sal ou metal de prata e apresentam grande espectro antimicrobiano contra bactérias gram-positivas e gram-negativas.[16,21-23]

A grande inovação desses novos produtos para o tratamento de queimaduras é o simples fato de que a prata é incorporada no curativo em vez de ser aplicada como um sal separado, composto ou solução.[19] Íons de prata são eficientes contra um grande espectro de bactérias, fungos e vírus, inclusive várias bactérias resistentes a antibióticos, como *Staphylococcus aureus* resistente a meticilina (MRSA) e *Enterococcus* resistente a vancomicina (VRE).[17,24] Estudo realizado na Austrália mostrou que os curativos de prata proporcionam o melhor tratamento para prevenir infecções e consequentemente é a melhor escolha para reduzir os riscos de sepse e síndrome do choque tóxico.[10]

Ao escolher um curativo com prata, deve-se levar em consideração as características do curativo e a liberação de prata pelo curativo.[19] O curativo antimicrobiano ideal deve ter diversos atributos, inclusive prover um ambiente úmido para aumentar a cicatrização e um amplo espectro antimicrobiano, com baixo potencial de resistência. O curativo deve, ainda, ter baixa toxicidade, ação rápida, não provocar irritação ou sensibilização, não promover aderências e ser efetivo mesmo na presença de importante exsudato.[25,26]

Os curativos de última geração incorporam em suas camadas uma espuma central de hidropolímero, que se expande delicadamente à medida que absorve o exsudato, que dispensam o uso de curativos secundários, uma vez que possibilita a absorção vertical de líquidos e evita a saturação da espuma, e a liberação do agente antibacteriano específico (no caso, o íon de prata) de maneira contínua. Essas espumas ou almofadas são compostas por três camadas sobrepostas, formadas por tecido não aderente, o que evita agressão aos tecidos na remoção.

Tem a sua principal indicação em queimaduras muito exsudativas, pois, além da capacidade absortiva, mantém um ambiente úmido que favorece o processo de cicatrização e não requerem cobertura secundária.[27]

Finalmente, esses curativos que incorporam a prata como modalidade terapêutica em suas diversas apresentações constituem a nova geração de tratamento de queimaduras de 2º grau. Além dos curativos aqui citados, novas marcas e produtos têm chegado ao mercado brasileiro, com incorporações tecnológicas com soluções engenhosas e criativas para o tratamento do paciente queimado. Esses curativos, ao manter um efeito bactericida prolongado, propiciam às feridas manterem-se estéreis, úmidas e principalmente sem necessidade de trocas frequentes, que sabidamente retardam o processo de cicatrização pela remoção de queratinócitos que migram da membrana basal da epiderme junto ao curativo. Os componentes assessórios desses curativos são como interfaces delicadas, não traumáticas (Figura 15.2).

Principais características das queimaduras de 2º grau
- Lesões com destruição da epiderme e camadas superficiais da derme
- Anexos dérmicos preservados com reepitelização pela migração de queratinócitos a partir dos anexos dérmicos
- Caracterizada pela presença de bolhas ou flictenas íntegras ou rotas
- Úmidas
- Presença de dor e retorno da cor rosa após digitopressão

Queimadura de 2º grau: Dolorosa, úmida, com bolhas ou derme exposta de cor rosada ou vermelha

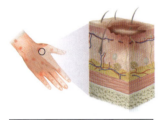
Com bolhas rotas
Degermar com clorexidina degermante
Curativo primário com prata

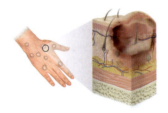
Com bolhas íntegras
Degermar com clorexidina degermante
Curativo primário com não aderente

FIGURA 15.2 Rotina de tratamento de queimaduras de 2º grau no Centro de Tratamento de Queimaduras do Hospital Infantil Joana de Gusmão.

Tratamento das queimaduras de 3º grau ou de espessura total

Particularmente em relação ao tratamento cirúrgico de crianças queimadas, nas últimas décadas, tem-se experimentado uma redução significativa tanto na morbidade quanto na mortalidade por essa causa, graças aos avanços na estabilização pré-operatória do paciente e ao uso de técnicas cirúrgicas que permitem a remoção do tecido queimado ainda na fase aguda e a sua cobertura cutânea. Atualmente, o tratamento considerado padrão-ouro nos casos de queimaduras de espessura total é a excisão do tecido queimado e sua cobertura cutânea imediata.[7] Os mais beneficiados com a intervenção cirúrgica precoce e extensa são as crianças.[8]

A excisão das feridas queimadas é um procedimento descrito primeiramente por Lutsgarten, em 1891, em pequenas queimaduras.[28] Após um período de esquecimento, esse procedimento foi retomado em 1942, em Boston, Massachusetts, após o incêndio do cabaré Coconut Grove.[29] Naquele momento, observou-se que os pacientes submetidos ao procedimento chamado de excisão fascial, com fechamento precoce da ferida, apresentavam melhor sobrevida em relação àqueles submetidos ao tratamento conservador com antibióticos tópicos.[28] A excisão fascial consistia na remoção da queimadura em bloco, de modo a atingir toda a gordura subjacente até a fáscia muscular. Essa abordagem foi aceita pelos 15 anos seguintes, até que, com o desenvolvimento dos antimicrobianos tópicos na década de 1960, houve mais facilidade no controle de infecções da ferida de maneira menos agressiva que a abordagem cirúrgica.[10,29]

Nesse período, antes de 1970, a pele não viável da queimadura de espessura total, a escara, deveria ser desbridada.[10] Apenas as escaras frouxas, desbridadas sem anestesia ou sem perda excessiva de sangue, poderiam ser removidas inicialmente. Escaras mais aderidas deveriam então ser manejadas de maneira conservadora, com agentes quimioterápicos tópicos para evitar a colonização e invasão bacteriana.[1,11] Após 18 a 24 dias, a escara então separada do tecido viável, por consequência da produção de enzimas bacterianas, poderia ser desbridada. Nesse processo, o paciente era submetido à hidroterapia 1 ou 2 vezes/dia, durante as 3 primeiras semanas, com o objetivo de limpar a superfície da escara e inspecionar a ferida.[11] O ferimento em granulação deveria então ser coberto com enxerto de pele, processo que poderia demorar de 3 a 5 semanas.[1]

Atualmente, autores defendem que a prática de preservar os tecidos mortos das queimaduras profundas de 2º e 3º graus serve apenas como um meio para inflamação e infecção. A queimadura é considerada uma importante fonte liberadora de mediadores imunes e inflamatórios, responsáveis por iniciar e manter a resposta inflamatória pós-queimadura com o aumento da permeabilidade vascular, a alteração da coagulação, a diminuição da função intestinal, a resposta hipermetabólica e a imunossupressão.

A partir de um estudo apresentado pela cirurgiã plástica Zora Janzekovic, em 1975, em uma conferência da American Burn Association, o método da excisão tangencial precoce seguido da cobertura imediata pelo enxerto foi, então reintroduzido e popularizado nos EUA, e criou-se uma mudança de paradigma no tratamento do paciente queimado, com surgimento novamente de interesse pelo tratamento cirúrgico nessa área.[1,10] Zora Janzekovic tratou 2.615 pacientes com queimaduras de espessura parcial com excisão tangencial entre o 3º e o 5º dia após a queimadura, com cobertura imediata de tecido autógeno, e obteve como resultado o retorno dos pacientes ao trabalho em até 2 semanas. A partir de então, estabeleceu-se que a excisão tangencial envolve a remoção sequencial de finas camadas de tecido queimado necrótico até atingir tecido viável, com enxertia imediata.[1,28] O tecido viável é identificado ao observar um padrão de sangramento puntiforme na superfície excisada. Esse procedimento pode ser realizado com dermátomo elétrico ou a gás, e, opcionalmente, com faca de Blair.[28] Pode ser classificado como precoce, quando realizado até 7 dias após a queimadura, ou tardio, quando realizado depois disso (Figura 15.3).[11,13,21]

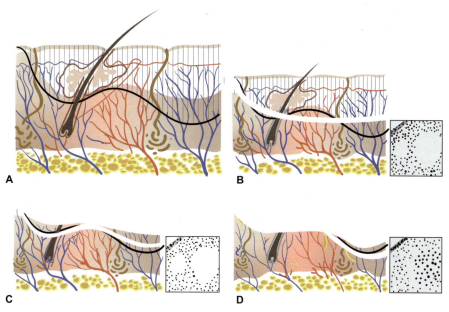

FIGURA 15.3 Excisão tangencial precoce até atingir tecido viável proposto por Zora Janzekovic. (Adaptada de Janzekovic, 1970.[30])

Explica-se que, com a remoção precoce da ferida queimada, há diminuição da liberação de mediadores inflamatórios e da colonização bacteriana local, que, por sua vez, atenua a síndrome de resposta inflamatória sistêmica, reduz a ocorrência de distúrbios metabólicos, sepse e falência de múltiplos órgãos, e corrobora para os ótimos resultados obtidos com esse procedimento.[1] Pode-se optar pela excisão seriada através da remoção de 20% da queimadura em dias subsequentes ou remover a totalidade queimada em apenas um procedimento cirúrgico, o que pode ser limitado pelo desenvolvimento de complicações como hipotermia ou volumosa perda sanguínea. Vale lembrar que as principais complicações desse procedimento ocorrem principalmente em queimaduras extensas, em virtude da perda sanguínea da área queimada, da área doadora de enxerto e da infecção da área enxertada.[13,21]

A técnica contribuiu para que o tratamento conservador de queimadura de espessura total se restringisse aos idosos e aos casos nos quais a anestesia e a operação são contraindicadas.[2] Suas vantagens são claramente estabelecidas e compreendem a diminuição do tempo de internação,[1] com consequente diminuição do custo hospitalar,[14] menor taxa de infecção e sepse, diminuição de complicações sistêmicas, como desnutrição e pneumonia, melhores resultados estéticos e funcionais,[10,17] porém seu tempo ótimo ainda não foi estabelecido.[21]

O transplante de tecido autógeno de área doadora saudável com uso de expansores de pele é o tratamento de escolha para a cobertura de feridas queimadas após a excisão e ainda é a principal maneira de obter cobertura permanente da queimadura e cicatrizes com bons resultados. Entretanto, em alguns pacientes, a superfície queimada é tão extensa que a área doadora é limitada e, nesses casos, pode-se utilizar de coberturas temporárias, como enxerto de banco de tecidos, ou ainda de matrizes de regeneração dérmica.[29]

Paralelamente ao estabelecimento da excisão tangencial como tratamento de escolha para queimaduras de espessura total, progressos nas técnicas de cobertura têm sido desenvolvidos,[5] como os substitutos de pele e substitutos dérmicos, cultura de pele e bioengenharia, que estão expandindo tecnologias rapidamente, e proporcionam ótimos resultados. Várias possibilidades de cobertura são dadas aos cirurgiões, e há possível tratamento de queimaduras de até 90% de superfície corporal com boa sobrevida e qualidade de vida.[8] O substituto de pele ideal deveria ser barato, sempre disponível, não antigênico, estéril, durável, flexível, permeável, prevenir perda excessiva de água, e ser uma barreira efetiva contra microrganismos, além de ter a capacidade de crescer, porém, atualmente, não existem produtos com todas essas características.[8]

Esse tipo de atuação técnica requer a existência de uma excelente infraestrutura hospitalar, bem como uma equipe multiprofissional coesa e altamente treinada.[28]

O Centro de Tratamento de Queimaduras do Hospital Infantil Joana de Gusmão (HIJG) é um centro de referência no tratamento de alta complexidade de queimados no Estado de Santa Catarina, que utiliza técnicas atuais no tratamento de queimados. Assim, a análise constante dos resultados obtidos no tratamento agudo de crianças queimadas submetidas à excisão tangencial se torna essencial na busca do aprimoramento de resultados, diminuição de complicações e diminuição da morbidade e mortalidade.

No HIJG, em pacientes submetidos a tratamento cirúrgico, a porcentagem da superfície corporal excisada variou entre 1,5 a 25%, em cada procedimento. Alguns pacientes realizaram até quatro excisões tangenciais, já que, por vezes, torna-se inviável retirar toda a lesão em apenas um procedimento. Isso acontece tanto pela fragilidade do estado clínico do paciente quanto pelas proporções da queimadura, que causam lesões muito extensas, o que compromete potenciais áreas doadoras.[6] Além disso, a excisão tangencial pode levar a uma perda sanguínea significativa, e está associada à disfunção pulmonar e imunossupressão.[31] No HIJG, foi necessário realizar transfusão sanguínea em cerca de 70,27% de casos. O uso de torniquetes em extremidades, infiltração pré-desbridamento de solução de epinefrina, aplicação tópica de epinefrina, trombina ou selante de fibrina, gel autólogo de plaquetas e bandagem imediata são tentativas de minimizar essas perdas.[8]

Uma vez realizada a excisão tangencial com a remoção do tecido queimado, é necessária sua cobertura para evitar a perda de líquidos, a infecção do leito e para minimizar a resposta inflamatória. A excisão precoce e o fechamento imediato com enxertos autólogos de espessura parcial é o padrão-ouro para muitas queimaduras de espessura superficial ou profunda e/ou total, de modo que pode-se afirmar que qualquer estratégia discutida no tratamento deve primeiro considerar essa opção terapêutica.[18] Porém, apesar de ser a primeira escolha, o enxerto autólogo impõe algumas limitações, como em relação a área doadora, muito restrita em queimaduras extensas, e em relação a zona cruenta adicional criada na região doadora, que acarreta certo grau de morbidade e tempo para sua recuperação.[18] Com isso, novas coberturas têm sido propostas nas últimas décadas para suprir as desvantagens ou insuficiências oferecidas pelos enxertos autólogos. Entre elas, destacam-se: os enxertos homólogos, representados principalmente pelos bancos de pele humana; os xenoenxertos, que podem ser extraídos de peles de rã ou porco; e os substitutos dérmicos, matrizes de regeneração produzidas artificialmente. Esses substitutos de pele podem ser classificados em permanentes e temporários.

Os substitutos permanentes de pele são designados para o reparo da perda de elementos da pele (epiderme, derme ou ambos). Entre os substitutos dérmicos sintéticos, há as matrizes de regeneração dérmica, compostas por uma camada com colágeno derivado de bovinos e glicosaminoglicanas e uma camada epidérmica temporária derivada de silicone; ou uma matriz dérmica sintética produzida a partir de cultura de fibroblastos de recém-nascidos humanos; ou outra matriz composta de material dérmico humano acelular. Nesse tipo de enxerto, forma-se uma "neoderme" pela infiltração de fibroblastos, macrófagos, linfócitos e capilares, ao mesmo tempo que ocorre a degradação da derme sintética. Esse processo demora de 14 a 21 dias, quando a camada de silicone pode ser removida. Então uma camada muito fina de epiderme pode ser enxertada, de acordo com a disponibilidade de área doadora. Esses materiais têm se mostrado superiores a outros métodos pela significativa diminuição de cicatrizes hipertróficas, melhor aspecto da cicatriz e por apresentar crescimento junto ao crescimento da criança.[10]

Os substitutos de pele temporários são exemplificados pelos enxertos homólogos, xenoenxertos ou constituídos de materiais biossintéticos, de modo a permanecer algumas semanas como cobertura de queimaduras de espessura parcial superficial, queimaduras de espessura total e diminuir a perda de calor e proteínas dos tecidos, bem como minimizar a colonização bacteriana, e necessitar posteriormente de sua substituição por enxertos autólogos convencionais. Em relação à cobertura cutânea composta de derme e epiderme, novas tecnologias têm sido desenvolvidas na área de cultura de células-tronco epiteliais e aerolização de células epiteliais sobre matrizes dérmicas, tanto autógenos quanto alógenos, com ótimos resultados estéticos, o que é mais uma opção em casos de queimaduras extensas com escassez de área doadora de enxerto.[6]

É possível afirmar que a excisão precoce do tecido queimado e sua cobertura cutânea se tornaram o novo paradigma no tratamento de queimaduras de espessura total ou de 3º grau, com diminuição dos índices de infecção, comorbidades, óbitos, tempo de internação, e menores custos hospitalares, além de estar associado a um melhor resultado estético e funcional, que, com os avanços no controle da resposta metabólica no pós-operatório e reposição volêmica, deve ser considerado a primeira escolha para tratamento desses pacientes.

Principais características das queimaduras de 3º grau
Lesões com destruição da epiderme e totalidade da derme que podem chegar até tecidos mais profundos
Anexos dérmicos não estão preservados e não é possível a reepitelização
Pele de cor branca, nacarada ou marmórea
Secas
Indolores
Digitopressão ausente e não há retorno capilar após pressão digital
Necessita de cobertura cutânea com matriz dérmica ou enxerto autólogo.

Referências bibliográficas

1. De Young AC, Kenardy JA, Cobham VE, Kimble R. Prevalence, co-morbidity and course of trauma reactions in young burn-injured children. J Child Psychol Psychiatry. 2012;53:56-63.
2. Peden M, Oyegbite K, Ozanne-Smith J, et al. Burn. In World Report on Child Injury Prevention. Geneve: World Health Organization; 2008:79-94.
3. Garcia AP, Pollo V, Souza JA, et al. Análise do método clínico no diagnóstico diferencial entre queimaduras de espessura parcial e total. Rev Bras Queimaduras. 2011;10(2):42-9.
4. Bartosch I, Bartosch C, Egipto P, Silva A. Factors associated with mortality and length of stay in the Oporto burn unit (2006-2009). Burns. 2013;39(3):477-82.
5. Aziz Z, Abu S, Chong N. A systematic review of silver-containing dressings and topical silver agents (used with dressings) for burn wounds. Burns. 2012;38(3):307-18.
6. Chen J, Han C-M, Lin X-W, Tang Z-J, Su S-J. Effect of silver nanoparticle dressing on second degree burn wound. Zhonghua Wai Ke Za Zhi. 2006;44:50-2.
7. Forjuoh SN. Burns in low- and middle-income countries: a review of available literature on descriptive epidemiology, risk factors, treatment, and prevention. Burns. 2006;32:529-37.
8. Pereima M. Particularidades de Queimaduras em Crianças. In: Lima Junior EML, Novaes FN, Piccolo N, Serra MCVF. Tratado de Queimaduras no Paciente Agudo. 2.ed. São Paulo: Atheneu; 2009. p. 509-19.
9. Mabrouk A, Boughdadi N, Helal H, Zaki B, Maher A. Moist occlusive dressing (Aquacel(®) Ag) versus moist open dressing (Mebo(®)) in the management of partial-thickness facial burns: a comparative study in Ain Shams University. Burns. 2012;38(3):396-403.

10. Wang X, Kravchuk O, Kimble R. A retrospective review of burn dressings on a porcine burn model. Burns. 2010;36(5):680-87.
11. Al-Benna S, Collin TW, Spalding L, Jeffery S. National variations in dressings and antibiotic prophylaxis for paediatric scalds. Burns. 2007;33:798-9.
12. Fong J, Wood F. Nanocrystalline silver dressings in wound management: a review. Int J Nanomedicine. 2006;1(4):441-9.
13. Hermans MH. Results of an internet survey on the treatment of partial thickness burns, full thickness burns, and donor sites. J Burn Care Res. 2007;28:835-47.
14. Khundkar R, Malic C, Burge T. Use of acticoat dressings in burns: what is the evidence? Burns. 2010;36(6):751-8.
15. Klasen HJ. A historical review of the use of silver in the treatment of burns. II. Renewed interest for silver. Burns. 2000;26(2):131-8.
16. Rigo C, Roman M, Munivrana I, et al. Characterization and evaluation of silver release from four different dressings used in burns care. Burns. 2012;38(8):1131-42.
17. International consensus. Appropriate use of silver dressings in wounds. An expert working group consensus. London: Wounds International, 2012.
18. White RJ, Cooper R. Silver sulphadiazine: a review of the evidence. Wounds UK. 2005;1:51.
19. Atiyeh B, Costagliola M, Hayek S, Dibo S. Effect of silver on burn wound infection control and healing: review of the literature. Burns. 2007;33(2):139-48.
20. Hussain S, Ferguson C. Best evidence topic report. Silver sulphadiazine cream in burns. Emerg Med J Engl. 2006;929-32.
21. Castellano JJ, Shafii SM, Ko F, et al. Comparative evaluation of silver-containing antimicrobial dressings and drugs. Int Wound J. 2007;4(2):114-22.
22. Ip M, Lui SL, Poon VKM, Lung I, Burd A. Antimicrobial activities of silver dressings: an in vitro comparison. J Med Microbiol. 2006;55:59-63.
23. Aramwit P, Muangman P, Namviriyachote N, Srichana T. In vitro evaluation of the antimicrobial effectiveness and moisture binding properties of wound dressings. Int J Mol Sci. 2010;11(8):2864-74.
24. Parsons D, Bowler PG, Myles V, Jones S. Silver antimicrobial dressings in wound management: a comparison of antibacterial, physical, and chemical characteristics. Wounds. 2005;17(8):222-32.
25. Jones SA, Bowler PG, Walker M, Parsons D. Controllingwound bioburden with a novel silver-containing Hydrofiber dressing. Wound Repair Regen. 2004;12(3):288-94.
26. Field FK, Kerstein MD. Overview of wound healing in a moist environment. Am J Surg. 1994;167(1A):2S-6S.
27. Leaper D, Münter C, Meaume S, Scalise A, Blanes Mompó. Meta-analysis: use of a silver-releasing foam dressing in treatment of venous leg ulcers Birte Petersen Jakobsen, EWMA 2013. Copenhagen: Abstract Book; 2013. p.186.
28. Wunderlich BL, Marcolla B, Souza JA, et al. Curativo com pressão negativa e matriz de regeneração dérmica: uma nova opção de tratamento para feridas extensas. Rev Bras Queimaduras. 2011;10(3):78-84.
29. McDougall R. Paediatric emergencies. Anaesthesia. 2013;68:161-71.
30. Janzekovic Z. A new concept in the early excision and immediate grafting of burns. J Trauma. 1970;10(12):1103-8.
31. Vlachou E, Chipp E, Shale E, Wilson YT, Papini R, Moiemen NS. The safety of nanocrystalline silver dressings on burns: a study of systemic silver absorption. Burns. 2007;33(8):979-85.

Leitura complementar

Barrett S. Mepilex Ag: an antimicrobial, absorbent foam dressing with Safetac technology. Br J Nurs. 2009;18(20):S28.

Bowler PG, Jones SA, Walker M, Parsons D. Microbicidal properties of a silver-containing hydrofiber dressing against a variety of burn wound pathogens. J Burn Care Rehabil. 2004;25(2):192-6.

Caruso DM, Foster KN, Blome-Eberwein SA, et al. Randomized clinical study of hydrofiber dressing with silver or silver sulfadiazine in the management of partial-thickness burns. J Burn Care Res. 2006;27(3): 298-309.

Dunn K, Edwards-Jones V. The role of Acticoat TM with nanocrystalline silver in the management of burns. Burns. 2004;30:S1-9.

Fong J, Wood F. Nanocrystalline silver dressings in wound management: a review. Int J Nanomedicine. 2006;1:441-9.

Hatanaka E. Estudo comparativo entre curativos com prata em pacientes ambulatoriais com queimaduras de 2º grau. [Dissertação] Mestrado em Ciências da Saúde. Bragança Paulista: Universidade São Francisco, 2010.

Huang S, Wu S, Sun I, et al. Aquacel Ag in the treatment of toxic epidermal necrolysis (Ten). Burns. 2008;34:63-6.

Moiemen NS, Shale E, Drysdale KJ, Smith G, Wilson YT, Papini R. Acticoat dressings and major burns: systemic silver absorption. Burns. 2011;37:27-35.

Okan D, Woo K, Sibbald RG. So what if you are blue? Oral colloidal silver and argyria are out: safe dressings are in. Adv Skin Wound Care. 2007;20(6):326-30.

Rocha FS, Simão TS, Pinheiro RR, et al. Utilização de curativo de espuma de poliuretano e silicone (Mepilex Transfer®) em áreas doadoras de enxerto de pele parcial. Rev Bras Queimaduras. 2012;11(2):97-9.

Selçuk C, Durgun M, Ozalp B, et al. Comparison of the antibacterial effect of silver sulfadiazine 1%, mupirocin 2%, Acticoat and octenidine dihydrochloride in a full-thickness rat burn model contaminated with multi drug resistant Acinetobacter baumannii. Burns. 2012;38(8):1204-9.

Thomas SS, Lawrence JC, Thomas A. Evaluation of hydrocolloids and topical medication in minor burns. J Wound Care. 1995;4(5):218-20.

Ulkür E, Oncul O, Karagoz H, Yeniz E, Celiköz B. Comparison of silver-coated dressing (Acticoat), chlorhexidine acetate 0.5% (Bactigrass), and fusidic acid 2% (Fucidin) for topical antibacterial effect in methicillin-resistant Staphylococci-contaminated, full-skin thickness rat burn wounds. Burns. 2005;31(7):874-7.

16 Coberturas Transitórias em Queimaduras

Ricardo Eugenio Roa Gutiérrez

Introdução

A pele é a camada protetora contra microrganismos e forças externas. Ela controla a perda de fluidos, além de ter funções imunológicas, sensoriais e estéticas. A epiderme contém os queratinócitos, melanócitos e células de Langerhans. A derme abriga os anexos – glândulas sebáceas e sudoríparas e pelos –, além de uma rica rede vascular que auxilia na termorregulação.

Lesões cutâneas profundas causadas por queimaduras ou avulsões podem ocasionar distúrbios fisiológicos graves, há risco de infecções graves e até mesmo óbito. As perdas massivas de fluidos levaram os pesquisadores a desenvolver tecnologias e melhorar as técnicas de cobertura da pele.[1,2]

Queimaduras e lesões cutâneas que envolvem a derme profunda ou toda a derme terão difícil cicatrização. Uma cobertura confiável e permanente de pele se obtém por meio de enxertos de pele de espessura parcial ou total. Em muitos casos, queimaduras extensas ou recentemente desbridadas não podem ser cobertas imediatamente com enxertos autólogos que garantam o fechamento rápido, permanente e satisfatório da ferida, como permanência de tecidos de vitalidade duvidosa, infecções, ou, ainda, escassez ou ausência de áreas doadoras, ou quando o procedimento de retirada do enxerto é muito arriscado.

Nessas circunstâncias é que devemos usar coberturas temporárias de pele. As funções mais importantes dos substitutos cutâneos são manter o leito da ferida úmido, prevenir o aprofundamento da lesão, limitar a perda de fluidos e o estresse metabólico, reduzir infecções e diminuir a dor.[2]

Este capítulo analisa os produtos atualmente disponíveis e as condições clínicas em que podem ser usados. O produto ideal não existe; portanto, o cirurgião deve escolher os produtos mais adequados de acordo com sua experiência, as condições dos pacientes e a disponibilidade desses elementos em cada um dos centros de tratamento.[3]

Características de um substituto cutâneo ideal (adaptado de Sheridan e Tompkins[4]):

- Ser uma barreira protetora contra bactérias
- Prevenir a perda de fluidos
- Fácil de aplicar
- Flexível e adaptável às irregularidades da superfície
- Não antigênico
- Que não produza hipertrofia
- De fácil disponibilidade e armazenamento
- Durável
- Baixo custo.

Aloenxertos ou homoenxertos

A pele de cadáver humano sempre foi a cobertura transitória de escolha. A maior vantagem é sua capacidade de aderir ao leito da ferida, fixar tão bem quanto o autoenxerto e fornecer uma cobertura durável por longos períodos de tempo – em geral, quando removida a epiderme, deixam um leito de muito boa qualidade para ser enxertado. Ela é de alto custo em razão da dificuldade de obtenção, processamento e preservação, e requer uma seleção cuidadosa de doadores.

Os enxertos frescos devem ser aplicados precocemente, em menos de 1 semana, e mantidos refrigerados, caso não sejam processados para armazenamento em banco, criopreservado ou glicerolizado. Os riscos mais importantes são infecções e, embora extremamente rara, a possibilidade de transmissão de diferentes doenças.[1,2]

Xenoenxertos ou heteroenxerto

Por muitos anos, peles de diferentes espécies animais têm sido usadas como coberturas temporárias.[5,6] O animal mais utilizado tem sido o porco (Figura 16.1), único com produtos comerciais disponíveis atualmente. Nos EUA, o primeiro xenoenxerto usado foi de pele de ovelha; no Brasil, pele de rã foi usada como cobertura temporária, constituindo prática apenas local.

Vários métodos de processamento e preservação têm sido usados, incluindo irradiação, impregnação com prata e congelamento. Em virtude de sua alta capacidade antigênica, permanecem fixados por menos tempo que os homoenxertos; porém, por seu baixo custo e maior disponibilidade, têm sido amplamente utilizados.

A técnica tradicional exigia o abate de um porco de aproximadamente 5 kg pertencente a uma granja veterinária certificada e preparado de acordo com os protocolos estabelecidos; na sala de cirurgia com técnica asséptica, proceder à retirada com dermátomo (Figuras 16.1 e 16.2) para ser prontamente colocado como cobertura temporária sobre o leito cruento, queimaduras recentemente desbridadas ou outras áreas com sangue (Figura 16.3).

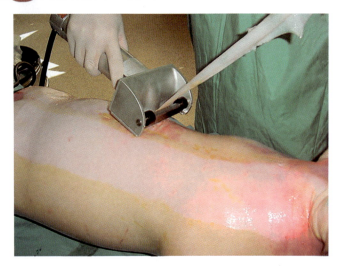

FIGURA 16.1 Retirada de heteroenxertos suínos na sala de cirurgia com técnica asséptica.

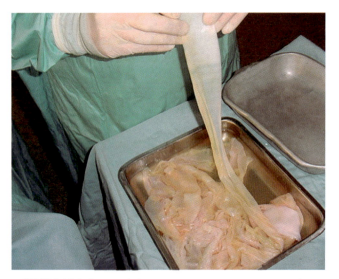

FIGURA 16.2 Lâminas de heteroenxertos recentemente retirados.

As atuais normas sanitárias não mais permitem aplicá-los imediatamente após terem sido captados. Antes disso, devem ser submetidos a algum tipo de esterilização; as mais comuns são irradiação e glicerolização, procedimentos longos e caros que tornam esses enxertos menos flexíveis e menos capazes de induzir a granulação nos leitos cruentos. Suas desvantagens incluem a potencial transmissão de infecções e algumas questões culturais e religiosas, que devem ainda ser levadas em consideração. Por essas razões, seu uso na prática clínica atual é menor.

Xenoenxertos suínos processados industrialmente

EZ Derm® (Mölnlycke) é um xenoenxerto suíno com colágeno processado industrialmente. Trata-se de uma lâmina flexível e altamente adaptável, com apresentações fenestradas e não fenestradas e que pode ser utilizada de ambos os lados. Não requer preparações adicionais. É amplamente utilizado como cobertura temporária. Em muitos centros, substituiu homo e heteroenxertos. Pode ter vários tamanhos, incluindo lâminas muito grandes.

O processo de esterilização é realizado por radiação eletromagnética, (raios gama), que pode ser armazenado em temperatura ambiente por 18 meses a partir da data de fabricação. O método protege a ferida de eventual contaminação bacteriana e da perda de fluidos e proteínas, mantém a umidade e promove a formação de tecido de granulação até que o autoenxerto seja viável. Uma vez aderido, pode ser deixado no leito da ferida por vários dias. Seu comportamento é comparável ao de heteroenxertos em termos de aderência inicial, função de barreira e redução da dor. Além de ser utilizado como substituto temporário da pele, pode ser utilizado em queimaduras de espessura parcial, áreas doadoras de enxerto e feridas crônicas de diferentes etiologias (Figura 16.4).

Para sua aplicação, utilizar técnica asséptica, para evitar a contaminação externa, limpar e desbridar minuciosamente todo o tecido necrótico da ferida, inclusive as bolhas, e aplicar

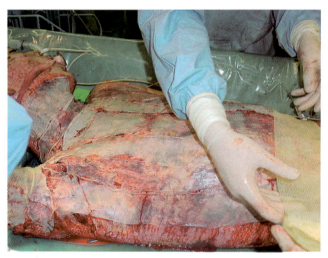

FIGURA 16.3 Aplicação imediata de heteroenxertos em queimaduras cervicais e torácicas profundas recentemente desbridadas.

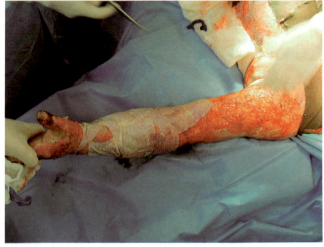

FIGURA 16.4 Cobertura transitória com EZ Derm® em queimadura profunda.

no leito da ferida evitando dobras. Cobri-la completamente e, por fim, fixar de maneira adequada e usar curativos secundários habituais (Figuras 16.5 e 16.6).

Sugere-se verificar após 3 a 4 dias da aplicação e observar a granulação no leito cruento (Figura 16.7), se este não for considerado adequado para enxertia, o procedimento pode ser repetido até que sejam obtidas as melhores condições possíveis para a integração dos autoenxertos (Figuras 16.8 e 16.9).

Sua principal desvantagem é que, em feridas altamente contaminadas, favorece a infecção, e, caso isso ocorra, tende a se degradar. Existem casos relatados de alergia a esse produto. Uma vez aplicado, deve ser revisto em até 4 ou 5 dias, ou de acordo com a evolução clínica.

Membrana amniótica

Tem sido utilizada como substituto cutâneo há mais de 100 anos. Era muito utilizada em queimaduras, mas seu uso foi abandonado no final da década de 1980, principalmente por

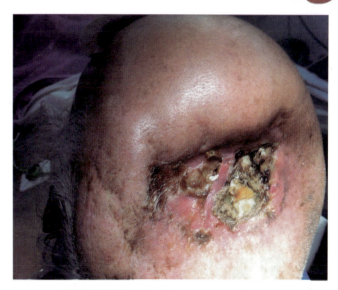

FIGURA 16.7 Ferida crônica no couro cabeludo.

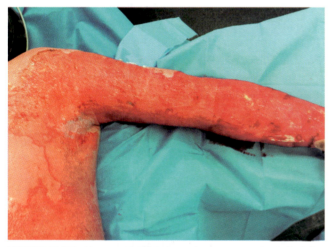

FIGURA 16.5 Feridas granuladas adequadas para enxertia. Após 5 dias de aplicação, observa-se melhora significativa do leito cruento.

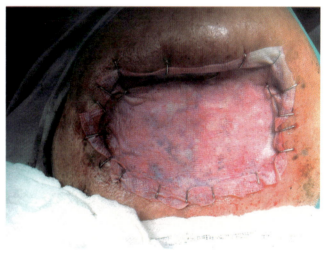

FIGURA 16.8 EZ Derm® cobrindo a ferida desbridada.

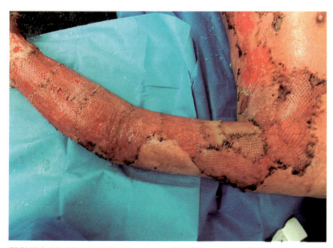

FIGURA 16.6 Queimaduras enxertadas, 1 semana após preparo prévio do leito com EZ Derm® para melhor integração do autoenxerto.

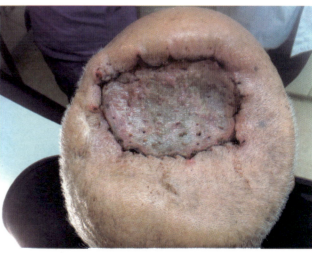

FIGURA 16.9 Ferida autoenxertada.

risco de transmissão do HIV. Ultimamente, entretanto, voltou a ser usada, sob estritos protocolos de avaliação e consentimento informado. O uso de âmnio fresco é muito limitado, e a maioria dos centros que o empregam submetem as membranas a diferentes processos como criopreservação, glicerolização, irradiação ou impregnação com prata.

Entre suas principais vantagens está o fato de ser transparente e pouco antigênico, motivo pelo qual a rejeição é praticamente inexistente; contém fatores de crescimento que estimulariam a regeneração tecidual, é uma boa barreira contra bactérias e tem baixo custo. As principais desvantagens referem-se aos riscos de transmissão de doenças e ser menos eficaz do que homo e xenoenxertos em termos de perda de fluido.

Todas as publicações recentes vêm de países em desenvolvimento e, embora seja usado como cobertura temporária em queimaduras desbridadas, seu uso principal é como curativo em queimaduras intermediárias.[6,7]

Substitutos biossintéticos

Há uma busca contínua por produtos biossintéticos para serem usados como coberturas cutâneas transitórias, desenvolvimento que tem ocorrido paralelamente ao dos substitutos dérmicos, basicamente impulsionado pelos problemas de disponibilidade e custo dos homo e heteroenxertos. Uma grande variedade de produtos tem sido utilizada; muitos deles já desapareceram do mercado e outros novos foram recentemente incorporados.[1,2,6,8]

Biobrane® (Smith and Nephew Inc.)

É uma membrana de náilon revestida de silicone, à qual se liga quimicamente o colágeno. Como cobertura provisória, é utilizada em feridas limpas, não excessivamente exsudativas e em áreas com movimentação limitada. Uma vez aderida, permanece no local por longos períodos de tempo. Conta com apresentações em lâminas de múltiplas dimensões e, para queimaduras de mão, existe uma apresentação em luvas (Figura 16.10).

Suas principais vantagens são a disponibilidade, ser transparente – o que permite visualizar as lesões (Figura 16.11) – e controlar sua evolução; é eficaz na redução da dor e na diminuição do tempo de cicatrização. Adere firmemente às queimaduras superficiais e de espessura parcial, e pode ser mantida *in situ* até a cicatrização completa. Outros usos relatados são para cobertura de lesões pós-necrólise tóxica epidérmica e na cura de áreas doadoras de enxerto.

A maior limitação a seu uso é a suscetibilidade à infecção. Essa membrana nunca deve ser aplicada em superfícies infectadas, com escara remanescente ou em áreas em que não possa aderir imediatamente, pois pode ocorrer acúmulo de fluidos, com possibilidade de infecção.[1,6,9]

Curativos de hidrofibra

Aquacel Ag® é um curativo de hidrofibra com prata que tem sido utilizado como cobertura provisória excepcionalmente

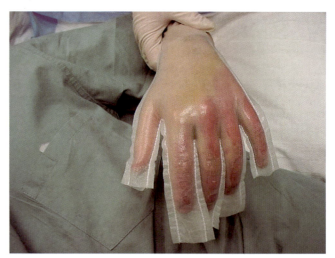

FIGURA 16.10 Cobertura de queimadura de 2º grau superficial da mão com Biobrane® em apresentação de luva.

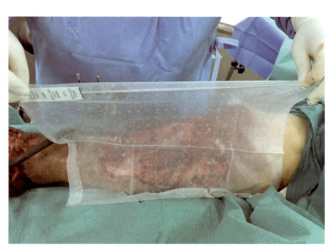

FIGURA 16.11 Cobertura de ferida profunda e extensa recente com áreas de vitalidade não definida. A Biobrane®, por ser uma lâmina transparente, torna possível avaliar a evolução local.

em lesões de pequenas áreas. Seu principal emprego é no tratamento de queimaduras de segundo grau (preferencialmente superficiais), feridas crônicas e áreas doadoras de enxertos. Esse último uso é o que mais se difundiu no tratamento de pacientes queimados, principalmente em lesões de menor tamanho e em tratamento ambulatorial, propiciando que o curativo ficasse *in situ* até a completa reepitelização. Esse curativo mantém a umidade da ferida e controla o exsudato, que, somado à ação da prata, diminui a possibilidade de infecção.[1,2]

Matriz de substituição dérmica

TransCyte® (Advanced BioHealing) e Apligraf® (Orthogenesis Inc.) são ambos obtidos a partir do processamento de fibroblastos do prepúcio do neonato. Postula-se que os fibroblastos secretam componentes da matriz extracelular e fatores de crescimento que contribuem para o processo de cicatrização.[1,2]

Embora tenha sido apresentadas como cobertura temporária, principalmente em feridas crônicas, seu uso em queimaduras tem sido excepcional. Apligraf® está autorizado para uso no tratamento de queimaduras, entretanto sua apresentação em pequenos tamanhos, e principalmente o alto custo têm sido uma grande limitação para seu uso.

Referências bibliográficas

1. Saffle JR. Closure of the excised burn wound: temporary skin substitutes. Clin Plast Surg. 2009;36(4):627-41.
2. Sheridan R. Closure of the excised burn wound: autografts, semipermanent skin substitutes, and permanent skin substitutes. Clin Plast Surg. 2009;36(4):643-51.
3. Schulz III JT, Tompkins RG, Burke JF. Artificial Skin. Annu Rev Med. 2000;51:231-44.
4. Sheridan R, Tompkins RG. Skin substitutes in burns. Burns. 1999; 25:97.
5. Song IC, Bromberg BE, Mohn MP, et al. Heterografts as biological dressings for large skin wounds. Surgery. 1966;59:576-83.
6. Roa RE, Piñeros JL. Coberturas transitorias en quemaduras. Cir Plast Iberolatinoam. 2020;46(Supl. 1):S17-S22.
7. Fairbairn NG, Randolph MA, Redmond RW. The clinical applications of human amnion in plastic surgery. J Plast Reconstr Aesthet Surg. 2014;67(5):662-75.
8. Sophie Bottcher-Haberzeth. Tissue engineering of skin. Burns. 2010; 36:450-60.
9. Whitaker IS, Prowse S, Potokar TS. A critical evaluation of the use of Biobrane as a biologic skin substitute: a versatile tool for the plastic and reconstructive surgeon. Ann Plast Surg. 2008;60:333-7.

17 Técnica Modificada de Meek para Cobertura de Queimaduras Extensas

José Luis Piñeros Barragán • Adriana Álzate Rodas • Ricardo Eugenio Roa Gutiérrez

Introdução

O desbridamento e a cobertura precoce continuam sendo o objetivo fundamental no tratamento cirúrgico do paciente gravemente queimado,[1,2] o que também representa um desafio em relação aos pacientes com grandes extensões de queimadura e escassas áreas doadoras de enxerto.

A técnica Meek foi descrita em 1958,[3,4] e se revelou um tanto complexa e difícil de reproduzir; acabou esquecida, após a descrição do enxerto em malha, por Tanner, em 1964,[5] técnica até hoje usada massivamente em todas as unidades de queimados. Foi aplicada somente em 1993, quando o Dr. Kreis modificou a Técnica Meek[6] e acrescentou um novo sistema de lâminas cortantes, além de um adesivo em aerossol para uso médico e o sistema de microexpansão composto por uma gaze de poliamida dobrada e reforçada com uma folha de alumínio, de modo a facilitar a técnica, o que possibilita melhor e maior aceitação, e abrange sua utilização em unidades de queimados em todo o mundo.[7–18]

Neste capítulo, descreveremos a técnica em nosso protocolo para o tratamento cirúrgico de pacientes com queimaduras extensas, a qual será comparada com a literatura de casos clínicos publicada.

Aspectos históricos

Um jovem médico, Cicero Parker Meek, graduado pelo Georgia Medical College, foi o primeiro a publicar sobre o assunto, no artigo intitulado *Forsyth native performs rare sking grafting*, em 13 de dezembro de 1953.[3] Posteriormente, o procedimento foi apresentado e publicado em 1958, utilizando um enxerto de pele parcial a que chamou de microenxerto.[4] O primeiro caso relatado foi em uma jovem de 14 anos, internada na unidade de queimaduras do Hospital do Condado de Aiken, que teve 25% da superfície corporal em abdome, coxas e mãos comprometidos. Depois do desbridamento, os microenxertos foram colocados 24 dias após a ocorrência da lesão, e os resultados concluíram que os microenxertos Meek podem ser realizados com sucesso em humanos.[3]

O segundo caso relatado com sucesso foi em uma paciente de 37 anos, internada no hospital em julho de 1958, que havia sofrido queimaduras de 2º e 3º graus que comprometeram 80% da área de superfície corporal. Realizou-se escarectomia enzimática com gel de estreptoquinase-estreptodornase, antes da aplicação dos microenxertos.[4] Porém, esse método foi esquecido e caiu em desuso com a introdução do enxerto de pele em malha.

Em setembro de 1964, James Tanner e Jacques Vandeput publicaram *The mesh sking graft*, no qual utilizaram o dermátomo de malha, gerando uma expansão três vezes maior do que o tamanho original, o que torna possível cobrir 30% da superfície corporal queimada (SCQ) com 10% da superfície corporal total da área doadora ou donante.[5]

Foi em 1993 que Kreis et al.[6] publicaram a técnica Meek modificada, em que aplicaram um *spray* com uma cola médica que possibilitava aderir os microenxertos à cortiça, além de uma fina tela de poliamida, presa a uma folha de alumínio dobrada, em vez do tecido de paraquedas, originalmente utilizado por Meek. Isso facilitou o procedimento e aumentou sua aceitação. Uma semana depois de aplicado, cuidadosamente retira-se o náilon e continua-se o manejo dos microenxertos com aloenxertos ou cobertura transitória da qual se disponha e que possibilitem a permanência dos microenxertos na ferida e também a reepitelização da distância entre as diferentes ilhas de microenxertos.

Técnica Meek

No início do procedimento, são retirados enxertos muito finos de 0,10 polegada ou 0,15 a 0,2 mm, equivalente a aproximadamente 200 mícrons, em tiras de 42 mm de largura, para o qual se recomenda o uso de soro fisiológico na área doadora. Jamais se deve usar vaselina ou qualquer outro tipo de lubrificante. As outras equipes médicas se dedicam à escarectomia e ao preparo do leito das queimaduras para aplicação e cobertura com os microenxertos Meek.

A técnica segue as seguintes etapas:

1. Os enxertos dermoepidérmicos finos são colocados com o lado dérmico para cima e as cortiças (42 × 42 mm) são aplicadas, aparando o excesso de pele nas bordas com um bisturi 11 (Figura 17.1 A).
2. As cortiças com os enxertos são colocadas no *carrier* e estas no portacarrier que passa pelo microexpansor (Microexpansor Humeca) em uma direção e depois em 90° na segunda passagem, por um sistema de 13 lâminas (Figura 17.1 B) resultando em 196 microenxertos de 3 × 3 mm (Figura 17.1 C).
3. A seguir, o aerossol com adesivo para uso médico (Leukospray; Beiersdorf GmbH) é aplicado a uma distância de 20 a 30 cm, em uma camada fina, com duração de 5 a 10 minutos, para que ocorra a secagem (Figura 17.1 D).
4. A cortiça é colocada em um sistema de expansão que compreende uma camada dupla, uma faixa de poliamida dobrada e fina e uma lâmina de alumínio que confere resistência ao sistema. Deve-se esperar cerca de 5 a 10 minutos para que ocorra a união dos microenxertos com a gaze, e depois retira-se a cortiça e mantém-se a folha de alumínio (Figura 17.1 E).
5. A microexpansão dos 196 microenxertos é realizada sobre a gaze, para ser transportada sobre o paciente (Figura 17.1 F), após a retirada da fina folha de alumínio.

Em nosso protocolo de manejo, os microenxertos que estão sobre a malha de poliamida são aplicados na ferida, fixados com bráquetes ou clipes de metal (Figura 17.2) e revisados no 4º dia, quando se realiza um curativo em centro cirúrgico e a

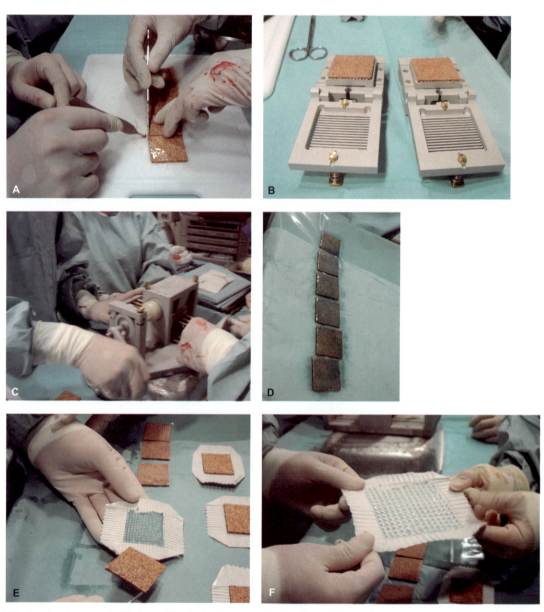

FIGURA 17.1 Técnica de microenxerto Meek modificado. **A.** O enxerto dérmico é retirado, posicionam-se os enxertos com o lado dérmico voltado para cima, e o excesso de pele é recortado. **B.** As cortiças com os enxertos são colocadas no Carrier, e estas, no portacarrier. **C.** Faz-se o corte duplo no microexpansor Meek-Humeca®. **D.** O adesivo em *spray* é colocado nos microenxertos. **E.** Espera-se a secagem, e a cortiça é removida. **F.** Finalmente, a expansão é realizada, resultando em 196 microenxertos de 3 × 3 mm. (Fotos autorizadas pela Rev. Iberolatinoamericana de Cir. Plástica.)

troca apenas de curativos secundários. No 7º dia, as condições de preensão dos microenxertos são reavaliadas. Se estiver em condições, o tecido de náilon é retirado (Figura 17.2 C) ou, na sua falta, difere a partir do 10º dia de aplicação. Por último, tem-se o fechamento da ferida entre a 3ª e 4ª semanas após a aplicação dos microenxertos.

Vantagens e desvantagens da técnica Meek sobre a técnica de enxertos em malha

Entre as principais limitações da técnica de enxertos em malha está a fraca correlação entre a taxa de expansão teórica e aquela obtida na prática clínica. Esse fato se deve a múltiplos fatores, conforme descrito por Quintero et al.[17] e por grande parte da literatura. A técnica Meek modificada requer cerca de metade da superfície da área doadora em comparação com a técnica de enxertos em malha tradicional, especialmente na taxa de expansão (1:6 e 1:9).

Na técnica tradicional de expansão do enxerto, os restos de pele devem ser descartados, por não serem adequados para expansão e para a posterior manipulação; porém, na microexpansão Meek modificada, permite-se a utilização desses restos de pele na cortiça e a aplicação dos cortes para microexpansão.

Na aplicação da técnica Meek modificada para cobertura de grandes queimaduras, vimos, em nosso protocolo de aplicação e em diversas publicações, um número reduzido de intervenções cirúrgicas, tempo de internação e custo total quando comparado com o enxerto em malha tradicional (Tabela 17.1). Outro aspecto não menos importante é a possibilidade de ser mesclado nas cirurgias subsequentes após o uso da microexpansão Meek modificada, por meio da técnica de enxerto em malha em áreas cruentas menores remanescentes.

Uma das desvantagens que a técnica Meek apresenta em relação ao enxerto em malha é o surgimento, de início, de múltiplas pintas, as quais tendem a desaparecer, e apresentam aspecto muito semelhante à técnica de enxerto em malha. Outro pono relevante diz respeito à curva de aprendizado das diferentes equipes cirúrgicas e ao alcance da consolidação da equipe para minimizar o tempo e minimizar a complexidade.[7-9,11]

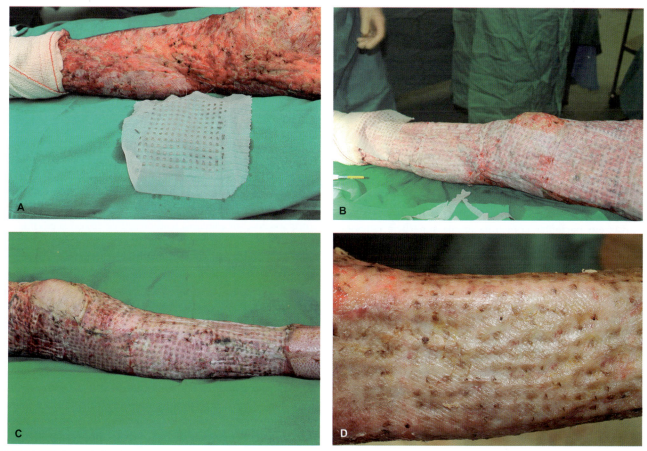

FIGURA 17.2 Leito da ferida nas condições de cobertura. **A.** Colocação das gazes de poliamida com os microenxertos e fixação com bráquetes metálicos na ferida. **B.** Cicatrização e retirada da gaze no 7º dia pós-operatório. **C.** Condições da ferida com a cobertura completa aproximadamente na 4ª semana (**D**).

TABELA 17.1 Comparação das publicações com casos clínicos em que a técnica de Meek modificada foi aplicada no tratamento de pacientes com queimaduras e a nossa casuística.

Autor	Ano/país	n	Idade	% SCQ	Etiologia	Expansão	Epitelização
Meek[3]	1958 EUA	1	14	25	NS	1:16	NS
Meek[4]	1963 EUA	1	37	80	Fogo	NS	NS
Kreis et al.[6]	1993 Holanda	10	31 (4 a 52)	64 (43 a 83)	NS	1:9	89% (10 a 143 dias)
Lari et al.[7]	1998-1999 Kuwait	17	24 (13 a 42)	74 (50 a 85)	Fogo	1:6	90% (4 semanas)
Hsieh et al.[8]	2008 Taiwan	37	34 (8 a 80)	73 (40 a 97)	Fogo 33 Química 3 Elétrica 1	1:9	90 a 95% (10 dias)
Piñeros et al.[9]	2008-2010 Chile	4	47 (32 a 54)	63 (54 a 70)	Fogo 2 Água quente 2	1:6	100% (4 semanas)
Menon et al.[10]	2013 Austrália	7	6 (2 a 12)	46 (30 a 70)	NS	1:4	50 (43 a 74)
Medina et al.[13]	2016 Canadá	10	36 (20 a 61)	68 (35 a 90)	NS	1:6	NS
Lee et al.[14]	2010-2015 Malásia	12	6 (2 a 11)	36 (15 a 75)	Fogo 67%		83% (50 a 95%)
Munasinghe et al.[12]	2010-2013 Austrália	11	46 (18 a 77)	56 (20 a 85)			NS
Lee et al.[16]	2010-2016 Malásia	15	25 (7 a 75)	27 (13 a 40)	Multi	NS	84%
Wanjala et al.[15]	2015-2018 Quênia	25	49 (14 a 62)	47 (24 a 72)	NS	1:4/1:6/1:9	NS
Houschyar et al.[11]	2012-2016 Alemanha	12	38 (15 a 66)	54 (31 a 77)		NS	83%

Reprodução autorizada pela Rev. Iberolatinoamericana de Cir. Plástica.

Discussão

O enxerto em malha para a cobertura de queimaduras é o método mais amplamente aceito e praticado na maioria das unidades de queimados, porém apresenta limitações significativas em pacientes com uma ampla superfície corporal queimada (> 40 a 50% SCQ), dada a limitada zona da área doadora de enxertos dermoepidérmicos.

Gostaríamos de falar de uma técnica nova, mas a microexpansão Meek está muito longe disso. Foi Meek, em 1958,[3] que a idealizou e patenteou, mas ela caiu em desuso em razão da complexidade da técnica inicial, e foi logo substituída pela técnica de enxerto em malha de Tanner, em 1964,[5] amplamente utilizada ainda hoje. Apenas em 1993, Kreis,[6] na Holanda, fez uma modificação na técnica de microexpansão Meek, propiciando sua difusão e a padronização no equipamento cirúrgico, tonando-se a mais difundida em grandes unidades de queimados em todo o mundo.

Levando-se em consideração as limitações oferecidas pelas publicações de estudos de séries de casos clínicos retrospectivos e a experiência ou opinião de especialistas, segundo a classificação de Níveis de Evidência (Oxford), corresponderia a estudos com nível de evidência 4 e 5 com graus de evidência recomendação C e D, exceto pela publicação de Lee et al.,[16] que avaliaram a funcionalidade e a qualidade da cicatriz ao comparar as duas técnicas, e encontraram melhores resultados funcionais e qualidade da cicatriz com a técnica Meek em comparação com a técnica tradicional de enxertos em malha.

Uma vez que a curva de aprendizado é passada por toda a equipe cirúrgica, o que nos possibilita padronizar a técnica, é fundamental a coordenação das equipes cirúrgicas que se relacionam com a extensão da queimadura do paciente e a porcentagem de SCQ a ser tratada (idealmente, uma equipe cirúrgica para cada 20 a 30% da superfície comprometida). Os enxertos dermoepidérmicos finos (0,15 a 0,2 mm = 200 mícrons) são retirados, enquanto uma equipe cirúrgica se dedica à técnica de microexpansão Meek modificada e outra equipe (ou equipes) se dedica à preparação do leito receptor, o qual já foi tratado em cirurgias anteriores de escarectomia e coberturas temporárias (Biobrane® ou Zderm®), já que em nossa realidade não temos pele de banco de tecidos (cadavérico).

De acordo com nosso protocolo cirúrgico, realiza-se uma limpeza cirúrgica no 4º dia, para retirada de secreções em excesso e trocas de curativos secundários; no 7º dia, faz-se uma reavaliação e, se as condições de preensão do microenxerto permitirem (ver Figura 17.2), procede-se à retirada da gaze de poliamida, suavemente. O tratamento é realizado com curativo primário à base de gaze trançada de petróleo, com o objetivo de favorecer condições locais que permitam a reepitelização entre os microenxertos – em nossa casuística, usamos preferencialmente (1:6). O fechamento definitivo das queimaduras dos pacientes pode ser realizado entre a 3ª e a 4ª semanas.[9]

A possibilidade de repetição da cobertura com os microenxertos Meek modificados depende de cada caso, conforme a extensão da SCQ e da taxa de sua preensão.[17] Ou, na sua falta, a cobertura pode ser complementada com uma técnica tradicional de expansão dos enxertos.

Revendo as publicações, como acontece em nossa realidade, vemos que com a aplicação da técnica de microexpansão Meek modificada, ela nos permite cobertura em pacientes com menos áreas doadoras de enxerto, a coleta é muito fina (0,15 a 0, 2 mm = 200 mícrons aproximadamente), o que possibilita recoletas em 7 a 10 dias.[9,10,11,17] Isso propicia a redução dos dias de internação, do número de intervenções cirúrgicas e, portanto, a redução do custo total do tratamento de um paciente com grandes extensões de queimaduras.[7-18]

Considerações finais

A técnica Meek modificada constitui uma ferramenta rápida, eficiente e eficaz na cobertura cutânea de pacientes com queimaduras extensas (≥ 40%) e com áreas doadoras de enxerto limitadas, além de reduzir morbimortalidade, número de procedimentos cirúrgicos e estadia hospitalar.

Referências bibliográficas

1. Janzekovic Z. A new concept in the early excision and inmediate grafting of burns. J Trauma: injury, Infection, and Crit Care. 1970;10(12):1103-8.
2. Tompikns RG, Burke JF, Schoenfeld DA, et al. Promp eschar excision: a treatment system contributing to reduced burn mortality. A statical evaluation of burn care at the Massachusetts General hospital (1974-1984). Ann Surg. 1986;204:272-81.
3. Meek CP. Successfull microdermagrafting using the Meek Wall microdermatome. Am J Surg. 1958;96:557-8.
4. Meek CP Extensive severe burn treated with enzymatic debridement and micro dermagrafting: case repport. Am Surg. 1963;29:61-4.
5. Tanner JC, Vandeput J, Olley JF. The mesh skin graft. Plast Reconstruc Surg. 1964;34:287-92.
6. Kreis RW. Mackei DP. Vloemans AW. Hermans RP. Hockstra MJ. Widely expanded postage stamp sking grafts using a modified Meek tecnique in combination with an allograft overlay. Burns. 1993;19:142-5.
7. Lari AR, GangRK. Expansion tecnique for skin grafts (Meek tecnique) in the treatment of severely burned patients. Burns. 2001;27:61-6.
8. Hsieh C-S, Schuong J-Y, Huang WS. Five years experience of the modified Meek tecnique in the management of extensive burns. Burns. 2008;34(3):350-4.
9. Piñeros J, Roa R, Cuadra A. Cobertura con injerto dermoepidermico mediante técnica meek en el tratamiento de grandes quemados. Rev Chilena Cirurg. 2010;62(4):415-8.
10. Menon S, Li Z, Harvey JG, Holland AJ. The use of the Meek tecnique in conjunction with cultured epitelial autograft in the management of major peadiatric burns. Burns. 2013;39:674-9.
11. Houschyar KS, Tapking C, Nietzscmann I, et al. Five years experience with Meek grafting in the management of extensive burns in an adult burn center. Plastic Surgery. 2019;27:44-8.
12. Munasinhe N, Wasiak J, Ives A. Retrospective review of a tertiary adult burn center's experience with modified meek grating. Burns Trauma. 2016;4:6.
13. Medina A, Riegel T, Nystad D, Tredget EE. Modified Meek micrografting tecnique for wound coverage in extensive burn injuries. J Burn Care Res. 2016;37(5):305-13.
14. Lee SZ, Halim AS, Wan Sulaiman WA, Saad AZM. Outcome of the modified Meek technique in the management of major pediatric burns. Ann Plast Surg. 2018;81(3):295-301.
15. Nangole FW, Ogallo JP, Ochieng RS. Meek micro-grafting technique in reduction of mortality and hospital saty in patients with extensive burns in a resource constaned setting. J Surg. 2018;6(6):154-8.
16. Lee SZ, Ahmad SH. Superior long term functional and scar outcome of meek micrografting compared to conventional split thickness skin in the management of burns. Burns. 2019;45(6):1386-400.
17. Quintero EC, Machado JFE, Robles RAD. Meek micrografting history, indications, technique, physiology and experience: a review article. J Wound Care. 2018:27(Sup 2):S12-S18.
18. Lumenta B, Kalmolz LP, Keck M, Frey M. Comparison of Meshed versus Meek micrografting skin expansion rate: claimed, achieved, and polled results. Plast Reconstr Surg. 2011;128:40-1.

18 Sequelas de Queimaduras: Opções de Reconstrução

Priscilla Alcócer Cordero · Carlos Márquez Zevallos · Kléber Ollague Murillo · Ricardo Galván Garcia · Andrés Huerta Gil

Cicatriz: além de uma necessidade de reparo, uma síndrome

A "síndrome da cicatriz cutânea" é o somatório de mecanismos fisiopatológicos pelos quais ocorre a regeneração epitelial e a substituição da derme por um tecido patológico fibrótico, em decorrência de uma série de eventos que incluem coagulação, formação de tecido de granulação, reepitelização e remodelação da matriz extracelular (MEC), com a cicatriz resultante, com morbidade funcional e/ou estética representativa[1-6] (Figura 18.1).

Fisiopatologia da reparação da ferida — quatro fases interativas sobrepostas

O processo de cicatrização é realizado em etapas ou fases inter-relacionadas que têm como objetivo comum a reparação total de uma ferida, com a participação de diversas comunidades celulares, elementos da MEC e mediadores extracelulares solúveis. O processo compreende as etapas descritas a seguir.[1-4]

Fase I — Hemostasia: plaquetas; fatores de crescimento plaquetário

No momento em que ocorre uma lesão cutânea e/ou ferida, os elementos das células sanguíneas formam um tampão hemostático ou coágulo, interferindo nesse processo os fatores de coagulação e agregação plaquetária, que estimulam um mecanismo de degranulação pelo qual liberam: fibrinogênio, fibronectina, trombospondina, fator VIII de von Willebrand, o mesmo que serve de elo entre o receptor plaquetário de integrina aIIbβ3, difosfato de adenosina e trombina e colágeno subendotelial, que induz o deslocamento de um maior número de plaquetas. As plaquetas sintetizam fatores de crescimento: fator de crescimento derivado de plaquetas (PDGF) e fator de crescimento transformador-beta (TGF-β), com atividade mitogênica e quimiotática em fibroblastos, fator de crescimento transformador-α (TGF-α) e fator de crescimento epidérmico (EGF), que estimulam o processo de epitelização.[7]

Além desses elementos indutores, existem também substâncias que bloqueiam essa etapa, como a prostaciclina sintetizada pelo endotélio vascular, a proteína C que inibe o fator VIII, limitando a adesão, e o plasminogênio e a plasmina, que causam a destruição do colágeno.[7]

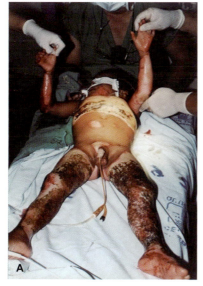 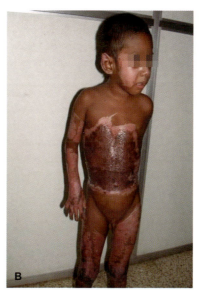

FIGURA 18.1 A. Paciente pediátrico que sofreu queimaduras por fogo direto. **B.** Sequelas cicatriciais após 1 mês de evolução.

Fase II — Inflamatória: neutrófilos-macrófagos

Os neutrófilos são os protagonistas dessa fase ao migrarem para o interstício, efeito favorecido por fatores como calicreína, fibrinopeptídeos, fator estimulador de colônias de granulócitos-macrófagos (GM-CSF), fatores que produzem marginalização vascular e diapedese.[8,9] Nessa fase inflamatória, é realizada a fagocitose, promovida pela inter-relação entre as proteínas da MEC e os macrófagos, pela qual ocorre a liberação da colagenase e com ela o desbridamento enzimático. Os macrófagos secretam interleucina 1 (IL-1), interleucina 8 (IL-8), citocinas e fatores de crescimento plaquetário (FCP) (TGF-α e β, PDGF, FGF e IGF-1), que estimulam a angiogênese e a neoformação tecidual.

Fase III — Proliferativa: fibroblastos migrantes/fibroplasia/angiogênese/tecido de granulação

Nessa etapa, a MEC será composta por fibroblastos migrantes de várias estruturas: músculo, tendão, fáscia. O PDGF expressará os receptores de integrinas α1 e α5, de modo a favorecer a migração e a interação com outros fatores de crescimento plaquetário que estimulam a proliferação de fibroblastos (TGF-β1, PDGF, FGF, EGF VEGF). O deslocamento de fibroblastos na MEC exigirá enzimas proteolíticas: proteases séricas (plasmina e plasminogênio sérico, ativador de plasminogênio) e colagenases (MMP-1 ou metaloproteinase de matriz; MMP-2 ou gelatinase e MMP-3 ou estromalisina). O PDGF estimulará a liberação dessas proteínas do fibroblasto, e, assim, o TGF-β induzirá a secreção de inibidores de proteinase, controlando, portanto, a degradação da matriz.[9]

Uma neomatriz provisória de fibronectina e ácido hialurônico será construída graças à participação de citocinas e fatores de crescimento (TGF-β, PDGF, TNF, FGF, IL-1 e IL-4), para construir uma matriz de colágeno (tipos I, III e VI). A fibroplasia se desenvolverá em conjunto com a angiogênese e a formação de tecido de granulação. O fator de crescimento endotelial vascular (VEGF) e a angiopoietina (ang) irão colaborar na migração e progressão das células endoteliais nos vasos sanguíneos. A ang 2 interage com um receptor de células endoteliais (Tie 2), reduzindo seu contato com a matriz para favorecer a ação do VEGF.

O TGF-β estimulará a síntese de fibronectina e proteoglicanos (PG), para constituir a matriz provisória, e, por sua vez, facilitará a migração celular e a modificação do fenótipo da célula endotelial indicada para a formação de tubos capilares.[9]

Com a diminuição da tensão de O_2, os plexos capilares são favorecidos pelas células periendoteliais (pericitos e células musculares lisas).

Fase IV — Epitelização: queratinócitos migrantes

Para restabelecer a barreira cutânea, os queratinócitos da unidade pilossebácea e das bordas da ferida migrarão com alterações no seu fenótipo celular, o que favorecerá seu deslocamento inicialmente em matriz de fibronectina e depois em matriz rica em colágeno. A proliferação dos queratinócitos e a migração celular epitelial ocorrerão simultaneamente em decorrência do "efeito borda" (ausência de células vizinhas justapostas, o que desencadeia o estímulo proliferativo nas margens da ferida).[9,10]

O depósito de laminina, uma glicoproteína presente na lâmina basal epitelial, participará de seu reparo e da mensagem de "stop" de que a ferida e/ou lesão não requer nenhuma migração adicional e o reparo está completo[9,10] (Figura 18.2).

Fase V — Remodelação ou contração: fibroblastos/fibroplasia/miofibroblastos

Nessa fase, o fibroblasto sintetiza substâncias como fibronectina, ácido hialurônico, PG e colágeno, que desaparecem por ação de proteases e hialuronidases respectivamente.[9,10] Do mesmo modo, o colágeno tipo III é substituído pelo tipo I, pela ação da MMP da matriz (colagenases, gelatinases e estromalisinases), cujo processo é estimulado por FCP dependente de íons de Zn.

A célula representativa desse estágio é o fibroblasto que, tendo inicialmente características fenotípicas migratórias, finalmente se transforma e adota funções secretoras de colágeno (I-III-VI), tornando-se um miofibroblasto, com a presença de microfilamentos de actina e elementos de integrina, que permitem o entrelaçamento celular com a MEC, fabricando assim um neocolágeno, reforçando-se nas bordas da ferida e na derme adjacente. Forma uma verdadeira e consistente rede com a ação da tração exercida pelos fibroblastos, estimulada por TGF-β, angiotensina, prostaglandinas, bradicinina e endotelina. O tecido substituto da derme foi construído, assim, com 70% de resistência tênsil em relação ao tecido que existia antes.[9,10]

Clínica da cicatriz

Vários fatores fazem da cicatriz uma alteração fisiológica individualizada, característica de cada paciente (Figura 18.3).

- Predisposição genética: a presença de polimorfismos de alguns genes reguladores da atividade da família TGF ou de seus receptores é considerada um fator importante no desenvolvimento de cicatrizes patológicas em pacientes sem fatores de risco conhecidos. Um padrão de herança autossômica dominante com penetrância incompleta e expressão variável foi identificado em grupos familiares específicos
- Idade: cicatrização deficiente em pacientes jovens
- Sexo: o nível de estrogênio, por causa do aumento do TGF-β, afeta o desenvolvimento de cicatrizes patológicas em mulheres férteis em comparação com mulheres na menopausa e homens
- Raça: pacientes com fototipos IV, V, VI da classificação de Fitzpatrick, ou seja, negroides, pardos e mestiços, apresentarão cicatriz hipertrófica ou queloide

Capítulo 18 ▪ Sequelas de Queimaduras: Opções de Reconstrução   161

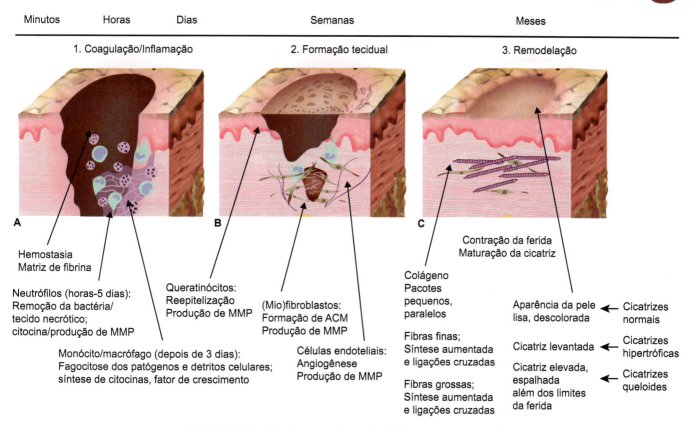

FIGURA 18.2 Estágios de reparação tecidual. (Adaptada de Xue, 2015.[1])

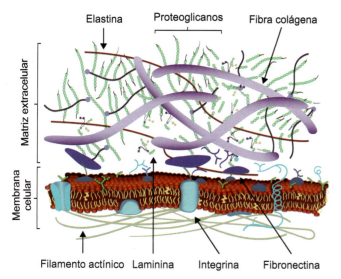

FIGURA 18.3 Reorganização da MEC na cicatrização de feridas e seu impacto na cicatrização anormal.

- Localização anatômica: as regiões torácicas anterior e posterior tendem a apresentar cicatrizes de "má qualidade funcional e estética"
- Etiologia e evolução da ferida-cicatriz: dependendo dos fatores desencadeantes da cicatriz após o fechamento primário, ou em sua falta, em virtude do fechamento tardio pós-deiscência, ou queimadura que deixou de ser enxertada, com a cicatriz patológica decorrente (Tabela 18.1 e Figura 18.4).

TABELA 18.1 Escala de cicatrização de Vancouver.

Característica cosmética da cicatriz	Pontuação
A. Pigmentação	0 Normal (cor que se assemelha muito à do restante do corpo) 1 Hipopigmentação 2 Pigmentação mista 3 Hiperpigmentação
B. Vascularidade	0 Normal (cor que se assemelha muito à do restante do corpo) 1 Rosa 2 Vermelho 3 Roxo
C. Flexibilidade	0 Normal 1 Suave. Flexível com resistência mínima 2 Cedente. Ceda à pressão 3 Firme. Inflexível, não se move com facilidade, resistente à pressão natural 4 Cordão: tecido semelhante a corda que branqueia ao ser tracionado 5 Contratura: encurtamento permanente da cicatriz causando deformidade ou distorção
D. Altura	0 Normal 1 ≤ 1 mm 2 > 1 a ≤ 2 mm 3 > 2 a ≤ 4 mm 4 > 4 mm
Pontuação total (0 a 15)	

Adaptada de Beausang, 1998.[4] e Draaijers, 2004.[5]

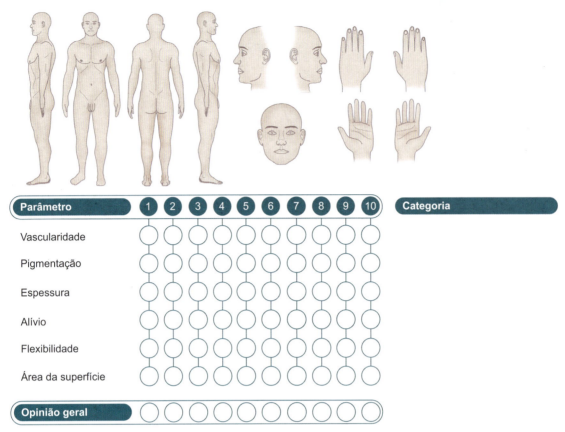

FIGURA 18.4 Escala de avaliação de cicatriz POSAS. (Adaptada de Beausang, 1998.[4] e Draaijers, 2004.[5])

Classificação da lesão cicatricial

▸ **Cicatriz normal.** Sem exceção, qualquer ferida que afete a derme resultará em uma lesão cicatricial. Após a lesão, terá início a formação de uma neocicatriz, durante 7 a 10 dias, com resistência de 5 a 10% da pele normal. A remodelação continuará com a deposição e entrecruzamento aleatório do colágeno, terminando em uma cicatriz madura composta por colágeno tipo I e resistência de 80% do tecido cutâneo normal.

▸ **Cicatriz patológica.** Hipertrófica, queloide, atrófica. Cicatrizes patológicas são aquelas que ocorrem com cicatrização excessiva em pacientes com padrão genético preestabelecido, seja resultante de trauma, cirurgia ou processo infeccioso/inflamatório, que diferem por suas características clínicas, histopatológicas e resposta ao tratamento.

▸ **Epidemiologia.** Entre 5 e 15% dos pacientes desenvolvem cicatrizes patológicas. Pacientes negros, pardos, afro-americanos em geral podem apresentar queloide 15 vezes mais frequentemente do que outras etnias, determinado pelo seu padrão genético.

Do mesmo modo, pacientes idosos têm pouca probabilidade de desenvolver esse tipo de cicatriz, tendo em vista a diminuição dos níveis de TGF-β na pele lesada, somada à subpopulação de fibroblastos com fenótipo fetal, o que produziria uma resposta semelhante àquela observada em cicatrizes fetais.

Entre os fatores que participam do reparo de feridas no feto sem resultar em sequelas cicatriciais, estão descritos:

1. MEC rica em ácido hialurônico que promove a motilidade celular.
2. Ambiente hipoxêmico do feto durante a gravidez.
3. Ausência de população de neutrófilos e miofibroblastos
4. Glicoproteína estimuladora de ácido hialurônico (HASA) que contribuirá para a organização ordenada e sequencial do colágeno.
5. Deposição precoce de fibronectina e tenascina na matriz da ferida.
6. Fibroblastos fetais que sintetizam mais colágeno tipos III e IV em comparação com o adulto, proliferando concomitantemente com a síntese de colágeno (Figura 18.5).

▸ **Fisiopatologia.** As cicatrizes classificadas como "patológicas" hipertróficas e queloides são o resultado do desequilíbrio entre a reparação e a degradação tecidual. Os mecanismos alterados estão relacionados com o aumento da atividade do TGF-β1, 100 a 150 vezes em termos de expressão dos fatores de crescimento do tecido conjuntivo, respectivamente em cicatrizes hipertróficas e queloides. Na degradação natural, os fibroblastos tornam-se resistentes ao mecanismo de apoptose e, portanto, continuam com o processo proliferativo.

▸ **Cicatriz hipertrófica.** Aumenta de tamanho em altura, sem ultrapassar os limites de suas margens. Pode ser hipocrômica ou hipercrômica, assintomática, semelhante ao queloide pela

Capítulo 18 • Sequelas de Queimaduras: Opções de Reconstrução

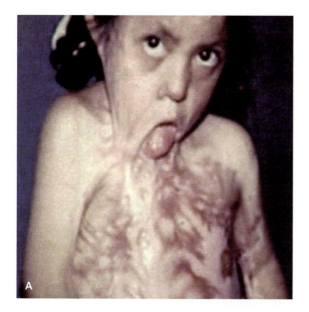

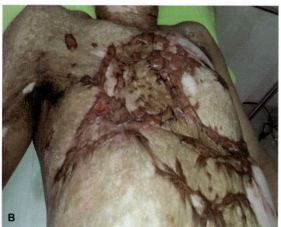

FIGURA 18.5 Pacientes com sequelas cicatriciais graves pós-queimadura.

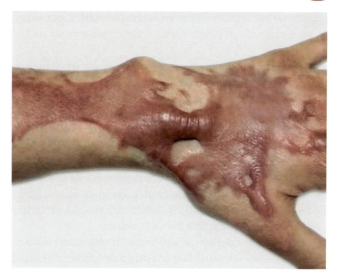

FIGURA 18.6 Queloide no dorso da mão.

atrofia epidérmica, ausência de elastina e anexos cutâneos, e com presença de miofibroblastos, vasos sanguíneos proeminentes e ocluídos.

▶ Cicatriz queloide. A palavra é derivada do grego *chele*, ou "pinça de caranguejo", referindo-se a uma lesão deformante que ultrapassa as bordas da cicatriz inicial. Alibert usou esse termo pela primeira vez em 1806, aludindo à sua expansão lateral. Sua incidência é de 4,5 a 16% na população, independentemente da idade e sexo; é extremamente frequente na raça negra. Às vezes é acompanhada de dor e prurido (Figura 18.6).

Em um estudo anatomopatológico observam-se fibroblastos com alta atividade proliferativa, núcleos volumosos e aumento do endotélio associado a calcificações e oclusão vascular.

Nas cicatrizes patológicas, a síntese de colágeno é aumentada pelo efeito de mediadores secretados por uma população aumentada de mastócitos – tipo I/III no queloide e tipo III/I na hipertrófica. O queloide também contém agregados de bandas espessas de colágeno acelular e intensamente eosinofílico. A atividade da colagenase é 14 vezes menor no queloide em comparação com a cicatriz hipertrófica; isso pode ser em razão de níveis muito elevados de fatores inibidores da colagenase, como α_2-macroglobulina e α_1-antitripsina (Tabela 18.2).

▶ Cicatriz atrófica. Não afeta os limites da pele, tem relevo abaixo do da pele normal, é assintomática e pode ocorrer em qualquer idade e localização anatômica.

TABELA 18.2 Principais diferenças entre queloides e cicatriz hipertrófica.

	Queloide	Cicatriz hipertrófica
Genética	Predileção familiar	Menos associação familiar
Etnia	Negros e orientais	Menos associação com etnia
Sexo	Mulheres mais que homens	O mesmo em ambos os sexos
Idade	Entre 10 e 30 anos	A qualquer idade
Bordas	Excede os originais	Fica dentro dos limites
Início	Pós-cirurgia tardio	Pós-cirurgia precoce
Cura espontânea	Rara melhora	Melhora com o tempo
Localização	Rosto, orelhas e tórax	Sem predileção
Etiologia	Desconhecida. Autoimune?	Tensão e tempo de cicatrização
Cirurgia	Piora	Melhora

Adaptada de Vistós Vercher, 2010.[6]

Tratamento preventivo, paliativo

Deve ficar claro que até agora não existe nenhuma técnica terapêutica mágica que elimine uma cicatriz, situação que deve ser claramente exposta ao paciente e à família, a fim de não criar falsas expectativas, visto que além da estética, por vezes, os pacientes sofrem estigmatização, depressão e perda da autoestima.

Existem algumas alternativas cirúrgicas e não cirúrgicas para melhorar, atenuar, reduzir, liberar e/ou modificar a coloração de uma lesão cicatricial; a escolha entre uma ou outra dependerá da idade do paciente e de localização, diâmetro, espessura, consistência, tempo de evolução, retração funcional e aspecto estético da cicatriz.

O tratamento de uma cicatriz já deve ser preventivo, principalmente em pacientes com fotótipos V e VI da Classificação de Fitzpatrick, história de cicatriz queloide ou nos casos de feridas deiscentes, feridas de difícil cicatrização, cicatrização por segunda intenção e lesões infectadas.

A prevenção consiste na infiltração intralesional de corticosteroide, colocação de lâminas ou gel de Silastic, aplicação de cremes, óleos, loções especiais acompanhadas de uma leve massagem, uso de trajes compressivos por um período de 1 a 2 anos, até a suficiente maturidade cicatricial (Figura 18.7).

Tratamento médico

▶ **Terapia com corticoide.** O medicamento de escolha é a triancinolona-acetonida 10 a 40 mg/mℓ (dose máxima de 40 mg/mℓ, sem ultrapassar 60 mg/mês), sua ação farmacológica é a redução da síntese de glicosaminoglicanos e colágeno, diminuindo a inflamação e a vasodilatação pela inibição de mediadores inflamatórios e fibroblastos proliferativos.

A aplicação de cremes de corticoide é ineficaz; a injeção intralesional é a opção mais indicada, aplicada a cada 4 a 6 semanas. A eficácia é de 50 a 100%, e a taxa de recidiva é de 9 a 50%. O resultado obtido será a redução da espessura das cicatrizes hipertróficas, uma diminuição do endurecimento e um conforto relativo nas cicatrizes queloidianas. Pode ser usado antes ou após a ressecção cirúrgica.

Os efeitos colaterais do uso de corticoide injetáveis são: atrofia da pele, hiper e hipopigmentação, necrose, formação de telangiectasias, ulceração, e, muito raramente, sinais de Cushing e, eventualmente, pode, ainda, causar hiperglicemia, úlcera péptica, retardo de crescimento, osteonecrose.

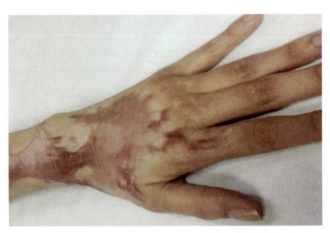

FIGURA 18.7 Cicatriz queloide na mão após 6 meses de injeção intralesional de corticosteroide.

▶ **Crioterapia.** Consiste na aplicação de nitrogênio líquido por meio de sondas de contato ou *spray*, com ciclos de congelamento/descongelamento de 10 a 30 segundos. Histologicamente, evidencia-se necrose celular, formação de escara, anoxia tecidual, decorrente à queda da temperatura. Sessões contínuas são necessárias e, de preferência, em combinação com a aplicação de injeções intralesionais de corticoide. Pode causar dor moderada a intensa; é contraindicada em pacientes alérgicos a anestésicos locais, anticoagulantes ou que apresentem crioglobulinemia.

▶ **Radioterapia.** Com essa técnica, até 85% de benefício pode ser alcançado dias após a ressecção cirúrgica. Consiste em um banho de elétrons, na dose de 10 a 20 Gy. As regiões com resultados menos favoráveis são escapular, paralombar e pré-esternal. Os seguintes efeitos colaterais foram descritos: fibrose, retardo na cicatrização e risco de neoplasias no tecido adjacente.

Terapias imunomoduladoras

▶ **Verapamil.** É considerado um bloqueador da síntese e secreção da MEC, favorecendo o aumento da colagenase. Dose 0,5 a 5 mℓ.

▶ **Imiquimode.** É usado topicamente, de preferência após a excisão de cicatrizes de queloide; atua na indução local de citocinas pró-inflamatórias (IFN-α, TNF-α, IL-1, IL-6 e IL-8) e, assim, induz a redução da síntese de colágeno pelos fibroblastos queloidianos e submetendo-os a apoptose. Pode ocorrer inflamação leve e erosão local.

▶ **Interferona alfa.** Tem a capacidade de inativar fibroblastos e inibir a síntese de colágeno; apesar disso, nenhum resultado encorajador foi relatado.

▶ **5-fluoruracila (5FU).** Seu mecanismo farmacológico está relacionado com a expressão de TGF-β e com a formação de colágeno tipo I *in vitro*. A administração intralesional combinada de 0,1 mℓ de solução 10 mg/mℓ de triancinolona-acetonida com 0,9 mℓ de 50 mg/mℓ de 5-fluoruracila ajudará a reduzir a dor após a aplicação.

▶ **Bleomicina.** Derivada da bactéria gram-positiva *Streptomyces verticillus*, na cicatriz favorece a apoptose dos queratinócitos. Bons resultados foram relatados com infiltração intralesional dessa droga em um período de duas a seis sessões, sem efeitos colaterais nem recidiva.

▶ **Retinoides tópicos.** Avotermina (fator de transformação beta 3: TGF-β3) é um fármaco eficaz no tratamento intralesional pós-cirúrgico, pois reduz o desenvolvimento incessante e incontrolável da MEC na cicatriz, obtendo um resultado satisfatório.

O tratamento com tretinoína tópica (0,1 a 0,5%) ajuda na remissão da coloração e no endurecimento da cicatriz.

▶ **Terapias de compressão.** O mecanismo de ação desse tipo de terapia não é conhecido ao certo, mas acredita-se que o efeito esteja relacionado com hipoxia e variações de temperatura que aumentariam a atividade da colagenase, degradando o excesso de colágeno. A perda epidérmica de água é considerada fator de risco para o desenvolvimento de cicatrizes anormais, o que pode ser minimizado pelo uso de lâminas de elastômero, géis, óleos, cremes à base de silicone ou outros materiais plásticos, recomendando-se seu uso por 12 horas contínuas por um período mínimo de 12 meses, tempo correspondente à maturação da cicatriz.

O silicone é um polímero sintético reticulado de dimetilsiloxano (DMS), do que dependem suas propriedades físico-químicas. Quanto mais compacto for, terá maior durabilidade, porém menor aderência à lesão. Por exemplo, os elastômeros de silicone são formados por polímeros de cadeia longa de DMS, compactados por reticulação muito densa em torno de um material catalisador, geralmente sílica. As apresentações em géis e líquidos têm um menor grau de reticulação e, portanto, serão menos eficazes. No entanto, eles servirão para proporcionar especialmente hidratação.

Geralmente há boa tolerância, mas ocasionalmente alguns pacientes apresentam prurido, maceração e descamação que não constituem impedimento para a manutenção da terapia (Tabela 18.3).

Tratamento cirúrgico

▸ **Excisão da cicatriz patológica.** A ressecção de um queloide pode desencadear recidiva e piora, e o resultado final muitas vezes é pior que a condição inicial. Portanto, é uma situação que deve ser analisada cuidadosamente com o paciente para conhecer suas expectativas quanto à cirurgia e o que possivelmente será alcançado (Figura 18.8).

A escolha de outras técnicas de reparo dependerá do paciente e das características da cicatriz, visto que cada lesão merece um tratamento especial. O uso de enxertos e/ou retalhos permitirá a cobertura de feridas abertas decorrentes da revisão de uma cicatriz ou após a liberação de uma contratura/brida cicatricial que causa sequela funcional.

A técnica de zetaplastia permitirá, por meio da transposição de retalhos triangulares opostos, reduzir a distorção retrátil (Figura 18.9).

A W-plastia é utilizada em cicatrizes longas e lineares para quebrar o vetor de retração, sem adicionar comprimento significativo ao seu eixo. É indicado nas regiões frontal, malar e mandibular e vermelhão.

As V-Y-plastias são indicadas para o tratamento de cicatrizes retráteis localizadas na mão ou em outras áreas do corpo, com bons resultados funcionais e/ou estéticos.

Na "escada reconstrutiva" de retalhos cutâneos, os seguintes são descritos, da menor para a maior complexidade:

- **Retalho ao acaso**, com sua vascularização baseada no plexo subdérmico, sem nenhum vaso específico para nutri-lo.
- **Retalho axial ou arterial**, composto por uma artéria cutânea específica e direta no eixo longitudinal, por exemplo, retalho inguinal, retalho escapular, retalho deltopeitoral, entre outros.
- **Retalho fasciocutâneo e septocutâneo**, que alberga rica vascularização pela fáscia profunda. Os retalhos musculocutâneos são compostos por pele, tecido subcutâneo, músculo e fáscia subjacentes, nutridos por um pedículo vascular muscular dominante. Os chamados retalhos perfurantes são aqueles que levam como pedículo apenas os vasos perfurantes dissecados em direção à ilha de pele sobrejacente, excluindo o músculo.

Os **retalhos livres, ou microvascularizados**, nos quais os vasos doadores, após a secção, serão anastomosados aos vasos receptores, e assim darão cobertura a áreas cruentas pós-liberação de extensas contraturas com grande limitação

TABELA 18.3 Resumo dos tratamentos mais utilizados no manejo de cicatrizes patológicas.

Tratamento	Administração	Resultados	Reações adversas
Cirurgia	Excisão extra ou intralesional	Recorrência de monoterapia: 45 a 100%; com corticoides: 50%; com radioterapia: 10%	Infecção, deiscência, seroma
Silicone	Placas ou gel Usar 18 a 24 h/dia durante pelo menos 3 meses	Diminui o volume e aumenta a elasticidade em 60%. Com Qx. ou corticoides, chegaria a 80%	Eritema local leve
Terapia compressiva	Sistemas diferentes (SEC) Usar 18 a 24 h/dia durante 4 a 6 meses	Achata e amacia em 65 a 75% Com Qx. ou silicone, atingiria 80%	
Corticoides	Intra ou sublesional, semanalmente por 4 a 6 vezes	Sucesso: 50 a 100%. Recidiva: 9 a 50%. Com Qx. ou silicone, atingiria 80%	Atrofia cutânea, hipopigmentação, telangiectasia, necrose, ulcerações e síndrome cushingoide
Radioterapia	Externa (controverso); Interna ou local (Iridium)	Sucesso de RT externa: 10 a 96% (54%) Sucesso de RT interna: 25 a 100% Sucesso com Qx: 76%	Carcinogênese? Alterações de crescimento na criança
Laser	A queima por absorção de luz depende do tipo de *laser*	CO_2 (10.600 nm). Recidiva: 0 a 92% Argônio (488 nm). Recidiva: 45 a 93% CO_2 + corticosteroides. Recidiva: 16 a 74% Nd:YAG (1064 nm). Recidiva: 0 a 100% Luz ultrapulsada (585 nm). Sucesso: 57 a 83%	Dor, eritema
Crioterapia	Destruição por frio	Êxito: 51 a 76% (duas ou mais aplicações)	Dor, hipo ou hiperpigmentação, atrofia cutânea moderada

Adaptada de Vistós Vercher, 2010.[6]

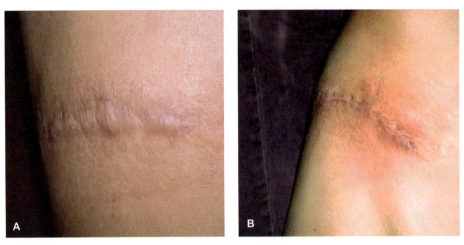

FIGURA 18.8 Revisão cirúrgica da cicatriz.

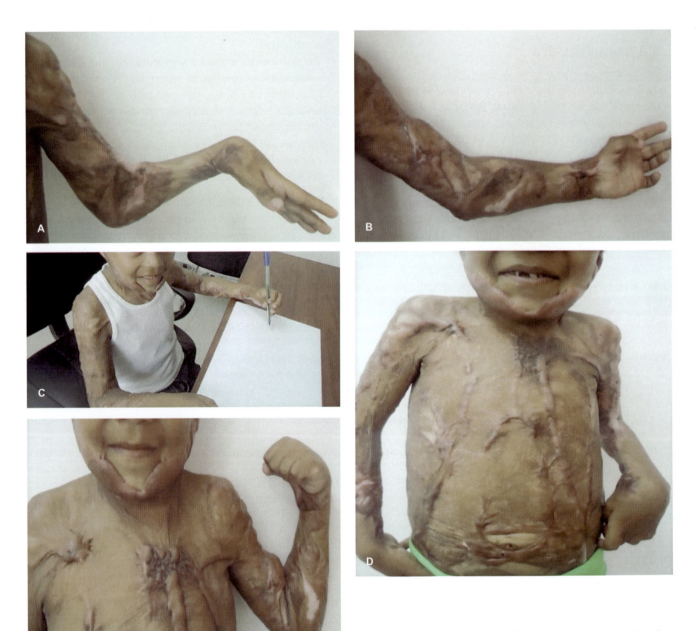

FIGURA 18.9 Resultados após múltiplas zetaplastias em bridas funcionais.

funcional. A desvantagem desse tipo de retalho é a significativa morbidade da área doadora, em termos de retirada de músculo e fáscia. Isso pode ser evitado com a realização de retalhos perfurantes livres, com excelente vascularização e ampla cobertura de defeitos cicatriciais (Figura 18.10).

▶ Expansão de tecidos. Técnica idealizada por Neumann, em 1957, aprimorada por Radovan e estudada em múltiplos aspectos por Argenta, Austad e outros. É composta por duas etapas cirúrgicas: a primeira consiste na colocação de um expansor tecidual sob a pele e mantido por algumas semanas, período no qual receberá injeções seriadas de solução fisiológica para provocar uma expansão controlada da pele sobre ele, à maneira que o útero grávido vai aumentando a quantidade de pele abdominal na gestante. Quando a expansão planejada é alcançada, ele é retirado e o ganho de pele propicia a cobertura de grandes defeitos ou a substituição da cicatriz por pele de boa qualidade, de modo a evitar o sacrifício de áreas doadoras (Figura 18.11).

A utilidade dessa técnica fez com que aumentassem as indicações para seu uso, como por exemplo a fabricação de implantes modernos como os chamados expansores osmóticos.

A seleção do paciente adequado, considerando parâmetros como idade, características da lesão, planejamento prévio, e cuidados trans e pós-operatórios possibilitam o sucesso da técnica.

Nem sempre é a solução mais simples, mas constitui mais um recurso na área da cirurgia estética-reconstrutiva para a resolução de cicatrizes complexas e/ou distúrbios tumorais (Figuras 18.12 e 18.13).

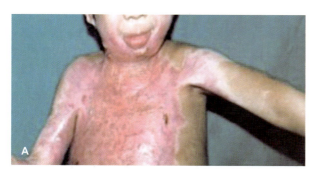
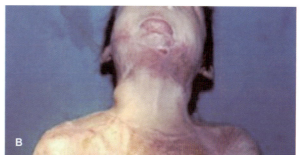

FIGURA 18.10 A. Paciente pediátrico com sinéquia mentotorácica grave. **B.** Reconstrução com retalho deltopeitoral.

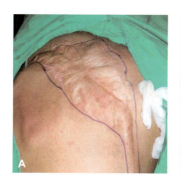
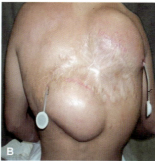
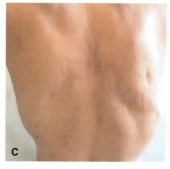

FIGURA 18.11 Reconstrução de sequela de cicatriz pós-traumática com autoplastia tissular.

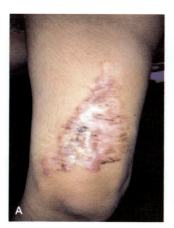
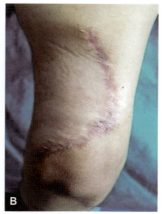

FIGURA 18.12 Reconstrução de sequela cicatricial pós-queimadura no braço após expansão tecidual.

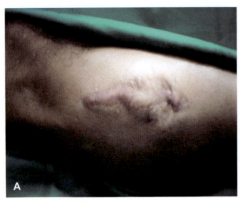
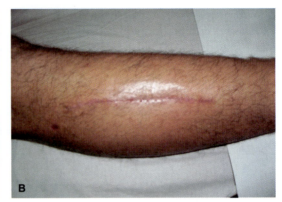

FIGURA 18.13 Reconstrução de sequela cicatricial pós-queimadura na perna após expansão tecidual.

- **Dermoabrasão.** É uma técnica também usada para atenuar algumas cicatrizes patológicas, por meio da eliminação controlada das camadas da pele. De acordo com a localização da cicatriz e suas características, além do equipamento a ser utilizado, pode-se obter bom resultado após 7 a 10 dias e pode surgir eritema, edema e formação de crosta, que desaparecerão posteriormente com a reepitelização completa. Hoje existem equipamentos com tecnologia avançada para proporcionar melhores resultados estéticos. Os melhores candidatos são os pacientes com pele de fototipos I e II de Fitzpatrick.
- **Laserterapia (amplificação de luz por emissão estimulada de radiação).** Os tipos de *laser* usados para tratar cicatrizes patológicas incluem dióxido de carbono (CO_2), érbio: ítrio-alumínio-granada (Er: YAG), neodímio: ítrio-alumínio-granada (Nd: YAG), *laser* fracionado,[11-13] e luz pulsada (LCP).

O *laser* é utilizado praticamente a partir do próprio "ato cirúrgico", em que se fotocoagula ou termocoagula, de acordo com o dispositivo utilizado: *laser*, radiofrequência (RF), eletrocirurgia, entre outros. Recomenda-se já a partir do momento da retirada dos pontos (7 a 21 dias), pois a ferida está em fase inflamatória – portanto, é conveniente limitá-la, já que no futuro será a responsável pela neovascularização da cicatriz. Para isso utiliza-se o *laser* DYE 595 nm, que atua por meio de rodamina (meio amplificador de *laser*), causando fotocoagulação do componente vascular da cicatriz incipiente. Seu efeito anti-inflamatório ocorre quando se utiliza uma amplitude de pulso maior que o tamanho do vaso a ser tratado, ou seja, dos vasos da neocicatriz, que têm de 0,1 a 0,3 mm. Para isso, será utilizada uma amplitude de pulso maior que 1 a 1,5 ms, *spot* de 7 mm a 7 J/cm^2, a fim de não produzir "púrpura" e apenas induzir efeito local anti-inflamatório nas bordas cirúrgicas da ferida ou na região que apresenta perda de continuidade cutânea pós-traumática[11-13] (Figura 18.14).

Posteriormente, a cicatriz entrará na fase proliferativa (21 dias a 3 meses), na qual deve ser dada ênfase aos vasos já "neoformados". O *laser* DYE 595 nm permitirá obliterá-los, desencadeando mudanças nos parâmetros para chegar ao "púrpura", vasos de 0,1 a 0,5 mm, amplitude de pulso de 0,3 0,5 ms em pequenos *spots* de 5 mm para concentrar pontualmente a energia e atingir a fotocoagulação perfeita.

Outras opções podem ser o *laser* Dye, ND: yag long pulsed 1064nm em modo de milissegundos – ultrapulsado (modo gênese), 0,3 ms com 10 Hz e baixa energia 10 a 20 J/cm^2, *spot* de 8 a 10 mm com várias passagens por área a ser tratada (*endpoint*, amaciamento da cicatriz).

O IPL também é outra excelente alternativa. O SWT é o programa que afetará a microvasculatura do componente dessa fase do processo cicatricial; 0,5 a 1 ms, com cabeçote de safira de 545 a 565 nm a 5 a 9 J/cm^2 de disparo duplo ou triplo por área a ser tratada, atingindo um *endpoint* com sua coloração rósea (Figura 18.15).

Na quarta fase do processo cicatricial, a fase de maturação (de 9 meses em diante), o principal componente da cicatriz

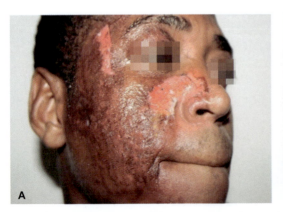
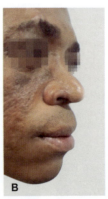
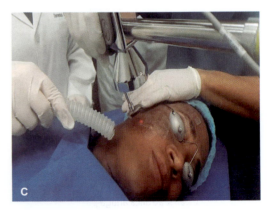

FIGURA 18.14 *Laser* fracionado (colunas microscópicas), *laser* ablativo Erbium YAG.

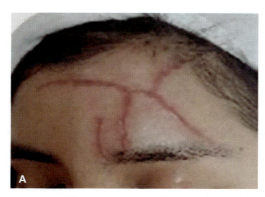
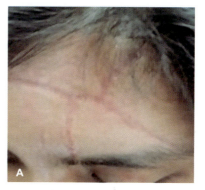

FIGURA 18.15 Cicatriz em fase proliferativa, pós-traumática, tratada com *laser* NDYAG: modo Genesis pulso longo 1064 nm, após quatro sessões.

será modificado (excesso de colágeno tipos I e III). Portanto, *lasers* ablativos e subablativos, como o CO_2 a partir de 10.600 nm e Erbium de 1440, 1540, 1550 e 2940 nm, tanto em Glass quanto fracionado, serão altamente eficazes. De acordo com alguns fatores, como espessura da cicatriz, fotótipo da pele, área anatômica afetada, será escolhido um dos dois tipos de *laser*, bem como os parâmetros e a frequência das sessões.

Vale ressaltar também o efeito *laser assisted drug delivery* (LADD) para a indução transcutânea de medicamentos, translaserterapia (Clobetazol + 5FU), evitando a infiltração intralesional com oclusão imediata.

Existem *lasers* híbridos Erbium + CO_2 que produzem somatória de energias pelo mesmo disparo, representadas pelo calor bioestimulador do Erbium e pelo fotomicrodesbridamento do CO_2 (Figuras 18.16 e 18.17).

Por fim, na fase atrófica, o *laser* considerado a melhor opção é o em picossegundos, como ND:YAG 1064 nm e o ALEX 755 nm fracionado, que trabalham em 350 a 450 picossegundos com lentes especiais que modificam a refração, que causam um efeito acústico dentro da derme (fotoacustilise) e a formação de vacúolos intradérmicos, que bioestimulam a geração de colágenos I e III, o que desencadeia um efeito de "preenchimento" naquela atrofia da pele.

Com influxos muito baixos 0,2 a 0,3 J/cm^2, *spot fraxx* 8 mm, 10 Hz e poucos passes por zona, o efeito descrito como *LIOBs* na literatura será alcançado.

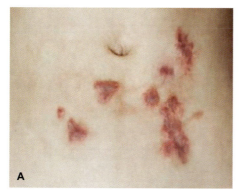
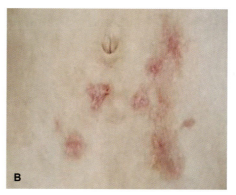

FIGURA 18.16 Cicatrizes na fase inflamatória/vascular tratadas com *laser* Dye + CO_2 após quatro sessões.

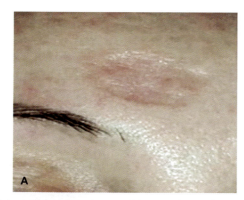
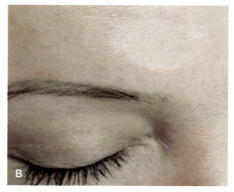

FIGURA 18.17 Cicatriz atrófica antiga pós-traumática, tratada com *laser* NDYAG 1064 nm modo picossegundos, efeito LIOBs (efeito de "enchimento" na cicatriz).

Referências bibliográficas

1. Xue M, Jackson CJ. Adv Wound Care (Nexw Rochelle). 2015;4(3): 119-36.
2. Sullivan T, Smith J, Kermode J, McIver E, Courtemanche DJ. Rating the burn scar. J Burn Care Rehabil. 1990;11:256-61.
3. Mustoe T, Cooter R, Gold M, et al. Recommendations for scar management. International Clinical. Plast Reconstr Surg. 2002;110:560-71.
4. Beausang E, Floyd H, Dunn KW, et al. A new cuantitative scale for clinical scar assessment. Plast Reconstr Surg. 1998;102:1954-61.
5. Draaijers L, Tempelman F, Botman Y, et al. The patient and observer scar assessment scale: a relaible and feasible tool for scar evaluation. Plast Reconstr Surg. 2004;113:1960-5.
6. Vistós Vercher JL, Aliaga Morell MT. Cicatrices hipertróficas y queloides. Enfermaría Dermatológica. 2010;4(11):15-20.
7. Andrades, P, Benítez, S, Prado, A. Recomendaciones para el manejo de cicatrices hipertróficas y queloides. Rev Chilena Cirugía. 2006;58(2):78-88.
8. Barbeito CG, Andrés Laube PF. Los factores de crecimiento. Aspectos básicos y potencialidades terapéuticas. Analecta Veterinaria. 2005;25:8-27.
9. León M, Borges A, Armas J, Miranda L, Varens J, Cuesta J. Respuesta inflamatoria aguda. Consideraciones bioquímicas y celulares. Revista Finlay. 2015;5:47-62.
10. Benavides J. Reparación de heridas cutáneas. Rev Asoc Col Dermatol. 2008;16:29-35.
11. Arenas J. Las heridas y su cicatrización. Revista Offarm. 2003;22(5): 126-32.
12. Salazar AM. Aplicación subcutánea de dióxido de carbono para atenuación de cicatrices. Subcutaneous CO_2 application on scars attenuation. Revista del Encuentro Científico Internacional. 2003;9(2): 42-5.
13. Rivera-Secchi K, Acosta G, Vélez M, Trelles MA. Remodelación con láser de cicatrices hipertróficas y queloideas: estudio prospectivo en 30 pacientes. Cir Plást Iberolatinoam. 2013;39(3):307-17.
14. Paasch U. The future of fractional lasers. Facial Plast Surg. 2016;32(3):261-8.

19 Sequelas de Feridas

Carlos E. Sereday (*in memoriam*)

Introdução

A análise dos fatores contextuais das sequelas de lesões na pele e nos tecidos moles subjacentes determinará a proposta de tratamento, complexidade e sequência dos procedimentos a serem realizados.

A prevenção terciária em saúde se concentra nas pessoas que já são afetadas por uma doença. O objetivo é melhorar a qualidade de vida, para reduzir a incapacidade e restaurar a função. A correção das sequelas instaladas, consolidadas ou em formação, posicionará a equipe de atendimento nos objetivos e ações contempladas na prevenção terciária de saúde.[1]

No cumprimento desses objetivos, os profissionais da equipe cirúrgica são apoiados por uma equipe médica multidisciplinar, profissionais de enfermagem, de cinesiologia, de terapia ocupacional, e alguns casos também requerem a participação de serviço social, saúde mental, financiadores da esfera governamental e organizações não governamentais.

O objetivo deste capítulo é garantir que o leitor possa determinar as necessidades estruturais, funcionais e estéticas na correção da sequela, as limitações e possibilidades da reconstrução, de acordo com a área afetada, estabelecer quais táticas ou procedimentos cirúrgicos podem ser aplicados em relação ao dano primário existente e ser capaz de avaliar quais vantagens e desvantagens podem surgir na cirurgia e no pós-operatório.

Pontos de partida

As alternativas de reparo que existem diante de uma sequela instalada devem levar em consideração os seguintes aspectos:

- A causa primeira da lesão que é responsável pela sequela
- A causa primária no que diz respeito ao dano tissular produzido, ao controle sintomático por meio de medicamentos ou à restituição *ad integrum* dos tecidos
- O estado atual da cobertura cutânea, a extensão do defeito instalado, a repercussão produzida localmente ou em outros sistemas – especialmente osteoarticulares, da coluna vertebral e locomotor
- Condições da cobertura de pele adjacente
- Padrão vascular existente, integridade (em todos os planos teciduais) dos pedículos vasculares musculares ou septais conhecidos, ramos cutâneos supra-aponeuróticos, plexo vascular dérmico profundo e plexo vascular superficial
- Estado dos componentes vasculares, comorbidades: doenças vasculares presentes, autoimunes, metabólicas, medicamentosas ou traumáticas.

A situação que gerou a lesão primária é decisiva quanto às condutas que podem ser propostas ao paciente e à sua equipe de tratamento. Assim como há sequelas que são melhoradas ou resolvidas por meio de procedimentos não invasivos ou minimamente invasivos, em muitas, visa-se resolver defeitos com repercussões funcionais por meio de procedimentos cirúrgicos mais complexos.

O algoritmo original da Figura 19.1 mostra-se útil na avaliação da sequela ou dos defeitos dos tecidos moles do paciente ao estabelecer melhor critério de reparo.

Na avaliação da gênese das causas primárias que provocaram a lesão cicatricial, há dois grandes grupos:

1. Lesões de tipo traumático e cirúrgicas por um episódio mórbido agudo resolvido no próprio ato cirúrgico.
2. Lesões abrangidas por patologias oncológicas, terapias de radiação ou citostáticas, de comportamento sistêmico e metabólico – especialmente doença pulmonar obstrutiva crônica (DPOC), diabetes, colagenopatias ou distúrbios autoimunes – as consequências secundárias aos tratamentos crônicos, doenças vasculares e microangiopatias, e envelhecimento como causa irreversível de lesões em tecidos, entre outros.

Algumas situações em crianças e pacientes jovens possibilitaram uma proposta de reconstrução mais ambiciosa. Porém, em um ambiente tão desigual como a América Latina, com dificuldade de acesso ao sistema de saúde ou com baixa adesão a determinadas estratégias cirúrgicas que tenham procedimentos sequenciais prolongados ou mobilizações de tecido de grande magnitude, seja por dificuldades da idade ou *status* pessoal, por vezes, deve-se reduzir a complexidade dos procedimentos.

A adesão ao tratamento é importante para o adequado acompanhamento das sequelas com tecido cicatricial deformante e em casos mais graves, com alta complexidade terapêutica, que envolvam custo maior e tratamento prolongado. Embora a maioria dos relatos esteja centrada na adesão ao tratamento medicamentoso, ela também abrange diversos comportamentos relacionados com a saúde que vão além da ingestão dos medicamentos prescritos. Em poucas palavras,

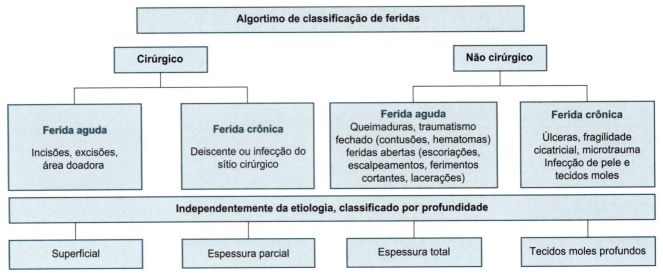

FIGURA 19.1 Algoritmo de classificação das feridas. (Modificada de van Rijswijk K, Eisenberg M, 2014.[2])

a adesão pode ser sintetizada como "a medida em que o paciente segue as orientações médicas".[1]

Levando-se em conta esses aspectos gerais, é hora de relacioná-los com o defeito estrutural, funcional ou estético que o paciente apresenta. Vários fatores intervêm na consulta.

O *estrutural* costuma ser importante por estar relacionado com a perda da qualidade da cobertura cutânea, em virtude de situações como:

- Idade
- Mudança de hábitos – obesidade, exposição repetida a traumatismo, sedação por tempo prolongado, por exemplo, cicatrizes de membros inferiores (MMII)
- Pressão em pacientes com prostração definitiva ou transitória
- Dieta pobre
- Pouco cuidado ou deterioração sensorial
- Conjunção de várias dessas situações.

O *funcional*, que tem aparecimento progressivo, geralmente não está relacionado com as situações especificadas no tópico anterior. A retração cicatricial, o crescimento ponderal e estatural da criança e as limitações para inserção social, escolar ou profissional costumam ser os gatilhos que levam o paciente à consulta.

Lesões de grandes extensões de pele, como queimaduras, avulsões ou outros traumas, incisões cirúrgicas complicadas que cicatrizam por segunda intenção, grandes ablações oncológicas ou comprometimento da pele das articulações são as condições que mais exigem tratamento.

O aspecto estético que sempre acompanha as sequelas será o motivo principal ou secundário da consulta e está relacionado com a localização das sequelas. A importância que se dá a um componente puramente estético está relacionada com a personalidade do paciente, à fase que atravessa em sua vida e à culpa e responsabilidade pelo incidente que causou a lesão.

A cicatrização como sequela

A cicatrização como processo biológico resulta no reparo de uma solução de continuidade por tecido conjuntivo com uma estrutura diferente dos tecidos não lesados, exceto em lesões epiteliais muito superficiais em que um reparo *ad integrum* pode ser obtido.

Quanto maior o dano, mais acentuadas são as alterações produzidas pelo tecido cicatricial na arquitetura cutânea, apresentando características próprias em termos de cor, espessura, elasticidade, textura e grau de contração da pele. Essas características têm um comportamento dinâmico que é levado em consideração na avaliação da sequela e na proposição de ressecção e reconstrução.[4]

Na instalação da sequela, percebe-se que se relaciona com:

- Tempo decorrido desde sua formação até a consolidação
- Congestão da cicatriz por fatores exógenos e por fatores humorais
- Tensão a que o tecido é submetido, que tende a reativar os processos formadores de colágeno em decorrência de três fatores geralmente associados: mecânica articular, crescimento diafisário manifestado na altura e crescimento circunferencial que, além de estar associado ao crescimento, é sensível ao ganho de peso – este aspecto é o desencadeador da consulta e da necessidade de tratamento.

Para uma avaliação mais objetiva, são utilizadas as tabelas conhecidas como Vancouver ou *Vancouver Scar Scale* (VSS),[5] ainda muito atuais, e a *Patient and Observer Scar Assessment Scale* (POSAS).[6]

A VSS baseia-se em quatro parâmetros: altura e espessura da cicatriz, flexibilidade, vascularização, e pigmentação para gerar uma pontuação que varia de 0 a 13 pontos, enquanto a POSAS, de 2004, avalia as cicatrizes com o uso de escalas considerando tanto a perspectiva do paciente como a do avaliador, ao incluir a *Patient Scar Assessment Scale* (P-SAS) e a

Observer Scar Assessment Scale (O-SAS), além de avaliar as características físicas de uma cicatriz.[7]

Lesões queloides são a expressão máxima de cicatrização anômala e podem ser descritas como um tumor cutâneo benigno fibroproliferativo, que ocorre como um extremo da cicatrização anormal da ferida.[8] Não existe uma terapia universalmente aceita para queloides, que frequentemente recidivam. No entanto, tem se difundido o uso de um método de tratamento da excisão do queloide e injeção pós-operatória com 5-fluoruracila, relatado recentemente com uma taxa de resposta de 100% e sem recidivas após 2 anos.[9]

A correção da retração cicatricial a partir do alívio de tensão e do uso de *laser* pulsado ou dispositivos a *laser* de CO_2 fracionado também são utilizados em pacientes com queimaduras e traumatismos, os quais têm se mostrado úteis como terapias coadjuvantes.

Na ausência de uma terapia comprovadamente eficaz a longo prazo, a ressecção e a substituição por tecido melhor torna-se mais necessária quando, além disso, interfere na funcionalidade em locais específicos. A resistência tegumentar diminuída da epiderme do queloide, que se traduz na formação frequente de flictenas, úlceras refratárias aos cuidados voltados para sua reparação, pode se tornar maligna, por constituírem as úlceras de Marjolin,[10] ou seja, a transformação do tecido cicatricial com estímulo inflamatório repetido em um carcinoma espinocelular, que é outra indicação para ressecção.

Topografia da sequela

Para estabelecer a melhor tática de reparo em uma proposta cirúrgica, é necessário analisar a área de pele acometida pelas sequelas, que deve considerar (Figura 19.2):

- Localização
- Distribuição e tamanho
- Qualidade do tecido circundante.

Assim, uma vez determinadas as áreas cicatriciais, elas podem ser funcionais ou "não funcionais", também conhecidas como mudas.

A indicação cirúrgica de áreas sem componente funcional será em razão do aparecimento de escoriações, descamações, flictenas ou ulcerações recorrentes por pequenos traumas mecânicos, com ou sem exposição de estruturas subjacentes, como é o caso de segundo fechamento de úlceras por pressão de grau 3 ou 4,[11] ou por demanda estética em cicatrizes viciosas e hipertróficas.

Cicatrizes em áreas funcionais constituem um capítulo inteiro da Cirurgia Plástica e são motivo de pesquisas permanentes. Quando na cabeça e no pescoço, podem se apresentar como áreas de alopecia. Em virtude da baixa capacidade elástica do couro cabeludo, necessitam do uso de expansores tissulares subdérmicos para poder ressecar e substituir o tecido, geralmente com características fibro-hialinas sem folículos pilosos. Os implantes capilares nesse tecido cicatricial costumam não apresentar resultado satisfatório e, em alguns casos, sessões de mesoterapia ou lipoenxertias antes da enxertia capilar proporcionam uma melhora que ajuda a dissimular a área afetada. As rotações de retalhos são realizadas desde a descrição de Converse e Juri na década de 1970, mas, no caso de sequelas, será necessário determinar a disponibilidade de áreas sãs. Pelo exposto, por vezes, as perucas são mais aceitas, algumas com cabelo natural, com base adesiva que permite disfarçar o problema.

Em relação à ausência de sobrancelhas por cicatrizes secundárias a traumas ou queimaduras, tanto os enxertos – mais utilizados – quanto os retalhos parietotemporais fazem parte das táticas cirúrgicas há décadas.[12]

O rosto é uma das áreas mais difíceis de tratar o problema em virtude das dificuldades para restaurar a capacidade funcional da pele das pálpebras, dos cantos da boca e do pescoço, que, em repouso, não apresenta tecido redundante e mesmo assim pode aumentar grandemente sua amplitude de movimento. A reconstrução das pálpebras requer treinamento superior da equipe cirúrgica, e, para os fins deste trabalho, faz-se referência ao tecido da lamela anterior.

Defeitos lamelares anteriores podem ser reconstruídos com um enxerto de pele de espessura total. Os sítios ideais de doação incluem excesso de pele das pálpebras superiores

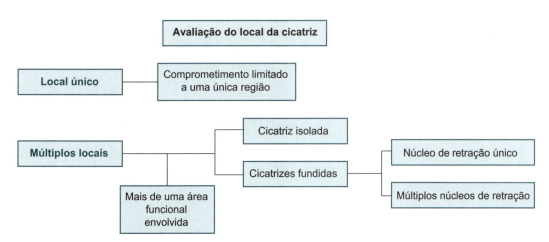

FIGURA 19.2 Abordagem topográfica da distribuição corporal de cicatrizes.

e inferiores e pele auricular posterior, pré-auricular ou supraclavicular. Os enxertos de pele de espessura parcial em geral são mais utilizados em queimaduras.[13]

Muitas técnicas de reconstrução já foram descritas na literatura, mas ainda não existe uma que seja considerada ideal para a reparação desses defeitos. Entre elas, encontram-se desde reconstruções complexas com retalhos miocutâneos em ilha do músculo orbicular e/ou nasais associados a enxertos condromucosos de septo nasal até o clássico avanço de retalho e rotação de Mustardé na região bucinadora.[14]

As mobilizações de tecido para substituir as cicatrizes mais extensas são planejadas após avaliação da localização e do tamanho, de acordo com o padrão das unidades estéticas[15] (unidades de estética facial): frontal, bochechas, região periocular, nariz e região perioral (incluindo os lábios e o queixo). Os tamanhos das deformidades são classificados da seguinte maneira: unidade parcial, unidade total, múltiplas unidades e face total/subtotal (Figura 19.3).[16]

A correção desse tecido cicatricial combina desde avanços de retalho adjacente, transposições, enxertos de pele de diferentes espessuras, uso de membranas de substituição dérmica, retalhos com microanastomose vascular, até transplantes homógenos, de pele de doador cadavérico da face com fixação em músculos da mímica, técnica que foi utilizada pela primeira vez em 2005[17] com resultados variáveis em razão da imunossupressão a que o receptor deve ser submetido e à rejeição da epiderme.

Uma sequela predominantemente estética pode exigir ressecções sequenciais, substituição de tecidos com pele íntegra de áreas vizinhas ou com o uso de expansores de tecido subcutâneo cada vez mais utilizados desde 1980 e que representam um avanço já consolidado em extensas ressecções (Figuras 19.4 a 19.10).

No tronco, as localizações na região axilar ganham relevância em razão da repercussão funcional que apresenta a área, de difícil correção nos pilares anterior e posterior, ou com uma disposição pan-axilar. Dependendo da área afetada, o reparo pode ser realizado com a transposição de retalhos em forma de "Z", retalhos em ilha, ou, em casos mais graves, sem pele adjacente adequada, com retalhos com microanastomose vascular. A enxertia de pele tende a dar resultados insatisfatórios.

As sequelas na região mamária também são peculiares. A cirurgia oncológica com ressecções mais limitadas, graças ao acompanhamento com exames periódicos e consequente diagnóstico precoce, tem levado ao restabelecimento do contorno mamário como uma das práticas mais solicitadas por cirurgiões e mastologistas. Também aqui, desde a colocação de implantes ou expansores de tecido, permanentes ou transitórios, até o uso de retalhos miocutâneos, dermogordurosos, isolados ou acompanhados de implantes, transposição em ilha, ou com microanastomose e lipoenxertia, tornaram-se procedimentos usuais na especialidade.

As sequelas perineais secundárias a traumas ou cirurgias oncológicas em genitais, na rafe genitoanal ou periorificial são de tratamento interdisciplinar. Aquelas como as prevalentes na região isquiática, em pacientes medulares que apresentam vasoplegia por distonia neurovegetativa, ou comprometimento da vascularização em planos mais profundos, atrofia da massa muscular em glúteos e coxas e contato com fezes que condicionam um ambiente úmido, agravam ainda mais o quadro.

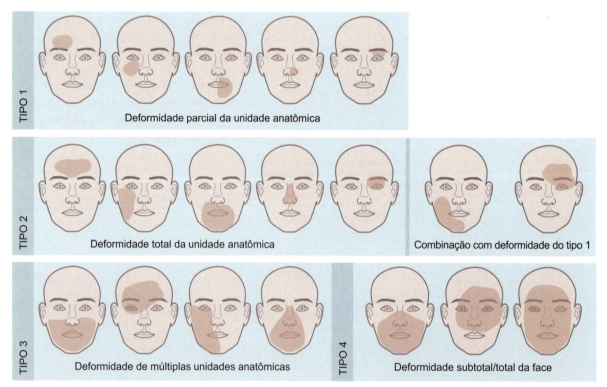

FIGURA 19.3 Classificação das deformidades/defeitos dos tecidos moles faciais. (Adaptada de Zan T et al., 2013.[16])

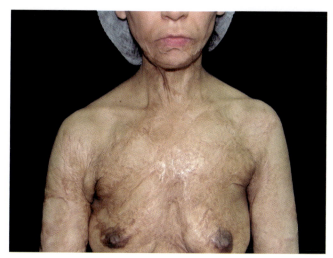

FIGURA 19.4 Pré-operatório – sequelas da cicatriz pós-queimadura que tracionam o lábio inferior e limitam a extensão do pescoço – Hospital de Queimados de Buenos Aires – Unidade de Cirurgia Plástica.

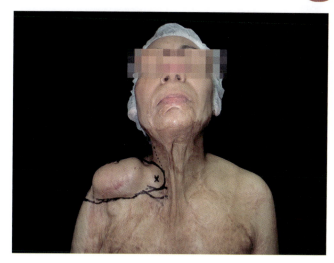

FIGURA 19.6 Sequela de cicatriz que limita a extensão cervical tracionando a mandíbula. Pré-operatório prévio à retirada do expansor e transposição do retalho supraclavicular – Hospital de Queimados de BA. Material da Unidade de Cirurgia Plástica.

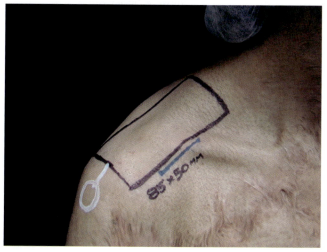

FIGURA 19.5 Planejamento cirúrgico para inclusão de expansor de tecidos – Hospital de Queimados de Buenos Aires – Unidade de Cirurgia Plástica.

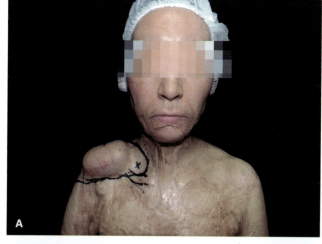

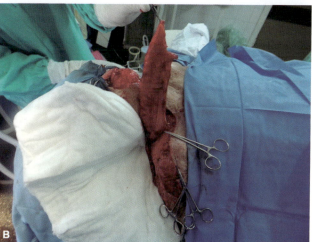

FIGURA 19.7 A. Retalho supraclavicular expandido para correção de cicatriz cervical. Pré-operatório antes da retirada do expansor. **B.** Intraoperatório de retalho supraclavicular expandido para correção de cicatriz cervical. Hospital de Queimados de Buenos Aires. Unidade de Cirurgia Plástica.

As sequelas nas extremidades podem limitar a funcionalidade de articulações como cotovelo ou joelho. As localizadas nas mãos tornam-se relevantes em virtude da grande funcionalidade desse segmento corpóreo. A retração cicatricial associada ao crescimento dos ossos longos em crianças e jovens desencadeia deformidades por efeitos mecânicos decorrentes da má cobertura cutânea. Nas extremidades inferiores, as deformidades nos pés requerem tratamento à medida que interferem no uso de sapatos ou na marcha. Encurtamento, posições viciosas ou antálgicas afetarão o resto do esqueleto e as articulações das extremidades inferiores e da coluna vertebral.

O crescimento diafisário nas extremidades poderá evidenciar retrações lineares que envolvem mais de uma articulação, com núcleos únicos ou múltiplos que demandarão reparação tecidual. No planejamento do reparo é importante avaliar se o setor é o mais comprometido e mais incapacitante, qual

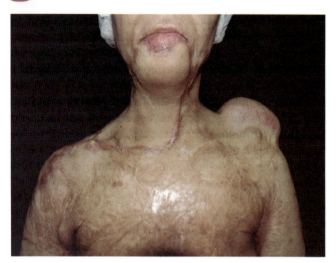

FIGURA 19.8 Pós-operatório de retalho supraclavicular expandido que permite a apreciação do contorno do pescoço. Pré-operatório de transposição do retalho supraclavicular expandido contralateral. Hospital de Queimados de Buenos Aires. Unidade de Cirurgia Plástica.

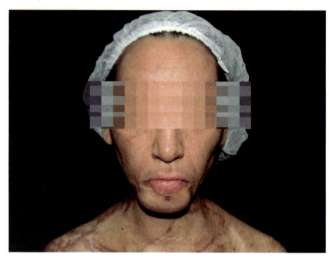

FIGURA 19.10 Pós-operatório de retalho supraclavicular bilateral expandido. Hospital de Queimados de Buenos Aires. Unidade de Cirurgia Plástica.

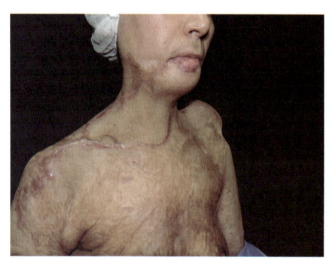

FIGURA 19.9 Pós-operatório de retalho supraclavicular expandido, que permite a apreciação do contorno do pescoço. Pré-operatório de transposição do retalho supraclavicular contralateral expandido. Hospital de Queimados de Buenos Aires. Unidade de Cirurgia Plástica.

compartimento é o mais afetado (anterior, posterior ou ambos), a amplitude de mobilização da axila, antebraço e punho, e a qualidade da pele das áreas vizinhas.

Na mão, as sequelas do dorso são mais perceptíveis e mais frequentemente tratadas em virtude de características da pele e sua espessura fina, maior exposição ao trauma e vulnerabilidade do aparelho extensor. As de localização palmar apresentam diferentes dificuldades pela especificidade da pele palmar; também pelo maior tônus flexor da mão sobre o extensor, pela atitude de preensão em termos de resistência e sensibilidade tegumentar (Figura 19.11).

A apresentação das sequelas na mão pode ser, além de palmar ou dorsal, interdigital, o que configura sindactilia de tecido cicatricial em todos os espaços ou retrações digitopalmares ou digitodigitais, que, além do impacto visual, por não poderem ser disfarçadas pela roupa, interferem na manobra inicial de preensão que requer a extensão dos dedos em relação à palma da mão.

Nos membros inferiores, as mais incapacitantes estão relacionadas com o dorso do pé e com as retrações ou sinéquias interdigitais, digitodorsais e digitoplantares, que, além das dificuldades para calçar e caminhar, podem formar dobras de difícil limpeza e secagem e agregarem uma dermatite à lista de comorbidades da sequela cutânea.

Cicatrizes na mobilização de tecidos

O processo de cicatrização em planos mais profundos deve ser precedido pela formação da rede neovascular que se desenvolve nas bordas e no leito da ferida por meio de células endoteliais, macrófagos e angioblastos. Assim, forma-se uma estrutura que resulta em uma trama capilar. Associado ao tecido conjuntivo que toma parte nesse processo, forma-se o tecido de granulação. A estruturação desses tecidos neoformados constitui a gênese de cicatrizes que podem ser mais ou menos deformantes.[18]

Ao avaliar quais são as áreas de pele disponíveis para serem mobilizadas, é necessário levar em consideração a diferença em sua estrutura em relação à pele e ao tecido celular subcutâneo íntegro, e qual é o padrão da vascularização para a nutrição dos tecidos envolvidos no reparo.

É a partir de artérias da pele identificadas, conforme descrito, primeiro no final do século XIX, por Werner Spalteholtz e Carl Manchot, e em 1936, por Michel Salomon, e a distribuição por "territórios" dependentes de cada artéria cutânea, que dá origem ao conceito de angiossomo cunhado por Taylor e Palmer, que dão a base de toda cirurgia de retalhos.[19]

O conceito anatômico de território estabelecido por esses autores (Taylor e Palmer) refere-se ao setor de tecido que é perfundido por determinada artéria cutânea.

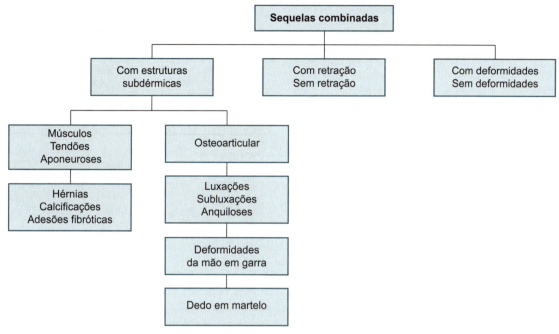

FIGURA 19.11 Reconstrução de sequelas na mão.

Arsenal terapêutico

Enxertos de pele

Os enxertos de pele são fragmentos de pele que se desprendem totalmente da área doadora e são aplicados em área receptora vascularizada, sem infecção ou com baixíssimo grau de contaminação, onde é sustentada por fixação ao leito para permanente incorporação no receptor, de modo a conferir-lhe cobertura definitiva da pele. Em muitos casos, é a técnica de escolha ao ter que fornecer cobertura, por sua baixa complexidade e pelo nível de confiabilidade do procedimento.

A crítica à técnica é o mau resultado estético da área afetada e a ocorrência de retração nos primeiros meses, situação muito perceptível em áreas críticas como articulações, e, às vezes, pelo não acompanhamento do crescimento do paciente.

A geração de leito cruento na área doadora, que também pode resultar em sequela estética, fez com que, nas áreas doadoras de pele de espessura intermediária, seja rotina a aplicação de curativos aloplásticos, como substitutos temporários da pele, o que proporciona um ambiente particularmente favorável para a reparação de feridas.[20] Nexfill® e Suprathel® estão disponíveis na Europa e nos EUA.

De acordo com a espessura, podem ser classificados em:

- Epidérmicos, muito finos, em que somente a epiderme é retirada. A pele da área doadora regenera-se *ad integrum*, sem sequelas, e em curto espaço de tempo
- De espessura parcial, ou dermoepidérmicos, que ainda podem variar quanto à espessura, maior ou menor, de acordo com a porcentagem de derme que levam da área doadora. A restauração da área doadora realiza-se a partir dos anexos dérmicos remanescentes, com variáveis sequelas no aspecto estético, diretamente proporcionais à espessura do enxerto retirado
- De espessura total – compreende epiderme e toda a derme. Para o reparo da área doadora é necessário o fechamento primário por sutura ou, eventualmente, por uma enxertia de pele de espessura parcial.

São os meios mais usados para substituir a pele ausente, substituir cicatrizes viciosas ou complementar outras mobilizações do tecido.

Particularidades dos enxertos de acordo com sua espessura:

- Enxertos finos integram-se mais facilmente, e a área doadora se reepiteliza em 7 a 10 dias, se não for adicionada uma contingência que aprofunde a área doadora. A aparência estética e a elasticidade na área receptora, entretanto, serão melhores quanto mais espesso for o enxerto
- Os de espessura média não têm integração tão fácil, demorará mais tempo para restaurar a área doadora, e serão adequados para áreas funcionais por serem mais elásticos e com menor capacidade de retração em relação aos finos. Os de espessura total têm, em geral, dimensões limitadas, pois, *a priori*, é necessário fechar a área doadora com sutura. Por isso, para obtê-los, as áreas são aquelas com certa redundância natural de pele, como as de dobras, e deve-se escolhê-las com critério de maior semelhança com a pele da área a ser enxertada. Assim, essas áreas podem ser a retroauricular, a supraclavicular ou a base do pescoço, para a face, também a região suprapúbica, ou abdominal inferior e a região inguinal para enxertias em outras áreas.

Outras formas de reparação cutânea são pelo uso de matrizes de substituição dérmica acelular (Alloderm®, Hyalomatrix®, Integra®, Matriderm®),[21] com disposição porosa tridimensional através da qual ocorre a revascularização, a migração dos angioblastos[22] e, portanto, a reparação dérmica. Como não há manancial epitelial nesses substratos, faz-se necessária a colocação de epitélio, como pela aplicação de enxertos de pele fina, com resultados relatados equivalentes aos que seriam obtidos pelo uso de pele total, em termos de mobilidade, flexibilidade e aparência (Figuras 19.12 a 19.16).[23]

Com a excisão de enxertos de pele de menor espessura, consegue-se menor morbidade e reepitelização, em menor tempo na área doadora do enxerto. Como desvantagem podemos citar o alto custo desse produto, além da maior labilidade perante a colonização bacteriana do que seria com o enxerto de pele isoladamente.

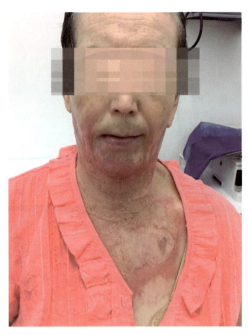

FIGURA 19.12 Sequela de queimadura do tipo B com enxertos de pele. (Fotografia de Crocenzi AC, Sereday CE.)

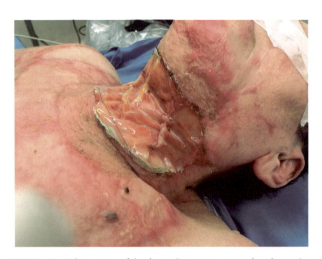

FIGURA 19.13 Intraoperatório de paciente com sequelas de queimadura do tipo B – matriz de substituição dérmica colocada no pescoço liberado 15 dias antes. (Fotografia de Crocenzi AC, Sereday CE.)

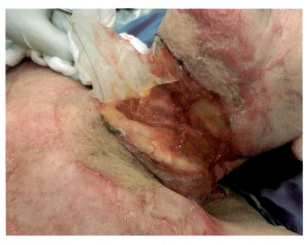

FIGURA 19.14 Remoção intraoperatória da membrana de silicone em matriz dérmica bicamada com exibição da qualidade do leito pronto para enxertia de pele em paciente com sequelas de queimadura tipo B. (Fotografia de Crocenzi AC, Sereday CE.)

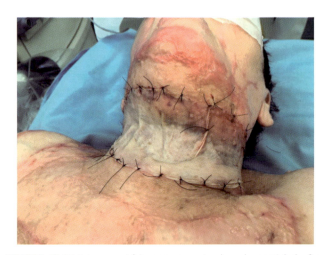

FIGURA 19.15 Intraoperatório com enxerto de pele parcial de fina espessura sobre a matriz de substituição dérmica em pacientes com sequela de queimadura tipo B. (Fotografia de Crocenzi AC, Sereday CE.)

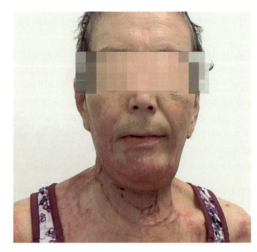

FIGURA 19.16 Pós-operatório tardio com enxerto de pele parcial de fina espessura sobre matriz de substituição dérmica em paciente com sequela de queimadura tipo B. (Fotografia de Crocenzi AC, Sereday CE.)

Retalhos dermogordurosos ou compostos

Retalho pediculado
Em um conceito puramente anatômico, qualquer porção de tecido com uma ligação, pelo menos vascular, à área doadora original, que seja transposta a outra área, é uma estrutura *pediculada*, essencial para sobrevivência e função. Normalmente, essa é uma área de pele mais longa do que larga, separada de seu entorno em todos os lados, à exceção de um, e separada de suas estruturas subjacentes. O único lado a ele ligado forma uma ponte através da qual o sangue é fornecido e chamado de base do pedículo.

Retalho ao acaso, ou de padrão aleatório
É como os cirurgiões denominam um retalho levantado sem que haja um vaso específico para nutri-lo,[24] limitado em suas dimensões a proporções de 2:1, ou no máximo 3:1, do comprimento à largura, e sua nutrição é dada pelo plexo subdérmico.

Retalho em ilha
A área da pele é incisada em todo o seu redor e mantém-se como única ligação à sua área original um único conjunto de artéria e veia para o suprimento sanguíneo. Pode ser elevado com algum tecido adiposo ao redor dos vasos, ou identificados e dissecados os vasos, o que permite maior mobilização do retalho. Este é o procedimento realizado para reimplantação a distância por meio de anastomose microvascular, nos chamados retalhos livres. Quando a inervação sensorial da pele é preservada junto com a artéria e as veias, constitui um retalho neurovascular em ilha.

Retalhos musculares amplos, como o retalho do músculo peitoral maior, o retalho do latíssimo do dorso e o retalho do músculo trapézio podem ser utilizados em sua forma miocutânea com um pedículo dominante, sem a camada cutânea, ou como retalhos perfurantes, com ramos vasculares que saem do músculo em direção à pele. Esses músculos são bem supridos por perfurantes, ao passo que os músculos longos e finos tendem a ter pedículos fasciocutâneos. A escolha do músculo a ser mobilizado para que haja a menor sequela funcional na área doadora é obrigatória no momento do planejamento cirúrgico. Frequentemente, são utilizados, ainda, retalhos cutâneos finos, o qual tem como pedículo uma artéria cutânea conhecida, ou uma perfurante, para transposição.

Retalho de padrão axial
Esses retalhos incluem uma artéria cutânea específica e suas veias acompanhantes, que correm ao longo do maior eixo do retalho. Tal configuração permite a viabilidade do retalho com proporções de comprimento/largura maiores do que as de um retalho de padrão aleatório. Quando o componente fascial profundo é incluído, ele é denominado retalho fasciocutâneo axial. O retalho em ilha da artéria supraclavicular é um retalho axial confiável baseado nos vasos supraclaviculares, que se mostrou muito útil no Hospital de Queimados de C.A. em Buenos Aires, com mais de 600 cirurgias realizadas desde sua primeira publicação para aplicação no pescoço.[25]

Na mesma linha, os tradicionais retalhos regionais que podem ser utilizados, incluem o retalho escapular, o retalho paraescapular, o *propeller flap* da artéria escapular circunflexa e o retalho do músculo latíssimo do dorso. O retalho perfurante da artéria toracodorsal e o retalho perfurante da artéria torácica lateral também são úteis na reconstrução axilar e em muitos procedimentos microcirúrgicos.

Retalho "superfino"[26]
Hyakusoku e Gao desenvolveram os retalhos finos. De fato, o retalho superfino é um nome genérico para o retalho cutâneo delgado baseando seu pedículo em um padrão de rede vascular subdérmica. Esses retalhos são aplicados em áreas de contorno delicado, como a face, a mão e a pele cervicotorácica.

Retalho livre | Retalho microvascular[24]
Para Cormack e Lamberty, é uma porção de tecido nutrida por uma artéria ou veia, eventualmente também com um nervo identificável, removido de um sítio doador e transferido para outro sítio, conhecido como sítio receptor, onde são feitas as anastomoses microcirúrgicas com os vasos dessa área receptora. Pode consistir apenas em pele ou em pele e músculo ou também em osso.

Retalhos teciduais expandidos
A expansão do tecido é obtida pela colocação de um expansor sob a pele sã vizinha à área cicatricial que se quer substituir, que é então progressiva e sequencialmente inflado durante algumas semanas, por um período de tempo suficientemente longo para atingir um volume prefixado, ampliando assim a área da pele sã, o que vem a constituir o retalho expandido. Cicatrizes de queimadura são, então, substituídas por tecido vizinho, de textura similar à da pele original do defeito a ser recoberto, e com o mínimo de cicatrizes resultantes na área doadora.[27]

Retalhos compostos
Definidos como portadores de múltiplos componentes de tecido, todos supridos pelo mesmo feixe vascular. Uma subdivisão adicional é aceita de acordo com seu padrão de circulação – aqueles com um pedículo único e aqueles com combinação de mais de um pedículo. Talvez não muito usados em sequelas de feridas, mas mencionados por sua capacidade de permitir o reparo de grandes defeitos onde a restauração simultânea de diversas estruturas teciduais ausentes é exigida.[28]

Retalhos multicamadas, conjugados, siameses, quiméricos e pré-fabricados
Sua complexidade e os desenhos sob medida excedem os objetivos do capítulo. Mais utilizados na reconstrução de cabeça e pescoço, estes procedimentos retratam os mais altos refinamentos e padrões técnicos em microcirurgia.

Considerações finais

Conforme se buscou fundamentar ao longo do capítulo, a reparação dos danos e das cicatrizes nas partes moles do corpo são um dos três ou quatro motivos da existência da especialidade. Constituem um trabalho dentro da cirurgia plástica, onde convergem outras especialidades cirúrgicas e na qual participam profissionais de saúde, como os de enfermagem, cinesiologia, nutrição, assistência social e o técnico em órteses.

As táticas cirúrgicas requerem uma análise conjunta com os pacientes e seus familiares, desde o que o paciente espera do seu tratamento, do que terá que cuidar após a alta, à complexidade da central de atendimento envolvida, a capacidade técnica das equipes, os recursos próprios do sistema e, muitas vezes, as limitações para a cobertura.

Em geral, a equipe de atendimento se depara com um paciente complexo, que provavelmente já fez outras consultas e que foi informado das alternativas de tratamento existentes, com a cronicidade de suas sequelas, que coexistem com suas próprias comorbidades, relacionadas ou não com a causa de suas cicatrizes.

Por isso, ao definir o plano de trabalho, achamos muito sábio o que está contido na sigla KEESS: *kEep it Easy, Simple and Safe*.

Referências bibliográficas

1. Tertiary Prevention. British Columbia. HealthLinkBC. [Acesso em 12 jul. 2021] Disponível em: <www.healthlinkbc.ca/physical-activity/tertiary-prevention>.
2. van Rijswijk L, Eisenberg M. Wound assessment and documentation. In: Krasner DL (Ed.). Chronic wound care: the essentials. Malvern, PA: HMP Communications; 2014. p. 29-46.
3. World Health Organization. Adherence to long term therapies. Evidence for action. Sabaté E (ed.) Medical Officer. Adherence Project, Department of Managment of Communicable Diseases. Switzerland, WHO; 2003. p. 3-6.
4. Prezzavento G, Racca LL, Bottai HM. Cicatrización: evaluación de dos tratamientos tópicos de uso habitual en la cicatriz postcirugía estética Rev Latinoam Cir Plast. 2017;43(3):255-63.
5. Sullivan T, Smith J, Kermode J, et al. Rating the burn scar. J Burn Care Rehabil. 1990;11:256-61.
6. Draaijers LJ, Tempelman FR, Botman YA, et al. The patient and observer scar assessment scale: a reliable and feasible tool for scar evaluation. Plast Reconstr Surg. 2004;113(7):1960-5; discussion 1966-7.
7. Nguyen TA, Feldstein SI, Shumaker PR, Krakowski AC. A review of Scar Assessment Scales. Semin Cutan Med Surg. 2016;34:28-36.
8. Nicholas RS, Falvey H, Lemonas P, et al. Patient-related keloid scar assessment and outcome measures. Plast Reconstr Surg. 2012;129:648-56.
9. LaRanger R, Karimpour-Fard A, Costa C, et al. Analysis of Keloid Response to 5-Fluorouracil Treatment and Long-Term Prevention of Keloid Recurrence. Plast Reconstr Surg. 2019;143(2):490-4.
10. Kerr-Valentic MA, Samimi K, Rohlen BH. Marjolin's ulcer: modern analysis of an ancient problem. Plast Reconstr Surg. 2009;123(1):184-91.
11. Primer Consenso de Úlceras por Presión – PriCUPP – Bases para la implementación de un Programa de Prevención, Diagnóstico y Tratamiento de las Úlceras por Presión. Coordinadores: Acad. Fortunato Benaim y Acad. Jorge Neira. Academia Nacional de Medicina de Buenos Aires, Argentina. 2016.
12. Juri J. Eyebrow Reconstruction. Plast Reconstr Surg. 2001;107(5):1225-8.
13. Alghoul M, Pacella SJ, McClellan WT, Codner MA. Eyelid Reconstruction. Plast Reconstr Surg. 2013;132(2):288e-302e.
14. Lagares Borrego A, de Lope Falcón C, Franco Góngora JM, Barrera Pulido FJ, Gómez Cía T. Reconstrucción de párpado inferior mediante colgajos miocutáneos en isla de los músculos orbicular y nasal. Cir Plást Iberolatinoam. 2009;35:35-42.
15. Gonzalez-Ulloa M. Regional aesthetic units of the face. Plast Reconstr Surg. 1987;79:489.
16. Zan T, Li H, Gu B, et al. Surgical treatment of facial soft-tissue deformities in postburn patients: a proposed classification based on a retrospective study. Plast Reconstr Surg. 2013;132(6):1001e-1014e.
17. Devauchelle BL, Badet L, Lengelé B, et al. First human face allograft: early report. Lancet. 2006;368(9531):203-9.
18. Canizares F, Chavoin FP, Soubirac L, et al. Cicatrices cutanées défectueuses. Editions Techniques – Encycl Méd Chir, Techniques Chirurgicales, Chirurgie Plastique. Paris: Elsevier SAS; 2003.
19. Servant JM, Revol M. Les lambeaux cutanées. Editions Techniques – Encycl Méd Chir, Techniques Chirurgicales, Chirurgie Plastique. Paris: Elsevier SAS; 1990.
20. Miranda-Altamirano RA, Chavez-Velarde T, Briseño JN. The treatment of epidermal and deep dermal wounds with polylactid based membrane. Hospital Civil de Guadalajara, México. Comunicación personal.
21. Roa R, Arriagada C, Piñeros Barragán JL. Matrices de regeneración dérmica en quemaduras: conductas clínicas y quirúrgicas. In: Bolgiani A, Maciel Lima E, Serra MC do VF (eds.). Tratado de Queimaduras. São Paulo: Atheneu; 2013. p. 151-7.
22. Yannas IV, Orgill DP, Burke JF. Template for skin regeneration. Plast Reconstr Surg. 2011;127(Suppl 1):60S-70S.
23. Moiemen N, Yarrow J, Hodgson E, et al. Long-term clinical and histological analysis of Integra dermal regeneration template. Plast Reconstr Surg. 2011;127(3):1149-54.
24. Cormack GC, Lamberty BGH. The arterial anatomy of skin flaps. Appendix I Terminology. Churchill Livingstone – Longman Group UK Ltd. 1986; Appendices: 440.
25. Sereday CE, Laborde SL, Paredes KB, Nacif Cabrera V. El Colgajo Supraclavicular en Isla en la Cirugía Reconstructiva de Cuello. Rev Arg Cirugía Plást. 1997;3(4):198-204.
26. Hyakusoku H, Gao J-H. The "Super-thin" Flap. Br J Plast Surg. 1994;47:457-64.
27. Pallua N, von Heimburg D. Pre-expanded ultra-thin supraclavicular flaps for (full-) face reconstruction with reduced donor-site morbidity and without the need for microsurgery. Plast Reconstr Surg. 2005;115(7):1837-44.
28. Hallock GG. Further clarification of the nomenclature for compound flaps. Abstract. Plast Reconstr Surg. 2006;117(7):151e-160e.

20 Reconstrução de Mãos após Queimadura

María Beatriz Quezada Kerr

Introdução

As sequelas de queimaduras ocorrem em decorrência do processo de cicatrização. Normalmente, as queimaduras superficiais produzem mudanças somente na pigmentação, e, posteriormente, não deixarão sequelas. Já as de maior profundidade, em que até a derme reticular está comprometida, produzem cicatrizes permanentes.[1] Clinicamente, as queimaduras que demoram mais de 3 semanas para cicatrizar ou requerem enxertos terão hiperplasia ou hipertrofia cicatricial e contratura subsequente das cicatrizes como consequência. Descreve-se uma contratura como a condição na qual a contração do tecido cicatricial produz diminuição do alcance do movimento e/ou instabilidade da cicatriz,[2] que, de acordo com o local em que se encontre, implicará um comprometimento funcional, especialmente em locais como a mão.[3] Em alguns casos, essas contraturas aparecerão com o crescimento, especialmente em crianças.[4]

Uma pesquisa populacional realizada no Chile em 2011 revelou que o grupo etário mais afetado por queimaduras é o de crianças menores de 5 anos. A mão é a parte mais frequentemente atingida, e o contato com objetos quentes é o agente mais usual.[5] Nessa idade, as crianças estão explorando o mundo e, ao mesmo tempo, desenvolvendo o cérebro. Nos primeiros anos de vida, existem fases de desenvolvimento neurológico específicas da idade.

A aquisição de conhecimentos e o aperfeiçoamento de competências depende das oportunidades dadas à criança de observar, copiar e experimentar, assim como da interação entre sua genética e o ambiente durante o processo de desenvolvimento. Os potenciais episódios nocivos, especialmente a hipoestimulação sensorial durante essa época, afetam a organização e o refinamento das estruturas neurais e podem ser responsáveis por atraso no desenvolvimento psicomotor.[6] Portanto, é fundamental planejar cuidadosamente as cirurgias, para não alterar esse período de desenvolvimento com o uso de imobilizações prolongadas ou elementos que impeçam essa natureza exploratória e a aquisição de novas habilidades. Por outro lado, é importante realizar cirurgias precocemente, quando existe comprometimento funcional grave, para não interferir no desenvolvimento neurológico.[7]

Mccauley[8] enfatiza que, mesmo que a mão constitua apenas 3% da superfície corporal, sua queimadura deve ser considerada uma lesão maior. "A reconstrução da mão queimada é a chave para conseguir toda a reabilitação do paciente queimado. A perda da função da mão representa uma grande deficiência."

Em 1992, Sheridan[9] concluiu que a função normal da mão tem impacto muito positivo na qualidade de vida dos pacientes que sobrevivem a queimaduras. Em seu estudo de acompanhamento durante 10 anos – quando avaliou 659 pacientes em um total de 1.047 mãos queimadas –, o autor enfatizou que a manutenção das articulações por meio de órteses e enxertos precoces está associada a aproximadamente 97% da função normal em queimaduras artificiais e em torno de 81% naquelas com queimaduras profundas de 2º e de 3º graus. Somente 9% dos que tiveram comprometimento dos tendões extensores, articulações e comprometimento ósseo não tiveram um resultado funcional normal; 90% são capazes de realizar atividades diárias de maneira independente.[9]

Por sorte, as crianças têm a pele mais fina e elástica, com maior tecido adiposo do que os adultos, o que constitui uma vantagem quanto a cirurgias, por sua maior elasticidade e proteção de algumas estruturas, como os tendões no dorso da mão.[10]

As sequelas afetarão a criança não só em seu aspecto físico, mas também na autoestima e nas relações familiares e de seu entorno. Nas crianças, o crescimento explica a evolução das muitas sequelas, e são necessárias várias cirurgias em diferentes lugares para conseguir que a criança chegue à fase adulta com um mínimo de comprometimento funcional.[3,10,11]

Engelhardt et al.,[12] em 2011, descreveram unidades anatômicas da palma da mão – de acordo com a sensibilidade tátil – em subunidades, especificando uma área central, uma área hipotenar, uma área tenar e a ponta dos polegares. Os autores também ressaltam a importância da reconstrução usando tecidos que substituam a arquitetura especial da pele da palma da mão.[12]

Tratamento correto no período agudo

Diversos estudos relatam que a maioria das queimaduras em crianças é superficial e pode ser administrada com diferentes tipos de tratamento, alcançando, na maioria dos casos, a recuperação antes de 14 dias. Em queimaduras mais profundas ou que demorem mais de 14 dias para se restaurar, aconselha-se o tratamento cirúrgico com escarectomia acompanhada de enxerto, seja dermoepidérmico, seja de pele total.[8,13] Em um estudo no qual se avaliaram queimaduras na palma da mão de crianças, foi comparado o uso de enxertos, aos 15 dias, com aqueles com fechamento espontâneo, em média aos 25 dias, com acompanhamento de 6 anos. Esse estudo concluiu que as crianças que não receberam enxerto precisaram de menos cirurgias reconstrutivas do que aquelas com enxertos. A ênfase foi na reabilitação muito intensa, com o uso de órteses 24 horas por dia durante o estágio de cicatrização, contudo o número de pacientes era pequeno e havia diferenças de profundidade.[14] O atual consenso é a escarectomia e o enxerto antes dos 14 dias e a reabilitação intensiva precoce.

Uma das indagações quanto ao tratamento agudo é que tipo de enxerto deve-se utilizar, enxertos de espessura parcial ou total. Prasetyono[15] realizou uma revisão sistêmica e analisou oito trabalhos que cumprem os critérios a serem incluídos em uma revisão desse tipo – um trabalho prospectivo e sete, retrospectivos –, concluindo que "lamentavelmente o número de pacientes era reduzido, os critérios de avaliação de funcionalidade também não coincidiam. Baseado nessa revisão sistêmica, atualmente, não há evidências fortes e de alta qualidade que provem que o enxerto de pele total seja superior ao enxerto epidérmico parcial para cobrir a palma da mão com queimadura nas crianças".

É necessário diferenciar as queimaduras que somente comprometem a palma da mão, somente os dedos ou aquelas em que a palma da mão e os dedos estão comprometidos, especialmente quando as superfícies das articulações estão envolvidas. As vantagens do enxerto epidérmico residem no fato de ser de mais fácil aderência; de permitir cobrir maiores extensões de área cruenta; e de apresentar menor risco de infecção. A diferença dos enxertos de pele total é que aderem menos; abrangem menores áreas; podem incluir folículos pilosos; e têm uma tendência maior à hiperpigmentação.[8]

Em pacientes com queimaduras de segundo grau profundo, em que a derme se encontra parcialmente comprometida, é possível utilizar enxertos de pele parcial, inclusive do couro cabeludo. Quando a queimadura é de terceiro grau e o tecido adiposo está exposto, aconselha-se a utilização de enxerto de pele total, podendo requerer menos quantidade de cirurgias reconstrutivas no futuro.[11]

Para queimaduras no dorso da mão, aconselha-se, na fase aguda, os enxertos espessos de pele parcial, que permitam iniciar uma reabilitação precoce; as contrações no dorso acarretarão sequelas com grande comprometimento funcional.[16]

No caso de queimaduras mais profundas – por exemplo, as elétricas –, com exposição de tendões, articulações ou ossos, devem ser utilizados retalhos para cobrir a área cruenta. Um dos mais utilizados para a cobertura dos dedos é o *cross-finger*.[17,18] Em outras áreas, retalhos como o Cerf-volant[19] ou o interósseo posterior, mostram-se adequados como cobertura.[20] Podem-se utilizar também matrizes dérmicas, que apresentam muito bons resultados funcionais.[13,21-23]

A reabilitação precoce é fundamental para obter os melhores resultados. A mão deve estar posicionada de maneira funcional desde o primeiro momento. Somente em casos de enxertos colocados na região volar dos dedos e da palma da mão devem ser mantidos em extensão até que os enxertos estejam aderidos.[13] A mobilização dos dedos deve ser iniciada cedo, especialmente em adultos, para evitar a rigidez articular.

Aconselha-se o uso de sistemas de compressa durante o dia e a utilização de imobilização à noite, para manter a amplitude das articulações, especialmente no nível da primeira comissura.[24]

Avaliação do comprometimento funcional nas crianças

Em crianças menores de 2 anos, o mecanismo de queimaduras por contato com objetos quentes é muito frequente, causando queimaduras que comprometem, em especial, a palma da mão e os dedos. As cicatrizes ativas favorecem a retração dos dedos, impedindo sua extensão e produzindo a inclusão do polegar em direção à palma da mão. No caso de queimaduras extensas, sobretudo por fogo, ocorrem queimaduras que comprometem toda a mão, principalmente, o dorso dela (Figura 20.1).

Ao crescerem, as crianças desenvolvem contraturas que se transformarão em bridas retráteis, as quais gerarão um maior comprometimento funcional; inicialmente, serão manifestadas pela tensão, que, posteriormente, acarretarão dor e impedirão que sejam realizadas determinadas ações com essa mão. Não temos, infelizmente, uma escala de avaliação funcional da mão padronizada em crianças, como existe para adultos (DASH, 400 pontos etc.).[14,25-28] Nossa avaliação baseia-se, particularmente, no exame físico e na história do paciente ou de seus pais.

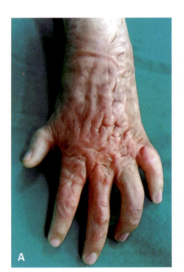 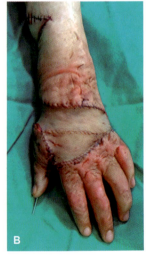

FIGURA 20.1 A. Comprometimento do dorso de paciente de 8 anos, queimadura por fogo. **B.** Liberação da contratura mais enxerto de pele total.

Um modo muito útil de examinar o paciente com sequelas de queimaduras para decidir o melhor tratamento cirúrgico é analisar as duas mãos juntas, avaliando, assim, a amplitude das articulações comparando-a com a outra mão, em especial, em nível de primeira comissura, ao pedir ao paciente que realize a abdução e a extensão de ambos os polegares. Isso ajuda a avaliar, de forma ativa e passiva, a diminuição da amplitude e, assim, investigar a presença de neossindactilias, ao comparar as duas mãos, desde a segunda até a quarta comissura. Logo depois, pede-se que apoie ambas as mãos com as palmas voltadas para baixo, o que possibilita analisar o grau de flexão dos dedos, avaliando o "sinal da tecla", no qual, ao pressionar o dedo flexionado, este se estende, mas, ao deixar de pressioná-lo para baixo, volta à flexão novamente. Solicita-se também ao paciente que pressione a mão completa para baixo; as retrações em flexão leves desaparecem. Posteriormente, pede-se que mostre a palma da mão para avaliar a presença de bridas cicatriciais que cruzem articulações, produzidas, em especial, por queimaduras que comprometem a palma da mão e os dedos.

Durante o exame físico, sobretudo quando as articulações metacarpofalângicas ou interfalângicas estão comprometidas, é possível avaliar a identidade articular ao compensar a articulação imediatamente anterior à área de maior tensão e mobilizar as articulações comprometidas.[13] Deve-se solicitar ao paciente também a mobilização ativa para avaliar a identidade dos tendões.

Subsequentemente, pede-se que se faça a manobra de Kapanji, que consiste em tocar com a ponta do polegar a ponta dos outros dedos e a base dos dedos nas articulações metacarpofalângicas. Por fim, avalia-se o comprometimento do dorso e do pulso ao fechar e flexionar o punho.

Como parte da avaliação funcional, é importante saber da criança se as cicatrizes a impedem de fazer suas atividades cotidianas; por exemplo, uma brida que atravesse toda a palma da mão – do polegar ao dedo médio – pode limitar bastante as atividades esportivas ou musicais de algumas crianças, que requerem uma abertura total da mão – goleiros, jogadores de basquete, pianistas, guitarristas etc. –, mas não afetar aquela que não faça nenhuma dessas atividades.

Portanto, o comprometimento funcional depende de cada paciente. Muitas vezes, é preciso esperar que ela manifeste esse comprometimento, dessa maneira perceberá o benefício da cirurgia e participará ativamente da sua reabilitação. Não se deve esquecer que, quanto mais nova a criança no momento da queimadura, maiores são as possibilidades de uma cirurgia reconstrutiva durante seu período de crescimento. O paciente e a sua família devem estar a par desse processo e participar ativamente das decisões ligadas ao melhor momento para a realização de cada cirurgia.

É muito importante valorizar as expectativas do paciente quanto às cirurgias e aos temores que antecedem os procedimentos. Muitas vezes, o apoio de um psicólogo se faz necessário para preparar o paciente emocionalmente.

McCauley[21] sugere uma classificação para as sequelas, a depender do grau de comprometimento funcional. O autor as categoriza em quatro graus de acordo com a limitação na amplitude das articulações e a distorção da arquitetura da mão. Além disso, as qualifica em contraturas, flexão e extensão, ou em uma combinação de ambas as contraturas.

Técnicas cirúrgicas mais utilizadas para a reconstrução de mãos em crianças com sequelas de queimaduras

Existem descritas na literatura múltiplas técnicas cirúrgicas para resolver as contraturas pós-queimaduras, desde as mais simples até as mais complexas, que incluem retalhos microcirúrgicos. Neste capítulo, abordaremos as técnicas mais utilizadas em Coaniquem para a reconstrução de mãos de crianças. Localizado no Chile, o Coaniquem é o centro de reabilitação de pacientes com queimaduras, com 1.105 cirurgias realizadas em 11 anos.

Em uma revisão sistemática sobre as diferentes técnicas para resolver contraturas cicatriciais pós-queimaduras, publicada em 2015, Stekelenburg concluiu que "Em virtude da escassez e da baixa qualidade dos estudos incluídos, não foi possível chegar a conclusões definitivas sobre a efetividade das várias técnicas; assim, não se fizeram implicações diretas para a prática diária".[2] O propósito da cirurgia é soltar a contratura para melhorar a função da articulação subjacente por meio da incisão de uma cicatriz, de tal forma que permita uma ótima mobilidade. Frequentemente, isso conduz a um defeito que precisa de um fechamento para o qual existem várias técnicas disponíveis.[2]

Normalmente, a cirurgia de mãos é feita sob isquemia para poder visualizar as estruturas vasculares e nervosas, em virtude da rica vascularização da mão; seria muito difícil e arriscado realizar esses retalhos sem isquemia, que deve durar, no máximo, 90 minutos.[13]

As várias técnicas cirúrgicas podem ser divididas em três grupos principais: 1 – retalhos baseados em vascularização ao acaso (como zetaplastia e retalhos de V-Y) e retalhos baseados em vascularização axial (retalhos baseados em vasos perfurantes, retalhos livres); 2 – utilização de enxertos de pele; e 3 – substitutos dérmicos.

Retalhos utilizados na mão

Há diversas formas de classificar um retalho, seja pelo tipo de vascularização que recebe (axial e ao acaso), pela localização à qual se translada (locais, à distância, livres), forma de movimento no translado (rotação, avanço, transposição), elementos que o compõem (fasciocutâneo, musculocutâneo etc.), seja segundo sua forma (V-Y, zetaplastia, romboide, bipediculado, outros).[29] Geralmente, na cirurgia de mão em crianças, utilizam-se retalhos ao acaso, locais, de rotação, de avanço e zetaplastia e V-Y.

A zetaplastia é uma técnica que consiste na transposição de dois retalhos triangulares.[3] Seu nome se origina do fato de as três linhas da incisão sobre a pele terem formato de Z. Seu principal objetivo é o aumento do comprimento da cicatriz, de modo que sua indicação ideal é o tratamento das bridas retráteis lineares, em que existe pele saudável em ambos os lados da brida. O êxito da zetaplastia está no seu desenho.[7]

É possível realizar zetaplastias simples ou múltiplas, sempre com cuidado com a irrigação dos retalhos que são levantados e a nitidez dos seus ângulos. A linha central deve estar localizada na área de maior tensão; as outras linhas dos retalhos devem ter o mesmo comprimento da linha central. Os ângulos podem variar. Na cirurgia de sequelas de queimadura, as áreas com enxertos não devem, de preferência, ser levantadas, só devem ser deslocadas quando a pele sofrer incisão, já que o risco de necrose é muito alto.[30]

Uma técnica muito útil é a zetaplastia ¾, na qual um dos ângulos é traçado a 90° e o outro, a 45°. A pele cicatricial não é levantada, uma vez que somente a pele saudável é rotada em 90° para interpor-se na área cruenta gerada ao incisar a pele cicatricial (Figura 20.2).[4]

Um retalho especificamente criado para o tratamento das neossindactilias cicatriciais é o retalho em asa,[31] que consiste em levantar dois retalhos prolongados dos lados ulnar e radial dos dedos adjacentes, tomando cuidado para não lesionar os feixes vasculonervosos. A pele que constitui a neossindactilia é dissecada proximalmente até visualizar o tecido celular sem fibrose na comissura. Incisa-se a pele da palma verticalmente até onde a parte central do retalho possa chegar. Logo após, é incisada horizontalmente, em T invertido, e secciona-se a cicatriz retrátil, de modo a gerar uma área cruenta ocupada pela rotação dos retalhos em asa. Leva-se a pele da palma em direção à cara lateral dos dedos sem tensão, suturando-a com monofilamento 5,0 contínuo. Realiza-se esta técnica com a isquemia, a qual é resolvida no momento que se faz o curativo, e deixam-se as falanges distais expostas para avaliar a irrigação.

Na primeira comissura nas mãos, outra alternativa é a zetaplastia de cinco retalhos. Esses retalhos são interpostos de maneira muito simples, e obtém-se um bom aumento no comprimento dessa comissura.[32]

Diversos retalhos têm sido usados para a reconstrução da mão, em especial nos dedos: retalhos de transposição, de avanço, digitais em ilha lateral ou dorsolateral, *cross-finger*, dorsais, *cerf-volant* e retalhos regionais distais baseados na artéria radial como interósseo posterior.[13,33–35]

Os retalhos livres microcirúrgicos também têm sido utilizados para a reconstrução de mãos com contraturas graves, especialmente em adultos.[36] Por sorte, nas crianças, a gravidade das sequelas e as características anatômicas nos permitem, até agora, resolver sequelas graves sem utilizar esses retalhos microcirúrgicos.

Liberação de contratura associada a enxerto

A técnica consiste na incisão sobre a cicatriz longa e tensa, e consegue-se seccionar os tratos fibrosos mais profundos, libera-se a tensão e cria-se uma superfície cruenta, na qual expõe-se o tecido celular subcutâneo.[3] Esse defeito pode ser recoberto com enxerto de pele parcial grossa ou, de maneira ideal, com enxerto de pele total. Muitas vezes, é a única alternativa cirúrgica, visto que não se dispõe de pele saudável suficiente para rotar um retalho (Figura 20.3). É sempre preferível usar enxertos de pele total na reconstrução das mãos, a qual pode ser obtida com facilidade na região suprapúbica, com uso de miniabdominoplastias, diminuindo o risco da aparição de pelos na área enxertada e obtendo um bom resultado estético da área doadora, a qual pode ser reutilizada várias vezes ao longo dos anos[37] (Figuras 20.3 e 20.4).

O enxerto de pele total tem boa elasticidade e capacidade de crescimento, mesmo que, em alguns lugares, possa sofrer retração;[38] o problema é a pigmentação, que pode ser tratada dermatologicamente com hipopigmentantes.[3]

Utilização de substitutos dérmicos

O uso de substitutos dérmicos, como Integra®, Matriderm®, Alloderm®, entre outros, pode ser uma excelente alternativa de tratamento, especificamente em adultos. A técnica consiste em incisar a área de contratura ou retirar toda a cicatriz que corresponde a uma unidade funcional da mão e trocá-la por um desses substitutos.[39]

O que se deve considerar para a escolha de uma técnica?

Depois do exame físico feito, pode-se inferir se o comprometimento foi somente na pele ou se existem estruturas mais profundas que precisem de tratamento. É importante avaliar a presença de bridas retráteis ou contraturas lineares, estreitas

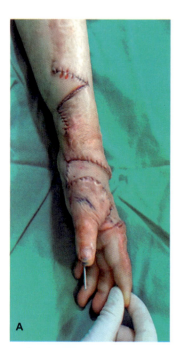
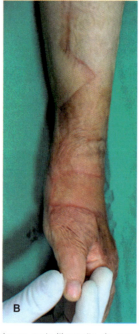

FIGURA 20.2 A. Zetaplastia ¾ em antebraço mais liberação de contratura mais enxerto de pele total. Utilização de fio de Kirschner para reparar o polegar. **B.** Resultado aos 5 meses pós-cirurgia.

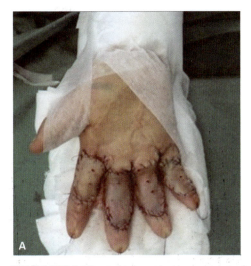 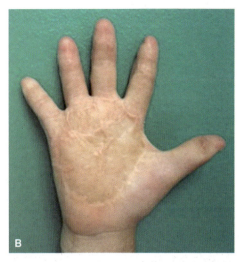

FIGURA 20.3 A. Liberação de contratura e enxerto de pele total. **B.** Resultado 1 ano e 6 meses pós-cirurgia.

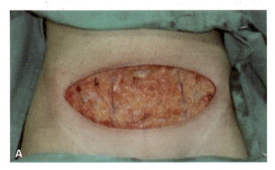 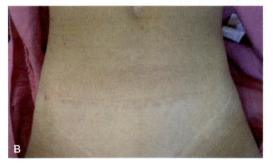

FIGURA 20.4 A. Miniabdominoplastia como área doadora de pele total. **B.** Resultado 1 ano e 6 meses pós-cirurgia.

ou largas, rodeadas de pele saudável que possa ser utilizada como retalho. No caso da necessidade de enxerto, há que se avaliar a disponibilidade de locais doadores, especialmente de pele total.

Para a reconstrução da mão, será sempre priorizada a utilização de *retalhos em vez de* enxertos. Para isso, é fundamental conhecer os diferentes retalhos disponíveis. Na maior parte das vezes, é possível resolver sequelas que aparentam serem complexas apenas com zetaplastia ou retalhos de rotação, que, bem planejados, podem alcançar a completa extensão das bridas cicatriciais.

Quando não há pele saudável disponível ou tem-se uma área com grande tensão, uma boa alternativa é incisar a área com tensão e cobri-la com enxerto. Deve-se manter a maior extensão possível no momento da colocação do enxerto (ver Figura 20.1). Alguns métodos têm sido publicados.[40] Em alguns casos mais complexos, podem-se usar retalhos à distância, incluindo microcirúrgicos.[41] A utilização de matrizes dérmicas vem sendo descrita com excelentes resultados no tratamento de sequelas na mão.[42]

Não podemos nunca esquecer da reabilitação, que deve continuar após a cirurgia e, para consegui-la, é ideal resolver todas as contraturas em uma só cirurgia, para alcançar uma boa adaptação aos elementos de reabilitação.[13,43]

Estratégias para escolher diferentes técnicas cirúrgicas de acordo com a localização

De maneira didática, podemos nos guiar pelo seguinte algoritmo para a tomada de decisão da técnica cirúrgica (Figura 20.5).

Palma e região volar dos dedos

Deve-se considerar se somente há comprometimento da palma da mão ou, além disso, comprometimento da região volar dos dedos, incluindo o polegar.[44]

Deve-se considerar a presença de bridas retráteis lineares com pele sã no entorno. Nesse caso, desenham-se as zetaplastias simples ou múltiplas.

No caso de bridas mais largas, em que levantar cicatrizes antigas e enxertos antigos pode ser arriscado por haver a possibilidade de necrose, é melhor desenhar retalhos de rotação, especialmente do lado radial ou ulnar dos dedos. Geralmente, essa pele não está danificada e permite uma fácil rotação dos retalhos, alcançando facilmente o fechamento com sutura. Deve-se ter especial cuidado para não danificar os feixes vasculonervosos dos ramos colaterais dos dedos.

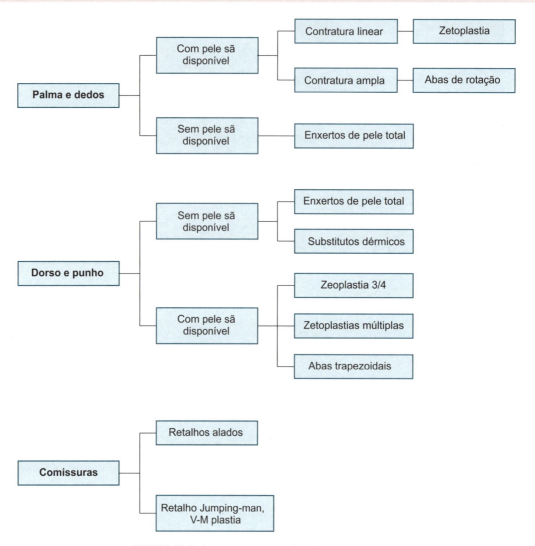

FIGURA 20.5 Algoritmo para a escolha da técnica cirúrgica.

Azikel[33] sugere dois retalhos de rotação lateral no mesmo dedo, porém um levantado no lado radial e o outro, no lado ulnar, para alcançar a extensão das contraturas flexionadas, com o mínimo de complicações e excelentes resultados funcionais.

Nos casos em que a extensão completa dos dedos não é alcançada, é necessário acrescentar um enxerto de pele total. A escolha do lugar para a incisão também é importante; é preciso observar a área de maior flexão ao olhar o dedo em seu lado lateral e incisar na área central, com cuidado para não danificar nem o tendão, nem os vasos colaterais nessa manobra.[13] É possível também desenhar um V na área logo abaixo da ponta do dedo, para conseguir uma forma mais anatômica da ponta do dedo.

Quando ocorre um comprometimento maior da palma da mão, em que a concavidade é alterada, impedindo-se a abdução do polegar, provocando nele uma subluxação, a única alternativa é incisar a contratura e acrescentar um enxerto de pele total,[11] preferencialmente na área central, com respeito às áreas sensíveis descritas por Engelhardt. Nesses casos, deve-se imobilizar a mão estendida e mantê-la nessa posição até que os enxertos se integrem. Podem ser utilizados extensores dorsais para a fixação dos dedos, inclusive com agulhas de Kirchner se necessário.[13]

Comprometimento do dorso e do pulso

Por sorte, a presença de tecido adiposo em crianças permite uma melhor aderência dos enxertos nos tendões e facilita a técnica cirúrgica. É raro poder realizar zetaplastias ou rotar retalhos, porque a tensão da pele inclui toda a unidade funcional do dorso. Nesses casos, a alternativa é o desbridamento e o enxerto de pele total, no qual é possível dividir o enxerto em dois triângulos e colocá-los invertidos, para aumentar a superfície a ser coberta (ver Figura 20.1B).

Não se pode concluir este capítulo sobre reconstrução de mão sem mencionar a importância da sequela de queimadura, que inclui o punho como causador do comprometimento funcional. Grishkevich[45] sugere a utilização de retalhos trapezoidais, no caso de existir uma lesão linear, ou enxertos, no caso de um maior comprometimento. Novamente, a reabilitação pós-cirúrgica é imprescindível para o êxito funcional do paciente. Na nossa experiência com sequelas em crianças, é possível realizar zetaplastias em série ou zetaplastias ¾, quando há pele saudável circundante. No caso de maior tensão, preferimos também o uso de enxerto de pele total.

Muitas vezes, haverá mãos com sequelas que comprometem, ao mesmo tempo, o dorso, as comissuras e a palma. A decisão cirúrgica dependerá do maior grau de comprometimento funcional, geralmente no dorso. Em outras ocasiões, teremos comprometimento das comissuras e flexão dos dedos. Nesses casos, o uso de retalho nas asas pode ser de grande utilidade para solucionar a flexão dos dedos e a neossindactilia ao incluir pele na palma. Em outros casos, o comprometimento do polegar mostra-se tão grave que requererá o desbridamento quase circular e o enxerto de pele total além de agulhas de Kirchner para conseguir posicioná-lo adequadamente.[3]

Comissuras

À medida que os dedos crescem, aquelas sequelas localizadas no nível da palma, do dorso e das comissuras tenderão a formar neossindactilias cicatriciais, que darão aspecto característico similar ao das sindactilias congênitas. Apesar de, na maioria das vezes, o comprometimento ser somente estético, pode limitar a abertura dos dedos, especialmente quando se localiza no nível de primeira e segunda comissuras. A restrição do movimento do dedo e um problema estético são indicadores de cirurgia.[46]

Habitualmente utilizamos o retalho em asas como primeira opção para solucionar as neossindactilias cicatriciais em todas as comissuras, ao rotar os retalhos na direção palmar ou dorsal (Figura 20.6). Retalhos em comissuras contínuas podem ser levantados sem problemas, tendo a certeza de não lesionar o feixe vasculonervoso de cada dedo.

As neossindactilias cicatriciais são um problema muito frequente nas sequelas com comprometimento da palma e dos dedos. Por sorte, na maioria dos casos, a pele que está nos lados laterais de ambos os dedos não está danificada. Esse retalho tem a vantagem de interpor pele saudável em direção à palma da mão, solucionando não só a neossindactilia, mas a retração cicatricial, que impede a extensão completa dos dedos. Às vezes, o inciso lateral nos dedos pode-se prolongar até a distal, levantando outros retalhos locais para solucionar totalmente as bridas que comprometem o resto do dedo até a distal. Se faltar cobertura cutânea no lado palmar dos dedos, para poder fechar duas comissuras contínuas, coloca-se um enxerto de pele total.

No caso de neossindactilias muito graves, pode-se desenhar um retalho triangular que se possa interpor na comissura. Enxertos de pele total são usados para cobrir os lados laterais dos dedos (Figura 20.7).

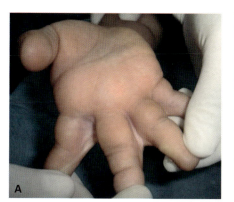
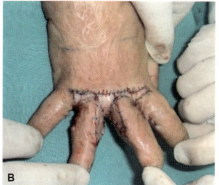
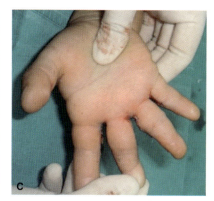

FIGURA 20.6 A. Neossindactilias em segunda, terceira e quarta comissuras. **B.** Retalho em asas na direção dorsal. **C.** Resultado palmar.

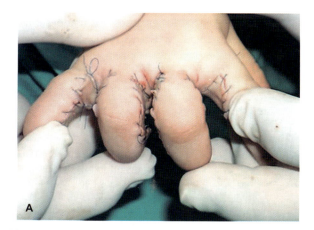
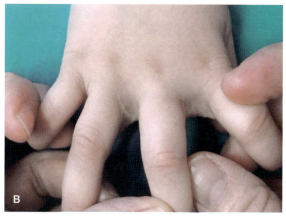

FIGURA 20.7 A. Tratamento de neossindactilia com retalho triangular no nível de comissura. **B.** Resultado 1 ano e 6 meses pós-cirurgia.

Existem vários outros retalhos mencionados na literatura, em que se combinam zetaplastias opostas, *jumping-man* ou incisão dividindo a comissura e acrescentando enxertos de pele total nos lados laterais dos dedos.[32,46–49] A VM-plastia é uma técnica muito utilizada em comissuras com comprometimento palmar ou dorsal, nas quais não há limitações nas articulações metacarpofalângicas com o punho fechado.[50]

Outro problema que deve ser considerado é o crescimento da mão. Uma mão pode ser acertada por completo cirurgicamente, mas, depois de alguns anos, voltam a aparecer, primeiro, linhas de tensão e, depois, um comprometimento funcional, que requer cirurgia novamente. A colaboração da criança ou do adolescente na decisão sobre o melhor momento para realizar a cirurgia é muito importante. Não se deve esquecer que ele deve colaborar ativamente no processo posterior de reabilitação. Esse ponto é especialmente significativo nos adolescentes que, a princípio, afirmam que usarão o sistema compressivo, mas terminam por não o usar por vergonha dos colegas. A avaliação anterior à cirurgia é relevante tanto em relação ao compromisso dos pais como do paciente de completar adequadamente o tratamento. "Deve-se ter em conta que uma intervenção psicossocial prévia resultará em uma reabilitação física mais eficiente e, consequentemente, a um melhor ajuste social desses pacientes e de seus familiares."[51]

Para finalizar, a reconstrução de sequelas por queimaduras nas mãos em crianças é um desafio que se estende por anos. Começa com uma boa condução inicial das crianças menores e continua ao longo dos anos de crescimento. O trabalho de uma equipe interdisciplinar completa, com psicologia, é fundamental para alcançar o êxito em reconstruções, e conquistar um adulto, de maneira ideal, sem comprometimentos funcionais nem psicológicos.

Referências bibliográficas

1. Dunkin CSJ, MP Jonathon, Gillespie PH, Tyler MPH, Roberts AHN, Mcgrouther DA. Scarring occurs at a critical depth of skin injury: precise measurement in a graduated dermal scratch in human volunteers. Plast Reconstr Surg. 2007;119(5):1722-32.
2. Stekelenburg CM, Marck RE, Tuinebreijer WE, de Vet HCW, Ogawa R, van Zuijlen PPM. A systematic review on burn scar contracture treatment: searching for evidence. J Burn Care Res. 2015;36(3):e153-61.
3. Klein MB. Burn reconstruction. Phys Med Rehabilit Clin N Am. 2011;22(2):311-25.
4. David NH. Tratamiento integral de las quemaduras. 3. ed. Eslsevier España; 2009. p. 491-8.
5. Solís F, Domic C, Saavedra R. Epidemiology of burns in children and adolescents from Chile's Metropolitan Region. Rev Chil Pediatr. 2014;85(6):690-700.
6. Gómez-Andrés D, Valdeolivas IP, Pérez LF. Desarrollo neurológico normal del niño. Pediatría Integral. 2015:640e1-640e7.
7. Torres A, Lagos C. Manejo de cicatrizes. Manual de cirugía pediátrica de la A a la Z. SChSP; 2018. p.230-1.
8. McCauley RL. Reconstruction of the pediatric burned hand. Hand Clin. 200;16(2):249-59.
9. Sheridan R, Hurley J, Smith M, et al. The acutely burned hand: management and outcome based on a ten-year experience with 1047 acute hand burns. J Trauma. 1995;38(3):406-11.
10. Fisher M. Pediatric burn reconstruction. Clin Plast Surg. 2017;44(Issue 4):865-73.
11. Oh SJ, Kim SG, Cho JK, Sung CM. Palmar crease release and secondary full-thickness skin grafts for contractures in primary full-thickness skin grafts during growth spurts in pediatric palmar hand burns. J Burn Care Res. 2014;35(5):E312-6.
12. Engelhardt TO, Rieger UM, Schwabegger AH, Pierer G. Functional resurfacing of the palm: flap selection based on defect análisis. Microsurgery. 2012;32(2):158-66.
13. Bhattacharya S. Avoiding unfavorable results in postburn contracture hand. Indian J Plast Surg. 2013;46(2):43-4.
14. Chateau J, Guillot M. Is there any place for espontaneuos healing in deep palmar burns of the childs. Ann Chir Plast Esthet. 2017;62:238-44.
15. Prasetyono TOH, Sadikin PM, Saputra DKA. The use of split-thickness *versus* full-thickness skin graft to resurface volar aspect of pediatric burned hands: a systematic review. Burns. 2015;41(5):890-906.
16. Orgill DP, Ogawa R. Current methods of burn reconstruction. Plast Reconstr Surg. 2016;131(5):827e-36e.
17. Chong CW, Lin CH, Lin YT, Hsu CC, Chen SH. Refining the cross-finger flap: considerations of flap insetting, aesthetics and donor site morbidity. J Plast Reconstr Aesthet Surg. 2015;71(4):566-72.
18. Atasoy E. The reverse cross finger flap. J Hand Surg Am. 2016;41(1):122-8.
19. Azzena B, Tiengo C, Salviati A, Mazzoleni F. Combined use of free and pedicled skin flaps for the reconstruction of extremities in high voltage electrical injury. Burns. 2007;33(3):382-6.
20. Sanmartín-Fernández M, Melo-Pabón JN, Couceiro-Otero J. Experiencia con el colgajo interóseo posterior: serie de casos. Rev Esp Cirug Ortop Traumatol. 2011;55(4):248-56.
21. Cauley RP, Helliwell LA, Donelan MB, Eberlin KR. Reconstruction of the adult and pediatric burned hand. Hand Clin. 2017;33(2):333-45.
22. Haslik-P W, Kamolz LP Nathschla G, Andel H, Meissl G Frey M. First experiences with the collagen-elastin matrix Matriderm as a dermal substitute in severe burn injuries of the hand. Burns. 2017;33(3):364-8.
23. Sando IC, Chung KC. The use of dermal skin substitutes for the treatment of the burned hand. Hand Clin. 2017;33(2):269-76.
24. Yu A, Yick KL, Ng SP, Yip J. The effect of pressure and fabrication of pressure therapy gloves on hand sensitivity and dexterity. J Burn Care Res. 2015;36(3):E162-75.
25. Griffiths C, Armstrong-James L, White P, Rumsey N, Pleat J, Harcourt D. A systematic review of patient reported outcome measures (PROMs) used in child and adolescent burn research. Burns. 2015;41(2):212-24.
26. Parry I, Richard R, Aden JK, et al. Goniometric Measurement of burn scar contracture: a paradigm shift challenging the standard. J Burn Care Res. 2019;40(4):377-85.
27. Reg R, Parry IS, Santos A, Dewey WS. Burn hand or finger goniometric measurements: sum of the isolated parts and the composite whole. J Burn Care Res. 2017;38(6):E960-965.
28. Cowan AC, and Stegink-Jansen CW. rehabilitation of hand burn injuries: current updates. Injury. 2013;44(3):391-6.
29. Calderon W, Bonacic S, Calderón D, Paillalef A, Elgueta R. Colgajos útiles en cirugía general: Parte 1. Rev Chil Cir. 2010;62(6):649-52.
30. Wainwright DJ. Burn reconstruction: the problems, the techniques, and the applications. Clin Plast Surg. 2009;36(4):687-700.
31. Ayala R, Quezada MB, Briones C, Solis F. Colgajo en alas: una alternativa para la reconstrucción de las neosindactilias cicatriciales postquemaduras pediátrica Rev Chilena Cirugía. 2012;64(6):516-22.

32. Karacaoglan N, Vehdedeoglu H, Qcekci B, Bozdogan N, Sahm O, Tiirkgiiven Y. Reverse W-M plasty in the repair of congenital syndactyly: a new method. Br J Plast Surg. 1993;46:300-2.
33. Acikel C, Peker F, Yuksel F, Ulkur E. Bilateral side finger transposition flaps in the treatment of chronic postburn flexion contractures of the finger. Ann Plast Surg. 2002;49(4):344-9.
34. Bertelli J, Nogueira C. Treatment of recurrent digital scar contracture in paediatric patients by proximal phalangeal island flap. Ann Chir Main Memb Super. 1997;16(4):310-5.
35. Eski M, Nisanci M, Sengezer M. Correction of thumb deformities after burn: versatility of first dorsal metacarpal artery flap. Burns. 2007;33:65-71.
36. Woo SH Seul JH. Optimizing the correction of severe postburn hand deformities by using aggressive contracture releases and fasciocutaneous free-tissue transfers. Plast Reconstr Surg. 2011;107:1-8.
37. Maguina P, Busse B, Emelin J. Miniabdominoplasty in Burn Reconstruction. J Burn Care Res. 2012;33(2):E39-42.
38. Stekelenburg CM, Simons JM, Tuinebreijer WE, van Zuijlen PPM. Analyzing contraction of full thickness skin grafts in time: choosing the donor site does matter. Burns. 2016;42(7):1471-6.
39. Dantzer E, Queruel P, Salinier L, Palmier B, Quinot JF. Dermal regeneration template for deep hand burns: clinical utility for both early grafting and reconstructive surgery. Br J Plast Surg. 2003;56(8):764-74.
40. Huang, Ogawa R, Hyakusoku H. External wire-frame fixation of digital skin grafts: a non-invasive alternative to the K-wire insertion method. Burns. 2014;40(5):981-6.
41. Eren F, Oksuz S, Karagöz H, Melikoğlu C, Ulkur E. Multidigit contracture release using medial sural artery perforator flap with syndactylization-desyndactylization method. Hippokratia. 2015;19(4):366-8.
42. Ogawa R. Surgery for scar revision and reduction: from primary closure to flap surgery. Burns Trauma. 2019;7:7.
43. Yu A, Yick KL, Ng SP, Yip J. The effect of pressure and fabrication of pressure therapy gloves on hand sensitivity and dexterity. J Burn Care Res. 2015;36(3):E162-75.
44. Hyakusoku H, Orgill DP, Teot L, Pribaz JJ, Ogawa R. Color atlas of burn. Reconstructive Surgery. Springer. 2010:49-51.
45. Grishkevich VM. Postburn hand border contractures and eliminating them with trapeze-flap plasty. J Burn Care Res. 2010;31:286-91.
46. Grishkevich VM, Grishkevich M. Postburn dorsal and palmar interdigital scar contractures: anatomy and treatment plastic and reconstructive surgery of burns. Adv Biosci Biotechnol. 2013;4(4):259-67.
47. Grishkevich VM. First web space post-burn contracture types: Contracture elimination methods. Burns. 2011;37(2):338-47.
48. Lian Z, Chuanchang D, Jiasheng D. Reconstruction of the first web space in severely burned hand by the reverse posterior interosseous flap. Eur J Plast Surg. 2008;31(6):293-7.
49. Azzena B, Tiengo C, Salviati A, Mazzoleni F. Combined use of free and pedicled skin flaps for the reconstruction of extremities in high voltage electrical injury. Burns. 2007;3(3):382-6.
50. Alexander J W, Macmillan BG, Martel L. Correction of postburn syndactyly: an analysis of children with introduction of the VM-plasty and postoperative pressure inserts. Plast Reconstr Surg. 1982;70(3):345-52.
51. Castillo C, Santander M, Solís F. Nivel de autoconcepto en niños con secuelas de quemaduras: estudio comparativo. Rev Chilena Pediatría. 2015;86(4):251-6.

21 Desbridamento Enzimático Proteolítico Derivado do Abacaxi

Alberto Bolgiani ▪ Roberto Rodrigo Caceres

Introdução

O uso medicinal do abacaxi (*Ananas comosus*) transcende as comunidades latino-americanas assentadas nas regiões onde o fruto é nativo. Desde os tempos da colonização, sua polpa era usada pelas comunidades aborígenes para tratar parasitoses intestinais, aplicação sustentada, na época, por médicos europeus. Era também utilizada como coadjuvante na digestão.[1]

O extrato obtido a partir de *A. comosus* – conhecido como bromelina – é comercializado desde meados da década de 1950; desde então, vários trabalhos científicos relacionados com suas propriedades terapêuticas vêm sendo publicados, tais como as ações anti-inflamatória, antitrombótica, fibrinolítica, antitumoral, antimetastática, imunomoduladora, promotora da absorção de antibióticos, desbridante de feridas e cicatrizante.[2]

Embora os extratos obtidos tanto de caules como de frutos de *A. comosus* sejam uma mistura complexa de fosfatases, glucosidases, peroxidases, celulases, inibidores, glicoproteínas e carboidratos, os componentes responsáveis por sua ação desbridante de feridas e pela aceleração da cicatrização de feridas parecem ser as proteases cisteínicas, presentes em grande quantidade na bromelina.[2]

A European Medicines Agency (EMA, Agência Europeia de Medicamentos) aprovou, recentemente, um produto contendo bromelina para uso desbridante de escaras produzidas por consequência de queimaduras.[3]

Bromelina

A bromelina é uma enzima proteolítica encontrada inicialmente nas folhas e no caule do abacaxizeiro (*A. comosus*). Constatou-se, posteriormente, essa enzima no fruto da mesma planta e em outras espécies pertencentes à família Bromeliaceae. Sua presença no abacaxi foi detectada pela primeira vez em 1891, pelo farmacêutico venezuelano Marcano.[4]

Em um primeiro momento, a enzima extraída e purificada do caule da planta de *A. comosus* era conhecida como bromelina; porém, mais tarde, quando sua presença foi detectada no fruto, a primeira foi denominada caule da bromelina, e a segunda, fruto bromelina.[5]

A princípio, foi usado o mesmo número enzimático para ambas as enzimas (EC 3.4.22.4), apesar de, na realidade, diferirem bastante em relação a suas características. Atualmente, a bromelina extraída do caule e a extraída do fruto têm novos números atribuídos pela Comissão de Enzimas da União Internacional de Bioquímica, EC 3.4.22.32 e EC 3.4.22.33, respectivamente.[6]

A bromelina é uma glicoproteína do grupo das cisteíno proteases que atua preferencialmente sobre os aminoácidos básicos e aromáticos das proteínas. Seu pH ótimo encontra-se no intervalo entre 5 e 8, e apresenta também baixa tolerância térmica. A enzima é utilizada, principalmente, como amaciante de carne – apresenta boa atividade sobre os tendões e o tecido conjuntivo rico em elastina – e para hidrolisar proteínas solúveis da cerveja que possam precipitar e causar opacidade mediante refrigeração.[7]

O processo para a obtenção da bromelina, que se encontra na patente cubana C 12N 9/50 (1997), descreve um processo econômico, sistema produtivo do tipo Batch, com vários passos para a manufatura da bromelina: transporte dos caules dos abacaxis colhidos; limpeza dos caules por meio de água pressurizada a 20°C, para eliminar o excesso de terra contida neles; homogeneização da matéria-prima triturada no misturador, que contém salmoura a –10°C, com uma solução de extração contendo sulfureto de sódio (0,156 g/ℓ) e ácido sulfúrico (9,8 g/ℓ), o que garante um pH ótimo entre 2,5 e 5,0, em razão de a enzima perder atividade fora desse intervalo de pH; o sulfureto serve para a proteção dos grupos SH que se encontram no centro ativo da enzima, evitando, assim, a inatividade da enzima; filtragem da suspensão, através de um filtro, para recuperar o máximo de líquido possível.

A fase aquosa resultante contém a enzima, passando, assim, para a fase seguinte, enquanto o resíduo é descartado. Ocorre a centrifugação do filtrado a 10.000 rpm durante 15 minutos; coleta do líquido sobrenadante e a seguir é realizada a passagem para um permutador iônico utilizando carboximetilcelulose estabilizada com acetato de sódio, para purificar a bromelina. A liofilização da bromelina em solução ocorre sob as seguintes condições: intervalo de temperatura entre –20 e –40°C e pressão de 0,7 a 0,9 mmHg, para conservar a atividade enzimática; estabilização da enzima com conservantes, como agentes antimicrobianos, benzoatos, agentes higroscópicos – cloreto de sódio, glicerol, sorbitol – ou agentes sequestrantes, citratos ou EDTA.[8]

A aquisição da bromelina também é facilitada por fornecedores na América Latina, atingindo um número de 14 representantes distribuídos por diversos países, incluindo um deles para a Argentina.[9]

Desbridamento enzimático proteolítico derivado da bromelina

Uma área que vem atraindo consideravelmente a atenção é a do uso de enzimas proteolíticas e de outras substâncias químicas para efetuarem o desbridamento de tecidos de escaras resultantes de queimaduras. Esses tecidos desvitalizados são um excelente meio de cultivo e principal fonte de sepse, causa de morte na maioria dos pacientes gravemente queimados.[10]

Tal desbridamento é obtido a partir da bromelina, a qual compreende enzimas proteolíticas com pesos moleculares de aproximadamente 23 kDa. As composições do desbridante e as composições farmacêuticas que o compreendem são particularmente úteis para o desbridamento de escaras provocadas por queimaduras e para a cicatrização de feridas.[11] O desbridante apresenta-se inativo no desbridamento da pele ou derme saudável. Logo, sua composição tem demonstrado ser ativa nos tecidos desvitalizados, mas não nos saudáveis.[12]

Um estudo foi desenvolvido para investigar mais detalhadamente a seletividade do curativo em gel desbridante (DGD, sigla em inglês), derivado da bromelina, em escaras de queimadura em um maior e mais variado número de tipos de ferida. Um experimento foi realizado em animais para determinar os efeitos da DGD em peles normais não lesionadas, peles com queimaduras, derme exposta dos locais doadores e em feridas causadas por biopsia por meio de punção. Foram realizadas queimaduras dérmicas de espessura parcial e retirada pele de áreas doadoras de enxertos de pele de espessura parcial, em um porco, tratado com uma aplicação de quatro horas de DGD ou apenas com seu veículo de controle de hidratação, o qual não teve nenhuma atividade a não ser a hidratação.

Foram recolhidas amostras de biopsia antes e depois do tratamento e avaliadas microscopicamente para prova da viabilidade do tecido e da espessura dos respectivos componentes, o que resultou na rápida dissolução das escaras de queimaduras tratadas com DGD. Mais ainda, não houve danos aparentes na derme subjacente às escaras, nos locais doadores, na pele normal ou nas feridas causadas por biopsia após a exposição à DGD.[13]

A composição do desbridante obtido da bromelina passou a ser conhecida a partir do documento WO 2006/054309, o qual compreende as cisteíno proteases, tais como a bromelina do caule do abacaxi e a ananaína. Sabemos que a composição do desbridante da pele queimada, ou seja, do tecido desvitalizado, é mais eficiente do que a bromelina.[14]

Mecanismo de ação

As enzimas são moléculas orgânicas, cuja função específica é a de catalisar reações químicas. As que atuam nas proteínas são as chamadas proteases. Essas proteases da bromelina contêm o grupo SH no local ativo. A bromelina do caule do abacaxi apresenta o grupo sulfidrílico no local ativo, essencial para sua atividade proteolítica. Esse resíduo sulfidrílico define a classe dessas enzimas como uma cisteína proteinase.[15]

As cisteínas proteinases são um grupo generalizado de enzimas que catalisam a hidrólise de diversas proteínas e realizam um papel importante na degradação e no processamento de proteínas intracelulares.[16]

O extrato bruto do caule do abacaxi (*A. comosus*) consiste em uma mistura rara e complexa de diferentes proteinases e inibidores de proteinase de cisteína e outros peptídeos, bem como de quaisquer outros componentes ainda não caracterizados.[17]

A família Bromeliaceae é caracterizada pela elevada quantidade de enzimas proteolíticas incluídas na subfamília de peptidases de cisteína. Estudos anteriores realizados em espécies pertencentes a essa família demonstraram que *A. comosus* tem mais de uma protease, que, na maioria das vezes, estão presentes em isoformas.[18]

A catálise nas proteases cisteínicas ocorre por meio da formação de um intermediário covalente e envolve um resíduo cisteína e um histidina. Nesse caso, o nucleófilo é um tiolato, que é estabilizado mediante a formação de um par iônico com o grupo vizinho imidazol da histidina. A cisteína catalítica está envolvida em um equilíbrio tautomérico entre as formas neutra e dipolar. Acredita-se que o enxofre aniônico esteja diretamente implicado em um ataque nucleofílico sobre o carbonilo do substrato. Sua ruptura envolve o ataque da água catalisada pela enzima.[19]

Alguns inibidores característicos de grupos sulfidrílicos, tais como metais pesados e oxidantes, são inibidores potentes de bromelina. A maioria dos materiais biológicos isolados, inibidores de protease, são específicos para a tripsina e a quimotripsina assim como para a serina protease.[20]

Essas enzimas foram denominadas tiol proteinases, uma vez que são inativadas por reagentes bloqueadores dos grupos sulfidrílicos por conversão em pontes dissulfureto e têm a capacidade de se reativarem na presença de agentes redutores. Levando em conta que o único aminoácido com um grupo sulfidrílico (tiol) na cadeia lateral é a cisteína, sugeriu-se substituir o termo tiol proteinases por proteinases cisteínicas.[21]

Usos medicinais no desbridamento de queimaduras

A retirada do tecido necrosado nas primeiras 24 horas após a lesão produzida elimina um importante fator de risco – a presença do tecido morto, que gera substâncias tóxicas e favorece a reprodução microbiana.[22]

O desbridamento enzimático, por meio das enzimas proteolíticas derivadas, isoladas e purificadas do abacaxi, apresenta-se como um método inovador, rápido, eficaz, seletivo e seguro para a eliminação da pele necrosada pós-queimadura. As principais vantagens desse procedimento incluem: mínima invasividade, rapidez, eficácia, possibilidade de realizar o desbridamento no próprio leito do paciente, com mínima ou nenhuma perda de sangue e interferência mínima no processo natural de cicatrização da ferida.

Uma experiência preliminar com o método demonstrou que, na maioria dos casos tratados, o desbridamento foi caracterizado como excelente, seguro e rápido. Sua duração média foi de menos de quatro horas; o desbridamento foi acompanhado de dor de leve a moderada, mas que pode ser tratada com medicamentos analgésicos. Não foram observados incidentes ou reações adversas graves.[23]

Para realizar um desbridamento enzimático seletivo na mão, em que a queimadura é uma entidade comum e de difícil tratamento por causa de sua anatomia – estruturas importantes e delicadas preenchidas em um pequeno espaço limitado, sem tecido mole subcutâneo –, o desbridamento cirúrgico do tecido queimado é tecnicamente difícil de ser aplicado, e pode causar importantes complicações, de modo que deve, assim, ser feito de maneira criteriosa. Ao realizar o desbridamento enzimático seletivo na mão, é possível preservar o potencial de epitelização espontânea e reduzir a lesão adicional resultante de um desbridamento cirúrgico traumático.[24]

Um agente de desbridamento ideal é aquele com os seguintes atributos: segurança (não apesenta nenhum tipo de efeito adverso sistêmico, com mínimo ou nenhum sangramento); seletividade (resulta na eliminação da escara necrótica sem afetar o tecido saudável circundante, e propicia, assim, o diagnóstico preciso da extensão do dano inicial); efetividade (elimina toda a escara, de preferência em uma única aplicação); rapidez (resulta em uma rápida redução de risco de infecção e possibilita o desbridamento sequencial das grandes superfícies durante um curto período de tempo); fácil de usar e rentável.[25]

Um estudo prospectivo não comparativo utilizou um agente de desbridamento derivado da bromelina – desbridase – em 130 pacientes com queimaduras de 2º e 3º graus. Aplicou-se o agente durante um período de quatro horas sob um curativo oclusivo. A bromelina foi usada uma vez em 72,6% dos casos; duas vezes em 20,18%; três vezes em 3,61%; e quatro vezes em 0,6% dos casos. A porcentagem de desbridamento por número de aplicações foi de 89,21% para somente uma aplicação; 72% para duas; e 62,27% para três aplicações, respectivamente, em que foram obtidos resultados excelentes como agente desbridante enzimático.[25]

Demonstrou-se que:

- A bromelina, assim como seus derivados, vem sendo utilizada há bastante tempo, em virtude de suas numerosas qualidades medicinais
- A evolução e um melhor conhecimento de seus componentes determinaram que os derivados proteicos enzimáticos com pesos moleculares de 23 Kd não contêm inibidores de bromelina, fazendo com que os efeitos desses derivados sejam mais eficazes do que aqueles usados anteriormente
- Há complexidade no mecanismo de ação, em razão da identificação de uma grande variedade de componentes que a bromelina apresenta – na maioria, proteases e inibidores de proteases. O grupo cisteíno é o principal ponto de ação da enzima, ao qual se deve seu mecanismo como desbridante
- Quanto às qualidades do desbridante enzimático proteolítico derivado do abacaxi, tem-se a seletividade, por atuar somente sobre os tecidos desvitalizados e não sobre os tecidos viáveis; efetividade, uma vez que, na maioria dos casos em que foi utilizado, somente uma aplicação foi suficiente para alcançar um resultado satisfatório; rapidez, em que o período de ação durou somente 4 horas; e segurança, pelo fato de não produzir efeitos colaterais no organismo ou apenas um efeito mínimo
- Apresenta utilidade na área médica para o tratamento de escaras por queimaduras após vários estudos realizados, com resultados satisfatórios executados tanto em animais quanto em humanos.

Como método de desbridamento enzimático para o tratamento de escaras provocadas por queimaduras, o desbridamento enzimático proteolítico derivado do abacaxi é o método escolhido para o desbridamento das escaras, a qual evita a formação de substâncias tóxicas e a proliferação bacteriana.

Ao criar uma substância tópica com capacidade de desbridar escaras por queimaduras de maneira seletiva e eficaz, a realização de escarectomias cirúrgicas tornou-se algo do passado assim como os instrumentos aplicados nessas técnicas e todas as complicações intrínsecas ao procedimento.

Os resultados satisfatórios do uso do desbridante enzimático proteolítico derivado do abacaxi realizados em diferentes estudos tanto em seres humanos quanto em animais demonstraram sua rapidez e eficiência, podendo ser uma nova opção de substituição dos atuais desbridantes utilizados.

Seu uso na mão poderia potencializar a reepitelização espontânea, diminuindo o grau de sequela que a lesão por queimadura causa, melhorando a qualidade do resultado e da vida do paciente.

Considerações finais

A partir das pesquisas bibliográficas e da experiência pessoal, em que se assistiu 15 pacientes, é possível afirmar que as qualidades do desbridante enzimático proteolítico do abacaxi apresentam características favoráveis no desbridamento do tecido necrótico e alcança resultados muito satisfatórios sem causar danos aos tecidos viáveis e com mínimas consequências ao estado geral do paciente.

Como exemplo, as Figuras 21.1 e 21.2 mostram casos tratados no centro de excelência para tratamento de queimaduras da fundação Benaim no Hospital Alemão em Buenos Aires.

Com base nos dados alcançados, o desbridamento enzimático proteolítico derivado do abacaxi pode ser uma evolução no tratamento de queimaduras, capaz de substituir os tratamentos atuais.

As vantagens decorrentes desse desbridamento apresentadas são a especificidade da sua ação exclusivamente sobre o tecido necrótico sem afetar o tecido viável, maior eficácia no uso, comparada com qualquer outro atualmente e rapidez de ação com uma única dose aplicada.

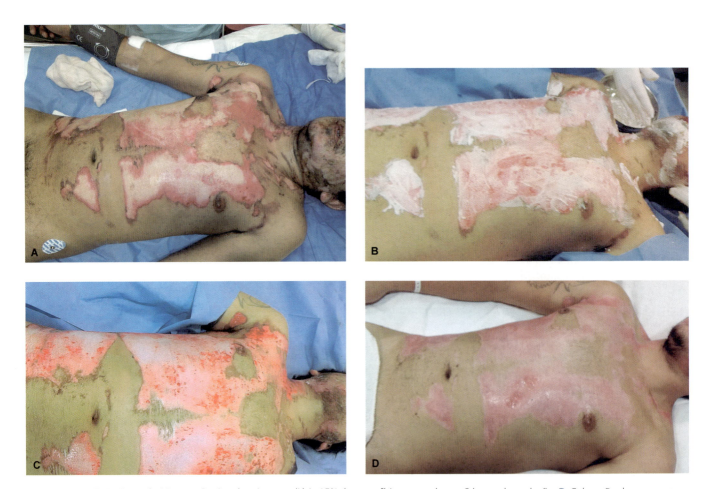

FIGURA 21.1 A. Paciente de 25 anos. Queimadura intermediária 15% da superfície corporal, com 3 horas de evolução. **B.** Colocação do creme com bromelina durante 4 horas sob pseudoanalgesia. **C.** Quatro horas após a lavagem com solução fisiológica, bom pontilhado hemorrágico. Cobre-se com creme de hidrocortisona a 1%. Renova-se a cada 2 dias. **D.** Resultado final 1 semana após a hospitalização.

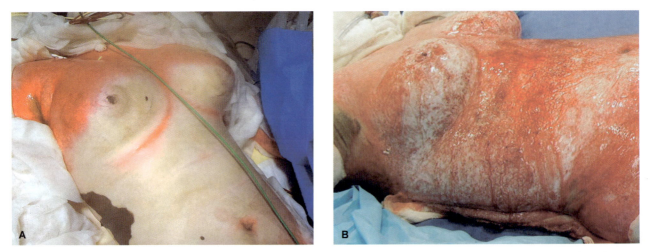

FIGURA 21.2 A. Paciente de 22 anos com queimadura intermediária e profunda, com 45% da superfície corporal atingida por fogo direto com evolução de 6 horas. Aplica-se creme com bromelina durante 4 horas protegido com *steri drape*. **B.** Aspecto 4 horas após a remoção do creme com bromelina. O bom pontilhado hemorrágico determina as áreas que têm a possibilidade de epitelizar sem a necessidade de enxertos. (*continua*)

Capítulo 21 ▪ Desbridamento Enzimático Proteolítico Derivado do Abacaxi

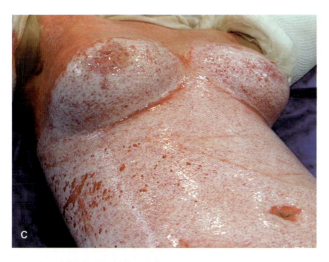
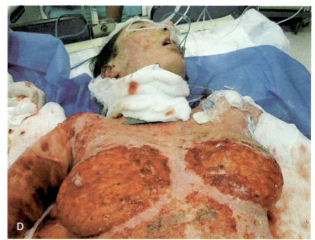
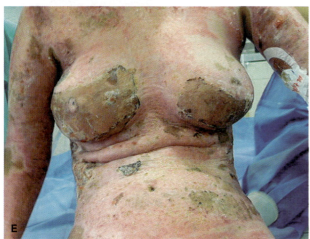
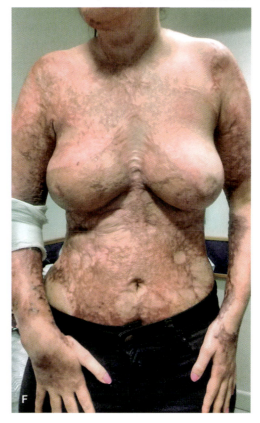

FIGURA 21.2 (*continuação*) **C.** Após lavagem com solução fisiológica, as áreas de ambas as mamas levam a crer que necessitarão de autoenxertos. **D.** Duas semanas depois, definem-se as áreas para efetuar os autoenxertos. **E.** Um mês depois – áreas epitelizadas por tratamento conservador com cremes estimulantes de epitelização e áreas enxertadas em ambas as mamas. **F.** Resultado aos 6 meses.

Referências bibliográficas

1. Hornung-Leoni CT. Avances sobre usos etnobotánicos de las Bromeliaceae en Latinoamérica. Bol Latinoam Caribe Plant Med Aromat. 2011;10(4):297-314.
2. Maurer HR. Bromelain: biochemistry, pharmacology and medical use. Cell Mol Life Sci. 2001;58:1234-45.
3. European Medicines Agency. Science Medicines Health. Annual Report 2012.
4. Vélez F, Valery GV. Monografía de la Sociedad de Cien. Nat. La Salle. 1984;37:48.
5. Heinicke RM, Gortner WA. Stem bromelain – A new protease preparation from pineapple plants. Econo Bot. 1957;11:225-34.
6. Rowan A, Buttle DJ. Pineapple cysteine endopeptidases. Methods Enzymol. 1994;244:555-68.
7. Carrera JE. Production and application of industrial enzymes. Facultad de Ciencias Agropecuarias, Departamento de Ingeniería Agroindustrial, Universidad del Cauca, Popayán. 2003;1:9-15.
8. Pulido Salinas AG Estudio Técnico Económico para la fabricación de Bromelina. [Tesis] México D.F: Instituto Politécnico Nacional. Escuela Superior de Ingeniería Química e Industrias Extractivas, 2007.

9. Proveedores de bromelina. Quiminet [acesso em: 31 mai. 2021]. Disponível em: https://www.quiminet.com/productos/bromelina-544543836/proveedores.htm.
10. Klein GKV, Houck JC. Debridement of devitalized tissue with hydrolytic enzyme product. United States Patents. 1980. US 4226854 A.
11. Gorecki M, Toren A. Debriding composition from bromelain. World Intellectual Property Organization. 2006. WO2006/054309 A2.
12. Singer J, McClain SA, Taira BR, Rooney J, Steinhauff N, Rosenberg L. Rapid and selective enzymatic debridement of porcine comb burns with bromelain-derived Debrase: acute-phase preservation of noninjured tissue and zone of stasis. J Burn Care Res. 2010;31(2):304-9.
13. Rosenberg L, Krieger Y, Silberstein E, et al. Selectivity of a bromelain based enzymatic debridement agent: a porcine study. Burns. 2012;38:1035-40.
14. Rosember OL, Rubin LGG, Asculai LE. Proteolytic extract from bromelain for the treatment of connective tissue disorders. United States. Patent Application Publication. 2014. US 2014/0154229 A1.
15. Reguly JC. Biotecnologia dos processos fermentativos. Produção de enzimas. Engenharia das fermentações, Pelotas-RS: EDUFPel; 2000. p. 230.
16. Bond JS, Butler PE. Intracellular proteases. Annu Rev Biochem. 1987;56:333-64.
17. Payrol JA, Obregón WD, Trejo SA, Caffini NO. Purification and Characterization of four new cysteine endopeptidases from fruits of bromelia pinguin L. grown in Cuba. Protein J. 2008;27(2):88-96.
18. Murachi T, Yamazaki M. Changes in conformation and enzymic activity of stem bromelain in alkaline media. Biochemistry. 1970;9(9):1935-8.
19. Price NC, Stevens L. Fundamentals of enzymology. 3. ed. Bath: Oxford University; 1993.
20. Ryan CA. Proteolity enzymes and their inhibitors in plants. Ann Rev Plant Physiol. 1973;24:173-96.
21. Hartley BS. Proteolytic enzymes. Annu Rev Biochem. 1960;29:45-72.
22. Benaim F. Actualidad y perspectivas en el tratamiento de las quemaduras. ver Argent Quemad. 2000;15:7.
23. Koller J, Bukovcan P, Orság M, Kvalténi R, Gräffinger I. Enzymatic necrolysis of acute deep burns report of preliminary results with 22 patients. Chir Plast. 2008;50(4):109-14.
24. Krieger Y, Bogdanov-Berezovsky A, Gurfinkel R, Rosernberg L. Efficacy of enzymatic debridement of deeply Burner hands. Burns. 2011;38:108-12.
25. Rosenberg L, Lapid O, Bogdanov-Berezovsky A, et al. Safety and efficacy of a proteolytic enzyme for enzymatic burn debridement: a preliminary report. Burns. 2004;30:843-50.

22 Infectologia no Tratamento de Feridas

Adriana Macedo Dell'Áquila

Introdução

Uma ferida complexa requer a participação de uma equipe multiprofissional para sua cicatrização. Entre os principais fatores que dificultam o fechamento, estão profundidade, localização, extensão, condições clínicas e comorbidades do paciente e a infecção por formação de biofilme.[1] Lesões de grandes extensões podem desenvolver alterações imunológicas importantes e acarretar dificuldades no tratamento das infecções, por alterações da farmacocinética dos antimicrobianos.[2,3] A dificuldade em combater as estratégias microbiológicas, associada à possibilidade de baixas concentrações terapêuticas do antibiótico, tornam importante a participação do infectologista na equipe.

Tipo de feridas

A definição do tempo de tratamento e a classe de antimicrobiano para tratar uma ferida complexa com infecção dependem da identificação do agente e dos tecidos acometidos. Por esse motivo, torna-se importante para um infectologista saber até que plano e profundidade dos tecidos a infecção foi identificada. A presença de lesões em áreas críticas como face, mãos, pés, grandes articulações e genitália, mesmo que pequenas, na presença de uma infecção não controlada pode acarretar em sequelas graves e desfiguração do paciente.[4]

Apesar de a classificação mais comumente utilizada ser a ferida aguda e crônica, para a infecção em feridas complexas é importante definir se as lesões são decorrentes de traumatismo, representadas em sua maioria por queimaduras, abrasões de pele em acidentes traumáticos, feridas induzidas por incisões cirúrgicas, úlcera por pressão ou fricção e pé diabético. Má circulação local de um membro, presença de traumatismo, necrose tecidual e o próprio diabetes, quando descompensado e com altos níveis de glicemia, favorecem o crescimento bacteriano e a piora progressiva da ferida.[5,6]

As feridas complexas podem ser subdivididas em feridas nas extremidades inferiores dos pacientes diabéticos, úlcera de pressão, úlcera venosa crônica, feridas seguidas de processo necrótico extenso causado por infecção (Fournier e outros), e feridas crônicas relacionadas com vasculite e terapia imunossupressora que não cicatrizou com cuidados básicos (Figura 22.1).[7]

A infecção torna-se de maior complexidade quando alcança a estrutura osteoarticular, principalmente pela dificuldade no manuseio. Infecções de pós-operatório associadas à osteomielite por contiguidade correspondem a mais de 10% das lesões com acometimento osteoarticular no Departamento de Ortopedia e Traumatologia do Hospital São Paulo, Unifesp (Tabela 22.1).[8]

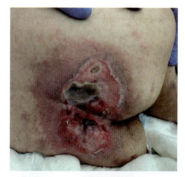
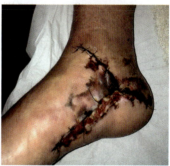

FIGURA 22.1 Feridas complexas.

TABELA 22.1 Distribuição dos 436 pacientes com infecção osteoarticular no Hospital São Paulo no período de dezembro de 2004 a 2008.

Tipo de infecção	N	Porcentagem
Osteomielite crônica	195	44,7
Infecção pós-osteossíntese	117	26,8
Osteomielite por contiguidade	57	13,1
Artrite piogênica	27	6,2
Infecção de artroplastia no quadril	23	5,3
Infecção de artroplastia no joelho	8	1,8
Osteomielite hematogênica	6	1,4
Infecção de artroplasta no ombro	1	0,2
Infecção de artroplastia no cotovelo	2	0,5
Total	**436**	**100**

Formação de biofilme e infecção em ferida

Agregados bacterianos se estabelecem na borda de uma ferida desde sua fase aguda.[9] O aglomerado de microrganismos envoltos por uma camada de matriz de polissacarídeo que tem a origem a partir da fixação de um microrganismo em uma superfície, que pode ou não conter um implante, é chamado de biofilme. Esse sistema funciona basicamente com três fases: adesão, maturação e liberação. Na fase de maturação encontramos a proliferação e adesão célula a célula com a expressão do gen *agr* em camadas mais externas. A essa sinalização célula a célula entre bactérias no biofilme, chamamos *quorum sensing*. Nessa fase, a bactéria tem a capacidade de sinalização para os demais microrganismos e de induzir a inibição da cicatrização da ferida, da migração de queratinócitos e de gerar fator de virulência espécie-específica, que favorece a persistência do biofilme.[10-12]

Em um estudo dos anos 1950 realizado em humanos voluntários foi demonstrado que a inserção de 7,5 milhões UFC de *Staphylococcus aureus* em pele íntegra pôde infectar metade da população, mas com resolução em todos os casos. Contudo, quando inserido menos de 100 UFC em humanos com implantes ou tecido necrosado, a virulência aumentava em torno de 75 mil vezes; 100% se infectavam e não resolviam.[13]

Quando a concentração bacteriana por grama de tecido aumenta e alcança concentrações acima de 10^5, em uma cultura de pele por biopsia quantitativa, há a capacidade de invadir a corrente sanguínea e induzir bacteriemia. Desse modo, a ferida pode apresentar novas lesões ou retardo de cicatrização, que progride com a formação do tecido necrótico, inicialmente úmido e amolecido (esfacelo), e que posteriormente evolui para a formação da necrose seca, que representa a escara.[14-16]

Agente etiológico das infecções de feridas

É importante identificar o agente microbiano presente na infecção de uma ferida e seu perfil de resistência. Quando não é possível fazer o diagnóstico etiológico, utilizamos os dados epidemiológicos do paciente (Tabela 22.2) para prever os prováveis agentes envolvidos e direcionar o tratamento.[16-18]

Diagnóstico de infecção

Para o diagnóstico etiológico da infecção na ferida, podemos realizar biopsia quantitativa ou qualitativa, curetagem ou punção de coleções. A coleta de *swab* não necessariamente representa o agente microbiológico da infecção. Esse último método é utilizado para a busca epidemiológica de colonização de feridas na admissão do paciente em uma unidade hospitalar. Para biopsia, sugerimos que seja realizada a assepsia, anestesia e retirada de tecidos viáveis abaixo do tecido necrótico.[15,19]

No caso do pé diabético, podemos utilizar a classificação Pedis (Tabela 22.3), em que "P" representa perfusão; "E", extensão; "D", dimensão e profundidade; "I", infecção; e "S", sensibilidade em uma lesão.[18,20]

TABELA 22.2 Fator de risco para diferentes agentes na infecção bacteriana de pele e partes moles.

Fator de risco	Agente associado
Diabetes melito	*Staphylococcus aureus*, estreptococo grupo B, bacilos gram-negativos e anaeróbios
Cirrose	*Campylobacter fetus*, *Klebsiella pneumoniae*, *Escherichia coli*, *Capnocytophaga canimorsus*, outros bacilos gram-negativos e *Vibrio vulnificus*
Neutropenia	*Pseudomonas aeruginosa*
Ferida por mordedura humana	Flora oral (*Eikenella corrodens*)
Ferida por mordedura de gato	*Pasteurella multocida*
Ferida por mordedura de cão	*C. canimorsus* e *P. multocida*
Ferida por mordedura de rato	*Streptobacillus moniliformis*
Contato com animal	Espécies de *Campylobacter*
Contato com réptil	Espécies de *Salmonella*
Exposição a banheira de água quente e uso de *Luffa* (esponja natural)	*Pseudomonas aeruginosa*
Exposição a água doce	*Aeromonas hydrophila*
Exposição a água salgada (aquário)	*V. vulnificus* e *Mycobacterium marinum*
Usuário de medicamento intravenoso	*Staphylococcus aureus* resistente à meticilina e *P. aeruginosa*
Usuário de medicamento subcutâneo	Anaeróbios, especialmente *E. corrodens*

Adaptada de Rajan, 2012.[17]

TABELA 22.3 Classificação Pedis para gravidade de lesão do pé diabético.

Manifestação	Gravidade/infecção	Pedis
Ferida sem inflamação ou secreção	Não infectada	1
Dois ou mais sinais de inflamação, celulite ao redor com < 2 cm, infecção limitada a pele e subcutâneo	Leve	2
Celulite > 2 cm, linfangite, comprometimento da fáscia, tendões, articulações, osso, abscessos profundos	Moderada	3
Infecção extensa em paciente com instabilidade hemodinâmica, toxêmico, distúrbio metabólico	Grave	4

Adaptada de Lipsky, 2004.[20]

Tratamento antimicrobiano

Considerando que a formação do biofilme tem início na fase aguda da ferida, sugerimos que a retirada do tecido desvitalizado seja realizada o mais precocemente possível, seja por meio de um desbridamento químico com curativo, ou mecânico, por procedimento cirúrgico. O tratamento antimicrobiano deve ser direcionado de acordo com o agente envolvido e a gravidade da lesão (Tabela 22.4). Na terapia empírica inicial, em uma ferida de pé diabético, deve ser direcionada para a cobertura de cocos gram-positivos. Nesse momento, podemos administrar medicação oral como a amoxicilina/clavulanato, clindamicina, cefalexina ou levofloxacino.[19]

Nas infecções graves ou na falta de resposta inicial, pode-se ampliar o espectro para bacilos gram-negativos com a possibilidade do uso da ampicilina/sulbactam, piperacilina/tazobactam ou clindamicina associada a ceftriaxona ou fluoroquinolona.[19,21]

TABELA 22.4 Proposta de tratamento de infecção em ferida e no pé diabético.

Gravidade da lesão	Opções de antibioticoterapia	Observação
Leve	Amoxacilina/ácido clavulânico Dose VO/IV de 500/125 mg, 8/8 h ou 875/125 mg, 12/12 h	Pedis 2 ou feridas com infecção limitada a pele Áreas que comprometem face, mãos, pés, grandes articulações e genitália devem ser avaliadas com maior cuidado e podem ser classificadas com maior gravidade
	Clindamicina Dose VO de 300 mg, 6/6 h ou 600 mg, 8/8 h	
	Cefalexina Dose VO de 500 mg, 6/6 h	
	Levofloxacino Dose VO de 750 mg/dia	
Moderada	Clindamicina Dose VO/IV de 300 a 600 mg, 6/6 h Associado a ceftriaxona Dose IV de 2 g/dia	Pedis 3 ou feridas com falha de resposta inicial ao tratamento de infecção de lesão leve
	Clindamicina Dose VO/IV de 300 a 600 mg, 6/6 h Associado a levofloxacino Dose VO de 750 mg/dia ou Ciprofloxacino Dose VO de 500 mg, 12/12 h ou IV de 400 mg, 12/12 h	
	Clindamicina Dose VO/IV de 300 a 600 mg, 6/6 h Associado a cefepime Dose IV de 2 g, 12/12 h ou 8/8 h	
	Piperacilina/tazobactam Dose IV de 4,5 mg 8/8 h	
	Ampicilina/sulbactam Dose IV de 1,5 a 3,0 g, 6/6 h	
Grave	Vancomicina Dose IV de 1 g, 12/12 h Associado a meropeném Dose IV de 3 a 6 g, 6/6 h	Pedis 4 ou feridas com risco de amputação, desfiguração do paciente ou instabilidade hemodinâmica. *Propostas para cobertura de MRSA, gram-negativos e anaeróbios
	Teicoplanina Dose IV/IM de 400 mg/dia Associado a piperacilina/tazobactam Dose IV de 4,5 mg, 6/6 h	
	Linezolida Dose VO/IV de 600 mg, 12/12 h ou Daptomicina Dose IV 6 mg/kg/dia Associado a meropeném Dose IV de 3 a 6 g, 6/6 h	

Nas lesões com risco para *Staphylococcus aureus* resistente à meticilina (MRSA), tratar com levofloxacino, clindamicina, glicopeptídeo, linezolida ou daptomicina.

Caso o paciente apresente exposição frequente do pé à água, clima quente, maceração abundante ou alta prevalência para *Pseudomonas* spp., será necessário o uso do ciprofloxacino, piperacilina/tazobactam ou meropeném.

A duração do tratamento dependerá da gravidade da lesão, recomendando-se, nas infecções leves a moderadas, um tratamento de 1 a 2 semanas, e, nas infecções graves, um período um pouco maior, de 3 semanas. Na presença de osteomielite, o tempo de antibiótico deve ser no mínimo de 4 a 6 semanas.[21-24]

Referências bibliográficas

1. Anghel EL, Kim PJ, Attinger CE. A solution for complex wounds: the evidence for negative pressure wound therapy with instillation. Int Wound J. 2016;13(Suppl. 3):19-24.
2. Weinbren MJ. Pharmacokinetics of antibiotics in burn patients. J Antimicrob Chemother. 1999;44:319-27.
3. Ansermino M, Hemsley C. Intensive care management and control of infection. BMJ. 2004;329:220-3.
4. Papini R. Management of burn injuries of various depths. BMJ. 2004;329:158-60.
5. Lipsky BA. New developments in diagnosing and treating diabetic foot infections. Diabetes Metab Res Rev. 2008;24(Suppl1):S66-S71.
6. Stevens DL, Bisno AL, Chambers HF, et al. Practice guidelines for the diagnosis and management of skin and soft-tissue infections. Clin Infect Dis. 2005;41(10):1373-406.
7. Ferreira MC, Tuma P Jr, Carvalho VF, Kamamoto F. Complex wounds. Clinics (São Paulo). 2006;61(6):571-8.
8. Dell'Aquila AM, Finelli CA, Fernandes HJA, et al. Therapeutic Strategies for Post-Osteosynthesis Osteomyelitis. J Infect Dis Ther. 2017;5:1-7.
9. Bay L, Kragh KN, Eickhardt SR, et al. Bacterial Aggregates Establish at the Edges of Acute Epidermal Wounds. Adv Wound Care (New Rochelle). 2018;7(4):105-13.
10. Robson MC, Duke WF, Krizek TJ. Rapid bacterial screening in the treatment of civilian wounds. J Surg Res. 1973;14:426-30.
11. Seth AK, Geringer MR, Hong SJ, Leung KP, Mustoe TA, Galiano RD. *In vivo* modeling of biofilm-infected wounds: a review. J Surg Res. 2012;178:330-8.
12. Otto M. Staphylococcus epidermidis – the "accidental" pathogen. Nat Rev Microbiol. 2009;7(8):555-67.
13. Elek SD. Experimental staphylococcal infection in the skin of man. Ann N Y Acad Sci. 1956;65(3):85-90.
14. DiNubile MJ, Lipsky BA. Complicated infections of skin and skin structures: when the infection is more than skin deep. J Antimicrob Chemother. 2004;53(Suppl. 2):ii37-50.
15. McGuckin M, Goldman R, Bolton L, Salcido R. The clinical relevance of microbiology in acute and chronic wounds. Adv Skin Wound Care. 2003;16:12-23.
16. Stevens DL, Bisno AL, Chambers HF, et al. Practice guidelines for the diagnosis and management of skin and soft-tissue infections: 2014 update by the Infectious Diseases Society of America. Clin Infect Dis. 2014;59(2):147-59.
17. Rajan S. Skin and soft-tissue infections: classifying and treating a spectrum. Cleve Clin J Med. 2012;79:57-66.
18. Lipsky BA, Aragón-Sánchez J, Diggle M, et al. IWGDF guidance on the diagnosis and management of foot infections in persons with diabetes. Diabetes Metab Res Rev. 2016;32(Suppl 1):45-74.
19. Grigoropoulou P, Eleftheriadou I, Jude EB, Tentolouris N. Diabetic foot infections: an update in diagnosis and management. Curr Diab Rep. 2017;17:3.
20. Lipsky BA, Berendt AR, Deery HG, et al. Diagnosis and treatment of diabetic foot infections. Clin Infect Dis. 2004;39(7):885-910.
21. Kosinski MA, Lipsky BA. Current medical management of diabetic foot infections. Expert Rev Anti Infect Ther. 2010;8(11):1293-305.
22. Spellberg B. The new antibiotic mantra – "shorter is better". JAMA Intern Med. 2016;176(9):1254-5.
23. Bernard L, Dinh A, Ghout I, et al. Antibiotic treatment for 6 weeks *versus* 12 weeks in patients with pyogenic vertebral osteomyelitis: an open-label, non-inferiority, randomised, controlled trial. Lancet. 2015;385:875-82.
24. Tone A, Nguyen S, Devemy F, et al. Six-week *versus* twelve-week antibiotic therapy for nonsurgically treated diabetic foot osteomyelitis: a multicenter open-label controlled randomized study. Diabetes Care. 2015;38(2):302-7.

23 Osteomielites

Ana Lúcia Lei Munhoz Lima • Priscila Rosalba Domingos Oliveira • Heitor Naoki Sado • Vladimir Cordeiro de Carvalho

Introdução

A osteomielite é uma das doenças mais antigas, com relato de caso conhecido pela comunidade científica em 1844, por Nelaton, que determinou essa denominação. No entanto, os dados epidemiológicos disponíveis são escassos, fato provavelmente relacionado com os diversos mecanismos fisiopatológicos envolvidos na gênese da doença e que dificultam a estimativa de incidência e prevalência na população geral.[1]

A osteomielite é definida como uma inflamação do tecido ósseo causada por um agente infeccioso. Essa infecção pode ocorrer por via hematogênica, por contiguidade a um foco infeccioso adjacente ou, ainda, por inoculação direta a partir de um mecanismo traumático.

De maneira geral, as osteomielites hematogênicas são causadas por um único agente, enquanto nos demais casos podem ocorrer infecções polimicrobianas. A osteomielite hematogênica apresenta dados mais consolidados na literatura médica e é considerada uma doença predominante da faixa etária pediátrica, com 85% dos pacientes com menos de 17 anos.

Nos pacientes adultos, estima-se que 47 a 50% dos casos de osteomielite sejam pós-traumáticos. A osteomielite vertebral ocorre em 2 a 7% dos pacientes.[2] Em casos crônicos, representam um grande problema de saúde, decorrente da importante morbidade que causam, embora com baixa taxa de mortalidade.[3]

Essas infecções ocorrem em aproximadamente 5 a 50% das fraturas expostas, menos de 1% das fraturas fechadas com osteossíntese e em 5% dos casos de doença hematogênica aguda. O principal problema da infecção crônica do osso é a capacidade de persistência prolongada de microrganismos no tecido ósseo necrótico que não foi submetido a desbridamento cirúrgico adequado.[4]

Classificação das osteomielites

A osteomielite é uma doença muito heterogênea em relação a apresentação clínica, fisiopatologia e tratamento. Embora sejam agrupadas sob o mesmo nome, as diversas síndromes clínicas que compõem essa entidade devem ser classificadas de acordo com características comuns, de modo a possibilitar a padronização de condutas e a comparação de desfechos entre diferentes estudos clínicos.[5]

Vários sistemas de classificação estão descritos na literatura médica, e a adoção de qualquer um deles deverá estar adequada às particularidades de cada centro de tratamento. Recentemente, novas classificações têm sido descritas,[6] porém necessitam de mais dados de estudos clínicos para que passem a ser adotadas. De modo geral, são adotadas a classificação de Waldvogel,[7] por sua maior aplicabilidade clínica, e a de Cierny e Mader,[8] por suas propostas de tratamento cirúrgico bem definidas.

Classificação de Waldvogel

Descrita em 1970, a classificação de Waldvogel[7] ainda é o sistema mais importante e mais utilizado nos estudos clínicos. O autor divide as osteomielites de acordo com sua fisiopatologia e com o tempo de evolução da infecção. Com base na fisiopatologia, as infecções são classificadas em três grupos: osteomielite hematogênica; osteomielite secundária a um foco de infecção contígua; e osteomielite associada à insuficiência vascular periférica (Tabela 23.1). Quanto ao tempo de evolução, as infecções são classificadas em osteomielites agudas (episódios iniciais) e osteomielites crônicas (recorrências). O autor não determina um tempo de evolução que separe os casos crônicos dos casos agudos.

TABELA 23.1 Classificação das osteomielites segundo Waldvogel.

Mecanismo de infecção óssea	Características
Hematogênica	Secundária ao transporte bacteriano pelo sangue. Maioria das infecções em crianças
Por contiguidade	Inoculação bacteriana através de um foco adjacente. P. ex., osteomielites pós-traumáticas, infecções de prótese
Associada a insuficiência vascular	Infecções em pacientes com pés diabéticos, hanseníase, insuficiência vascular periférica
Tempo de infecção	**Características**
Aguda	Episódios iniciais de osteomielite. Edema, formação de pus, congestão vascular, trombose de pequenos vasos
Crônica	Recidivas de casos agudos. Grandes áreas de isquemia, necrose e sequestro ósseo

Adaptada de Waldvogel, 1970.[7]

Classificação de Cierny e Mader

A classificação de Cierny e Mader[8] foi descrita em 1984, na tentativa de abordar outros fatores que influenciam a evolução das osteomielites e que não haviam sido contemplados nas classificações anteriores. Ela as divide de acordo com a anatomia do osso e com fatores fisiológicos do hospedeiro (Tabela 23.2). Os autores descrevem quatro estágios anatômicos de acordo com o acometimento ósseo encontrado e três tipos de hospedeiro, dependendo das condições clínicas do paciente. Foi elaborada principalmente para as infecções em ossos longos.

Diagnóstico clínico

O diagnóstico adequado das infecções ósseas apresenta muitas dificuldades, pois os métodos de investigação não são amplamente padronizados e os sinais e sintomas clínicos, junto aos testes de atividade inflamatória, são inespecíficos. Os exames de imagem podem ser pouco elucidativos na fase aguda da doença ou pouco específicos na fase crônica, e a obtenção de amostras de tecido para cultura nem sempre contribui para a confirmação do diagnóstico.

Assim, o diagnóstico de osteomielite requer um conjunto de sinais e sintomas clínicos, testes laboratoriais, exames de imagem, análise histopatológica e finalmente a identificação dos patógenos por meio das culturas do tecido ósseo ou de hemoculturas, principalmente nos casos de osteomielite hematogênica.

A suspeita clínica é fundamental para a pesquisa da doença, e suas manifestações dependem de vários fatores, como o tempo de duração (aguda ou crônica), local da infecção e tipo de osso envolvido.

Nas formas agudas de osteomielite e nas de origem hematogênica, sintomas locais, como dor, calor, edema e hiperemia, e sintomas sistêmicos, como febre, mal-estar geral e adinamia, aparecem até 2 semanas após a infecção. Entretanto, a apresentação clínica da doença pode ser bastante variável, com suspeita diagnóstica fácil em pacientes que apresentam fístula cutânea ou ferimento aberto com exposição óssea seguida de fratura exposta, e muito difícil nos pacientes que apresentam somente dor progressiva.

Nas formas crônicas, a apresentação clínica é muito variável; os sintomas sistêmicos estão geralmente ausentes, e os sintomas locais, como hiperemia, calor, tumoração e fistulização, aparecem muitas vezes de maneira intermitente ou até anos após o início da infecção óssea.[5]

Exames laboratoriais

Com frequência, as infecções agudas apresentam hemograma com leucocitose e neutrofilia, alteração raramente encontrada nas osteomielites crônicas. Provas de atividade inflamatória, como velocidade de hemossedimentação (VHS) e dosagem de proteína C reativa (PCR), estão frequentemente elevados nas osteomielites agudas hematogênicas em crianças. Porém, são testes inespecíficos e têm maior relevância para o controle evolutivo do tratamento. A dosagem de procalcitonina sérica para o diagnóstico ou seguimento de osteomielite hematogênica em crianças ou em diabéticos mostrou ser não eficiente em poucas séries de casos. A dosagem sérica de interleucina-6 é mais estudada como ferramenta diagnóstica das infecções ósseas associadas às próteses articulares.[9]

Exames antomopatológicos

Amostras de osso, partes moles e do sequestro ósseo devem ser encaminhadas para análise histopatológica, após biopsia ou limpeza cirúrgica, e podem confirmar o diagnóstico com a observação de necrose óssea, reabsorção e exsudato inflamatório. Nas osteomielites agudas predominam os leucócitos polimorfonucleares, e nas formas crônicas predominam os linfócitos, osteoblastos e osteoclastos.

Na suspeita de osteomielite, o exame histopatológico pode ser responsável pela confirmação diagnóstica em até 50% dos pacientes. Amostras congeladas de tecido ósseo obtidas no intraoperatório, com mais de 5 neutrófilos/campo, apresentam sensibilidade que varia de 43 a 84% e especificidade de 93 a 97% nas infecções ósseas associadas aos implantes ortopédicos.[9]

Exames microbiológicos

O diagnóstico de certeza da osteomielite é realizado com a identificação microbiológica do patógeno no osso por meio de biopsia óssea. Materiais obtidos com o uso de *swabs* de fístulas ou de secreções para cultura podem apresentar resultado falso-positivo, pois identificam microrganismos que colonizam a pele.

TABELA 23.2 Classificação das osteomielites segundo Cierny e Mader.

Estágio anatômico	Características
1 – Medular	Infecção restrita à medula óssea
2 – Superficial	Infecção restrita à cortical óssea
3 – Localizada	Infecção com margens bem definidas e estabilidade óssea preservada
4 – Difusa	Infecção acometendo toda a circunferência óssea, com instabilidade antes ou após o desbridamento

Classificação do hospedeiro	Características
A – Hospedeiro normal	Paciente sem comorbidades
Bl – Comprometimento local	Tabagismo, linfedema crônico, estase venosa, arterite, grandes cicatrizes, fibrose por radioterapia
Bs – Comprometimento sistêmico	Diabetes melito, desnutrição, insuficiência renal ou hepática, hipoxemia crônica, neoplasias, extremos de idade
C – Condições clínicas precárias	Tratamento cirúrgico será mais mórbido que a própria osteomielite

Adaptada de Cierny, 1985.[8]

Pelo menos três amostras diferentes de tecido ósseo devem ser obtidas com o objetivo de aumentar a positividade do teste, e as culturas devem ser colhidas antes do início da terapia antimicrobiana. Bactérias de crescimento lento, como *Cutibacterium acnes*, podem estar associadas à osteomielite com osteossíntese e, nessas situações, é importante prolongar o tempo de incubação das placas de cultura por até 14 dias. De fato, as culturas de tecido ósseo podem produzir resultados falso-negativos em até 40% dos casos, principalmente nos pacientes que já estão em uso de antibióticos previamente.[10]

Nos casos que ocorrem com a presença de materiais de síntese, incluindo as artroplastias infectadas, a técnica de sonicação dos implantes retirados cirurgicamente aumenta de modo significativo a identificação dos patógenos. A sonicação consiste em submeter os implantes retirados cirurgicamente e de forma estéril à passagem de ultrassom de baixa frequência e consequente ruptura da superfície de proteção polimérica extracelular que protege as bactérias contidas nos biofilmes. As bactérias liberadas dos biofilmes em meio líquido mantêm-se viáveis e são cultivadas em meios de cultura sólidos e líquidos.[11]

Diagnóstico por imagem e medicina nuclear

O uso de métodos de imagem complementares pode ser importante no diagnóstico precoce da osteomielite. Também pode auxiliar no início rápido do tratamento e no seu acompanhamento evolutivo, permitindo modificações nos casos de má evolução. Classicamente, os exames utilizados são radiografia simples, ultrassonografia, ressonância magnética, tomografia computadorizada, ultrassonografia e métodos de medicina nuclear.

Na osteomielite aguda, a radiografia simples inicial não demonstra nenhuma alteração. Após cerca de 3 a 4 dias, pode haver um aumento de partes moles. As alterações ósseas aparecem após 2 semanas, podendo ser observadas lesões líticas mal delimitadas, simulando uma lesão agressiva. Também pode ser observada uma reação periosteal lamelar. A radiografia apresenta positividade de apenas 20% após 2 semanas, porém é um exame necessário para excluir outras afecções ortopédicas (tumores, fraturas).[12]

A ressonância magnética (RM) é considerada a principal modalidade por imagem na avaliação das infecções ósseas, observando-se alterações precoces desde os primeiros dias de doença. Nota-se edema da medula óssea (áreas mal definidas de hipossinal nas sequências ponderadas em T1 e hipersinal em T2, com realce pós-contraste). Com a progressão da doença, pode-se observar o aparecimento de abscessos, com o típico realce periférico ao contraste.

Nas crianças, caracteristicamente, a infecção atravessa a cartilagem de crescimento, ao contrário das alterações neoplásicas. A especificidade da RM é maior do que a da cintilografia óssea para o diagnóstico de infecção.[12]

A tomografia computadorizada (TC) tem pouca utilidade no diagnóstico da infecção aguda. Seu papel restringe-se apenas à pesquisa de sequestro ósseo no caso de infecções subagudas e crônicas, indicando uma potencial atividade da infecção.

O exame pelo ultrassom pode ter sua utilidade especialmente nos pacientes mais jovens, demonstrando edema de partes moles justaósseo, espessamentos periosteais e coleções subperiosteais. Também se observa uma área de hiperemia ao Doppler colorido. Esse método fornece poucos dados em relação à extensão intraóssea, por isso tem pouca utilidade nessa indicação.[13]

Os métodos por imagem primariamente anatômicos apresentam pouca utilidade no acompanhamento terapêutico das infecções ósseas. As alterações radiológicas podem permanecer presentes, apesar do tratamento satisfatório. Nessa situação, as imagens funcionais ("cintilografias") da medicina nuclear, especialmente o método híbrido de tomografia por emissão de pósitrons (PET) acoplada à TC, têm papel mais importante.

A medicina nuclear utiliza radiofármacos com propriedades biológicas conhecidas, para então traçar uma imagem de um processo fisiológico do organismo. Algumas das indicações mais comuns dos métodos de medicina nuclear são na suspeita de osteomielite com sinais clínicos ou radiográficos duvidosos, quando existem artefatos de imagem nos métodos radiológicos e no acompanhamento evolutivo ou de resposta ao tratamento instituído.[14]

A PET-CT é um exame que utiliza isótopos emissores de pósitrons para a formação de imagens funcionais e posterior fusão com as imagens anatômicas de TC. Tais imagens híbridas de PET-CT apresentam melhor resolução espacial, melhor sensibilidade e melhor especificidade quando comparada à cintilografia e à radiologia convencionais.

O radioisótopo pósitron emissor mais utilizado e disponível no Brasil, na prática clínica, é o análogo da glicose ^{18}F-FDG (fluordeoxiglicose). O exame de PET-CT com ^{18}F-FDG pode ser considerado técnica promissora de medicina nuclear na avaliação de osteomielite, principalmente de coluna vertebral (acurácia em torno de 90% e valor preditivo negativo de até 100%), nos casos de osteomielite pós-traumática com ou sem osteossíntese (sensibilidade de 91 a 100% e especificidade de 71 a 93%), e nos casos de próteses de quadris (sensibilidade 90 a 95% e especificidade de 89 a 98%), com desempenho pouco menor nas próteses de joelhos (sensibilidade de 89 a 100% e especificidade de 70 a 82%).[15]

Para evitar falso-positivos por processo reacional/cicatricial, é fundamental considerar o intervalo entre o trauma ou a manipulação óssea e o exame de PET-CT com ^{18}F-FDG, que, segundo alguns trabalhos, deve ser no mínimo entre 3 e 4 meses, e ideal após 6 meses. Apesar de técnica promissora e com outras vantagens, como tempo total do procedimento de 2 horas (como comparação, uma cintilografia óssea leva em média 3 horas e, com gálio-67, 48 horas para ser concluída), o PET-CT com ^{18}F-FDG é um exame de alto custo e disponível em poucos centros diagnósticos e seu uso em doenças não oncológicas ainda não consta no rol de procedimentos do SUS ou da saúde suplementar, limitando muito sua utilização.[16]

A cintilografia óssea é um exame historicamente utilizado para diagnóstico e diferenciação de osteomielite das infecções de partes moles. Utiliza radiofármacos difosfonados marcados com tecnécio-99metaestável (^{99m}Tc), e o metileno-difosfonato (^{99m}Tc-MDP) é um dos mais comuns. Na primeira fase, é realizada em seu modo denominado trifásico, em que se analisa o fluxo sanguíneo; na segunda fase, de equilíbrio, analisa-se a permeabilidade vascular; e na terceira fase, tardia, analisa-se a atividade/remodelação óssea.

As fases de fluxo e equilíbrio (detectar alterações vasculares) são realizadas na área de maior interesse, ou seja, na fase tardia (detectar alterações na atividade osteoblástica), em geral realizada com imagens de corpo inteiro e especiais da área de maior interesse. Apresenta boa sensibilidade (73 a 100%), porém baixa especificidade (25 a 38%) nos casos de trauma ou manipulação cirúrgica óssea, assim é mais indicada nos casos de pacientes com osso "íntegro" (sem fraturas ou cirurgias) ou em associação com a cintilografia com gálio-67 nos casos de osteomielite em osso complicado ou manipulado. Apesar dessa limitada especificidade, a cintilografia óssea trifásica apresenta alto valor preditivo negativo e pode ser utilizada para excluir doença em atividade ou nos casos de processos crônicos e de baixo grau de atividade.[17]

A cintilografia com gálio utiliza o citrato de gálio-67, um radiofármaco análogo ao ferro que se concentra em tecidos inflamados pelo maior aporte sanguíneo e pelo aumento da concentração de transferrina. Deve ser utilizado em conjunto com a cintilografia óssea para a avaliação de casos de osteomielite com fratura, osteossíntese ou prótese ortopédica (sensibilidade de 80% e especificidade em torno de 70%). Pode também ser indicada isoladamente na suspeita de osteomielite de coluna vertebral, com desempenho inferior ao PET-CT com ^{18}F-FDG, exceto nos casos de processos crônicos com baixo grau de atividade, nos quais apresenta melhores resultados.

A cintilografia com leucócitos marcados com índio-111 ou ^{99m}Tc, por sua especificidade e quando associada a radiotraçador de medula óssea, é o melhor método da medicina nuclear convencional para a avaliação de pacientes com osteomielite (acurácia de 90 a 95%), principalmente nos casos de próteses ortopédicas e pé diabético, e não deve ser utilizada na avaliação de espondilodiscites em decorrência de sua performance inferior em relação à cintilografia com gálio-67 e PET-CT com ^{18}F-FDG. Apesar de sua superioridade, a cintilografia com leucócitos marcados exige grande complexidade de execução e alto custo, limitando sua utilização a poucos centros diagnósticos.[17]

Outros métodos como cintilografia com anticorpos marcados ou antibióticos marcados ainda necessitam de validação científica e não estão disponíveis no Brasil.

Tratamento antimicrobiano

A taxa e a extensão da penetração de um antibiótico no tecido ósseo são tidas como determinantes para o sucesso terapêutico no tratamento das osteomielites. Por outro lado, a penetração de um antibiótico no tecido ósseo infectado depende de suas características farmacológicas bem como do grau de vascularização, do comprometimento dos tecidos moles e da presença de corpos estranhos. A complexidade de integrar informações relacionadas com a concentração tecidual na prática clínica torna-se um dificultador do processo da seleção antimicrobiana no tratamento das infecções ósseas.[5]

Antibióticos com razão de concentração óssea/sérica elevada

A penetração óssea de um antibiótico é um fator de extrema importância na eficácia clínica. No entanto, conclusões sobre a aplicação prática de um antibiótico não podem ser definidas apenas baseando-se em estudos de concentração óssea. Além da concentração adequada, é necessária atividade adequada de antibiótico em relação ao patógeno responsável, bem como atingir os parâmetros Pk/Pd ósseos. A decisão sobre a utilidade clínica de um antibiótico na osteomielite deve integrar os estudos de concentração óssea com os resultados dos estudos clínicos em pacientes com osteomielite.[18]

Os estudos de penetração óssea são, em sua grande maioria, realizados em pacientes submetidos a cirurgias de substituição do quadril, e as amostras obtidas são de ossos não infectados. Com isso em mente, a Tabela 23.3 apresenta a concentração óssea dos antibióticos apresentados em estudos clínicos apenas em seres humanos.

Esquemas terapêuticos nas infecções agudas e crônicas

O sucesso do tratamento das osteomielites, particularmente dos casos relacionados com implantes, depende do extenso desbridamento cirúrgico e da antibioticoterapia adequada e efetiva. É recomendável o início da antibioticoterapia empírica na indução anestésica, o que evita os riscos ao paciente, decorrentes da manipulação cirúrgica do foco de infecção sem cobertura antimicrobiana adequada, e não interfere na positividade das culturas colhidas no ato operatório. O tempo total da antibioticoterapia varia de 4 semanas a 6 meses, e o tratamento deve ser readequado quando necessário, com base nos resultados das culturas colhidas. As infecções agudas podem ser tratadas inicialmente com limpeza cirúrgica extensa associada à antibioticoterapia com duração de 4 a 6 semanas. As infecções subagudas e crônicas devem ser tratadas com limpeza cirúrgica extensa associada à remoção de eventuais materiais de síntese, que podem ser substituídos no mesmo tempo cirúrgico se houver indicação ortopédica. Em razão da formação de biofilme, o tempo total de administração dos antibióticos para essas infecções é de 3 a 6 meses (Tabela 23.4).[5]

Antimicrobianos especiais

Não existe um esquema antimicrobiano perfeito para todas as situações. Nesse contexto, alguns medicamentos (rifampicina, fluoroquinolonas e glicopeptídios) precisam ser mais bem compreendidos para seu uso adequado. Conhecemos a capacidade da rifampicina em erradicar bactérias de crescimento lento em biofilmes. Desse modo, a sugestão de adicionar

TABELA 23.3 Penetração óssea dos antibióticos.

Antibiótico	Intervalo após a última dose (h)	Relação entre a concentração média óssea sérica
Amoxacilina	2	0,17 a 0,31
Amoxacilina + clavulanato	0,5 a 6	0,01 a 0,09
Ampicilina	0,25 a 4	0,11 a 0,71
Sulbactam	0,25 a 4	0,11 a 0,71
Piperacilina	1	0,18 a 0,23
Tazobactam	1	0,22 a 0,26
Oxacilina	1	0,11
Ertapeném	1,6 a 23,8	0,13 a 0,19
Ceftriaxona	0,2 a 8	0,07 a 0,17
Cefazolina	0,9	0,17
Cefepima	1 a 2	0,46 a 0,76
Cefatazidima	2	0,54
Eritromicina	0,25 a 2	0,18 a 0,28
Azitromicina	0,5 a 6,5 dias	2,5 a 6,3
Clindamicina	1 a 2	0,21 a 0,45
Rifampicina	2 a 14	0,08 a 0,56
Rifampicina (osteomielite)	3,5 a 4,5	0,57
Tigeciclina	4 a 24	0,35 a 1,95
Levofloxacino	0,7 a 2	0,36 a 1,0
Ciprofloxacino	0,5 a 13	0,27 a 1,2
Ciprofloxacino (osteomielite)	2 a 4,5	0,42
Vancomicina	0,7 a 6	0,05 a 0,67
Vancomicina (osteomielite)	1 a 7	0,27
Linezolida	0,5 a 1,5	0,4 a 0,51
Linezolida (osteomielite)	0,9	0,23
Daptomicina	2	1,08
Teicoplanina	4 a 16	0,5 a 0,64

Adaptada de Landersdorfer, 2009[19] e Traunmuller, 2010.[20]

rifampicina a outra substância com ação contra o *Staphylococcus aureus* é recorrente na literatura, mas esse fármaco nunca deve ser utilizado como monoterapia.[18] A vancomicina é o principal glicopeptídio para tratamento de MRSA, porém existem alguns pontos que devem ser lembrados sobre esse importante medicamento, mostrados na Tabela 23.5.

Tratamento cirúrgico

Osteomielites hematogênicas

Para otimizar o tratamento cirúrgico das osteomielites da infância, é fundamental realizar um estadiamento adequado da doença, que inclui provas de atividade inflamatória, culturas e exames de imagem. Vale lembrar que a infecção na faixa etária pediátrica poderá ser confundida com outras afecções oncológicas próprias dessa idade.

O tratamento cirúrgico é obrigatório quando houver a presença de abscesso. A drenagem cirúrgica associada ao desbridamento é realizada após a confirmação diagnóstica, por meio de punção óssea, no centro cirúrgico, com todos os recursos de assepsia e antissepsia.[21]

A modalidade da abordagem cirúrgica poderá ser por via aberta, por artroscopia ou por punção/aspiração e lavagem. O emprego de lavagem sob pressão excessiva deve ser evitado, pois, além de causar lesão sobre as partes moles e no osso, a pressão pode inocular microrganismos profundamente nos tecidos.

Desbridamento adequado é o melhor preditor do sucesso no tratamento da osteomielite. A abordagem cirúrgica deverá ser do tipo "oncológica", ou seja, com ressecção ampla. Atualmente, dispõe-se de grande variedade de técnicas cirúrgicas para a reconstrução tanto de partes moles como do tecido ósseo.[5]

Osteomielites agudas pós-traumáticas

O tratamento da osteomielite aguda é cirúrgico, principalmente na vigência de um implante metálico, pois a precocidade na

TABELA 23.4 Regimes possíveis para tratamento de osteomielite.

Germe isolado ou situação clínica		Intravenoso	Oral
Empírico na comunidade	Agudo (criança < 4 meses ou RN)	Oxacilina, cefazolina ou clindamicina[a] + Ceftazidima ou cefepima	Não se recomenda iniciar com tratamento oral nessas situações. Após o resultado da cultura, ajusta-se o esquema
	Agudo (criança > 4 meses)	Oxacilina ou cefazolina[a]	Não se recomenda iniciar com tratamento oral nessas situações. Após o resultado da cultura, ajusta-se o esquema
	Agudo (adultos)	Oxacilina ou cefazolina	Não se recomenda iniciar com tratamento oral nessas situações. Após o resultado da cultura, ajusta-se o esquema
Empírico relacionado com assistência à saúde	Por exemplo: pós-fixação de fratura	Glicopeptídio + Ceftazidima, cefepima, piperacilina/tazobactam ou carbapenêmicos[b]	Não se recomenda iniciar com tratamento oral nessas situações. Após o resultado da cultura, ajusta-se o esquema
Hemoglobinopatia	*Salmonella* spp. e outros bacilos gram-negativos devem ser considerados	Ceftriaxona ou fluoroquinolona	Fluoroquinolona

[a]Considerar a prevalência de CA-MRSA. [b]Considerar o perfil de resistência local. *RN*, recém-nascido.

TABELA 23.5 Considerações sobre vancomicina e outros medicamentos para tratamento de MRSA.

Dose da vancomicina deve ser de acordo com o peso atual. Vancomicina 15 a 20 mg/kg cada 8 a 12 h, em pacientes com função renal normal (NE AIII)
Infusão contínua não melhora o perfil farmacodinâmico
Em infecções graves é recomendado dose de ataque de vancomicina entre 25 e 30 mg/kg (peso atual) (NE CIII)
Quando a dose unitária excede 1 g, o tempo de infusão deve ser estendido para 1,5 a 2 h
Monitoramento no pico não está recomendada (NE AII)
Monitoramento no vale está recomendada (NE AII) e deve ser realizada imediatamente antes da próxima dose (após 3 ou 4 doses)
Em infecções graves, a dose da vancomicina deve ser ajustada para níveis de vale entre 15 e 20 µg/mℓ (NE BIII)
Teicoplanina não é inferior à vancomicina, com menor potencial de nefrotoxicidade (RR Teicoplanina 4,7 vs. RR Vancomicina 9) e menos efeitos adversos em geral
Teicoplanina deve ser usada na dose de 10 a 12 mg/kg, 2 vezes/dia durante 2 dias, seguido de 6 a 12 mg/kg/dia
É recomendado atentar-se e notificar qualquer padrão inesperado com substâncias genéricas e similares
A linezolida é uma opção promissora, porém apresenta toxicidade hematológica e neurológica
A daptomicina também parece ser uma opção promissora, mas ainda existem poucos estudos clínicos. A dose deve ser ajustada para 6 a 10 mg/kg/dia

NE, nível de evidência; *RR*, risco relativo.

identificação do germe e no desbridamento é a única maneira de salvar o implante. O cirurgião não pode negar os sinais clínicos de uma possível infecção. Na vigência de um pós-operatório em que existe dor, hiperemia local, flogose, secreção serosa e a suspeita de um hematoma no sítio cirúrgico, o cirurgião deve atuar precocemente, levando o paciente novamente para o centro cirúrgico para realizar o desbridamento e a coleta de culturas.[22]

O fator mais importante do sucesso do tratamento de uma infecção óssea é a qualidade do desbridamento. O objetivo do desbridamento é obter uma ferida limpa e viável, através de uma exposição atraumática. No caso de uma infecção aguda, a drenagem cirúrgica e a lavagem copiosa da cavidade reduzem significantemente a carga bacteriana local. A lavagem deve ser realizada por meio de solução salina com um volume total de 3 a 9 ℓ, existindo uma relação direta entre a quantidade de soro empregada e a redução da carga bacteriana. O emprego de lavagem sob pressão deve ser evitado, pois além de causar lesão sobre as partes moles e no osso, a pressão pode inocular microrganismos profundamente nos tecidos.[23]

Quando houver espaço morto após o desbridamento dos tecidos desvitalizados, pode-se adotar a utilização de cimento de polimetilmetacrilato impregnado com antibiótico para liberação local. A alta concentração tecidual de antibiótico obtida com essa técnica é muito acima da concentração inibitória mínima para a maioria das bactérias e seria impossível ser alcançada com o uso de antibióticos sistêmicos pela toxicidade associada. Os antibióticos utilizados no cimento ósseo não podem ser termolábeis, em virtude da reação exotérmica da polimerização do polimetilmetacrilato, que inativa esses agentes.[24]

Osteomielites crônicas

Na abordagem de um paciente com osteomielite crônica, deve-se levar em conta a escolha entre um tratamento paliativo e uma abordagem curativa. A cirurgia atualmente é a única forma de cura na quase totalidade dos casos; porém, nem sempre é a melhor opção. Portanto, uma discussão multidisciplinar é importante na avaliação de cada caso, a fim de decidir o melhor tratamento.[25]

As etapas do tratamento das osteomielites crônicas consistem em: diagnóstico microbiológico correto; melhora das defesas do hospedeiro e estabilização das doenças de base; localização anatômica e correta do acometimento ósseo; antibioticoterapia adequada; desbridamento cirúrgico de todo tecido desvitalizado; reparação do revestimento cutâneo; reconstrução óssea e reabilitação.[5]

O desbridamento cirúrgico passa antes pelo diagnóstico preciso de imagem, que inclui quase sempre a necessidade de exames mais complexos, como TC e RM, para classificação dos quatro subtipos anatômicos de Cierny e Mader. Todo o tecido desvitalizado precisa ser retirado, e a técnica cirúrgica vai depender da extensão da lesão óssea.[26]

É importante que o cirurgião entenda a necessidade de cobertura da lesão, que muitas vezes pode necessitar de retalhos locais ou mais complexos à distância (microcirúrgicos). Apenas a ressecção completa de todos os tecidos desvitalizados seguida de um aporte sanguíneo local vai propiciar a atuação eficaz da terapia antimicrobiana sistêmica e a resolução da infecção. A margem de ressecção a ser respeitada deve ser de 5 mm.[27]

A utilização de cimento com antibiótico pode ser uma opção em situações de preenchimento de espaço morto, após desbridamento, e local, antes da cobertura definitiva. Os espaçadores com cimento impregnado com antibiótico comercialmente disponíveis podem ser utilizados nesse caso, mas prefere-se a mistura manual do antibiótico ao cimento no momento da sua utilização. O antibiótico mais utilizado é a vancomicina 2 a 4 g/dose de cimento. É possível utilizar também outros antibióticos, sempre com a característica de não ser termolábeis pela reação exotérmica do polimetilmetacrilato.[24]

Outra medida é a utilização de curativos a vácuo, que tem demonstrado excelentes resultados no tratamento mais rápido e eficaz das partes moles para preparação do leito final para cobertura definitiva. Seu uso correto pode melhorar significativamente a condição do leito de partes moles, tanto na sua condição de granulação, características de vascularização, quanto na redução do tamanho da área.[28]

Adjuvantes de tratamento — Oxigenoterapia hiperbárica

A oxigenoterapia hiperbárica (OHB) é um método terapêutico adjuvante empregado em pacientes com alterações teciduais infecciosas inflamatórias, autoimunes e isquêmicas, no mundo todo, há mais de 60 anos. O tratamento é realizado por meio da respiração de oxigênio a 100%, em condições hiperbáricas – ou seja, sob pressões artificialmente elevadas acima da pressão atmosférica ao nível do mar, com o paciente dentro de uma câmara hiperbárica resistente a pressões. Pelas vias respiratórias, o oxigênio em grande quantidade, sob pressão, penetra no sangue, dissolve-se no plasma e atinge os tecidos.

A hiperoxigenação tecidual provoca efeitos terapêuticos específicos: estimulação da lise bacteriana pelos leucócitos, aumento da proliferação de fibroblastos e colágeno e neovascularização de tecidos isquêmicos ou irradiados. Os efeitos da OHB como a imunomodulação reduzindo os mediadores pró-inflamatórios e a redução dos efeitos da isquemia-reperfusão nos tecidos isquêmicos são extremamente úteis para o tratamento de infecções. O emprego de oxigênio hiperbárico (O_2HB) se associa a todas as outras medidas terapêuticas tornando-as mais eficientes. O tempo de cicatrização é acelerado, os resultados estéticos são melhores e o custo final do tratamento também se reduz.[5,29]

Referências bibliográficas

1. Nade S. Acute haematogenous osteomyelitis in infancy and childhood. J Bone Joint Surg Br. 1983;65(2):109-19.
2. Carvalho VC, Lima ALLM. Sistemas de classificação das osteomielites. In: Lima ALLM, Oliveira PRD, Carvalho VC (eds.). Infecções ortopédicas – abordagem multidisciplinar. São Paulo: Atheneu; 2013. p. 31-4.
3. Cierny G, Mader JT. Adult chronic osteomyelitis. Orthopedics. 1984;7(10):1557-64.
4. Forsberg JA, Potter BK, Cierny III G, Webb L. Diagnosis and management of chronic infection. J Am Acad Orthop Surg. 2011;19 Suppl 1:S8-S19.
5. Lima AL, Oliveira PR, Carvalho VC, Cimerman S, Savio E, Diretrizes Panamericanas para el Tratamiento de las Osteomielitis e Infecciones de Tejidos Blandos Group. Recommendations for the treatment of osteomyelitis. Braz J Infect Dis. 2014;18(5):526-34.
6. Romanò CL, Romanò D, Logoluso N, Drago L. Bone and joint infections in adults: a comprehensive classification proposal. Eur Orthop Traumatol. 2011;1(6):207-17.
7. Waldvogel FA, Medoff G, Swartz MN. Osteomyelitis: a review of clinical features, therapeutic considerations and unusual aspects. N Engl J Med. 1970;282(4):198-206.
8. Cierny G, Mader JT, Penninck JJ. A clinical staging system for adult osteomyelitis. Contemp Orthop. 1985;10:17-37.
9. Gomez-Urena EO, Tande AJ, Osmon DR, Berbari EF. Diagnosis of Prosthetic Joint Infection: Cultures, Biomarker and Criteria. Infect Dis Clin North Am. 2017;31(2):219-35.
10. Lima A, Lopez A, Sosa A. Directrices panamericanas para el tratamiento de las osteomielitis e infecciones de tejidos blandos. Rev Panam Infectol. 2013;15(Supl 1):1-59.
11. Tande AJ, Patel R. Prosthetic joint infection. Clin Microbiol Rev. 2014;27(2):302-45.
12. Lee YJ, Sadigh S, Mankad K, Kapse N, Rajeswaran G. The imaging of osteomyelitis. Quant Imaging Med Surg. 2016;6(2):184-98.
13. Pineda C, Vargas A, Rodriguez AV. Imaging of osteomyelitis: current concepts. Infect Dis Clin North Am. 2006;20(4):789-825.
14. Jutte P, Lazzeri E, Sconfienza LM, et al. Diagnostic flowcharts in osteomyelitis, spondylodiscitis and prosthetic joint infection. Q J Nucl Med Mol Imaging. 2014;58:2-19.
15. van der Bruggen W, Bleeker-Rovers CP, Boerman OC, Gotthardt M, Oyen WJ. PET and SPECT in osteomyelitis and prosthetic bone and joint infections: a systematic review. Semin Nucl Med. 2010;40:3-15.
16. Prodromou ML, Ziakas PD, Poulou LS, Karsaliakos P, Thanos L, Mylonakis E. FDG PET is a robust tool for the diagnosis of spondylodiscitis: a meta-analysis of diagnostic data. Clin Nucl Med. 2014;39(4):330-5.
17. Palestro CJ. Radionuclide imaging of osteomyelitis. Semin Nucl Med. 2015;45:32-46.
18. Oliveira P, Carvalho V, Lima A. Optimizing the treatment of osteomyelitis with antimicrobial drugs: current concepts. Curr Orthop Pract. 2017;28(2):208-12.
19. Landersdorfer CB, Bulitta JB, Kinzig M, Holzgrabe U, Sörgel F. Penetration of antibacterials into bone: pharmacokinetic, pharmacodynamic and bioanalytical considerations. Clin Pharmacokinet. 2009;48(2):89-124.
20. Traunmuller F, Schintler MV, Metzler J, et al. Soft tissue and bone penetration abilities of daptomycin in diabetic patients with bacterial foot infections. J Antimicrob Chemother. 2010;65:1252-7.
21. Dodwell ER. Osteomyelitis and septic arthritis in children: current concepts. Curr Opin Pediatr. 2013;25:58-63.
22. Metsemakers WJ, Kuehl R, Moriarty TF, et al. Infection after fracture fixation: Current surgical and microbiological concepts. Injury. 2018;49(3):511-22.
23. Zalavras CG. Prevention of Infection in Open Fractures. Infect Dis Clin North Am. 2017;31(2):339-52.
24. Kluin OS, van der Mei HC, Busscher HJ, Neut D. Biodegradable vs non-biodegradable antibiotic delivery devices in the treatment of osteomyelitis. Expert Opin Drug Deliv. 2013;10(3):341-51.
25. Clawson DK, Dunn AW. Management of common bacterial infections of bones and joints. J Bone Joint Surg Am. 1967;49:164-82.
26. Patzakis MJ, Wilkins J. Factors influencing infection rate in open fracture wounds. Clin Orthop Relat Res. 1989;(243):36-40.
27. Simpson AH, Deakin M, Latham JM. Chronic osteomyelitis. The effect of the extent of surgical resection on infection-free survival. J Bone Joint Surg Br. 2001;83(3):403-7.
28. Gage MJ, Yoon RS, Egol KA, Liporace FA. Uses of negative pressure wound therapy in orthopedic trauma. Orthop Clin North Am. 2015;46(2):227-34.
29. Strauss MB, Bryant B. Hyperbaric oxygen. Orthopedics. 2002;25(3):303-10.

24 Antimicrobianos Tópicos e Curativos com Propriedades Antimicrobianas

Débora Cristina Sanches Pinto

Introdução

Uma vez estabelecida a relação entre bactérias e infecções, já no século XIX, o objetivo dos pesquisadores passou a ser a busca por agentes farmacológicos que pudessem promover o combate e o tratamento dos processos infecciosos. A penicilina foi isolada por Ernst Chain e Howard Floray, em 1938, 10 anos após a descoberta acidental de Fleming. Na época da Segunda Guerra Mundial, essa substância passou a ser produzida em larga escala, ficando também disponível para a população civil. O uso de agentes tópicos e antissépticos passou a ser frequente para o tratamento de feridas. Os três pesquisadores ganharam o prêmio Nobel em 1945.[1,2]

É fato que o controle efetivo da atividade bacteriana só ocorrerá pela rápida conversão de uma ferida aberta e suja em uma ferida fechada e limpa – ou seja, devemos associar o controle da colonização da ferida, prevenção da infecção e imunomodulação, itens fundamentais em terapia tópica.

As queimaduras, por exemplo, são um bom modelo de estudo. Isso pode ser percebido se realizarmos o exame anatomopatológico de uma lesão de espessura total, que mostra necrose de coagulação da epiderme, derme e tecido celular subcutâneo, bem como trombose vascular que envolve arteríolas, veias e capilares.[3] Como o tecido se encontra desvitalizado (escara), ele está totalmente propenso à proliferação bacteriana.

Assim, a ação antimicrobiana deve:

- Ser ativa contra agentes gram-positivos, gram-negativos e fungos
- Ser de fácil aplicação
- Ser indolor
- Apresentar boa penetração na escara
- Ter mínima absorção sistêmica
- Ter baixa toxicidade
- Acelerar o processo de cura
- Ter vida média longa
- Ser de baixo custo
- Ser de fácil estocagem.

Cada agente tópico tem características distintas de ação, assim como vantagens e desvantagens diferenciadas.

Agentes tópicos

Gliconato ou digliconato de clorexidina (antisséptico)

De baixa toxicidade, o digliconato de clorexidina foi originalmente criado nos anos 1940, como tratamento para curar a malária. Só em 1950 sua verdadeira aplicação foi descoberta, como um poderoso antisséptico de largo espectro que atua no controle de bactérias gram-positivas e gram-negativas.[4]

Clorexidina

A solução de gliconato de clorexidina (0,05% em água destilada) oferece atividade antibacteriana contra bactérias gram-negativas, incluindo *P. aeruginosa* e *Klebsiella*, e contra bactérias gram-positivas, como *S. aureus* e *E. coli*.[3]

Se apresentada em alta concentração, sua *performance* será de agente bactericida; no entanto, em baixas concentrações, sua ação será bacteriostática, fazendo a lixiviação de substâncias de pequeno peso molecular, como potássio e fósforo.

A clorexidina provoca a perda de constituintes celulares vitais, entre elas o ácido nucleico e o potássio, ao quebrar a integridade das membranas citoplasmáticas bacterianas.[5]

Com isso, podemos concluir que esse agente, apesar de ter a função clara de matar as bactérias em suas formas vegetativas, não tem ampla atuação contra os esporos, a menos que seja em temperaturas elevadas.[6]

Polivinilpirrolidona-iodo (PVPI)

Embora apresente excelente espectro antibacteriano *in vitro*, incluindo a maioria dos germes gram-positivos, gram-negativos, fungos, vírus, bacilo da tuberculose e esporos, esse agente é inativado pelo exsudato da ferida, limitando significativamente sua efetividade clínica.[7] Tal fato faz com que não seja utilizado como antimicrobiano tópico.

A absorção sistêmica do iodo, que resulta em eventual disfunção renal e tireoidiana, também limita seu uso clínico.[7] É contraindicado em feridas abertas, por ser citolítico, e ainda retardar o processo de cicatrização.

Pode ser encontrado como:

- *PVPI detergente (solução detergente)*: degermação pré-operatória (campo e equipe) ao redor de feridas. Deve ser enxaguado e usado apenas em pele íntegra
- *PVPI tópico (solução aquosa)*: antissepsia em mucosas e curativos, aplicação em feridas superficiais e queimaduras
- *PVPI tintura (solução alcoólica)*: antissepsia de campo operatório, após PVPI degermante, demarcação da área cirúrgica
- Álcool iodado 0,5 a 1%.

É utilizado no preparo da pele do campo operatório; no entanto, caso haja ferida, está contraindicado, pois seu uso atrasa a epitelização e também pode ser tóxico para fibroblastos humanos e queratinócitos *in vitro*.[8,9]

Nitrofurazona

Tem atividade bactericida contra um número importante de patógenos, incluindo S. *aureus*, E. *coli*, espécies de *Enterobacter* e *Proteus*. Não tem atuação significativa contra P. *aeruginosa* ou fungos.

Sua ação se dá por meio da inibição de várias enzimas bacterianas envolvendo o metabolismo de carboidratos. Pode ser aplicada nos tratamentos por exposição ou por oclusão, e as trocas devem ocorrer cerca de 4 vezes/dia.

As reações adversas mais frequentes dizem respeito à reação cutânea e ao prurido. Atualmente, não é mais utilizada por não ser comparável aos demais, no que diz respeito ao espectro antibacteriano e por ser altamente alergênico.

A nitrofurazona demonstrou ter um efeito prejudicial no crescimento e na migração dos queratinócitos na cultura; é extremamente alergênica e caiu em desuso no Brasil.[10]

Nitrato de prata

Usado desde a Antiguidade como antisséptico local, começou a ser empregado no tratamento de queimados por Moyer, nos anos 1960,[11] iniciando, assim, a era da terapia tópica com derivados da prata.

Esse agente mostra-se eficiente no combate à maioria dos S. *aureus*, S. *epidermidis* e P. *aeruginosa* e, com menor efeito, contra outros gram-negativos, como *Klebsiella* e *Enterobacter*.

Embora mostre-se altamente tóxico para os tecidos quando empregado em sua forma concentrada – é possível observar seu uso como bastão de nitrato de prata na cauterização do tecido de granulação –, mantém boa atividade antimicrobiana e reduzida toxicidade na concentração de 0,5%.

Essa mesma atividade antimicrobiana do cálice de prata é conhecida desde os tempos bíblicos, mas trata-se de uma ação limitada a fatores ambientais, como a presença de cloretos, sulfidrilas, aminoácidos e outros grupos biológicos que reagem com a prata iônica e interferem em suas propriedades antimicrobianas.

Assim, é necessário o uso continuado de grandes quantidades de nitrato de prata sobre a ferida, com o objetivo de impedir que substâncias presentes na lesão inativem o agente.

É possível, ainda, o desenvolvimento de hiponatremia por reações quando ocorrer a ligação da prata a cloretos do exsudato da ferida.[12]

Outras complicações também merecem atenção especial. Uma delas deve-se ao fato de que, como os sais de prata são extremamente insolúveis, isso obriga que a solução de nitrato de prata, a 0,5%, seja preparada com água destilada. Contudo, isso faz com que a solução final seja muito hipotônica, levando ao desequilíbrio hidreletrolítico, que é o principal efeito adverso desse agente, e exige precaução, especialmente em crianças. Pode ser necessária a reposição constante de sódio. O uso de nitrato de prata em grandes feridas requer monitoramento de eletrólitos.[11,13]

Também existe a possibilidade da meta-hemoglobinemia, embora seja bastante rara.

A aplicação do nitrato de prata é, relativamente, pouco dolorosa. Os curativos com essa solução devem ser umedecidos a cada 2 ou 3 horas.[11]

Entre as desvantagens estão o aparecimento de manchas escuras indeléveis nos tecidos de contato, como vestes e lençóis, e a contínua necessidade de troca, o que requer um grande uso do tempo, de mão de obra de pessoal de enfermagem e limitação na movimentação dos pacientes.

Usado adequadamente, o nitrato de prata é viável na profilaxia de infecção; contudo, como não tem capacidade para penetrar as escaras, não é empregado no tratamento de infecções.[14]

Mafenida

Aprovado pela Food and Drug Administration (FDA) em 1948, o mafenida (alfa-amino-p-toluenessulfonamidamo no acetato) é um antibiótico do tipo sulfonamida. Passou a ser amplamente utilizado como agente tópico em queimaduras a partir da metade dos anos 1960.[15]

Entre as vantagens desse agente, está sua excelente ação bacteriostática contra a maioria dos germes gram-positivos, como as espécies de *Clostridium*, mas não tem um bom desempenho no combate a S. *aureus*, principalmente os resistentes à meticilina.

Além disso, embora tenha um amplo espectro *in vitro* no ataque aos germes gram-negativos, sua atuação é fraca na ação antifúngica.[16] Apesar de ser um bacteriostático em concentração de uso clínico, só poderá atuar como um bactericida por meio de uma concentração muito mais alta, o que não impede que apresente uma boa efetividade clínica.

Sua ação também é positiva no caso de penetração em escaras, sendo rapidamente metabolizado e excretado na via urinária.[17] Também inibe com eficácia a anidrase carbônica, que, junto aos efeitos osmóticos de sua metabolização, provoca a diurese osmótica. Essa inibição da anidrase carbônica determina, ainda, a acidose metabólica hiperclorêmica, que leva a uma alcalose respiratória – um efeito colateral de difícil controle.

Com uma vida média de 8 a 10 horas, o mafenida tem alta osmolaridade, o que talvez explique o fato de sua aplicação ser consideravelmente dolorosa, principalmente na fase inicial, com redução na fase mais tardia.

Ele também pode provocar *rash* cutâneo macropapular, o que pode ser contornado com o uso de anti-histamínicos, e inibe a epitelização, efeito que já foi comprovado em estudos experimentais.[18]

Em 1970, por apresentar alta taxa de morbiletalidade em decorrência de seus efeitos colaterais, assim como incidências de superinfecções fúngicas, seu uso como agente tópico profilático foi interrompido.

Gradativamente, o uso clínico também tem sido reduzido, mas não podemos ignorar seus benefícios e seu poder de penetração em infecções invasivas, como é o caso das escaras. No entanto, é recomendado ter total atenção para certos cuidados: utilizar apenas 2 vezes/dia, por sua alta toxicidade, e realizar o monitoramento da função pulmonar e dos distúrbios acidobásicos. Em nosso meio foi utilizado, por certo tempo, no pavilhão auricular para prevenção de condrictes, contudo, caiu em total desuso. Entre os motivos para que isso tenha ocorrido, está o fato de ser um medicamento importado e, consequentemente, de alto custo, além de apresentar muitos efeitos colaterais graves.

Sulfadiazina de prata

Foi sintetizada por Fox, em 1968, a partir do nitrato de prata e da sulfadiazina sódica, preparada em um creme de base hidrossolúvel a 1%. Atualmente, é o antimicrobiano tópico mais utilizado no tratamento das queimaduras.

As vantagens da sulfadiazina de prata (SSD) incluem um amplo espectro antibacteriano contra numerosos patógenos, tais como *S. aureus*, *E. coli*, *Klebsiella* sp., *P. aeruginosa*, *Proteus* sp., *Enterobacter* sp. e *C. albicans*.[3,19]

O mecanismo de ação desse agente ocorre por duas maneiras: inibição da replicação do DNA e modificação da membrana celular. Isso acontece quando há deslocamento dos íons-hidrogênio das pontes nitrogênio-hidrogênio da hélice do DNA bacteriano. O hidrogênio é substituído pela prata, a qual tem muito maior afinidade de ligação molecular com o nitrogênio das bases pirimídicas. Desse modo, estabelece-se um padrão: sua capacidade de penetração na escara é intermediária entre o nitrato de prata e o mafenida.

Os efeitos adversos, geralmente atribuídos às sulfonamidas, incluem a cristalúria e a meta-hemoglobinemia, embora ambos sejam muito raros com a utilização da SSD.

Mais frequentemente, pode-se observar a leucopenia transitória,[20] que aparece por volta do segundo ou terceiro dia e se associa a uma redução desproporcional do número de neutrófilos. Esse fenômeno ocorre em cerca de 5 a 15% dos casos e não apresenta correlação com aumento nos índices de infecção.[21] A contagem leucocitária tende a voltar ao normal, com ou sem a suspensão do uso do antimicrobiano, o que poderia ser atribuído não a um efeito medicamentoso, mas, possivelmente, a uma resposta intrínseca do traumatismo térmico.[22]

Pode ocorrer também reação de hipersensibilidade cutânea tipo *rash* macropapular em cerca de 5% dos pacientes, mas raramente requer a suspensão da medicação.

Estudos clínicos comprovam a eficácia da SSD na redução do número de bactérias na ferida e no retardo de colonização local por germes gram-negativos. Pode ocorrer falha de tratamento, com o uso continuado em pacientes com grandes superfícies corpóreas queimadas (acima de 50% ACQ).

Em geral, deve ser utilizada nos tratamentos por exposição, com troca do curativo (reaplicação do creme), no mínimo, 2 vezes/dia.

Em virtude da possibilidade de kernicterus (associado à terapia com sulfonamida), a SSD deve ser evitada durante a gravidez, em bebês pré-penetração ou em lactentes menores de 2 meses de idade.[3,19–21,23,24] É o agente tópico mais amplamente usado para cuidados com queimaduras.

Sulfadiazina de prata e nitrato de cério

Associado à SSD, o nitrato de cério tem a vantagem de ser um agente antibacteriano poderoso, além de baixa toxicidade, desde que seja usado topicamente.

O cério, metal terra rara de número atômico 58, da família dos lantanídeos, apresenta grande afinidade pelo complexo lipoproteico (LPC), que é conhecido como o "complexo tóxico" das queimaduras de terceiro grau. Ele passou a ser notado com a evolução de pesquisas que buscavam encontrar um agente antimicrobiano que pudesse realizar o que é conhecido como "escarectomia química" e, consequentemente, reduzisse a taxa de mortalidade tardia do grande queimado.[25]

A partir de seu uso, a imunomodulação passou a ganhar importância no tratamento do grande queimado, em especial, quando, por alguma razão, não era possível atingir o *gold standard*, ou seja, realizar a escarectomia precoce com cobertura imediata.[25]

Foram feitos experimentos com ratos e camundongos resistentes a endotoxinas. Nesses testes, fragmentos de pele queimada foram banhados com nitrato de cério e comparados com peles banhadas com solução salina. Estes foram aplicados nos animais e, com isso, foi possível observar que, enquanto os primeiros tiveram uma sobrevida, os outros chegaram a óbito.

Os resultados também foram positivos em humanos. No momento da admissão, vítimas de queimaduras receberam um banho de nitrato de cério a 0,04 M e, na sequência, foi feita a aplicação tópica de SSD. Esse tratamento mostrou queda significativa nas taxas de mortalidade.[26]

O agente também se mostrou eficiente na capacidade de prevenir o desenvolvimento da falência imunológica em ratos queimados, proporcionada pela sua afinidade com o LPC. Os resultados se repetiram ao serem aplicados em pacientes queimados. Todos que receberam o banho de nitrato de cério, logo na admissão, apresentaram taxas de produção de IL_2 normais, mas os que não receberam tiveram taxas bastante reduzidas.[26]

Essa mesma afinidade provoca consequente desnaturação e neutralização do LPC pelos sais de cério. Estudos puderam observar que grandes queimados, mesmo em caso de sepse, tiveram maior taxa de sobrevida. Isso pelo fato de o cério tópico reverter a falência dos linfócitos T. Pacientes tratados com cério apresentaram linfócitos capazes de produzir IL_2 e IL_2R em níveis muito próximos ao normal, com consequente melhora da resposta imunológica.[27]

A baixa solubilidade de seus sais e seu uso tópico garantem propriedades químicas e farmacológicas e baixa toxicidade.[28] Isso faz com que pacientes submetidos à ação tópica de esponjas embebidas em Ce (NO$_3$)$_3$ 0,04 M, com reaplicação a cada 2 horas, não apresentem sinais ou sintomas de desconforto, surjam apenas pequenos eritemas transitórios e as feridas evoluam bem e sem odor.

Foram realizados dois estudos. O primeiro, com 60 pacientes, comprovou que as lesões tiveram excelente evolução, e os casos de morte precoce foram reduzidos em 50%.[29] O segundo ensaio, feito de maneira mais ampla, já apresentou queda de 40% para 6% nas taxas de mortalidade tardia.[30]

Exames de sangue semanais não apresentaram evidências de toxicidade, nem lesões tóxicas em fígado, rins, cérebro ou alterações hematológicas.[29,30] Entretanto, por causa da absorção sistêmica do nitrato, formada pela redução bacteriana desse ânion, existe a possibilidade de leucopenia transitória (nunca abaixo de 3.000 leucócitos/mm^3) e raros casos de metahemoglobinemia (dois casos em 292 pacientes tratados).

A partir disso, foi estabelecida a possibilidade da associação do nitrato de cério à SSD, antimicrobiano tópico mais amplamente utilizado. Usada separadamente, a SSD tem ação efetiva contra germes gram-negativos e alguns gram-positivos. Sua atividade antimicrobiana depende de concentração eficaz, com ação similar ao nitrato de prata, ou seja, lesiona o envelope celular, penetra na célula bacteriana e permite a entrada do íon-prata.[31]

Outros antimicrobianos conhecidos também cederam lugar à SSD em razão de seus efeitos colaterais e toxicidade, a exemplo do acetato de mafenida, que apresenta rápida absorção e inibe a anidrase carbônica, o que pode levar à acidose metabólica.

Existem divergências quanto à associação do cério com SSD. Enquanto a maioria dos autores admite que essa conjunção promove melhor supressão do crescimento bacteriano, ao contrário do que ocorre no uso isolado de cada um, outros negam esse fato. Essa discussão pode ser provocada em virtude do sequestro do cério, que se liga ao ágar das placas de cultura, dificultando a interpretação dos resultados. Contudo, a eficiência dessa associação torna-se bastante evidente no estudo de Monafo (1983),[32] realizado com 530 pacientes. Desses, 50% apresentaram redução nas taxas de mortalidade.

A partir do uso em massa da SSD contendo nitrato de cério a 0,05 M, surgiram maiores evidências de resultados favoráveis, o que indica um sinergismo de ação com relação à colonização bacteriana, prevenção da sepse e significativa redução das taxas de mortalidade.[30,32]

Depois de 3 a 5 dias da aplicação de cério, desenvolve-se um depósito de calcificação, que, progressivamente, ganha o aspecto de couro curtido e não se desprende espontaneamente. Áreas de pele viável parecem apresentar melhor evolução sob a camada seca de cério em comparação à aplicação isolada de SSD. A área ulcerada fica mais rapidamente apta para a enxertia e, como consequência, obtém-se redução no tempo de hospitalização do paciente.[7] Acredita-se que a crosta calcificada também age como barreira contra a penetração bacteriana.

É importante lembrar que a superioridade de ação do cério é particularmente significativa no paciente grande queimado, o que não se verifica em estudos comparativos com as pequenas queimaduras.[33]

Assim, pode-se evidenciar que a associação do nitrato de cério à SSD é eficaz no tratamento do grande queimado. Isso ocorre tanto pelo controle da infecção e sepse como também em virtude da propriedade do cério em se ligar ao LPC, exercendo função imunorreguladora, prevenindo a imunossupressão e diminuindo as taxas de mortalidade tardia. O nitrato de cério associado à SSD tem vida média de 24 horas, podendo ser trocado apenas 1 vez/dia, com camada espessa de creme, ao redor de 0,5 cm de espessura (Figura 24.1). A troca a cada 24 horas apenas facilita muito quando comparada à aplicação isolada de SSD, que deve ser trocada 2 a 3 vezes/dia.

É importante lembrar que, se houver acometimento do pavilhão auricular, por risco de condricte de difícil tratamento, devemos sempre aplicar antimicrobiano tópico.

Neomicina e associação de neomicina e bacitracina

A neomicina chegou a ser muito utilizada no tratamento do grande queimado entre os anos 1950 e 1960, o que trouxe graves complicações renais e comprometimento da audição. Chegou a ser usado meio quilo por curativo, quantidade altamente prejudicial aos pacientes. Finalmente, caiu em desuso no grande queimado; contudo, apesar de seus efeitos adversos, ainda se mantém no Brasil como uso tópico, em associação à bacitracina. Desde 2013, não necessita de prescrição para ser vendida por liberação da Anvisa.

Os aminoglicosídeos exercem sua atividade bactericida ligando-se à subunidade 30S ribossômica e interferindo na síntese proteica. O sulfato de neomicina é um antibiótico do grupo dos aminoglicosídeos, mais usado sob a forma tópica. É resultante da fermentação da bactéria *Streptomyces fradiae*.

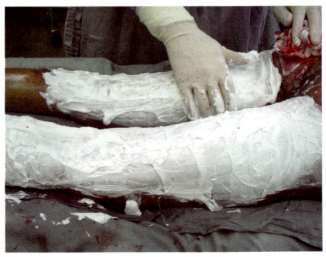

FIGURA 24.1 Aplicação de sulfadiazina de prata em tratamento por exposição.

A neomicina comercial é uma mistura das neomicinas B e C, enquanto a framicetina, usada no Canadá e em vários países da Europa, é formada pela neomicina B pura. O sulfato de neomicina apresenta atividade principalmente contra bactérias aeróbicas gram-negativas (*Escherichia coli, Enterobacter aerogenes, Klebsiella pneumoniae* e *Proteus vulgaris*).

A maioria das espécies de pseudomonas aeruginosa é resistente. Sua ação contra a maior parte das bactérias gram-positivas é limitada. *Streptococcus pneumoniae* e *Streptococcus pyogenes* são altamente resistentes à neomicina, razão pela qual geralmente se associa a bacitracina para uso em infecções cutâneas.

Embora *S. aureus* seja uma bactéria gram-positiva que pode ser inibida pela neomicina, o uso tópico do agente não é capaz de erradicá-la da pele. A incidência de dermatite de contato por sensibilização com esse produto é alta, ocorrendo em uma taxa de 6 a 8% dos pacientes que a usam sob forma tópica. Os pacientes sensibilizados ainda podem apresentar reação cruzada quando expostos a outros aminoglicosídeos tópicos ou sistêmicos. A neomicina encontra-se disponível no Brasil sob a forma de pomada, isolada ou em associação com a bacitracina. O uso de associações com corticosteroides tópicos não é aconselhado.

A bacitracina é um antibiótico tópico derivado originalmente da bactéria *Bacillus subtilis* e que foi primeiramente isolada de uma paciente que teve fratura contaminada por terra. Disso nasceu o nome do medicamento: "baci" é derivado da palavra bacilo, e "tracina" origina-se da paciente que se chamava Tracy. Trata-se de um polipeptídio formado por múltiplos componentes (A, B e C).

A bacitracina A é o principal componente dos produtos comerciais e geralmente é formulada como um sal de zinco. Age interferindo na formação da parede celular bacteriana. Apresenta ação contra cocos gram-positivos, como os *Staphylococcus* e os *Streptococcus*. A maioria dos microrganismos gram-negativos e leveduras é resistente. Como efeitos colaterais, há relatos de dermatite de contato e, mais raramente, choque anafilático. No Brasil, existe na apresentação de pomada e em associação com a neomicina. A neomicina tem efeito nefrotóxico, ototóxico e neurotóxico importante. Nos casos de queimaduras extensas, pode levar a insuficiência renal e a surdez definitiva.[34–38]

Curativos com antimicrobianos

Prata associada a carvão ativado

▶ Benefícios. Apresenta capacidade de absorver as moléculas dos odores. É produzido por meio da carbonização de tecido de *rayon*-viscose, com posterior aquecimento em ambiente de vapor para formação de microporos e impregnação em prata metálica a 0,15%. Esse tecido carbonizado é envolvido por um invólucro de não tecido selado por todos os lados. Age ao absorver o exsudato da lesão e adsorver* as moléculas de odor e as células bacterianas, que serão destruídas pela ação da prata, o que impede sua replicação celular.

Em virtude da "pressão negativa" na interface curativo/ferida, que baixa a concentração de oxigênio, esse produto causa um incremento da neoangiogênese no leito da lesão. Pode ser encontrado em placas de vários tamanhos, mas não é recortável. Tem a propriedade de eliminar ou reduzir o odor local, ao contrário de outros curativos com prata.

▶ Indicação. Empregado em feridas colonizadas, infectadas e exsudativas, com ou sem presença de necrose (Figura 24.2).

▶ Observação. As trocas devem ser feitas quando necessárias, dependendo do volume de exsudação da ferida. A saturação do tecido de carvão acontece, em média, em 3 a 4 dias, podendo ficar no leito da lesão por até 7 dias. O curativo secundário absorvente deve ser trocado sempre que estiver saturado, o que aumenta o tempo de "vida" do curativo de carvão ativado. Recomenda-se cautela no uso em feridas com pouca exsudação, pois pode haver aderência do curativo ao leito da lesão.

Prata associada a alginato

▶ Benefícios. De fácil aplicação, com boa capacidade absortiva e indolor, esse curativo reúne as vantagens dos curativos de alginato e da prata como antimicrobiano (Figura 24.3).

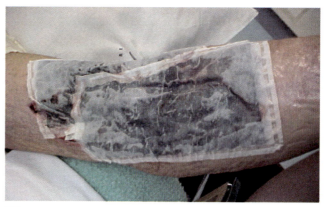

FIGURA 24.2 Aplicação de carvão ativado com prata, mostrando a saturação do curativo e a indicação do momento correto para a troca.

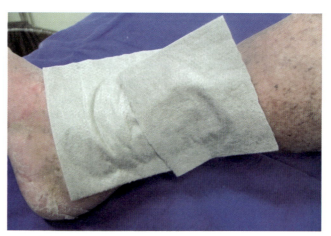

FIGURA 24.3 Aplicação do curativo de alginato com prata.

---

*Adsorção é um processo de ligação físico-química que não pode ser revertido mecanicamente, ou seja, as moléculas de odor e as células microbianas ficam aderidas definitivamente aos microporos do tecido de carvão.

Os curativos de alginato transformam-se em gel quando expostos ao exsudato, ajudando a criar um ambiente úmido, acelerando o fechamento das lesões. O cálcio presente no curativo de alginato faz uma troca iônica com o sódio do exsudato.

O alginato de cálcio com prata está indicado para ferimentos crônicos e agudos, infectados, com exsudação moderada e alta e sem ou com pouco odor.

▸ Indicação. Pode ser empregado em casos de queimadura de segundo grau profunda ou mista, ou, ainda, em queimadura de segundo grau superficial, com sinais de contaminação. Também é eficiente nas lesões muito exsudativas, pois não necessita de irrigação para manter-se úmido e a troca pode ser feita a cada 48 horas.

▸ Observação. Pode haver uma pequena impregnação da prata no tecido subjacente, que é rapidamente dispersada e, portanto, não causa inconvenientes. A liberação da prata é lenta e os pacientes se sentem confortáveis com esse tipo de curativo.

Matriz TLC-AG

Trata-se de matriz lipofílica com carboximetilcelulose e sulfato de prata, que se gelifica em contato com o exsudato da lesão. Os íons-prata são liberados no gel para promover a ação antimicrobiana. Suas fibras de poliacrilato (núcleo acrílico envolvido por poliacrilato de amônia) absorvem o exsudato, transformam-se em gel e exercem atração eletrostática, retendo bactérias na tentativa de desestruturar o biofilme.

Pode ser usado em cavidades, é recortável e permite remoção atraumática, podendo ser associado a terapias compressivas. É geralmente trocado a cada 3 dias ou quando estiver saturado. É indicado para feridas moderadamente exsudativas com risco ou sinal de infecção.

Pode ser apresentado ainda como malha de poliéster impregnada com a mesma matriz TLC-AG (matriz lipofílica + carboximetilcelulose [CMC] + sulfato de prata). Em contato com a lesão, a matriz TLC-AG forma um gel que age como um reservatório, combatendo a infecção local por meio dos íons-prata, por até 7 dias.

Hidrofibra com prata

Absorve grandes quantidades de exsudato e bactérias presentes na ferida, criando um gel coeso, que se adapta intimamente à superfície da ferida, mantendo um ambiente úmido que auxilia na remoção de tecidos necróticos (desbridamento autolítico).

Tem fibras de não tecido, composto por uma camada (formato de fita) ou duas camadas (formato extra) de carboximetilcelulose sódica, impregnado com 1,2% de prata iônica (agente microbiano), aprimorado com ácido etilenodiamino tetracético (EDTA), cloreto de benzetônio e reforçado com fibra de celulose regenerada.

A prata iônica incorporada no curativo mata microrganismos patógenos, tanto planctônicos quanto aqueles presentes no biofilme bacteriano, incluindo bactérias, leveduras e fungos.

Compressas de tule com prata

Trata-se de compressa de tule, estéril, não aderente, contendo prata e que apresenta propriedades antibacterianas (Figura 24.4).

O tecido base é feito de fibras de poliamida revestidas com prata, impregnada de triglicerídios (lipídios neutros). É fino, macio, cobre facilmente e garante um contato próximo com a base da ferida. Apesar de ser propagado que a compressa pode ser removida sem dor, muitas vezes acabada aderindo, provocando dor e sangramento à sua retirada. Por esse motivo, deve ser trocada no prazo correto e nunca além disso, a fim de minimizar esses problemas. Este curativo age contra bactérias gram-negativas (p. ex., *Klebsiella pneumoniae*), assim como gram-positivas (p. ex., *Staphylococcus aureus*, incluindo as cepas MRSA). Este curativo não contém medicamentos ou parafina e não deixa resíduo.

▸ Indicação. Para feridas infectadas ou aquelas que apresentem alta contaminação bacteriana.

Curativo flexível com prata nanocristalina de liberação lenta

▸ Benefícios. De fácil aplicação, pode ser trocado a cada 3 dias, facilitando o tratamento. Serve como barreira à passagem e ao crescimento bacteriano. Trabalhos mostram importante redução de celulite, especialmente se a sua aplicação for comparada ao uso de sulfadiazina a apenas 1%.[39,40] Existem alguns curativos de prata nanocristalina que podem permanecer até 7 dias e que são flexíveis.

▸ Indicação. Para queimaduras de segundo grau profundo, pouco exsudativas. Pode ser empregado também em queimaduras de 3º grau, desde que sejam tratadas cirurgicamente o mais breve possível, ou seja, o curativo será usado nos primeiros 2 a 4 dias, período que antecede o desbridamento.

▸ Observação. Pode causar impregnação por prata e prurido. No passado, alguns desses curativos necessitavam de irrigação de 3 a 4 vezes/dia, pelo menos, através de uma sonda ligada a uma seringa, além de molhar o curativo com água destilada. Felizmente, isso não é mais necessário.

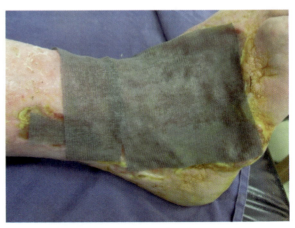

FIGURA 24.4 Compressa de tule com prata.

Prata associada à celulose regenerada oxidada

▶ **Benefícios.** De fácil aplicação, pode ser trocado a cada 3 dias sem ser necessária a remoção da matriz residual, o que facilita o tratamento. Com a combinação das ações, ligação e inativação das proteases e ligação e proteção dos fatores de crescimento naturais contra a degradação causada pelas proteases em excesso, esse curativo tem a função de modular e reequilibrar o ambiente da ferida. Além disso, fornece colágeno exógeno, acelerando o processo de cicatrização ao permitir a fixação do colágeno endógeno.

▶ **Indicação.** Pode ser utilizado apenas na ausência de tecido desvitalizado.

▶ **Observação.** Na presença de exsudato, a prata associada à ORC transforma-se em um gel biodegradável suave. No entanto, nas feridas secas, deverá ser utilizada uma solução salina para hidratar a matriz.

Curativos de silicone com prata

Os curativos de silicone com prata vêm ganhando cada vez mais espaço. São antiaderentes, praticamente indolores, de fácil aplicação e podem permanecer no leito da ferida por 5 a 7 dias. Podem se apresentar com e sem bordas, ou seja, a utilização de curativos secundários pode ser necessária ou não (Figuras 24.5 e 24.6).

Também existem nas apresentações para transferência de exsudatos (*transfer*) e multiperfurados. Estes últimos são monocamadas. São indicados para feridas com exsudação moderada. Quando associados à espuma, consistem em uma camada que fica em contato com o ferimento – uma espuma absorvente flexível de poliuretano cinza que contém um composto de prata e carbono ativado, e uma película exterior, permeável ao vapor de água e impermeável a líquidos. Contém sulfato de prata que libera íons-prata para criar uma barreira eficaz contra bactérias e inativa uma grande variedade de agentes patogênicos (bactérias e fungos). Em virtude redução do número de microrganismos, também poderá reduzir o odor. Essa tecnologia é menos dolorosa, visto que adere suavemente a superfícies secas, como a pele, adapta-se à superfície da pele, cobrindo mais área, dispersando a força durante a remoção para prevenir o desprendimento das células epidérmicas. Além disso, sela as bordas do ferimento, assegurando que o exsudado não vaze para a pele perilesional, minimizando assim a maceração. É um curativo altamente anatômico, adaptando-se ao relevo da ferida, em especial na sua forma de apresentação flexível. Absorve o exsudado e mantém úmido o ambiente da ferida para promover o desbridamento. Deverá ser utilizado para o tratamento de feridas de exsudação baixa ou moderada e em feridas infectadas.

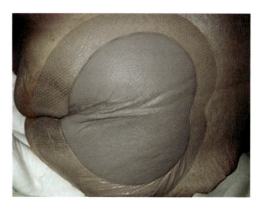

FIGURA 24.6 Curativos de silicone com prata com borda.

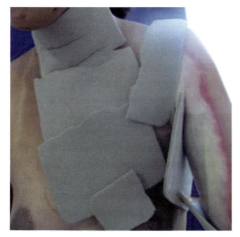

FIGURA 24.5 Curativos de silicone com prata sem borda.

Curativo de colágeno, celulose regenerada oxidada e prata

Trata-se de combinação de colágeno, ORC e prata, com o objetivo de manter o ambiente úmido e propiciar proteção antimicrobiana.

A matriz é formada por um composto estéril e liofilizado de 44% de ORC, 55% de colágeno e 1% de prata-ORC. Contém 25% de prata ionicamente ligada. Os benefícios do colágeno podem ser aumentados ainda mais com a adição da ORC além da prata, com suas propriedades antimicrobianas.[41]

Indicado para o tratamento de todas as feridas com cicatrização por segunda intenção, sem tecido necrótico, incluindo: úlceras venosas de perna, úlceras de pé diabético, úlceras de pressão, feridas traumáticas e cirúrgicas.

Cloreto de dialquil carbamoil (DACC)

Tratamento antimicrobiano de feridas colonizadas e infectadas. Em vez de usar agentes quimicamente ativos, emprega um princípio físico simples para ligar e inativar efetivamente bactérias e fungos patogênicos. A cada troca de curativo, a carga bacteriana reduzida ajuda a criar condições ideais para o processo natural de cicatrização de feridas. Os elementos patogênicos são inativados na espessura do curativo e não no leito da ferida. Na associação com espumas, verifica-se a mudança de cor, que orienta o momento da troca do curativo. Esse curativo deve ser aplicado diretamente sobre a ferida. Bactérias e fungos são atraídos para a malha e removidos a cada troca de curativo.

Quando associado à espuma de poliuretano, possibilita a manutenção da umidade ideal com absorção vertical. Apresenta, ainda, tiras de alta absorção e bordas de silicone.

Em sua apresentação hidroativa, simula o desbridamento autolítico tecidual. Sua camada de contato atua na prevenção de infecção. É uma boa opção no combate ao biofilme.

Curativos com melaleuca

▶ **Benefícios.** O óleo de melaleuca resfria rápido e continuamente a lesão, o que proporciona o cuidado de que ela necessita, pois evita seu agravamento e ameniza a dor do paciente, em especial no atendimento inicial e transporte do paciente queimado (Figura 24.7). Além disso, interrompe o processo de aprofundamento da queimadura a partir do momento em que cobre os nervos expostos, evitando que se irritem.

Trata-se de um germicida potente, inibe o crescimento da *Pseudomonas aeruginosa*, *Escherichia coli*, *Staphylococcus aureus*, *Candida albicans*, *Aspergillus niger*, *Streptococcus pyogenes*, entre outros, mesmo na presença de sangue ou de material fecal. Além disso, permite o contato com mucosas não irritantes.

▶ **Indicação.** Utilizado em queimaduras de todos os graus, extensões e sem restrições quanto à idade do paciente ou ao local do corpo a ser aplicado.

▶ **Observação.** O curativo deve ser mantido sobre a lesão por, no mínimo, 30 minutos, tempo que pode ser estendido em até 24 horas.

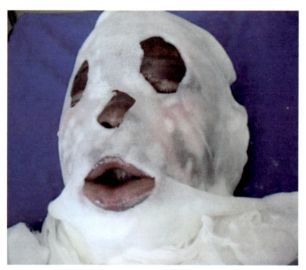

FIGURA 24.7 Curativo com melaleuca.

Curativos à base de mel

Derivado do néctar coletado e modificado da abelha *Apis melífera*, o mel é um xarope rico em carboidratos, derivado de néctares e secreções florais e outras plantas. Utilizado pela medicina popular desde os tempos antigos, recentemente, foi redescoberto por pesquisadores médicos para seu uso no tratamento de feridas agudas e crônicas. Suas propriedades são antioxidantes, antibacterianas e anti-inflamatórias. A ação antibacteriana do mel, aliada a sua alta acidez, efeito osmótico, conteúdo antioxidante e teor de peróxido de hidrogênio, possibilita que seja usado para acelerar a epitelização. Em casos agudos, promove o alívio da dor em pacientes queimados e a diminuição da resposta inflamatória nesses pacientes.

Tratamento

O mel tem sido utilizado no tratamento de queimaduras, feridas e úlceras infectadas, furúnculos, cistos pilonidais, úlceras venosas e diabéticas do pé.[42,43] Estudos recentes confirmam também sua eficácia no tratamento de úlceras venosas.[44]

Em pacientes portadores de tumores malignos, houve melhora no tamanho e na limpeza da ferida após o tratamento com mel.[45] Do mesmo modo, esse tratamento aumentou as taxas de cicatrização de lesões por pressão. O mel também tem sido usado para diminuir os maus odores emanados de feridas que causam uma barreira social aos pacientes e podem levar ao isolamento.

Além da atividade antibacteriana, o mel apresenta propriedades anti-inflamatórias, antioxidantes e antivirais.

Propriedades antibacterianas

Desde os antigos egípcios, o mel tem sido utilizado como produto medicinal, principalmente por seu efeito antibacteriano.[42] Graças a essa propriedade, era empregado no tratamento tópico de feridas e queimaduras.

Ao longo da história, foram sugeridos diferentes mecanismos de ação que favorecem os efeitos antibacterianos do mel. A ideia mais aceita é seu teor de açúcar, que é alto o suficiente para impedir o crescimento microbiano. Seria então o resultado de seu efeito osmótico que impede o crescimento de bactérias e, consequentemente, promove a cura.

A atividade antibacteriana também pode ser provocada pela atividade de peróxido de hidrogênio, que é continuamente produzida por enzimas, mesmo quando o mel é diluído e permanece bem abaixo do nível que causa efeitos inflamatórios.[46]

Uma revisão de Molan (1998) cita fortes evidências que apoiam um tempo de cicatrização reduzido para queimaduras de espessura parcial e escaras após o uso de gaze de mel em comparação com outros curativos.[47]

Percebe-se também que o uso do mel para curar feridas infectadas proporciona uma base limpa e clara que permite enxertia precoce e maior chance de aceitação. Como resultado, a cirurgia seria mais bem-sucedida, principalmente nos casos de feridas em pacientes diabéticos.[47]

O mel é higroscópico, ou seja, retira a umidade do ambiente e desidrata as bactérias com a ajuda de suas propriedades hiperosmolares (alto teor de açúcar).[48] Proporciona desbridamento autolítico rápido e desodorização de feridas.[49-51] O mel tem pH médio de 4,4.[52,53] A acidificação das feridas acelera a cicatrização e o mel também pode reduzir a colonização ou infecção da ferida, pois essas condições geralmente são acompanhadas por um pH > 7,3 nos exsudatos da ferida.[52,54]

Propriedades anti-inflamatórias

A quantidade de exsudatos da ferida é decorrente do processo inflamatório local ao redor da ferida. Portanto, a ação anti-inflamatória do mel reduz o edema e os exsudatos, o que pode, subsequentemente, melhorar a cicatrização de feridas. Esse efeito também reduz a dor causada pela pressão nas terminações nervosas e a quantidade de prostaglandina produzida no processo inflamatório.[55]

A ação anti-inflamatória do mel e os efeitos estimulantes na granulação e epitelização ajudam a reduzir rapidamente a dor e o edema. Ao proporcionar uma cicatrização úmida, pode minimizar cicatrizes hipertróficas.[49,51] Também estimula angiogênese, granulação e epitelização, o que ajuda a acelerar o processo de cicatrização. Além disso, o mel tem ação desbridante, que ajuda a reduzir as fontes de bactérias e, portanto, previne novas reações inflamatórias.[55]

Propriedades antioxidantes

Os fitoquímicos são responsáveis pela atividade antioxidante do mel, e sua atividade antibacteriana decorre parcialmente da presença desses componentes.[56] Diferentes antioxidantes presentes incluem flavonoides, monofenólicos, polifenólicos e vitamina C.[57,58] Esta reduz os peróxidos (um dos ROS) e atua como um importante antioxidante.[59] Os radicais livres derivados do oxigênio, também conhecidos como espécies reativas de oxigênio (ERO), são produzidos pela cadeia mitocondrial respiratória e leucócitos no processo de inflamação.[60]

O mel contém antioxidantes aquosos e lipofílicos, que permitem atuar em diferentes níveis celulares como um antioxidante natural ideal.[61] Essa atividade reduz o dano celular causado pelos radicais livres, protegendo as enzimas antioxidantes e reduzindo o estresse oxidativo, diminuindo o processo inflamatório.[62]

Schramm et al. concluíram que a administração oral de mel pode aumentar o nível de antioxidante plasmático.[63] Em seu estudo, verificou-se que o mel alimentado com 1,5 g/kg de peso corporal elevava o nível de antioxidante plasmático.

Mel de cor mais escura com maior teor de água tem mais antioxidantes. O mel de Tualang tem atividade antioxidante relativamente boa, por sua intensidade de cor favorável e os compostos fenólicos.[64]

Propriedades antivirais

Existe apenas um estudo cruzado, publicado por Al-Waili et al.,[64] a respeito do uso de mel em pacientes adultos com ataques recorrentes de lesões herpéticas (labiais e genitais). O tratamento tópico com mel foi comparado com o tratamento com aciclovir. O estudo mostrou que a aplicação tópica de mel foi eficaz no tratamento da dor e de outros sinais e sintomas de lesões recorrentes dos herpes genital e labial. No entanto, há uma escassez de pesquisas sobre as propriedades antivirais do mel.[64]

Poli-hexanida (PHMB) e biofilme

Depois de discorrermos sobre vários agentes antibacterianos e também diversos curativos, não poderíamos deixar de mencionar a grande importância da formação do biofilme, bem como seu combate.

Após sua descoberta, a limpeza tradicional da ferida precisou ser completamente revista e modernizada, pois o que se conhecia antes ficou no passado.

Biofilme

Mais de 90% das feridas crônicas têm biofilme. Trata-se de uma camada dificilmente vista a olho nu. Nela, as bactérias não podem mais se mover livremente (planctônicas) e acabam aderindo ao leito da ferida, onde se reproduzem e formam uma colônia que cresce protegida pelo biofilme, retardando, assim, a cicatrização de feridas.

Quando as bactérias aderem à superfície, elas excretam uma substância espessa e viscosa, semelhante à cola, conhecida como substância polimérica extracelular (EPS) (Figura 24.8).

Poli-hexanida – PHMB (C8H17N5)n

Poli-hexanida (PHMB) é a designação dada à substância hidrocloro-poli-hexametilenobiguanida, dotada de ação antibacteriana, antiamobiana e de um mecanismo de ação que se baseia em propriedades fortemente alcalinas.

Produto inovador, a poli-hexanida permitiu obter resultados extremamente encorajadores e que levaram à sua recomendação no tratamento de feridas.

O poliaminopropil biguanida é um antisséptico de baixa toxicidade para pele e mucosa, além de ter efeito desodorante. Tem ação bactericida e fungicida em baixas concentrações (10 mg/ℓ). Ele se incorpora à membrana celular bacteriana causando ruptura e morte celular por alteração da permeabilidade, também se liga ao DNA bacteriano, altera a transcrição e causa morte celular.

Apresenta mecanismo inespecífico de interação eletrostática, que, ao influenciar a estrutura e a distribuição da carga elétrica da parede celular bacteriana, perturba o sistema biológico e torna a bactéria incapaz de manter as suas funções.[65,66]

Entre suas características, ainda estão: elevada capacidade tensoativa, não é absorvido por via sistêmica, compatível com outros produtos ao nível do tratamento de feridas em ambiente úmido, eficácia na eliminação de biofilmes e redução do odor.

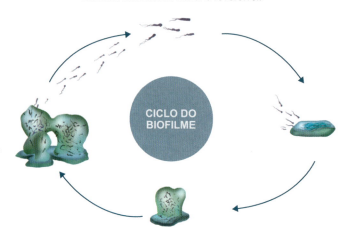

FIGURA 24.8 Ciclo do biofilme com produção de substância polimérica extracelular.

Betaína

Seu efeito fisiológico é osmólito, estabiliza macromoléculas, tais como proteínas e enzimas intracelulares em condições de estresse, como alta salinidade ou extrema temperatura. Também tem efeito tensoativo suave eficaz (detergente), capaz de penetrar, alterar, limpar e eliminar biofilme e tecido necrótico da ferida.

Na superfície da molécula, distribuem-se de maneira alternada cargas elétricas negativas e positivas, que interagem com as cargas elétricas das moléculas ácidas dos fosfolípedes presentes na parede celular bacteriana.

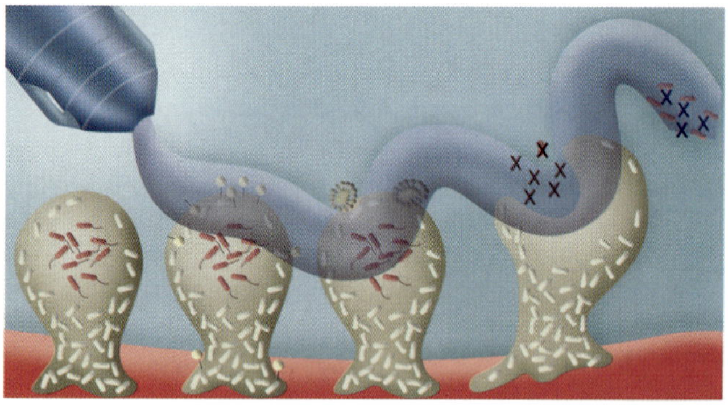

Prevenção e gestão do biofilme

Soluções à base de PHMB e betaína, por sua ação surfactante e preservativa, promovem melhor preparação do leito de feridas do que a tradicional solução fisiológica. São utilizadas em todas as nossas cirurgias e preparo de curativos, incluindo grande queimado.

O PHMB interrompe o ciclo de biofilme. Para tanto, pode ser útil uma abordagem proativa, com uma estratégia combinada de PHMB solução e gel como parte da preparação do leito da ferida (Figura 24.9).

O tratamento com PHMB é indicado em feridas: agudas, crônicas, pós-operatórias, cavitárias, químicas, arteriais e venosas, além de abrasões, lesões por pressão, queimaduras e perto de cateteres venosos. A incorporação do PHMB na rotina de limpeza assegura melhores resultados nos pacientes, incluindo tempo de cura, ajuda a evitar complicações e, ainda, reduz gastos em antimicrobianos e antibióticos.

FIGURA 24.9 Aplicação de gel de PHMB.

Vantagens

Sob a ótica do profissional na lista de benefícios do tratamento com PHMB, destacam-se o fato de poder ser aplicado diretamente em muitos tipos de feridas, a facilidade e a simplicidade na aplicação (embebição de 10 a 15 minutos), a possibilidade de ser mantido entre as trocas de curativo e também ser usado em conjunto com curativos comumente empregados, além da redução de potenciais infecções do centro cirúrgico e do risco de morbidade e mortalidade.

Já para os pacientes, as vantagens estão centradas no tempo rápido de fechamento da ferida, diminuição de odor da lesão, ausência de dor durante as mudanças de curativo, tolerância maior e redução de infecções na área afetada.

Utilizamos PHMB a 0,1% ou a 0,2% em suas apresentações: sabão, solução, gel, creme (Tabela 24.1).

TABELA 24.1 Aplicação e vantagens do uso de PHMB.

Aplicação do PHMB
- Irrigação e lavagem (sabão e solução)
- Embebição por 15 minutos (solução)
- Aplicação tópica com espessura de 3 a 5 mm (gel)
- Pode ser usado também em forma creme hidratante
- Trocas diárias

Vantagens do uso do PHMB
- Não citotóxico
- Não irritante
- Não sensibilizador
- Indolor
- Não inibe a granulação e/ou epitelização
- Não apresenta efeitos adversos

Considerações finais

Em virtude da disponibilidade de vários agentes tópicos eficazes e inúmeros curativos associados a estes, os protocolos de tratamento de feridas podem variar e, ainda assim, ter sucesso. A observação da ferida, juntamente com a seleção apropriada de um agente terapêutico tópico, pode melhorar a cicatrização de feridas e levar à diminuição da morbidade do paciente. O profissional de saúde deve estar ciente das vantagens e desvantagens dos vários agentes tópicos disponíveis no mercado, bem como deve se manter atualizado o tempo todo.

Estudos clínicos devem ser comparativos sobre os efeitos de vários agentes tópicos em diferentes tipos de feridas, a fim de promover melhor escolha do agente ideal.

A tomada de decisão quanto à conduta no tratamento tópico deverá estar associada a conhecimento do profissional, avaliação local, acompanhamento da evolução da ferida e, inclusive, momento de indicação cirúrgica, caso seja necessário, para tratar e acelerar o processo de seu fechamento.

Referências bibliográficas

1. Nossa capa: Alexander Fleming e a descoberta da penicilina. J Bras Patol Med Lab. 2009;45(5). Disponível em: https://doi.org/10.1590/S1676-24442009000500001.
2. Tan SY, Tatsumura Y. Alexander Fleming (1881–1955): Discoverer of penicillin. Singapore Med J. 2015;56(7):366-7.
3. Monafo WW, West AM. Current treatment recommendations for topical burn therapy. Drugs. 1990; 40(3):364-73.
4. Davies GE, Francis J, Martin AR, et al. 1:6-Di-4'-chlorophenyldiguanidohexane (hibitane); laboratory investigation of a new anti-bacterial agent of a hight potence. British J Pharmacol Chemoter. 1954; 9:192-6.
5. Jorge AOC, Koga-Ito CY, Gonçalves CR, Vantinato V, Unterkircher CS. Presença de leveduras do gênero Candida na saliva de pacientes com diferentes fatores predisponentes e de indivíduos controle. Rev Odontol Univ São Paulo. 1997;11:279-85.
6. Siqueira Jr. JF, Batista MM, Fraga RC, Uzeda M. Antibacterial effects of endodontic irrigants on black-pigmented gram-negative anaerobes and facultative bacteria. J Endod. 1998;24(6):414-6.
7. Hunt JL, Sato R, Heck EL, Baxter CR. A critical evaluation of povidone-iodine absorption in thermally injured patients. J Trauma. 1980;20:127-9.
8. Kaiser W, von der Lieth H, Potel J, Heumann H. Experimental study of the local application of silver sulfadiazine, cefsulodina and povidone-iodine to burns. Infection. 1984;12:31-5.
9. Robin AL, MacArthur JD, O'Connor N. The influence of betadine ointment (povidone-iodine) on wound healing in rats. Recent antisepsis technique in the management of the burn wound. In: Georgiade NG, Boswick JA, Mac Millan BG (eds.): The proceedings of a Symposium sponsored by the Department of Surgery Duke University Medical Center. Durham, North Carolina; 1974. p. 12-4.
10. Smoot 3rd EC, Kucan JO, Roth A, Mody N, Debs N. In vitro toxicity testing for antibacterials against human keratinocytes. Plast Reconstr Surg. 1991;87:917-24.
11. Moyer CA, Bretano L, Graveens DL, Margraf HW, Monafo WW. Treatment of large human burns with 6.5 percent silver nitrate solution. Archives of surgery. 1965;90:812-67.
12. Monafo WW, Woyer CA. Effectiveness of dilute aqueous silver nitrate in the treatment of major burns. Arch Surg. 1965; 91:200-10.
13. Bonder CC, Morris BJ, Wee T, et al. The metabolic effects of 0.5% silver nitrate in the treatment of major burns in children. J Pediatr Sutg. 1967;2:22-31.
14. Lindeberg RB, Moncrief JA, Madson AD. Control of experimental and clinical burn wound sepsis by topical application of sulfamylon compounds. Ann N Y Acad Sci. 1968;150:950-72.
15. Pruitt BA, Goodwin CW. Thermal injuries. In: Davis JH (ed.). Clinical surgery. Mosby: St. Louis; 1987;2823-904.
16. Harrison HN, Bales H, Jacoby F. The behavior of Mafenide acetate as a basis for its clinical use. Arch Surg. 1971;103:449-53.
17. McCauley RL, Linares HA, Pellegrini V, Herndon DN, Robson MC, Heggers JP. In vitro toxity of topical antimicrobial agents to human fibroblast. J Surg Res. 1989;46:267-74.
18. Kremer B, Allgöwer M, Graf M, Schmidt KH, Schoelmerich J, Schoenenberger GA. The present status of research in burn toxins. Intensive Care Med. 1981;7:77-87.
19. Monafo WW, Ayvazian VH. Topical therapy. Sulg Clin North Am. 1978;58:1157-71.
20. Smith-Choban P, Marshall WJ. Leukopenia secondary to silver sulfadiazine: frequency, characteristics and clinical consequences. Am Surg. 1987;53:515-7.
21. Fuller FW, Engler PE. Leukopenia in non-specific burn patients receiving topical 1% silver sulfadiazine cream therapy, a survey. J Burn Care Rehabil. 1988;9:606-9.
22. Allgöwer M, Schoenenberger GA, Sparkes BG. Burning the largest immune organ. Burns. 1995;21:S7-47.
23. Taddonio TE, Thomson PD, Smith DJ Jr, Prasad JK. A survey of wound monitoring and topical antimicrobial therapy practices in the treatment of burn injury. J Bum Care Rehabil. 1990;11:423-7.
24. Kiker RG, Cawajal JF, Mlcak RP, Larson DL. A controlled study of the effects of silver sulfadiazine on white blood cell counts in burned children. J Trauma. 1977:17:835-6.
25. Sanches-Pinto DC. Imunologia das queimaduras e redução da taxa de mortalidade tardia do paciente grande queimado. [Tese] Mestrado em Medicina. Faculdade de Medicina da Universidade de São Paulo. São Paulo, 1996.
26. Scheidegger D, Sparkes BG, Lüscher N, Schoenenberger GA, Allgöwer M. Survival in major burn injuries treated by one bathing in cerium nitrate. Burns. 1992;18(4):296-300.
27. Haley TJ. Pharmacology and toxicology of the rare earth elements. J Pharmaceut Sci. 1965;54:663-70.
28. Monafo WW, Tandon SN, Ayvazian VH. Cerium nitrate, a new topical antiseptic for extensive burns. Surgery. 1976;80:465-73.

29. Fox CL, Monafo WW, Ayvazian VH, et al. Topical chemotherapy for burns using cerium salts and silver sulfadiazine. Surg Gynecol Obstet. 1977;144:668-72.
30. Richards RME, Mahlangu GN. Therapy for burn wound infection. J Clin Hosp Pharma. 1981;6:233.
31. Sparkes BG. Immunological responses to thermal injury. Burns. 1997;23:106-13.
32. Monafo WW. The use of topical cerum nitrate-silver sulfadiazine in major burn injuries. Panminerva Med. 1983;25:151-4.
33. Munster AM, Hellvig E, Rowland S. Cerium nitrate silver sulfadiazine cream in the treatment of burns. A prospective evaluation. Surgery. 1980;88:658-60.
34. Antimicrobianos na prática clínica pediátrica. Guia prático para manejo no ambulatório, na emergência e na enfermaria. Departamento de Infectologia Núcleo Gerencial (Gestão 2001-2003).
35. Cruz OLM, Marini U, Anger J, Paiva LJ. Ototoxicidade após o uso tópico de neomicina em pacientes com queimaduras. Rev Bras Otorrinolaringol. 1985;51(2):35-6,39-40.
36. Westendorp WF, Vermeij JD, Vermeij F, et al. Antibiotic therapy for preventing infections in patients with acute stroke. Cochrane Database Syst Rev. 2012;1:CD008530.
37. Murphy KWR. Deafness after topical neomycin. Br Med J. 1970;2(5701):114.
38. Conlon BJ, Smith DW. Topical aminoglycoside ototoxicity: attempting to protect the cochlea. Acta Otolaryngol. 2000;120(5):596-9.
39. Fong J, Wood F, Fowler B. A silver coated dressing reduces the incidence of early burn wound cellulitis and associated costs of inpatient treatment: comparative patient care audits. Burns. 2005;31:562-7.
40. Holder IA, Durkee P, Supp AP, Boyce ST. Assessment of a silver-coated barrier dressing for potential use with skin grafts on excised burns. Burns. 2003;29(5):445-8.
41. Simmons R. Efeito do colágeno ORC prata em proteases bacterianas. Pôster apresentado em: SAWC; 1-5 de maio de 2013; Denver, CO US.
42. Zumla A, Lulat A. Honey – a remedy rediscovered. J R Soc Med. 1989;82(7):384-5.
43. Zohdi RM, Zakaria ZAB, Yusof N, Mustapha NM, Abdullah MNH. Gelam (Melaleuca spp.) Honey-based hydrogel as burn wound dressing. Evid Based Complement Alternat Med. 2012;2012:843025.
44. Gethin G, Cowman S. Manuka honey vs. hydrogel – a prospective, open label, multicentre, randomised controlled trial to compare desloughing efficacy and healing outcomes in venous ulcers. J Clin Nurs. 2009;18(3):466-74. [Rectration: J Clin Nurs. 2015; 24(17-18):2686.]
45. Lund-Nielsen B, Adamsen L, Kolmos HJ, Rørth M, Tolver A, Gottrup F. The effect of honey-coated bandages compared with silver-coated bandages on treatment of malignant wounds-a randomized study. Wound Repair Regen. 2011;19(6):664-70.
46. Allen KL, Hutchinson G, Molan PC. O potencial do uso do mel no tratamento de feridas infectadas com MRSA e VRE. Primeiro Congresso Mundial de Cicatrização; Melbourne, Austrália. 2000.
47. Molan PC. A brief review of honey as a clinical dressing. Primary Intention. 1998;6(4):148-58.
48. Molan PC. The evidence supporting the use of honey as a wound dressing. 2006;5:40-54.
49. Al-Waili NS, Salom K, Butler G, Al Ghamdi AA. Honey and microbial infections: a review supporting the use of honey for microbial control. J Med Food. 2011;14(10):1079-96.
50. Molan PC. Re-introducing honey in the management of wounds and ulcers – theory and practice. Ostomy Wound Manage. 2002;48(11):28-40.
51. Oryan A, Zaker SR. Effects of topical application of honey on cutaneous wound healing in rabbits. Zentralbl Veterinarmed A. 1998;45(3):181-8.
52. Aureli P, Franciosa G, Fenicia L. Infant botulism and honey in Europe: a commentary. Pediatr Infect Dis J. 2002;21(9):866-8.
53. Molan PC. The antibacterial activity of honey: 1. The nature of the antibacterial activity. Bee World. 1992;73:5-28.
54. Schneider LA, Korber A, Grabbe S, Dissemond J. Influence of pH on wound-healing: a new perspective for wound-therapy? Arch Dermatol Res. 2007;298(9): 413-20.
55. Simon A, Traynor K, Santos K, Blaser G, Bode U, Molan P. Medical honey for wound care-still the 'latest resort'? Evid Based Complement Alternat Med. 2009;6(2):165-73.
56. Bergman A, Yanai J, Weiss J, Bell D, David MP. Acceleration of wound healing by topical application of honey. An animal model. Am Surg. 1983;145(3):374-6.
57. Sherlock O, Dolan A, Athman R, et al. Comparison of the antimicrobial activity of Ulmo honey from Chile and Manuka honey against methicillin-resistant Staphylococcus aureus, Escherichia coli and Pseudomonas aeruginosa. BMC Complement Altern Med. 2010;10:47.
58. Van den Berg AJ, Van den Worm E, Van Ufford HC, Halkes SB, Hoekstra MJ, Beukelman CJ. An *in vitro* examination of the antioxidant and anti-inflammatory properties of buckwheat honey. J Wound Care. 2008;17(4):172-4.
59. Park DV. Antioxidantes na saúde e nos tecidos humanos: Antioxidantes nutricionais e prevenção de doenças: Mecanismo de ação. Publicação CABI; 1999.
60. Bashkaran K, Zunaina E, Bakiah S, Sulaiman SA, Sirajudeen K, Naik V. Anti-inflammatory and antioxidant effects of Tualang honey in alkali injury on the eyes of rabbits: experimental animal study. BMC Complement Altern Med. 2011;11:90.
61. Aljadi AM, Yusoff KM. Evaluation of the phenolic and antioxidant capacities of two Malaysian floral honeys. Food Chemistry. 2004;85(4):513-8.
62. Erejuwa OO, Sulaiman SA, Wahab MS, Sirajudeen KN, Salleh MS, Gurtu S. Antioxidant protection of Malaysian tualang honey in pancreas of normal and streptozotocin-induced diabetic rats. Ann Endocrinol (Paris). 2010;71(4):291-6.
63. Schramm DD, Karim M, Schrader HR, Holt RR, Cardetti M, Keen CL. Honey with high levels of antioxidants can provide protection to healthy human subjects. J Agric Food Chem. 2003;51(6):1732-5.
64. Al-Waili NS. Topical honey application vs. acyclovir for the treatment of recurrent herpes simplex lesions. Med Sci Monit. 2004;10(8):MT94-8.
65. Elias C, Miguéns C, Gouveia J, Martins O. Material de penso com acção terapêutica: penso – acto de pensar uma ferida. Lousa: GAIF; 2010.
66. Gray D, Barrett S, Battacharya M, et al. PHMB and its potential contribution to wound management. Wounds UK. 2010;6(2):40-6.

25 Feridas Traumáticas

Dimas André Milcheski

Introdução

Toda perda de integridade do revestimento cutâneo leva a uma ferida. Quando, porém, essa descontinuidade não é passível de cicatrização apenas com curativos convencionais e cuidados locais, encontramos uma situação mais grave que demanda atendimento especializado para sua resolução. As feridas complexas, portanto, definem-se como aquelas que necessitam de tratamento cirúrgico específico, como enxertos e retalhos para sua correta resolução.[1,2]

Em relação ao tempo de evolução, podem ser classificadas em agudas ou crônicas. Atualmente consideram-se feridas agudas aquelas que não se resolvem em até 3 semanas. A partir desse tempo, a lesão passa a ser encarada como crônica e, nesse sentido, usa-se a estratégia para "mudar" o microambiente, transformando-a em aguda por meio de desbridamentos e outras técnicas, a serem discutidas neste capítulo.

A Tabela 25.1 exemplifica as condições necessárias para caracterização de uma ferida complexa.[1] Idealmente, toda ferida deveria ser resolvida ainda na sua fase aguda. Entretanto, por questões clínicas diversas, nem sempre é possível. A diferenciação entre feridas agudas e crônicas vai além do tempo de evolução. A Tabela 25.2 mostra as diferenças frequentemente encontradas entre feridas agudas e crônicas.[3]

TABELA 25.1 Critérios de ferida complexa (um ou mais presentes).

Perda tecidual extensa
Presença de infecção
Viabilidade tecidual comprometida (necrose)
Exposição de estruturas profundas (osso, tendão, articulação, vasos, nervos ou cavidades corpóreas)
Comorbidades interferindo na cicatrização

TABELA 25.2 Características gerais na diferenciação entre feridas agudas e crônicas.

Feridas agudas	Feridas crônicas
Adulto jovem	Idoso
Previamente saudável	Múltiplas comorbidades
Imunocompetente	Imunossuprimido
Eutrófico	Desnutrido
Internação mais curta	Cuidados de longo termo
Hospitalizados	Ambulatoriais
Lesões únicas	Lesões recorrentes

Classificação

A classificação adotada em nosso serviço (Tabela 25.3) divide as feridas complexas em subgrupos, facilitando seu entendimento e tratamento. As três primeiras listadas na Tabela 25.3 geralmente se apresentam como feridas crônicas, enquanto as demais se apresentam como feridas agudas.[1,2]

Especificamente para lesões traumáticas de partes moles, frequentemente atendidas em nosso serviço, adota-se classificação própria para fins de facilitar o diálogo e orientar tratamento entre os pares, conforme exposto na Tabela 25.4.[3]

Princípios do tratamento

O objetivo principal do tratamento de feridas complexas é reconstituir completamente o tegumento cutâneo. Para tanto, alguns princípios devem ser considerados para o sucesso terapêutico.

TABELA 25.3 Classificação de feridas complexas (HCFMUSP).

1. Feridas em pacientes diabéticos
2. Lesões por pressão
3. Úlceras venosas crônicas
4. Feridas necrosantes e/ou por infecções
5. Feridas inflamatórias ou vasculites
6. Feridas traumáticas agudas
7. Feridas cirúrgicas complicadas
8. Feridas por radionecrose
9. Queimaduras profundas e/ou extensas

TABELA 25.4 Classificação de feridas complexas traumáticas de partes moles (HCFMUSP).

1. Ferimentos descolantes ou avulsões (desenluvamentos)
2. Trauma de partes moles associado a esmagamentos
3. Fraturas expostas com perda do revestimento cutâneo
4. Lesões de partes moles com exposição de estruturas profundas (nervo, vaso, tendão, osso ou articulação)
5. Amputações traumáticas (tratamento do coto de amputação)
6. Lesões mistas

Avaliação clínica do paciente

Sabe-se que pacientes com descompensação de doenças sistêmicas, como diabetes e hipertensão arterial apresentam frequentemente evolução desfavorável em relação às feridas. Portanto, a abordagem multidisciplinar é essencial para o êxito no tratamento. As especialidades mais vinculadas ao tratamento dessas lesões, além da cirurgia plástica, são a cirurgia vascular, a ortopedia, a cirurgia do trauma, a clínica médica, a infectologia, a endocrinologia, a nutrologia, bem como a enfermagem, nutrição, fisioterapia e psicologia.[4]

É fundamental ao cirurgião enxergar o paciente como um todo, e não focar apenas na ferida. Fatores como estado geral, nutricional, controle das condições de base e hábitos de vida (tabagismo, etilismo e drogadição), além do estado psíquico-emocional, suporte familiar e social são cruciais. Assim, o cirurgião plástico deve dominar as técnicas avançadas de cirurgia plástica, ter bom conhecimento de clínica cirúrgica e trabalhar em associação com os demais profissionais envolvidos.

Idealmente, devemos sempre buscar a otimização de parâmetros laboratoriais, visando corrigir distúrbios sistêmicos, como a anemia (manter preferencialmente hemoglobina > 10 g/dℓ), a desnutrição (albumina > 3) e parâmetros inflamatórios sob controle.

Preparo do leito da ferida

O cirurgião plástico deve preparar o leito da ferida para que a sua cobertura seja bem-sucedida e estável. Isso consiste basicamente na realização de desbridamentos seriados, que são a retirada de todo tecido desvitalizado e da granulação hipertrófica do leito, além de controle da infecção e exsudato, que sabidamente são fatores nocivos à cicatrização.

Historicamente, o processo cicatricial pode ser dividido em quatro fases que se sobrepõem: hemostasia, inflamação, proliferação e maturação (ou remodelação). Quando uma dessas fases não se desenvolve fisiologicamente e no tempo adequado, seja por seu prolongamento ou intensificação, configura-se a fisiopatologia básica do processo da ferida. Por exemplo, a infecção do leito da ferida leva a um prolongamento do processo inflamatório, com a liberação de diversos mediadores, como interleucinas. Já quando ocorre prolongamento da fase fibroproliferativa, acarreta tecidos cicatriciais disfuncionais.

No caso de feridas crônicas, o desbridamento propicia a agudização da ferida, com retirada de substâncias inflamatórias nocivas ao ambiente cicatricial. Utiliza-se em nosso meio o desbridamento autolítico (por meio da hidratação da ferida) e químico (enzimático: colagenase, papaína, hidrogel), nos casos de feridas menores com menor contingente de tecido desvitalizado e em pacientes ambulatoriais. Já o desbridamento cirúrgico é utilizado nas feridas maiores, com presença de tecido desvitalizado em maior quantidade e em pacientes internados.

O grupo tem vasta experiência no uso da terapia por pressão subatmosférica, ou negativa (TPN), ou curativo a vácuo. Quando bem selecionada, essa tecnologia se mostra apropriada para proteger o leito da ferida e estimular a reparação tecidual no curso dos desbridamentos, servindo como terapia-ponte para o fechamento definitivo da ferida.[5,6]

Cobertura da ferida

A filosofia da "escada", assim como a do "elevador reconstrutivo", constituem conceitos arraigados e muito utilizados em cirurgia plástica reparadora. Inicialmente, considerava-se a "escada", em que o cirurgião plástico vai do procedimento mais simples (fechamento primário) para o mais complexo (retalho microcirúrgico), subindo um degrau por vez conforme a complexidade do problema. Mais recentemente, surgiu o conceito de "elevador" reconstrutivo, quando o cirurgião pode se "movimentar mais livremente entre os andares", pulando etapas para utilizar a técnica mais sofisticada e apropriada para a resolução do problema, dependendo da complexidade do defeito a ser reconstruído.[7]

Quando se trata de feridas complexas, o fechamento primário muitas vezes se torna inviável ou mesmo inadequado. O cirurgião plástico que atua com feridas complexas deve dominar as técnicas de enxertos e retalhos em suas diversas variações e combinações para prover melhor tratamento a seus pacientes.

Sempre que possível, o fechamento precoce deve ser preferido, pois há menor taxa de complicações quando a ferida é resolvida na fase aguda, como demonstrado em trabalho clássico realizado por Godina.[8] Deve-se atentar também à fixação esquelética adequada (se necessário), analisar o defeito, verificar o estado das estruturas neurovasculares e selecionar a melhor técnica cirúrgica para o fechamento da ferida. O objetivo é substituir o tecido perdido por tecido doador similar e restabelecer todas as camadas teciduais perdidas (p. ex., reconstrução óssea).

Métodos de cobertura

▸ **Enxertos.** Os enxertos de pele dependem do leito para sua integração, pois não apresentam vascularização própria, e não protegem as estruturas subjacentes adequadamente (são delgados). Dessa maneira, prestam-se melhor à cobertura de exposições de subcutâneo e músculo, e não são adequados para cobertura de osso (sem periósteo), tendão (sem paratendão), grandes vasos ou nervos. Na prática, podem ser utilizados para feridas menos complexas e sem exposição de estruturas especializadas.

▸ **Substitutos cutâneos.** Entre os diversos produtos disponíveis, a experiência do serviço se concentra nas matrizes dérmicas compostas. Elas podem ser utilizadas para a cobertura de estruturas profundas, tais como tendão e osso, as quais em geral demandam retalhos cirúrgicos para cobertura, pois não é apropriada somente a utilização de enxertos de pele nesses casos.[9] A utilização de matriz dérmica com posterior enxertia de pele para a cobertura de feridas profundas tem sido indicada em nosso serviço especialmente nos casos mais graves e em pacientes debilitados, em que pode ser benéfica por reduzir a morbidade cirúrgica. Como desvantagens, cita-se o alto custo para nosso meio e a necessidade do período de maturação com uso da terapia a vácuo.[10]

▸ **Retalhos locais/locorregionais.** Os retalhos consistem em tecidos compostos (ao menos pele e subcutâneo, mas podendo também conter fáscia, músculo ou osso) e levam consigo vascularização própria, não dependendo de leito receptor adequado para sua sobrevivência. Servem para cobrir defeitos pequenos a médios com exposição óssea, tendínea ou articular quando locais, ao acaso e com nutrição baseada no plexo subdérmico, ou podem ser aplicados a defeitos maiores, quando locorregionais pediculados ou, mais recentemente, baseados em perfurantes conhecidas.[10,11]

▸ **Retalhos livres/microcirúrgicos.** Os retalhos livres proporcionam quantidade abundante de tecido composto bem vascularizado para cobertura dos mais diversos defeitos.[12] Há necessidade de estrutura hospitalar terciária e equipe treinada em microcirurgia para a realização de microcirurgia vascular, que consiste na dissecção de um retalho distante e transferência até o defeito a ser reparado, utilizando técnica de anastomose microcirúrgica dos vasos. Entre os retalhos livres fasciocutâneos, o mais utilizado atualmente é o retalho anterolateral da coxa. Ele proporciona tecido abundante, facilmente moldado ao defeito, tem pedículo adequado (longo e com bom calibre) e apresenta área doadora de morbidade mínima. Em relação aos retalhos musculares, os mais utilizados são o do músculo grande dorsal e do reto abdominal. Os retalhos musculares apresentam maior densidade capilar, conferindo maior vascularização à ferida. Tradicionalmente os retalhos musculares ou miocutâneos são mais indicados para o preenchimento de grandes defeitos ou cavidades e nos casos de osteomielite, embora conceitos mais atuais atribuam igual sucesso no tratamento de osteomielite crônica com retalhos fasciocutâneos.

Reabilitação

Provavelmente é a fase mais importante e mais difícil na condução de pacientes com feridas complexas.[11,13] Deve ser o objetivo principal, pois não basta reparar a forma apenas. Faz-se necessário restabelecer a função perdida e devolver o paciente às suas atividades prévias. Mais uma vez faz-se necessário o envolvimento de outros profissionais da saúde, tais como fisioterapia, terapia ocupacional, psicologia e assistente social.

Situações especiais em feridas traumáticas

Ferimentos descolantes

A etiologia das avulsões parciais de partes moles envolve, na sua grande maioria, os atropelamentos e os acidentes de motocicleta. Consistem na avulsão parcial da pele e subcutâneo quando há preensão e cisalhamento da extremidade (como ocorre pela passagem do pneu sobre a extremidade em um atropelamento). Frequentemente estão associados a traumatismos múltiplos e a fraturas expostas. Atualmente, observa-se aumento na incidência de ferimentos descolantes decorrente de maior utilização de motocicletas em grandes centros e pelo maior número de atropelamentos envolvendo alta energia (ônibus e caminhões).

O tratamento desse ferimento dependerá da viabilidade do tecido avulsionado (Tabela 25.5). Se viável, o ferimento pode ser lavado e suturado (minoria dos casos). Se inviável, desse retalho descolado deve ser retirado um enxerto de pele de espessura parcial a ser colocado sobre a ferida (maioria dos casos). Nos casos de dúvida na viabilidade do retalho descolado, tem sido indicada a utilização da terapia por pressão negativa sob o retalho avulsionado, com a finalidade de diminuir a área de perda cutânea (tratamento de retalhos congestos). Nesses casos, faz-se nova abordagem cirúrgica entre 2 e 3 dias para realizar o tratamento definitivo da ferida.[14]

Como mencionado anteriormente, na maioria das vezes, a pele avulsionada encontra-se inviável e a simples limpeza da ferida e ressutura do tecido avulsionado evolui para necrose de todo o tecido descolado. Dessa maneira, a conduta mais apropriada consiste na ressecção do retalho desenluvado, do qual se excisa o enxerto de pele que é colocado sobre a ferida. Isso evita a morbidade de uma ferida não resolvida e infectada, que demandaria outras cirurgias e mais área doadora de pele para novos enxertos.

Vale ressaltar que a conduta escolhida deve se basear primariamente no estado geral do paciente, que muitas vezes apresenta lesões adicionais mais graves e ameaçadoras à vida (politraumatizado), o que caracteriza prioridade perante o ferimento propriamente dito. A Figura 25.1 ilustra a conduta utilizada atualmente no HCFMUSP para as feridas complexas traumáticas agudas.[13]

- Feridas complexas traumáticas agudas: ferimentos descolantes ou avulsões, esmagamentos, fraturas expostas Gustilo III, exposição de estruturas profundas, lesão de grandes vasos ou nervos
- Critérios de instabilidade: traumas graves e múltiplos, hipotermia, transfusão maciça, instabilidade hemodinâmica.

Amputações traumáticas

A indicação mais frequente de amputação de uma extremidade se dá pela alta energia do trauma e pelo comprometimento intenso do membro a ponto de não haver condições de reconstrução da extremidade.[14]

TABELA 25.5 Critérios clínicos de avaliação do retalho avulsionado.

Orientação do pedículo – proximal/distal/medial/lateral
Espessura do pedículo
Extensão do ferimento descolante
Qualidade do tecido avulsionado – preservado ou esmagado
Sangramento de bordas – isquêmico/congesto/arterial

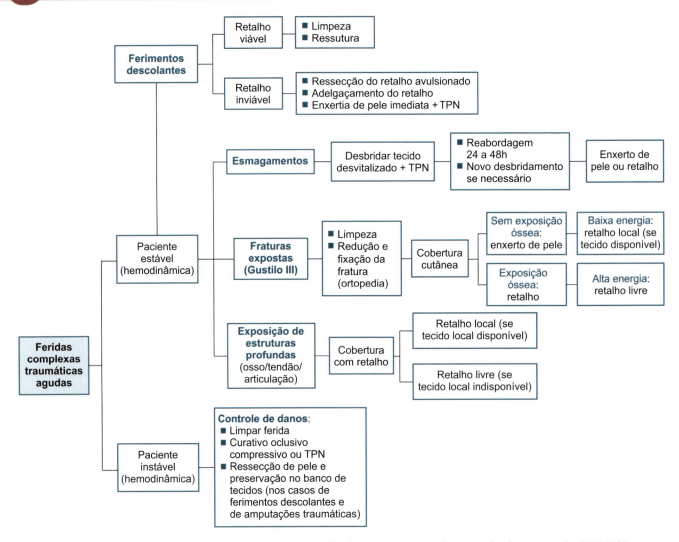

FIGURA 25.1 Diagrama com o protocolo de atendimento para feridas complexas traumáticas agudas de partes moles (HCFMUSP).

No caso do membro inferior, quando não é possível evitar a amputação, deve-se tentar preservar o máximo de comprimento ósseo abaixo do joelho (idealmente deve permanecer 6 cm abaixo da tuberosidade da tíbia). As amputações abaixo do joelho apresentam reabilitação mais favorável quando comparadas às amputações acima do joelho.

Há necessidade de preparar o coto de amputação de maneira adequada com cobertura cutânea apropriada para evitar ulceração e permitir a adaptação de uma prótese (Tabela 25.6). Quando o coto apresenta cobertura instável e não se consegue adaptar uma prótese, deve-se avaliar a realização de retalho livre para resolução do problema.[14]

Uma opção que sempre deve ser considerada, quando não se pode evitar a amputação e o pé encontra-se preservado, é a realização retalho *fillet*. Essa técnica consiste em aproveitar a região plantar como retalho local ou mesmo livre, e adaptá-la ao coto da extremidade amputada. O retalho *fillet* apresenta as vantagens de não necessitar de área doadora adicional, preservar o comprimento do coto e fornecer tecido espesso, sensível e glabro.

Terapia por pressão negativa ou por pressão subatmosférica

Conceito

A TPN ou curativo "a vácuo" representa um avanço no cuidado de feridas, representando um importante adjuvante no tratamento cirúrgico de feridas complexas.[15] Inicialmente descrita por Argenta e Morykwas para o tratamento de feridas, consiste na utilização de um material de interface (espuma ou gaze) coberto por uma película adesiva transparente, que oclui totalmente a ferida em relação ao meio externo. Um tubo de sucção é conectado a esse sistema e ao reservatório

TABELA 25.6 Princípios de amputação em extremidades.

Ligadura segura de grandes vasos
Preservação de coxim muscular espesso
Cobertura cutânea adequada
Considerar a utilização dos tecidos amputados

de exsudato, que é adaptado a um dispositivo computadorizado. Esse dispositivo permite a programação de parâmetros para fornecer uma pressão subatmosférica no leito da ferida de maneira local e controlada.[16]

Modo de aplicação

A aplicação da TPN deve ser feita em ferida limpa, sem tecido desvitalizado (esfacelo ou escara), após desbridamento adequado.

A pressão subatmosférica pode ser administrada de modo contínuo (sem interrupção), ou intermitente (com ciclos programados de interrupção intercalados com os de terapia), ou ainda associada à instilação de soluções (com ciclos programados de instilação intercalados com ciclos de remoção da solução e ciclos de terapia). A terapia intermitente busca acelerar a formação de tecido de granulação, mas apresenta o inconveniente de gerar estímulo doloroso no início de cada ciclo de sucção, ao passo que a terapia com instilação é indicada para o tratamento de feridas infectadas.[17,18] Há, ainda, a possibilidade do uso da terapia a vácuo incisional, aplicado sobre incisões cirúrgicas fechadas, de modo a prevenir formação de seroma e deiscência em pacientes de alto risco (p. ex., diabéticos, obesos).

Habitualmente, utiliza-se pressão de 125 mmHg no modo contínuo, na maioria das feridas tratadas.

Efeito sobre os tecidos

O mecanismo de ação da TPN envolve efeitos biológicos e físicos que auxiliam na resolução de feridas complexas:

- Efeitos biológicos:[19-21]
  - Mudança na conformação do citoesqueleto celular, desencadeando potente estímulo à proliferação celular e à angiogênese
  - Estímulo à formação de tecido de granulação
  - Redução da resposta inflamatória local
- Efeitos físicos:[21,22]
  - Aumento do fluxo sanguíneo à ferida
  - Redução do edema e de exsudato
  - Redução das dimensões das feridas
  - Depuração da carga bacteriana

Indicações e contraindicações

A principais indicações de TPN são:

- Feridas complexas: úlceras por pressão, feridas traumáticas, feridas cirúrgicas (deiscências), queimaduras específicas, feridas necrosantes, feridas diabéticas, úlceras venosas, feridas inflamatórias, feridas por radiação, e outras
- Enxertos de pele: para otimizar a integração do enxerto ao leito
- Abdome aberto
- Prevenção de complicações: em incisões fechadas
- Instilação de soluções: em feridas contaminadas ou infectadas.

As principais contraindicações da TPN são:

- Presença de necrose sobre o leito da ferida
- Lesões malignas
- Osteomielite sem tratamento
- Fístulas não entéricas ou não exploradas
- Exposição de vasos, nervos, órgãos ou sítios de anastomoses.

Em estudo realizado no HCFMUSP, com a utilização da terapia por pressão negativa em traumas agudos das extremidades, foram avaliados 178 pacientes.[3] O tempo médio de internação hospitalar foi de 17,5 dias. A terapia por pressão subatmosférica foi utilizada em 287 procedimentos, dos quais 209 (72,8%) sobre feridas traumáticas e 78 (27,2%) sobre enxertos de pele (para auxílio na integração do enxerto).

O número médio de trocas de terapia por pressão negativa por paciente foi de 1,6 e o tempo médio de utilização foi de 8,5 dias por paciente. Não houve complicação significativa com o emprego da terapia por pressão negativa nesse estudo.

Há relatos da aplicação da TPN sobre vísceras expostas, porém com proteção dessas estruturas do contato direto com a espuma de poliuretano. Essa proteção pode ser realizada por um curativo não aderente ou por uma película multiperfurada, dispositivos já disponibilizados pela indústria médico-farmacêutica.[23,24]

Considerações finais

O tratamento atual e bem-sucedido de pacientes com feridas complexas exige do cirurgião plástico abordagem multidisciplinar, avaliação do paciente de maneira integral, adequado preparo clínico do paciente e do leito da ferida, em que se inclui a terapia por pressão negativa e o domínio de técnicas avançadas de cirurgia plástica e de reabilitação do paciente.

Referências bibliográficas

1. Ferreira MC, Tuma Jr P, Carvalho VF, Kamamoto F. Complex Wounds. Clinics (São Paulo). 2006;61(6):571-8.
2. Coltro PS, Ferreira MC, Batista BP, Nakamoto HA, Milcheski DA, Tuma Jr P. Role of plastic surgery on the treatment complex wounds. Rev Col Bras Cir. 2011;38(6):381-6.
3. Milcheski DA, Nakamoto H, Tuma Jr P, Ferreira MC. Subatmospheric pressure therapy in the treatment of traumatic tissue injuries. Rev Col Bras Cir. 2013;40(5):392-6.
4. Farina Jr JA, Almeida CEF, Garcia FL, Lima RVKS, Marques RR, Cologna MHT. Tratamento multidisciplinar de Feridas Complexas. Proposta de Criação de "Unidade de Feridas" no Hospital das Clínicas da FMRP-USP. Medicina (Ribeirão Preto). 2013;46(4):355-60.
5. Ferreira MC, Paggiaro AO. Negative pressure therapy – vacuum. Rev Med (São Paulo). 2010;89:142-6.
6. Wada A, Ferreira MC, Tuma Jr P, Arrunátegui G. Experience with local negative pressure (vacuum method) in the treatment of complex wounds. São Paulo Med J. 2006;124(3):150-3.
7. Janis J, Kwon R, Attinger C. The new reconstructive ladder: modifications to the traditional model. Plast Reconstr Surg. 2011;127(Suppl):205S-212S.

8. Godina M. Early microsurgical reconstruction of complex trauma of the extremities. Plast Reconstr Surg. 1986;78(3):285-92.
9. Violas P, Abid A, Darodes P. Integra artificial skin in the management of severe tissue defects, including bone exposure, in injured children. J Pediatr Orthop B. 2005;14(5):381-4.
10. Milcheski DA, Chang AA, Lobato RC, Nakamoto HA, Tuma Jr P, Ferreira MC. Coverage of Deep Cutaneous Wounds Using Dermal Template in Combination with Negative-pressure Therapy and Subsequent Skin Graft. Plast Reconstr Surg Glob Open. 2014;2(6):e170.
11. Ong YS, Levin LS. Lower limb salvage in trauma. Plast Reconstr Surg. 2010;125(2):582-8.
12. Francel TJ, Vander Kolk CA, Hoopes JE, Manson PN, Yeremchuk MJ. Microvascular soft-tissue transplantation for reconstruction of acute open tibial fractures: timing of coverage and long-term functional results. Plast Reconstr Surg. 1992;89(3):488-9.
13. Heller L, Levin LS. Lower extremity microsurgical reconstruction. Plast Reconstr Surg. 2001;108(4):1029-41.
14. Milcheski DA, Ferreira MC, Nakamoto H, Tuma Jr P, Gemperli R. Degloving injuries of lower extremity – proposal of a treatment protocol. Rev Col Bras Cir. 2010;37(3):195-203.
15. Anghel EL, Kim PJ. Negative-pressure wound therapy: a comprehensive review of the evidence. Plast Reconstr Surg. 2016;138 (3 Suppl):129S-37S.
16. Morykwas MJ, Argenta LC, Shelton B, McGuirt W. Vacuum assisted closure: a new method for wound control and treatment: animal studies and basic foundation. Ann Plastic Surg. 1997;38: 553-62.
17. Malmsjö M, Gustafsson L, Lindstedt S, Gesslein B, Ingemansson R. The effects of variable, intermittent, and continuous negative pressure wound therapy, using foam or gauze, on wound contraction, granulation tissue formation, and ingrowth into the wound filler. Eplasty. 2012;12:e5.
18. Ashby RL, Dumville JC, Soares MO, et al. A pilot randomised controlled trial of negative pressure wound therapy to treat grade III/IV pressure ulcers [ISRCTN69032034]. Trials. 2012;13:119.
19. Huang S, Chen CS, Ingber DE. Control of cyclin D1, p27(Kip1), and cell cycle progression in human capillary endothelial cells by cell shape and cytoskeletal tension. Mol Biol Cell. 1998;9(11):3179-93.
20. Chen SZ, Li J, Li XY, Xu LS. Effects of vacuum-assisted closure on wound microcirculation: an experimental study. Asian J Surg. 2005; 28(3):211-7.
21. Argenta LC, Morykwas MJ. Vacuum-assisted closure: a new method for wound control and treatment: clinical experience. Ann Plast Surg. 1997;38(6):563-76; discussion 577.
22. Glass GE, Nanchahal J. The methodology of negative pressure wound therapy: separating fact from fiction. J Plast Reconstr Aesthet Surg. 2012;65(8):989-1001.
23. Huang C, Leavitt T, Bayer LR, Orgill DP. Effect of negative pressure wound therapy on wound healing. Curr Probl Surg. 2014;51(7): 301-31.
24. Sermoneta D, Di Mugno M, Spada PL, et al. Intra-abdominal vacuum-assisted closure (VAC) after necrosectomy for acute necrotising pancreatitis: preliminary experience. Int Wound J. 2010;7(6): 525-30.

26 Desenluvamentos

Irene Daher Barra • Kerly Abraão Badaró • Tulio Martins Silva • Bruno Akel Militão

Introdução

Os desenluvamentos consistem em um tipo de avulsão na qual uma porção da pele é completamente removida do tecido subjacente (músculo, osso ou tecido conectivo), comprometendo seu suprimento vascular. O nome vem da analogia ao processo de remover uma luva. A nomenclatura mais correta, no entanto, seria avulsão traumática.

Esses ferimentos podem ser bastante extensos e graves e, nesse caso, demandam tratamento emergencial e controle clínico constante, apresentando grande morbidade, risco de necrose tecidual e até insuficiência renal por necrose tubular aguda. No passado, vários pacientes vítimas de grandes desenluvamentos evoluíam a óbito, o que era extremamente frustrante para a equipe.

As lesões podem atingir várias regiões corporais e faciais. As formas mais localizadas, com acometimento de pálpebras e dedos, têm menor gravidade, porém podem justificar reconstruções mais complexas e até amputações parciais.

Avaliar precocemente a viabilidade do tecido avulsionado continua sendo o maior desafio no tratamento precoce. Outro fator que merece discussão é o aproveitamento e a conservação do tecido desenluvado. Desde Farmer (1939), o uso da pele traumatizada como cobertura cutânea é o tratamento mais indicado nesse tipo de trauma.[1] No entanto, muitas vezes não é possível aproveitar praticamente nada em razão das condições do tecido, com extensa área cruenta que pode demandar múltiplos procedimentos cirúrgicos relacionados com desbridamentos e enxertias, prolongando a internação e com maior risco de complicações.

É interessante ressaltar que alguns animais são capazes de autoinduzir desenluvamento das caudas para escapar de captura. Substitutos cutâneos sintéticos e biológicos e terapia por pressão subatmosférica (negativa ou a vácuo), alternativas que surgiram nos últimos 20 anos, melhoraram bastante o prognóstico dessa categoria de trauma.[2]

Este capítulo abordará o mecanismo do trauma causador da lesão, as classificações e os tipos de desenluvamentos, o diagnóstico e o tratamento disponível, além de estratégias de prevenção desse possivelmente grave tipo de trauma.

Os autores têm recebido esses traumas com relativa frequência[3] no Serviço de Cirurgia Plástica do Hospital Municipal Souza Aguiar, no Rio de Janeiro, onde, segundo nossa casuística, atendemos 133 pacientes vítimas de desenluvamentos em regiões variadas, em um período de 15 anos.

Mecanismo do trauma e prevenção de acidentes

O mecanismo da lesão se relaciona diretamente com a região acometida (Figura 26.1). Os membros inferiores são as áreas mais frequentemente atingidas, uma vez que equipamentos de segurança mais recentes, como *airbags*, reduzem a incidência de traumatismos cranioencefálicos e fraturas faciais, mas não foram desenvolvidas tecnologias para a proteção da extremidade inferior.[2]

Atropelamentos, acidentes com motocicletas, quedas de altura e lesões esportivas são as causas mais frequentes para lesões de membros inferiores; no entanto, avulsão por anel e lesões palpebrais também foram razoavelmente frequentes em nossa casuística.[3] Nos membros inferiores, mecanismos que envolvem rolamentos e rotação, como pneus (Figura 26.1), correias de motor, cilindros e ceifadoras, são as causas mais frequentes das lesões. A ferida resultante geralmente é acompanhada de escoriação ou dermoabrasão e descolamento da pele e do tecido celular subcutâneo da fáscia profunda. São frequentes as associações com fraturas, expostas ou não.

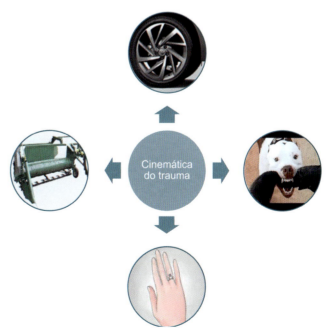

FIGURA 26.1 Mecanismo do trauma: rotação traciona o tecido causando o descolamento.

No caso de lesões digitais (Figura 26.1), geralmente nas mãos, chamadas desenluvamentos por anel, o adorno submetido à excessiva tração leva ao arrancamento da pele e amputação traumática da falange distal, formando um retalho composto.

Várias ações podem ser realizadas como estratégias de prevenção a esse tipo de lesão. O uso de anéis no polegar deve ser desencorajado, pois a amputação desse dedo pode levar à perda da pinça anatômica. As roupas também conferem proteção à lesão direta na pele do paciente, principalmente dos motociclistas.

Ultimamente, tem havido relatos de múltiplas lesões de couro cabeludo (os chamados escalpos), que também podem ser considerados desenluvamentos. Estão ligadas à condução de *karts* sem capacete e proximidade com eixos de motores de barcos, quando a vítima tem os cabelos longos soltos. Campanhas de segurança no trânsito são importantes para diminuir a incidência de atropelamentos de pedestres ou colisão seguida de queda de motos ou bicicletas.

Classificação anatômica

Mais de uma classificação anatômica tem sido proposta. Jeng et al.[5] as definem como avulsões comuns, avulsões atípicas e avulsões de áreas especializadas.

Waikakul[6] se refere ao tipo I como grave lesão de pele e tecido celular subcutâneo, na qual a porção avulsionada é usada como retalho livre. O tipo II está relacionado com lesão moderada da pele e tecido celular subcutâneo, no entanto, as veias do tecido celular subcutâneo; ainda são identificáveis, tornando possível a arterialização. O tipo III se refere a lesões moderadas de pele e tecido celular subcutâneo, porém o retorno venoso é observado e são realizadas anastomoses venosas para a revascularização do mesmo.

Em 2009, Arnez et al.[7] apresentaram uma classificação em quatro níveis de lesão (Tabela 26.1).

Outra classificação importante se refere à apresentação aberta ou fechada dos desenluvamentos. Na apresentação fechada, apesar de haver descolamento, a pele se mantém tópica. Pode ocorrer desenvolvimento de lipodistrofia ou calcificação heterotópica.[8,9]

Os territórios vasculares, principalmente dos membros inferiores, têm sido exaustivamente estudados, porém o conhecimento da circulação septo e fasciocutânea, no caso de desenluvamentos, não apresenta relação preditiva direta com a viabilidade dos retalhos.[10]

TABELA 26.1 Tipos de desenluvamentos.

Tipo	Lesão
I	Avulsão parcial, abrasão
II	Plano único não circunferencial, geralmente rotação
III	Plano único circunferencial, geralmente rotação
IV	Multiplanar circunferencial, geralmente rotação

Métodos diagnósticos

Os métodos diagnósticos para esse tipo de lesão são variados.[9,12,13] No entanto, não existe até a presente data uma forma definitiva de avaliação da viabilidade dos tecidos.

Nos desenluvamentos fechados, tomografia computadorizada, ressonância magnética e ultrassonografia podem demonstrar coleções líquidas, lipodistrofias e calcificações.

O uso da fluoresceína é preconizado por alguns autores e, assim como a arteriografia, pode indicar com mais precisão a viabilidade; porém, esses métodos invasivos, na prática, não levaram a achados significativos que justificassem alterações na conduta cirúrgica.[13]

O Doppler e a realidade aumentada podem determinar o fluxo vascular no local acometido. Contudo, não têm grande significado em termos de predição na viabilidade dos retalhos descolados.

A forma diagnóstica mais utilizada é a avaliação clínica do tecido avulsionado.[5,12] Esse não é, obviamente, o método mais sensível para a determinação da viabilidade, porém, na prática, a partir dessa observação conseguimos inferir quais tecidos estão viáveis, se iremos aproveitá-los ou não e reavaliar a necessidade de desbridamentos sequenciais.

Desenluvamentos fechados

O desenluvamento fechado, ou lesão de Morel-Lavallée, é causado pela separação da derme da fáscia, mais frequente na região peritrocantérica, ao longo da coxa proximal lateral, porém pode atingir outras áreas como tronco, ombro, glúteo, sacro e joelho. Segundo Seo,[15] é possível classificá-los da seguinte maneira apresentada na Tabela 26.2.

São lesões nem sempre visíveis precocemente, podendo se apresentar como equimose ou hematoma. O diagnóstico pode ser difícil, levando um terço das vítimas a necessitarem de tomografia computadorizada ou ressonância magnética para definir a lesão.

O mecanismo do trauma inclui forças que separam a pele do tecido celular subcutâneo deixando um espaço morto que pode ser preenchido por linfa, fluidos, sangue ou gordura. Esses espaços são conhecidos como lesões de Morel-Lavallée (Figura 26.2).

Dependendo do tipo da lesão, o tratamento específico será executado. Coleções hemolinfáticas devem ser drenadas,

TABELA 26.2 Tipos de desenluvamentos fechados.

Tipo	Lesão
I	Seroma
II	Hematoma subcutâneo
III	Hematoma organizado
IV	Dissecção perifascial com laceração de gordura
V	Lesão perifascial pseudonodular
VI	Lesão infectada com cápsula espessa

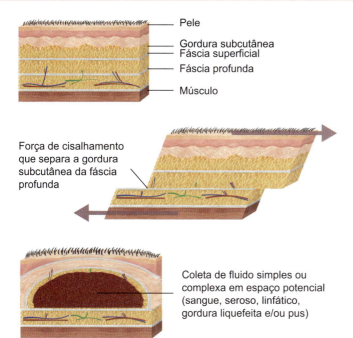

FIGURA 26.2 Mecanismo Morel-Lavallée.

pseudocápsulas devem ser excisadas e é preciso desbridar os tecidos desvitalizados; a ferida pode ser deixada aberta ou fechada com dreno, com ou sem terapia por pressão negativa. Pontos de adesão, diminuindo o espaço morto, são frequentemente realizados nos tratamentos abertos. Caso desenvolva lipodistrofia, a lipoaspiração mais tardia tem bons resultados.[10]

Em nossa casuística foram observados apenas cinco casos de desenluvamentos fechados. Quatro pacientes foram tratados com lipoaspiração tardia, e apenas um foi tratado na fase aguda com drenagem, recidiva de seroma, seguida de curetagem, pontos de adesão, drenagem aspirativa e curativo compressivo.

Desenluvamentos abertos

O desenluvamento aberto é a lesão mais frequentemente encontrada em nosso serviço e na literatura. Podem-se observar formas muito graves e extensas, combinadas com fraturas ou lesões de órgãos torácicos, abdominais ou pélvicos.

O atendimento inicial deve seguir o ABCDE, pois as vítimas são consideradas inicialmente politraumatizadas. Após estabilização, o paciente deve ser encaminhado ao tratamento cirúrgico emergencial.

Membros inferiores

São as lesões mais frequentes. Caso associadas a fraturas, luxações ou lesões vasculares, as equipes de ortopedia e cirurgia vascular devem realizar os procedimentos específicos antes da abordagem do cirurgião plástico.

É preciso fazer uma limpeza mecânico-cirúrgica exaustiva, uma vez que as lesões são geralmente repletas de sujidades e podem apresentar tecidos já desvitalizados.

Pode-se utilizar PVPI, apesar da citotoxicidade, clorexidina e, ultimamente, poli-hexanida biguanida (PHMB), substância com alta capacidade antimicrobiana, porém não citotóxica, que tem sido considerada padrão ouro para degermação. Como o potencial de contaminação é geralmente bem alto, a antibioticoterapia é prescrita com frequência e precocemente.

Muitas vezes, é necessário proceder com reposição de hemácias e albumina para a estabilização do paciente e a manutenção de boas condições da ferida.

A ferida deve ser explorada no centro cirúrgico, com hemostasia e, após a limpeza mecânico-cirúrgica exaustiva, podem-se utilizar os chamados desbridamentos assistidos, em que tecnologias aplicando ultrassom ou efeito Venturi (água em alta velocidade) propiciam uma limpeza extremamente efetiva da ferida.[13] A seguir, procede-se à avaliação da viabilidade da pele descolada. Essa etapa é a mais complexa, pois nesse momento é preciso decidir o que será aproveitado, se será realizada autoenxertia, se será aplicada pressão negativa – ou seja, a decisão cirúrgica ideal para o tratamento precoce.

Mãos

Em geral, as mãos são relacionadas com acidentes de trabalho com maquinário envolvendo cilindros e prensas. As lesões de partes moles podem estar associadas a fraturas e amputações. Devemos ter cuidado para não provocar tensão nos retalhos na tentativa de reparo da ferida (Figura 26.3).

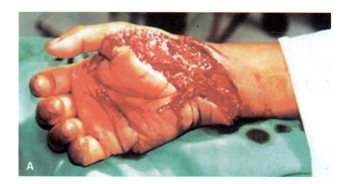

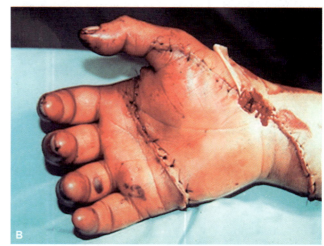

FIGURA 26.3 A. Lesão por prensa hidráulica. **B.** Lesão reconstruída, em que o retalho estava tenso e não foi feita a sutura total.

Dedos

O desenluvamento por anel (Figura 26.4) é o mais frequente, por força de tração intensa aplicada ao adorno, levando à avulsão da pele e geralmente amputação da falange distal do dedo acometido. A reconstrução será mais complexa, muitas vezes envolvendo amputação parcial.

É frequente que se tentem retalhos inguinais; porém, em virtude da espessura desses retalhos, o resultado final não é o ideal e são necessários sucessivos refinamentos para torná-lo aceitável. Uma reconstrução microcirúrgica pode ser tentada; no entanto, não está acessível na maioria dos serviços de emergência.

Pênis

Ocorrem em acidentes em que há avulsão e abrasão na região genital. A pele fina se destaca da base do pênis, geralmente até a glande, muitas vezes poupando a bolsa escrotal. É importante que o enxerto seja cuidadosamente fixado, pois a lesão extensa geralmente cursa com integração parcial e necessidade de várias cirurgias para um bom resultado final. Caso ocorra exposição de testículos, estes devem ser protegidos pela pele avulsionada viável. Não havendo possibilidade de cobertura, os testículos podem ser implantados na região inguinal ou abdominal (Figura 26.5).

Face

Avulsões extensas da face podem acontecer, porém os retalhos descolados geralmente não apresentam isquemia devido em virtude da extensa vascularização da região, tornando possível a ressutura. Vale ressaltar que os retalhos de ritidoplastias e outros utilizados para reconstrução da face são uma forma de desenluvamento programado, em analogia a lesões bastante amplas, mantendo a perfusão da pele avulsionada (Figura 26.6).

Pálpebra

Lesões na pálpebra são razoavelmente frequentes. A avulsão costuma ocorrer no canto medial com lesão de canalículo lacrimal e músculo elevador da pálpebra. É importante o reparo precoce pelo menos da pele para a proteção da córnea (Figura 26.7). O canalículo e o músculo elevador da pálpebra podem ser reconstituídos em um segundo tempo cirúrgico, caso não se consiga fazer todos os procedimentos no primeiro atendimento.

Couro cabeludo

Mecanismos de rotação como motores, hélices, correias ou até mordeduras de animais podem levar às avulsões de couro cabeludo (Figura 26.8). São lesões potencialmente complexas, podendo expor até a calota craniana. Nesses casos geralmente são necessários retalhos microcirúrgicos de músculo *latissimus dorsi* ou omento, e pode-se utilizar até o reimplante dos retalhos avulsionados. As enxertias simples podem ser realizadas, caso não ocorra exposição óssea.

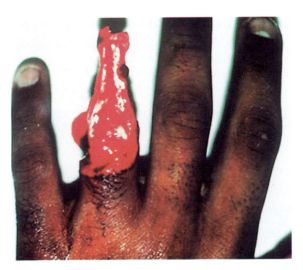

FIGURA 26.4 Desenluvamento por anel.

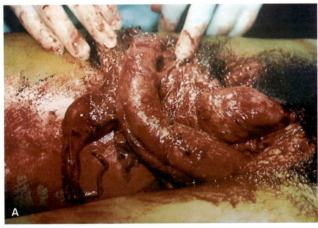
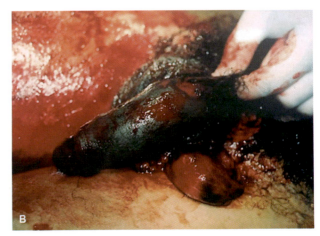

FIGURA 26.5 A. Desenluvamento completo de pênis até a glande. **B.** Recolocação da pele desengordurada como enxerto.

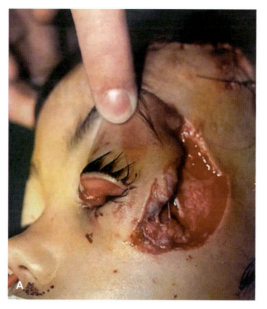
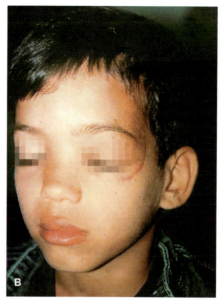

FIGURA 26.6 A. Lesão extensa comprometendo a pálpebra superior. **B.** Retalhos reposicionados.

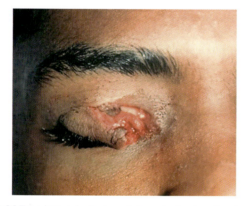

FIGURA 26.7 Avulsão palpebral medial com lesão de músculo elevador da pálpebra e de canalículo lacrimal.

Abdome, tórax e pelve

Traumas mais extensos podem, além de comprometer os tecidos avulsionados, estar associados a lesões de órgãos que podem aumentar bastante a gravidade do quadro. Traumatismos torácicos, abdominais e pélvicos podem acontecer em atropelamentos e esmagamentos, e muitas vezes passam despercebidos em vista da extensão da lesão de partes moles. Deve-se reiterar a importância do ABCDE para os politraumatizados, visando abordagem precoce das lesões de órgãos e redução da morbidade.

Membros superiores

Apesar de menos frequentes que as lesões dos membros inferiores, o grau de incapacidade resultante do trauma pode ser ainda maior quando atinge a extremidade superior (Figuras 26.9).[10]

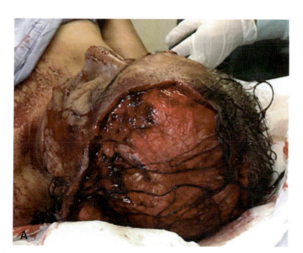
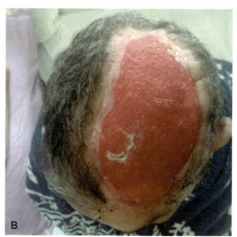

FIGURA 26.8 A. Avulsão de couro cabeludo por mordedura de cão. **B.** Aplicação de matriz dérmica preparando o leito para enxertia.

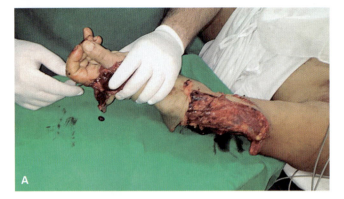

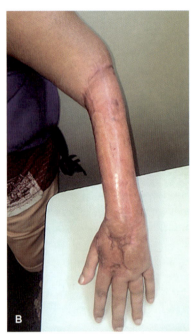

FIGURA 26.9 A. Extenso desenluvamento do membro superior. **B.** Lesão já reconstruída com matriz dérmica, autoenxertia e terapia de pressão negativa.

As amputações não são infrequentes, e as reconstruções, geralmente mais complexas.

Tratamento cirúrgico

A abordagem cirúrgica dos ferimentos classificados como desenluvamentos persiste como um dos maiores desafios para a cirurgia plástica reconstrutiva de trauma.

É consenso que o tratamento precoce pode reduzir a morbidade de lesões mais graves; no entanto, apesar de protocolos de tratamento elaborados e múltiplos estudos sobre a viabilidade da pele avulsionada, não existe uniformidade sobre as condutas cirúrgicas.

Na presença da pele descolada, múltiplas opções de tratamento cirúrgico estão disponíveis e devem ser selecionadas de acordo com o tipo de lesão, condições clínicas do paciente e disponibilidade de recursos no centro de tratamento.

Abordagem imediata, com remoção do tecido desvitalizado e cobertura precoce da ferida, é o padrão ouro de tratamento. Muitas vezes, em vista da gravidade da lesão e críticas condições clínicas do paciente, não é possível realizar o tratamento cirúrgico ideal.

Nos últimos 10 anos, a popularização da terapia por pressão negativa e o acesso às matrizes dérmicas melhoraram bastante o prognóstico dessas lesões tão desafiadoras para o cirurgião plástico no atendimento ao paciente traumatizado.[2,4]

Apresentamos, a seguir, as múltiplas opções de tratamento cirúrgico para as avulsões traumáticas.

Sutura simples com drenagem aspirativa

Em lesões menos extensas, em que a quantidade de tecido viável é suficiente para a aproximação das bordas da ferida, pode-se tentar a sutura simples, com o mínimo de tensão, e associar drenagem aspirativa (Figura 26.10).

Não é rara a presença de isquemia nas extremidades do retalho, necessitando desbridamento em um segundo tempo cirúrgico.

Deve-se desbridar os tecidos desvitalizados de maneira cuidadosa e promover limpeza mecânico-cirúrgica rigorosa para evitar infecções secundárias que possam prejudicar ainda mais os retalhos já comprometidos pelo descolamento.

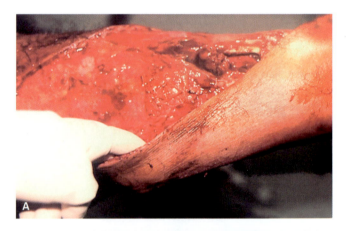

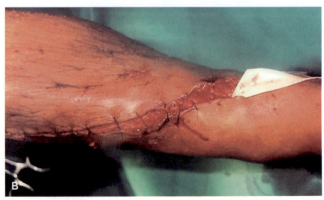

FIGURA 26.10 A. Tecido descolado. **B.** Sutura por aproximação sem tensão, com drenagem.

Autoenxertia da pele desenluvada

A pele descolada é seccionada do seu pedículo, desengordurada e aplicada como enxerto de pele total. É de boa norma que se façam fenestrações para drenagem de coleções líquidas sob o enxerto. É comum a perda parcial do enxerto, pela extensão e espessura de pele reaproveitada (Figura 26.11 A e B).

Atualmente, pode-se associar a terapia por pressão negativa como coadjuvante para melhor integração. De qualquer modo, o tecido é utilizado como cobertura temporária da ferida caso a integração seja ruim. Na indisponibilidade da terapia por pressão negativa, é recomendado o curativo de Brown (Figura 26.11 C), para melhor fixação de pele enxertada.

Autoenxertia da pele desenluvada com manutenção do pedículo

Essa técnica é semelhante à anterior, porém não há a secção da pele do seu pedículo. O objetivo é a manutenção de alguma vascularização residual, porém a pele descolada deve ser desengordurada para ser integrada ainda como enxerto[5] (Figura 26.12).

Os autores costumam utilizar essa técnica nos desenluvamentos de pênis (Figura 26.13). É importante realizar uma boa fixação desses "enxertos pediculados", pois o risco de não integração é grande.

Autoenxertia da pele parcial obtida da pele desenluvada por dermátomo ou faca de Blair

A pele descolada é seccionada do seu pedículo e utiliza-se o dermátomo ou faca de Blair para remoção de pele parcial. O procedimento então transforma-se em uma enxertia simples, que necessita de curativo oclusivo e todos os cuidados básicos de um autoenxerto.

Geralmente a integração da pele é boa, porém o procedimento de obtenção da pele parcial não é muito fácil tecnicamente. Faz-se necessária a boa estabilização física do tecido desenluvado para remoção da pele parcial. Os autores preferem suturar a poção descolada no leito para facilitar a aplicação do dermátomo ou faca de Blair.[3]

O uso do Mesher graft para expandir o enxerto de pele parcial excisado é opcional e pode ser de grande valia caso não exista muita pele viável para obtenção dos enxertos.[3]

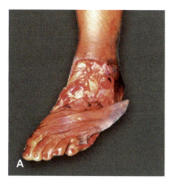
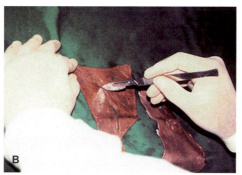
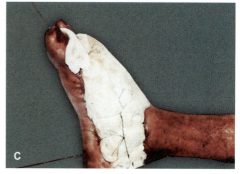

FIGURA 26.11 A. Desenluvamento do dorso do pé. **B.** Pele avulsionada foi retirada e transformada em enxerto de pele total; feitas fenestrações. **C.** Curativo de Brown – gazes suturadas à ferida enxertada para melhorar a fixação do enxerto.

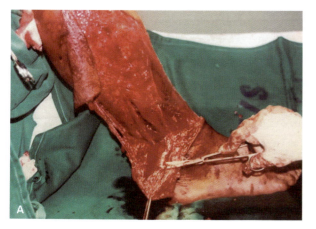
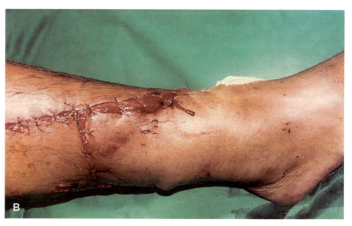

FIGURA 26.12 A. Retalho avulsionado sendo desengordurado. **B.** Retalhos fixados.

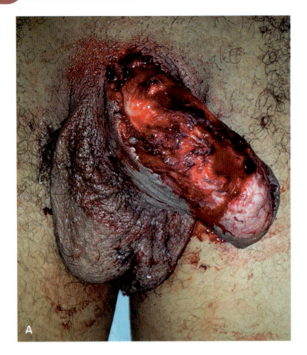

Essa abordagem é especialmente indicada quando grandes extensões (Figura 26.14 A) de pele descolada são avaliadas como inviáveis. Para evitar a necrose massiva do tecido desvitalizado, tenta-se seu aproveitamento (Figura 26.14 B) na forma de enxerto de pele parcial, que geralmente tem boa integração em condições cirúrgicas eletivas.

Como o leito receptor nesse tipo de lesão pode não se encontrar em bom estado (Figura 26.15), mesmo sendo o enxerto de pele parcial, com integração 3 mais fácil, algumas perdas são esperadas e frequentes, principalmente porque podem ocorrer infecções nesse tipo de ferida traumática, levando ao insucesso da enxertia precoce.

Shunt arteriovenoso com manutenção do retalho de pele desenluvada

Pode-se tentar o *shunt* arteriovenoso, caso o tecido descolado não seja muito extenso e a vascularização pareça capaz de se restabelecer. Funcionará como um retalho microcirúrgico, ou seja, é necessário avaliar cuidadosamente as primeiras 48 horas, quando existirá a possibilidade de isquemia total do tecido.

Retalho inguinal, abdominal ou antebraquial

Caso a pele descolada esteja com aspecto comprometido, pode-se desbridar o tecido desvitalizado e fazer um retalho para cobertura das áreas cruentas. Muito útil quando áreas expostas acometem tendões ou outras estruturas nobres em que apenas a enxertia não seria capaz de realizar uma boa cobertura local. Para desenluvamentos em anel, geralmente usam-se retalhos inguinais, no entanto são necessários múltiplos refinamentos em vista de sua espessura.

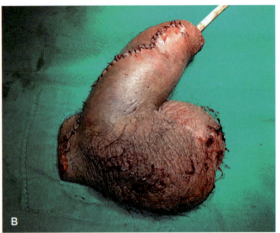

FIGURA 26.13 A. Desenluvamento de pênis. **B.** Retalho mantido pediculado. Extremidade do tecido desengordurada.

Uso de pele criopreservada

Procedimento descrito por Hueston e Gunter,[11] consiste em remover a pele descolada e prepará-la como enxerto de pele

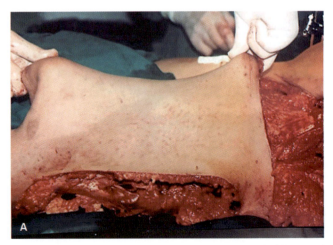
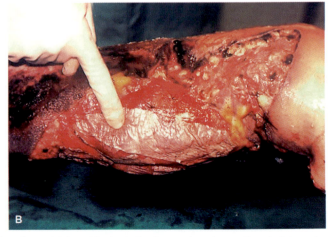

FIGURA 26.14 A. Extensa porção de pele descolada e inviável. **B.** Retirada de pele parcial do tecido desvitalizado com dermátomo. Enxerto integrado.

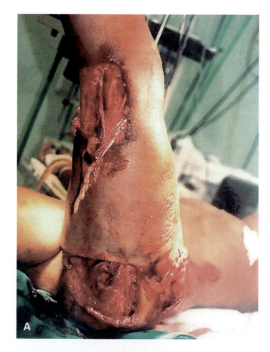

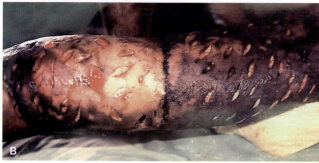

FIGURA 26.15 A. Extensa porção de pele descolada e inviável. **B.** Perda parcial da pele enxertada.

parcial ou total, conservada em uma solução de soro fisiológico e antibióticos por até 7 a 14 dias em refrigeração convencional a 4°C, mas de preferência utilizada já nos primeiros dias. O procedimento é bastante útil quando o paciente não pode suportar tempo cirúrgico prolongado por instabilidade clínica após o trauma.

Amputações

Em alguns casos, as lesões são tão extensas que não justificam a manutenção do membro, como no caso de amputações traumáticas (Figura 26.16 A); no entanto, mesmo assim a utilização da pele descolada como enxerto pode auxiliar na reconstrução final (Figura 26.16 B e C).

Retalhos microcirúrgicos

Podem ser realizados na forma de reimplantes das porções avulsionadas ou para reconstrução de áreas cruentas em procedimentos mais tardios. Uma excelente indicação para o retalho microcirúrgico são os escalpos. Nesses casos, são

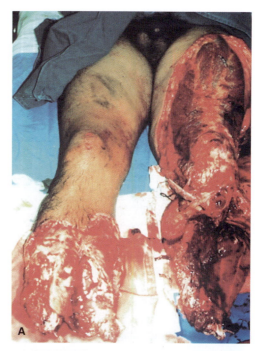

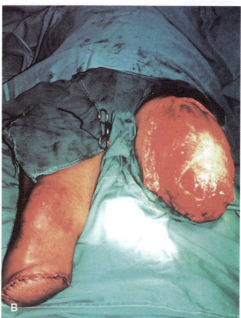

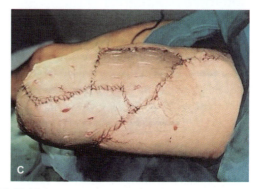

FIGURA 26.16 A. Amputação traumática bilateral. **B.** Fechamento do coto à direita e preparo do lado esquerdo para enxertia. **C.** Pele do tecido desvitalizado reaproveitada para cobertura muscular no coto de amputação.

colocados como reimplantes, e é necessário que a peça cirúrgica seja adequadamente conservada e trazida ao centro de trauma. É a melhor opção, pois a manutenção das unidades foliculares na peça preserva os cabelos da vítima. Caso o tecido não possa ser aproveitado no reimplante, podem ser utilizados outros retalhos como o *latissimus dorsi*. A indicação dos retalhos está diretamente relacionada com a presença de exposição óssea.

Substitutos cutâneos sintéticos

Coberturas à base de alginatos, hidrofibras, raiom, carvão ativado e espumas com e sem prata, podem auxiliar na manutenção da ferida, enquanto se programa a reconstrução definitiva. Algumas dessas coberturas reduzem as trocas de curativos e espoliação diária dos pacientes, além de alguns apresentarem atividade antimicrobiana.

Algumas coberturas podem ser associadas à terapia por pressão negativa e têm custo bem mais reduzido do que as matrizes dérmicas; entretanto, sua capacidade quanto à qualidade final do revestimento é mais limitada.

Substitutos cutâneos biológicos

Os substitutos cutâneos de origem biológica podem ser baseados em colágeno animal – há vários tipos – com estrutura mais ou menos complexa, porém a pele estocada nos bancos de tecido tem apresentado aplicação bem ampla. Serão, na verdade, curativos biológicos para impedir a perda de nutrientes, promover proteção contra bactérias e reduzir o quadro álgico, sem, entretanto, ser integradas ao receptor. As lesões oriundas dos desenluvamentos são geralmente mais profundas, necessitando idealmente também de substituição dérmica. A pele de tilápia recentemente tem sido bastante comentada para a cobertura de feridas, no entanto os autores têm experiência com essa cobertura apenas no tratamento de queimaduras, acreditando que nos desenluvamentos atuará da mesma forma que a pele de cadáver, como cobertura temporária, até que o paciente seja estabilizado ou a lesão propriamente dita apresente condições para a reconstrução definitiva.

Oxigenoterapia hiperbárica

É um ótimo recurso para melhorar as condições locais da ferida, propiciando influxo de fatores de crescimento e aumentando a possibilidade de integração de enxertos e retalhos, além de prevenir evolução desfavorável da lesão com infecção local. Pode ser associada a uma série de terapias e coberturas, e é um importante recurso no tratamento de feridas complexas como os desenluvamentos.

Aplicação de matrizes dérmicas

Nos últimos 20 anos, as matrizes dérmicas têm sido cada vez mais utilizadas nas cirurgias reparadoras. Apesar de seu alto custo, essa categoria de substituto cutâneo tem curva de aprendizado bem curta e aplicação bastante versátil.

Existem vários tipos e origens de matrizes dérmicas. São excelentes alternativas para cobertura das lesões, substituindo a derme perdida, formando um arcabouço para o crescimento de tecido autógeno e propiciando melhor cobertura e resultado estético nas enxertias de regiões cruentas.

A experiência dos autores nesse tipo de tratamento é ampla e modificou, com a terapia por pressão negativa, a evolução desfavorável de outrora nos pacientes vítimas de desenluvamentos.

O desenvolvimento constante na indústria de biomateriais promove lançamento de novos produtos: já surgiram matrizes com prata, fenestradas, líquidas, bilaminares e com monocamadas que possibilitam enxertia e aplicação da matriz em um só tempo cirúrgico (Figura 26.17).

Para as lesões muito extensas, a utilização das matrizes terá custo alto, muitas vezes tornando difícil a liberação de verba para sua aquisição pelos gestores e controladores de custos.

Terapia por pressão negativa

A terapia por pressão negativa realmente modificou o padrão de tratamento e o prognóstico dos desenluvamentos.[14] O dispositivo pode ser utilizado para auxiliar a integração da pele avulsionada enxertada ou para cobertura da ferida após desbridamento do tecido desvitalizado e ainda aplicado em cima de matrizes dérmicas e outros substitutos cutâneos (Figura 26.18).

A aplicação da terapia por pressão negativa acelera a cirurgia reconstrutiva, reduz infecções na área cruenta, evita curativos dolorosos diários e reduz a perda de nutrientes pela lesão.

Pode ainda ser associada a várias outras terapias e coberturas, como as matrizes dérmicas. Essa combinação de tecnologias tem sido bastante utilizada pelos autores com excelentes resultados, mesmo em casos mais extensos, que outrora apresentavam morbidade extrema (Figura 26.19).

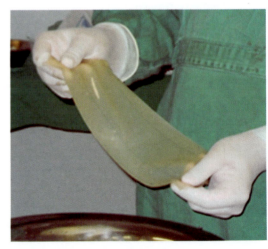

FIGURA 26.17 Matriz dérmica bilaminar sendo preparada para aplicação na lesão cruenta.

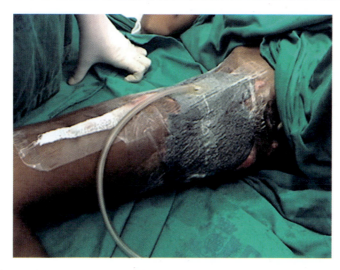

FIGURA 26.18 Aplicação de terapia por pressão negativa em lesão por desenluvamento de face interna da coxa.

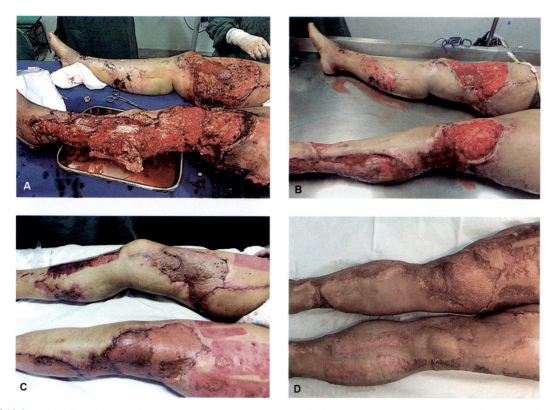

FIGURA 26.19 A. Lesão extensa bilateral já desbridada; a pele não foi aproveitada. **B.** Após 15 dias de terapia por pressão negativa. **C.** Aplicação de matriz dérmica em tempo único com a enxertia de pele parcial. **D.** Após a ótima integração dos enxertos de pele parcial, notar a boa qualidade do revestimento obtida pelo tratamento combinado.

Novas terapias

Algumas terapias têm sido utilizadas no tratamento de feridas e podem ser úteis na abordagem das lesões por desenluvamentos. Aplicação de gordura processada de várias maneiras, fibrina e plasma rico em plaquetas, pele gerada por impressora 3D, pele criopreservada, fotobiomodulação e fatores de crescimento epitelial, entre outros recursos, são possibilidades promissoras para otimização do tratamento dessas lesões.

Reabilitação

Depois do tratamento cirúrgico bem-sucedido, as vítimas de avulsão traumática ainda têm um longo caminho a percorrer durante a reabilitação. Muitas lesões podem levar a sequelas permanentes e incapacitantes; no entanto, cuidados com a cicatriz final, assistência psicológica, terapia ocupacional e fisioterapia serão partes importantes do processo na longa reabilitação dos pacientes.

Considerações finais

Os desenluvamentos ou avulsões traumáticas são lesões relativamente frequentes nos serviços de emergência. O cirurgião plástico é comumente solicitado para avaliação e conduta terapêutica dessas lesões, que podem acometer várias regiões corporais, com maior ou menor gravidade.

Ao longo dos anos, várias técnicas cirúrgicas têm sido descritas, desde o aproveitamento da pele avulsionada, descrito por Farmer em 1939,[1] até as mais recentes terapias relacionadas com o uso de células-tronco, plasma rico em plaquetas e impressoras de pele 3D.

O tratamento cirúrgico é bastante desafiador para o cirurgião plástico e a equipe multiprofissional que atende as vítimas. Múltiplas alternativas têm sido propostas para evitar agravamento do quadro local da ferida, assim, a abordagem precoce da lesão é importante para o sucesso do tratamento.

As matrizes dérmicas associadas à terapia por pressão negativa mudaram o prognóstico sombrio do passado, relacionado com as lesões extensas, e tornaram possível uma recuperação mais rápida, reduzindo a espoliação pela ferida cruenta durante internações prolongadas.

O acompanhamento por equipe multiprofissional, inclusive depois da alta, leva a uma possibilidade mais ampla de adequada reabilitação dessas lesões potencialmente tão graves.

Referências bibliográficas

1. Farmer AW. Treatment of avulsed skin flaps. Ann Surg. 1939;110:949.
2. Mello DF, Assef JC, Soldá SCR, Helene Jr A. Desenluvamento de tronco e membros: comparação dos resultados da avaliação precoce ou tardia pela cirurgia plástica. Rev Col Bras Cir. 2015;42(3):143-8.
3. Barra ID. Desenluvamentos. Rio de Janeiro: Sociedade Brasileira de Cirurgia Plástica, 1999. Trabalho submetido ao Exame de Ascensão a Membro Titular.
4. Jeng SF, Wei FC, Lin CH. The Salvage of a degloved hand skin flap by arteriovenous shunting. Plast Reconstr Surg. 1996;98:146-50.
5. Waikakul S. Revascularization of degloving injuries of the limbs. Injury. 1997;28:271-4.
6. Arnez ZM, Khan U, Tyler MPH. Classification of soft tissue degloving in limb trauma. J Plast Reconstr Aesthet Surg. 2010;63(11):1865-9.
7. Hudson DA. Missed degloving injuries: late presentation as contour deformity. Plast Reconstr Surg. 1996;98:334-7.
8. Hak DJ, Olson AS, Matta JM. Diagnosis and management of closed internal degloving injuries associated with pelvic and acetabular fractures: the Morel-Lavallée lesion. J Trauma. 1997;42:1046-9.
9. Barker JH, Van Aalst V, Keelen PC. Vascular delay in skeletal muscle: model for microcirculatory studies. Plast Reconstr Surg.1997; 100:665-9.
10. Haslik W, Kamolz LP, Nathschläger G, Andel H, Meissl G, Frey M. First experiences with the collagen-elastin matrix Matriderm as a dermal substitute in severe burn injuries of the hand. Burns. 2007;33(3):364-8.
11. Gurunlouglu R. Experiências com dispositivos hidrocirúrgicos no desbridamento de feridas. World J Emerg Surg. 2007;2:10.
12. Bommie FS, In SK, Yeon JJ, SukHM. A huge Morel-Lavallée Lesion Treated Using a Quilting Suture Method: a case report and review of the literature. Int J Low Extrem Wounds. 2014;13(2): 147-51.
13. Hueston JT, Gunter GS. Primary cross-leg flaps. Plast Recons Surg. 1967;40(1):58-62.
14. Milcheski DA, Ferreira MC, Nakamoto HÁ, Tuma Jr P, Gemperli R. Tratamento cirúrgico de ferimentos descolantes nos membros inferiores – proposta de protocolo de atendimento. Rev Col Bras Cir. 2010;37(3):199-203.
15. Ferreira MC, Paggiaro AO. Terapia por pressão negativa a vácuo. Rev Med (SP). 2010;89(3/4):142-6.

27 Feridas Pós-Cirúrgicas: Peritoniostomia

Adilson Costa Rodrigues Junior • Roberto Rasslan • Sérgio Henrique Bastos Damous • Edivaldo M. Utiyama

Introdução

Os termos peritoniostomia, laparostomia e abdome aberto (AA) referem-se à operação que deixa a cavidade abdominal temporariamente aberta expondo as vísceras abdominais. O primeiro a descrever o uso de peritoniostomias ou AA provavelmente foi Andrew J. McCosh, em 1897, para o tratamento da peritonite secundária difusa. Após analisar os resultados do tratamento em 43 pacientes observou 86% de taxa de mortalidade. Apesar da remoção do foco, limpeza e drenagem da cavidade abdominal, muitos morreram de sepse pela presença de abscesso intra-abdominal. No intuito de reduzir a mortalidade, passou a não fechar a incisão abdominal, aplicar três pontos de seda na aponeurose, sem aproximar as bordas da incisão, com a intenção de evitar a retração da parede, e proteger as alças intestinais com compressas. Acreditava que manter o AA permitia a drenagem das secreções peritoneais e evitava a formação de abscessos intracavitários.[1]

Em 1900, Bode, na Alemanha, foi o primeiro a recomendar o AA, total ou parcialmente, para o tratamento da peritonite secundária difusa aguda.[2] Contudo, essa abordagem clínica para o paciente com afecção abdominal era incomum para a época.

Em 1926, Kirschener revelou mortalidade de 30% com a adoção do tratamento operatório nas apendicites agudas complicadas com peritonites difusas. A mortalidade do tratamento não operatório era de 87,5%. Estabeleceu, então, seis princípios: operação imediata; acesso amplo sem foco diagnosticado ou localizado com foco conhecido; limpeza do exsudato, fibrina e outros detritos peritoniais; eliminação do foco infeccioso de forma segura e simples; não realização de ostomias; e drenar a cavidade somente quando não se obtiver segurança da remoção completa do foco infeccioso.

Nas décadas de 1940 e 1950, respectivamente, surgiu o antibiótico e o conceito de cuidados intensivos. Mas, mesmo com esses avanços, a taxa da mortalidade da sepse intra-abdominal complicada (SIAC) permaneceu próxima a 30%.[3]

Ogilvie, em meados da década de 1940, recomendou manter o AA na sua impossibilidade de fechar, isto é, quando a distância entre as bordas da incisão fosse maior que sete centímetros, por motivo de distensão abdominal ou perda da parede abdominal por necrose.[4]

Desde sua primeira indicação, por 75 anos não houve adesão ao AA como opção terapêutica para o tratamento da peritonite secundária difusa aguda. Em meados da década de 1970, não satisfeitos com a elevada taxa de mortalidade, surgiu na França a ideia de aplicar o princípio de Celsus para o tratamento da SIAC, *ubi pus, ibi evacua* (há pus, há que evacuar).

Pujol, em 1975, apresentou sua tese intitulada *La non-fermeture des incisions abdominales d'urgence: techniques e resultats*.[5] Em 1979, Hay et al. e Neidhardt et al. difundiram o conceito *ventre laissès ouvert* no tratamento da peritonite *dèpassé*. Desde então, essa maneira radical de tratar a SIAC tem sido muito debatida.[6] Essa alternativa terapêutica foi adotada por Steinberg, em 1979, nos EUA, e por Maetani e Tobe, em 1981, no Japão.[7,8]

Desde 1981, no Serviço de Cirurgia de Emergência da Divisão de Clínica Cirúrgica III do Hospital das Clínicas da Faculdade de Medicina da Universidade de São Paulo, foi estabelecido que o AA com reoperações planejadas seria uma opção no tratamento de infecções intra-abdominais com repercussões sistêmicas, cujo foco infeccioso não pudesse ser removido em um único procedimento.[9]

As vantagens de manter o abdome aberto seriam a melhor maneira de drenar o exsudato purulento, retorno precoce do peristaltismo intestinal e facilitar a reoperação nos doentes com reincidência da infecção. Entretanto, manter o abdome aberto foi acompanhado de elevada incidência de complicações, tais como: a perda de quantidade significativa de líquidos, que não pode ser mensurado, dificultando o controle do balanço hídrico; a evisceração do conteúdo intra-abdominal; a contaminação por organismos exógenos; a formação de abscesso intra-abdominal; e o desenvolvimento de fístulas intestinais em até 40% dos doentes.

As fístulas intestinais são complexas e de difícil tratamento, podendo ser responsáveis por complicações que provocam a morte do doente. Com a incisão aberta, a parede abdominal anterolateral se retrai. As bordas da incisão vão se distanciando progressivamente e podem até promover a perda de domicílio das vísceras intra-abdominais. A retração da parede abdominal impede o fechamento definitivo da incisão. Muitos pacientes que superam a fase aguda desenvolvem hérnia incisional complexa planejada ou não.[10]

Atualmente, esse procedimento está muito bem estabelecido para a cirurgia de controle de danos (CCD) e para a síndrome compartimental abdominal (SCA). Embora benéfico em certos pacientes, o ato de manter a cavidade abdominal aberta traz repercussões fisiológicas que devem ser reconhecidas e cuidadas no período pós-operatório. Neste capítulo descreveremos esses problemas e forneceremos as orientações para assistir o paciente com AA.

Indicações

Existem várias situações que podem ser tratadas deixando o paciente com AA. Rezende Neto et al., em 2016, analisando 45 doentes submetidos à peritoniostomia, no Hospital Universitário Risoleta Tolentino Neves, um centro regional de trauma na cidade de Belo Horizonte e filiado à Universidade Federal de Minas Gerais, verificaram que as indicações poderiam ser reunidas em três amplas categorias: razões anatômicas, fisiológicas e logísticas.[11] As razões anatômicas dizem respeito à incapacidade de unir as bordas da aponeurose, as fisiológicas são relacionadas com a disfunção sistêmica e as logísticas referem-se à reoperação abdominal programada. Dependendo da condição clínica, o doente pode apresentar mais de uma razão para adotar a peritoniostomia (Tabela 27.1).

As duas indicações mais comuns para o emprego da técnica de AA são CCD após trauma e SCA. Outras doenças que podem ser tratadas com essa técnica são: pancreatite aguda, sepse intra-abdominal e ruptura do aneurisma de aorta abdominal.

Cirurgia de controle de dano

No trauma, a CCD refere-se à realização de uma laparotomia inicial no paciente hemodinamicamente instável, com o objetivo de rapidamente controlar o sangramento e adotar medidas para evitar a infecção de forma temporária. Originou-se com o tamponamento com compressas para tratar a hemorragia de lesões hepáticas extensas, no início do século XX, e o conceito se estendeu para condições fisiológicas críticas. A denominação de controle de dano foi proposta por tratar-se de situação semelhante encontrada pela marinha americana diante da avaria de um navio, nessa condição, a medida preconizada é realizar o controle do dano, oferecendo condições para que se chegue até o local para o reparo definitivo.[12,13]

Durante a operação, uma vez controlada a hemorragia e o extravasamento do conteúdo entérico, o paciente é avaliado se se encontra em acidose, coagulopatia e hipotermia. Se essas alterações, conhecida como a tríade letal, estiverem presentes, o paciente pode permanecer com AA e ser encaminhado para unidade de terapia intensiva (UTI), para corrigi-la ou até que esteja clinicamente capaz de tolerar a operação para o tratamento definitivo das lesões e realizar o fechamento da parede abdominal.

A Associação Oriental de Cirurgia do Trauma (EAST) realizou uma revisão da literatura sobre o manejo da AA em trauma e cirurgia geral de emergência, em 2010. De acordo com as diretrizes publicadas, existe evidência de nível III para apoiar o uso da técnica AA na presença de acidose (pH < 7,2), hipotermia (temperatura < 35°C) e coagulopatia (INR > 1,3), ou quando a transfusão de concentrado de hemácias for mais de 10 unidades.[14]

Embora a CCD tenha sido incorporada na prática do trauma nas últimas décadas, não há estudos controlados randomizados comparando-a diretamente ao reparo definitivo inicial. Estudos recentes alertam contra seu uso excessivo e exposição a complicações desnecessárias, como íleo prolongado (13%), deiscência da anastomose intestinal (7%), deiscência da aponeurose (11%) e infecções do sítio cirúrgico (19%).[15]

A estratégia atual no atendimento ao traumatizado grave é a adoção da reanimação de controle de danos (RCD), que se refere especificamente ao uso precoce de hemoderivados, à limitação na infusão de cristaloides, a hipotensão permissiva e a CCD. A implementação dessas medidas na fase inicial do atendimento às vítimas de trauma reduziu a falência orgânica, a utilização de hemoderivados e a mortalidade nos primeiros 30 dias pós-trauma.

Outro estudo constatou que a administração precoce de hemoderivados na proporção de 3:2 RBC:FFP e RBC 5:1:plaquetas para pacientes em choque hemorrágico melhoraram a sobrevida em 30 dias (56,8% × 37,6%; p = 0,001) e teve uma redução de chances de 51% de sepse grave. Os pacientes no braço protocolizado do estudo também tiveram uma incidência significativamente menor de SCA (0% × 7%; p < 0,001).[10] Com a utilização da RCD, houve redução na indicação da CCD, resultando em menos AA.[16]

Síndrome compartimental abdominal

A SCA ocorre quando a elevação da pressão intra-abdominal atinge níveis que provocam a disfunção orgânica. Em 2007, o World Consensus for ACS (WCACS) forneceu definições padronizadas para o diagnóstico e tratamento de SCA.[16,17] A pressão intra-abdominal normal, medida por cateterismo

TABELA 27.1 Razões para o abdome aberto e respectivas justificativas acompanhadas de exemplos de diagnósticos.

Razões	Anatômicas	Fisiológicas	Logísticas
Justificativa	Impossibilidade de fechar o abdome	Condição clínica impede tratamento definitivo	Reoperação programada
Exemplos	Infecção necrosante da parede abdominal Edema das alças intestinais Prevenção da SCA	CCD SCA	Isquemia mesentérica Remoção incompleta do foco infeccioso (pancreatite necrosante)

SCA, síndrome compartimental abdominal; CCD, cirurgia de controle de dano.

vesical, é de aproximadamente 5 a 7 mmHg. A hipertensão intra-abdominal (IAH) é definida por pressões sustentadas > 12 mmHg e pode ser graduada de acordo com a gravidade.

A SCA ocorre quando a pressão intra-abdominal se mantêm > 20 mmHg e associada à disfunção orgânica. Outra medida de referência é a pressão de perfusão abdominal, que é a diferença entre a pressão arterial média – pressão intra-abdominal –, recomenda-se mantê-la entre 50 e 60 mmHg ou mais. Nesses níveis correlaciona-se com a maior sobrevida.[17]

A reposição com 15 ℓ de cristaloide, mais de 10 unidades de concentrado de hemácias, íleo paralítico, distensão intestinal e disfunção da função pulmonar, renal ou hepática são considerados fatores de risco para o desenvolvimento da SCA em pacientes internados em UTI. Na presença de dois ou mais desses fatores, recomenda-se medir a pressão intra-abdominal. Se estiver elevada, maior do que 12 mmHg, deve ser mensurada em série e considerar a passagem de sonda nasogástrica e retal, interromper a administração de dietas, administrar medicações estimulantes do peristaltismo intestinal e realizar a colonoscopia descompressiva, se clinicamente indicado.

A analgesia peridural em pacientes traumatizados é mais eficiente na redução da pressão intra-abdominal quando comparados com a analgesia realizada com a administração de morfina intravenosa. Outra manobra não cirúrgica inclui a drenagem percutânea de coleções ou ascite induzidas pelo excesso de volume administrado durante a reanimação. Essa medida é efetiva quando a drenagem é maior de 1 ℓ ou quando ocorre redução de pelo menos 9 mmHg nas primeiras quatro horas após drenagem. O bloqueio neuromuscular com cisatracúrio em bolus também reduz, temporariamente, a pressão intra-abdominal de 18 mmHg para 14 mmHg, com duração do efeito de 2 horas mas, em razão dos riscos de paralisia, deve ser usada com parcimônia.[18]

Se essas intervenções médicas não reduzirem a pressão intra-abdominal, ou se o paciente evoluir para SCA com evidência de falência de órgãos, recomenda-se intervenção cirúrgica. Com pressão intra-abdominal elevada, o retorno venoso é impedido, e os pacientes podem desenvolver hipotensão, insuficiência pulmonar secundária a pressões aumentadas na via respiratória e insuficiência renal aguda. A descompressão abdominal melhora imediatamente a complacência pulmonar, o volume corrente, o índice cardíaco e a produção de urina. Uma queda significativa na pressão venosa central também foi identificada. A SCA é a única indicação de AA com nível 1 de evidência.[19,20]

Classificação

O objetivo de um sistema de classificação do AA é auxiliar a descrição do curso clínico do paciente, a padronização de diretrizes clínicas para orientar o manejo e facilitar as comparações entre os estudos e as populações de pacientes heterogêneos, servindo assim como uma ajuda na pesquisa clínica. A primeira classificação surgiu em 2005 e, desde então, tem sido aprimorada. A versão atual foi publicada em 2016 e recomendada pela World Society of Emergency Surgery (Tabela 27.2).[21,22]

As Figuras 27.1 a 27.3 mostram exemplos conforme a classificação descrita na Tabela 27.2.

Conforme abordado anteriormente, o fechamento completo por primeira intenção, tanto do plano aponeurótico, quanto da pele e subcutâneo, é o objetivo final do tratamento das patologias abdominais cirúrgicas que envolvem o AA. O retardo no fechamento da parede abdominal, seja por intercorrências ou complicações por uso inadequado de dispositivos de fechamento temporário, pode deteriorar as condições da parede e impedir a sutura primária. No momento da indicação da peritoniostomia, na maioria das vezes, o abdome se encontra limpo e sem aderências (classificação 1A). À medida que o fechamento definitivo do abdome demora, aumenta progressivamente a retração das bordas da parede abdominal, tanto do plano músculo-aponeurótico quanto da pele e subcutâneo. Além disso, por mais adequado que seja o dispositivo de fechamento temporário, a exposição do peritônio e das vísceras ao meio externo promove a formação de aderências, aumentando a probabilidade de infecção e a chance do surgimento de fístulas. Desse modo, recomenda-se a substituição do curativo em intervalos de 48 a 72 horas, com a intenção de evitar as aderências das vísceras com a parede abdominal e promover a aproximação das bordas da incisão progressivamente.

Caso não seja possível o fechamento abdominal, as aderências ficarão cada vez mais firmes entre as alças intestinais e parede abdominal, de tal maneira que não é mais possível separá-las, o que denominamos de abdome congelado (classificação 3A), podendo ocorrer fístulas intestinais por escarificação da parede intestinal (classificação 3B). Os fatores que predispõem o desenvolvimento do AA congelado ou com fístulas enteroatmosféricas são atraso no fechamento abdominal, exposição das alças intestinais, presença de reparos ou anastomoses intestinais, ressecção do cólon, grande quantidade de volume para a reanimação, presença de sepse ou abscesso intra-abdominal e uso de tela de polipropileno diretamente sobre as alças intestinais.[23–25]

TABELA 27.2 Classificação do abdome aberto.

Classificação	Características
1A	Abdome aberto limpo, sem aderências entre alças intestinais e parede abdominal
1B	Abdome aberto com contaminação e sem aderências
1C	Abdome aberto sem aderências, com fístula
2A	Abdome aberto limpo com aderências em formação
2B	Contaminado com aderências em formação
2C	Aderências em formação e fístula
3A	Abdome congelado limpo
3B	Abdome congelado com contaminação
4	Abdome congelado com fístula

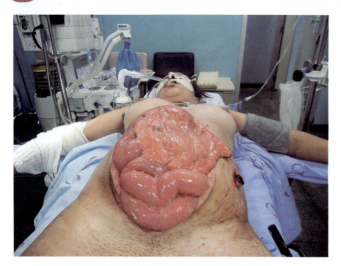

FIGURA 27.1 Técnica peritoniostomia com aderências em formação 2B.

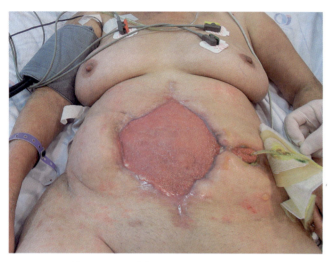

FIGURA 27.2 Abdome congelado limpo 3A.

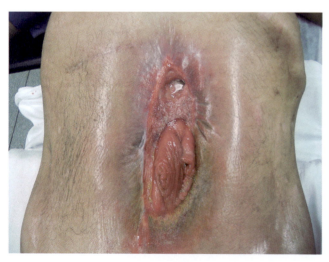

FIGURA 27.3 Abdome congelado com fístula 4.

Fechamento temporário

Na condução de doentes com AA, o aspecto de suma relevância é a maneira como será tratada a parede abdominal ou como será realizado o fechamento temporário abdominal. Para os cirurgiões, as principais características que auxiliam na escolha da técnica de fechamento temporário são: facilitar a reexploração, minimizar perdas de fluidos, evitar trauma nas vísceras, reduzir a retração fascial e impedir o desenvolvimento da SCA.[26] Além disso, é necessário equipe de cirurgia especializada e experiente no manejo das peritoniostomias e que faça o acompanhamento diário desses doentes, podendo, assim, minimizar os efeitos deletérios.[27]

Muitas técnicas foram descritas até o momento. Entre elas, a bolsa de Bogotá foi bastante utilizada e difundida mundialmente por sua facilidade de aplicação e baixo custo. Porém, a simples sutura de uma bolsa plástica nas bordas da pele do AA resultou em uma série de complicações, como fístulas entéricas e retração das bordas da ferida, aumentando a morbidade e mortalidade desses pacientes.[28]

Atualmente, os dispositivos de fechamento temporários utilizados se resumem em variantes do curativo com pressão negativa (Figura 27.4), proposto por Baker, em 1995.[29] Com a maior frequência do uso dessa técnica, a indústria colocou à disposição *kits* com os elementos do curativo já padronizados, de melhor qualidade, porém de maior custo (Figura 27.5). Existem várias versões comerciais e não comerciais do fechamento temporário com pressão negativa (FTPN), mas todas seguem o princípio do fechamento de três camadas. A primeira consiste na folha de plástico fenestrada que é colocada da goteira parietocólica direita à esquerda, entre a parede e as vísceras abdominais, para protegê-las e evitar as aderências com a parede abdominal. A segunda camada é de

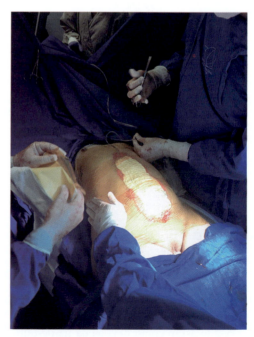

FIGURA 27.4 Exemplo de curativo Baker.

Capítulo 27 ▪ Feridas Pós-Cirúrgicas: Peritoniostomia 243

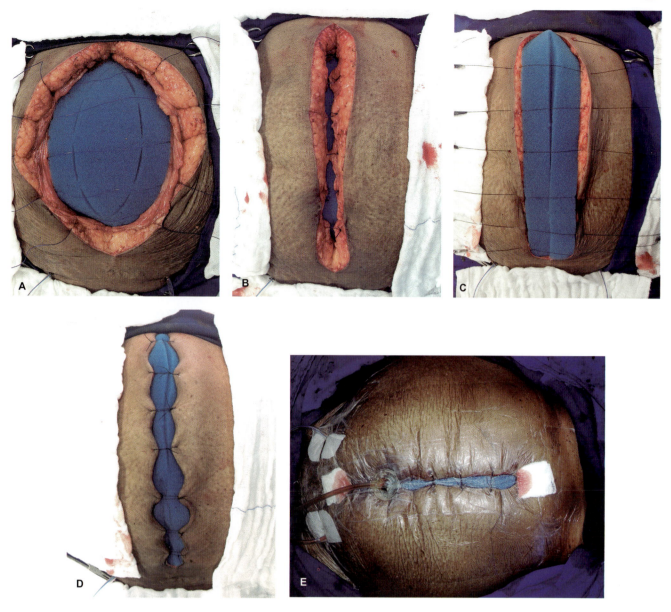

FIGURA 27.5 Exemplo da peritoniostomia por *kit* industrializado.

material macroporoso (gaze, toalha cirúrgica ou esponja) que é colocada com um sistema de drenagem de sucção aplicado à camada superficial. A terceira camada é a aplicação do adesivo oclusivo e impermeável colocado sobre as camadas anteriores. Esse sistema reduz significativamente a evaporação do líquido peritoneal e permite que a saída de fluido peritoneal seja medida e reposta quando necessário. Outro benefício adicional dessa técnica é a ausência de suturas na parede abdominal, fator que economiza tempo e trauma para a aponeurose. Recomenda-se a pressão negativa em níveis de −125 mmHg a −75 mmHg, de forma contínua ou intermitente. No início da utilização do FTPN, pelo seu risco teórico, havia o temor da maior incidência de fístula enteroatmosférica, o que foi afastado com a experiência adquirida ao longo do tempo.[30,31]

As principais ferramentas para o fechamento adequado de uma peritoniostomia são a utilização de dispositivos de fechamento temporário adequados, diminuição ao máximo do tempo de fechamento e equipe de terapia intensiva com manejo adequado de intercorrências clínicas, prevenindo o surgimento de complicações que dificultem o tratamento da parede abdominal.[32,33]

O fechamento precoce da aponeurose é comumente definido como aquele que ocorre entre 4 e 7 dias, a partir da operação em que foi indicado o AA, e deve ser tentada tão logo a fonte da infecção e do sangramento sejam controladas e as condições fisiológicas do paciente permitam.[34] Nos casos em que a utilização da peritoniostomia for prolongada, a retração da parede inevitavelmente ocorre, aumentando o defeito da parede abdominal. Esse tipo de situação exige complexas técnicas de reconstrução da parede abdominal. Quando há contaminação ou infecção associada, o risco de fístula entérica é ainda maior.

Fechamento definitivo

Diversas técnicas de reconstrução de parede abdominal podem ser empregadas para facilitar o fechamento definitivo do abdome. Essas técnicas podem ser divididas na literatura em técnicas sem tela em ponte e técnicas com tela em ponte.

Técnicas sem tela em ponte

O fechamento ideal das peritoniostomias consiste na aproximação direta das bordas da aponeurose, seguido de reforço com tela pré-aponeurótica e fechamento da pele. Porém, por mais curto que seja o período com AA, ocorre algum grau de retração das bordas da ferida, de modo que há o risco de tensão. Para evitar o fechamento com tensão e prevenir eventração, evisceração e hérnias incisionais, são empregadas técnicas de avanço da parede abdominal, como incisões relaxadoras na bainha anterior do reto abdominal, ou eversão total dessa bainha medeiamente (técnica de decomposição de componentes), de modo a ganhar, assim, alguns centímetros de aponeurose e permitir o fechamento sem tensão (Figura 27.6).

A técnica de decomposição de componentes deve ser considerada apenas para o fechamento definitivo. Quando a retração da aponeurose é grande, bons resultados são alcançados utilizando técnicas de decomposição de componentes, chegando a 75% de descenso fechamento fascial.[35] Recomenda-se, mesmo utilizando essas técnicas, a tela sintética (polipropileno, por exemplo) como reforço.

Nos casos em que não é possível o fechamento primário do abdome, pelas condições locais ou clínicas, a opção é pela hérnia ventral planejada. Essa técnica consiste em manter o plano músculo-fascial aberto, esperar a ferida cicatrizar por segunda intenção, ou após o crescimento de tecido de granulação adequado, e cobrir as vísceras com enxerto livre de pele ou retalho dermocutâneo.[36]

Técnicas com tela em ponte

Materiais sintéticos não absorvíveis, em geral, e tela de polipropileno em ponte (*i. e.*, entre as bordas da aponeurose) podem ser utilizados desde que algum tecido biológico não permita o contato direto da tela com as alças intestinais (p. ex., o peritônio ou o grande omento). Apesar de telas sintéticas não serem recomendadas em campos contaminados,[37] a Divisão de Clínica Cirúrgica III tem utilizado esse tipo de material concomitante com infecção ou contaminação, alcançando bons resultados.[38]

As próteses biológicas ou aquelas com dupla-face foram projetadas para serem colocadas em ponte como reparo permanente da parede abdominal. A face que fica em contato com as vísceras é de material biológico ou inerte ao contato com alças intestinais, minimizando as complicações relacionadas com malha. Esse tipo de material é facilmente integrado, com mínima reação tecidual, menor taxa de infecção e remoção da tela e pode ser usado como uma ponte para grandes efeitos (Figura 27.7). No entanto, o resultado a longo prazo é de intensa flacidez da parede abdominal e alta taxa de hérnia incisional.[39]

A presença de fístula intestinal, principalmente associada ao abdome congelado, classificação 4 de Björk, é a de maior complexidade e a mais temida complicação das peritoniostomias. Muitas técnicas diferentes foram descritas, porém sem resultados definitivos. As peritoniostomias com pressão negativa em todas as suas variantes é eficaz, e a técnica aceita. Entretanto, necessita do isolamento da fístula, para que a pressão negativa seja exercida somente na área granulada sem fístula. Outro cuidado é realizar a aspiração com pressão que não exceda a 50 mmHg. Essa técnica converte a fístula enteroatmosférica em uma enterostomia (Figura 27.8). O tratamento definitivo, isto é, o fechamento da fístula e a reconstrução da parede abdominal, deve ser adiado por meses, até que a ferida e o paciente estejam estabilizados.[40]

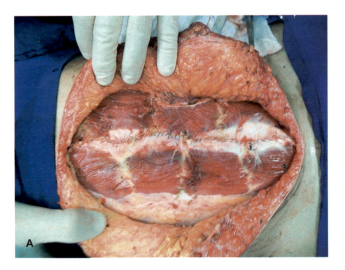
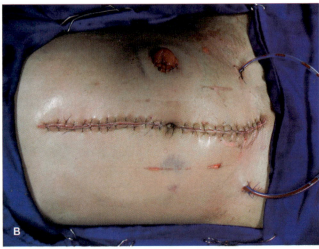

FIGURA 27.6 Decomposição de componentes, rotação medial da bainha anterior do reto abdominal com fechamento primário.

Capítulo 27 ▪ Feridas Pós-Cirúrgicas: Peritoniostomia 245

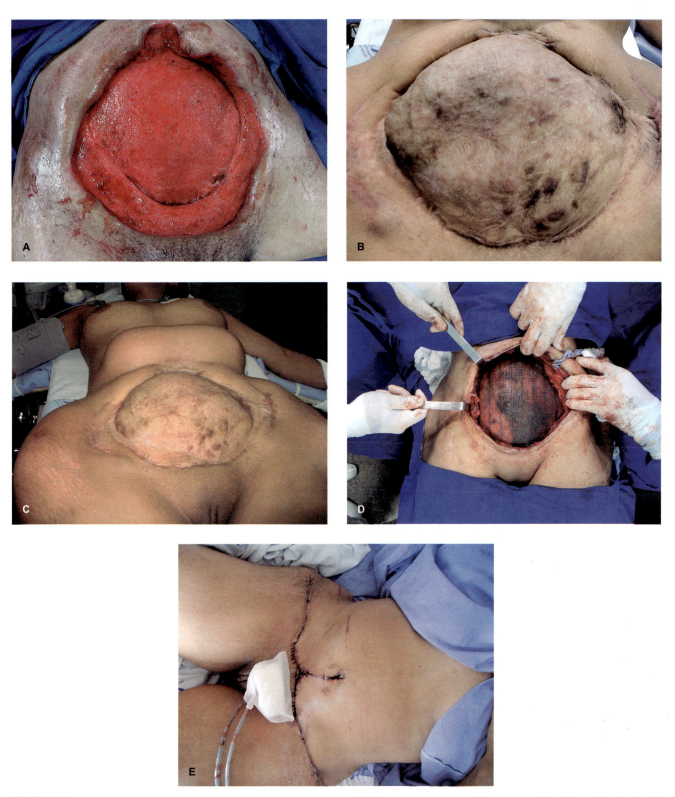

FIGURA 27.7 Tratamento de paciente com hérnia ventral planejada: aspecto final. Houve uso posterior de expansões de pele e utilização de tela dupla-face em ponte.

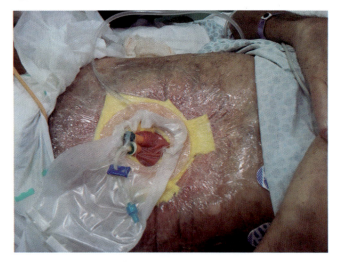

FIGURA 27.8 Aplicação da peritoniostomia a vácuo em abdome aberto congelado com fístula enteroatmosférica.

Considerações finais

A peritoniostomia como estratégia no tratamento de pacientes graves pode ser uma manobra que salva vidas. No entanto, é uma opção de tratamento que apresenta certas complicações e desafios. Minimizar sua duração é a maneira que traz grandes benefícios e reduz complicações. O papel do intensivista é crucial para criar o ambiente fisiológico que permite o fechamento precoce. Além dos princípios-padrão da UTI, o paciente com AA exigirá controle rígido na administração de fluidos, guiado pelo monitoramento hemodinâmico avançado para garantir a reanimação sem sobrecarga de volume. Suporte nutricional precoce, particularmente em pacientes com AA sem lesão intestinal, deve ser maximizado para compensar as perdas adicionais de proteína. O paciente deve ser monitorado quanto a sinais sistêmicos de inflamação, infecção intra-abdominal e SCA. Os antibióticos devem ser adaptados para infecções subjacentes. A atenção a esses fatores pode levar a fechamento precoce, redução de complicações intra-abdominais infecciosas e utilização reduzida de recursos hospitalares.

Referências bibliográficas

1. McCosh II AJ. The treatment of general septic peritonitis. Ann Surg. 1897;25:687-97.
2. Bode F. Eine neue Methode der Peritonitis behandlung und -drainage bei diffuser. Peritonitis Zbl Chir. 1900;27:33-5.
3. Kirschner. M. Die Behandlung der akuten eitrigen freien BauchfellentzOndung. Arch Klin Chir. 1926;142:253.
4. Ogilvie WH. The late complications of abdominal war wounds. Lancet. 1940;2:253-6.
5. Pujol JP. La non fermeture des incisions abdominales d'urgence. Techniques et résultat. Paris: Thèse pour le Doctoral em Médicine Université Pierre et Marie Currie Paris VII, Faculté de Médicine Saint Antoine; 1975.
6. Hay JM, Duchatelle P, Elman A, Flamant Y, Maillard JN. Abdomens left open. Chirurgie. 1979;105(6):508-10.
7. Steinberg D. On leaving the peritoneal cavity in acute generalized suppurative peritonitis. Am J Surg. 1979;137(2):216-20.
8. Maetani S, Tobe T. Open peritoneal drainage as effective treatment of advanced peritonitis. Surgery. 1981;90(5):804-9.
9. Utiyama EM, Pflug AR, Damous SH, Rodrigues Jr AC, Montero EF, Birolini CA. Temporary abdominal closure with zipper mesh device for management of intra-abdominal sepsis. Rev Col Bras Cir. 2015;42:18-24.
10. Quyn AJ, Johnston C, Hall D, Chambers A, Arapova N, Ogston S, Amin AI. The open abdome and temporary abdominal closure systems -historical evolution and systematic review. Colorectal Dis. 2012;14(8):e429-38.
11. Rezende-Neto J, Rice T, Abreu ES, Rotstein O, Rizoli S. Anatomical, physiological, and logistical indications for the open abdomen: a proposal for a new classification system. World J Emerg Surg 2016;11:28.
12. Roberts DJ, Ball CG, Feliciano DV, et al. History of the innovation of damage control for management of trauma patients: 1902-2016. Ann Surg. 2017;265:1034-44.
13. Rotondo MF, Schwab CW, McGonigal MD, et al. 'Damage control': an approach for improved survival in exsanguinating penetrating abdominal injury. J Trauma. 1993;35:375-82.
14. Harvin JA, Wray CJ, Steward J, et al. Control the damage: morbidity and mortality after emergent trauma laparotomy. Am J Surg. 2016;212:34-9.
15. Brenner M, Bochicchio G, Bochicchio K, et al. Long-term impact of damage control laparotomy: a prospective study. Arch Surg. 2011;146:395-9.
16. Lamb CM, MacGoey P, Navarro AP, Brooks AJ. Damage control surgery in the era of damage control resuscitation. Br J Anaesth. 2014;113:242-9.
17. Cheatham ML, Malbrain ML, Kirkpatrick A, et al. Results from the International Conference of Experts on Intra-abdominal Hypertension and Abdominal Compartment Syndrome. II. Recommendations. Int Care Med. 2007;33:951-62.
18. Cheatham ML. Nonoperative management of intra-abdominal hypertension and abdominal compartment syndrome. World J Surg. 2009;33:1116-22.
19. Ertel W, Oberholzer A, Platz A, Stocker R, Trentz O. Incidence and clinical pattern of the abdominal compartment syndrome after "damage-control" laparotomy in 311 patients with severe abdominal and/or pelvic trauma. Crit Care Med. 2000;28:1747-53.
20. De Waele JJ, Hoste EA, Malbrain ML. Decompressive laparotomy for abdominal compartment syndrome – a critical analysis. Crit Care. 2006;10:R51.
21. Coccolini F, Roberts D, Ansaloni L, et al. The open abdomen in trauma and non-trauma patients: WSES guidelines. World J Emerg Surg. 2018;13:7.
22. Björck M, Kirkpatrick AW, Cheatham M, Kaplan M, Leppäniemi A, de Waele JJ. Amended classification of the open abdomen. Scand J Surg. 2016;105:5-10.
23. Atema JJ, Gans SL, Boermeester MA. Systematic review and meta-analysis of the open abdomen and temporary abdominal closure techniques in non-trauma patients. World J Surg. 2015;39:912-25.
24. Richter S, Dold S, Doberauer JP, Mai P, Schuld J. Negative pressure wound therapy for the treatment of the open abdomen and incidence of enteral fistulas: a retrospective bicentre analysis. Gastroenterol Res Pract. 2013;2013:6-11.
25. Marinis A, Gkiokas G, Argyra E, Fragulidis G, Polymeneas G, Voros D. "Enteroatmospheric fistulae" – gastrointestinal openings in the open abdomen: a review and recent proposal of a surgical technique. Scand J Surg. 2013;102:618.
26. Leppäniemi AK. Laparostomy: why and when? Crit Care. 2010; 14(2):216.

27. Rodrigues Junior AC, Novo F, Arouca R, Silva F, Montero EF, Utiyama EM. Open abdomen management: single institution experience. Rev Col Bras Cir. 2015;42(2):93-6.
28. Borráez OA. Abdomen abierto: la herida más desafiante. Rev Colomb Cir. 2008;23(4):204-9.
29. Brock WB, Barker DE, Burns RP. Temporary closure of open abdominal wounds: the vacuum pack. Am Surg. 1995;61:30-5.
30. Montori G, Allievi N, Coccolini F, et al. Negative Pressure Wound Therapy versus modified Barker Vacuum Pack as temporary abdominal closure technique for open abdomen management: a four-year experience. BMC Surg. 2017;21;17:86.
31. Bruhin A, Ferreira F, Chariker M, Smith J, Runkel N. Systematic review and evidence based recommendations for the use of negative pressure wound therapy in the open abdomen. Int J Surg 2014;12:1105-14.
32. Regner JL, Kobayashi L, Coimbra R. Surgical strategies for management of the open abdomen. World J Surg. 2012;36:497-510.
33. Demetriades D, Salim A. Management of the open abdomen. Surg Clin North Am. 2014;94:131-53.
34. Lambertz A, Mihatsch C, Röth A, et al. Fascial closure after open abdomen: initial indication and early revisions are decisive factors – a retrospective cohort study. Int J Surg. 2015;13:12-6.
35. Rasilainen SK, Mentula PJ, Leppäniemi AK. Components separation technique is feasible for assisting delayed primary fascial closure of open abdomen. Scand J Surg. 2016;105:17-21.
36. Chiara O, Cimbanassi S, Biffl W, et al. International consensus conference on open abdomen in trauma. J Trauma Acute Care Surg. 2016;80:173-83.
37. Sartelli M, Coccolini F, van Ramshorst GH, et al. WSES guidelines for emergency repair of complicated abdominal wall hernias. World J Emerg Surg. 2013;8:50.
38. Birolini C, de Miranda JS, Utiyama EM, Rasslan S, Birolini D. Active Staphylococcus aureus infection: Is it a contra-indication to the repair of complex hernias with synthetic mesh? A prospective observational study on the outcomes of synthetic mesh replacement, in patients with chronic mesh infection caused by Staphylococcus aureus. Int J Surg. 2016;28:56-62.
39. Cornwell KG, Landsman A, James KS. Extracellular matrix biomaterials for soft tissue repair. Clin Podiatr Med Surg. 2009;26: 507-23.
40. Di Saverio S, Tarasconi A, Walczak DA, et al. Classification, prevention and management of enters-atmospheric fistula: a state-of-the-art review. Langenbecks Arch Surg. 2016;401:1-13.

28 Feridas Pós-Cirúrgicas: Craniotomias

Paulo Henrique Pires de Aguiar • Mariany Carolina de Melo Silva • Bruno Camporeze • Aline Chaves Neri

Introdução

As feridas neurocirúrgicas são consideradas feridas potencialmente limpas. Elas raramente apresentam problemas de isquemia com necrose ou infecção secundária a deiscência, visto que o *flap* ou retalho do couro cabeludo é extremamente vascularizado.[1] As incisões no couro cabeludo costumam ser curvilíneas ou retas e são suturadas com pontos contínuos ou separados. Nas reoperações, sempre com pontos separados.

Cuidados pré-operatórios

O pré-operatório deve ser provido de uma lavagem do couro cabeludo, sem tricotomia, com digliconato de clorexidina 2% (Riohex®), 30 minutos antes da cirurgia.[2,3] A incisão deve ser marcada no centro cirúrgico com ajuda de pontos craniométricos[4] ou neuronavegação,[5] a fim de se estabelecer a melhor exposição para realizar a cirurgia.

A linha de incisão deve ser tricotomizada (Figura 28.1), embora haja autores que discordem dessa necessidade.[6-9] A incisão deve ser feita com lâmina fria, em neurocirurgia, apesar de muitos serviços usarem o monopolar cortante (Valleylab® – EUA), e o afastamento do retalho musculocutâneo deve ser feito, progressivamente, com anzóis cirúrgicos. A coagulação das bordas da incisão nos pontos sangrantes deve ser sistemática e não exagerada, a fim de evitar necrose.

É importante saber que, se o paciente tiver alto potencial de sangramento, durante a incisão o uso de clipes hemostáticos de Raney e Leroy (Figura 28.2), ou mesmo a infiltração com Marcaína®,[10] com ou sem epinefrina e soro fisiológico, podem estar indicados.

Quanto ao *flap* musculocutâneo, a rotação não deve ser completa. Deve-se apoiá-lo em compressas dobradas para que não haja torção do seu pedículo vascular, pois em cirurgias muito prolongadas, isso pode causar isquemia. Durante a cirurgia, até a abertura da calota craniana, alguns autores preconizam instilar soro fisiológico com antibiótico e a craniotomia deve ser feita por meio de *drills* de alta rotação com brocas cortantes e fresa. O retalho ósseo deve ser guardado durante a cirurgia em soro fisiológico com antibiótico. Procede-se o ancoramento dural nos rebordos ósseos da craniotomia, com intenção de evitar hematomas extradurais.[11]

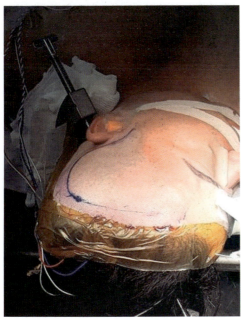

FIGURA 28.1 Linha de incisão com tricotomia.

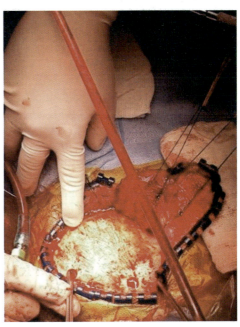

FIGURA 28.2 Linha de incisão com tricotomia.

A abertura dural deve ser feita em um formato que melhor exponha a lesão vascular ou tumoral, e a sua sutura, no fechamento, deve ser feita com polipropileno (Prolene®) 4.0 contínuo, *watertight*. É primordial selar a sutura várias vezes, com selantes de hidrogel polietilenoglicol (DuraSeal® e Adherus®).

As falhas durais relativas à craniotomia necessitam ser, ao final da cirurgia, completadas ou fechadas com substitutos de dura-máter, como o politetrafluoroetileno expandido (Preclude®), implante de colágeno bioativo (Duripair®), retalhos de pericrânio pediculados ou não e fáscia lata. Em relação à osteossíntese, esta precisa ser feita com fixação do osso à margem da craniotomia com miniplacas e miniparafusos de titânio. As frestas e os buracos ósseos remanescentes devem ser ocluídos com cimento ósseo acrílico.

A aproximação da gálea aponeurótica e do subcutâneo deve ser feita com fios absorvíveis de poliglecaprone 25 (Monocryl®) 3.0, ou Poliglactina 910 (Vicryl®) 3.0, de maneira que a unidade seja perfeitamente justaposta sem eversão do rebordo da incisão. Os fios para fechamento de pele são não absorvíveis, normalmente de náilon (Mononáilon®). Muitas vezes, há necessidade de colocar dreno subgaleal com vácuo, por aquecimento e efeito estufa da incisão e por coletar líquido peri-incisional.

A ferida deve ser ocluída com gazes e Micropore®, somente depois de limpa, gliconato de clorexidina (Riohex®), com soro fisiológico e/ou iodopovidona (Polvidine®) tópicos. Evitamos usar Opsite®. Curativos compressivos com capacetes, munidos de faixa crepe ou malha ortopédica tubular, podem ser usados com o objetivo de evitar coleção subgaleal ou a manutenção de fístulas liquóricas.

O mesmo princípio é utilizado em incisões de colunas normalmente retilíneas, medianas ou paravertebrais, em que a musculatura paravertebral é afastada, *multifidus* e *longissimus*, e os processos degenerativos e tumorais podem ser acessados.

O curativo em neurocirurgia, conforme nosso protocolo, deve ser diário após decorridas 48 horas da cirurgia, limpo com solução de clorexidina aquosa (Riohex®) e/ou iodopovidona (Polvidine®) tópicos, gaze e micropore. Os pontos devem ser retirados entre o 10º e o 12º dia, e a antibioticoterapia profilática é imprescindível. Para antibioticoterapia sistêmica profilática, usa-se Zinacef®, na posologia de 1,5 g, antes da incisão e em até 24 horas após o processo cirúrgico.

Sempre que possível, devemos ter cuidados com os pacientes que estão fazendo uso de bevacizumabe (Avastin®) e corticoide, pois atrapalham a cicatrização.[12,13] Pacientes diabéticos,[14] idosos[15] e/ou tabagistas[16] também apresentam essa dificuldade e devem estar sob o alerta do cirurgião no pós-operatório.

Complicações do pós-operatório

As complicações mais frequentes são infecção de ferida cirúrgica, eversão dos bordos da incisão com deiscência, deiscência por deficiência de cicatrização ou por manutenção de fístula liquórica, necrose isquêmica do rebordo e necrose por coagulação em virtude do excesso de cauterização na pele (Figuras 28.3 e 28.4).[17–20]

Em relação à infecção de ferida cirúrgica, uma vez diagnosticados sinais inflamatórios, como edema, rubor e saída de secreção purulenta, deve-se proceder à coleta de material para cultura e gram, assim como, a introdução de antibioticoterapia visando o agente mais frequente, *Staphylococcus aureus*.[21,22] Normalmente usamos cloridrato de vancomicina, oxacilina sódica ou rifampicina, até que se tenha antibiograma e cultura. Se houver manutenção do quadro, há necessidade de fazer uma reabordagem neurocirúrgica para limpeza da ferida, bem como desbridamento de tecido necrótico. A reabordagem precisa ser precedida de tomografia computadorizada (TC) ou ressonância nuclear magnética (RNM), para se detectar possível empiema subdural, epidural ou qualquer outra coleção purulenta. Obviamente, exames de sangue seriados como PCR, VHS e hemograma com leucograma estão indicados.

Na evidência, por meio de mapeamento com tecnécio e raios X, de osteomielite do *flap* ósseo, dever-se-á retirar este e fazer o tratamento com antibiótico prolongado, podendo-se pensar em retornar um *flap* substituto por cranioplastia após 6 meses do tratamento.[23–26]

Fístulas durais contidas devem ser tratadas conservadoramente, a princípio, e, se apresentarem aumento progressivo, a drenagem lombar externa pode ser necessária com uso de inibidores da anidrase carbônica (Diamox®), acompanhados de repouso. Tenta-se esse tratamento por 5 dias. Não havendo melhora, muitas vezes o procedimento cirúrgico de reabordagem da fístula pode tornar-se indispensável.

Quando já se sabe o possível ponto de manutenção da fístula no pós-operatório imediato, a abordagem cirúrgica deve ser precoce.

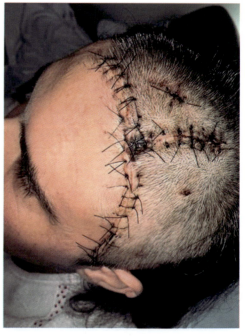

FIGURA 28.3 Sutura com ponto necrótico isquêmico.

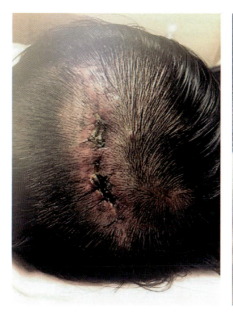 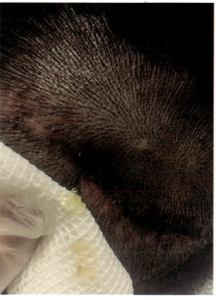 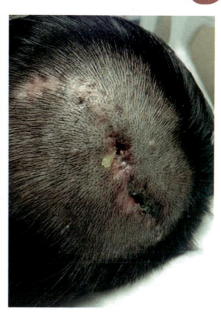

FIGURA 28.4 Ferida operatória infectada, com tecido de necrose e relacionada com lesão por pressão.

Para a obtenção dos melhores resultados no manejo das complicações da ferida, deve-se escolher a cobertura com base na avaliação da lesão e considerar as diversas fases de cicatrização, a colonização ou os sinais de infecção local, considerando as condições do paciente.

Para as feridas que desenvolveram necrose (Figura 28.5), o tratamento através do desbridamento químico ou enzimático, com colagenase e cloranfenicol (Iruxol® pomada), é preconizado. Após a limpeza da lesão com soro fisiológico 0,9%, é aplicada a pomada no tecido de necrose, ocluída com gaze não aderente e fixada com filme transparente. As trocas devem ocorrer a cada 24 horas.

A colagenase é uma preparação enzimática obtida a partir de filtrados de Clostridium histolyticum. A pomada com cloranfenicol tem a mesma preparação proteolítica enzimática, adicionado o fármaco em questão. O cloranfenicol é um antibiótico de amplo espectro, utilizado na formulação para conter infecções bacterianas locais, que, secundariamente, podem estar presentes, eficaz tanto contra bactérias gram-positivas como gram-negativas.[27] A pomada é utilizada como agente desbridante em lesões superficiais, de modo a promover a limpeza enzimática das áreas lesadas, retirando ou dissolvendo enzimaticamente necroses e crostas.

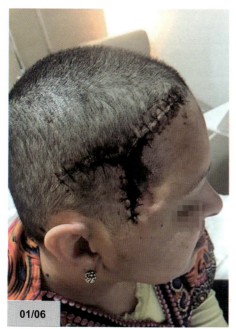 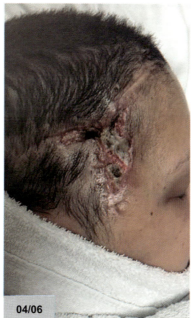 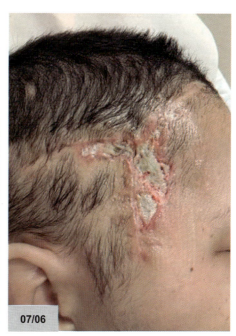

FIGURA 28.5 Necrose isquêmica com desbridamento químico.

O princípio ativo (combinação cloranfenicol e colagenase) da pomada age na degradação seletiva do colágeno nativo no assoalho da ferida. A limpeza completa da lesão ocorre em um período de 1 a 14 dias, entretanto, a ação do princípio ativo torna-se evidente nos primeiros 6 dias de tratamento e seu uso é contraindicado em feridas de cicatrização por primeira intenção, com tecido de granulação, com secreção purulenta em abundância e nas pessoas alérgicas às enzimas.[27-29]

Em casos extremos, a reabordagem cirúrgica com a exclusão da área necrótica e rotação de retalho podem ser fundamentais.

Quando há falha de *flap* para reaproximação, deve-se rotar retalhos de músculo pediculado para que se possa fazer o reparo da falha.

Os acessos à base do crânio, por serem mais demorados e pelo fato de os retalhos do *flap* musculocutâneo ficarem rodados por mais tempo, têm uma tendência maior a deiscência,[30,31] infecção,[32-35] isquemia, e fístula.[36-40] Desse modo, durante a cirurgia de tumores de bases de crânio, deve-se, periodicamente, desfazer a rotação do retalho para que o *flap* musculocutâneo seja irrigado. A proteção sob a superfície do *flap*, voltada para cima, com compressa umedecida em soro fisiológico, é indispensável.

Vale lembrar que as incisões não podem fechar a base do retalho musculocutâneo e esta precisa ser sempre mais larga ou igual à sua altura, para evitar isquemia por falta de irrigação do *flap*.

Os ferimentos por arma branca e de fogo, fraturas e afundamento de crânio, com exposição de envoltórios, devem ser sempre tratados como potencialmente contaminados e é essencial que haja uma intervenção precoce com limpeza cirúrgica, retirada de fragmentos ósseos, fâneros e debris necróticos.

A reconstrução dos envoltórios se faz necessária meticulosa e hermeticamente. Nesses casos, em que há exposição de massa encefálica e liquor, antibioticoterapia é mandatória durante um período maior de tempo do que o da antibioticoterapia profilática.

Muitas vezes, em pequenas deiscências com escape de liquor, pode-se solucionar o processo com o uso de adesivo líquido de uso tópico composto por 2-octil-cianoacrilato (Dermabond®).

Referências bibliográficas

1. Souza CD. Reconstrução de grandes defeitos de couro cabeludo e fronte em oncologia: tática pessoal e experiência – análise de 25 casos. Rev Bras Cir Plást. 2012;27(2):227-37.
2. Garibaldi RA. Prevention of intraoperative wound contamination with chlorhexidine shower and scrub. J Hosp Infect. 1988;11(Suppl B):S5-S9.
3. Leclair JM, Winston KR, Sullivan BF, O'connell JM, Harrington SM, Goldmann DA. Effect of preoperative shampoos with chlorhexidine or iodophor on emergence of resident scalp flora in neurosurgery. Infect Control. 1988;9:8-12.
4. Gusmão S, Silveira RL, Arantes A. Pontos referenciais nos acessos cranianos. Arq Neuropsiquiatr. 2003;61(2-A):305-8.
5. Ribas GC. Das trepanações pré-históricas à neuronavegação: evolução histórica das contribuições da neuroanatomia e das técnicas de neuroimagem à prática neurocirúrgica. Arq Bras Neurocir. 2006;25(4):166-75.
6. Cruse PJE. The influence of hair-removal methods on wound infections. Arch Surg. 1983;118:347-52.
7. Winston KR. Hair and neurosurgery. Neurosurgery. 1992;31:320-9.
8. Sheinberg MA, Ross DA. Cranial procedures without hair removal. Neurosurgery. 1999;44(6):1263-6.
9. Yeom I, Oh WO, Kim DS, Park EK, Shim KW. Effect of unshaven hair with absorbable sutures and early postoperative shampoo on cranial surgery site infection. Pediatr Neurosurg. 2018;53:18-23.
10. Bloomfield EL, Schubert A, Secic M, Barnett G, Shutway F, Ebrahim Z. The Influence of scalp infiltration with bupivacaine on hemodynamics and postoperative pain in adult patients undergoing craniotomy. Anesth Analg. 1998;87(3):579-82.
11. Fujimoto Y, Aguiar PHP, Freitas ABR, Andrade AF, Marino Jr R. Recovery from duret haemorrhage: a rare complication after craniotomy – Case report. Neurol Med Chir (Tokyo). 2000;40(10):508-10.
12. Clarck AJ, Butowski NA, Chang SM, et al. Impact of bevacizumabe chemotherapy on craniotomy wound healing. J Neurosurg. 2011;114(6):1609-16.
13. Wang AS, Armstrong, EJ, Armstrong AW. Corticosteroids and wound healing: clinical considerations in the perioperative period. Am J Surg. 2013;206(3):410-7.
14. Peters A, Kerner W. Perioperative management of the diabetic patient. Exp Clin Endocrinol Diabetes. 1995;103(4):213-8.
15. Gerstein ADI, Phillips TJ, Rogers GS, Gilchrest BA. Wound healing and aging. Dermatol Clin. 1993;11(4):749-57.
16. Warner DO. Perioperative abstinence from cigarettes: physiologic and clinical consequences. Anesthesiology. 2006;104(2):356-67.
17. Honeybul S, Ho KM. Cranioplasty: morbidity and failure. Br J Neurosurg. 2016;30(5):523-8.
18. Blomsted GC. Infections in neurosurgery: A retrospective study of 1143 patients and 1517 operations. Acta Neurochir (Wien). 1985;78(3-4):81-90.
19. Figueiredo EG, Balasso GT, Teixeira MJ. Infecções em pós-craniotomias: revisão literária. Arq Bras Neurocir. 2012;31(4):219-23.
20. Walcott BP, Know CS, Sheth SA, et al. Predictors of cranioplasty complications in stroke and trauma patients. J Neurosurg. 2013;118(4):757-62.
21. Post EM, Modesti LM. "Subacute" post-operative subdural empyema. J Neurosurg. 1981;55:761-5.
22. Dickinson LD, Hoff JT. Infectious disease in neurosurgical intensive care. In Andrewa BT (ed.): Neurosurgical intensive care. New York: McGraw-Hill Inc. 1993. p. 201-26.
23. Pereira CU, Alcântara MRS, Santos EAS. Tratamento das complicações clínicas decorrentes de intervenções neurocirúrgicas. Arq Bras Neurocir. 2008;27:19-29.
24. Pincus DJ, Armstrong MB, Thaller SR. Osteomyelitis of the craniofacial skeleton. Semin Plast Surg. 2009;23(2):73-9.
25. Jeffrey N, Bruce MD, Samuel SB. Preservation of bone flaps in patients with postcraniotomy infections. J Neurosurg. 2003;98:(6):1203-7.
26. Honeybul S. Complications of decompressive craniectomy for head injury. J Clin Neurosci. 2010;17(4):430-5.
27. Módulo JC. Kollagenase com cloranfenicol. Cristália, 2016. Bula de remédio.
28. Silva JLL, Silva DAC, Castro ACM, Oliveira RM. O tratamento de lesões teciduais por pressão com o uso de pomada com colagenase e cloranfenicol. Enfermagem Brasil. 2010;9:48-54.
29. Potter PA, Perry AG. Fundamentos de enfermagem. 9. ed. Rio de Janeiro: Guanabara Koogan; 2004.

30. Barami K, Fernandes R. Incidence, risk factors and management of delayed wound dehiscence after craniotomy for tumor resection. J Clin Neurosci. 2012;19(6):854-7.
31. Rienzo A, Pangrazil PP, Riccio M, Colasanti R, Ghetti I, Iacoangeli M. Skin flap complications after decompressive craniectomy and cranioplasty: Proposal of classification and treatment options. Surg Neurol Int. 2016;7(Suppl 28):S737-S745.
32. Neligan PC, Mulholland S, Irish J, et al. Flap selection in cranial base reconstruction. Past Reconstr Surg. 1996;98(7):1159-66; discussion 1167-8.
33. Isolan GR. Cirurgia da base do crânio: uma desafiadora especialidade da medicina moderna. Revista da AMRIGS, Porto Alegre. 2011;55(3):286-95.
34. Blomsted GC. Craniotomy infections. Neurosurg Clin N Am. 1992;3(2):375-85.
35. Wright RL. A survey of possible etiologic agents in postoperative craniotomy infections. J Neurosurg. 1966;25(2):125-32.
36. Kraus DH, Shah JP, Arbit E, Galicich JH, Strong EW. Complications of craniofacial resection for tumors involving the anterior skull base. Head Neck. 1994;16:307-12.
37. Suehara AB, Kavabata NK, Toita MH, Veiga JCE, Gonçalves AJ. Complicações em ressecções craniofaciais: análise de 10 casos. Arq Med Hosp Fac Cienc Med Santa Casa São Paulo. 2005;50:7-13.
38. Saade N, Veiga JCE, Cannoni LF, Haddad L, Araújo JLV. Evaluation of prognostic factors of decompressive craniectomy in the treatment of severe traumatic brain injury. Rev Col Bras Cir. 2014;41(4): 256-62.
39. Ray BS, Bergland RM. Cerebrospinal fluid fistula: clinical aspects, techniques of localization, and methods of closure. J Neurosurg. 1969;30(4):399-405.
40. Schuss P, Vatter H, Marquardt G, Imöhl L, Ulrich CT, seifert V, Güresir E. Cranioplasty after decompressive craniectomy: the effect of timing on postoperative complications. J Neurotrauma. 2012;29(6):1090-5.

29 Feridas Pós-Cirúrgicas: Esternotomias

Samuel Gallafrio

Segundo o IBGE,[1] a expectativa de vida do brasileiro ao nascer passou de 45,5 anos, em 1940, para 62 anos, em 1980, e para 75,5 anos, em 2015 – um incremento de 30 anos nesse período. Por isso, cada vez torna-se maior a importância das doenças cardiovasculares em nossa população, especialmente as cardíacas, que, por seu caráter evolutivo, tendem a aparecer com mais frequência conforme o envelhecimento.

De acordo com os dados oficiais do SUS,[2] em 2010, a mortalidade por doença isquêmica do coração foi de 99.955 casos no Brasil, quase a metade (49.231) na região Sudeste, e 27.228 apenas no Estado de São Paulo. Em 2017, a mesma fonte revela 115.058 óbitos apenas por doença isquêmica do coração. Mais uma vez, a região Sudeste responde por quase a metade: 54.308 óbitos por essa causa. O estado de São Paulo, sozinho, notificou 30.648 mortes. Ao buscar outras causas cardíacas, não isquêmicas, encontram-se mais 61.790 mortes. De causas reumáticas, outras 63.710. Portanto, somadas apenas essas três buscas junto ao DataSUS, são cerca de 240 mil mortes por causas cardíacas. Ainda segundo o SUS, em 2010, 11,63% das internações hospitalares foram por doença isquêmica do coração, chegando a 24,15%, no Paraná, e a 15,1%, no Estado de São Paulo. Em 2011, 53,8% dos óbitos foram atribuídos à doença isquêmica do coração (óbitos por neoplasias malignas responderam por 11,7% no mesmo período).

Nos faltam dados específicos de intervenções cirúrgicas cardiotorácicas no Brasil. No entanto, diante do cenário apresentado, há um panorama brasileiro da representatividade das patologias que dão causa ao assunto aqui abordado, assim como da quantidade e importância dessas intervenções nos dias atuais, e no futuro próximo.

Entre as complicações inerentes a qualquer procedimento cirúrgico, a deiscência e a infecção do acesso cirúrgico figuram como das mais importantes. Para as cirurgias cardiovasculares, o acesso mais frequentemente utilizado é o anterior, por esternotomia mediana. Como em qualquer intervenção cirúrgica, esse acesso pode complicar e não evoluir para a cicatrização primária. A gama de apresentação das complicações de ferida operatória medioesternal (aqui chamada de esternotomia) varia desde quadros frustros de hiperemia, dor e edema em torno da ferida operatória, que regridem com cuidados locais e antibioticoterapia simples, até mediastinites dramáticas, com acometimento ósseo do esterno (necrose e/ou infecção), das partes moles da parede torácica e de outras estruturas vitais do mediastino, ou até mesmo do próprio coração.

A nomenclatura adotada para essa forma de complicação gera certa confusão. No Cadastro Internacional de Doenças, 10ª edição (CID-10), não há correspondência para os termos mediastinite, infecção de ferida operatória, infecção de esternotomia, nem mesmo a osteomielite de esterno.[3] Por esse motivo, neste capítulo, esses termos serão, inicialmente, tratados como sinônimos.

A literatura é bastante variável quanto à incidência de infecção de ferida operatória pós-esternotomias, com variação entre 1 a 5%, a depender da referência que buscarmos. Segundo alguns autores, esse dado não tem apresentado redução nas últimas décadas.[4-8] Do mesmo modo, os dados de mortalidade por essa grave complicação variam na literatura entre 8 e 51,5% na internação inicial – a mesma internação da intervenção cirúrgica cardiovascular.[4,5,7,8] A longo prazo, a ocorrência de mediastinite reduz a sobrevida (39% em 10 anos, quando ocorre mediastinite, e 71%, quando não ocorre complicação no pós-operatório).[9,10]

Para o diagnóstico da mediastinite, o Center of Disease Control and Prevention (EUA) a define pela presença de ao menos um dos seguintes critérios:

- Organismo isolado em cultura de secreção ou fragmento mediastinal coletado com intuito diagnóstico (não como vigilância, por exemplo)
- Evidência de mediastinite macroscopicamente verificada (durante procedimento cirúrgico), ou exame anatomopatológico
- Uma das seguintes condições: dor torácica (sem outra causa identificada), instabilidade esternal (sem outra causa identificada), febre (> 38°C) associada a pelo menos: a) secreção purulenta proveniente da ferida mediastinal; ou b) alargamento do mediastino em exame de imagem
- Paciente com menos de 1 ano de idade com ao menos um dos seguintes critérios: febre (> 38°C); hipotermia (< 36°C); apneia (sem outra causa identificada); bradicardia (sem outra causa identificada); ou instabilidade esternal (sem outra causa identificada), associado a pelo menos um dos seguintes critérios: a) secreção purulenta proveniente da ferida mediastinal; ou b) alargamento do mediastino em exame de imagem.[11]

A flora causadora dessa complicação varia também, a depender da flora do centro em estudo; no entanto, a literatura converge para os dois mais frequentes patógenos: *Staphylococcus epidermidis* (CoNS), em primeiro lugar, seguido por *S. aureus*.[12]

Pacientes submetidos a procedimentos na cavidade torácica frequentemente apresentam comorbidades associadas. Nem todas elevam o risco de complicações da ferida operatória. Destacaremos aqui alguns fatores de risco específicos para complicação de ferida cirúrgica torácica em revascularização do miocárdio: o diabetes melito, por suas dificuldades de cicatrização, quando a glicemia está inadequadamente controlada; a obesidade, por fatores ainda não bem esclarecidos, mas provavelmente por dificuldade de distribuição sérica de antibiótico nos tecidos, assim como imunodepressão relativa; a doença pulmonar obstrutiva crônica (DPOC), por conta do esforço torácico, e tosses repetidas no pós-operatório; a insuficiência cardíaca congestiva (ICC III – NYHA), por dificuldade de perfusão adequada dos tecidos em cicatrização; a glicemia elevada (Glic > 180 mg/dℓ) nos pré, trans, e pós-operatórios; a reoperação cardiovascular (reoperação tardia por necessidade de nova revascularização, ou nova troca de valva etc.); tempo cirúrgico elevado; longa permanência em UTI no pós-operatório; reoperação precoce por sangramento; cirurgia de emergência; e finalmente, uso das artérias torácicas internas, especialmente quando utilizadas bilateralmente, talvez por desvascularização do esterno e das bordas da ferida. Sem dúvida, todos esses fatores influenciam negativamente na evolução do paciente após a cirurgia, mas alguns deles são demonstrados comprovadamente relevantes: diabetes melito dependente de insulina; obesidade; DPOC; glicemia pré-operatória elevada; e uso da artéria torácica interna. Ao atentar para esses fatores de risco, verifica-se que todo candidato a revascularização do miocárdio tem ao menos três fatores de risco para complicação da ferida cirúrgica.[8,13]

Já há algum tempo, a disciplina de cirurgia plástica da Faculdade de Medicina da USP tem adotado, o uso da terapia por pressão negativa (TPN) nesses casos, baseado em evidências da literatura, que compararam o uso da TPN com o tratamento habitualmente utilizado antes da disponibilidade desse recurso. A literatura sugere até mesmo redução da mortalidade em 5 anos (18% TPN × 41,3% tratamento prévio), além da redução na ocorrência de reinfecção (6,25% TPN × 21,2% tratamento prévio).[5,12-17] O protocolo baseia-se em um tripé: amplo e precoce desbridamento, aplicação da TPN e fechamento com uso de retalhos fasciocutâneos, ou miocutâneos, a dependendo da condição do esterno.

Estabelecido o diagnóstico da complicação (conforme critérios do CDC comentados previamente) e indicada a intervenção pela cirurgia plástica, realiza-se na primeira etapa um amplo desbridamento, preferencialmente em bloco, ressecando todos os tecidos desvitalizados, infectados, e duvidosos, deixando apenas o tecido sadio, com boa vascularização. Coletam-se ao menos duas amostras para cultura: a primeira imediatamente após a abertura da pele, com coletado fragmento da ferida (de tecido claramente acometido) previamente ao desbridamento; e a segunda deve ser colhida após considerado completo o desbridamento, com novo fragmento da ferida (de tecido viável). É possível coletar quantos fragmentos julgar necessários, mas ao menos esses dois fragmentos são indispensáveis. Completado o adequado e amplo desbridamento, e realizados cuidados de hemostasia, instalamos a TPN. Em nossa última revisão de protocolo de tratamento, indicamos TPN com instilação intermitente, se disponível, por sua contribuição em controle da flora bacteriana.[18,19]

Por volta do sexto ou sétimo dia, reaborda-se a ferida. Avalia-se novamente a viabilidade dos tecidos. Se necessário, deve-se ampliar o desbridamento, e aplicar mais uma vez a TPN, se disponível, com instilação intermitente. Nessa segunda abordagem, deve-se realizar coleta de novas amostras para cultura, especialmente nos casos de não identificação de agente etiológico nas culturas da primeira abordagem, de não melhora significativa ou de piora clínica a despeito da limpeza realizada no primeiro procedimento, sem outra causa identificada.

Por volta do 13º, ou 14º dia após a primeira intervenção (6º a 7º dia após a segunda intervenção), volta-se a abordar o paciente, sempre em ambiente de centro cirúrgico, com todos os cuidados de antissepsia, assepsia, e anestesia habitualmente adotados. Encontrando a ferida com bom aspecto, sem mais resíduos desvitalizados, procede-se ao fechamento da ferida por meio de aplicação de retalhos fasciocutâneos, ou miocutâneos, cuja escolha e indicação serão comentadas mais adiante neste capítulo.

Muitas vezes, nas etapas de desbridamento cirúrgico, flagra-se a sutura do esterno solta (fios de aço em meio a fraturas de esterno, sem função). Quando há essa ocorrência, ou a suspeita de acometimento do esterno, está indicada a retirada desses fios de aço. Os demais, com preensão adequada, ou passíveis de cuidadoso reaperto para estabilidade do esterno, devem ser preservados. A exceção se dá nos casos de osteomielite crônica, já com esterno consolidado, situação em que qualquer corpo estranho deve ser removido.

Quando houver certeza de acometimento ósseo (osteomielite, necrose de esterno, ou sequestro ósseo) apenas pelo exame macroscópico intraoperatório (secreção proveniente da medular, ausência de sangramento à curetagem óssea, entre outros sinais clínicos de necrose óssea), deve-se proceder o desbridamento do esterno até encontrar osso viável. Quando não houver essa certeza, uma biopsia de esterno deve ser coletada e encaminhada para anatomia patológica, preferencialmente para patologista experiente em osteomielite, para estudo e diagnóstico anatomopatológico. Ressalta-se que essa biopsia deve conter ambas as tábuas corticais do esterno e sua porção medular (obrigatoriamente as três camadas para adequado diagnóstico) em amostra única.

O produto de curetagem não é útil para tal exame, uma vez que se perde a arquitetura da amostra, característica necessária para uma adequada apreciação pelo patologista. A razão pela qual preconizamos o exame anatomopatológico como padrão para a confirmação de acometimento ósseo é o fato de a sensibilidade do exame de cultura de fragmento ósseo ser bastante baixa. Assim, uma cultura de fragmento ósseo negativa não afasta osteomielite. Já o exame anatomopatológico torna possível um diagnóstico apurado, com alta sensibilidade e especificidade.

É muito importante ressaltar, nesses casos, a necessidade de contar com a colaboração de um cirurgião cardíaco na sala. Alguns relatos na literatura descrevem lesão do coração (ruptura da parede cardíaca) nessa abordagem, especialmente quando tracionadas as bordas do esterno na tentativa de separá-las para a limpeza do mediastino. Essa manobra deve ser realizada com extrema cautela, já que a adesão do ventrículo direito à parede torácica pode causar sua ruptura em uma abertura ou abordagem mais intempestiva do esterno.[5] Quando necessária for a abordagem do esterno, deve-se proceder o descolamento cuidadoso entre a parede torácica e o coração, preferencialmente por um cirurgião cardíaco, e, entre essas estruturas interpor uma camada de material flexível e não aderente (silicone, gaze vaselinada etc.), para não causar danos ao coração, e protegê-lo da esponja no momento da instalação da TPN. Associada à proteção do coração, deve-se retirar o fio de corte da borda posterior do esterno (desgastar) para deixá-lo rombo e reduzir as chances de lesão cardíaca caso a TPN "puxe" o coração contra as bordas do esterno.[20]

O fechamento do esterno após o tratamento de infecção ou complicação mais profunda pode ser realizado no momento da resolução final da ferida (seu fechamento). A utilização de fios de aço, em geral, é dificultada por intensa fibrose e aderências nas bordas do esterno às estruturas mais profundas do mediastino. Quando se opta por fechamento do esterno com fios de aço, também se aconselha o auxílio do colega da cirurgia cardiotorácica.

Como segunda opção, pode-se tentar o fechamento do esterno com fios absorvíveis monofilamentares de grosso calibre (0 ou 1), com pontos que tracionem as bordas da tábua anterior do esterno uma contra a outra e mantenham boa coaptação entre elas, assim como entre as medulares do esterno. No entanto, essa possibilidade não tem evidência científica publicada, apenas experiência pessoal, com boa evolução (impressão subjetiva).

Uma terceira opção é deixar o esterno aberto, desde que, nesse caso, as bordas posteriores do esterno tenham sido adequadamente desgastadas, para mantê-las rombas, e o espaço entre as bordas seja realmente pequeno. Em nossa experiência esses pacientes não apresentam instabilidade da caixa torácica com repercussões clínicas, nem mesmo quando há necessidade de esternectomia total.

Quanto à escolha da melhor opção de retalho para cada caso, seguimos, em nosso serviço, um "algoritmo" bastante simples. Dividimos as situações clínicas em dois grupos: esterno estável (esternorrafia adequada, ou passível de tornar-se adequada com simples e cauteloso reaperto dos fios de aço) e esterno instável (com múltiplas fraturas, afastamento grande, ou outras situações não passíveis de alcançar estabilidade da esternorrafia metálica).

No primeiro grupo, do esterno estável, utiliza-se o simples avanço bilateral de retalhos fasciocutâneos, com plano de descolamento tecidual profundo à fáscia do músculo peitoral maior, e preserva-se a integridade deste. Em porção caudal, distal ao músculo peitoral maior, o plano de descolamento tecidual se faz anteriormente à aponeurose superficial da parede muscular abdominal. Em geral, um descolamento de cerca de 5 cm é suficiente para o fechamento sem tensão. Após a elevação dos retalhos, o avanço lateromedial bilateral deve ser realizado com pontos simples, separados, com fios absorvíveis para a reconstrução adequada e estável da região esternal. Em nosso serviço não utilizamos drenos, já que seu uso ainda é bastante controverso na literatura; entretanto, a utilização de TPN incisional está indicada em todos os casos de maior risco de novas complicações, especialmente pacientes diabéticos ou com IMC > 30 kg/m^2.

Para os casos do segundo grupo, em que o esterno se encontra instável, com múltiplas fraturas, ausente, ou simplesmente não passível de estabilização, a indicação é utilizar retalho miocutâneo. Para a escolha da melhor opção com essas características, seguimos uma escala intuitiva do procedimento mais simples e rápido, para o retalho mais complexo e trabalhoso. Dessa maneira, a primeira escolha é a utilização de retalho miocutâneo de músculo peitoral maior unilateral (lado não dominante, se possível), quando não há grande acometimento de esterno, de modo que o músculo cubra toda (ou a maior parte) da extensão da esternorrafia. Para aqueles casos em que o acometimento do esterno foi devastador, com necessidade de esternectomia parcial ou total, reserva-se o retalho de músculo reto abdominal com ilha de pele vertical, o clássico VRAM. Ele oferece uma boa quantidade de músculo (o reto abdominal) para interposição do espaço vazio onde estaria o esterno que foi ressecado por necessidade, dá adequada proteção ao coração, e ainda oferece ilha de pele para aliviar as tensões cutâneas na região anterior do tórax. Nessa situação, entretanto, há que atentar para a viabilidade do pedículo do retalho – os vasos epigástricos superiores.

Uma conduta comum nas cirurgias cardíacas é o uso da artéria torácica interna (antiga artéria mamária) na revascularização do miocárdio, em geral a esquerda, mas eventualmente, bilateral. O conhecimento anatômico nos informa que os vasos epigástricos superiores são a continuação anatômica dos vasos torácicos internos. Por essa razão, nos casos em que houve a utilização da artéria torácica interna para a revascularização do miocárdio, o retalho VRAM não pode ser utilizado ipsilateralmente, pois seu pedículo foi "ligado" proximalmente. Em todo caso, uma verificação da permeabilidade e patência do pedículo é prudente. Um exame de imagem com Doppler em mãos experientes é capaz de nos trazer essa informação. Outra possibilidade é a realização de angiotomografia computadorizada para a verificação da patência do pedículo vascular. Em resumo: nos casos em que a revascularização do miocárdio utilizou a artéria torácica interna, o VRAM deve ser utilizado contralateralmente, após estudo de patência de seu pedículo. Nos casos de uso bilateral, esse retalho fica inviabilizado, ao menos imediatamente. Há relatos de caso na literatura de uso do VRAM mesmo nessas situações, mas bastante tardiamente após adaptação do pedículo proximal à custa de vasos intercostais.[21]

Como terceira opção, reserva-se o retalho muscular ou miocutâneo do músculo latíssimo do dorso (antigo grande dorsal), que, adequada e cautelosamente dissecado chega e ultrapassa a linha média com segurança. Acrescenta dificuldade a essa opção a necessidade de mudança de decúbito, o que aumenta o tempo cirúrgico para paciente que anseia por tempo cirúrgico abreviado por sua condição invariavelmente debilitada, do ponto de vista clínico anestésico-cirúrgico.

Cabe ainda uma ressalva quanto a retalho utilizado por muito tempo para esses casos: o retalho de omento maior. Muito bem vascularizado, flexível o suficiente para moldar-se às irregularidades da ferida, atualmente não é indicado nos casos em questão. Sob nosso ponto de vista, a ferida cirúrgica torácica complicada, muito frequentemente, está associada a infecção. Nas raras vezes em que não há infecção, está, ao menos, colonizada.

A cavidade abdominal, residência original do omento maior é uma loja estéril, livre de contaminação. Ao comunicarmos essas duas "cavidades" (a ferida e a cavidade abdominal), acreditamos incorrer no risco de levar infecção e complicações para uma área que está sã. Acrescenta-se o fato de não oferecer cobertura cutânea, a depender de posterior enxertia, após adequada granulação. Sabe-se que enxerto, por melhor que seja, não é comparável à pele íntegra que os retalhos fasciocutâneos ou miocutâneos oferecem. Justifica-se, assim, a não adoção do retalho de omento em nossa rotina de atendimento a feridas cirúrgicas complicadas no tórax.

Quanto ao seguimento pós-operatório, a avaliação é predominantemente clínica, pelo aspecto da ferida operatória, evolução da cicatrização, eventuais abaulamentos, hiperemia, edema e calor ao redor da ferida operatória. Laboratorialmente, pode-se lançar mão da dosagem de proteína C reativa (PCR), que, quando em queda, é bom indicador de melhora. Não incomum, o seroma apresenta-se nessa fase. A simples punção com técnica asséptica é realizada periodicamente, até sua resolução.

Tardiamente, é possível avaliar a resposta terapêutica nos casos de osteomielite de esterno com a realização de cintilografia óssea, e, mais recentemente, o PET-CT. Porém, há que destacar a possível confusão com remodelamento ósseo normal da regeneração do esterno. Nesse sentido, é necessário esperar tempo suficiente, e avaliar o resultado por radiologista experiente. Salvo exceções, não se indica o estudo de imagem relatado antes de 6 meses da reconstrução.

Como conclusão, destacamos tratar-se de paciente grave, com múltiplas comorbidades, tais como diabetes melito, dislipidemia, DPOC, tabagismo, obesidade, entre outras. Demanda, portanto, cuidado clínico cauteloso e frequentemente intensivo para adequada e favorável evolução no decorrer do tratamento. A abordagem das estruturas intratorácicas demanda também atenção do cirurgião cardiotorácico. A escolha dos antibióticos e acompanhamento de infecção associada carece do auxílio do infectologista. Demonstra-se, portanto, tratar-se de cuidado multidisciplinar, de alta complexidade, no intuito de devolver o paciente à sociedade reabilitado para suas funções prévias à hospitalização.

A exemplo do que ocorre na atenção ao grande queimado, aqui, também, o melhor tratamento é a não ocorrência de infecção. Devendo, portanto, o investimento ser direcionado no sentido preventivo e profilático da complicação.

Referências bibliográficas

1. IBGE. Em 2015, esperança de vida ao nascer era de 75,5 anos. Agência IBGE notícias, 1/12/2016, [acesso em 3 jun 2021]. Disponível em: <55https://agenciadenoticias.ibge.gov.br/agencia-sala-de-imprensa/2013-agencia-de-noticias/releases/9490-em-2015-esperanca-de-vida-ao-nascer-era-de-75-5-anos>.
2. DataSUS. Disponível em: <http://datasus.saude.gov.br>.
3. Organização Mundial da Saúde. Classificação Estatística Internacional de Doenças e Problemas Relacionados à Saúde: CID-10 Décima revisão Trad. do Centro Colaborador da OMS para a Classificação de Doenças em Português. 10. ed. São Paulo: EDUSP; 2017.
4. Risnes I, Abdelnoor M, Ulimoen G, et al. Mediastinitis after coronary artery bypass grafting increases the incidence of left internal mammary artery obstruction. Int Wound J. 2014;11(6):594-600.
5. Risnes I, Abdelnoor M, Veel T, Svennevig JL, Lundblad R, Rynning SE. Mediastinitis after coronary artery bypass grafting: the effect of vacuum-assisted closure versus traditional closed drainage on survival and reinfection rate. Int Wound J. 2014;11(2):177-82.
6. Bejko J, Tarzia V, De Franceschi M, et al. Nitinol flexigrip sternal closure system and chest wound infections: insight from a comparative analysis of complications and costs. Ann Thorac Surg. 2012;94(6):1848-53.
7. Vos RJ, Yilmaz A, Sonker U, Kelder JC, Kloppenburg GTL. Primary closure using Redon drains vs vacuum-assisted closure in post-sternotomy mediastinitis. Eur J Cardiothorac Surg. 2012;42(4):e53-7.
8. Sjögren J, Malmsjö M, Gustafsson R, Ingemansson R. Poststernotomy mediastinitis: a review of conventional surgical treatments, vacuum-assisted closure therapy and presentation of the Lund University Hospital mediastinitis algorithm. Eur J Cardiothorac Surg. 2006;30(6):898-905.
9. Vos RJ, Yilmaz A, Sonker U, Kelder JC, Kloppenburg GTL. Vacuum-assisted closure of post-sternotomy mediastinitis as compared to open packing. Interact Cardiovasc Thorac Surg. 2012;14:17-21.
10. Cotogni P. Deep sternal wound infection after cardiac surgery: Evidences and controversies. World J Crit Care Med. 2015;4(4):265-73.
11. CDC. Chapter 17: CDC/NHSN surveillance definitions for specific types of infections. 2021 Jan:14 [acesso em 3 jun 2021]. Disponível em: https://www.cdc.gov/nhsn/pdfs/pscmanual/17pscnosinfdef_current.pdf.
12. Sjögren J, Gustafsson R, Nilsson J, Malmsjö M, Ingemansson R. Clinical outcome after poststernotomy mediastinitis: vacuum-assisted closure versus conventional treatment. Ann Thorac Surg. 2005;79(6):2049-55.
13. Ennker IC, Pietrowski D, Vöhringer L, et al. Surgical debridement, vacuum therapy and pectoralis plasty in poststernotomy mediastinitis. J Plast Reconstr Aesthet Surg. 2009;62(11):1479-83.
14. Sjögren J, Nilsson J, Gustafsson R, Malmsjö M, Ingemansson R. The impact of vacuum-assisted closure on long-term survival after post-sternotomy mediastinitis. Ann Thorac Surg. 2005;80(4):1270-5.
15. Gdalevitch P, Afilalo J, Lee C. Predictors of vacuum-assisted closure failure of sternotomy wounds. J Plast Reconstr Aesthet Surg. 2010;63:180-3.

16. Ennker IC, Bär AK, Florath I, Ennker J, Vogt PM. In search of a standardized treatment for poststernotomy mediastinitis. Thorac Cardiovasc Surg. 2011;59:15-20.
17. Assmann A, Boeken U, Feindt P, Schurr P, Akhyari P, Lichtenberg A. Vacuum-assisted wound closure is superior to primary rewiring in patients with deep sternal wound infection. Thorac Cardiovasc Surg. 2011;59:25-9.
18. Matiasek J, Domig KJ, Djedovic G, Babeluk R, Assadian O. The effect of negative pressure wound therapy with antibacterial dressings or antiseptics on an in vitro wound model. J Wound Care. 2017;26(5):236-42.
19. Ludolph I, Fried FW, Kneppe K, Arkudas A, Schmitz M, Horch RE. Negative pressure wound treatment with computer-controlled irrigation/instillation decreases bacterial load in contaminated wounds and facilitates wound closure. Int Wound J. 2018;15(6):978-84.
20. Ingemansson R, Malmsjö M, Lindstedt S. A protective device for negative-pressure therapy in patients with mediastinitis. Ann Thorac Surg. 2013;95:362-4.
21. Nguyen DT, Aoki M, Hyakusoku H, Ogawa R. Chest wall reconstruction of severe mediastinitis with intercostal artery-based pedicled vertical rectus abdominis muscle flap with oblique-designed skin pedicle. Ann Plast Surg. 2011;67(3):269-71.

30 Feridas Oncológicas

André Luís de Freitas Perina • Frederico Teixeira • Pedro Henrique Mendes Figueiredo

Introdução

As feridas oncológicas são ocasionadas quando existe invasão de células neoplásicas na estrutura da pele. Isso ocasiona uma ruptura da sua integridade, que interfere no suprimento sanguíneo local e leva a necrose tecidual. Em razão da intensa proliferação celular, a ferida tumoral rapidamente evolui para uma lesão ulcerativa e destrutiva.[1,2] Nesse local, pode ocorrer contaminação por microrganismos aeróbios e anaeróbios. Do metabolismo desses microrganismos são produzidos ácidos graxos voláteis (como o ácido acético e caproico), além dos gases putrescina e cadaverina, causando mau cheiro na ferida.

Portadores de feridas oncológicas apresentam um importante impacto na imagem corporal, que acarretam alterações físicas, psicológicas e do convívio social. Os sinais e sintomas característicos das feridas tumorais, tais como odor fétido, dor, prurido, exsudato e sangramento são os responsáveis por angústia psicológica, vergonha, perda de confiança, medo, depressão e isolamento social.[3]

Esse grande impacto gerado pelas feridas oncológicas requer uma abordagem correta e multidisciplinar no intuito de minimizar os fatores que prejudicam a qualidade de vida desses pacientes.[3] Portanto, é necessário haver o conhecimento dos aspectos relacionados com as feridas oncológicas, para que seu tratamento possa trazer benefício aos pacientes.

Epidemiologia

Atualmente não existem estatísticas confiáveis sobre a incidência de feridas oncológicas. Essa patologia oncológica pode acometer qualquer parte do corpo, no entanto, a incidência é maior entre os pacientes portadores de câncer de cabeça e pescoço, pele e mama (Figura 30.1).[4]

Fisiopatologia

A fisiopatologia das feridas oncológicas começa com o crescimento de uma massa celular que invade epitélio, vasos sanguíneos e linfáticos, e causa destruição da estrutura da pele. Em conjunto, há um processo de neovascularização para manter o suprimento sanguíneo para as células tumorais.[1] Essa neovascularização cria um ambiente propício para ocorrência de sangramentos, em vista da facilidade de rotura desses vasos,

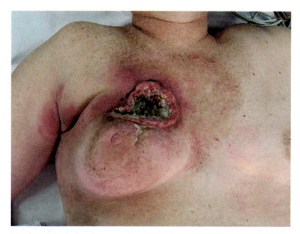

FIGURA 30.1 Carcinoma invasivo de mama com ulceração da pele e infecção secundária.

em conjunto com uma função plaquetária anormal no ambiente tumoral.[5]

Conforme a lesão cresce, há interrupção do fluxo sanguíneo local, o que leva a isquemia tecidual e necrose do tumor. Nesse ambiente de menor aporte sanguíneo, há a proliferação de microrganismos anaeróbicos, cujo produto final do metabolismo resulta em exsudato e odor fétido característico das feridas oncológicas. Além disso, a embolização tumoral de vasos linfáticos pode resultar em linfedema local.[5] O crescimento do tumor pode ainda causar compressão e/ou invasão de terminações nervosas que ocasiona dor. O intenso processo inflamatório local pode também causar prurido por causa da liberação de histaminas.[6,7]

Classificação

Podem ser classificadas de diferentes maneiras, as quais envolvem aspecto, odor e presença de sintomas (Tabelas 30.1 a 30.3).

TABELA 30.1 Aspecto da lesão.

Ulcerativa maligna	Fungosa maligna	Fungosa maligna ulcerada
Ulcerada com crateras superficiais	Protuberâncias nodulares com aspecto de couve-flor	Partes vegetativas e ulceradas

Adaptada de Inca.[1]

TABELA 30.2 Odor.

Grau 1	Grau 2	Grau 3
Odor sentido ao abrir o curativo	Odor sentido ao se aproximar do paciente	Odor sentido no ambiente, forte e nauseante

Adaptada de Inca.[1]

TABELA 30.3 Estadiamento das feridas tumorais.

Estadiamento 1 – feridas restritas a epiderme, com pele íntegra. Normalmente assintomáticas, com nodulações bem delimitadas e avermelhadas.

Estadiamento 1N – feridas fechadas ou com abertura superficial com comunicação com o meio externo por orifício de drenagem de secreção serosa ou purulenta. Sem odor ou cratera.

Estadiamento 2 – feridas abertas com comprometimento da epiderme e derme, dolorosas a manipulação e friáveis. Pouco exsudato com intenso processo inflamatório local. Pode apresentar odor.

Estadiamento 3 – feridas de profundidade regular atingindo tecido subcutâneo, friável, ulcerada e/ou vegetativa. Podem apresentar tecido necrótico. Apresentam odor fétido e são exsudativas. Podem apresentar lesões ao redor com risco de ruptura.

Estadiamento 4 – feridas com profundidade extensa, em que algumas vezes não se visualizam seus limites. Bastante exsudato, odor fétido e dor.

Adaptada de Haisfield-Wolfe e Baxendale-Cox.[7]

Tratamento

As feridas oncológicas são normalmente associadas a neoplasias em estágio avançado, pacientes com baixa *performance* e opções terapêuticas limitadas. Radioterapia, quimioterapia, terapias hormonais e cirurgia são modalidades terapêuticas que, conforme o estadiamento da doença e as condições clínicas do paciente, podem ajudar na redução do tamanho do tumor e no alívio de alguns sintomas.[4,8]

Quando possível, o tratamento oncológico definitivo e com intenção curativa conforme o tipo histológico e origem é a escolha.

A abordagem multidisciplinar, envolvendo enfermeiro, oncologista clínico, rádio-oncologista e cirurgião oncológico é fundamental para o sucesso do tratamento. A qualidade de vida do paciente deve sempre ser priorizada. O plano de cuidados deve englobar, ainda, orientações aos pacientes e familiares sobre os cuidados com a pele e prevenção de complicações.[9]

Cuidados básicos

A limpeza da ferida tumoral para remoção superficial de debris e bactérias inicia-se com irrigação abundante para eliminação de curativos anteriores. A tentativa de eliminar o espaço morto, ao preencher o leito com curativo, para conter o exsudato e mantê-lo sempre úmido para não haver adesão dos curativos, deve ser empregada. Isso tudo sempre lembrando da necessidade de analgesia do paciente.

A manipulação do local deve ser feita 30 minutos após medicação oral ou 5 minutos após analgesia subcutânea ou intravenosa. Nos casos de medicação tópica, pode-se manipular imediatamente, e deve-se usar até 2 cm de tecido normal ao redor da ferida tumoral.

Controle da necrose, exsudato e odor

Quando há presença de necrose, o desbridamento em suas diversas formas deve ser empregado (mecânico, químico ou autolítico).

Os curativos absortivos, como o carvão ativado e o alginato de cálcio, podem auxiliar nos casos de feridas muito secretivas.

O metronidazol, tópico e sistêmico, é muito utilizado no controle do odor das feridas tumorais em virtude da sua eficácia contra bactérias anaeróbias, normalmente responsáveis pelo mau cheiro. Seu uso não visa a erradicação dos germes, apenas controle do sintoma. Pode ser necessária sua repetição, e deve-se tentar respeitar ciclos de até 14 dias com intervalos de 21 dias nos casos do uso sistêmico.

Controle do sangramento

Nos casos de sangramento, a abordagem é muito variável, de acordo com seu volume. Uma simples compressão local, o uso de curativos hemostáticos e a epinefrina tópica podem controlar a situação. Mas em casos mais persistentes ou graves, a radioterapia hemostática, intervenção cirúrgica ou mesmo sedação paliativa podem ser necessárias. Isso levando em consideração o local, estadiamento patológico e grau de sofrimento do paciente.

Úlcera de Marjolin

A úlcera de Marjolin foi inicialmente descrita pelo cirurgião francês Jean-Nicolas Marjolin na primeira edição do *Dicionnaire de Medécine*, publicado em 1828, como *warty ulcer*, porém o autor não a associa claramente à transformação neoplásica.[10] Em 1833, Ceaser Hawkins, cirurgião inglês, descreveu a transformação maligna; no entanto, o francês recebe a honra do epônimo.

Inicialmente descrita em úlceras de queimadura, o conceito foi ampliado em razão de subsequentes relatos relacionados com a presença de inflamação crônica como condição de base. No entanto, a fisiopatologia ainda não é bem conhecida.

Outras condições associadas à ulcera de Marjolin são: úlceras neuropáticas, úlcera de estase, úlcera de decúbito, mordidas de cobra, regiões de fístula urinária, osteomielites etc. (Figura 30.2).[11]

A incidência de transformação maligna a partir de uma cicatriz por queimadura varia entre 0,7 e 2% e, possivelmente, tem diminuído em virtude de melhores cuidados e tratamentos desta condição.

O tempo médio de transformação é de 30 anos da lesão inicial, mas em pacientes idosos, pode ocorrer antes.[1,2] Os tumores relacionados com essa transformação são: carcinoma espinocelular (CEC), 70%; carcinoma basocelular, 12%; melanoma, 6%; sarcoma, 5%, entre outros.[12]

Como principal tipo histológico nessa transformação, o CEC é classificado de alto risco para metástases quando decorrente de uma úlcera de Marjolin. Essa classificação se deve a maiores taxas de metástases linfonodais e sistêmicas e impõem a investigação por exame físico e por imagem para estadiamento linfonodal e sistêmico. As metástases linfonodais podem ocorrer entre 10 e 44% dos casos de úlceras de Marjolin, o que afeta diretamente a sobrevida e o tratamento.[13]

Frequentemente, existe infecção secundária associada levando a linfonodomegalia reacional. A punção aspirativa por agulha fina para citologia do linfonodo e reavaliação precoce após o tratamento do sítio primário contribuem para o diagnóstico correto entre disseminação linfática e a linfonodomegalia inflamatória reacional (Figuras 30.3 e 30.4).

O tratamento do CEC localizado é baseado na ressecção ampla e, quando localmente avançado, pode trazer a necessidade de amputações (maiores ou menores) e linfadenectomias. O tratamento do CEC localmente avançado tem resultados despontadores com sobrevida global de 5 anos variando de 0 a 48% (Figura 30.5).[13-16]

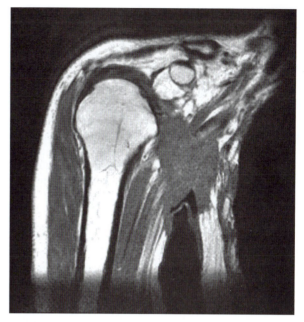

FIGURA 30.4 Metástase linfonodal de carcinoma espinocelular com invasão de plexo braquial.

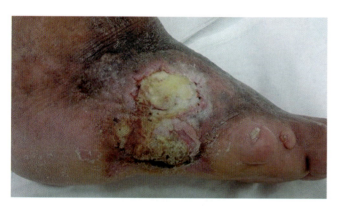

FIGURA 30.2 Carcinoma espinocelular em úlcera neuropática (por hanseníase).

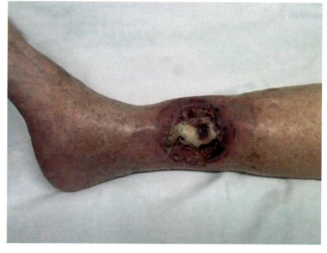

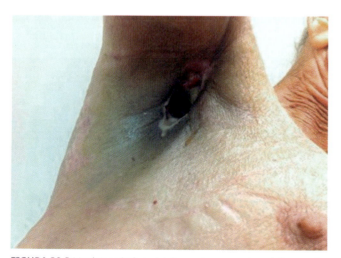

FIGURA 30.3 Metástase linfonodal de carcinoma espinocelular com invasão de plexo braquial.

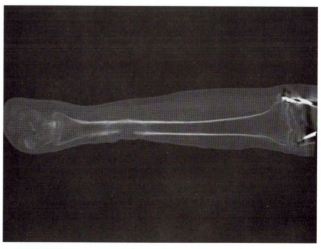

FIGURA 30.5 Carcinoma espinocelular com invasão óssea com fratura patológica.

Assim, durante a assistência de pacientes com úlceras crônicas, a suspeita de transformação maligna deve ser precoce e a biopsia deve ser realizada, no início do tratamento e em qualquer mudança de aspecto. O diagnóstico precoce possibilita menor agressividade do tratamento, melhor qualidade de vida pós-tratamento e maior sobrevida global.

Referências bibliográficas

1. Instituto Nacional de Câncer (Inca). Tratamento e controle de feridas tumorais e úlceras por pressão no câncer avançado. Rio de Janeiro: Inca; 2009.
2. Winnipeg Regional Health Authority. Malignant fungating wounds: Evidence informed practice tools [acesso em 3 jun 2021]. Ago. 2014. Disponível em: <www.wrha.mb.ca/extranet/eipt/files/EIPT-013-007.pdf>.
3. Leadbeater M. Assessment and treatment of fungating, malodorous wounds. Br J Community Nurs. 2016;21(3):S6-S10.
4. Tandler S, Stephen-Haynes J. Fungating wounds: management and treatment options. Br J Nurs. 2017;26(12):S6-S14.
5. Grocott P. The palliative management of fungating malignant wounds. J Wound Care. 1995;4(5):240-2.
6. Campos MGCA, Sousa ATO, Vasconcelos JMB, Lucena SAP, Gomes SKA. Feridas complexas e estomias: aspectos preventivos e manejo clínico. João Pessoa: Ideia; 2016.
7. Haisfield-Wolfe ME, Baxendale-Cox LM. Staging of malignant cutaneous wounds: a pilot study. Oncol Nur Forum. 1999;26(6):1055-64.
8. Agra G, Fernandes MA, Platel ICS, Freire MEM. Cuidados paliativos ao paciente portador de ferida neoplásica. Rev Bras Cancerol. 2013;59:95-104.
9. Silva KRM, Bontempo PSM, Reis PED, Vasques CI, Gomes IP, Simino GPR. Intervenções terapêuticas em feridas tumorais: relato de casos. Rev Bras Cancerol. 2015;61(4):373-9.
10. Sharma A, Schwartz RA, Swan KG. Marjolin's warty ulcer. J Surg Oncol. 2011;103(2):193-5.
11. Sabin SR, Goldstein G, Rosenthal HG, Haynes KK. Aggressive squamous cell carcinoma originating as a Marjolin's ulcer. Dermatol Surg. 2004;30(2 Pt1):229-30.
12. Kowal-Vern A, Criswell BK. Burn scar neoplasms: a literature review and statistical analysis. Burns. 2005;31(4):403-13.
13. Johnston EA, Namm JP, Reeves ME. Major extremity amputation for nodal metastasis from squamous cell carcinoma. J Surg Oncol. 2006;93:76-8; discussion 78-9.
14. de Lima Vazquez V, Sachetto T, Perpetuo NM, Carvalho AL. Prognostic factors for lymph node metastasis from advanced squamous cell carcinoma of the skin of the trunk and extremities. World J Surg Oncol. 2008;6:73.
15. Parsons CM, Pimiento JM, Cheong D, et al. The role of radical amputations for extremity tumors: a single institution experience and review of the literature. J Surg Oncol. 2012;105(2):149-55.
16. North JH Jr, Spellman JE, Driscoll D, Velez A, Kraybill WG, Petrelli NJ. Advanced cutaneous squamous cell carcinoma of the trunk and extremity: analysis of prognostic factors. J Surg Oncol. 1997;64(3):212-7.

31 Ferimentos Orbitopalpebrais

Henri Friedhofer • Rodolfo C. Lobato

Introdução

Lesões palpebrais são frequentes após traumas de face e podem acarretar tanto prejuízo funcional quanto estético. As pálpebras têm função protetora, pois ajudam na lubrificação dos olhos, evitam seu ressecamento e os protegem de traumas diretos contra o globo ocular.

O conhecimento da anatomia e da fisiologia palpebral é indispensável para entender quais tecidos precisam ser reparados em caso de ferimentos, com ou sem perda de substância, bem como quais manobras cirúrgicas estão disponíveis para tratar os mais diversos tipos de trauma. Ao se tratar um ferimento orbitopalpebral, objetiva-se restaurar a função de abertura e oclusão palpebral, além de resgatar o aspecto estético mais próximo do normal. Vale lembrar que o planejamento da reparação deve atender, em primeiro lugar, à preservação da função e, secundariamente, ater-se aos aspectos estéticos.

Para tratar um ferimento palpebral, o cirurgião plástico precisa conhecer as diversas opções reconstrutivas, inclusive enxertias de pele, retalhos locais e regionais disponíveis, bem como eventuais combinações de técnicas que possam ser utilizadas, como enxertias de cartilagem, fáscias e gordura.

Uma vez obedecida a sequência no atendimento, todos os princípios do tratamento das feridas se aplicam no trauma palpebral, principalmente as normas básicas de reparação em cirurgia plástica. Assim, as incisões e suturas que possam ser localizadas coincidentemente com as pregas cutâneas adquirem aspecto cicatricial final mais atenuado.

Anatomia orbitopalpebral

As pálpebras são em um total de quatro (duas superiores e duas inferiores), com diferenças anatômicas importantes entre elas. Ambas são constituídas basicamente por três lamelas (anterior ou externa, média e posterior ou interna), separadas pelo septo orbital, uma estrutura fibrosa que se inicia no rebordo orbitário e termina na aponeurose do músculo levantador (nas pálpebras superiores) e na margem tarsal (nas pálpebras inferiores) (Figura 31.1).

A lamela anterior é igual para todas as pálpebras e constitui-se de pele e músculo orbicular do olho. Esse músculo tem como função a oclusão palpebral, além de bombear a glândula lacrimal e auxiliar na lubrificação ocular. É dividido em três porções: pré-tarsal, pré-septal e orbital, inervadas pelo VII par craniano (nervo facial), e atua como antagonista do músculo levantador da pálpebra superior (Figura 31.2).

A lamela média é composta pelo septo orbital e por gordura retrosseptal em ambas as pálpebras. Já a lamela posterior apresenta diferença entre a pálpebra superior e a inferior. Na superior, é formada pelo tarso e pela aponeurose do músculo levantador da pálpebra (inervado pelo III par craniano; insere-se anteriormente ao tarso), pelo músculo de Müller (inervação autônoma; insere-se superiormente no tarso) e pela conjuntiva. Em contrapartida, na pálpebra inferior essa lamela é composta pelo tarso, pela fáscia capsulopalpebral (que se insere na borda tarsal) e pela conjuntiva. Essa fáscia tem a função de retração da pálpebra inferior, análoga ao músculo levantador presente na pálpebra superior (ver Figura 31.1).

O tarso é uma placa fibroelástica, de aproximadamente 30 mm de comprimento e 1 mm de espessura, situado nas bordas palpebrais. Está fixado bilateralmente pelos ligamentos cantais medial e lateral e auxilia na manutenção da posição e oclusão palpebral. É uma estrutura essencial, funcionalmente esquelética-glandular e que deve ser reconstruída sempre que possível nos traumas dessa região (ver Figura 31.2).

As pálpebras apresentam irrigação sanguínea mista tanto da carótida interna (vindo de ramos da artéria oftálmica, supraorbital, supratroclear e lacrimal) quanto da carótida externa (ramos da artéria facial e da temporal superficial). Sua inervação sensitiva é fornecida pelos ramos V1 e V2 do nervo trigêmeo (V par), enquanto a inervação motora é mista, tanto somática (III par inerva o músculo levantador da pálpebra superior e VII par inerva o músculo orbicular) quanto autônoma, simpática (inerva o músculo de Müller) e parassimpática (músculos ciliares e esfíncter da pupila).

Primeiro atendimento ao paciente com ferida na região palpebral

Ao reconhecer uma ferida palpebral, a conduta inicial é realizar o atendimento conforme preconizado pelo ATLS: avalia-se é uma lesão isolada ou se há outros traumas craniofaciais que requeiram atendimento com maior prioridade.

Toda lesão palpebral deve ser avaliada por um cirurgião plástico e por um oftalmologista, que fará a avaliação do globo ocular (motricidade e função).

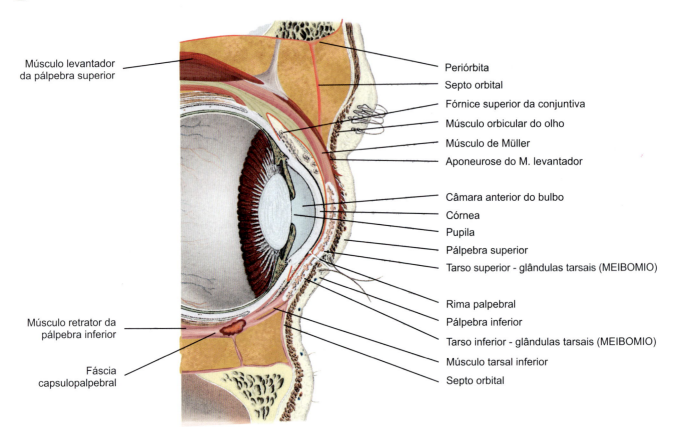

FIGURA 31.1 Corte sagital da região orbitopalpebral e as diferentes lamelas de ambas as pálpebras.

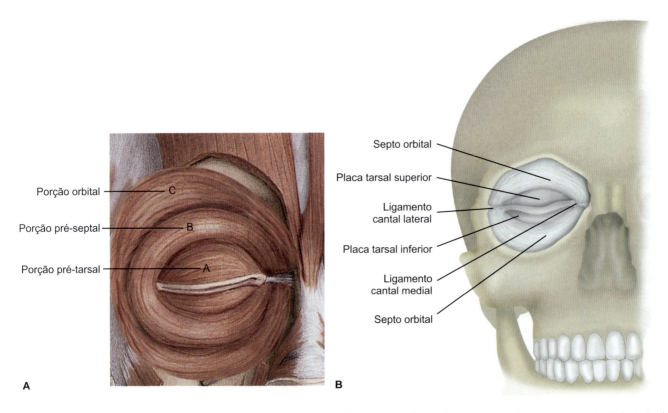

FIGURA 31.2 A. Músculo orbicular do olho. **B.** Músculo orbicular do olho – septo orbital, placas tarsais e ligamentos cantais. (Adaptada de Wolf-Heidegger – Atlas de Anatomia, 6ª ed., 2006.)

À inspeção estática, o cirurgião deve avaliar se o comprometimento foi uni ou bilateral, além de constatar se ocorreu lesão apenas de pálpebras superiores e/ou inferiores. O acometimento simultâneo palpebral superior e inferior é mais grave não apenas pela maior dificuldade de reconstrução, mas também pela maior chance de exposição prolongada da córnea, com possível ulceração. Deve-se analisar o tipo de lesão, como abrasões, equimoses, lacerações ou perda de substância, visto que a conduta será diferenciada para cada caso.

À inspeção dinâmica, avaliam-se as motricidades ocular e palpebral. Dificuldade no fechamento das pálpebras pode ocorrer em razão de um trauma de face com paralisia facial, o que ocasiona lagoftalmo. Nesse caso, a medida mais importante consiste na proteção do globo ocular por meio de oclusão com gaze, tampão ocular ou, eventualmente, até uma blefarorrafia temporária, feita à custa de ponto capitonado unindo ambas as pálpebras.

Ptose traumática pode ocorrer em traumas corto-contusos ou de grande impacto, causada por lesão e/ou desinserção do músculo levantador da pálpebra superior ao tarso, identificada por incapacidade parcial ou total de elevar a pálpebra superior. Vale ressaltar que alguns traumas com edema importante podem simular essa situação. Na dúvida, uma nova avaliação deve ser feita após 48 horas para excluir ou confirmar esse tipo de lesão.

A topografia da lesão é importante na avaliação e deve remeter a possíveis comprometimentos associados. Como exemplo, lesões do canto medial podem ter acometimento do sistema lacrimal até que se prove o contrário. Deve-se realizar a palpação cuidadosa das estruturas e orientar o paciente sobre o passo a passo do que será feito. Nesse momento, o cirurgião deve avaliar se o comprometimento da pálpebra foi apenas da lamela anterior ou se houve acometimento de espessura total. Quando presentes, corpos estranhos palpebrais devem ser cuidadosamente retirados, e os coágulos, limpos delicadamente com gaze e soro fisiológico, para que seja feita uma verificação completa da lesão.

Traumas perfurantes podem levar a lesões no globo ocular, devendo-se limitar a manipulação durante o exame e prosseguir com análise meticulosa no centro cirúrgico, com o paciente já anestesiado e, sempre que possível, em conjunto com o oftalmologista.

Traumatismos de grande impacto podem cursar com traumas de órbita e globo ocular, concomitantemente aos palpebrais. Nesses casos, é importante estar atento a sinais de alarme, como diplopia persistente, enoftalmia e encarceramento muscular da musculatura extrínseca do olho, visto que pode haver necessidade de correção cirúrgica. A tomografia computadorizada é o exame essencial para avaliar possíveis fraturas de órbita associadas.

Assim como em outros ferimentos, deve-se atentar para o *status* vacinal do paciente e avaliar a necessidade de realizar o reforço de vacina antitetânica. Quanto ao uso de antibiótico, esse não é prescrito de forma rotineira, mas deve ser considerado em casos de imunossupressão, diabetes, tabagismo crônico, e mordidas de animais (neste último caso, avaliar ainda a necessidade de vacina antirrábica), além de lesões com alto grau de contaminação. Vale ressaltar que nos outros casos que necessitam cirurgia a antibioticoterapia utilizada é apenas profilática.

Princípios na abordagem do ferimento orbitopalpebral

Se as condições clínicas do paciente permitirem, o manejo cirúrgico dos traumas palpebrais deve ser realizado o mais breve possível. A limpeza e o desbridamento adequados e com parcimônia são essenciais para que se estabeleça uma ferida com as melhores condições para reconstrução. Após 24 horas de trauma, o edema dificulta a mobilização dos tecidos e o fechamento das lesões, e pode ser necessário postergar o procedimento cirúrgico definitivo, realizando-se apenas as medidas mais urgentes.

Uma documentação adequada do caso antes da cirurgia deve ser realizada, em que se registra o tipo do trauma, constam fotos pré-operatórias de vários ângulos e, se possível, em várias posições da pálpebra (repouso, oclusão suave e forçada, infra e supraversões). Além disso, uma avaliação oftalmológica detalhada da visão do paciente deve constar no prontuário (relatos de perda do campo visual, escotomas, diplopia, entre outros) (Figura 31.3).

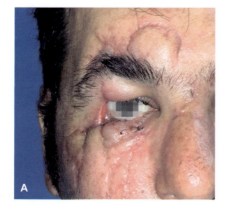
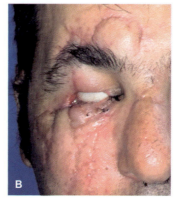

FIGURA 31.3 Caso tardio de laceração palpebral múltipla com perda de substância, evoluindo com lagoftalmo e triquíase. **A.** Pálpebras abertas. **B.** Oclusão forçada.

Os principais objetivos na reconstrução palpebral são: manutenção da abertura e oclusão palpebral; alinhamento preciso da margem palpebral; restauração funcional da estrutura tarsal; atenção máxima a possíveis complicações, como entalhes, ectrópios, lagoftalmos, retrações cicatriciais ou triquíase; e, por último, a busca do melhor resultado estético possível.

Importante lembrar que a primeira cirurgia geralmente é a melhor chance de atingir um bom resultado. Cirurgias secundárias para revisão da reconstrução dificilmente atingirão o mesmo objetivo.

Tipos de lesão palpebral

As lesões palpebrais podem ser simples, como as abrasões, ou complexas; elas requerem diagnóstico adequado para possibilitar sempre o melhor tratamento.

Abrasão

Pela rica vascularização da face, casos de abrasões superficiais da região palpebral tendem a ter boa recuperação espontânea; é necessário posterior fotoproteção e hidratação local. Em casos de suspeita de abrasões mais profundas, é importante manter um acompanhamento para avaliar a necessidade de enxertia de pele, no intuito de evitar retrações cicatriciais futuras (Figura 31.4).

Laceração

As lacerações podem ser simples, quando são únicas e superficiais, ou complexas, quando são múltiplas ou atingem ambas as lamelas. Independentemente do tipo, é de suma importância realizar as medidas iniciais de lavagem copiosa e retirada de corpos estranhos para uma boa evolução, além de uma sutura bem alinhada e de todos os planos.

O alinhamento correto da linha cinzenta é essencial, e a placa tarsal deve ser coaptada com pontos simples de náilon 6-0; deve-se mantê-la firme e evitar o cavalgamento de um segmento sobre o outro. O músculo orbicular, se lacerado, também deve ser reaproximado, com pontos simples invertidos, para bom alinhamento de suas fibras e manutenção funcional (Figura 31.5).

A pele da pálpebra deve ser avaliada quanto às bordas e realizado o mínimo desbridamento possível (para evitar o risco de falta tecidual), mas que seja suficiente para a retirada de pele inviável e o bom alinhamento da ferida. Pontos separados de náilon 6-0 conseguem uma boa coaptação, com mínima reação inflamatória.

Lacerações paralelas às pregas cutâneas tendem a ter boa evolução; entretanto, aquelas perpendiculares podem evoluir com certo grau de retração cicatricial. Técnica de pontos simples com eversão das bordas cutâneas ou em linha quebrada podem ajudar a evitar esse problema (Figura 31.6).

Em lacerações de pálpebra superior que atingem a lamela posterior, a ocorrência de ptose palpebral pode estar relacionada com a lesão da aponeurose do músculo levantador da pálpebra superior. Uma investigação clínica é realizada, solicitando que o paciente realize abertura e oclusão da pálpebra,

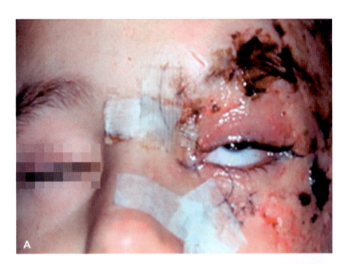

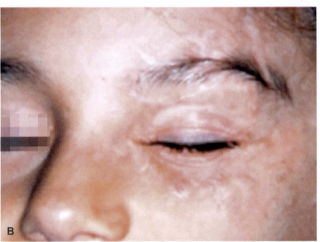

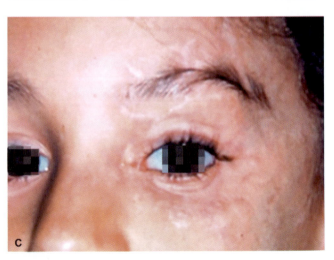

FIGURA 31.4 Paciente vítima de abrasão pós-trauma e ferimentos palpebrais por asfalto, com boa evolução após 30 dias, tratada com enxertia de pele autógena, hidratação local e fotoproteção.

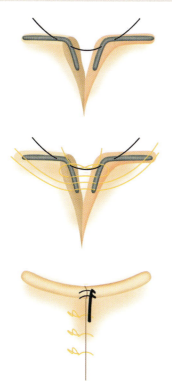

FIGURA 31.5 Alinhamento palpebral adequado, alinhado o tarso, a linha cinzenta e a pele.

evidenciando qualquer dificuldade na abertura. Nesse exame, é obrigatório o bloqueio do músculo frontal com compressão digital pelo polegar para evitar o uso desse músculo de maneira acessória e melhor evidenciar a ptose.

Nesses casos, se o cirurgião tiver experiência, deve realizar a exploração cirúrgica até mesmo no pronto-socorro com auxílio de anestesia local para identificar a borda cranial e caudal da aponeurose e realizar a sutura de ambas com náilon 6-0 (ou reinserção da borda cranial na borda tarsal superior). Se o músculo levantador estiver muito comprometido, pode realizar a ressutura das demais estruturas palpebrais, deixando seu tratamento para um segundo momento.

Atenção maior deve ser dada aos casos com ptose traumática grave em crianças, pois correm o risco de evoluir com ambliopia de privação (cegueira) caso não sejam tratadas mais brevemente. Em casos de acometimento total da espessura palpebral, é importante estar atento ao possível acometimento da córnea e do globo ocular. Nesse caso, coágulos não devem ser removidos, pois o cristalino pode estar envolvido por eles, assim como não se deve manipular corpos estranhos no globo ocular até uma acurada avaliação do oftalmologista.

Lesão do sistema lacrimal

O sistema lacrimal pode ser acometido em traumas palpebrais, principalmente nos lácero-contusos e lácero-cortantes. A transecção da papila, do *punctum* e/ou dos canalículos lacrimais é mais comum. No passado, optava-se por medidas mais conservadoras quando havia lesão do canalículo, visto o número de lesões iatrogênicas que ocorriam ao se utilizar um instrumento tipo *pigtail* para cateterizá-los.

Quando existe lesão de ambos os canalículos lacrimais, a correção é mandatória; caso contrário, o sistema lacrimal desse lado estará totalmente interrompido e o paciente cursará com epífora. Lesões isoladas (superior ou inferior) podem ser tratadas de acordo com a experiência do cirurgião. Em mãos habilidosas, o *stent* bicanalicular de silicone deve ser a primeira opção, pois proporciona melhorar drenagem do sistema lacrimal e é mais bem tolerado pelo paciente. Caso o cirurgião esteja receoso em causar lesão iatrogênica do canalículo preservado, a opção de passagem de um *stent* monocanalicular (Crawford) é preferível. É importante, ainda, realizar um bom alinhamento palpebral. Os *stents* são retirados após 9 a 12 meses, com boa restauração do trajeto do canalículo (Figura 31.7).

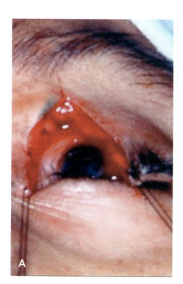 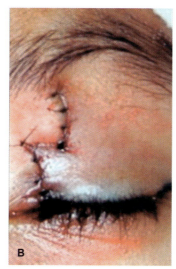 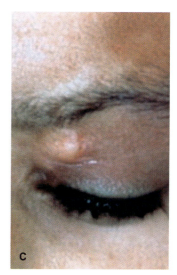

FIGURA 31.6 A. Perda de substância de pálpebra superior com bordas regularizadas. **B.** Opção por fechamento por planos seguido de zetaplastia. **C.** Evolução pós-operatória satisfatória, sem retração.

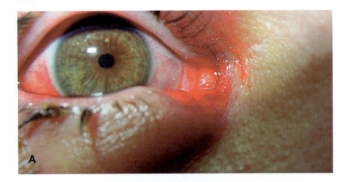
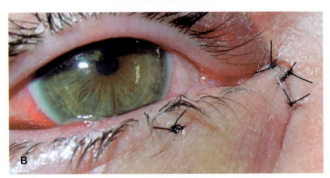
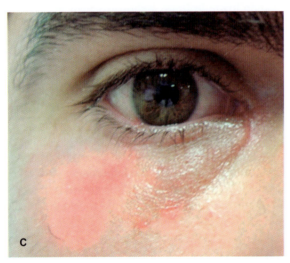

FIGURA 31.7 A. Perda de substância do canto medial com lesão do canalículo lacrimal inferior. **B.** Avanço de retalho local e *stent* monocanalicular. **C.** Boa evolução de 3 meses de pós-operatório, com manutenção do canalículo pérvio.

Perda de substância

Traumas palpebrais que ocasionam perda de substância podem ser um desafio na reconstrução para o cirurgião plástico. Com uma pele extremamente fina, sem subcutâneo e um funcionamento músculo-aponeurótico bem específico, são poucos os tecidos ao redor que podem ser utilizados para retalhos locais e que atingem um bom resultado funcional e estético. É essencial estar familiarizado com as opções disponíveis para lançar mão da melhor opção para cada área.

Em alguns casos, mesmo com a falta de tecido, opta-se pelo fechamento primário das lesões (se possível), e aguarda-se para a reconstrução com retalho locorregional em um momento posterior, pois muitas vezes os tecidos ao redor estão edemaciados, macerados ou com vitalidade duvidosa. Apenas os casos em que o fechamento primário acarretará de imediato uma falta de oclusão corneana devem ser submetidos a reconstruções complexas no local.

Para melhor compreensão e planejamento dos tratamentos de lesões palpebrais com perda de substância, elas foram divididas topograficamente por Spinelli e Jelks em cinco zonas, de acordo com a área atingida (Figura 31.8).

Quando enxertos de pele total são necessários, a melhor fonte é a pele da pálpebra superior homo ou contralateral. Se essa não for disponível ou for insuficiente, a pele retroauricular é a segunda opção e, na impossibilidade desta, a supraclavicular seria a terceira opção. Jamais utilizar a pele da pálpebra inferior como opção de enxerto, em virtude de sua oferta exígua.

Para substituição parcial ou total da placa tarsal, ao nosso ver, a melhor opção é a cartilagem auricular com pericôndrio, principalmente da escafa, mas pode ser utilizada também a cartilagem da concha. A primeira é mais fina e menos curva, e a segunda, mais espessa e mais curva.

Defeitos da zona 1: pálpebra superior

Para lesões apenas da lamela anterior, menores que a metade da extensão palpebral, o fechamento primário é possível ao recrutar tecido medial e lateral. Eventualmente, pode ser necessária uma cantotomia. Se os ferimentos forem maiores que a metade, a melhor opção é a enxertia com pele da pálpebra superior contralateral, que propicia excelente resultado estético.

Se a lesão acomete espessura total, pode ser realizado fechamento primário para perda de substância até 1/4 em jovens ou crianças e até 1/3 em idosos. Quando sua extensão varia de 1/4 à metade; retalhos locais são necessários com cantólise e cantotomia. Algumas vezes, pode ser necessária uma abordagem diferente para a reconstrução de cada lamela.

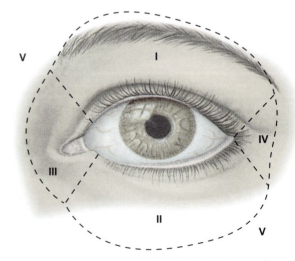

FIGURA 31.8 Zonas da reconstrução palpebral, conforme descrito por Spinelli e Jelks. Zona I, pálpebra superior; zona II, pálpebra inferior; zona III, canto interno; zona IV, canto externo; zona V, região periorbitária.

Uma opção é a realização do retalho tarso-mioconjuntival da pálpebra inferior, que desliza sob a borda palpebral remanescente e é suturado na área do defeito da pálpebra superior. As desvantagens desse procedimento são a oclusão do globo ocular até liberação do retalho realizado após 2 semanas e a necessidade de um segundo procedimento para essa liberação. Essa técnica deve ser evitada em idosos, particularmente, pois a visão monocular dificulta muito a vida de pacientes que potencialmente já apresentam alterações visuais.

O retalho de espessura total de Cutler-Beard engloba a espessura total da pálpebra inferior, sem o tarso, incisado 5 mm abaixo da margem palpebral e avançado para cobertura do defeito palpebral superior. Um fragmento de cartilagem de escafa pode ser colocado entre a conjuntiva e o músculo para realizar a função da placa tarsal nesse segmento. Liberado 2 a 3 semanas depois, tem desvantagens consideráveis, como a necessidade de dois procedimentos, enxertia ou retalho de avanço para cobertura do defeito da pálpebra inferior, ausência de cílios no retalho avançado, além de visão monocular temporária.

Já o retalho semicircular de Tenzel é uma boa opção quando se deseja evitar o comprometimento da pálpebra inferior. Um semicírculo de base superior e no canto lateral da pálpebra é confeccionado e rodado medialmente; é necessária cantotomia para melhorar sua mobilidade, o que possibilita, assim, um fechamento borda a borda do defeito. No mesmo ato cirúrgico, coloca-se também um enxerto de cartilagem sob o retalho descrito, de modo que o pericôndrio fique em contato direto com o olho. Após 3 a 4 semanas, a conjuntiva da periferia cresce sobre o pericôndrio sem nenhum incômodo ocular (Figura 31.9).

Grandes traumas, com perda marginal maiores que 3/4 da extensão palpebral superior, requerem retalhos mais extensos. Para tal, o retalho de Fricke oriundo da região frontal lateral, de base temporal, requer uso de cartilagem para melhor sustentação; o retalho mediofrontal baseado na artéria supratroclear necessita de um segundo tempo de liberação do pedículo e um terceiro tempo para refinamento. Esses retalhos têm indicação duvidosa e não são funcionais, pois limitam a mobilidade da pálpebra reconstruída em virtude da espessura da pele transposta.

Por outro lado, o retalho invertido de pálpebra inferior descrito por Mustardé tem boa aplicação tanto estética quanto funcional. Nessa técnica, um retalho de espessura total da pálpebra inferior, de base lateral, é transposto para o defeito da pálpebra superior e liberado após 2 a 3 semanas. A desvantagem é a necessidade de reconstrução do novo defeito da pálpebra inferior com retalho de avanço da bochecha mais cartilagem para a lamela posterior. Entretanto, apresenta como vantagens boa oclusão, desde que bem dimensionado, e não necessita de reposição de cílios, pois na transposição já leva os mesmos provenientes da área doadora (Figuras 31.10 e 31.11).

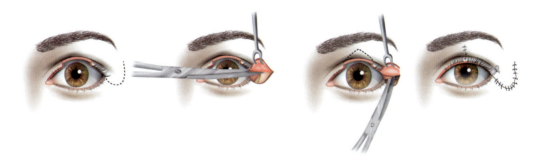

FIGURA 31.9 Retalho semicircular de Tenzel de pedículo superior.

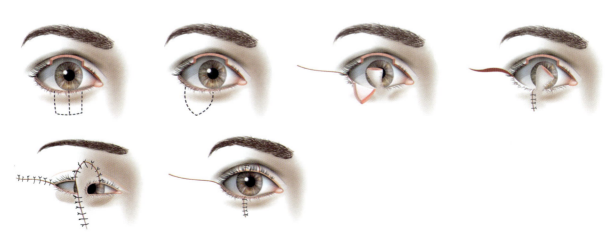

FIGURA 31.10 Esquema do retalho de Mustardé invertido para defeitos de pálpebra superior.

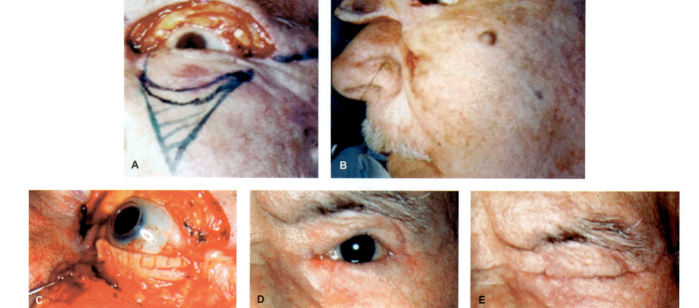

FIGURA 31.11 Retalho de Mustardé. **A.** Defeito de espessura e extensão total da pálpebra superior esquerda. **B.** Incisões na área demarcada, transposição da pálpebra inferior para a superior e reconstrução da área doadora com retalho de Esser. **C.** Enxerto de cartilagem em paliçada para lamela posterior. **D** e **E.** Pós-operatório de 6 meses, com boa oclusão palpebral.

Defeitos da zona 2: pálpebra inferior

Para defeitos da lamela anterior, até 1/4, o fechamento primário é possível com a cantotomia. Entre 1/4 e metade, é necessário um retalho local, pois fechamentos diretos tendem a causar entalhes e mau posicionamento palpebral. Se a extensão for maior que a metade da lamela anterior acometida, o enxerto de pele total da pálpebra superior é uma excelente opção. Retalhos de vizinhança também podem desempenhar um bom papel, como o de Trippier e Fricke, entre outros. Esses, em geral, necessitam de procedimento complementar para refinamento (Figuras 31.12 a 31.14).

Traumas que causam perda de espessura total da pálpebra inferior, com extensão entre 1/4 a metade, podem ser fechados borda a borda, desde que sejam feitas cantólise e cantotomia, atendo-se a um bom alinhamento tarsal. Nesses casos, pode-se ainda lançar mão do retalho de Tenzel de base inferior (associado ao uso de cartilagem da escafa da orelha com pericôndrio para substituir a placa tarsal) (Figura 31.15).

Para defeitos maiores que metade e até 3/4, o retalho tarsoconjuntival de Hughes é uma boa opção. Consiste em um retalho de base superior da pálpebra superior ipsilateral, 5 mm acima da borda palpebral, o qual é avançado para o defeito palpebral inferior, sob a borda ciliar. A lamela anterior é então reconstruída com um enxerto de pele total. O retalho é liberado após 2 a 3 semanas, com o cuidado de reposicionar o músculo levantador da pálpebra superior na borda tarsal residual. Também é necessária cirurgia em dois tempos, o que leva à visão monocular até a liberação do pedículo.

O retalho de Imre pode ser utilizado nesse tipo de reconstrução (retalho de avanço de base inferior do sulco nasogeniano) (Figura 31.16), bem como o retalho de Tessier (retalho de transposição, de pedículo superior, do sulco nasogeniano) (Figura 31.17). É de extrema importância lembrar que ambos

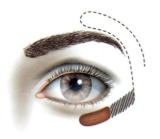 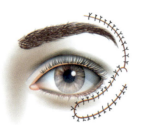 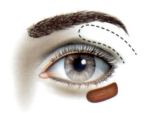 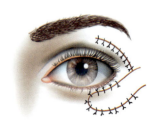

FIGURA 31.12 A. Esquema do retalho de Fricke. **B.** Tripier monopediculado.

Capítulo 31 ▪ Ferimentos Orbitopalpebrais

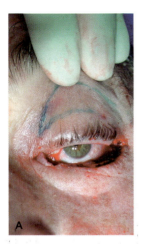
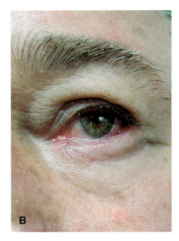
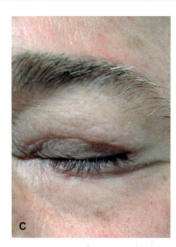

FIGURA 31.13 A. Defeito de espessura total de pálpebra inferior, submetido à reconstrução com retalho de Tripier unipediculado e enxerto de cartilagem de escafa auricular. **B** e **C.** Pós-operatório de 2 meses.

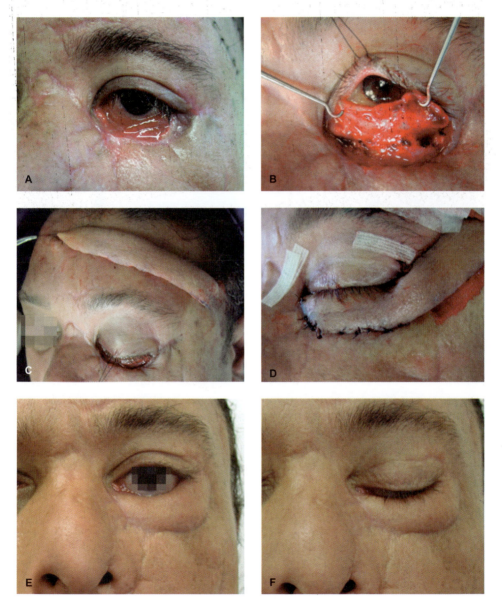

FIGURA 31.14 A. Defeito de espessura parcial da pálpebra inferior, que mostra a conjuntiva rebatida em **B.** e **C.** Uso do princípio do retalho de Fricke e retalho levantado com base no ramo anterior da artéria temporal superficial. **D.** Fechamento do retalho com liberação do pedículo após 4 semanas. **E** e **F.** Evolução pós-operatória de 3 meses, ainda com necessidade de refinamentos.

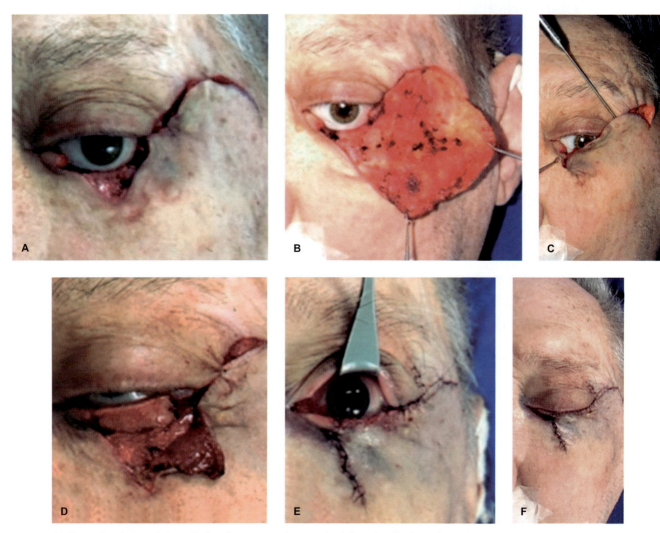

FIGURA 31.15 Retalho de Tenzel de pedículo inferior para cobertura de defeito de pálpebra inferior. **A.** Incisão. **B.** Descolamento. **C.** Mobilização medial. **D.** Utilização de cartilagem da escafa para lamela posterior. **E.** Fechamento do defeito. **F.** Boa oclusão ao final da cirurgia.

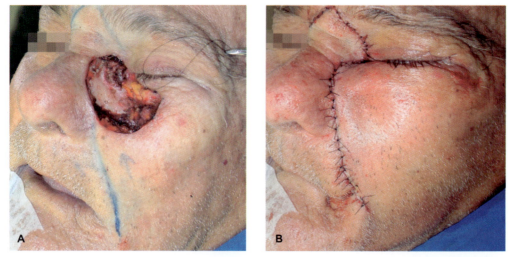

FIGURA 31.16 A. Lesão de canto medial e pálpebra inferior esquerda, com opção pela combinação de retalho glabelar com retalho de Imre. **B.** Pós-operatório imediato.

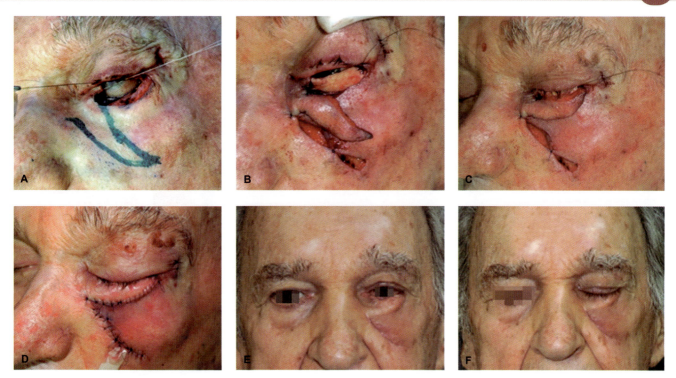

FIGURA 31.17 A. Defeito de 75% da pálpebra inferior, espessura total, com retalho Tessier. **B.** Retalho levantado e cartilagem já posicionada para substituição tarsal. **C** e **D.** Retalho posicionado e suturado mais fechamento da área doadora. **E** e **F.** Pós-operatório de 1 mês com boa oclusão.

necessitam da reconstrução da lamela posterior com enxerto de cartilagem. Nossa preferência tem sido a utilização da cartilagem da escafa auricular, pois apresenta curvatura suave, é mais delgada que a concha e propicia boa sustentação da borda ciliar. Deve ser colocada com a face do pericôndrio voltada para a esclera, pois sofre metaplasia com conjuntivização da cartilagem. A médio ou mesmo a longo prazo não ocorre reabsorção perceptível que possa comprometer o resultado final desejado.

O retalho cutâneo de Esser (Figura 31.18), um retalho facial a partir do canto lateral do olho que contorna a linha do cabelo e pode se estender até o lóbulo da orelha, fica reservado para defeitos maiores que 3/4. Esse retalho foi adaptado por Mustardé, associando à reconstrução o uso de enxerto condromucoso do septo nasal para a lamela posterior. Atualmente, simplificamos a técnica com a utilização de enxerto condropericondral da escafa, mais fácil de ser retirada e com menor morbidade (Figura 31.19).

Defeitos da zona 3: canto medial

Traumas do canto medial são relativamente complexos, pois podem estar associados à lesão do sistema lacrimal. Se ambos os canalículos tiverem sido lesados, ao menos um deles deve ser reconstruído, como visto no tópico de lesão do sistema lacrimal.

Outro ponto fundamental é a possibilidade de lesão do retináculo medial com lesão do tendão cantal medial. A pálpebra

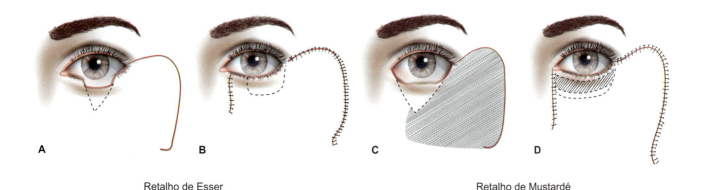

FIGURA 31.18 Esquema do retalho de Esser (retalho cutâneo que reconstrói apenas a lamela anterior). **A** e **B.** Retalho de Esser. **C** e **D.** Retalho de Mustardé.

perderá sua curva suave no canto medial e apresentará aspecto de telecanto. O retináculo medial deve ser refixado à sua posição original na crista lacrimal, através de fixação ao periósteo, furos no próprio osso ou transnasal com o osso lateral (em casos de falha óssea da parede medial da órbita). Em situações de perda de substância, um enxerto de fáscia lata ou temporal pode ser utilizada para substituir parte do retináculo medial.

Quanto aos pequenos defeitos cutâneos, eventualmente alguns pacientes podem ter suas feridas deixadas expostas para cicatrização por segunda intenção, mas isso pode acarretar certo grau de epífora e ectrópio, além do desconforto decorrente do tempo mais prolongado para resolução. Em contrapartida, enxertia de pele de espessura total, retalho glabelar (Figura 31.20) e miocutâneo de pálpebra superior pediculado medialmente são boas opções de cobertura cutânea.

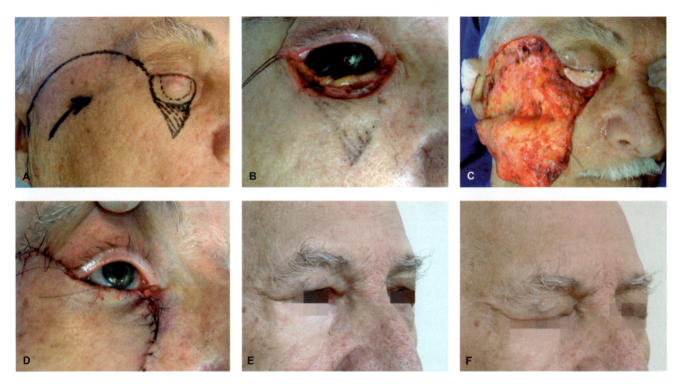

FIGURA 31.19 Técnica de Mustardé (retalho de Esser mais cartilagem, originalmente do septo nasal – neste caso, utilizada a escafa auricular) para tratamento de ferida extensa de pálpebra inferior em ressecção de tumor local. **A.** Demarcação do retalho. **B.** Defeito resultante da ressecção. **C.** Descolamento do retalho mais cartilagem para lamela posterior. **D.** Fechamento. **E.** Pós-operatório de 2 anos; abertura palpebral. **F.** Pós-operatório de 2 anos; oclusão palpebral.

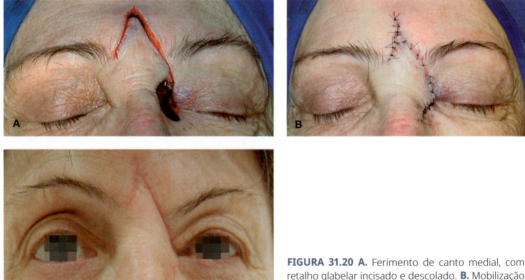

FIGURA 31.20 A. Ferimento de canto medial, com retalho glabelar incisado e descolado. **B.** Mobilização com fechamento do retalho. **C.** Evolução de 2 meses de pós-operatório.

Defeitos da zona 4: canto lateral

De modo semelhante ao canto medial, nos ferimentos palpebrais do canto lateral pode haver a laceração do retináculo cantal lateral, que desinsere o ligamento cantal do osso. Ele deve ser obrigatoriamente reconstruído, com reinserção em topografia original através de suturas ou fixação trans-óssea. Cantopexia ou cantoplastia com tira tarsal podem ser necessárias para auxiliar no posicionamento adequado do canto.

Na perda de substância do ligamento cantal lateral, pode-se acrescentar fáscia lata com fixação no periósteo ou osso. Na ausência de periósteo na face interna da órbita, um retalho de periósteo da órbita lateral pode ser transposto e utilizado para fixação do canto lateral.

Para o defeito cutâneo, a sutura direta, o enxerto de pele total ou retalhos locais de transposição ou o retalho de Fricke (Figura 31.21) são boas opções.

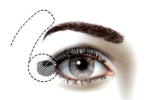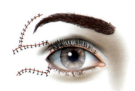

FIGURA 31.21 Esquema do retalho de Fricke para tratamento de perda de substância de canto lateral.

Defeitos da zona 5: periorbital

Traumas palpebrais que também acometem a região periorbital costumam ser de grande impacto, e o tipo de reconstrução varia de acordo com cada caso.

Avulsão

Casos de avulsão palpebral são bastante raros, mas gravíssimos, uma vez que expõem totalmente a córnea. A medida inicial é a oclusão para proteção ocular, avaliação de outros traumas que necessitem de atendimento prioritário e, se for viável, abordagem cirúrgica o mais breve possível.

Enxertos do fundo de saco conjuntival da pálpebra contralateral, bem como da mucosa labial, podem ser colocados sob retalho miocutâneos locais para que ocorra uma cobertura imediata do globo ocular. Procedimentos múltiplos são necessários para melhora da função e da estética nesses casos.

Mordeduras

Mais comumente associado a mordedura de cães domésticos de maneira acidental e, eventualmente, até de humanos de maneira proposital, esse tipo de trauma está associado à perda de substância e alto grau de contaminação. Quanto à reconstrução palpebral, deve-se realizar uma limpeza exaustiva com soro fisiológico e tentativa de reparo por fechamento primário. Na impossibilidade, lançar mão das opções de reconstrução já citadas no caso de perda de substância tecidual (Figura 31.22).

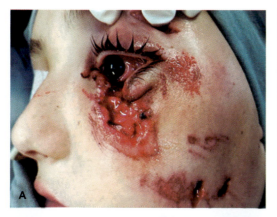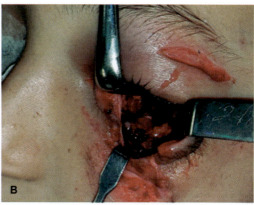
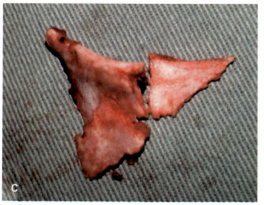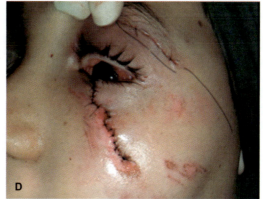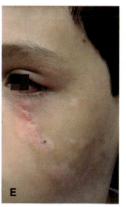

FIGURA 31.22 Trauma por mordedura de cachorro em pálpebra inferior esquerda. **A.** Laceração com acometimento de ambas as lamelas. **B** e **C.** Acometimento ósseo com fratura e perda de fragmento de assoalho da órbita. **D.** Reposicionamento de retalho + estaca de cartilagem. **E.** Evolução em 2 semanas.

Nesses casos, é importante relembrar três medidas essenciais: vacina antitetânica, adequar o uso de vacina antirrábica conforme o tipo de trauma e o animal, e antibioticoterapia, para cobrir bactérias como *Eikenella corrodens* e *Pasteurella multocida*.

Traumas químicos

Queimaduras químicas das pálpebras podem causar desde leve hiperemia oculopalpebral até lesões profundas, com necessidade de reconstrução total da área afetada. Queimaduras por ácidos tendem a ser menos agressivas que aquelas de álcalis, visto que os primeiros formam logo uma escara que impede a penetração mais profunda do tecido (exceção do ácido hidrofluorídrico e ácido sulfúrico).

Álcalis causam saponificação e lesão das membranas celulares, o que, por sua vez, ocasionam queimaduras mais graves; são a lesão química mais comum. A gravidade desse tipo trauma, entretanto, não depende apenas do agente causador, mas também do tempo de exposição, do local acometido e da temperatura da substância.

A conduta imediata consiste em lavagem copiosa da região com água até atingir um pH neutro na região. Para queimaduras leves, com abrasão corneal e da conjuntiva, colírio com antibiótico pode resolver; em queimaduras graves, o prognóstico é reservado.

Deve-se realizar desbridamento do tecido desvitalizado, bem como avaliação conjunta com o oftalmologista. A reconstrução palpebral pode ser postergada até que se tenham definidas a profundidade da queimadura e sua extensão na pele. Nesse período, deve ser feita hidratação e proteção ocular contínua.

A conjuntiva lesada pode evoluir com simbléfaro, causando retrações palpebrais, ectrópio e exposição do globo. A liberação dessas retrações deve ser realizada e enxertos de conjuntiva podem ser necessários. É importante ressaltar que casos graves cursam com lesão das células-tronco da córnea, o que impede sua regeneração e evolui com cegueira.

Complicações

Podem ocorrer tanto nos casos em que não foi realizado o tratamento imediato do ferimento orbitopalpebral como na evolução das correções executadas. Aquelas que necessitam de maior atenção são: abrasão ou úlcera de córnea; quemose; retrações palpebrais ou ectrópio cicatricial com má oclusão, ptose palpebral traumática e até hematoma retrobulbar.

Para as abrasões e úlceras de córnea, deve-se iniciar o uso de colírio de antibiótico associado à oclusão palpebral. Para isso, pode-se lançar mão de blefarorrafia ou tarsorrafia. Na primeira, um fio de náilon monofilamentar 5-0 é passado como ponto em "U" na margem palpebral de ambas as pálpebras e amarrado com algum dispositivo interposto entre a pele e o fio, como fragmento de gaze, esponja ou até plástico, para evitar isquemia, e deve ser mantido por 7 a 10 dias. Na segunda, a borda cutânea do tarso superior e inferior é desepidermizada e ambos são suturados, de modo a causar uma fusão tarsal (Figura 31.23).

Os casos de quemose devem ser tratados por hidratação ocular abundante com colírio de gotas artificiais (se possível sem conservante) durante o dia e gel a noite. Além disso, vale lembrar a importância de uma boa oclusão palpebral espontânea ou até provocada, com fita adesiva ou tampão ocular, se necessário (Figura 31.24).

Nos casos mais resistentes, colírio de corticosteroides são bem-vindos por um curto período, se não houver contraindicação. Quando esses tratamentos forem ineficazes, pode-se lançar mão de conjuntivotomia, na qual se faz uma pequena incisão na conjuntiva bulbar para facilitar a drenagem no local de acúmulo de líquido e apressar a recuperação.

Não obrigatoriamente, traumas de alto impacto levam a hematoma retrobulbar em virtude de sangramentos na porção posterior da órbita. Esta aumenta a pressão sobre o globo ocular e o nervo óptico, o que leva a isquemia da retina podendo causar amaurose, se não for imediatamente identificado e tratado. Medidas cirúrgicas iniciais exigem alívio da pressão com cantotomia e cantólise, tentativa de identificação e hemostasia dos vasos sangrantes e terapêuticas gerais e medicamentosas, que correspondem ao uso de manitol e diuréticos, como acetazolamida IV (para diminuição da pressão arterial), corticoterapia, O_2 intranasal e elevação do dorso, além do acompanhamento oftalmológico pós-operatório.

Nesses casos, cantopexia ou cantoplastia isoladamente não resolvem o problema. Para pequenas retrações cicatriciais, zetaplastias conseguem mudar a direção da cicatriz e recrutar tecidos, com resolução do problema (Figura 31.25). Pequenas retrações também podem ser corrigidas com micro

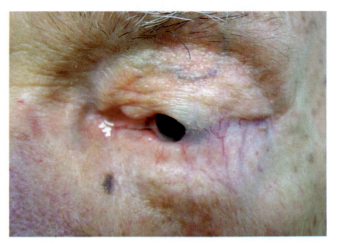

FIGURA 31.23 Tarsorrafia.

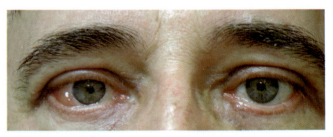

FIGURA 31.24 Quemose em conjuntiva de olho direito.

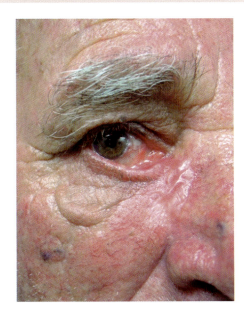

FIGURA 31.25 Retração cicatricial de pálpebra inferior direita após trauma com fechamento primário.

ou até nanolipoenxertia, uma vez que as células de gordura melhoram a qualidade da pele com retração cicatricial, além de aumentar sua espessura.

Em casos em que se diagnostica a falta de tecido, o ideal é a realização de um enxerto de pele de espessura total na pálpebra inferior. Utilizamos atualmente enxerto adicional de cartilagem da escafa auricular colocada em túnel submuscular, que faz o papel de "estaca". Apoia a borda inferior tarsal ao *arcus marginalis* para auxiliar na sustentação da posição adequada da pálpebra inferior. Essa tática tem como objetivo evitar a enxertia de pele nos casos em que ainda exista pele que permita mobilização e reposicionamento (Figura 31.26).

A ptose palpebral traumática ocorre geralmente em traumas lácero-contusos ou lácero-cortantes, por secção ou desinserção da aponeurose ou do músculo levantador da pálpebra superior. Sua correção não constitui uma urgência e o tratamento pode ser postergado após a resolução do edema traumático. Essa espera é válida, visto que o edema causado pelo trauma pode simular uma ptose palpebral por dificultar a excursão da pálpebra superior (Figura 31.27).

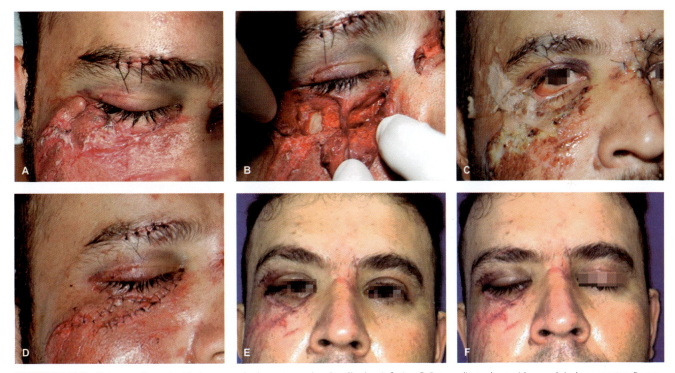

FIGURA 31.26 A e **B.** Laceração periorbital com perda de partes moles da pálpebra inferior. **C.** Sutura direta dos tecidos, evoluindo com retração precoce. **D.** Utilização de enxerto de pele de espessura total mais estaca de cartilagem submuscular. **E** e **F.** Pós-operatório de 3 meses com boa oclusão.

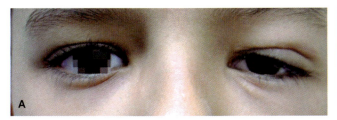
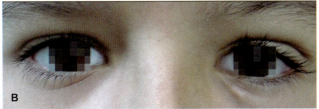

FIGURA 31.27 A. Ptose traumática à esquerda. **B.** Pós-operatório de 1 mês após exploração e reinserção da aponeurose do levantador da pálpebra superior.

Bibliografia

Brusati R, Colletti G, Redaelli V. Upper eyelid reconstruction with forehead galeal flap. J Plast Reconstr Aesthet Surg. 2009;62(7):901-5.

Ehmke M, Schwipper V. Surgical reconstruction of eyelids. Facial Plast Surg. 2011;27(3):276-83.

Friedhofer H. Ferimentos palpebrais. In: Manganello-Souza LC. Tratamento cirúrgico do trauma bucomaxilofacial. 4. ed. São Paulo: Quintessence; 2018. p. 157-72.

Jacobs SM, Tyring AJ, Amadi AJ. Traumatic ptosis: evaluation of etiology, management and prognosis. J Ophthalmic Vis Res. 2018;13(4):447-52.

John Pitts. Eyelid trauma and basic principles of reconstruction. In: Collin R, Rose G. Fundamentals of clinical ophthalmology plastic and orbital surgery. London: BMJ Books; 2001. p. 7-14.

Ko AC, Satterfield KR, Korn BS, Kikkawa DO. Eyelid and periorbital soft tissue trauma. Facial Plast Surg Clin North Am. 2017;25(4):605-16.

Leatherbarrow B. Eyelid and periocular reconstruction. In: Leatherbarrow L. Oculoplastic surgery. 2nd. ed. Manchester: Informa Healthcare; 2011. p. 233-78.

Lipke KJ, Gümbel HO. Emergency treatment of ocular trauma. Facial Plast Surg. 2015;31(4):345-50.

Madge SN, Malhotra R, Thaller VT, et al. A systematic approach tooculoplastic reconstruction of the eyelid medial canthal region after cancer excision. Int Ophthalmol Clin. 2009;49(4):173-94.

Murchison AP, Bilyk JR. Management of eyelid injuries. Facial Plast Surg. 2010;26(6):464-81.

Pargament JM, Armenia J, Nerad JA. Physical and chemical injuries to eyes and eyelids. Clinics in Dermatology. 2015;33(2):234-7.

Spinelli HM, Jelks GW. Periocular reconstruction: a systematic approach. Plast Reconstr Surg. 1993;91(6):1017-24; discussion:1025-6.

32 Necrólise Epidérmica Tóxica e Síndrome de Fournier

Ilmeu Dias

NECRÓLISE EPIDÉRMICA TÓXICA

Introdução

A necrólise epidérmica tóxica (síndrome de Lyell) e a síndrome de Stevens-Johnson são consideradas formas da mesma patologia. São normalmente causadas pela reação a medicamentos, como anti-inflamatórios (piroxicam ou alopurinol), antibióticos, anticonvulsivantes, como fenitoína e carbamazepina. Alguns casos podem ocorrer por infecção bacteriana ou vacinação, ou ainda por fatores imunológicos, como lúpus eritematoso sistêmico ou síndrome da imunodeficiência adquirida (AIDS).

A síndrome de Stevens-Johnson geralmente provoca lesão nas camadas mais superficiais da pele e acomete até cerca de 10% da superfície corporal. A necrólise epidérmica tóxica promove lesões em todas as camadas da pele e afeta até 30%, ou mais, da superfície corporal.

Os sintomas acontecem alguns dias após o uso do medicamento (quando a origem é medicamentosa), com surgimento de febre, dores de cabeça, tosse, ceratoconjuntivite e dores no corpo. Associa-se a erupção cutânea eritematosa, pequenas bolhas, erosão das mucosas. O quadro clínico pode levar à desidratação, desequilíbrio hidreletrolítico, pneumonia, sepse e óbito. O índice de mortalidade pode ultrapassar 70% dos casos.

A necrólise epidérmica tóxica pode aparecer tanto em crianças quanto em adultos, com maior frequência em indivíduos de até 5 anos de idade e após os 60 anos. Também é mais comum no sexo feminino. A incidência na população está entre 1 e 1,3 casos por milhão de pessoas por ano.

Essa patologia já havia sido discutida por outros autores; porém, foi com o trabalho de Alan Lyell, em 1956, que começou a ser divulgada na comunidade médica.

Diagnóstico e quadro clínico

Por meio de exame clínico e da história clínica do paciente, o médico já pode chegar à conclusão de que se trata da necrólise epidérmica tóxica. Uma boa anamnese é útil para verificar o uso de medicamentos nos últimos dias (fato que ocorre na maioria dos sintomas da patologia).

As manifestações clínicas são febre, necrólise cutânea extensa dolorosa, lesões eritematosas e bolhosas, descamação da mucosa oral e conjuntival. No exame inicial, já podem ser verificadas hipotensão, taquicardia, ulceração da córnea, vulvovaginite/balanite e evolução para o coma. O diagnóstico pode ser confirmado por biopsia da pele, que revelará flictenas subdérmicas, alterações na membrana basal ou necrose de queratinócitos.

A derme é caracterizada por infiltrado inflamatório, com predomínio de linfócitos TCD4. A microscopia da conjuntiva pode revelar metaplasia epitelial escamosa, rompimento vascular e replicação. O acometimento conjuntival pode estar presente em 40 a 60% dos casos, podendo levar à ulcera de córnea.

O hemograma normalmente revela leucocitose inespecífica, com suspeita de infecção secundária. Culturas de sangue, urina e da ferida devem ser realizadas na suspeita de infecção secundária.

Diagnóstico diferencial pode ser feito com patologias que promovam a descamação da pele, como síndrome de hipersensibilidade, eritema induzido por fármacos com eosinofilias, dermatite esfoliativa por psoríase, dermatite do linfoma, síndrome da pele escaldada estafilocócica, vasculites, doença enxerto × hospedeiro.

Diagnóstico diferencial

Eritema multiforme, que se caracteriza por lesões individualizadas, com pelo menos 3 cm de diâmetro, atingindo menos de 20% da superfície corporal e com ausência do envolvimento das mucosas.

Na síndrome de Stevens-Johnson, as lesões também são menos profundas e atingem de 10 a 15% da superfície do corpo. Há envolvimento de mucosas, e a febre pode ser elevada.

A infecção de pele por determinado tipo de *Staphylococcus aureus*, responsável pela liberação de uma exotoxina específica, que dá aparência de pele escaldada, também pode ser confundida com a necrólise epidérmica tóxica, porém, não há necrose total da camada epidérmica, nem há, assim, sequelas cicatriciais.

O *rush* escarlatiniforme provocado pelo *Streptococcus* do grupo A ou por *Staphylococcus aureus* promove eritema difuso e descamação na região das polpas digitais e faringe e língua de morango.

A doença de Kawasaki é uma patologia multissistêmica, de etiologia desconhecida, que afeta crianças com menos de 5 anos, manifestando febre, *rush* cutâneo polimórfico, conjuntivite, fissuras na língua e adenopatias.

Complicações

A necrólise epidérmica tóxica, por si só, pode não deixar sequelas. As complicações é que constituem uma grave ameaça à vida dos pacientes e as sequelas, que irão repercutir na qualidade de vida dos sobreviventes. A frequente infecção, a qual leva à sepse, é a principal causa dos óbitos, representando mais da metade das causas de mortes.

A perda da barreira cutânea, causada pela descamação da pele, facilita a invasão de microrganismos exógenos e endógenos. Inicialmente há a colonização por *Staphylococcus aureus* e mais tarde invasão dos gram-negativos, principalmente a *Pseudomonas aeruginosa*.

O tratamento com antibióticos de largo espectro ou o uso de corticosteroides nos pacientes pode ocasionar infecção por fungos; o mais comum é *Candida albicans*.

A sepse pode promover a coagulação intravascular. Alterações hematológicas, como a anemia, leucopenia e linfopenia estão presentes na maioria dos doentes. Podem haver também alterações no tubo digestivo como a mucosa do esôfago, semelhante à esofagite péptica.

Complicações oculares são muito frequentes, desde hiperemias conjuntivais a conjuntivites purulentas e úlcera de córnea, além de atrofia do ducto lacrimal.

Tratamento

Como sabemos, a infecção sistêmica é provocada pele perda da barreira cutânea, em virtude da necrose dérmica e pela leucopenia, fatores determinantes na morte dos pacientes com necrólise epidérmica tóxica. Deve ser providenciada o mais rápido possível a internação em uma unidade de tratamento intensivo ou em uma unidade de tratamento de queimados, levar em conta as peculiaridades do paciente queimado.

O paciente deve ser isolado dos riscos de contaminação, o ambiente deve ter umidade e temperaturas adequadas (em torno de 30°C), uma vez que há aumento do metabolismo, perdas calóricas e hídricas, estresse e desconforto. O isolamento é fator fundamental para evitar colonização bacteriana nas áreas cutâneas afetadas.

Medidas imediatas para boa hidratação e nutrição

Depois da admissão, uma história clínica minuciosa deve ser colhida, e é fundamental a pesquisa do uso de medicação ou exposição química recente. Recomenda-se realizar exame físico, com determinação das áreas cutâneas afetadas e mucosas; suspender a medicação não essencial e investigar qual medicação pode ter desencadeada a síndrome; coletar sangue para hemograma, bioquímica e provas de coagulação; coletar amostras cutâneas e de sangue, para pesquisa bacteriológica.

A confirmação do diagnóstico exige biopsia de pele com exame histológico. Deve-se controlar a gasometria e realizar radiografia de tórax frequentemente.

Após cálculos da superfície corporal acometida, iniciar suporte hidreletrolítico, e pode-se usar as fórmulas para tratamento de pacientes queimados (Parkland, Brooke e outras). Normalmente os volumes infundidos são menores do que nos pacientes queimados. Devem-se usar acessos venosos periféricos e evitar cateteres centrais, para reduzir os riscos de infecção. O débito urinário é fundamental para avaliar os parâmetros da hidratação (30 a 50 mℓ/h).

A hidratação inicial deve ser feita com o uso de solução de lactato de Ringer. Na ausência do Ringer, inicia-se com solução fisiológica a 0,9%.

A presença de lesões na orofaringe pode levar à necessidade de alimentação por sonda nasogástrica.

A administração de corticosteroides é questionada por causa de sua ação imunossupressora, uma vez que a patologia está relacionada (em grande parte das situações) com a imunidade do paciente, além de propiciar o surgimento de complicações infecciosas.

A profilaxia das infecções com o uso de antibióticos não está indicada, exceto nos casos de suspeita de sepse, quando são utilizados antibióticos de amplo espectro. A infecção por fungos (a qual a mais comum é por cândida) leva ao uso de antifúngicos, como anfotericina B. A analgesia deve ser realizada com critérios, em virtude da relação da necrólise epidérmica tóxica com o uso de anti-inflamatórios. Normalmente são usados analgésicos opiáceos. O uso de anticoagulantes é necessário para prevenir complicações tromboembólicas. Os mais usados são as enoxaparinas de baixo peso molecular.

Na suspeita de comprometimento da conjuntiva ocular, o acompanhamento pelo oftalmologista se faz necessário. Recomenda-se, também, a fisioterapia precoce para preservar as funções articulares e respiratórias. A balneoterapia e a aplicação de antissépticos locais se fazem necessárias, assim como os desbridamentos cirúrgicos sequenciais, para remoção dos tecidos desvitalizados.

Os curativos locais podem ser realizados com sulfadiazina de prata creme a 1%, sulfadiazina de prata associada ao nitrato de cério (esses tipos de curativos devem ser trocados a cada 12 horas), ou curativos à base de petrolato, quando há ausência de infecção local (podem ser trocados a cada 24/48 horas). Atualmente, são usados curativos de espumas siliconadas com prata de liberação lenta ou hidrofibras, também com liberação lenta da prata. Tais curativos podem ser deixados por até 7 dias, com troca apenas dos curativos secundários; é necessária a observação do grau de saturação dos mesmos. São curativos indolores às trocas e não aderentes à lesão, o que traz mais conforto aos pacientes. Hemogramas frequentes devem ser realizados para verificar se há leucopenia pelo uso da prata.

Controlar as lesões cutâneas com biopsias é necessário para avaliar colonização e/ou infecção bacteriana.

Capítulo 32 ▪ Necrólise Epidérmica Tóxica e Síndrome de Fournier

Após 3 semanas, espera-se que as lesões já estejam epitelizadas. A partir de 21 dias de persistência de áreas cruentas, avalia-se a possibilidade de realização de enxertia homóloga de pele (enxerto dermoepidérmico) nessas áreas. O prazo de cicatrização de uma lesão de pele parcial (comparada a uma queimadura de 2º grau) é de 15 a 21 dias.

A Figura 32.1 mostra manifestações cutâneas da necrólise epidérmica e duas opções de curativos.

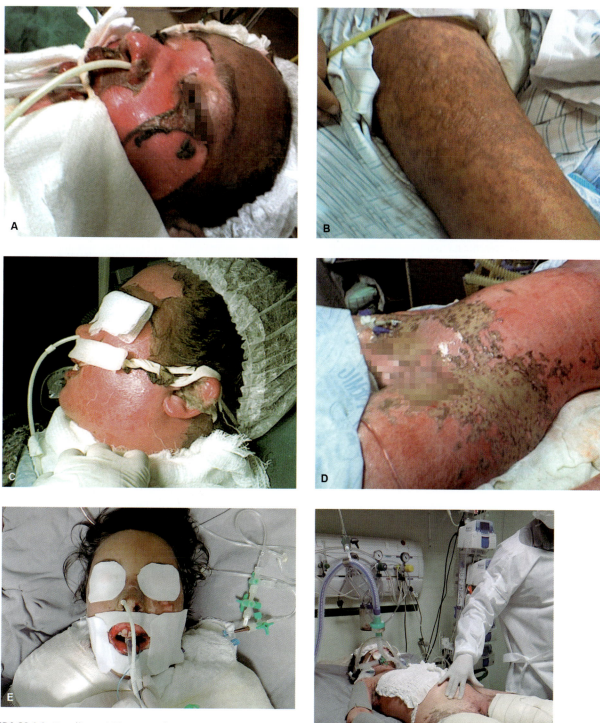

FIGURA 32.1 A. Necrólise epidérmica na fase aguda – lesão de 2º grau na face. **B.** Manifestação cutânea da necrólise epidérmica tóxica fase aguda. **C.** Início de epitelização da necrólise epidérmica tóxica – 2 semanas de evolução. **D.** Fase de epitelização da necrólise epidérmica tóxica – 18 dias de evolução. **E.** Curativos da face com espuma de silicone. **F.** Curativos com espuma de prata de liberação lenta, com troca diária do curativo secundário.

SÍNDROME DE FOURNIER

Introdução

A gangrena de Fournier é uma fasciite necrosante que se origina na região genital masculina (pênis e escroto) ou feminina (vulva e virilha). Ocorre mais no adulto jovem, porém pode acontecer em idosos e crianças. Predomina no sexo masculino, em uma proporção bem maior do que no sexo feminino.

É uma afecção grave causada por bactérias gram-positivas, gram-negativas ou anaeróbios, que podem evoluir para septicemia e óbito. A patologia leva o nome do dermatologista francês Jean Alfred Fournier, que, em 1864, descreveu casos de pacientes com gangrena no pênis e escroto. Normalmente surge de forma abrupta em pacientes jovens saudáveis do sexo masculino. A síndrome de Fournier é genericamente considerada de origem polimicrobiana, a qual envolve microrganismos aeróbios e anaeróbios.

A fisiopatologia básica é a trombose de pequenos vasos conhecida como endarterite obliterante. Conforme a literatura, a infecção anorretal está presente na maioria dos casos, apesar de que outros fatores podem estar associados, como trauma local, extravasamento de urina, intervenção cirúrgica perirretal ou perineal, infecções periuretral ou perianal e infecções geniturinárias.

Na cultura das lesões, geralmente são encontradas bactérias gram-positivas (*Staphylococcus*, *Streptococcus*, *Enterococcus*, *Clostridium*), bactérias gram-negativas (*Escherichia coli*, *Proteus mirabilis*, *Klebsiella*, *Pseudomonas*, *Acinetobacter*), além de fungos.

Em alguns casos, a síndrome pode ser de origem idiopática e estar associada a fatores preexistentes, como subnutrição, fissura colorretal, diabetes, depressão imunológica (como a AIDS), pós-operatório de cirurgia urológica ou coloproctológica, além de cardiopatias. Cita-se também a falta de higiene, associada à umidade local.

Diagnóstico

A apresentação clínica do paciente com síndrome de Fournier é variável. História detalhada do paciente e um bom exame físico são fundamentais, pois o aspecto mais importante é o alto índice de suspeição e o diagnóstico precoce.

É importante reconhecer a infecção nos estágios precoces, quando o paciente ainda apresenta manifestações cutâneas mínimas, infecções que são a "ponta do *iceberg*", por causa da disseminação da infecção pelos planos fasciais.

O diagnóstico normalmente é baseado no surgimento de infecções abruptas, que progridem rápida e agressivamente, acometendo a região genital (escroto e pênis) e toxicidade sistêmica.

Os sintomas mais comuns são edema local eritematoso, que evolui para o escurecimento da pele, dor intensa em toda a região, febre alta (acima de 38°C), taquicardia e cansaço. A região urogenital pode apresentar odor fétido.

A infecção rápida, além de necrose da pele, envolve a fáscia superficial e profunda, caracterizada por endarterite obliterante, acompanhada por isquemia e trombose dos vasos subcutâneos. À apalpação nota-se crepitações subcutâneas.

Os exames laboratoriais são inespecíficos, pode ser colhido sangue para hemograma, função renal e eletrólitos. Ao ultrassom podem ser evidenciados abscessos e comprometimento de tecidos profundos. A tomografia computadorizada pode ser indicada quando há dúvidas no diagnóstico.

Tratamento

A abordagem ao paciente deve ser multidisciplinar, realizar hidratação venosa, com reposição de eletrólitos e antibioticoterapia de amplo espectro desde o momento do diagnóstico. Na maioria dos casos, opta-se pelo esquema tríplice com ceftriaxona, gentamicina e metronidazol.

O tecido local com características de necrose deve ser removido o mais rápido possível, através dos desbridamentos (Figura 32.2). O objetivo do tratamento cirúrgico é remover todo o tecido necrótico, interromper o avanço do processo infeccioso e minimizar ou prevenir os efeitos tóxicos sistêmicos. Normalmente, a remoção do tecido necrótico é feita em vários procedimentos cirúrgicos, já que, na maioria das vezes, não se consegue fazer em apenas um ato cirúrgico.

Em alguns casos, há necessidade de procedimentos cirúrgicos complementares ao desbridamento. A colostomia nas situações de risco de contaminação fecal, como na incontinência anal, destruição do esfíncter pelo processo infeccioso ou na perfuração retal.

A cistostomia está indicada, quando há risco de contaminação pela urina, na impossibilidade de cateterismo vesical.

Os curativos locais devem ser realizados com o uso de antissépticos tópicos e medicamentos à base de prata, como a sulfadiazina de prata creme a 1%, que deverá ser trocada a cada 12 horas. Espumas siliconadas com prata de liberação lenta ou hidrofibras com liberação lenta da prata são curativos que podem ser deixados por vários dias, desde que a lesão esteja ausente de necroses, observando diariamente o processo de saturação dos curativos e trocar diariamente os curativos secundários. Trata-se de curativos indolores durante as trocas, o que propicia mais conforto para os pacientes.

Nos últimos anos, tem-se utilizado a oxigenoterapia hiperbárica como tratamento coadjuvante, uma vez que pode diminuir a extensão da necrose e acelerar o processo cicatricial (Figura 32.3). Tem efeito antibacteriano direto sobre os anaeróbios, e a atividade das endotoxinas é reduzida por causa da presença de níveis elevados de oxigênio nos tecidos. Melhora a ação fagocitária dos neutrófilos, aumenta a proliferação dos fibroblastos e da angiogênese. Diminui o edema, por meio da vasoconstrição, acelera o transporte de antibióticos e a síntese de radicais livres de oxigênio.

As contraindicações da oxigenoterapia hiperbárica são, nos casos de pneumotórax não tratados, infecções respiratórias altas, assim como na terapia com doxorrubicina, cisplatinas e dissulfiram.

Capítulo 32 ▪ Necrólise Epidérmica Tóxica e Síndrome de Fournier   285

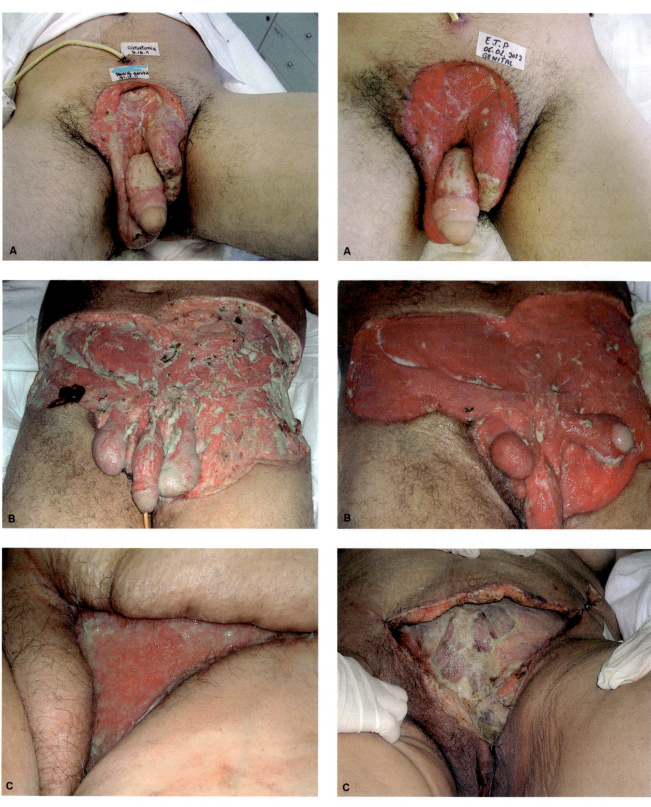

FIGURA 32.2 Gangrena de Fournier. **A.** Genitália masculina, após desbridamento. **B.** Abdome inferior e genitais, após desbridamento. **C.** Abdome inferior e vulva, após desbridamento.

FIGURA 32.3 Gangrena de Fournier. **A.** Genitália masculina após cinco sessões de oxigenoterapia hiperbárica. **B.** Abdome inferior e genitais, após 10 sessões de oxigenoterapia hiperbárica. **C.** Abdome inferior e vulva, após 60 dias de evolução e 15 sessões de oxigenoterapia hiperbárica.

Recomenda-se que a reconstituição cirúrgica seja iniciada na total ausência de sinais de infecção, ausência de tecido necrótico e boa granulação, por meio da rotação de retalhos, aproximação das bordas com sutura simples ou enxertos de pele parcial nas áreas de grande extensão (Figura 32.4).

Em geral, os tecidos remanescentes da bolsa escrotal são suficientes para a reparação e cobertura dos testículos, e os resultados são satisfatórios em virtude da boa vascularização do tecido. Se constatada a inviabilidade dos testículos pelo acometimento necrótico, deve-se proceder à orquiectomia.

Apesar de todos os avanços terapêuticos atuais, a síndrome de Fournier continua apresentando altos índices de mortalidade. O diagnóstico precoce e o tratamento agressivo e invasivo são condutas essenciais para tentar diminuir esses índices. Os óbitos, muitas vezes, estão associados a patologias pregressas.

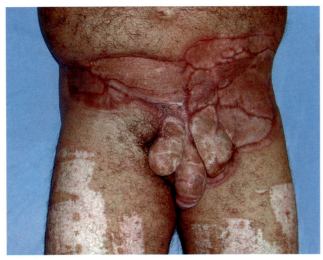

FIGURA 32.4 Gangrena de Fournier. Abdome inferior e genitais, após sessões de enxerto de pele e retalhos cutâneos após 90 dias de evolução.

Bibliografia

Aboudib Júnior JH. Síndrome de Fournier. Rev Bras Cirurg. 1986; 76:7-11.

Andrade ACH, Amarante MTJ, Ferreira MC, Lodovici O. Cirurgia reparadora na sequela da síndrome de Fournier. Rev Assoc Med Bras. 1991;37:22-6.

Atakan IH, Kaplan M, Kaya E, Aktoz T, Inci O. A life-threatening infection: Fournier's gangrene. Int Urol Nephrol. 2003;34(3):387-92.

Bachot N, Revuz J, Roujeau JC. Intravenous immunoglobulin treatment for Stevens-Johnson syndrome and toxic epidermal necrolysis: a prospective noncomparative study showing no benefit on mortality or progression. Arch Dermatol. 2003;139:33-6.

Bachot N, Roujeau JC. Differential diagnosis of severe cutaneous drug eruptions. Am J Clin Dermatol. 2003;4:561-72.

Baskin LS, Carroll PR, Cattolica EV, McAninch JW. Necrotising soft tissue infections of the perineum and genitalia. Br J Urol. 1990;65(5):524-9.

Becker DS. Toxic epidermal necrolysis. Lancet. 1998;351(9113):1417-20.

Benjelloun B, Souiki T, Yakla N, et al. Fournier's gangrene: our experience with 50 patients and analysis of factors affecting mortality. Word J Emerg Surg. 2013;8:13.

Borchers AT, Lee JL, Naguwa SM, Geema GS, Gershwin ME. Stevens-Johnson syndrome and toxic epidermal necrolysis. Autoimmun Rev. 2008;7:598-605.

Burton MJ, Shah P, Swiatlo E. Community-acquired methicillim-resistant Staphylococcus aureus as a cause of Fournier's gangrene. AM I Med Sci. 2008;335(4):327-8.

Carroll PR, Cattolica EV, Turzan CW, McAninch JW. Necrotizing soft-tissue infections of the perineum and genitalia. Etiology and early reconstruction. West J Med. 1986;144(2):174-8.

Chopra A, Drage LA, Hanson EM, Touchet NL. Stevens-Johnson syndrome after immunization with smallpox, anthrax, and tetanus vaccines. Mayo Clin Proc. 2004;79(9):1193-6.

Chung WH, Hung SI, Yang JY, et al. Granulysin is a key mediator for disseminated keratinocyte death in Stevens-Johnson syndrome and toxic epidermal necrolysis. Nature Med. 2008;14(12):1343-50.

Dunbar NM, Harruf RC. Necrotizin fasciitis: manifestations, microbiology, and connection whith Black tar heroin. J Forens Sci. 2007;52(4):920-3.

Enk A. European Dermatology Forum Guideline Subcommitte. Guidelines on the use of high-dose intravenous immunoglobulin in dermatology. Eur J Dermatol. 2009;19:90-8.

Garcia-Doval I, Lecleach L, Bocquet H, Otero XL, Roujeau JC. Toxic epidermal necrolysis and Stevens-Johnson syndrome: does withdrawal of causative drugs decrease the risk of death? Arch Dermatol. 2000;136:(3)323-7.

Ghislain PD, Roujeau JC. Treatment of severe drug reactions: Stevens-Johnson syndrome, toxic epidermal necrolysis and hypersensitivity syndrome. Dermatol Online J. 2002;8:1087-108.

Halloc GG. Scrotal reconstruction following Fournier gangrene using the medial circunflex femoral artery perforation flap. Ann Plast Surg. 2006;57(3):333-5.

Heng JS, Malik N, Joshi N, et al. Severity of acute ocular involvement is independently associated with time to resolution of disease in toxic epidermal necrolysis patients. Br J Ophthalmol. 2015;99(2):251-4.

Karpman E, Das S, Takasugi S. Fournier's gangrene: etiopathology, diagnosis and contemporary management. Contemp Urol. 2000;1:31-43.

Kliç A, Aksoy Y, Kliç L. Fournier's gangrene: etiology, treatment and complications. Ann Plast Surg. 2001;47(5):523-7.

Korkut M, Ocoz G, Dayangac M, et al. Outcome analysis in patients with Fournier's gangrene. Report of 45 cases. Dis Colon Rectum. 2003;46(5):649-52.

Kuo C, Wang W, Lee C, Liu C, Tseng H. Fournier's gangrene: ten-year experience in a medical center in northern Taiwan. J Microbiol Inmunol Infect. 2007;40(6):500-6.

Laor E, Palmer LS, Tolia BM, Reid RE, Winter HI. Outcome prediction in patients with Fournier's gangrene. J Urol. 1995;154:89-92.

Lissia M, Mulas P, Bulla A, Rubino C. Toxic epidermal necrolysis (Lyell's disease). Burns. 2010;36(2):152-63.

Mockenhaupt M, Viboud C, Dunant A, et al. Stevens-Johnson syndrome and toxic epidermal necrolysis: assessment of medication risks with emphasis on recently marketed drugs. The EuroSCAR-study. J Invest Dermatol. 2008;128:35-44.

Morales ME, Purdue GF, Verity SM, Arnoldo BD, Blomquist PH. Ophthalmic manifestations of Stevens-Johnson syndrome and toxic epidermal necrolysis and relation to Scorten. Am J Ophthalmol. 2010;150(4):505-10e1.

Mulvey JM, Padowitz A, Lindley-Jones M, Nickels L. Mycoplasma pneumonia associated with Stevens-Johnson syndrome. Anaesth Intensive Care. 2007;35:414-7.

Nassif A, Bensussan A, Dorothée G, et al. Drug specific cytotoxic T-cells in the skin lesions of a patient with toxic epidermal necrolysis. J Invest Dermatol. 2002;118(4):728-33.

Norton KS, Johnson LW, Perry T, Perry KH, Sehon JK, Zibari JB. Management of Fournier's gangrene: an eleven-year retrospective analysis of early recognition, diagnosis and treatment. Proceedings of the 70th Annual Meeting of the Southeastern Surgical Congress. 2002 Feb 3-4; Tennesse: ETATS-UNIS; 2002. p. 709-13.

Oliveira FL, Silveira LK, Morais TS, Serra MCVF. Necrólise epidérmica tóxica e síndrome de Stevens-Johnson: atualização. Rev Bras Queimaduras. 2012;11:26-30.

Olsofka JN, Carrillo EH, Spain DA, Polk Jr HC. The continuing challenge of Fournier's gangrene in the 1990 s. Am Surg. 1999;65(12):1156-9.

Palmieri TL, Greenhalgh DG, Saffle JR, et al. A multicenter review of toxic epidermal necrolysis treated in U.S. burn centers at the end of the twentieth century. J Burn Care Rehabil. 2002;23(2):87-96.

Redondo P, De Erenchun FR, Iglesias ME, Monedero P, Quintanilha E. Toxic epidermal necrolysis. Treatment with pentoxifylline. Br J Dermatol. 1994;130(5):688-9.

Roujeau JC, Kelly JP, Naldi L, et al. Medication use and the risk of Stevens-Johnson syndrome or toxic epidermal necrolysis. N Engl J Med. 1995;333:1600-7.

Stern RS. Improving the outcome of patients with toxic epidermal necrolysis and Stevens-Johnson syndrome. Arch Dermatol. 2000;136(3):410-1.

Sugihara T, Yasunaga H, Fujimura T, et al. Impact of surgical intervention timing on the case fatality rate for Fournier's gangrene: an analysis of 379 cases. BJU Int. 2012;110(11 Pt C):E1096-100.

Wang C, Lau J. Hyperbaric oxygen therapy in treatment of hypoxic wounds [Internet]. Boston: CMS; 2001.

Yaghan RJ, Al-Jaberi TM, Bani-Hani I. Fournier's gangrene. Changing face of the disease. Dis Colon Rectum. 2000;43(9):1300-8.

Yenol CO, Suelozgen T, Arsian M, Ayder AR. Fournier's gangrene: experience with 25 patients and use Fournier's gangrene severity index score. Urology. 2004;64(2):218-22.

33 Pioderma Gangrenoso

Julio Alberto Soncini • Gustavo Reviglio Soncini • Alessandra Grassi Salles • Rolf Gemperli

Introdução

O pioderma gangrenoso (PG) é uma rara dermatose pertencente ao grupo das dermatoses neutrofílicas, que são processos inflamatórios reativos, muitas vezes recorrentes. Todas têm em comum a neutrofilia dérmica não infecciosa, tendência para patergia, associação a doenças sistêmicas e boa resposta à corticoterapia.

A doença foi inicialmente descrita por Brocq, em 1916, e depois por Brusting, em 1930. Os autores assim a denominaram por ser semelhante a uma infecção estreptocócica causadora de gangrena cutânea. Os casos publicados são geralmente isolados ou com pequeno número de doentes.[1] A etiologia permanece desconhecida, porém sabe-se que o PG não é causado por bactérias. Portanto, não é uma patologia de natureza infecciosa.

A evolução do PG cursa com grande dano cutâneo imediato. Pode haver associações em 25 a 50% dos casos com outras doenças, como hematológicas, inflamatórias intestinais (retocolite ulcerativa e doença de Crohn), neoplasias e infecção pelo HIV. Além disso, pode ocorrer, em certos casos, como complicação de ferida operatória. Segundo a clínica Mayo, nos EUA, estima-se que sua incidência seja de 3 a 10 casos por milhão de pessoas/ano.[2] Também existem relatos na literatura de casos únicos e isolados.

O PG pode se manifestar em qualquer idade. É mais comum em adulto jovem, entre 24 e 55 anos, mais frequente no sexo feminino e raramente (menos de 4% dos casos) em crianças, quando costuma estar associado a outras doenças sistêmicas.

A apresentação do PG é variável. As lesões iniciais são pápulas, papulopustulosas ou vesículas, que evoluem mais frequentemente para necrose e ulceração com bordos escavados, azulados e dolorosos. A maior incidência se dá nos membros inferiores, finalizando em cicatrizes atróficas.

O PG tem como diagnósticos diferenciais: síndrome de Sweet, hidradenite écrina neutrofílica, pustulose subcórnea, doença de Behçet, vasculite pustulosa, dermatite neutrofílica reumatoide e síndrome de dermatite-artrite associada a *bypass* intestinal.

Patogênese

A lesão inicial do PG costuma se apresentar como nódulo ou pústula, que, ao se romper origina úlcera com centro necrótico, bordos irregulares de cor violácea, dolorosos, com secreção purulenta.

A presença de pus em grande quantidade é caracterizada na histologia pela presença de leucócitos polimorfonucleares e infiltrado neutrofílico nas lesões. Esses neutrófilos apresentam anormalidades em suas funções de quimiotaxia e hiper-responsividade. Quando a inflamação acontece na pele, a infiltração de células inflamatórias segue o aumento de moléculas de adesão nas células do endotélio de vênulas. A ativação endotelial pode se dar pela ação de citocinas, como a interleucina-1, que é produzida por macrófagos, e fator de necrose tumoral alfa, também gerado pelos macrófagos e linfócitos.

O esclarecimento da etiologia do PG poderia estar em sua associação frequente com doenças sistêmicas, as quais apresentam mecanismos autoimunes conhecidos. Segundo alguns autores, o fenômeno de patergia poderia estar presente no PG, onde se descreve o desenvolvimento de novas lesões após trauma local, sugerindo uma resposta inflamatória alterada e incontrolável, a estímulos não específicos.

O PG pós-operatório, também conhecido como gangrena progressiva pós-operatória de Cullen, foi descrito por Cullen em 1924, segundo Schofer e Baur.[3] Nesses casos, as lesões patérgicas surgem após trauma cirúrgico, muitas vezes com complicações pós-operatórias da cicatrização.

Vale ressaltar que o PG pode surgir após colostomias, ileostomias, toracotomia, incisões na região coxofemoral, cesarianas, biopsia de mama, amputação da perna, laparotomia e cirurgia cardíaca.

Alguns autores consideram o PG uma patologia com origem autoimune e de grande interesse por parte dos cirurgiões, por ser uma doença rara e de difícil diagnóstico; reitera-se a importância de se destacar que o PG não é doença infecciosa.

Diagnóstico

O diagnóstico de PG é clínico e de exclusão. Alguns sinais e sintomas como dor na lesão ulcerada, rápida evolução e presença de patergia são clássicos (não patognomônicos) no curso da doença.

O exame histopatológico do material das bordas da ferida pode ajudar a excluir outras etiologias para úlcera cutânea. As culturas realizadas na ferida para bactérias e fungos são negativas.

Encontra-se, na maioria dos casos, associação com doenças sistêmicas e resposta rápida à introdução de corticosteroides para realizar o diagnóstico.[2,4-6]

Ferrándiz-Pulido e Briones[5] estabeleceram uma rotina para diagnóstico de lesões ulceradas:

1. História clínica (progressão rápida ou lenta, ausência de resposta a antibióticos, enfermidades associadas)
2. Exame físico: úlcera necrótica, bordas eritemato-violáceas, podem atingir outros órgãos
3. Biopsia da pele para exame gram e cultura para bactérias, fungos e micobactérias
4. Biopsia da pele para histopatologia (hematoxilina e eosina)
5. Exames laboratoriais: hemograma completo, bioquímica, hemossedimentação, eletroforese de proteínas, coagulação, anticorpos anticardiolipina, anticorpos antifosfolipídios, anticorpos anticitoplasma de neutrófilo e crioglobulinas
6. Radiografia de tórax
7. Ultrassonografia de abdome total
8. Endoscopia digestiva alta e colonoscopia.

A Figura 33.1 apresenta um algoritmo para o diagnóstico do PG em pós-operatório de mama, proposto por alguns autores.[7]

Manifestações clínicas

O PG se inicia como nódulo profundo doloroso nas bordas da ferida ou pústula superficial hemorrágica, que pode estar presente após traumas cirúrgicos.

Os nódulos ou pústulas evoluem para lesão ulcerada, dolorosa, com bordos irregulares, inflamatórias, elevados, cor vermelha-escura, com base necrótica granular, acompanhada de pequenos abscessos. As lesões ulceradas apresentam escavações das margens, apresentam rápida progressão e produzem um exsudato purulento e hemorrágico no qual predominam leucócitos polimorfonucleares.

As lesões ulceradas normalmente se limitam à derme, mas podem atingir o panículo adiposo e a fáscia muscular. Podem ser solitárias e acometer, principalmente, membros inferiores, glúteos e abdome.[8] As mucosas são poupadas e ocorrem também em regiões como ossos e pulmões, sempre com infiltrados neutrofílicos.[9]

As lesões após traumas simples ou cirúrgicos sugerem a presença de patergia, que é o desenvolvimento de uma nova lesão inflamatória na área do trauma, com diagnóstico diferencial de deiscência da cicatriz ou infecção pós-operatória.[2,6,9,10]

A evolução do PG pode apresentar dois padrões:

1. Início explosivo: alastramento rápido das lesões, dor no local, toxicidade sistêmica, febre, bolhas hemorrágicas e margens com halo inflamatório[4]
2. Início lento: granulação intensa no interior da úlcera, crosta e hiperqueratose, áreas extensas e regressão espontânea em certas áreas e progressão em outras.[4]

O PG apresenta cinco formas clínicas com histopatologias distintas:

1. **Forma vegetativa** (12,5%): mais localizada e não agressiva, apresenta lesões verrucosas superficiais e base não purulenta, o que a diferencia da forma ulcerativa (Figura 33.2).[11,12] É também chamada de PG superficial. Acomete mais tronco, cabeça e pescoço. Os pacientes não apesentam doenças sistêmicas associadas e respondem adequadamente à terapia. Diagnóstico diferencial: infecções por micobactérias, esporotricose e neoplasia maligna cutânea.
2. **Forma bolhosa** (6,25%): conhecida por estar associada a quadros leucêmicos, tem início agudo, é mais superficial e caracteriza-se por pápulas, púrpuras e lesões azuladas, bolhosas e hemorrágicas.[11] Diagnóstico diferencial: dermatose neutrofílica febril aguda (síndrome de Sweet), celulites, dermatoses bolhosas e mordidas de aranhas (Figura 33.3).[13]
3. **Forma ulcerativa** (81,52%): inicia-se por pequena pústula rodeada por um halo inflamatório, dolorida e de evolução rápida.[11] A resolução das lesões deixa uma cicatriz atrófica com a epiderme em aspecto de "papel de fumo". Diagnóstico diferencial: vasculites sistêmicas (granulomatose de Wegener, crioglobulinemia, poliartrite nodosa e síndrome do anticorpo antifosfolipídio), infecções como esporotricose, amebíase, úlcera sifilítica, picadas de insetos (Figura 33.4).

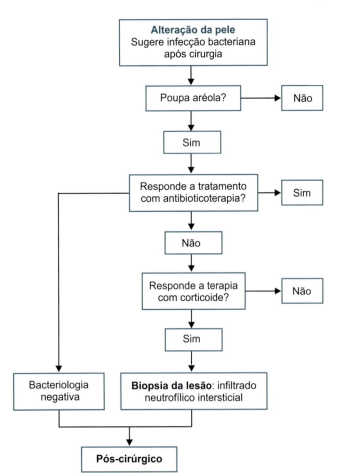

FIGURA 33.1 Algoritmo: diagnóstico clínico em caso de suspeita de pioderma gangrenoso em mama.[7]

4. **Forma pustular** (forma rara): associada a febre e artralgias, doenças inflamatórias intestinais. Acomete face extensora das extremidades. Diagnóstico diferencial: vasculite pustular, foliculites, erupção pustular por fármacos e infecções (Figura 33.5).
5. **Forma pós-operatória**: cerca de 40% das lesões de PG surgem após pequenos traumas. O PG pós-operatório também conhecido como gangrena progressiva pós-operatória de Cullen, foi descrito por este autor em 1924, segundo Schofer e Baur.[3]

O PG já foi descrito como complicações pós-operatórias de cirurgias intestinais, ortopédicas e cardíacas, entre outras. Importante lembrar que se trata de alteração da cicatrização, portanto, de grande interesse para os cirurgiões em geral (Figura 33.6).[14]

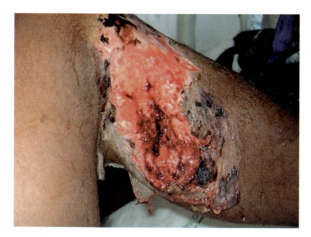

FIGURA 33.2 Pioderma gangrenoso, forma vegetativa.

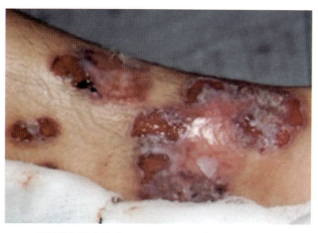

FIGURA 33.4 Pioderma gangrenoso, forma ulcerativa.

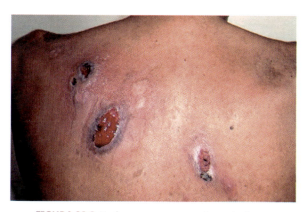

FIGURA 33.3 Pioderma gangrenoso, forma bolhosa.

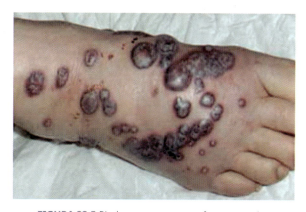

FIGURA 33.5 Pioderma gangrenoso, forma pustular.

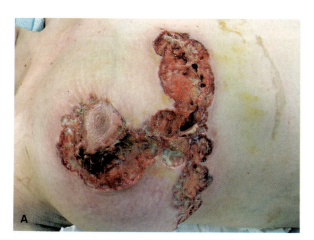
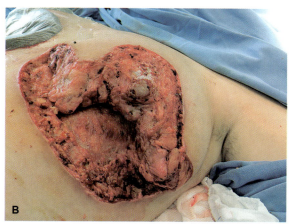

FIGURA 33.6 Pioderma gangrenoso. **A.** Quarto dia do pós-operatório, depois da retirada do implante e desbridamento. **B.** Oitavo dia do pós-operatório.

Histopatologia

As alterações histopatológicas são inespecíficas e incluem presença de edema, infiltrado neutrofílico (com ou sem participação de linfócitos), trombose de vasos de pequeno e médio calibres, necrose e hemorragias.

O infiltrado de leucócitos polimorfonucleares costuma ser denso, de modo a determinar a formação de microabscessos com necrose associada à trombose secundária de vênulas. Vale lembrar que o neutrófilo é marcador do PG.

A ocorrência de vasculite necrosante é controversa; alguns autores descrevem somente a presença de necrose fibrinoide, e outros, como vasculite linfocítica.[15,16]

O uso da imunofluorescência pode ser positiva em vários marcadores, especialmente na vasculatura próxima à lesão.

Os achados histopatológicos dependem da localização da biopsia, isto é, borda, centro ou área necrótica da úlcera, a evolução do estágio da lesão e a forma pela qual se apresenta (vegetante, bolhosa, pustular, ulcerativa ou pós-cirúrgica).[5,15]

Exames laboratoriais

Não existem exames laboratoriais ou histológicos característicos para PG; seu diagnóstico é clínico ou por exclusão. Observam-se alterações laboratoriais como proteína C reativa elevada, leucocitose, anemia, redução do ferro sérico, níveis elevados de hemossedimentação, hiper ou hipoglobulinemia. Autoanticorpos específicos não costumam ser observados, e os imunocomplexos circundantes não são detectados.

Associação com doenças sistêmicas

Em aproximadamente 50 a 70% dos casos, o PG pode ocorrer em associação a doenças sistêmicas, como retocolite ulcerativa idiopática, doença de Crohn, artrite reumatoide, paraproteinemia, mieloma múltiplo, leucemia, hepatite crônica ativa, doença de Behçet, neoplasias malignas, infecção pelo HIV e em pacientes transplantados que estão imunodeprimidos.[5]

Nos demais casos, o PG se apresenta como lesão de pele primária e isolada, e somente nesse modo é chamada de idiopática.

Tratamento

O objetivo do tratamento é reduzir a inflamação no local da ferida e promover o fechamento com o melhor aspecto estético da região. Para isso, é necessário o diagnóstico precoce para limitar a destruição tecidual.

Em virtude do fenômeno da patergia, deve-se evitar os desbridamentos cirúrgicos e enxertos de pele pelo risco de agravamento do quadro. Os curativos devem ser pouco traumáticos e assépticos, sem utilização de substâncias que possam agredir a ferida.

As terapias utilizadas devem incluir prednisolona (60 a 100 mg/dia), dapsona (100 mg/dia), ciclosporina (100 mg/dia) e azatioprina (100 mg/dia). Na presença de doenças associadas, a terapia deverá ser individualizada de acordo com cada caso.[17]

Algumas hipóteses podem explicar o efeito da ciclosporina no tratamento do PG. A boa resposta ao uso da ciclosporina sugere que o componente celular seja o mais importante na gênese da doença. Pacientes gestantes portadoras de PG mostram melhora da doença durante a gestação e recidivas no pós-parto.[17]

Uma das alterações imunológicas da gestação é a diminuição da produção de IL-2 e, consequentemente, da IL-1, efeito semelhante ao uso da ciclosporina.[8] Esta bloqueia o processo de rejeição autoimune via célula-T, corrigindo, assim, o desequilíbrio imunológico da área afetada e permitindo a cicatrização.[17]

Seu uso é eficaz, mas é necessária a vigilância quanto aos efeitos colaterais. Nesses casos, é importante manter o paciente em cuidados intensivos e isolamento, para evitar infecções secundárias.

A oxigenoterapia hiperbárica consiste na inalação de oxigênio a 100% em que o paciente está em pressão maior que a atmosférica, no interior de uma câmara hiperbárica. Nesse ambiente rico em oxigênio, há elevação de sua quantidade dissolvido no plasma, o que auxilia no processo de cicatrização e diminui as infecções. Com o aumento da quantidade de oxigênio nos tecidos lesados, ocorre uma cascata de eventos proliferativos e inflamatórios, necessários ao processo de cicatrização e fechamento das feridas.[14]

A utilização da terapia subatmosférica, descrito inicialmente por Argenta e Morykwas, em 1997, consegue promover respostas físico-químicas, como aproximação das bordas da lesão, remoção do exsudato, material infeccioso e debris celulares, redução do edema e promoção da perfusão, através da neoangiogênese, e respostas biológicas, como a microdeformação celular, que conduzem à extensão do citoesqueleto celular e, consequentemente, à migração e proliferação do tecido cicatricial para o fechamento da ferida.[14,15]

Quanto ao tratamento local das feridas, há muita controvérsia. A terapia a vácuo (VAC) tem sido utilizada com resultados promissores, como no caso apresentado nas Figuras 33.6 e 33.7 de pós-operatório de cirurgia de mastoplatia com inclusão de implante de mama. A VAC promoveu o fechamento das feridas e diminuiu o tempo de internação previsto para o caso.[14]

Caso clínico

Paciente, 19 anos, sexo feminino, nulípara, com ptose e assimetria mamária, com histórico de apendicectomia e cinco tatuagens, sem complicações. Foi submetida à mastopexia com colocação de prótese de silicone de 240 mℓ, recebendo alta hospitalar no mesmo dia.

No 4º dia de pós-operatório, paciente retornou em consulta com febre, úlcera e necrose na incisão, sem exsudato, e com taquicardia e hipotensão arterial. Os exames laboratoriais iniciais mostraram: hemoglobina 7,5 g/dℓ, hematócrito 23%, leucócitos 64.500/mm, PCR > 270 mg/ℓ, e baixos níveis de proteínas totais e frações (4,20 g/dℓ), albumina sérica (2,0 g/dℓ), e globulina (2,1 g/dℓ). A paciente foi transferida ao setor de unidade de terapia intensiva, com suspeita de infecção do sítio cirúrgico e sepse. Deu-se início à antibioticoterapia empírica com vancomicina e meropeném por 20 dias, e daptomicina (cubicina) depois desse período (Figura 33.7A).[14]

No tratamento local da ferida foram utilizadas solução salina e clorexidina, além de rifampicina e sulfadiazina de prata, alternando-se 2 vezes/dia. Houve piora da lesão local e, no 9º dia pós-cirúrgico, a paciente foi submetida à retirada do implante de silicone (Figura 33.7B e C).[14,18] O local foi lavado com solução salina, gentamicina 80 mg e cefazolina 1 g, seguido de reconstrução mamária (Figura 33.7D).[18]

Várias amostras foram enviadas para cultura, mas não houve crescimento bacteriano em nenhuma delas (região mamária, outras áreas do corpo, hemocultura, instrumentos cirúrgicos, autoclave etc.). Biopsias da borda da ferida operatória foram enviadas para dois laboratórios diferentes, a fim de comparar os resultados, onde diagnosticaram dermatite com difusa paniculite e necrose neutrofílicas.

Três dias depois do novo procedimento, houve deiscência da ferida operatória, com larga área de necrose, sem exsudato (Figura 33.8),[14] com rápido e progressivo agravamento da lesão e da condição clínica da paciente.

Os curativos, sob anestesia geral, foram realizados com sulfadiazina de prata 1% até a delimitação da área necrótica, com cada ferida atingindo 20 × 25 cm. Após o terceiro procedimento, introduziu-se a terapia com pressão subatmosférica (VAC) e espuma de poliuretano com prata. Quatro mudanças foram feitas no intervalo de 2 a 4 dias (Figura 33.9A e B).[14] Nesse estágio, observou-se grande quantidade de exsudação purpúrea (mais de 1 ℓ/dia) aspirada pela VAC, associada à piora da condição clínica da paciente.

Seis dias após a segunda cirurgia, introduziu-se prednisona 40 mg/dia, a qual foi aumentada progressivamente até 125 mg/dia. Nos dias subsequentes, houve melhora da condição clínica e laboratorial, e formação de tecido de granulação nas bordas da ferida. Observou-se, então, início de aderência entre o músculo peitoral maior e o tecido de granulação (Figura 33.9C).[14]

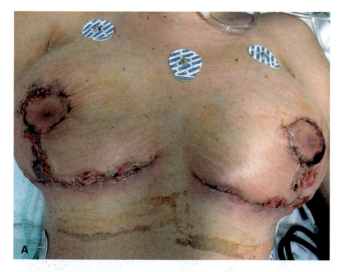
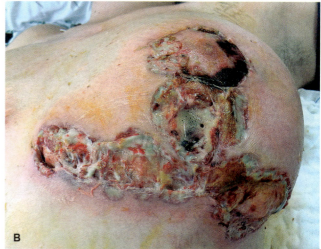
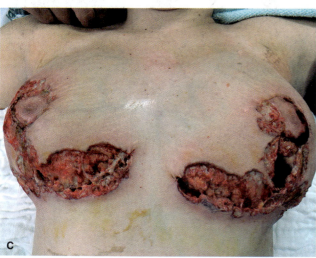
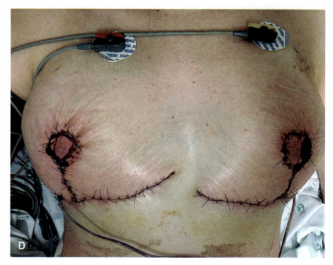

FIGURA 33.7 A. Quarto dia pós-operatório. Área de necrose com exposição do implante mamário. **B.** Quinto dia pós-operatório. Agravamento rápido e progressivo da ferida. **C.** Pós-desbridamento. **D.** Retirada do implante com reconstrução da mama.

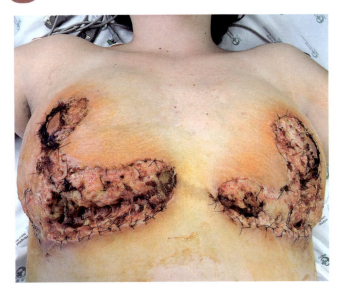

FIGURA 33.8 Recidiva da lesão.

Após a quarta troca foram empregadas espumas de álcool polivinílico hidrofóbico sem prata, procedendo-se à aproximação dos tecidos glandular e músculo peitoral maior com pontos de adesão, sem transfixar a derme ou epiderme (Figuras 33.9D e 33.10A).[14]

Depois de 27 dias de terapia com VAC, a ferida apresentou melhora e foi possível realizar curativos com carboximetilcelulose de sódio com prata em ambiente ambulatorial (Figura 33.10B).[14]

A paciente recebeu alta após 42 dias da primeira cirurgia, recebendo prednisona 60 mg/dia. Os cuidados com as feridas operatórias foram realizados no consultório, com melhora progressiva na aparência (Figura 33.10C).[18]

A dose de corticosteroide foi gradualmente reduzida, até ser suspensa após 4 meses. Sete meses após o procedimento, a paciente relatou início de sensibilidade na aréola e mamilo (Figura 33.10C e D).

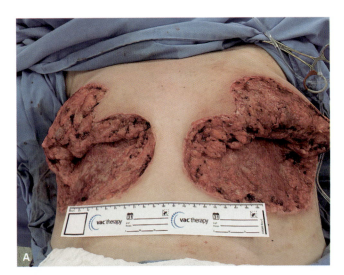
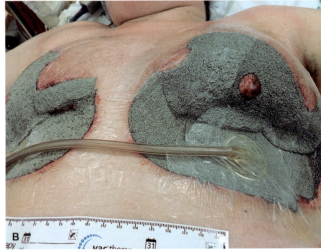
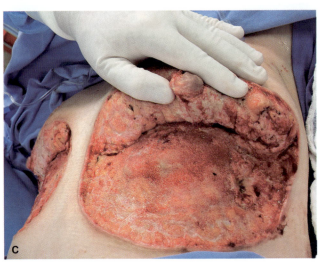
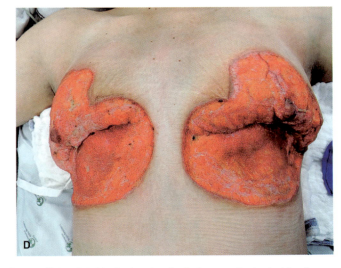

FIGURA 33.9 A. Desbridamento e patergia. **B.** Instalação de terapia subatmosférica. **C.** Início da cicatrização. **D.** Progressão da cicatrização.

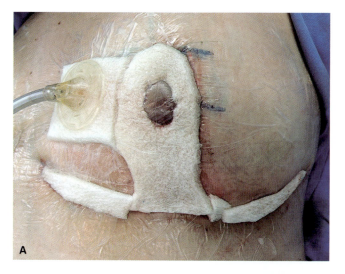
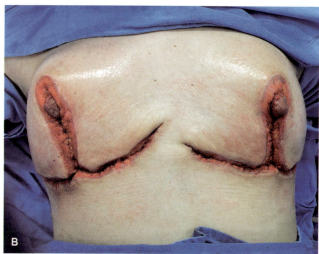
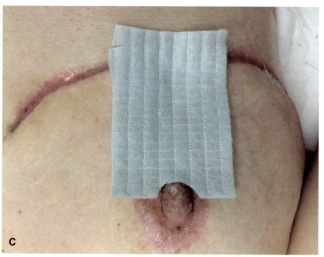
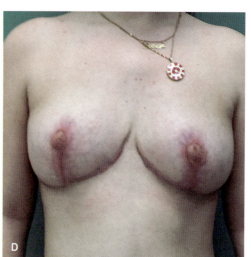

FIGURA 33.10 A. Espuma de ácido polivinílico. **B.** Simetrização. **C.** Hidrogel com alginato. **D.** Treze meses de pós-operatório.

Considerações finais

Esta revisão foi realizada porque o PG é uma doença clínica rara, de etiologia desconhecida e com elevado potencial de morbidade, a que os cirurgiões devem sempre estar alertas quanto à possibilidade do diagnóstico.

A incidência deve estar subestimada pela dificuldade do diagnóstico e o tratamento inadequado.

Atinge adultos de meia-idade, raro em crianças, e, na maioria, o sexo feminino. Sua evolução é imprevisível e muitas vezes associada a doenças sistêmicas ou de forma idiopática, surgindo também após trauma cirúrgico, o que sugere quadro infeccioso.

A heterogeneidade da apresentação clínica, além da ausência de exames laboratoriais e de histopatologia específicos, causam frequentes atrasos no diagnóstico.

Devemos contar com equipe multiprofissional incluindo infectologista, intensivista, imunologista, dermatologista, reumatologista, nutricionista e cirurgião plástico.

Importante lembrar que o bom relacionamento médico-paciente, junto aos familiares, muito colabora na boa evolução do tratamento.

Agradecimentos

O presente estudo foi desenvolvido no Hospital Nipo Brasileiro e na Divisão de Cirurgia Plástica e Queimaduras do Hospital das Clínicas da Faculdade de Medicina da Universidade de São Paulo, São Paulo, Brasil.

Os autores agradecem a Enzo Della Rosa, Miguel Luiz Antonio Modolin, Rosana C. Pinto e Lilian R. Marques, enfermeiras.

Referências bibliográficas

1. Brunsting LA, Goeckerman WH, O'Leary PA. Pyoderma (ecthyma) gangrenosum: clinical and experimental observations in five cases occurring in adults. Arch Derm Syphilol. 1930;22:655-80.
2. Meyer T. Pioderma Gangrenoso: Grave e mal conhecida complicação da cicatrização. Rev Soc Bras Cir Plastica 2006;21:120-4.
3. Schofer H, Baur S. Successful treatment of postoperative pyoderma gangrenosum with cyclosporin. J Eur Acad Dermatol Venereol. 2002;16(2):148-51.
4. Konopka CL, Padulla GA, Ortiz MP, Beck AK, Bittencourt MR, Dalcin DC. Pioderma Gangrenoso: um artigo de revisão. J Vasc Bras. 2013;12:25-33.

5. Ferrándiz-Pulido C, Briones VGP. Pioderma gangrenoso. Diagnóstico y tratamiento. Briones Piel. 2008;23:24-9.
6. Ogon M, Wimmer C, Behensky H, Sepp NT. A surgical wound infection? Lancet. 2000;356:1652.
7. Larcher L, Schwaiger K, Eisendle K, et al. Aesthetic breast augmentation mastopexy followed by post-surgical pyoderma gangrenosum (PSPG): clinic, treatment and review of the literature. Aesth Plast Surg. 2015;39:506-13.
8. Bennet ML, Jackson JM, Jorizzo JL, Fleicher AB Jr., White WL, Callen JP. Pyoderma gangrenosum: a comparison of typical and atypical forms with and emphasis on time to remission. Case review of 86 patients from 2 institutions. Medicine (Baltimore). 2000; 79:37-46.
9. Vasili E, Shkodrani E, Labinoti L, Xhata A. A case of atypical pyoderma gangrenosum. J Dermatol Case Rep. 2010;4:18-21.
10. Umezawa Y, Oyake S, Nagae T, Ishimaru S. A case of pyoderma gangrenosum on the stump of an amputated right leg. J Dermatol. 2000;27(8):529-32.
11. Conrad C, Ralph M. Pyoderma Gangrenosum. Article Review. J Dtsch Dermatol Ges. 2005;3:334-42.
12. Batista MD, Fernandes RL, Rocha MAD, et al. Pioderma gangrenoso bolhoso e síndrome mieloplástica. An Bras Dermatol. 2006;81(5 Supl 3):S309-12.
13. Andrade P, Brites MM, Alexandrino H, Figueiredo L. Pioderma gangrenoso pustuloso e doença inflamatória intestinal – resolução após proctocolectomia. Revista da SPDV. 2011;69(3):461-5.
14. Soncini JA, Salles AG, Frizzo Neto JA, Gemperli R. Successful treatment of pyoderma gangrenosum after augmentation mastopexy using vacuum therapy. Plast Reconstr Surg Glob Open. 2016;4(11):e1072.
15. Niezgoda JA, Cabigas EB, Allen HK, et al. Managing pyoderma gangrenosum: a synergistic approach combining surgical debridement, vacuum-assisted closure, and hyperbaric oxygen therapy. Plast Reconst Surg. 2006;117:24e-28e.
16. Goldberg NS, Ottuso P, Petro J. Cyclosporine for pyoderma gangrenosum. Plast Reconst Surg. 1993;91:91-3.
17. Barreto RL, Oliveira JP, Takahashi MD, Nico MMS, Machado MC, Rivitti E. Tratamento de pioderma gangrenoso com ciclosporina. Med Cutan Iber Lat Am. 2006;34:28-30.
18. Coelho LF, Correia FG, Ottoni FA, et al. Pioderma gangrenoso: um desafio para o reumatologista. Rev Bras Reumatol. 2009;49(3):315-20.

34 Epidermólise Bolhosa

Vania Declair Cohen • Luiz Gustavo Balaguer Cruz

Aspectos gerais

A epidermólise bolhosa (EB) é uma genodermatose que pertence a um grupo de afecções cutâneas bolhosas de caráter hereditário, que se caracteriza pela formação de bolhas em resposta aos mínimos traumatismos.[1] É uma doença rara e de alta complexidade, pois exige a atuação constante de equipe multiprofissional e cuidador exclusivo em razão da demanda de cuidados dispensados ao paciente, principalmente quando se trata dos subtipos mais agressivos.

A assistência à criança geralmente é assumida pelos pais, que gastam cerca de 2 a 3 horas diárias com banho, rompimento das bolhas, remoção das crostas e desbridamento, realização de curativos e outros cuidados que geram estresse e dor intensa que se repetem dia a dia por anos consecutivos. Outro agravante é o custo do tratamento; infelizmente ainda não temos no Brasil uma política pública que consiga suprir as necessidades dos portadores de doenças raras. Por mais que os familiares tenham uma condição financeira estável, não conseguem arcar com todos os custos do tratamento, que envolve: coberturas para realização de curativos; suplemento nutricional; cuidados fisioterápicos; terapia ocupacional; acompanhamento psicológico para o portador e familiares; médicos especialistas etc. Nos EUA, calcula-se que o gasto com um paciente chegue a cerca de 10 mil dólares mensais.[2]

Epidemiologia

No Brasil, nota-se uma ausência de dados epidemiológicos confiáveis, pois as patologias raras não fazem parte da lista de doenças de notificação compulsória, e os estudos de prevalência e incidência são escassos em virtude dos casos de subnotificação por desconhecimento da patologia ou falta de acesso do paciente a centros especializados.

Em 2012, foi apresentado um estudo de nossa autoria na World Union of Wound Healing Societies Conference (WUWHS), que investigou a história de consanguinidade entre pais, avós e tataravós entre 120 portadores de EB no Brasil, no qual se constatou 81% de endogamia entre algum desses parentes.[3] Esse fato justifica o índice mais elevado de pacientes das regiões Norte e Nordeste do país, onde a prática do casamento consanguíneo ainda é muito comum.

A United States National Epidermolysis Bullosa Registry relata que a incidência e prevalência de EB nos EUA estão em torno de 19,6 e 11,1 casos por 1 milhão de nascidos vivos (n.v.); a epidermólise bolhosa simples (EBS), em 7,87 e 6 casos por 1 milhão de n.v.; epidermólise bolhosa juncional (EBJ), em 2,68 e 0,49 casos por 1 milhão de n.v.; epidermólise bolhosa distrófica dominante (EBDD), em 2,12 e 1,49 casos por 1 milhão de n.v.; e epidermólise bolhosa distrófica recessiva (EBDR), em 3,05 e 1,35 casos por 1 milhão de n.v. Não há descrição estatística da síndrome de Klinder.[4]

Em outros países, a última publicação foi da National Epidermolysis Bullosa Registry, e relata a prevalência de 54 casos por 1 milhão de n.v. na Noruega; no Japão, 7,8 casos por 1 milhão de n.v.; na Itália, 15,4 casos por 1 milhão de n.v.; na Austrália, 10,3 casos por 1 milhão de n.v.; e na Croácia, 96 casos por 1 milhão de n.v.[5]

Prognóstico: mortalidade e morbidade

A EB é uma doença rara e, por enquanto, sem cura. Qualquer tratamento recomendado visa à melhora da qualidade de vida dos portadores, além de tentar prevenir as complicações. O prognóstico para a maioria dos pacientes com EBS é excelente, com exceção da EBS generalizada severa (EBS gen sev), que tem alto risco de mortalidade infantil precoce. Além disso, na EBS com disfunção da laminina 5 e 14, há desenvolvimento de distrofia muscular (EBS DM) progressiva com o aumento da idade, o que leva o portador a ficar confinado em cadeira de rodas ou acamado.

Na EBJ, particularmente EBJ-gen sev, o prognóstico é muito reservado, com morte de 87% das crianças no 1º ano de vida, ou óbito antes dos 25 anos.[6]

Entre os subtipos EBDR, o pior prognóstico é observado na EBDR-gen sev. Nesse caso, há alta taxa de mortalidade na infância, seja por sepse, hipovolemia ou desnutrição. Há, ainda, um risco acumulativo de aproximadamente 12% de óbitos por desenvolvimento de insuficiência renal crônica.[7] O carcinoma de células escamosas (CEC) é a maior preocupação em adultos com EBDR gen sev (Figura 34.1) e, em menor extensão, em pacientes com outros subtipos de EBDR e EBJ (especialmente aqueles com EBJ, intermediário generalizado), que surge com cerca de 12 anos de idade.

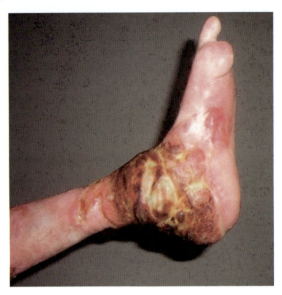

FIGURA 34.1 Carcinoma espinocelular em paciente com epidermólise bolhosa distrófica recessiva generalizada severa.

Por volta dos 50 anos, quase 90% dos portadores terão desenvolvido pelo menos um carcinoma espinocelular. Destes, cerca de 87% terão morrido, como resultado direto do CEC metastático, que não responde à radioterapia e/ou à quimioterapia.[8]

No Brasil, outro estudo de nossa autoria acompanhou 83 portadores no período de 4 anos (2008-2011), dos quais quatro desenvolveram câncer, que foram a óbito após recidiva do tumor, sem resposta a radioterapia/quimioterapia.[9] As idades desses pacientes eram 5, 19, 26 e 29 anos. Dois apresentaram CEC e dois evoluíram com melanoma maligno infiltrativo (MMI) (Figura 34.2). Porém, esse índice aumentou consideravelmente nos últimos anos. O prognóstico para a maioria dos pacientes com síndrome de Kindler é razoável.

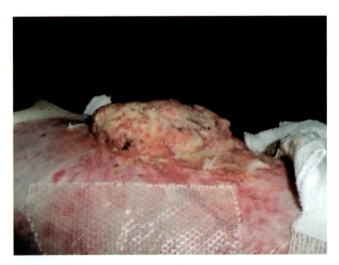

FIGURA 34.2 Melanoma maligno infiltrativo com metástase óssea em epidermólise bolhosa distrófica recessiva generalizada severa.

Etiologia e classificação

Aspectos histológicos responsáveis pela adesão da derme e epiderme

A epiderme é constituída por tecido epitelial pavimentoso estratificado queratinizado com uma zona de membrana basal (ZMB) com estruturas especializadas que se combinam para formar complexos de ancoragem, responsáveis pela aderência e manutenção da integridade da pele. É importante conhecer algumas dessas estruturas para entender as consequências de suas possíveis alterações.[10]

As queratinas 5 e 14 combinam-se para formar os filamentos intermediários nos queratinócitos basais. Esses filamentos são inseridos em estruturas denominadas hemidesmossomas, que contêm proteínas intracelulares, inclui plectina (HD1) e BP230. Essa proteína, também denominada BPAG1, tem homologia tanto para a desmoplaquina quanto para a plectina. Elas fazem a conexão dos hemidesmossomas com os filamentos intermediários.

Os hemidesmossomos também contêm porções intracelulares de proteínas transmembranas, como o colágeno XVII (BP180), que interage com a integrina alfa-6-beta-4. Estas desempenham um papel central em sua formação e contêm um domínio citoplasmático especialmente grande, interagindo com outras proteínas da placa hemidesmossomal. O colágeno XVII liga-se ao BP230 intracelularmente e com a laminina-332 extracelularmente.

Os filamentos de ancoragem contêm as porções extracelulares de colágeno XVII (BP180), integrina alfa-6-beta-4, moléculas de laminina-332 e laminina-6. Semelhante a todos os membros da sua família de proteínas, a laminina-332 também apresenta uma forte associação com o colágeno tipo VII, que serve para conectar filamentos de ancoragem com fibrilas de ancoragem.

As fibrilas de ancoragem são compostas principalmente pelo colágeno tipo VII, e interagem com a laminina-332. Fibrilas de ancoragem enrolam-se ao redor das fibrilas de colágeno intersticial dérmico e se reinserem sobre a lâmina densa, fixando a ZMB à derme subjacente.

Todas essas estruturas estão presentes e têm importante função na ZMB. Superiormente, esta tem filamentos de ancoragem intermediários de queratina que conectam o citoesqueleto às condensações da membrana plasmática basocelular. Esses filamentos se estendem da membrana plasmática basocelular, atravessam a lâmina lúcida, vão até o meio extracelular e conectam o hemidesmossoma à lâmina densa. Na parte inferior da ZMB, o colágeno VII contém fibrilas de ancoragem que se estendem da lâmina densa às placas de ancoragem, prendendo as fibrilas de colágeno intersticial que chega até a derme papilar. Assim, a ZMB cutânea conecta uma extensa rede esquelética basocelular à abundante rede de fibrilas de colágeno intersticial da derme.

Muitas dessas proteínas, dependendo do subtipo de EB, encontram-se ausentes ou diminuídas, o que leva à formação de bolhas na pele. Na Figura 34.3, podemos observar na

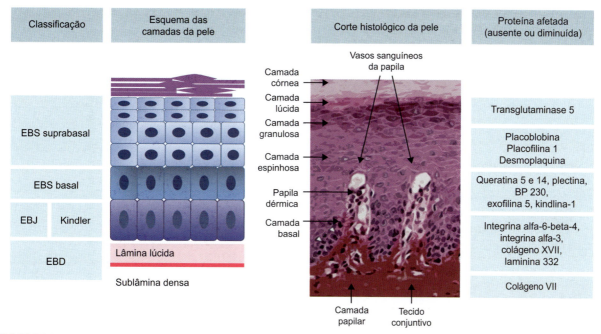

FIGURA 34.3 Principais tipos de epidermólise bolhosa. EBS, epidermólise bolhosa simples; *EBJ*, epidermólise bolhosa juncional; *EBD*, pidermólise bolhosa distrófica.

estrutura da pele os principais tipos de EB e a proteína ausente ou comprometida. É importante lembrar que as células agredidas têm grande importância no processo de adesão da derme e epiderme. É um transtorno que geneticamente compromete o ectoderma, de etiologia desconhecida, mas que caracteriza uma suscetibilidade a danos do epitélio de revestimento capaz de induzir a bolhas após mínimos traumas ou pressão.

Classificação da doença

Segundo Fine,[1,11] a classificação dos subtipos de EB está baseada em respostas clínicas e moleculares, como: identificação do nível de clivagem da pele, características fenotípicas, alterações extracutâneas, distribuição e gravidade da doença, herança genética, proteína-alvo, envolvimento e tipo de genes comprometidos, e mutações (ver Figura 34.3).

A EB é classificada em quatro tipos, que são ainda subdivididos, e dos quais abordaremos apenas as formas principais.[2] Na Tabela 34.1, é possível observar os principais tipos com as consecutivas alterações proteicas e mutações genéticas.

Epidermólise bolhosa simples

Há separação intraepidérmica na lâmina basal ou suprabasal, ou seja, as bolhas têm localização intraepidérmica causadas por alterações da queratina. Histologicamente, são descritas como epidermolíticas e comumente encontra-se degeneração da camada basal, com ausência de infiltrado inflamatório e sem depósito de anticorpos no tecido. São de herança dominante. Geralmente, suas manifestações ocorrem em áreas com alto risco de trauma, como mãos, pés, cotovelos e joelhos, os quais permanecem acometidos durante longo tempo por apresentarem fácil recidiva. Tornam-se porta de entrada

TABELA 34.1 Principais tipos de EB com as respectivas alterações da proteína-alvo e mutação genética.

Nível de clivagem	Tipo principal	Classificação	Proteína-alvo	Mutação genética
Intraepidérmica	EBS	EBS suprabasal EBS basal	Transglutaminase 5, placofilina 1, desmoplaquina, placoglobina Queratina 5 e 14, plectina, exofilina 5 (Slac2-b), antígeno 1 pênfigo bolhoso (BPAG1, PB230)	TGMS, PKP1, DSP, JUP KRT5, KRT14, PLEC EXPH5 DST
Intralâmina lúcida	EBJ	EBJ gen EBJ loc	Laminina 332, colágeno XVII, integrina alfa-6-beta-4, subunidade integrina alfa-3, laminina 332, colágeno XVII, integrina alfa-6-beta4	LAMA3, LAMB3, LAMC2 COL17A1 ITGB4, ITGA6 ITGA3
Sublâmina densa	EBD	EBDD EBDR	Colágeno VII Colágeno VII	COL7A1 COL7A1
Mista	Síndrome de Kindler		Kindlina-1	FERMIT1 (KIND1)

EBS, epidermólise bolhosa simples; *EBJ*, epidermólise bolhosa juncional; *EBD*, pidermólise bolhosa distrófica; *EBDD*, epidermólise bolhosa distrófica dominante; *EBDR*, epidermólise bolhosa distrófica recessiva. Adaptada de Fine et al.[1,11]

para infecções bacterianas. Bolhas acrais são termossensíveis e geralmente a afecção melhora com a idade. Podem acometer a cavidade oral, sem acometimento dos dentes. Anexos cutâneos nos casos mais leves costumam estar preservados. A EBS tem vários subtipos, que variam de acordo com a localização e intensidade das bolhas.

Epidermólise bolhosa simples generalizada severa

Acomete gravemente a mucosa oral (Figura 34.4), com formação de bolhas agrupadas e herpetiformes. Shemako[12] descreve severa hiperqueratose palmoplantar nesse subtipo, além de constipação intestinal, anemia, ausência ou alterações ungueais, cicatrização atrófica e mília (Figura 34.5).[11] Alguns autores descreveram na EBS gen sev as mesmas alterações encontradas na classificação anterior da denominada Dowling-Meara.[12,13] Como já mencionado, a camada basal se diferencia dos outros epitélios e dos segmentos suprabasais da epiderme pela expressão das citoqueratinas 5 e 14, reguladas pelos genes KRT5 e KRT14 localizados nos cromossomos 17 e 12, respectivamente. Essas alterações desencadeiam mudanças estruturais no citoesqueleto, o que culmina na formação de bolhas; esse é o único subgrupo de EB decorrente de citólise, e não da alteração do processo de adesão (Figura 34.6).

Epidermólise bolhosa simples generalizada intermediária

Forma intermediária de EBS, com bolhas, não hemorrágicas, disseminadas que apresentam quadros menos intensos. Certos autores consideram uma variante da EBS gen sev. Há presença de hiperqueratose palmoplantar, atraso de crescimento e comprometimento da mucosa oral com fácil aparecimento de bolhas, principalmente durante a primeira infância.[1,13]

Epidermólise bolhosa simples com distrofia muscular ou atresia de piloro

Variante rara da EBS, causada pela mutação da plectina regulada pelo gene PLEC11 no cromossomo 8q24, que está envolvida no citoesqueleto da musculatura lisa, que desencadeia miopatia.[14,15] A distrofia muscular costuma desenvolver-se mais tardiamente na maior parte dos casos[15] (Figura 34.7). Nesse subtipo, não ocorre a citólise da camada basal. A EBS com atresia de piloro está relacionada com as alterações da proteína alfa-6-beta-4 integrina, o que conduz ao desenvolvimento de atresia de esôfago, uma complicação que leva o portador a apresentar quadros de disfagia grave que evolui para múltiplas dilatações de esôfago e, muitas vezes, à gastrotomia. Além disso, os portadores apresentam bolhas não hemorrágicas, onicodistrofia, distrofia e despigmentação cutânea, comprometimento da mucosa oral, e, em alguns casos, complicações respiratórias, queratoderma plantar, complicações intestinais, neurológicas e cardíacas.[15–17]

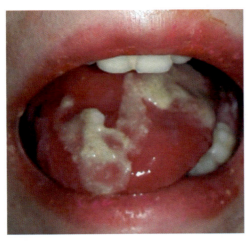

FIGURA 34.4 Epidermólise bolhosa simples com acometimento da mucosa oral.

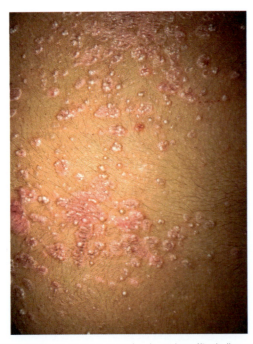

FIGURA 34.5 Mília em paciente portador de epidermólise bolhosa simples.

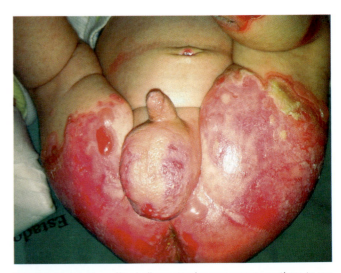

FIGURA 34.6 Epidermólise bolhosa simples com comprometimento em área das fraldas decorrente de atrito e maceração tecidual por umidade.

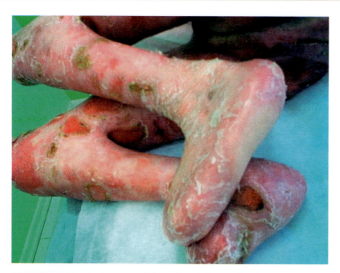

FIGURA 34.7 Paciente com epidermólise bolhosa simples severa generalizada com distrofia muscular – déficit da plectina.

Epidermólise bolhosa simples leve ou localizada

É a forma mais leve e comum de EBS, com lesões restritas às palmas das mãos e plantas dos pés, com bolhas termossensíveis e hiperidrose. É autossômica dominante. Normalmente as bolhas ocorrem pela malformação dos dímeros entre as queratinas 5 e 14, oriundas de genes mutantes nos cromossomos 12 e 17.

Epidermólise bolhosa simples rara

Há dois tipos de EBS rara: a EBS acantolítica fatal causada pela mutação genética da BP230 e a síndrome de fragilidade cutânea.[13] A displasia ectodérmica causada pela mutação genética da placofilina é caracterizada por alopecia generalizada, envolvimento ungueal grave, alterações respiratórias, perda da epiderme, fissuras extremamente doloridas e queratodermia palmoplantar.

Epidermólise bolhosa simples pigmentativa (EBSP)

Caracteriza-se por fragilidade da pele desde o nascimento, clinicamente não diferençável da EBS gen sev. Com o tempo, passa a desenvolver hiperpigmentação e hipopigmentação progressiva no tronco e extremidades. Pode estar associada a hiperqueratose palmoplantar (Figura 34.8).

Epidermólise bolhosa juncional

Caracterizada por vesículas intralâmina lúcida ou central da zona da membrana basal, em que ocorre clivagem na junção dermoepidérmica. A EBJ pode ser classificada como generalizada ou localizada. As generalizadas subdividem-se em severa e intermediária e acometem a laminina 332, com atresia de piloro (EBJ AP), que, além da laminina 332, compromete o colágeno XVII e a integrina alfa-6-beta-4. Há ainda a EBJ com envolvimento respiratório e/ou renal, que envolve a integrina alfa-3. O subtipo de maior relevância clínica é letal, classificado anteriormente por Herlitz ou Letalis, e reclassificado por Fine como EBJ gen sev (Figura 34.9).[1] Apresenta etiologia molecular variável correlacionada com outras patologias. Além das vesículas que ocorrem na lâmina lúcida, há também anormalidades que acometem o hemidesmossoma. Mais da metade dos casos são causados por mutações no gene LAMB3, informação útil para análise de mutações gênicas no período pré-natal. Existem ainda casos que envolvem a codificação da laminina da 3ª cadeia, integrinas 4 e 6 e colágeno XVII (BP180).[18] Nesse grupo, a separação da pele ocorre no nível da região dos hemidesmossomas resultantes dos defeitos moleculares que contribuem para atresia de piloro.[17]

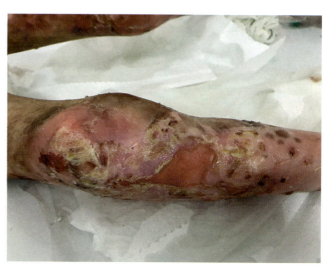

FIGURA 34.8 Lesão crônica em membro inferior esquerdo com áreas hipercrômicas e acromia em epidermólise bolhosa simples pigmentativa.

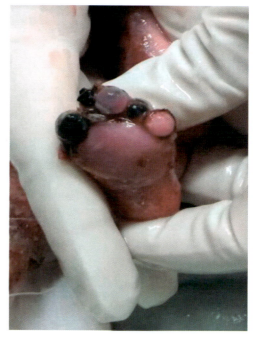

FIGURA 34.9 Epidermólise bolhosa juncional severa – necrose e malformação dos artelhos.

Epidermólise bolhosa juncional generalizada severa

Antes descrita como Herlitz ou letal, apresenta-se ao nascimento, com o aparecimento de bolhas erosivas e disseminadas resultantes da ausência ou de grave defeito da expressão dos filamentos de ancoragem da glicoproteína da laminina 332. Portadores dessa forma letal de EB apresentam lesões graves, erosão na mucosa oral e ao redor da boca, dos olhos e das narinas, as quais geralmente apresentam tecido de granulação hipertrófico. As alterações multissistêmicas envolvem a córnea, conjuntiva, região traqueobrônquica, faringe, esôfago, reto e mucosas geniturinárias, anemia, comprometimento renal e respiratório. É autossômica recessiva. Esses indivíduos têm maiores riscos de óbito por sepse ou outras complicações secundárias; raramente sobrevivem.[18,19]

Epidermólise bolhosa juncional generalizada intermediária

Apresentam bolhas generalizadas, sobrevivem à infância e melhoram clinicamente com a idade. Alterações no couro cabeludo, unhas, dentes e outras anormalidades, entretanto, podem se tornar cada vez mais aparentes.[19] As membranas mucosas são frequentemente afetadas por erosões, resultando em estenose.

Epidermólise bolhosa juncional com atresia pilórica (EBJ AP)

Condição associada a atresia pilórica desde o nascimento. É caracterizada por fragilidade cutaneomucosa, manifestada por bolhas de formação espontânea ou aos mínimos traumas, anormalidades renais e uretrais (rins policísticos, hidronefrose, ureterocele, ausência de bexiga). Geralmente, esse subtipo é letal no período neonatal. Em alguns casos, pode haver aplasia congênita que afeta extremidades, mídia, onicodistrofia, alopecia cicatricial, hipotricose, contraturas e miocardiopatia dilatada.[19]

Epidermólise bolhosa juncional localizada

Subtipo leve, localizado, caracterizado por vesículas que aparecem ao nascimento. As lesões erosivas podem ser exacerbadas pelo aumento de temperatura ambiente. Após cicatrização, as bolhas e vesículas deixam na pele uma cicatriz de aparência atrófica e muitas vezes com hipopigmentação. O envolvimento extracutâneo é raro, com exceção da formação de esmalte hipoplásico nos dentes, o que resulta em altos índices de cárie dentária. Distrofias e alopecia são comuns. Esses portadores têm boa expectativa de vida.[18]

Síndrome de Kindler

A síndrome de Kindler (SK)[20] pode abranger áreas mistas da membrana basal, lâmina lúcida e sublâmina densa. É autossômica recessiva, caracterizada pela presença de bolhas induzidas por traumas desde o nascimento, fotossensibilidade (Figura 34.10), distrofia cutânea difusa, poiquilodermia, hiperqueratose palmoplantar difusa e pseudossindactilia. Manifestações

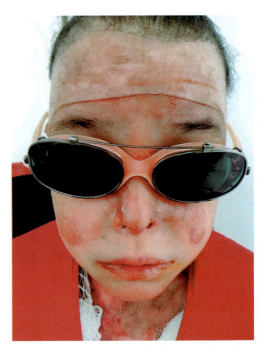

FIGURA 34.10 Adolescente portadora de síndrome de Kindler apresentando fotofobia grave. Óculos adaptado com suporte de silicone para evitar lesão traumática da pele.

da mucosa oral também são comuns com mucosite hemorrágica e gengivite, doença periodontal, perda dentária prematura e leucoqueratose labial. Outras manifestações clínicas são ectrópio, estenose esofágica e anal, colite, estenose uretral e fimose grave. As complicações da SK incluem peritonite e carcinoma espinocelular (CEC). Há mutação no gene *Kindin1*, localizado no cromossomo 20 p12.3, e alguns achados identificaram o bialelo Fermt1.

Epidermólise bolhosa distrófica

Trata-se de separação na sublâmina densa, também classificada como hemolítica, pois há clivagem para formação da bolha na derme papilar, na região abaixo da lâmina densa. Tem sido associada à mutação do gene que codifica o colágeno VII (COL7A1).[1] Nas formas recessivas, há cessação prematura de códons, que resultam na ausência do colágeno tipo VII. Nos casos em que não há cessação prematura dos códons, geralmente há menor gravidade. As bolhas comumente são hemorrágicas. Há danos ao folículo piloso que determinam a formação de mília (pápula branca de 1 a 4 mm). A variante descrita por Pasini caracteriza-se por bolhas mais extensas, pápulas *scarlike* no tronco (também denominadas lesão albopapuloide) e envolvimento da mucosa oral e dentes e unhas distróficas ou ausentes em ambas as variantes de EBD de herança dominante.

Epidermólise bolhosa distrófica recessiva pruriginosa

Fine[1] relata que a EBDR pode apresentar uma variante pruriginosa, um subtipo heterogêneo que resulta da mutação do colágeno tipo VII, mais precisamente o gene *COL7A1* no cromossomo 3p21.3. Como já foi descrito anteriormente, o colágeno VII é um dos maiores componentes estruturais das fibrilas de ancoragem da derme-epiderme. Há descrição de casos autossômicos dominantes e recessivos. A EBDR pruriginosa é caracterizada por prurido intenso com desenvolvimento de placas lineares hipertróficas, afetando principalmente a pele da região pré-tibial, e algumas vezes tronco e antebraços.[21,22] O rosto, o pescoço e as áreas de flexão são poupados. Clinicamente, também é manifestada por bolhas induzidas por mínimos traumas, os quais deixam cicatriz hipertrófica e mília após a cicatrização. Em alguns casos há presença de placas ondulares violáceas liquenificadas secundárias ao ato crônico de coçar (Fenômeno de Koebner).

A distrofia ungueal é muito comumente vista e útil na distinção de outras condições. As características histológicas da EB pruriginosa compreendem hiperqueratose, acantose e disrupção da JDE, com infiltrado linfo-histiocitário dérmico e perivascular proeminente. Uma bolha subepidérmica pode ser vista, embora raramente seja evidente clinicamente, assim como a formação de mília.

A microscopia eletrônica pode ser valiosa para confirmar o nível de clivagem cutânea e deve mostrar fibrilas de ancoragem diminuídas ou ausentes na sublâmina densa abaixo da camada basal da epiderme. A imunofluorescência direta da pele perilesional é negativa, mas pode ser uma investigação útil para excluir outras condições bolhosas. O sequenciamento genético demonstrará mutações no *COL7A1*.

Epidermólise bolhosa distrófica recessiva generalizada severa

É a mais severa de todos os tipos de EB.[23,24] O portador apresenta bolhas hemorrágicas (Figura 34.11) generalizadas ao nascer que posteriormente se tornam distróficas e deixam extensas cicatrizes, as quais são mais proeminentes nas superfícies acrais, levando ao desenvolvimento de pseudossindactilia com deformidades das mãos e pés (Figuras 34.12 e 34.13). As bolhas também afetam os olhos e levam à perda da acuidade visual, ou até cegueira (Figura 34.14). A formação de cicatrizes hipertróficas e contraturas de extremidades aumentam com a idade. Quando acometem a boca e o esôfago, comprometem a alimentação, o que leva a carência nutricional. O envolvimento da mucosa interna resulta em estenose esofágica, uretral e anal, fimose, comprometimento córneo e cicatrizes. A má absorção de ferro resulta em anemia e desnutrição global, que causa falha no crescimento.

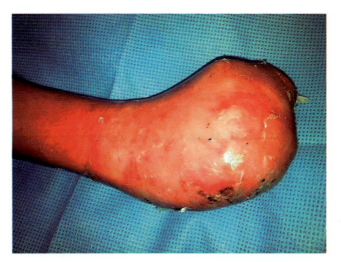

FIGURA 34.12 Encapsulamento da mão em portador de epidermólise bolhosa distrófica recessiva.

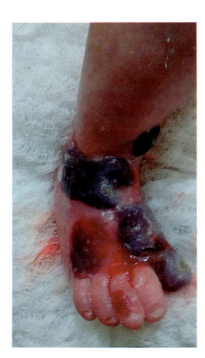

FIGURA 34.11 Bolhas hemorrágicas em portador de epidermólise bolhosa distrófica recessiva.

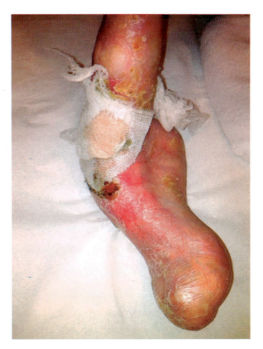

FIGURA 34.13 Encapsulamento das falanges e alteração anatômica do pé pela formação de bolhas consecutivas na região de tendão do calcâneo em portador de epidermólise bolhosa distrófica recessiva moderada.

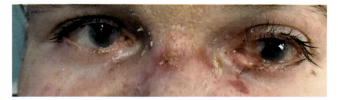

FIGURA 34.14 Perda de acuidade visual em portador de epidermólise bolhosa distrófica recessiva generalizada severa após formação de bolha e úlcera de córnea.

Epidermólise bolhosa distrófica recessiva generalizada intermediária

Inicia-se logo ao nascer, com presença de bolhas hemorrágicas generalizadas (Figura 34.15). São acompanhadas de sérias lesões na mucosa oral, anal, uretral, retal e vaginal, traumas na bexiga, intestino delgado, conjuntiva, estenose de esôfago, distrofia ungueal, mília, sinéquias cicatriciais e aparecimento tardio de carcinoma espinocelular. É autossômica recessiva.

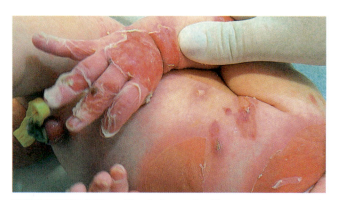

FIGURA 34.15 Epidermólise bolhosa distrófica recessiva moderada com perda parcial da epiderme.

Métodos diagnósticos

Microscopia eletrônica e imunofluorescência

Deve-se realizar biopsia de uma bolha recém-formada por digitopressão do dedo indicador na pele do paciente – mesma técnica utilizada para verificar positividade do sinal de Nikolisky (Figura 34.16). A epiderme deve ser separada da derme, e o médico deve retirar cerca de 1 centímetro de tecido envolvendo área de descolamento derme-epiderme, teto da bolha, área perilesional íntegra e tecido adjacente. A peça deverá ser acondicionada e enviada ao laboratório para análise. A microscopia eletrônica (ME) determinará o nível de acometimento da pele e a morfologia da ZMB, a qual é muito útil na realização do diagnóstico.

A microscopia por imunofluorescência (MI) fornece informações sobre o nível de clivagem das vesículas. Utiliza-se a mesma técnica de coleta da biopsia para ME, no entanto, o material deverá ser acondicionado em frasco especial com Solução de Mitchel e encaminhado para laboratório imediatamente após a coleta.

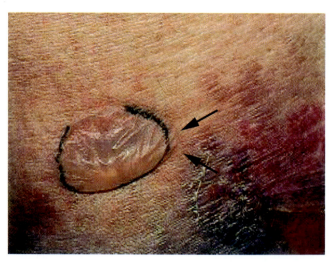

FIGURA 34.16 Formação de bolha (sinal de Nikolisky) para coleta de material para biopsia por imunofluorescência.

O imunomapeamento de um antígeno de hemidesmossoma, como o BP230, por exemplo, pode distinguir e classificar as EBS, EBJ e EBD. Nas EBJ, a BP230 localiza-se no teto da bolha, enquanto o colágeno tipo IV encontra-se na parte inferior. Na EBD, ambos os antígenos estão no teto da bolha.

Além de fornecer informações sobre o nível de separação da epiderme-derme, a MI pode dar informações do defeito molecular subjacente. A ausência de coloração de anticorpo indica um defeito molecular específico. Muitas vezes, na doença branda e nos subtipos da enfermidade dominante, as alterações na expressão de proteínas são bastante sutis para serem diagnosticadas; assim, torna-se necessária a realização de testes mais precisos, como a análise da mutação de DNA e imunofluorescência.[25,26] Esse é o teste ideal para que seja elucidado o defeito molecular subjacente, pois, na maioria dos casos, a MI não é eficaz para o rastreamento completo dos genes que necessitam ser rastreados. O DNA é extraído do sangue da pessoa e de seus familiares. A triagem inicial da mutação é feita pela análise do sequenciamento do DNA.

Diagnóstico pré-natal

Uma vez que as mutações são identificadas em uma família, é possível realizar o diagnóstico pré-natal.[27,28] A amostra do DNA para diagnóstico, nesse caso, poderá ser obtida do vilo corial nas semanas iniciais da gestação. Na prática, quando há histórico de pessoas com EB em uma família, deve-se investigar as possíveis mutações de DNA pelo método sequencial direto e *screening*. É extremamente importante o encaminhamento do portador e de seus familiares para aconselhamento genético com um geneticista experiente.

Diagnóstico diferencial

Síndrome da pele escaldada, pênfigo bolhoso, lúpus eritematoso bolhoso sistêmico.[29]

Aconselhamento genético

Toda família deverá ser encaminhada para o geneticista para obter orientação, principalmente se os pais tiverem a intenção de ter mais filhos. Apesar de o Sistema Único de Saúde no Brasil (SUS) não disponibilizar todos os exames necessários para investigação genética desses pacientes, é muito importante o acompanhamento e a orientação do médico geneticista.

Avaliação do portador de epidermólise bolhosa

Histórico

Na primeira entrevista, o profissional deverá analisar o histórico detalhado do paciente e de seus antecedentes familiares.

Como todo exame dermatológico, é importante o levantamento de dados objetivos e subjetivos do paciente como: se existe histórico de outras dermatopatologias ou doenças congênitas na família; história de consanguinidade ou contato permanente com produto químico; qual a idade da primeira gestação e se há história de abortos espontâneos prévios; se tem irmãos ou primos com a doença ou se são sadios; se a mãe fez pré-natal com algum tipo de investigação genética; qual a idade gestacional e o tipo de parto; se foi realizado diagnóstico intrauterino; qual método realizado para confirmação do diagnóstico da doença (solicitar cópia da biopsia por microscopia eletrônica); qual o tamanho, a frequência e a localização das bolhas; amplitude da dor ou do prurido; e quais são os hábitos alimentares (para investigação de possível atresia de esôfago).

Recomenda-se fazer revisão dos sistemas de informação que podem estar associados a diferentes subtipos EB, incluir alterações de crescimento ou desenvolvimento, comprometimento de mucosas, anexos cutâneos, cavidade oral, nasofaringe, ocular, geniturinária ou sintomas respiratórios.

Exame físico

O exame físico deverá ser realizado em sala de exame aquecida, a fim de evitar hipotermia, principalmente em bebês. Realizar a retirada de curativo com SF 0,9% aquecido, a fim de remover qualquer cobertura que esteja aderida na lesão sem provocar trauma.

A maca deverá ser desinfetada com álcool 70% e estar forrada com lençol plástico e papel na parte superior. Solicitar lixeira com plástico apropriado para descartar material contaminado. Ter à disposição: foco, otoscópio e lanterna, além de material de curativo.

Deve-se realizar exame físico acadêmico com ênfase na inspeção de toda a pele, conjuntiva e região genital. Avaliar cavidade oral, com especial atenção ao estado dos dentes e da mucosa oral. Examinar detalhadamente os aspectos morfológicos das bolhas (profundidade, tamanho, características de bolhas – ver descrição a seguir) e sua localização. Analisar anexos cutâneos.

De acordo com o subtipo de EB, o portador pode apresentar bolhas superficiais, representadas por vesículas que se transformam em crostas rasas e erosões, bolhas intraepidérmicas que são flácidas, capazes de se expandir sob pressão, bolhas que atingem a interlâmina lúcida, apresentando-se tensas que, ao curarem-se, deixam alterações atróficas e, finalmente, as que acometem a sublâmina densa, com vesículas que deixam cicatrizes atróficas e formam mília.

Principais exames laboratoriais

Deve-se realizar biopsia da pele após avaliação minuciosa da história e do exame físico. O ideal é solicitar análise histológica para excluir outras causas de bolhas. Na suspeita de EB, a melhor abordagem é a obtenção de duas espécimes de biopsia. É necessário analisar uma amostra utilizando microscopia eletrônica (ME) e outra por meio de microscopia por imunofluorescência. Aproveitar a amostra de tecido para investigação de infecção bacteriana.

O hemograma completo serve para avaliar a existência e a diferenciação do tipo de anemia desenvolvido. Acrescentar dosagem sérica de ferro e ferritina. Pacientes com EB costumam apresentar plaquetocitose importante em decorrência de quadros de desidratação e hipercoagulabilidade.

Diante disso, torna-se necessário avaliar o estado nutricional do paciente. Controlar altura e peso, ingestão alimentar diária, índice de proteína total, fracionada e albumina sérica. O controle de vitaminas D e B_{12} também são úteis, pois em geral o paciente precisa de reposição, principalmente nos casos mais graves.

Diagnóstico por imagem

Avaliar função gastrintestinal e observar alterações esofágicas, como atresia pilórica, estenose de esôfago e outras possíveis alterações, são procedimentos importantes, principalmente quando se tratar de EBDR. Em caso de suspeita, solicitar radiografia contrastada. A endoscopia está contraindicada por aumentar o risco de formação de novas lesões, sangramento esofágico e composição de novas bolhas.

Outros testes

Avaliar contraturas e distrofias musculares pela definição de amplitude de movimento dos membros e dos dígitos. Solicitar acompanhamento fisioterápico, se necessário.

Assistência ao portador

Preparando a casa para receber o recém-nascido portador de epidermólise bolhosa

A criança portadora de EB deve receber alta hospitalar o mais precocemente possível, no entanto, é muito importante que os pais estejam preparados para cuidar do recém-nascido (RN) em casa. Esse cuidado engloba banho, alimentação, realização de curativos e reconhecimento das principais complicações que acometem o RN nessa fase: hipovolemia/desidratação e infecção cutânea.

Deverá ser acompanhada por um enfermeiro especialista, sempre que possível, nos primeiros dias após a alta hospitalar. Os pais deverão providenciar materiais básicos para o cuidado com a criança como cuba-rim e cúpula para auxiliar a realização ou troca de curativos, tesoura (de uso exclusivo para ajustar o tamanho das coberturas que podem ser recortadas), luvas de procedimento, gaze de não tecido (evitar gaze de algodão que solta fiapos e aumentam a resposta inflamatória), agulhas descartáveis para lacerar as bolhas (orientar os cuidadores a nunca reutilizar agulhas), se possível, utilizar duas banheiras de plástico mole, uma com trocador macio – uma para o banho e outra para o enxágue (para evitar a hipotermia) –, coberturas de baixa aderência e material de curativo em geral.

Os pais devem ser orientados quanto à higiene rigorosa das mãos e de tudo que entra em contato com a criança. Podem usar álcool a 70% para desinfecção das mãos e objetos.

Cuidados no banho

O banho é um importante momento para o portador de EB. Alguns pacientes reduzem a frequência do banho, o que aumenta o risco de infecções de pele e de colonização crítica da ferida e facilita o desenvolvimento de biofilme. Um dos objetivos do banho de imersão é reduzir a taxa de colonização bacteriana, além de promover conforto e relaxamento e diminuir o prurido resultante do excesso de exsudato da ferida.

Infelizmente, muitas vezes, o banho torna-se um procedimento doloroso, especialmente quando o portador utiliza coberturas e bandagens que ficam aderidas às lesões cutâneas.

Petersen et al.[30] realizaram um estudo experimental com sal na água do banho dos portadores de EB. Após a utilização de sal na água, 91% dos pacientes relataram redução importante da dor, 66% diminuíram a utilização de analgesia após o procedimento, 31% notaram redução do odor da pele, e 44% relataram diminuição do exsudato. Não houve diferenças significativas em relação ao tipo de EB, idade dos portadores, tempo do procedimento e quantidade de sal adicionada na água. Os autores concluíram que é um procedimento eficaz para redução da dor e melhora da analgesia após o procedimento; tem baixo custo e reduz o risco de infecção. O tratamento poderá ser recomendado para todos os tipos de EB, de modo a melhorar, assim, a qualidade de vida dos portadores.

Em nossa prática clínica, orientamos o banho de imersão com 1 colher de sopa de sal de cozinha para cada 20 ℓ de água.

Manejo das feridas

Uso de antissépticos

Lesões crônicas e/ou infectadas têm tendência ao desenvolvimento de biofilme. Hoje, a prevenção e o controle do biofilme em lesões crônicas tornaram-se o objetivo primário no tratamento de feridas, e existem vários relatos de que a presença de biofilme leva ao retardo da cicatrização.[31-34]

O manejo da ferida em portadores de EB torna-se extremamente complexo, pois as lesões geralmente são tratadas na casa do portador durante a hora do banho, e na maior parte das vezes o curativo é realizado pelo cuidador ou pelos próprios pais, que não são totalmente preparados para avaliar o nível de complexidade da ferida. Por outro lado, as trocas de curativo sempre são realizadas com muito estresse e desconforto para a criança e familiares, o que impede a manipulação e limpeza eficaz da ferida. O ideal seria que os curativos pudessem ser realizados em ambiente próprio, observando-se normas de assepsia e limpeza profunda da ferida com o portador sob sedação. No entanto, isso traria outras implicações que tornariam o procedimento inviável. Algumas feridas passam anos abertas sem nunca cicatrizarem. Nesses casos, a lesão deverá ser avaliada por especialista, a fim de que seja descartada a hipótese de câncer de pele.

A preparação do leito da ferida, incluindo limpeza e desbridamento são princípios importantes no manejo desta, pois as lesões devem ser desbridadas e livres de tecido necrótico para cicatrizarem.[35,36] Isso inclui a retirada de crostas e pseudocrostas (Figura 34.17), as quais geralmente são formadas por medicações tópicas ou coberturas aderentes. As crostas ou pseudocrostas ficam hiperaderidas na pele e sua retirada é geralmente traumática, levando a formação de nova ferida. Outro problema é a colonização bacteriana, já que na crosta há grande quantidade de substância biológica e temperatura elevada, o que favorece o aumento de colonização bacteriana crítica. Odor fétido, exsudação amarelada ou esverdeada espessa podem ser sinais de colonização bacteriana crítica ou infecção cutânea. O entendimento do conceito de biofilme e o reconhecimento clínico de infecção se tornaram prioridade na intervenção de feridas, assim como limpeza e desbridamento.[37] Algumas substâncias ou coberturas contêm agentes antimicrobianos e estão indicados como antibiofilmes, como o PHMB, coberturas com prata (Figura 34.18) e surfactantes. Alguns ativos também têm sido descritos, como ácido acético, mel (ainda não disponível no Brasil), PHMB e prata.[38-40] Não se indica o uso de PHMB em RN pelo fato de a pele apresentar alta permeabilidade e muitas vezes a criança expressar dor (observar sinais de dor e estresse pós-traumático).

Vários autores relatam que o uso de antissépticos em lesões crônicas e infectadas é essencial para redução da colonização, controle de infecção e auxílio no processo de cicatrização. No entanto, alguns antissépticos comercializados podem ter efeitos tóxicos, tanto em nível celular quanto sistêmico, afetando o processo de cicatrização.[41,42]

O ácido acético (AA) é um antisséptico com grande potencial de aplicabilidade no tratamento tópico de lesões crônicas, principalmente nos portadores de EB. Sua aplicação foi amplamente divulgada e discutida por diversos autores, seja em relato de casos, experiências clínicas, estudos clínicos *in vitro* e *in vivo*. Várias pesquisas[42,43] comprovam o efeito antimicrobiano do ácido acético quando utilizado no tratamento tópico de feridas. Esses estudos avaliam a ação do ácido acético

Capítulo 34 ▪ Epidermólise Bolhosa 307

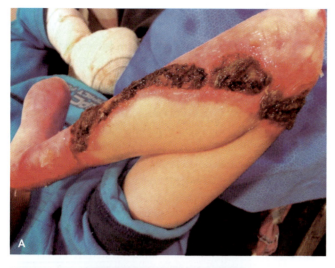
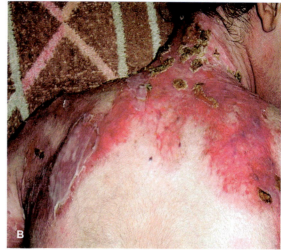
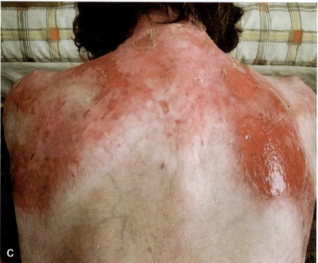

FIGURA 34.17 A. Crostas em adolescente portador de epidermólise bolhosa distrófica recessiva. **B.** Uso de cobertura de baixa aderência – silicone. **C.** Redução de resposta inflamatória e desaparecimento de crostas.

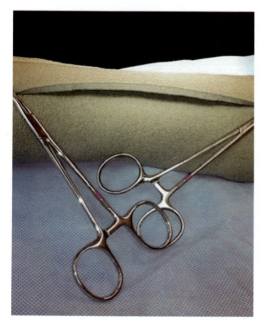

FIGURA 34.18 Placa de silicone e prata em lesões infectadas.

em diferentes cepas bacterianas, destacando-se os melhores resultados para bactérias dos gêneros *Pseudomonas* spp., *Staphylococcus aureus*, entre outras.[44,45]

Em relação a sua efetividade como bactericida, o ácido acético mostrou difundir-se livremente através do biofilme e da membrana bacteriana. O óxido sofre dissociação, libera os íons de hidrogênio que afetam o equilíbrio ácido-básico da membrana, que, por sua vez, desnaturam proteínas e levam à degradação do DNA dentro das membranas.

Em 2016, foi realizada uma revisão de literatura sobre os avanços no progresso das propriedades antibacterianas do ácido acético em biofilmes, e concluiu-se que sua utilização pode ser uma estratégia de tratamento de lesões infectadas com ótimos resultados e importante redução dos custos.

Logo, o AA pode ser uma boa opção no controle da colonização bacteriana da pele de pacientes com EB, principalmente por apresentar ação de amplo espectro bacteriano, e com baixo custo. Estudos mostraram que as propriedades antibacterianas do ácido acético em biofilmes ocorrem quando utilizadas as concentrações que variam entre 1 e 5%.[44,45]

Em nossa prática clínica, orientamos a utilização de AA a 1% no banho de imersão. Os portadores têm apresentado menos formação de crosta, menor taxa de infecção cutânea de repetição e menor uso de antibioticoterapia sistêmica, no entanto estudos clínicos devem ser conduzidos a fim de encontrar a melhor concentração para ser utilizada nesse tipo de afecção.

Curativo e manejo das lesões cutaneomucosas

O portador de EB sofre a formação de bolhas decorrente de mínimos traumas. Muitas vezes, só pelo fato de a mãe pegar o bebê, surgem novas bolhas. Como citado anteriormente, as bolhas poderão ser hemorrágicas ou não. As bolhas hemorrágicas são mais profundas e podem se tornar crônicas.

Os principais cuidados estão relacionados com a prevenção de infecção, desidratação e anemia, principalmente nos casos de bolhas hemorrágicas. A mãe deverá ser orientada a romper as bolhas com uma agulha estéril segurando os extremos da bolha com os dedos polegar e indicador e, com a outra mão, romper a bolha em sentido longitudinal. O teto da bolha não precisa ser desbridado, exceto em casos de pústulas.

Deve-se lavar a área com soro fisiológico 0,9% aquecido ou com antissépticos (clorexidina aquosa, PHMB para crianças maiores, ou AA) nos casos de crianças que apresentem infecção recorrente das lesões.

Em seguida, cobrir as lesões com coberturas de baixa aderência (coberturas de silicone, poliuretano hidrofílico com película não aderente, entre outros), pois não aderem na pele íntegra e evitam a formação de novas lesões, crostas e maceração tecidual. Coberturas aderentes podem levar a complicações como sangramento quando retiradas (Figura 34.19). A utilização de bandagem elástica é uma boa opção para substituir as ataduras de crepe, as quais podem provocar reações alérgicas, aumentar a temperatura local e consequentemente o prurido (Figura 34.20).

Há controvérsia no uso se produtos derivados de petróleo, como vaselina e óleos que contenham substâncias sintéticas (delta-alfa-tocoferol), pois podem ser cancerígenos.[46,47]

Deve-se realizar curativo especial em áreas de contato que estejam sem pele para prevenir a formação de sinéquias, a qual é desencadeada pela aderência da área cruenta em tecidos adjacentes, como pavilhão auditivo, região vaginal, pálpebras, dedos das mãos e dos pés, axilas e outras (Figura 34.21). O uso de luvas e meias elásticas para manter os dedos individualizados pode prevenir a pseudossindactilia (Figura 34.22).

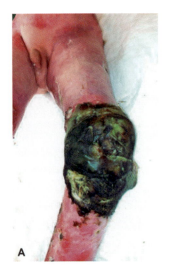
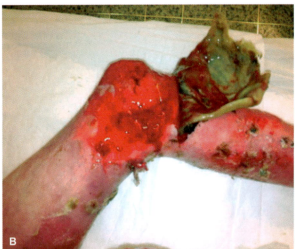
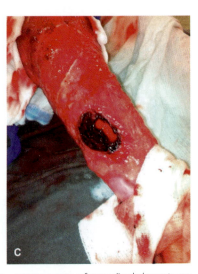

FIGURA 34.19 Utilização de cobertura aderente em portador de epidermólise bolhosa distrófica recessiva – sangramento e formação de hematoma na retirada.

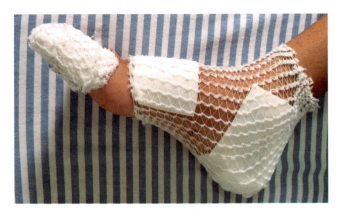

FIGURA 34.20 Uso de bandagem elástica especial para fixação de curativo.

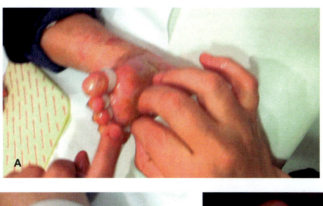
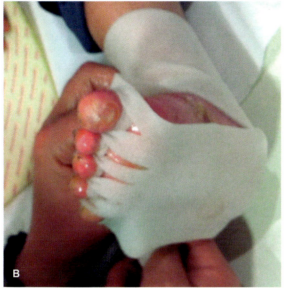
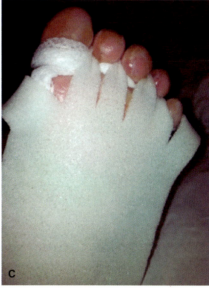

FIGURA 34.21 Separação dos dedinhos dos pés para prevenção de pseudossindactalia. Notar a presença de hiperqueratose em um portador de epidermólise bolhosa simples moderada.

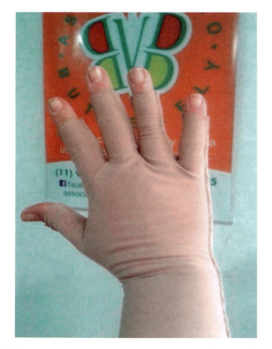

FIGURA 34.22 Meia elástica para separação dos dedinhos e prevenção de pseudossindactalia.

O uso de pomadas também deve ser evitado por provocarem a formação de pseudocrostas, as quais favorecem a colonização bacteriana e infecção.

Nos casos de alteração ungueal, proteger os dedos dos pés com sapatos fechados, a fim de evitar trauma.

As bolhas podem aparecer na mucosa oral, afetando principalmente a língua. As lesões frequentemente surgem de áreas eritematosas que evoluem para bolhas e erosão. Pacientes com EBDR gen sev apresentam maiores complicações com comprometimento do palato, lábio inferior e língua, dificultando a ingestão alimentar. As bolhas que acometem a mucosa oral geralmente são rompidas traumaticamente, durante a escovação ou durante a alimentação.

A utilização de vitamina E tópica pode ajudar durante a amamentação e na cicatrização; no entanto, essas lesões são recorrentes.

O *laser* de baixa intensidade é uma excelente opção de tratamento nas lesões da mucosa oral, pois reduz a dor, o processo inflamatório e auxilia na cicatrização.[48-50]

A formação constante de bolhas e a dificuldade da realização da higiene oral leva à doença periodontal e propicia o desenvolvimento de cáries. A clorexidina 0,12% e o flúor são amplamente recomendados na prevenção das doenças orais na EB, assim como em suas complicações, como infecções fúngicas. Ambos podem ser utilizados em gel, colutórios e *sprays* de uso tópico (não usar formulações com álcool).

O sulfato básico de alumínio e a sacarose (sucralfato) mostraram-se eficazes na redução de bolhas na cavidade oral e no desconforto causado por elas.[51] Podem ser aplicados até 4 vezes/dia. O sucralfato liga-se às proteínas presentes nas lesões ulceradas da mucosa oral, o que forma um filme protetor que favorece a reepitelização e a cicatrização de úlceras. Marini[51] relata que o sucralfato é de fácil aplicação, reduz a placa bacteriana, controla a hemorragia e a inflamação da gengiva, e facilita a realização da higiene oral.

Mesmo nos portadores mais graves, a higiene oral deverá ser realizada todos os dias, e uma visita ao dentista deverá ser realizada a cada, no mínimo, 6 meses. A escolha de uma escova de dentes adequada pode minimizar os danos nos tecidos moles e promover a adesão à higiene oral. A escova de dentes deve ter cerdas curtas e macias, ter cabeça pequena e ser adaptada para os casos de microstomia. O acompanhamento nutricional deve focar também na prevenção de cáries.

Prurido

Prurido é uma manifestação clínica comum na EB, principalmente nas formas severas como a EBDR, em que grande parte da superfície corpórea está envolvida.[52] Quando a criança coça, a pele se rompe e aumenta a área de lesão e o risco de esta tornar-se crônica. Em alguns casos, pode se instalar um círculo vicioso prurido-bolha-lesão.

A média diária da frequência do prurido aumenta de acordo com a severidade da EB e costuma piorar durante a noite, atrapalhando o sono. A causa primária do desenvolvimento de prurido na EB permanece obscura. No entanto, em um estudo investigativo, foram encontradas maiores frequência e intensidade do prurido em pacientes portadores de EBDR, quando comparados com EBS (p = 0,10).[21] Entre os pacientes investigados, 75,9% relataram piora nos casos de xerodermia grave, 64,8% relataram piora com o calor, e 52,5% atribuíram a piora do prurido à umidade. O clima frio alivia o prurido em 43% dos pacientes. Outros fatores são: o processo de cicatrização e aumento da resposta inflamatória.[21] Alguns estudos mostram que umidificar a pele com emolientes pode reduzir a tendência à coceira.[53,54]

O ritmo circadiano envolve o hipotálamo, a glândula pineal, o sistema nervoso autônomo e a liberação de citoquinas, que parecem influenciar o mecanismo do prurido noturno.[55,56] Existem também autores que descrevem um componente psicológico de falta de estímulo externo, que fazem do prurido um mecanismo de compensação.[55-57] Oitenta e sete por cento dos portadores relatam sentir mais prurido quando não têm nenhuma atividade para realizar. Um estudo mostrou que a realização de atividades reduziu o prurido em 37,8% dos pacientes, no entanto, tudo o que aumenta o estresse – como banho, troca de curativos e outros – aumenta o prurido em 62,5%.[21,25,58] Esses pacientes apresentaram melhora com o uso de ansiolíticos para reduzir o estresse antes dessas atividades.

A localização do prurido coincide com a área da lesão. É importante a localização topográfica das lesões e áreas de prurido para que o profissional oriente o portador a tomar as devidas precauções. Os mais orientados, com melhor capacidade de compreensão, devem ser conscientizados para que procurem meios de desenvolver autocontrole e não aumentar as lesões na pele. Apesar dos estudos e considerações realizados, deve-se lembrar que Fine[1] descreve um subtipo de EBDR variante pruriginosa, como já discutido anteriormente. Mesmo nesse subtipo, o mecanismo do prurido também é pouco entendido. A maioria dos portadores com prurido intenso apresentam IgE três vezes maior que o limite normal.

O tratamento visa diminuir os sintomas e melhorar a qualidade de vida do portador. Pode ser realizado com bandagens ou roupas compressivas, anti-histamínicos orais, corticosteroides tópicos, ciclosporina, fototerapia e outros.[25] No entanto, faltam estudos com maiores casuísticas para determinar um guia de tratamento com as maiores evidências científicas.

Na EBDR pruriginosa, o prurido torna-se um problema crônico, geralmente refratário ao tratamento. A literatura relata que pode apresentar complicações que incluem linfedema de membros inferiores e CEC.[21,22,25]

Assistência pré, intra e pós-operatória

Procedimentos cirúrgicos mais comuns e cuidados específicos

Um simples procedimento cirúrgico pode se tornar complexo em uma pessoa com EB. Os procedimentos mais frequentes são:

- Biopsia de pele para diagnóstico do subtipo de EB e para diagnóstico de tumores, principalmente CEC e melanoma infiltrativo maligno
- Cirurgia plástica para correção de pseudossindactilia de mãos e pés
- Dilatação de esôfago nos casos de atresia
- Exérese de carcinoma de células escamosas com rotação de retalho ou enxertia
- Reabilitação dentária
- Gastrostomia ou jejunostomia em casos de estenose de esôfago
- Colocação de cateteres para facilitar via de acesso em pacientes graves que dependem de transfusões frequentes
- Limpeza cirúrgica das lesões de difícil cicatrização.

Avaliação pré-operatória

A cirurgia não deverá ser agendada antes que o paciente passe por avaliação do especialista responsável e pelo médico anestesista responsável por realizar a anestesia no dia do procedimento.

Solicitação de exames pré-operatórios

▸ **Hemograma completo.** Pessoas com EB geralmente apresentam anemia, e muitas necessitam ser transfundidas antes do procedimento cirúrgico. Em virtude disso, deve-se solicitar coagulograma completo; Na, K, U, Cr, Gl; proteínas totais e frações e urina I. Nos casos de cirurgia das mãos, pés ou nas mais complexas, solicitar hemocultura, cultura e antibiograma do exsudato de lesões de pele.

▶ Eletrocardiograma. Alguns indivíduos, por serem cronicamente anêmicos, apresentam alterações cardiológicas que devem ser identificadas, como sopros cardíacos e cardiomiopatia dilatada em pessoas com EBDR, possivelmente relacionadas com carnitina e/ou com deficiência de selênio.

▶ Checagem das vias respiratórias. Podem constituir área crítica em razão da progressão da moléstia, que pode diminuir a circunferência da boca com cicatrizes hipertróficas, limitando, assim, sua abertura (microstomia; Figura 34.23), além da alta colonização bacteriana. Há lesões da mucosa, que podem ser do tipo leve ou grave, além de cárie dentária e dentes desalinhados, com excesso de placas bacterianas. Alguns podem apresentar ainda dente de leite aderido ao osso da maxila junto à dentição definitiva, apresentando duas ou três fileiras de dentes. A língua pode estar fundida ao assoalho da boca, bem como ocorrer estenose alta de esôfago. Todas essas alterações podem dificultar a intubação orotraqueal.

É preciso considerar a necessidade de se fazer intubação endotraqueal, com auxílio de endoscópio de fibra ótica, caso contrário o trauma pode levar ao sangramento abundante – o que pioraria o quadro de anemia geralmente verificado nessas pessoas –, à aspiração e à diminuição da função pulmonar, além de quadros de infecção.

A intubação por visualização laringoscópica pode ainda levar ao trauma das vias, o que implica agravamento do fator nutricional, geralmente já comprometido. É ideal aumentar o aporte calórico no pré e no pós-operatório. Aconselha-se a suplementação nutricional com suplementos, como Cubitan, Fortine e outros disponíveis no mercado nacional.

▶ Oximetria do pulso. O encapsulamento de mãos e pés, a falta de unhas ou suas malformações podem prejudicar a acurácia da medida pela perfusão cutânea.

▶ Punção e locação de cateter central. Deve-se considerar punção de jugular externa ou interna. Lembrar-se de que pessoas com essa doença apresentam plaquetocitose, portanto é comum a perda do cateter por obstrução. A equipe de enfermagem deverá estar ciente de que o acesso intravenoso ou a punção venosa periférica é difícil (Figura 34.23), dolorosa e de curta duração em decorrência da rede venosa pobre. Deve-se evitar, portanto, tal procedimento, assim como o uso de garrote. O preparo da pele deverá ser realizado com clorexidina aquosa; aplicar sem atrito e remover o excesso, suavemente, com gaze estéril; providenciar cateter central, fixado com filme transparente; envolver com atadura elástica; não usar adesivos (Figura 34.24).

▶ Princípios gerais de manipulação do paciente. Evitar força de cisalhamento sobre a pele para minimizar a formação de bolhas. Levantar, nunca deslizar o paciente sobre a cama ou pelo lençol durante a transferência. Não utilizar fitas adesivas, micropore ou fixar eletrodos de eletrocardiograma (ECG), sondas ou oxímetro de pulso diretamente sobre a pele. Só usar adesivos com baixa aderência (Figura 34.25).

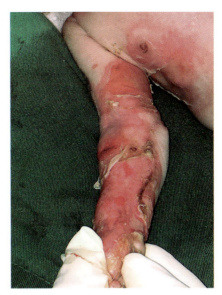

FIGURA 34.23 Criança portadora de epidermólise bolhosa simples generalizada severa sem condições de acesso venoso.

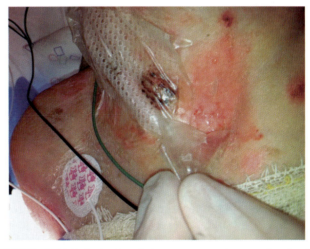

FIGURA 34.24 Retirada da pele junto com curativo para fixação de cateter. Uso de filme de poliuretano.

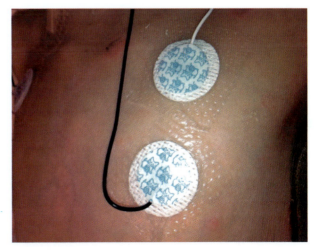

FIGURA 34.25 Uso de silicone para aderir eletrodos a fim de prevenir lesão de pele.

Preparação pré-operatória

A preparação deve seguir os seguintes passos:

- Aquecer a sala de cirurgia, pois essas pessoas sentem mais frio por apresentarem grandes áreas sem epitélio
- Providenciar colchão térmico
- Durante o ato cirúrgico, a pessoa deverá ser mantida sobre colchão de baixa pressão ou colchão piramidal (caixa de ovo)
- Lubrificar os olhos durante o ato operatório com solução oftálmica estéril lubrificante ou lágrima artificial estéril
- Providenciar material extra, necessário para o período intraoperatório como curativo não adesivo, gaze de não tecido, fita de algodão para fixação do tubo endotraqueal, lubrificante para máscara de anestesia, xilocaína gel, sondas de silicone, oxímetro de pulso.

▶ **Monitoramento.** Utilizar o mínimo possível. Colocar apósito de proteção sob manguito de PA. Utilizar sensor de oxímetro de pulso não adesivo e eletrodos de ECG almofadados ou com adesivo cortado e fixado. Manter termômetro para mensuração de temperatura axilar, se necessário.

▶ **Indução anestésica.** Contraturas e rigidez muscular devem ser consideradas quando da escolha do anestésico. Ao utilizar máscara comum em crianças, deve-se proteger o rosto com filme de silicone transparente (Figura 34.26). Máscara laríngea pode causar bolhas na faringe, portanto deve-se fixar o tubo endotraqueal com fita de algodão não adesiva.

▶ **Anestesia.** É importante considerar a possibilidade de evitar a anestesia geral e a intubação endotraqueal. Se possível, utilizar sedação profunda para dilatação do esôfago e reabilitação dentária. Já nas cirurgias abdominais e em exérese de tumores, recomenda-se a anestesia geral. Máscara de anestesia para procedimentos breves.

▶ **Anestesia geral.** A associação de 2,60-di-isopropifenol com quetamina para cirurgias periféricas tem apresentado bons resultados; não é aconselhável o uso de opioides. Usar cloridrato de dexmedetomidina para sedação profunda.

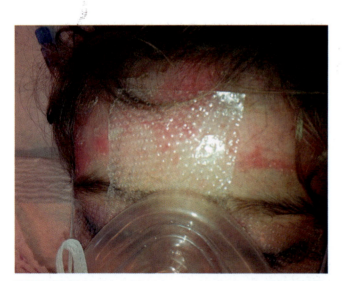

FIGURA 34.26 Adesivo de silicone para proteção da pele durante período intraoperatório.

▶ **Anestesia regional.** Bloqueio axilar, espinal, peridural e caudal. A succinilcolina tem sido a medicação de escolha para relaxamento da musculatura. Evitar substâncias que estimulam a liberação de histamina, como por exemplo, morfina, para minimizar o prurido no pós-operatório, já que essas pessoas apresentam prurido constantemente.

▶ **Recuperação pós-anestésica.** Evitar trauma das vias respiratórias e da pele. Aspirar tubo orotraqueal suavemente, quando necessário, com cateter de sucção lubrificado. Extubar o paciente só se estiver acordado a fim de minimizar a obstrução das vias respiratórias e a pressão da máscara no rosto. Deve-se utilizar antieméticos profiláticos a fim de evitar náuseas e vômitos no pós-operatório. Promover analgesia adequada, que pode ser com tramadol.

▶ **Antibioticoterapia (ATB).** A escolha da ATB deve ser muito cautelosa, principalmente para utilização em recém-nascidos. Procurar seguir o protocolo preestabelecido de acordo com a confirmação laboratorial de infecção como leucocitose. Fármacos como clindamicina e ciprofloxacino podem induzir ao *rash* cutâneo, o que agrava as lesões ricinaoto.[22]

Controle da dor

Muitos fatores desencadeiam dor no portador de EB, tais como estresse e ansiedade, procedimentos invasivos como cirurgia, lesões cutâneas, bolhas e erosão da pele, banho e troca de curativos, alterações gastrintestinais, como atresia de esôfago, lesões ulceradas na mucosa oral e esofágica, constipação intestinal, dor óssea generalizada, úlcera de córnea, pacientes terminais em cuidados paliativos geralmente por câncer, lesões ocasionadas por prurido, distrofia muscular e dor neuropática desencadeada por anemia crônica.[59]

Deve-se checar a intensidade da dor com o uso de escalas próprias de acordo com a idade do paciente, como *premature infant pain profile* (PIPP), para crianças prematuras;[60,61] *neonatal pain agitation and sedation scale* (N-PASS), ou quadro de agitação e dor no RN;[62] *crying, requires oxygen, increased vital signs, expression and sleepless pain scale* (CRIES), face de expressão de dor;[63] *neonatal infant pain scale* (NIPS), escala de dor neonatal;[64] *face legs arms cry consolability* (FLACC), para crianças entre 1 e 12 meses.[65]

Terapias complementares podem ser utilizadas, como: hipnose, terapia ocupacional, musicoterapia, entre outros procedimentos, principalmente nos casos de ansiedade. Portadores de anemia e lesões extensas costumam apresentar dor sugestiva de dor neuropática, que pode ser descrita pelo paciente como dor em queimação. Nesses casos, há evidências clínicas da utilização de gabapentina.[66,67]

Antidepressivos tricíclicos também reduziram a dor em crianças, pois podem prolongar o intervalo QT em EBDR naqueles com risco de desenvolver cardiomiopatia.[68–70]

Opioides controlam bem a dor, no entanto podem causar constipação intestinal, depressão respiratória e muitas vezes aumentam o prurido.[71,72] Para dor causada pelas lesões, AINEs e *laser* de baixa intensidade têm se mostrado eficazes.[73] Curativos de baixa aderência também auxiliam a reduzir a dor na troca de curativos.[72] A aplicação de óleo de canabidiol mostrou-se eficaz tanto no controle da dor como do prurido.[74]

Suporte nutricional

As bolhas também acometem o epitélio gastrintestinal e podem desencadear síndrome de má absorção, que afeta diretamente o estado nutricional. A presença de bolhas, estenose esofágica, úlcera péptica, refluxo gastresofágico, disfagia, obstipação, enteropatia perdedora de proteína, doença inflamatória intestinal ou colite são complicações do trato gastrintestinal que resultam em aumento da IL-6 e outras citoquinas, levando à diminuição dos IGF-1 e ainda à alteração do metabolismo do ferro, resultando em anemia crônica.[75]

Nos casos mais graves há hipermetabolismo, podendo desencadear desnutrição, hipoalbuminemia, problemas absortivos, déficit de crescimento, fraqueza, perda de peso e alteração da imunidade celular e humoral.[76]

Com a desnutrição há alteração da síntese de esteroides, diminuição da secreção de GH e receptores de IGF, os quais inibem a produção de osteoblastos.

A terapia nutricional tem os objetivos de diminuir deficiências nutricionais de macro e micronutrientes; melhorar a função intestinal e o estado imunológico; otimizar a cicatrização de feridas; promover a composição corporal normal e a qualidade de vida; ajudar no desenvolvimento puberal e sexual; melhorar a proteína sérica; normalizar os níveis bioquímicos e prevenir a infecção secundária.[77-79]

É muito importante que os portadores sejam acompanhados por nutrólogo e nutricionista para que sejam orientados e apresentem menos complicações.

Haynes e outros autores desenvolveram uma ferramenta muito interessante para a avaliação dos portadores de EB menores e maiores de 18 meses para ser utilizada por profissionais que prestam assistência a esses pacientes.[80] *Think about nutrition* é uma ferramenta que avalia o nível de comprometimento nutricional dos portadores e traça um plano de cuidados para evitar complicações nesses pacientes.

Alguns portadores sofrem com constipação intestinal crônica, dor intensa para defecar, o que muitas vezes contribui para estados de má nutrição e déficit de crescimento. O aumento de fibras na dieta, uso de laxantes, aumento da ingestão de água, e outras condutas, muitas vezes não são bem-sucedidos.[81] Apesar de não haver estudos placebo-controlado, o sal de Epson (uma colher de café misturada em meio copo de água ou suco ao deitar) tem forte evidência de ser um potente laxativo por interferir na liberação de hormônios e neurotransmissores digestivos, melhorando os quadros de constipação intestinal refratárias a outros tratamentos.[82]

Alterações oftalmológicas

Muitas alterações podem acometer os olhos dos portadores de EB, como: conjuntivite cicatricial, disfunção das glândulas meibomianas, doença do olho seco, triquíase, simbléfaro, ceratopatia, ectrópio/entrópio, anquilobléfaro, ulceração da córnea, deficiência visual e cegueira.[82] É necessário que o portador faça acompanhamento periódico com oftalmologista para realizar diagnóstico precoce de quaisquer alterações oculares, para que haja diminuição das complicações.

Complicações

O paciente com EB pode apresentar uma série de complicações, as quais estarão relacionadas com o subtipo de EB apresentada. De qualquer forma, infecções cutâneas, anemia, desnutrição e pseudossindactilia são muito frequentes e requerem acompanhamento e intervenção precoce, a fim de evitar agravamento do quadro (Figuras 34.27 a 34.29).

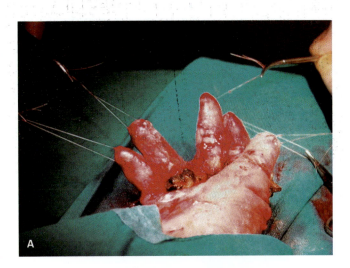

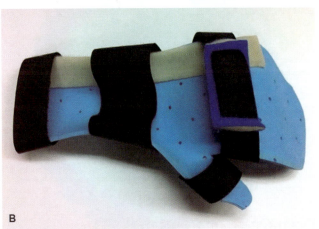

FIGURA 34.27 A. Cirurgia para liberação de pseudossindactilia com coberturas de baixa aderência e uso de órteses no pós-operatório imediato (POI) evitam a utilização de fios que prejudicam a mobilidade das articulações no pós-operatório tardio (POT). **B.** Órtese para prevenção de distrofia dos dedos e uso pós-operatório.

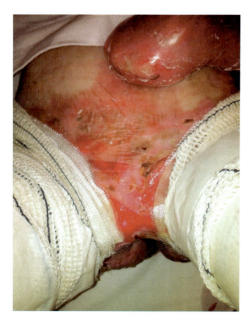

FIGURA 34.28 Sinequia vaginal com atresia de uretra em portadora de epidermólise bolhosa distrófica recessiva generalizada severa.

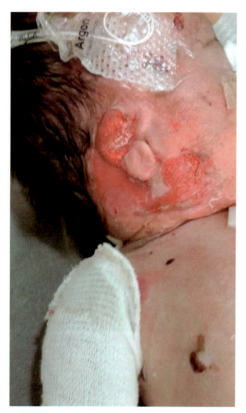

FIGURA 34.29 Sindactilia do pavilhão auricular com atresia de conduto auditivo em epidermólise bolhosa juncional generalizada severa (Herlitz).

Diagnóstico diferencial

Deve-se investigar pênfigo bolhoso, síndrome da pele escaldada, agenesia *cutis* (Figura 34.30) e reações medicamentosas (síndrome de Lyell).

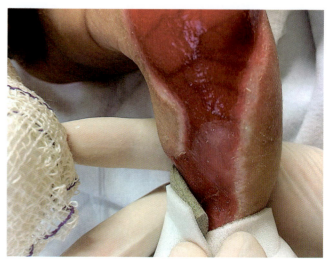

FIGURA 34.30 Portador de epidermólise bolhosa distrófica recessiva com diagnóstico prévio de agenesia epidérmica. Lesão em membro inferior com área em reepitelização após uso de cobertura com silicone.

Considerações finais

O manejo do paciente portador de EB deve ser cauteloso, pois se trata de um paciente crítico, que cria uma situação de estresse para familiares, profissionais de saúde e, inclusive, para si próprio. A consulta do especialista e equipe multiprofissional é extremamente importante para não expor a criança a traumas desnecessários, assim como desenvolver subsídios para que o paciente alivie seu estresse e seja inserido na sociedade da maneira menos traumática possível (Figura 34.31).

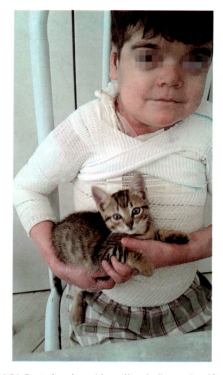

FIGURA 34.31 Portador de epidermólise bolhosa distrófica recessiva generalizada severa. Melhora da autoestima após cuidar de um gatinho.

Referências bibliográficas

1. Fine JD, Eady RA, Bauer EA, et al. Revised classification system for inherited epidermolysis bullosa: report of the Second International Consensus Meeting on diagnosis and classification of epidermolysis bullosa. J Am Acad Dermatol. 2000;42(6):1051-66.
2. DEBRA [Internet]. Wound care is part of the supportive care given to those with Epidermolysis Bullosa (EB). Disponível em: <www.debra.org/how/care-wounds>.
3. https://www.slideshare.net/Cappartner/ep573-ewma-p/INCIDENCE OF EPIDERMOLYSIS BULLOSA AMONG COUPLES WITH CONSANGUINITY HISTORY IN BRAZIL.
4. Fine JD. Epidemiology of inherited epidermolysis bullosa based on incidence and prevalence estimates from the National Epidermolysis Bullosa Registry. JAMA Dermatol. 2016;152(11):1231-8.
5. Fine JD, Bauer EA, McGuire J, Moshell A. Epidermolysis bullosa: clinical, epidemiologic, and laboratory advances, and the findings of the National Epidermolysis Bullosa Registry. Baltimore: Johns Hopkins University Press; 1999.
6. Fine JD, Johnson LB, Weiner M, et al. Cause-specific risks of childhood death in inherited epidermolysis bullosa. J Pediatr. 2008;152(2):276-80.
7. Fine JD, Johnson LB, Weiner M, et al. Inherited epidermolysis bullosa and the risk of death from renal disease: experience of the National Epidermolysis Bullosa Registry. Am J Kidney Dis. 2004;44(4):651-60.
8. Fine JD, Johnson LB, Weiner M, et al. Inherited epidermolysis bullosa (EB) and the risk of life-threatening skin-derived cancers: the National EB Registry experience, 1986-2006. J Am Acad Dermatol. 2009;60(2):203-11.
9. Cohen VD, Cruz LGB. Cancer as a complication of epidermolysis bullosa (EB) in Brazil. EWMA Conference 2013. EWMA Journal. 2013;13(Suppl 1).
10. Alberts B, Johnson A, Lewis J, et al. Cell junctions and the extracellular matrix. In: Alberts B, Johnson A, Lewis J, et al. (eds.). Molecular biology of the cell. 6. ed. New York: Garland Science; 2015. p.1035.
11. Fine JD, Bruckner-Tuderman L, Eady RAJ, et al. Inherited epidermolysis bullosa: updated recommendations on diagnosis and classification. J Am Acad Dermatol. 2014;70(6):1103-26.
12. Shemanko CS, Mellerio JE, Tidman MJ, Lane EB, Eady RA. Severe palmo-plantar hyperkeratosis in Dowling-Meara epidermolysis bullosa simplex caused by a mutation in the keratin 14 gene (KRT14). J Invest Dermatol. 1998;111(5):893-5.
13. Ersoy-Evans S, Erkin G, Fassihi H, et al. Ectodermal dysplasia-skin fragility syndrome resulting from a new homozygous mutation, 888 delC, in the desmosomal protein plakophilin 1. J Am Acad Dermatol. 2006;55:157-61.
14. Cohen VD. Epidermólise bolhosa. Gamba MA, Petri V, Costa MTF. Feridas: prevenção, causas e tratamento. [e-book] Santos; 2016. p. 175-87.
15. Natsuga K, Nishie W, Shinkuma S, et al. Plectin deficiency leads to both muscular dystrophy and pyloric atresia in epidermolysis bullosa simplex. Hum Mutat. 2010;31(10):E1687-E1698.
16. Chiavérine C, Charlesworth A, Meneguzzi G, Lacour JP, Ortonne JP. Epidermolysis bullosa simplex with muscular dystrophy. Dermatol Clin. 2010;28(2):245-55, viii.
17. Pfendner EG, Lucky AW. Epidermolysis Bullosa with Pyloric Atresia. 2008 Feb 22 [Updated 2017 Sep 7]. In: Adam MP, Ardinger HH, Pagon RA, et al. (eds.). GeneReviews® [Internet]. Seattle (WA): University of Washington, Seattle; 1993-2021.
18. Hauschild R, Wollina U, Bruckner-Tuderman L. Junctional epidermolysis bullosa gravis (Herlitz): diagnostic and genetic aspects. J Eur Acad Dermatol Venereol. 2001;15:73-6.
19. Junctional epidermolysis bullosa. MedlinePlus [acesso em 4 jun 2021]. Disponível em: <https://ghr.nlm.nih.gov/condition/junctional-epidermolysis-bullosa>.
20. Youssefian L, Vahidnezhad H, Uitto J. Kindler syndrome. 2016 Mar 3 [Updated 2016 Dec 1]. In: Adam MP, Ardinger HH, Pagon RA, et al., editors. GeneReviews® [Internet]. Seattle (WA): University of Washington, Seattle; 1993-2021.
21. Danial C, Adeduntan R, Gorell ES, et al. Prevalence and characterization of pruritus in epidermolysis bullosa. Pediatr Dermatol. 2015;32:53-9.
22. Ball S. Epidermolysis bullosa pruriginosa. Dermnet NZ [acesso em 4 jun 2021]. Disponível em: <www.dermnetnz.org/topics/epidermolysis-bullosa-pruriginosa>.
23. Dystrophic epidermolysis bullosa. MedlinePlus [acesso em 4 jun 2021]. Disponível em: <https://medlineplus.gov/genetics/condition/dystrophic-epidermolysis-bullosa/>.
24. Epidermolysis bullosa. MedlinePlus [acesso em 4 jun 2021]. Disponível em: <http://www.nlm.nih.gov/medlineplus/ency/article/001457.htm>.
25. Pohla-Gubo G, Cepeda-Valdes R, Hintner H. Immunofluorescence mapping for the diagnosis of epidermolysis bullosa. Dermatol Clin. 2010;28(2):201-10.
26. Pasmooij AM, Garcia M, Escamez MJ, et al. Revertant mosaicism due to a second-site mutation in COL7A1 in a patient with recessive dystrophic epidermolysis bullosa. J Invest Dermatol. 2010;130(10):2407-11.
27. Fassihi H, Eady RA, Mellerio JE, et al. Prenatal diagnosis for severe inherited skin disorders: 25 years' experience. Br J Dermatol. 2006;154:106-13.
28. Marinkovich MP, Meneguzzi G, Burgeson RE, et al. Prenatal diagnosis of Herlitz junctional epidermolysis bullosa by amniocentesis. Prenat Diagn. 1995;15(11):1027-34.
29. Marinkovich MP. Epidermolysis bullosa differential diagnoses. Medscape [acesso em 4 jun 2021]. Disponível em: <https://emedicine.medscape.com/article/1062939-differential>.
30. Petersen BW, Arbuckle HA, Berman S. Effectiveness of saltwater baths in the treatment of epidermolysis bullosa. Pediatr Dermatol. 2015;32:60-3.
31. James GA, Swogger E, Wolcott R, et al. Biofilms in chronic wounds. Wound Repair Regen. 2008;16(1):37-44.
32. Percival S, McCarty S, Lipsky B. Biofilms and wounds: an overview of the evidence. Advances in Wound Care. 2015;4(7):373-81.
33. Cooper R, Bjarnsholt T, Alhede M. Biofilms in wounds: a review of present knowledge. Journal of Wound Care. 2014;23(11):570-82.
34. Thomson CH. Biofilms: do they affect wound healing? Int Wound J. 2011;8:63-7.
35. Bellingeri A, Falciani F, Traspedini P, et al. Effect of a wound cleansing solution on wound bed preparation and inflammation in chronic wounds: a single-blind RCT. J Wound Care. 2016;25(3):160-8.
36. Leaper DJ, Schultz G, Carville K, Fletcher J, Swanson T and Drake R. Extending the time concept: what have we learned in the past 10 years? Int Wound J. 2010;9(Suppl 2):1-19.
37. Metcalf DG, Parsons D, Bowler PG. Clinical safety and effectiveness evaluation of a new antimicrobial wound dressing designed to manage exudate, infection and biofilm. Int Wound J. 2017;14:203-13.
38. Bjarnsholt T, Alhede M, Jensen PG, et al. Antibiofilm properties of acetic acid. Ad Wound Care (New Rochelle). 2015;4(7):363-72.
39. Percival SL, Finnegan S, Donelli G, Vuotto C, Rimmer S, Lipsky BA. Antiseptics for treating infected wounds: efficacy on biofilms and effect of pH. Crit Rev Microbiol. 2016;42(2):293-309.
40. Halstead FD, Webber MA, Rauf M, Burt R, Dryden M, Oppenheim BA. *In vitro* activity of an engineered honey, medical grade honeys and antimicrobial wound dressings against biofilm producing clinical bacterial isolates. J Wound Care. 2016;25(2):93-4,96-102.

41. Atiyeh BS, Dibo SA, Hayek SN. Wound cleansing, topical antiseptics and wound healing. Int Wound J. 2009;6(6):420-30.
42. Agrawal KS, Sarda AV, Shrotriya R, Bachhav M, Puri V, Nataraj G. Acetic acid dressings: finding the Holy Grail for infected wound management. Indian J Plast Surg. 2017;50(3):273-80.
43. Chen Y, Gozzi K, Yan F, Chai Y. Acetic acid acts as a volatile signal to stimulate bacterial biofilm formation. mBio. 2015;6(3):e00392.
44. Madhusudhan VL. Efficacy of 1% acetic acid in the treatment of chronic wounds infected with Pseudomonas aeruginosa: prospective randomised controlled clinical trial. Int Wound J. 2016;13(6):1129-36.
45. Ryssel H, Kloeters O, Germann G, Schäfer T, Wiedemann G, Oehlbauer M. The antimicrobial effect of acetic acid – an alternative to common local antiseptics? Burns. 2009;35(5):695-700.
46. Stickney JA, Sager SL, Clarkson JR, et al. An updated evaluation of the carcinogenic potential of 1,4-dioxane. Regul Toxicol Pharmacol. 2003;38(2):183-95.
47. Concin N, Hofstetter G, Plattner B, et al. Evidence for cosmetics as a source of mineral oil contamination in women. J Womens Health (Larchmt). 2011;20(11):1713-9.
48. Langella LG, Casalechi HL, Tomazoni SS, et al. Photobiomodulation therapy (PBMT) on acute pain and inflammation in patients who underwent total hip arthroplasty-a randomized, triple-blind, placebo-controlled clinical trial. Lasers Med Sci. 2018;33(9):1933-40.
49. Hamblin MR. Mechanisms and applications of the anti-inflammatory effects of photobiomodulation. AIMS Biophys. 2017;4(3): 337-61.
51. Macedo AB, Moraes LH, Mizobuti DS, et al. Low-Level *laser* Therapy (LLLT) in Dystrophin-Deficient Muscle Cells: Effects on Regeneration Capacity, Inflammation Response and Oxidative Stress. PLoS One. 2015;10(6):e0128567.
50. Marini I, Vecchiet F. Sucralfate: a help during oral management in patients with epidermolysis bullosa. J Periodontol. 2001;72(5): 691-5.
52. van Scheppingen C, Lettinga AT, Duipmans JC, Maathuis CG, Jonkman MF. Main problems experienced by children with epidermolysis bullosa: a qualitative study with semisstructured interviews. Acta Derm Venereol. 2008;88(2):143-50.
53. Pope E, Lara-Corrales I, Mellerio J, et al. A consensus approach to wound care in epidermolysis bullosa. J Am Acad Dermatol. 2012;67(5):904-17.
54. Denyer JE. Best Practice Guidelines for Skin and Wound Care in Epidermolysis Bullosa. International Consensus. DEBRA, 2012.
55. Danial C, Adeduntan R, Gorel ES, et al. Evaluation of Treatments for Pruritus in Epidermolysis Bullosa. Pediatr Dermatol. 2015;32(5):628-34.
56. Yosipovitch G, Xiong GL, Haus E, et al. Time-dependent variations of the skin barrier function in humans: transepidermal water loss, stratum corneum hydration, skin surface pH, skin temperature. J Invest Dermatol. 1998;110:20-3.
57. Hilton MF, Umali MU, Czeisler CA, et al. Endogenous circadian control of the human autonomic nervous system. Comput Cardiol. 2000;27:197-200.
58. Steinhoff M, Bienenstock J, Schmelz M, et al. Neurophysiological, neuroimmunological, and neuroendocrine basis of pruritus. J Invest Dermatol. 2006;126:1705-18.
59. Goldschneider KR, Good J, Harrop E, et al. Pain care for patients with epidermolysis bullosa: best care practice guidelines. BMC Med. 2014;12:178.
60. Gibbins S, Stevens BJ, Yamada J, et al. Validation of the premature infant pain profile-revised (PIPP-R). Early Hum Dev. 2014;90(4): 189-93.
61. Stevens BJ, Gibbins S, Yamada J, et al. The premature infant pain profile-revised (PIPP-R): initial validation and feasibility. Clin J Pain. 2014:30(3):238-43.
62. Hummel P, Puchalski M, Creech SD, Weiss MG. Clinical reliability and validity of the N-PASS: neonatal pain, agitation and sedation scale with prolonged pain. J Perinatol. 2008;28:55-60.
63. Krechel SW, Bildner J. CRIES: a new neonatal postoperative pain measurement score. Initial testing of validity and reliability. Paediatr Anaesth. 1995;5:53-61.
64. Lawrence J, Alcock D, McGrath P, Kay J, MacMurray SB, Dulberg C. The development of a tool to assess neonatal pain. Neonatal Netw. 1993;12(6):59-66.
65. Manworren RC, Hynan LS. Clinical validation of FLACC: preverbal patient pain scale. Pediatr Nurs. 2003;29(2):140-6.
66. Moore RA, Wiffen PJ, Derry S, McQuay HJ. Gabapentina for chronic neuropathic pain and fibromyalgia in adults. Cochrane Database Syst Rev. 2011;(3):CD007938.
67. Gray P, Williams B, Cramond T. Successful use of gabapentina in acute pain management following burn injury: a case series. Pain Med. 2008;9(3):371-6.
68. Chiu YK, Prendiville JS, Bennett SM, Montgomery CJ, Oberlander TF. Pain management of junctional epidermolysis bullosa in an 11-year-old boy. Pediatr Dermatol. 1999,16(6):465-8.
69. Lara-Corrales I, Mellerio JE, Martinez AE, et al. Dilated cardiomyopathy in epidermolysis bullosa: a retrospective, multicenter study. Pediatr Dermatol. 2010;27(3):238-43.
70. Taibjee SM, Ramani P, Brown R, Moss C. Lethal cardiomyopathy in epidermolysis bullosa associated with amitriptyline. Arch Dis Child. 2005;90:871-2.
71. Gill AM, Cousins A, Nunn AJ, Choonara IA. Opiate-induced respiratory depression in pediatric patients. Ann Pharmacother. 1996;30(2):125-9.
72. Purcell-Jones G, Dormon F, Sumner E. The use of opioids in neonates. A retrospective study of 933 cases. Anaesthesia. 1987;42(12):1316-20.
73. Chelliah MP, Zinn Z, Khuu P, Teng JMC. Self-initiated use of topical cannabidiol oil for epidermolysis bullosa. Pediatr Dermatol. 2018;35(4):e224-e227.
74. Wong SC, Macrae EVE, McGrogan P, Ahmed SF. The role of inflammatory cytokines in inflammatory bowel disease growth retardation. J Pediatr Gastroenterol Nutr. 2006 Aug;43(2):144-55.
75. Tesi D, Lin A. Nutritional management of the epidermolysis bullosa patient. In: Lin AN, Carter DM (eds.). Epidermolysis bullosa. Basic and clinical management. New York: Springer-Verlag; 1992. p. 261-6.
76. Allman S, Haynes L, McKinnon P, Atherton DJ. Nutrition in dystrophic epidermolysis bullosa. Pediatr. Dermatol. 1992;9(3):231-8.
77. Haynes L. Epidermolysis bullosa. In: Shaw V, Lawson M (eds.). Clinical Paediatric Dietetics. 3.ed. Oxford: Blackwell Science; 2007. p. 482-96.
78. Zidorio APC, Dutra ES, Leão DOD, Costa IMC. Nutritional aspects of children and adolescents with epidermolysis bullosa: literature review. An Bras Dermatol. 2015;90(2):217-23.
79. Haynes L. Clinical practice guidelines for nutrition support in infants and children with epidermolysis bullosa (EB). Great Ormond Street Hospital, 2007. Disponível em: <www.debra.org.uk/downloads/community-support/eb-clinical-practice-guidelines-nutrition-in-children-100613.pdf>.
80. Longstreth GF, Thompson WG, Chey WD, Houghton LA, Mearin F, Spiller RC. Functional bowel disorders. Gastroenterology. 2006;130(5):1480-91.
81. Izzo AA, Gaginella TS, Capasso F. The osmotic and intrinsic mechanisms of the pharmacological laxative action of oral high doses of magnesium sulphate. Importance of the release of digestive polypeptides and nitric oxide. Magnes Res. 1996;9(2):133-8.
82. Lee BWH, Tan JCK, Radjenovic M, Coroneo MT, Murrell D. A review of scoring systems for ocular involvement in chronic cutaneous bullous diseases. Orphanet J Rare Dis. 2018;13:83.

35 Laser para o Tratamento de Feridas

Luiz Gustavo Balaguer Cruz • Vania Declair Cohen

> "No princípio criou Deus os céus e a terra. E a terra era sem forma e vazia, e (havia) escuridão sobre a face do abismo, e o espírito de Deus se movia sobre a face das águas. E disse Deus: "Seja luz!" E foi luz. E viu Deus a luz que (era) boa..."
> (Gênesis 1:1)

Introdução

Na Bíblia, o livro mais lido e conhecido na história da humanidade, logo nas primeiras frases, existe a descrição da criação da luz. O capítulo do Gênesis (Bereshit) descreve as outras criações de Deus, que, segundo a fé judaico-cristã, criou este mundo e todas as suas coisas durante 6 dias, e apoia-as nas três criações iniciais: céu, terra e luz.

Para aqueles que não acreditam em Deus, observem o fato de que no planeta Terra, em qualquer cadeia alimentar encontramos, na base, a transformação de energia eletromagnética da luz em energia biológica através de reações químicas de fotorreceptores (a clorofila é o exemplo mais conhecido), em que a luz do sol ativa transformações químicas que geram moléculas de glicose, fonte material de energia que posteriormente será consumida e propagada nos elos superiores dessas cadeias.

A luz está no início da transmissão de energia e da geração de matéria. Há na natureza diversas substâncias fotorreceptoras que captam a luz e a utilizam, por isso a luz tem a capacidade de interagir em muitos processos biológicos (biofotônica).

História

Desde as épocas mais antigas, existem relatos da utilização da luz com finalidades de cura nas civilizações egípcia, grega, indiana, chinesa, romana, árabe e outras.

Há mais de 3 mil anos, chineses e indianos se utilizavam de formulações de plantas que, em contato com a luz podiam acelerar a cicatrização da pele e evitar a disseminação de infecções cutâneas. Os gregos acreditavam que a luz solar curava e fortificava. Mesmo na Idade Média (século XI), época conhecida pelo seu obscurantismo, as luzes solar e do fogo foram muito empregadas no combate à epidemia de peste.

Nils R. Finsen[1] utilizou a radiação UV para o tratamento de um tipo de manifestação de tuberculose cutânea, o que lhe concedeu Prêmio Nobel, em 1903. Logo, recebeu o título de pai da fototerapia médica.

Albert Einstein,[2] para explicar o efeito fotelétrico, postula, em 1905, que a luz é constituída por "pacotes" discretos e bem determinados de energia, denominando-os de quanta. Em 1926, Gilbert Lewis[3] define a terminologia "fótons", utilizada até hoje.

Em 1913, Niels Bohr apresenta o modelo de um átomo, cujas partículas chamadas de elétrons orbitam o núcleo em diferentes níveis de energia (órbitas). Esses elétrons, tem capacidade de "saltar" de um nível para outro ao receberem e ao emitirem fótons (partículas de energia), complementando o modelo atômico de Rutherford.[4]

Em 1917, Albert Einstein lança as bases para a compreensão da formação da luz *laser* no periódico Zur Quantemtheorie der Strahlung (teoria de irradiação quântica), no qual descreve o postulado da emissão estimulada de ondas eletromagnéticas.[5]

Erwin Schrödinger e Werner Heisenberg,[6] trazem uma nova interpretação do modelo atômico, em 1925, interpretando que os elétrons são partículas que apresentam propriedades de ondas e cujo comportamento pode ser explicado pelas funções de ondas. Schrödinger[6] prevê que os elétrons podem assumir diferentes níveis no átomo conforme tenham quantidades específicas de energia; na prática, cada tipo de átomo seria sempre excitado por quantidades bem definidas de energia, e que esta energia é obtida através da absorção de um tipo específico de fóton em determinado comprimento de onda.

Quase 30 anos depois, apenas em 1953, Charles Hard Townes, James P. Gordon e Herbert J. Zeiger,[7] produziram o primeiro *microwave amplification through stimulated emission of radiation* (Maser) um dispositivo que produz micro-ondas em vez de luz visível, pelo uso de um dispositivo muito similar ao dos aparelhos de *laser*, que, porém, não emitia as ondas de forma contínua. Apenas em 1964 dois pesquisadores soviéticos, Nikolai Basov e Aleksander Prokhorov,[8] resolvem o problema da emissão contínua, ao utilizarem duas fontes de energia, com níveis diferentes. Por esse feito, ganharam o Prêmio Nobel.

Paralelamente, em 1959, Gordon Gould[9] usou pela primeira vez o termo *laser* como acrônimo em um artigo, porém, foi apenas no ano de 1960 que Theodore Harold Maiman[10] produziu o primeiro *laser*, com o uso de um cristal de rubi, que emitia luz vermelha pulsada na ordem de milissegundos com comprimento de onda de 694,3 nm.

Leon Goldman[11-13] ficou conhecido como o pai da fotomedicina. Ele começou a estudar os efeitos dos feixes de *laser* na pele em 1961, sugerindo que poderiam ser utilizados para remover tatuagens, e concluiu que os *lasers* de alta potência poderiam ser utilizados de modo a superar os bisturis com lâmina na realização de cirurgias sem sangue, como para reparo de fígado ou no desbridamento de queimadura.

Foi na década de 1960 que se desenvolveram pela primeira vez experimentos unindo fotomedicina e *laser*, e, a partir daí, inúmeras pesquisas se iniciaram.

Com relação ao uso de *laser* de baixa potência ou de baixa intensidade (LBP, LBI), em 1969, o professor Endre Mester demonstrou resultados efetivos com a utilização desse tipo de *laser* na aceleração da cicatrização de úlceras crônicas ou de difícil cicatrização em pacientes do Hospital Summerweiss, em Viena, Áustria.

Princípios fundamentais

Laser é uma abreviação do inglês *light amplification by stimulated emission of radiation*, que significa amplificação da luz por emissão estimulada de radiação. Na prática, um feixe luminoso é amplificado (enriquecido) com energia proveniente de uma radiação que produz uma radiação eletromagnética amplificada, de tal maneira que esse feixe de raios luminosos enriquecidos com energia carrega essa energia até seu alvo, onde fenômenos físicos ocorrerão, e desencadearão fenômenos biológicos. Essa radiação eletromagnética tem características muito especiais:[14]

1. Monocromaticidade (uma única cor): o feixe apresenta raios com um único comprimento de onda
2. Coerência: os fótons que compõem os diferentes raios de um feixe estão concomitantemente nos picos ou vales dos respectivos raios, ao mesmo tempo, por definição em física, diz-se que estão em fase
3. Colimação: seus feixes de ondas são paralelos
4. Polarização: em alguns equipamentos, utiliza-se um filtro que restringe a passagem de raios a uma única orientação que impede sua dispersão

Conceitos físicos

Podemos entender luz como uma radiação eletromagnética, representada graficamente pelas ondas de radiação, ou seja, trata-se de uma forma de energia. No entanto, também existe a definição de luz através da partícula chamada fóton, como já citamos. Essa dualidade "onda-partícula" explica por que em alguns momentos observamos um efeito ou comportamento da radiação *laser* com conceitos relacionados com os de física óptica e física ondulatória. Em outros momentos, aparece por meio das propriedades das partículas do modelo atômico, e, nesse caso, observamos os elétrons e os fótons. Isso foi resumido por Albert Einstein na equação da Lei da Relatividade, $E = mc^2$, em que a energia pode ser entendida como a massa de uma partícula multiplicada pela velocidade da luz ao quadrado.

Para fins didáticos, vamos estabelecer que a velocidade de propagação da luz no vácuo é c = 300.000.000 m/s. Na prática, quando uma partícula entra em vibração e atinge a velocidade da luz ao quadrado, ela passa do estado de matéria para o estado de energia. Nesse caso, a energia luminosa se comporta como onda.

Na física, onda é uma perturbação oscilatória periódica de algum meio (p. ex., ondas do mar ou em uma piscina, quando um objeto cai no meio desta), as quais chamamos de ondas mecânicas. Existem também ondas sonoras ou ondas eletromagnéticas, como a luz. Diferentes tipos de ondas têm características em comum: cristas, vales, frequência, amplitude, velocidade de propagação e comprimento. O ponto mais alto da onda é conhecido como a crista; por sua vez, o mais baixo se chama vale.

▸ Amplitude (a). É a medida da altura da onda, está relacionada com a quantidade de energia transmitida por ela.
▸ Frequência (f). É a medida do número de ciclos ou oscilações (dois vales ou cristas da onda) que ocorrem em determinado tempo. Medida em Hertz (Hz) quando o número de ciclos for medido no tempo de 1 segundo.
▸ Velocidade de propagação. É a velocidade em que a onda viaja determinada distância (medida em m/s).
▸ Comprimento de onda (lambda). É a medida da onda, uma oscilação completa, relacionada com a distância entre os pontos de início e final da onda, quando tocam o eixo horizontal de transmissão. Medida em nanômetros (nm).
▸ Energia (E). Relacionada com a amplitude da onda, é a medida de força utilizada para realizar determinado trabalho. É medida em joules (J). Define-se 1 J como a quantidade de energia necessária para aquecer em 1°C 1 l de água ao nível do mar, ou deslocar 1 kg de massa no plano horizontal, sem atrito, por 1 metro ao nível do mar.
▸ Potência (P). É a quantidade de energia utilizada em tempo determinado. Medida em watts (W) quando o número de joules for medido no tempo de 1 segundo.
▸ Densidade de energia (DE). Energia medida em área determinada.

$$DE = J/cm^2$$

▸ Densidade de potência (DP). Potência medida em área determinada.

$$DP = W/cm^2$$

Define-se: P = E/tempo (J/s), logo E = P × tempo.

▸ Frequência (f). f = 1/lambda (comprimento de onda).

Radiação eletromagnética

O raio *laser* apresenta características físicas peculiares. Trata-se de uma onda eletromagnética, com dois componentes que estão ocorrendo concomitantemente e oscilam em fase e perpendiculares entre si, autossustentando-se. Tais componentes são campos elétrico e magnético variantes no tempo. As oscilações no campo elétrico induzem um campo magnético variante e, por sua vez, as oscilações no campo magnético induzem um campo elétrico. Desse modo, ambos os campos se criam simultaneamente, permitindo a onda se propagar, sem um meio material.[15] Portanto, a luz ou radiação têm um comprimento de onda (lambda) o qual podemos classificar, segundo essa grandeza de medida, dentro do que conhecemos como espectro eletromagnético. A luz pode alcançar comprimentos de onda muito longos e, portanto, frequências baixas, como as ondas de rádio e TV, ou, ao contrário, comprimentos de onda baixos com frequências elevadas, como a dos raios X de uso médico, gerando altíssimas energias e com uma frequência dez mil vezes maior do que a do espectro de luz visível.

O fato de ser possível enxergarmos a onda é decorrente de existir um espectro de luz visível para a população humana e que compreende uma faixa entre os 390 nm e os 760 nm. A radiação com comprimento de onda imediatamente menor, o da cor violeta, varia de 390 a 455 nm e é chamado de ultravioleta. Por outro lado, o comprimento de onda imediatamente maior que o da cor vermelho-magenta, que varia de 660 a 780 nm é chamado de infravermelho.[16]

Classificação dos *lasers*

É possível classificar os *lasers* de diversas formas, porém, como nosso interesse é a aplicação no tratamento de feridas, optamos pela classificação mais relevante do ponto de vista da interação luz-tecido e, para isso, utilizaremos a potência dos *lasers*.

Laser de baixa potência (LBP),[17] ou *laser* de baixa intensidade (LBI), em inglês, *low level laser therapy* (LLLT), é o tipo de *laser* que não fornece mais que 1 W de potência ao tecido, portanto não eleva a temperatura do tecido-alvo além de 1°C e preserva as características das células e tecidos, desencadeando efeitos biomoduladores, sejam eles bioestimulatórios ou bioinibitórios.

Ao realizarmos a aplicação de uma radiação de LBP com associação do uso de corantes na área irradiada, realizaremos uma outra modalidade terapêutica, conhecida como PDT,[18] que em inglês significa *photo dye therapy*, ou terapia fotodinâmica com corante, ou *photodynamic therapy*, terapia fotodinâmica.

O *laser* de alta potência é o tipo que fornece mais do que 1 W de potência, que normalmente chega a potências bem superiores e gera efeitos que alteram de forma importante as características das células-alvo e dos tecidos, e desencadeia efeitos de ablação, coagulação, corte, vaporização, entre outros.

Temos ainda os LEDs (luz emitida por diodo), que também são fonte de energia luminosa. Apesar de serem fontes de luz monocromática, não apresentam feixes coerentes e colimados – portanto, fornecem energia luminosa eletromagnética com menos potência.

Interação luz-tecido

A grandeza física que tem importante papel na interação do *laser* com o tecido é o comprimento de onda. Por meio dele é possível determinar qual profundidade determinado raio poderá atingir. Isso varia desde o infravermelho até o ultravioleta, os quais atingem diferentes profundidades da pele. As outras grandezas influenciarão na dosimetria da radiação depositada.

Os tecidos, quando irradiados, evoluem com comportamentos distintos,[19] pois variam em função de suas características óticas próprias determinadas por suas estruturas bioquímicas e histológicas, a associação com edema, infecção e até mesmo a cor da pele. Sabemos que existem fatores relativos à luz *laser* e fatores relativos ao tecido que influenciarão essa interação. Ao irradiarmos um tecido, é possível ocorrer:[19] absorção, reflexão, dispersão, difusão (espalhamento) e transmissão dos raios.

Na absorção, a energia entregue poderá gerar efeitos fotofísico-químicos para os LBP. Por outo lado, os efeitos para os *lasers* de alta potência são fototérmicos, fotomecânico-acústicos, fotoablativos ou ionizantes, dependendo do comprimento de onda e das moléculas do tecido-alvo. Na reflexão, os raios que foram refletidos não interagem com o tecido-alvo e retornam a seu ponto de origem. A reflexão pode ser total ou parcial. A difusão representa o fenômeno em que os raios atravessam um tecido sem haver absorção da energia por suas partículas. Isso também recebe o nome de espalhamento. Finalmente, a transmissão existe quando a radiação atravessa determinado meio ou tecido sem sofrer desvios ou perder energia.

Mecanismo de ação

O processo de absorção de energia depende de moléculas conhecidas como fotoaceptores ou cromóforos, que realizam a absorção da energia proveniente dos fótons e podem ser endógenas ou exógenas. Essas moléculas recebem a energia luminosa e a transformam em sinalização, podendo agir como enzimas, por exemplo. Não são especializadas na função de absorção, como as moléculas fotorreceptoras (clorofila), mas aceitam a energia luminosa para realização de funções celulares. Apesar de essa não ser sua função principal (absorção de luz), cromóforos podem também absorver a luz, e, então, ter seu metabolismo estimulado, induzir reações químicas e dar origem a uma cascata de respostas celulares. São moléculas que podem estar presentes na derme e epiderme, como melanina, citocromo C, porfirinas, hemoglobina, entre outras.

Nos LBP, observamos os efeitos chamados fotofísico-químico, nos quais a luz *laser* auxiliará processos bioquímicos e biofísicos das células. Encontramos, nesse caso, dois tipos de efeitos: a biomodulação (positiva ou negativa) e a PDT, na qual o corante é o fotoaceptor ou cromóforo exógeno.

No efeito fotofísico, também chamado de fotelétrico, ocorrem uma alteração no potencial de membrana celular e interações com o citocromo C mitocondrial, que gera mais ATP.[20]

Quando estudamos os efeitos fotoquímicos ou fotobioquímicos, percebemos haver interação da luz *laser* com o fotoaceptor, em que a transferência de elétrons ocorre de maneira acelerada e produz oxigênio molecular, radicais superóxidos e captação de luz pela mitocôndria, a qual desencadeia a proliferação celular e o aumento na produção de DNA e RNA.[21]

Os mecanismos de dor e inflamação também são modulados, pois há liberação de prostaglandinas, prostaciclinas, histamina, serotonina, bradicinina e leucotrienos.[21] Ocorre, ainda, aumento de produção de ATP e síntese de endorfina.[22-24] Bajordal et al.[25] descreveram os possíveis mecanismos da ação do LBP na dor em um estudo randomizado, placebo controlado, e concluíram que o LBP atua na diminuição da síntese de PGE2, diminui os níveis de TFN-α e IL-1, regula os níveis do ativador de plasminogênio, reduz edema, hemorragias, influxo de neutrófilos, apoptose celular e melhora a microcirculação.

O *laser* de alta potência produz efeitos classificados como fototérmicos, fotoablação ou fotoplasmólise, fotomecânico-acústico e fotoionizante.[26]

Os efeitos fototérmicos são produzidos por *lasers* com alta potência que variam em até centenas de watts. Nessa condição, ocorre vaporização ou coagulação, que leva à alteração permanente ou à destruição tecidual. Importante consideração nesse efeito são os recursos utilizados para impedir ou minimizar a condução do calor para os tecidos adjacentes aos tecidos-alvo, como os aparelhos que substituem ondas contínuas por pulsadas, ou a utilização de uma chave eletrônica conhecida como Q-switched, que cria o pulso, minimizando a condução do calor e favorecendo o resfriamento dos tecidos adjacentes.

Na fotoablação ou fotoplasmólise, há a ocorrência de um campo eletromagnético que promove a ruptura de moléculas através de ondas de choque que levam à quebra do tecido, liberando plasma local, o qual tem efeito terapêutico.

Os efeitos fotomecânico-acústicos não são essencialmente térmicos, estes são provocados por curtos pulsos de alta energia pela rápida expansão de energia ou de ondas de choque em que fótons de alta energia são convertidos em energia vibracional, logo são capazes de realizar a quebra de uma molécula e a rápida remoção tecidual.

Na fotoionização, há quebra da ligação da cadeia quaternária do DNA por meio de um processo de absorção extremamente seletiva e superficial de energia luminosa por algumas moléculas (cromóforos), produzindo, assim, um corte superficial sem necrose.

Fotobiomodulação: Bioestimulação × bioinibição

Entendemos pelo nome de fotobiomodulação o efeito molecular resultante da aplicação de energia fotônica de baixa intensidade, gerada pelos LBP, em estruturas celulares que ocasionam normalização de funções celulares. Biomodular pode ser bioestimular ou bioinibir, isso depende da condição do tecido-alvo e dos parâmetros dosimétricos da radiação ótica. Ainda há muito o que pesquisar entre as interações dos fótons com os tecidos. Logo, o termo fotobiomodulação seria mais apropriado do que o termo fototerapia, já que por esse termo subentende-se que os fótons são utilizados para fins terapêuticos ou curativos, o que nem sempre é verdade em alguns tipos de aplicações, especialmente quando sobre tecidos saudáveis.[27]

Na atualidade, a ideia de que a radiação eletromagnética *laser* é absorvida pelo citocromo C oxidase (CcO) dentro da mitocôndria ou no interior da célula e que, a partir daí, os fenômenos de biomodulação ocorrem, é muito bem-aceita, mas a elucidação completa das reações que ocorrem em cadeia, relacionadas com cada evento terapêutico, ainda não estão completamente elucidadas.[28]

Em geral, ao receber uma grande dosagem de energia, os cromóforos tendem a provocar uma cadeia de reações que levam a fotoinibição, por outro lado, com dosagens menores de energia há estímulo de reações em cadeia de fenômenos bioestimulatórios.

Estudos *in vitro*, experimentos animais e estudos clínicos têm comprovado que LBP em baixas doses produzem efeitos bioestimulatórios e altas doses de efeitos bioinibitórios. Em baixas doses, LBP tanto os comprimentos de onda vermelhos, como os infravermelhos, podem prevenir apoptose e induzir a proliferação, migração e adesão celular. *In vitro*, baixas doses de LBP aumentaram a proliferação celular dos fibroblastos, células endoteliais, queratinócitos e linfócitos.[29-32] O mecanismo de proliferação que envolve a fotoestimulação interfere no processo mitocondrial, a qual estimula a liberação de fatores de crescimento que desencadeia a proliferação celular.[33] Kreisler et al.[34] observaram que o aumento da proliferação de fibroblasto em gengiva humana é LBP dose-dependente.

Hashimoto[35] realizou um estudo duplo-cego placebo controlado em portadores de neuralgia herpética facial e comparou o efeito inibitório da dor com *laser* de 830 nm a 60 mW, 150 mW e placebo. Os pacientes foram distribuídos em três grupos e cada um recebeu 3 min de irradiação na sétima vértebra cervical por 3 dias consecutivos, cada grupo com uma dose ou placebo. Houve significativa diferença no escore de dor entre eles, e o grupo que obteve melhores resultados foi o que recebeu a dosagem de 150 mW.

Efeito dose e frequência dependente: curva bifásica

A resposta bifásica tem sido demonstrada em muitas pesquisas com LBP, principalmente com a Lei de Arndt-Schulz, que demonstra que os efeitos do LBP são dose-dependentes (Figura 35.1).[36-39] O conceito da Lei de Arndt-Schulz mostra que estímulos podem desencadear respostas positivas ou negativas, de acordo com sua intensidade ou concentração.

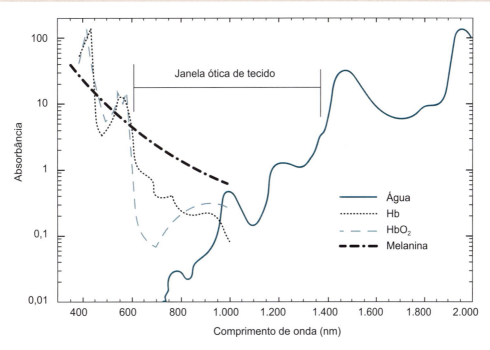

FIGURA 35.1 Espectro de absorção em tecido vivo mediado por cromófagos mostrando a janela óptica (escala em log) e ação da luz vermelha e infravermelha e sua penetração no tecido profundo.

Bolton et al.[40] realizaram um estudo mostrando diferentes respostas para diferentes irradiâncias (DP) utilizadas. Em um grupo utilizaram 400 mW/cm² com aumento da fluência (DE) de 2,4 J/cm² para 7,2 J/cm². Esses níveis de energia desencadearam aumento na proliferação dos fibroblastos. O grupo que recebeu 800 mW/cm² também com aumento da DE de 2,4 J/cm² para 7,2 J/cm² apresentou diminuição da proliferação dos fibroblastos.

Lopes-Martins[41] demonstrou a resposta bifásica do LBP em células mononucleares com três diferentes fluências: 1, 2,5 e 5 J/cm², dos quais 2,5 J/cm² apresentaram melhores efeitos.

Laser de baixa potência no processo de cicatrização e tratamento de feridas

Com o envelhecimento da população mundial, houve aumento da prevalência de casos de lesões decorrentes de doenças degenerativas e associadas a idade, tais como diabetes melito, hipertensão arterial, vasculopatias, tumores, doenças autoimunes e outras. Somada a essa casuística também existem as feridas decorrentes de traumatismos, que podem ser seguidos de infecções locais e celulite e que atingem todas as faixas de idade.

As feridas podem cicatrizar espontaneamente, o que depende da gravidade da lesão e das condições clínicas do paciente. Nesse sentido, os tratamentos não só visam melhorar a qualidade do tecido lesionado, mas também acelerar o processo de cicatrização.

O processo de cicatrização pode ser dividido didaticamente em quatro fases: hemostasia ou coagulação, inflamação ou migração, proliferação e remodelação.[42,43] A utilização do LBP tem se mostrado atuante em todas as fases desse processo como adjuvante aos tratamentos convencionais instituídos, que influenciam na velocidade terapêutica e qualidade do tecido produzido.

O LBP mostrou aumentar a neovascularização, promover a angiogênese e acelerar o processo cicatricial de lesões agudas e crônicas.[44,45] Corazza et al.[46] observaram aceleração do processo de cicatrização com a utilização de LBP em doses baixas.

Além da aceleração do processo de cicatrização, o LBP mostrou estimular a reparação de estruturas mais profundas como nervos, tendões, cartilagens e ossos.[47-50]

Outra indicação seria o controle da dor em lesões dolorosas. Realizamos um estudo randomizado com grupo controle em crianças portadoras de epidermólise bolhosa com o uso do LBP antes das trocas de curativo. O grupo que utilizou o LBP não só reduziu o uso da analgesia com fármacos (tramadol) em 81% dos casos, como também diminuiu significativamente o escore de dor.[51] Na literatura, existem vários estudos que foram conduzidos e comprovam a ação do LBP na redução da dor, na diminuição da resposta inflamatória e do edema, principalmente causados por lesões cutaneomucosas, doenças degenerativas ou autoimunes.[33,52-55]

Oron et al.[56,57] também descreveram os efeitos do LBP na reparação tecidual após processos isquêmicos. O uso de LBP pode também melhorar a qualidade funcional da cicatriz.

Realizamos um estudo, objeto de tese, no qual foi possível comprovar a melhora da cicatriz de modo quantitativo.[58] Utilizamos um modelo animal experimental, dividido em cinco grupos. Todos receberam incisões no dorso. Irradiamos dois grupos com diferentes dosimetrias. Em um, aplicamos anti-inflamatório, outro tratamento conservador e outro grupo controle. Após 28 dias, os animais foram eutanasiados e amostras das cicatrizes foram extraídas, processadas e analisadas do ponto de vista histológico e funcional, e realizamos testes de medida de elasticidade e rigidez com a utilização de um modelo físico experimental de carga e descarga medidas com dinamômetro. Foi possível observar que as amostras de pele do grupo irradiado com a dosimetria menor apresentaram mesmo padrão histológico e de fibras de colágenos 1 e 3 que a pele do grupo controle, além das mesmas propriedades mecânicas de elasticidade e de rigidez, seguido pelo segundo grupo submetido a maior dosagem de irradiação. Posteriormente, o grupo de tratamento conservador, e, então, o grupo controle, tratado com anti-inflamatório, que teve maiores resultados na rigidez, perda de elasticidade, distorção histológica e mudança da distribuição de fibras de colágeno.

Mecanismos de ação

Atuação do *laser* de baixa potência na respiração mitocondrial e CcO

A mitocôndria exerce um importante papel na geração de energia e no metabolismo celular, os quais estão envolvidos nos efeitos da utilização do LBP. A absorção da luz *laser* vermelha e infravermelha por componentes da cadeia respiratória CcO é considerada o mecanismo primário do LBP no nível celular.[59,60] O LBP mostrou aumentar o potencial eletroquímico celular, a síntese de ATP,[61] a síntese de RNA, a síntese de proteína,[62] o consumo de oxigênio e, ainda o potencial de membrana mitocondrial, que também levarão ao aumento da síntese de NADH e ATP.

Espécies reativas de oxigênio e redox

A mitocôndria é uma fonte de espécies reativas de oxigênio (ROS), os quais são pequenas moléculas de íons de oxigênio, superóxidos e radicais livres, as mais conhecidas são ozônio, oxigênio superóxido e peróxido de hidrogênio, além de outras moléculas orgânicas. São altamente reativos com proteínas, ácidos nucleicos e lipídios insaturados desencadeando lesão celular. No entanto, as mitocôndrias também agem reversivelmente como moduladoras do sinal redox que afeta sua própria atividade, a do citosol e a do núcleo através da indução da expressão de substâncias antioxidantes como a catalase e a superóxido dismutase (SOD). Karu[60] observou que o LBP aumenta a geração de ROS. Já Lubart[63] percebeu que o aumento de ROS estima a célula a liberar seu potencial de atividade redox, um importante fator para a multiplicação celular.

Laser de baixa potência e liberação de óxido nítrico

O óxido nítrico (NO) tem se mostrado um potente vasodilatador, o qual também pode ser estimulado pela aplicação do LBP vermelho e infravermelho.[64] Alguns mecanismos foram descritos no estímulo da liberação do NO com a aplicação do LBP[65-67] como ligação do NO com a hemoglobina ou mioglobina,[65,66] dissociação da CcO,[67] aumento da luz irradiada que media a atividade de nitrito redutase da CcO[67] e, ainda, aumento da atividade de uma isoforma da óxido-nítrico-sintase,[68] que possivelmente aumentaram os níveis de cálcio intracelular. Todos esses mecanismos propostos mostraram-se benéficos por meio de vias de sinalização celular.[69]

Terapia fotodinâmica ou quimioterapia antimicrobiana fotodinâmica

A *photodynamic antimicrobial chemotherapy* (PACT), ou a PDT, é uma alternativa muito promissora aos antibióticos tradicionais por ser eficiente na inativação de microrganismos, como MRSA (360 J/cm², 670 nm em 100 µg/mℓ de azul de metileno), *Staphylococcus epidermidis* e *Pseudomonas aeruginosa*, *Escherichia coli*, algumas espécies fúngicas, como *Candida albicans* e outros, além do fato de evitar o desenvolvimento de resistência bacteriana.[69-75] A utilização de PACT/PDT pode ter grande impacto na economia dos gastos com a saúde pública e no desenvolvimento de cepas bacterianas multirresistentes.

A PACT ou PDT trabalham com fotossensibilizadores que se associam aos microrganismos e são ativados por *lasers* com comprimentos de onda de luz vermelha ou infravermelha, produzindo aumento das concentrações de ROS e levando à geração de outros processos que inativam microrganismos.

É importante lembrar que o efeito inibitório e bactericida do *laser* ocorre com aplicações maiores de fluência (DE), logo, isso inibe ou retarda o processo de cicatrização.[74] Assim, é muito importante uma boa avaliação clínica e o desenvolvimento de um plano terapêutico preciso, a fim de obter maior eficácia e resultados no tratamento.

Quando utilizado com PDT, o azul de metileno é um dos fotossensibilizadores descritos no tratamento de lesões ou úlceras crônicas infectadas sem efeitos colaterais.[75,76] Relata-se que o PDT com azul de metileno é uma opção para o manejo de úlceras crônicas superinfectadas, o que reduz o uso de antibioticoterapia e a indução a resistência bacteriana.[76-78] Apesar de necessitarmos de estudos mais robustos, os efeitos antimicrobianos do PDT e seu potencial para acelerar o processo de cicatrizarão e prevenir infecção já foram descritos.

O azul de metileno é absorvido e ultrapassa as membranas celulares de fungos e bactérias, alojando-se no citoplasma. Quando irradiado, produz oxigênio singleto e tripleto no citoplasma dos microrganismos, o que leva à inativação do metabolismo intracelular, além de ocasionar ruptura da parede celular desses microrganismos.

As Figuras 35.2 a 35.5 mostram a evolução de lesões após a aplicação de PDT (PhotoDyeTherapy) e terapia com LBP.

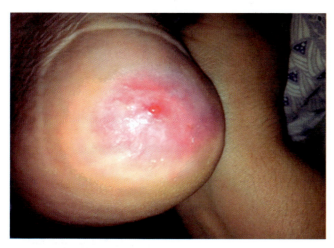

FIGURA 35.2 Lesão por pressão em calcâneo apresentando tecido necrótico. Realizadas duas sessões de PDT (PhotoDyeTherapy) para auxílio do desbridamento mecânico e efeito bactericida. Aplicação de 2 J/cm², 3 vezes/semana. Tempo de tratamento 28 dias.

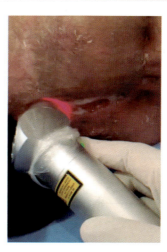

FIGURA 35.3 Aplicação de *laser* 660 nm, 2 J/cm² em lesão por pressão em região sacra. Cluster com dois pontos de irradiação.

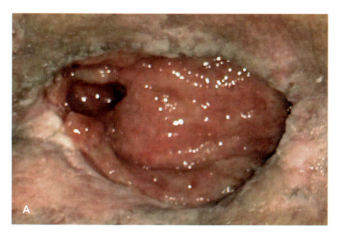
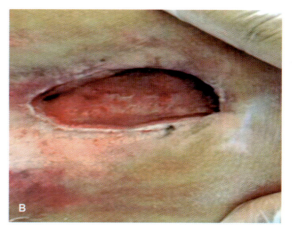

FIGURA 35.4 A. Lesão por pressão em região sacra, altamente exsudativa refratária a tratamento só com coberturas com 10 meses sem evolução. **B.** Três semanas de evolução com aplicação de *laser* 660 nm, 2 J/cm², 3 vezes/semana.

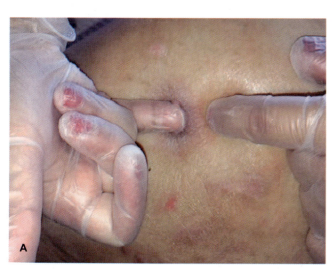
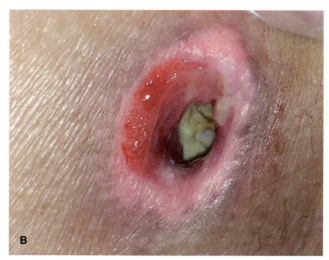

FIGURA 35.5 Lesão por pressão em trocanter direito com comprometimento ósseo (necrose de liquefação) com 1 ano de tratamento. Associado a tratamento com *laser* de baixa potência. Seis sessões de PDT com técnica pulsada para estimular desbridamento e redução da colonização bacteriana. Depois, aplicação de *laser* 660 nm, 4 J/cm², 3 vezes/semana. Período de tratamento 45 dias.

Referências bibliográficas

1. Finsen NR. Nobel lectures, physiology or medicine – 1901-1921. Amsterdam: Elsevier Publishing Company; 1967.
2. Einstein A. The old quantum theory of radiation. Elmsford: Pergamon Press; 1907. p. 167-83.
3. Lewis G. Letter to the editor of Nature Magazine. 1926;118(Part 2):874-5.
4. Rutherford E. The scattering of alfa and beta particles by matter and structure of the atom. Philos Mag. 1911;21(125).
5. Einstein A. Zur Quantentheorie der Strahlung. Physikalische Zeitschrift. 1917;18:121-8.
6. Heisenberg W. Collected works. J. Kalckar (ed.). Foundations of Quantum Mechanics (1926-1932). Amsterdam: North-Holland; 1985. p. 140
7. Townes CH. How the laser happened: adventures of a scientist. Oxford, UK: University Press; 1999.
8. Simonyi K. A cultural history of physics. CRC Press; 2012. p. 612.
9. Gould RG. The laser, light amplification by stimulated emission of radiation. In: Franken PA, Sands RH (eds.). The Ann Arbor Conference on Opytical Pumping, the University of Michigan; 15 June-18 June 1959. p. 128.
10. Maiman TH. Stimulated optical radiation in ruby. Nature. 1960;187:493-4.
11. Goldman L, Blaney DJ, Kindel DJ, Franke EK. Effect of the laser on the skin. Preliminary report. J Invest Dermatol. 1963;40:121-2.
12. Goldman L, Wilson RG, Hornby P, Meyer RG. Radiation of a Q-Switched ruby laser. Effect of repeated impacts of power output of 10 megawatts on a tattoo of a man. J Invest Dermatol. 1965;44:69-71.
13. Goldman L, Rockwell RJ. Laser systems and their applications in medicine and biology. Advances in Biomedical Engineering and Medical Physics. 1968;1:317-82.
14. Bagnato VS. Os fundamentos da luz laser. Física na Escola. 2001;2(2):4-9.
15. Variação do campo magnético cria corrente elétrica. Unesp. [Acesso em jun. 2021.] Disponível em: <http://www2.fc.unesp.br/experimentosdefisica/ele19.htm>.
16. Gatass M. Introdução a cor. Vision, IME/USP. 2002. [Acesso em jun. 2021.] Disponível em: <http://www.vision.ime.usp.br/~ronaldo/mac0417-03/aula_02/02_Cor.pdf>.
17. Low-level laser therapy. Disponível em: <https://www.sciencedirect.com/topics/medicine-and-dentistry/low-level-laser-therapy>.
18. Cole GW. Photodynamic therapy (PDT or blue light therapy). MedicineNet. 2020. [Acesso em 6 jun. 2021.] Disponível em: <https://www.medicinenet.com/photodynamic_therapy/article.htm>.
19. Cavalcanti TM, Almeida-Barros RQ, Catão MHCV, Feitosa APA, Lins RDAU. Conhecimento das propriedades físicas e da interação do laser com os tecidos biológicos na odontologia. An Bras Dermatol. 2011;86(5):955-60.
20. Karu TI, Kolyakov SF. Exact action spectra for cellular responses relevant to phototherapy. Photomed Laser Surg. 2005;23:355-61.
21. Kam T, Kalendo G, Lethokov, Lobko V. Biostimulation of HeLa cells by low-intensity visible light II. Stimulation of DNA and RNA synthesis in a wide spectral range. Nuevo Cimento. 1984:1D(6):309-18.
22. Low Level Laser Therapy to Reduce Chronic Pain. Disponível em: <https://clinicaltrials.gov/ct2/show/NCT00929773>.
23. Cotler HB, Chow RT, Hamblin MR, Carroll J. The use of low level laser therapy (LLLT) for musculoskeletal pain. MOJ Orthop Rheumatol. 2015;2(5):00068.
24. Petrini M, Ferrante M, Trentini P, Perfetti G, Spoto G. Effect of pre-operatory low-level laser therapy on pain, swelling, and trismus associated with third-molar surgery. Med Oral Patol Oral Cir Bucal. 2017;22(4):e467-e472.
25. Bjordal JM, Johnson MI, Iversen V, Aimbire F, Lopes-Martins RAB. LLLT in acute pain: a systemic review of possible mechanism of action and clinical effects in randomized placebo-controlled trials. Photomed Laser Surg. 2006;24(2):158-68.
26. Al-Hasan AKJ. Effects of low and high-level pulsed Nd: YAG laser irradiation on red blood cells and platelets indices of albino rats in vitro. Iraq Med J. 2017;1:10-9.
27. García RR, Mazzocco TS, San Juan JCR. La biofotónica y tu salud. Revista Ciencia. 2016. jul-set. p. 46-53.
28. Hamblin M, Sousa MVP, Agrawal T. Handbook of low-level laser therapy. Pan Stanford Publishing Pte. Ltd; 2016. p. 4.
29. Yu W, Naim JO, Lanzafame RJ. The effect of laser irradiation on the release of bFGF from 3T3 fibroblasts. Photochem Photobiol. 1994;59(2):167-70.
30. Moore P, Ridgway TD, Higbee RG, Howard EW, Lucroy MD. Effect of wavelength on low-intensity laser irradiation-stimulated cell proliferation in vitro. Lasers Surg Med. 2005;36:8-12.
31. Grossman N, Schneid N, Reuveni H, Halevy S, Lubart R. 780 nm low power diode laser irradiation stimulates proliferation of keratinocyte cultures: involvement of reactive oxygen species. Lasers Surg Med. 1998; 22(4):212-8.
32. Stadler I, Evans R, Kolb B, Naim JO, Narayan V, Buehner N, Lanzafame RJ. In vitro effects of low-level laser irradiation at 660 nm on peripheral blood lymphocytes. Lasers Surg Med. 2000;27(3): 255-61.
33. Bjordal JM, Johnson MI, Lopes-Martins RA, Bogen B, Chow R, Ljunggren AE. Short-term efficacy of physical interventions in osteoarthritic knee pain. A systematic review and meta-analysis of randomised placebo-controlled trials. BMC Musculoskelet Disord. 2007;8:51.
34. Kreisler M, Christoffers AB, Willershausen B, d'Hoedt B. Effect of low-level GaAlAs laser irradiation on the proliferation rate of human periodontal ligament fibroblasts: an in vitro study. J Clin Periodontol. 2003;30(4):353-8.
35. Hashiqmoto K, Kemmotsu O, Otsuka H, Numazawa R, Ohta Y. Efficacy of laser irradiation on the area near the stellate ganglion is dose-dependent: a double-blind crossover placebo-controlled study. Laser Therapy. 1997;7:5.
36. Lanzafame RJ, Stadler I, Kurtz AF, et al. Reciprocity of exposure time and irradiance on energy density during photoradiation on wound healing in a murine pressure ulcer model. Lasers Surg Med. 2007;39:534-42.
37. Chow RT, Heller GZ, Barnsley L. The effect of 300 mW, 830 nm laser on chronic neck pain: a double-blind, randomized, placebo-controlled study. Pain. 2006;124(1-2):201-10.
38. Hawkins D, Abrahamse H. Effect of multiple exposures of low-level laser therapy on the cellular responses of wounded human skin fibroblasts. Photomed Laser Surg. 2006;24(6):705-14.
39. Lubart R, Lavi R, Friedmann H, Rochkind S. Photochemistry and photobiology of light absorption by living cells. Photomed Laser Surg. 2006;24(2):179-85.
40. Bolton P, Young S, Dyson M. Macrophage responsiveness to light therapy with varying power and energy densities. Laser Ther. 1991; 3:6-9.
41. Lopes-Martins RA, Albertini R, Martins PS, Bjordal JM, Faria Neto HC. Spontaneous effects of low-level laser therapy (650 nm) in acute inflammatory mouse pleurisy induced by Carrageenan. Photomed Laser Surg. 2005;23:377-81.
42. Janis JE, Harrison B. Wound healing: part I. Basic science. Plast Reconstr Surg. 2014;133(2):199e-207e.
43. Simon PE. Skin wound healing. Medscape. 2020. [Acesso em 4 jun. 2021.] Disponível em: <https://emedicine.medscape.com/article/884594-overview>.

44. Hopkins JT, McLoda TA, Seegmiller JG, David Baxter G. Low-level laser therapy facilitates superficial wound healing in humans: a triple-blind, sham-controlled study. J Athl Train 2004;39:223-9.
45. Yu W, Naim JO, Lanzafame RJ. Effects of photostimulation on wound healing in diabetic mice. Lasers Surg Med. 1997;20:56-63.
46. Corazza AV, Jorge J, Kurachi C, Bagnato VS. Photobiomodulation on the angiogenesis of skin wounds in rats using different light sources. Photomed Laser Surg. 2007;25:102-6.
47. Gigo-Benato D, Geuna S, Castro Rodrigues A, et al. Low-power laser biostimulation enhances nerve repair after end-to-side neurorrhaphy: a double-blind randomized study in the rat median nerve model. Lasers Med Sci. 2004;19:57-65.
48. Fillipin LI, Mauriz JL, Vedovelli K, et al. Low-level laser therapy (LLLT) prevents oxidative stress and reduces fibrosis in rat traumatized Achilles tendon. Lasers Surg Med. 2005;37:293-300.
49. Morrone G, Guzzardella GA, Torricelli P, et al. Osteochondral lesion repair of the knee in the rabbit after low-power diode Ga-Al-As laser biostimulation: an experimental study. Artif Cells Blood Substit Immobil Biotechnol. 2000;28:321-36.
50. Weber JB, Pinheiro AL, de Oliveira MG, Oliveira FA, Ramalho LM. Laser therapy improves healing of bone defects submitted to autologous bone graft. Photomed Laser Surg. 2006;24:38-44.
51. Cohen VD, Cruz LGB. Association of LLLT and silicone dressing in the management of pain in DREB children. Free Paper. WUWHS 2012.
52. Bjordal JM, Couppe C, Chow RT, Tuner J, Ljunggren EA. A systematic review of low level laser therapy with location-specific doses for pain from chronic joint disorders. Aust J Physiother. 2003;49:107-16.
53. Bjordal JM, Johnson MI, Iversen V, Aimbire F, Lopes-Martins RA. Photoradiation in acute pain: a systematic review of possible mechanisms of action and clinical effects in randomized placebo-controlled trials. Photomed Laser Surg. 2006;24:158-68.
54. Bjordal JM, Lopes-Martins RA, Inverness VV. A randomised, placebo controlled trial of low level laser therapy for activated Achilles tendinitis with microdialysis measurement of peritendinous prostaglandin E2 concentrations. Br J Sports Med. 2006;40:76-80.
55. Carati CJ, Anderson SN, Gannon BJ, Piller NB. Treatment of postmastectomy lymphedema with low-level laser therapy: a double blind, placebo-controlled trial. Cancer. 2003;98:1114-22.
56. Ad N Oron U. Impact of low level laser irradiation on infarct size in the rat following myocardial infarction. Int J Cardiol. 2001;80:109-16.
57. Agaiby AD, Ghali LR, Wilson R, Dyson M. Laser modulation of angiogenic factor production by T-lymphocytes. Lasers Surg Med. 2000;26:357-63.
58. Cruz LGB. Comparação entre o efeito do uso de diclofenaco de sódio e o laser de baixa potência (830 nm) no processo de cicatrização em pele de ratos: aspectos e histológicos. 2014. [Dissertação] Programa de Pós-graduação em Biofotônica Aplicada a Ciências da Saúde. Universidade 9 de Julho. São Paulo, 2014.
59. Karu TI. Laser biostimulation: a photobiological phenomenon. J Photochem Photobiol B. 1989;3(4):638-40.
60. Karu TI. Primary and secondary mechanisms of action of visible to near-IR radiation on cells. J Photochem Photobiol B. 1999;49:1-17.
61. Passarella S, Casamassima E, Molinari S, et al. Increase of proton electrochemical potential and ATP synthesis in rat liver mitochondria irradiated in vitro by helium-neon laser. FEBS Lett. 1984;175:95-9.
62. Greco M, Guida G, Perlino E, Marra E, Quagliariello E. Increase in RNA and protein synthesis by mitochondria irradiated with helium-neon laser. Biochem Biophys Res Commun. 1989;163(3):1428-34.
63. Lubart R, Eichler M, Lavi R, Friedman H, Shainberg A. Low-energy laser irradiation promotes cellular redox activity. Photomed Laser Surg. 2005;23:3-9.
64. Shiva S, Gladwin MT. Shining a light on tissue NO stores: near infrared release of NO from nitrite and nitrosylated hemes. J Mol Cell Cardiol. 2009;46:1-3.
65. Lohr NL, Keszler A, Pratt P, Bienengraber M, Warltier DC, Hogg N. Enhancement of nitric oxide release from nitrosyl hemoglobin and nitrosyl myoglobin by red/near infrared radiation: potential role in cardioprotection. J Mol Cell Cardiol. 2009;47:256-63.
66. Zhang R, Mio Y, Pratt PF, et al. Near infrared light protects cardiomyocytes from hypoxia and reoxygenation injury by a nitric oxide dependent mechanism. J Mol Cell Cardiol. 2009;46:4-14.
67. Lane N. Cell biology: power games. Nature. 2006;443(7114):901-3.
68. Ball KA, Castello PR, Poyton RO. Low intensity light stimulates nitrite-dependent nitric oxide synthesis but not oxygen consumption by cytochrome c oxidase: Implications for phototherapy. J Photochem Photobiol B. 2011;102(3):182-91.
69. Wilson M, Yianni C. Killing of methicillin-resistant Staphylococcus aureus by low-power laser light. J Med Microbiol. 1995;42:62-6.
70. Wainwright M, Phoenix DA, Laycock SL, Wareing DR, Wright PA. Photobactericidal activity of phenothiazinium dyes against methicillin-resistant strains of Staphylococcus aureus. FEMS Microbiol Lett. 1998;160:177-81.
71. Zeina B, Greenman J, Purcell WM, Das B. Killing of cutaneous microbial species by photodynamic therapy. Br J Dermatol. 2001;144:274-8.
72. Hamblin MR, O'Donnell DA, Murthy N, Contag CH, Hasan T. Rapid control of wound infections by targeted photodynamic therapy monitored by in vivo bioluminescence imaging. Photochem Photobiol. 2002;75:51-7.
73. Hamblin MR, Zahra T, Contag CH, McManus AT, Hasan T. Optical monitoring and treatment of potentially lethal wound infections in vivo. J Infect Dis. 2003;187:1717-25.
74. Lambrechts SA, Demidova TN, Aalders MC, Hasan T, Hamblin MR. Photodynamic therapy for Staphylococcus aureus infected burn wounds in mice. Photochem Photobiol Sci. 2005;4:503-9.
75. Kato IT, Prates RA, Sabino CP, et al. Antimicrobial photodynamic inactivation inhibits Candida albicans virulence factors and reduces in vivo pathogenicity. Antimicrobial Agents and Chemotherapy. 2012;57:445-51.
76. Aspiroz C, Sevil M, Toyas C, Gilaberte Y. Photodynamic therapy with methylene blue for skin ulcers infected with Pseudomonas aeruginosa and Fusarium spp. Actas Dermosifiliogr. 2017;108(6):e45-e48.
77. Brown S. Clinical antimicrobial photodynamic therapy: phase II studies in chronic wounds. J Natl Compr Canc Netw. 2012;(10 Suppl 2):S80-3.
78. Clayton TH, Harrison PV. Photodynamic therapy for infected leg ulcers. Br J Dermatol. 2007;156(2):384-5.

36 LED no Tratamento de Feridas

Álvaro Pereira de Oliveira • Bruna Ribeiro

Princípios da *low level light therapy*: fotobiomodulação

A terapia com luz de baixa intensidade (LLLT; do inglês, *low level light therapy*), também conhecida como fotobiomodulação, é caracterizada por envolver a transformação da energia luminosa em uma resposta fisiológica. A radiação luminosa com comprimentos de onda entre 620 e 990 nm, até cerca de 5 J/cm² é absorvida principalmente pelo citocromo c oxidase mitocondrial promovendo uma série de efeitos na célula e nos tecidos adjacentes. As principais aplicações médicas vão desde cicatrização de feridas e regeneração tecidual até alívio da dor, ação anti-inflamatória e aplicações transcranianas para tratamento de doenças neurodegenerativas.[1] Em nível celular, a fotobiomodulação pode modular a proliferação de fibroblastos, a síntese de colágeno e pró-colágeno, promover a angiogênese e estimular os macrófagos e linfócitos, por causa do aumento do metabolismo energético das mitocôndrias. Além disso, tem demonstrado a capacidade de promover a produção de vários fatores de crescimento, como os de queratinócitos KGF, e transformar os fatores de crescimento TGF e o derivado de plaquetas PDGF.[2]

Desde a introdução da LLLT, em 1967, um grande número de artigos científicos sobre os mecanismos de ação e resultados clínicos têm sido publicados. Só no PubMed, pode-se encontrar cerca de 6 mil deles. Atualmente, é possível considerar que há consenso quanto aos parâmetros ideais de aplicação.[1,3] Para obtenção de resposta terapêutica, é necessário estudar os parâmetros dosimétricos determinantes (comprimento de onda e quantidade de energia) para cada local de aplicação e resposta desejada.[4,5]

A profundidade de penetração da luz nos tecidos depende das propriedades óticas, como penetração, absorção e espalhamento. Quando se irradia um tecido biológico, a luz é espalhada, parte refletida, parte transmitida, e uma fração é absorvida por cromóforos sensíveis ao comprimento de onda irradiado. O espalhamento da luz depende da qualidade do tecido e do ângulo de incidência, pois, além de peles oleosas e com pouca melanina atuarem como superfícies refletoras de luz, quando há aumento do ângulo de incidência, também aumenta a reflexão e refração. Por isso, quando se fala de equipamentos de baixa intensidade, é importante haver contato do dispositivo com a área de aplicação para minimizar a perda de fótons por reflexão/refração e, assim, garantir maior absorção no local[3] (Figura 36.1).

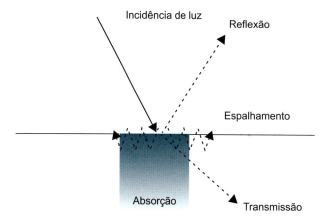

FIGURA 36.1 Interação da luz com a matéria. No caso da fotobiomodulação, é importante garantir eficácia na entrega dos fótons até a estrutura desejada para a resposta terapêutica. Assim, é necessário manter o contato do dispositivo no local de aplicação. O resultado é a diminuição de perda de fótons por reflexão e garantia de maior absorção.

Outra característica que deve ser analisada se refere à possibilidade de aplicação de luz não contínua mas com determinada frequência de pulso (10 Hz a 100 kHz), porém são poucos estudos focados nesse tipo de característica. Alguns pesquisadores defendem que a luz não contínua pode gerar menos aquecimento. Nos casos de aplicação transcraniana para demência isquêmica e lesões traumáticas cerebrais, a luz em determinadas frequências de emissão pode apresentar ressonância entre a frequência dos pulsos de luz e das ondas cerebrais, o que pode explicar alguns dos resultados terapêuticos com LLLT transcraniano.[1,4]

Mecanismo de ação

O mecanismo de ação da fotobiomodulação se relaciona com a primeira lei da fotobiologia, que diz que a energia luminosa deve ser absorvida por um átomo ou molécula de maneira a iniciar um processo físico ou químico. Em outras palavras, a luz utilizada deve ser absorvida por cromóforos específicos no tecido biológico. Esses cromóforos podem ser endógenos (aqueles que naturalmente se encontram nas células ou tecidos) ou exógenos (aqueles que são adicionados em células ou tecidos para determinada proposta terapêutica). A Tabela 36.1 ilustra a relação de alguns dos principais cromóforos com os comprimentos de onda, e a Figura 36.2 mostra o comprimento da onda e o coeficiente de absorção.[6]

TABELA 36.1 Principais cromóforos endógenos e exógenos que relacionam os comprimentos de onda. O comprimento de onda determina a absorção da energia do fóton pelo cromóforo.[7]

Cromóforos	Comprimento de onda (nm)
Endógenos	
Ácido nucleico	260 a 280
Proteína	280 a 300
Hemoglobina	400, 542, 554, 576
Melanina	400 a 800
Água	1.400 a 10.000
Lipídios	–
Flavinas	420 a 500
Porfirinas	400 a 630
Citocromo c oxidase	620 a 990
Exógenos	
Psoraleno	340 a 370
Nanquim	400 a 800
Indocianina verde	805
Porfirinas	400 a 630
Clorofina	650 a 690
Bacterioclorina	720 a 780
Ftalocianina	670 a 740
Azul de metileno	660
Rosa bengala	540

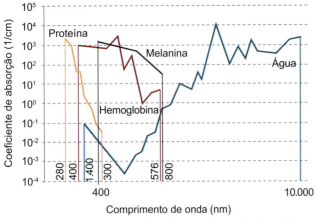

FIGURA 36.2 Comprimento de onda e coeficiente de absorção.

A revisão crítica de Karu[12] enfatiza a questão da influência da radiação vermelha e infravermelha curta sobre células de mamíferos. O citocromo c oxidase é uma enzima da cadeia respiratória das células eucarióticas.[8,9] Essa estrutura é responsável por transferir elétrons do citocromo c para o oxigênio molecular em virtude da alta reatividade dos centros de CuA, CuB, heme a e heme a3, nas quais apresentam absorbância no vermelho e infravermelho curto. A transferência de elétrons ocorre do CuA para o grupo heme a, heme a3, CuB e, por fim, o oxigênio. A radiação intensifica exatamente esse estágio de transferência de elétrons,[10] bem como aumento da respiração mitocondrial, síntese de ATP e proliferação de vários tipos de células, notadamente as que têm alto consumo energético, alta taxa metabólica e grande número de mitocôndrias.[11]

A luz vermelha/infravermelha, quando próxima, age nas mitocôndrias, mais especificamente no citocromo c oxidase (unidade IV da cadeia respiratória). Quando o citocromo c oxidase absorve fótons, ocorre um aumento da produção de ATP e óxido nítrico, bem como uma modulação das espécies reativas de oxigênio (ROS). No citoplasma e no núcleo, essas mudanças são traduzidas por indução de fatores de transcrição genética com aumento de fatores de crescimento, proliferação e motilidade celular, aumento da deposição de matriz extracelular. Essas alterações geram respostas clínicas como aceleramento da cicatrização de ferimentos, úlceras, feridas e lesões traumáticas, e diminui o edema, além de ter ação anti-inflamatória e analgésica[12] (Figura 36.3).

São vários os fatores de transcrição regulados pela mudança do estado redox, como fator 1 (Ref-1), responsável por ativar a proteína 1 (AP-1, Fos e Jun), fator nuclear kB (NF-κB), p53, fator de transcrição, cAMP e fator de indução a hipoxia (HIF). Todos esses fatores são responsáveis por aumentar a proliferação e migração celular, a modulação do nível de citoquinas, fatores de crescimento, mediadores inflamatórios e o aumento da oxigenação nos tecidos. O resultado dessas alterações celulares e bioquímicas incluem benefícios como cicatrização de feridas crônicas, lesões esportivas, síndrome do túnel do carpo, redução de dor em artrite e neuropatia, lesão nervosa, dentre outras.[12]

Diferenças entre *laser* e LED

As fontes de luz mais utilizadas na medicina são o *laser* (*light amplification* by *stimulated emission of radiation*) e o LED (*light emitting diode*). O *laser* é utilizado em aplicações pontuais que exigem precisão e menor tempo de aplicação na entrega da luz, seja através de fibras óticas flexíveis, endoscópios ou até mesmo inserção transcutânea com agulhas. Já o LED, também conhecido como diodo emissor de luz, garante resposta terapêutica similar ao *laser* quando se trata de fotobiomodulação e tem sido cada vez mais utilizado em aplicações médicas por conta do baixo custo de fabricação, da possibilidade de atingir grandes áreas e do número maior de cromóforos.[11]

As principais diferenças físicas entre essas duas tecnologias de fonte de luz são monocromaticidade, coerência e colimação. A monocromaticidade está relacionada com o intervalo estreito do comprimento de onda, ou seja, o feixe de luz é composto por fótons na mesma frequência (Figura 36.4). A substância emissora de luz usada na fabricação dos *lasers* e do LED vermelho e infravermelho curto é o mesmo arsenieto de gálio. A impregnação de índio, quimicamente similar ao alumínio muda o comprimento de onda. Os *lasers* têm um conjunto de espelhos que orientam a luz em um eixo praticamente linear de 50 a 100 μ de diâmetro.

Capítulo 36 ▪ LED no Tratamento de Feridas

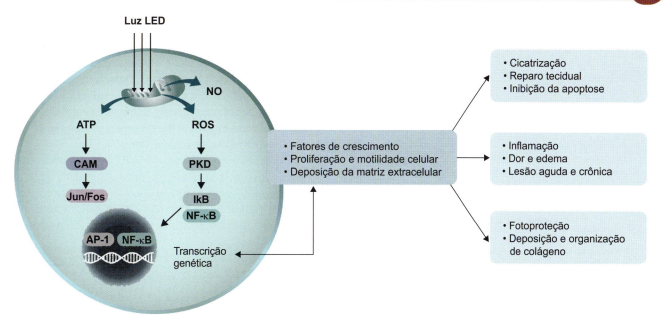

FIGURA 36.3 Mecanismo de ação da luz e possíveis aplicações. A luz na região do espectro eletromagnético do vermelho e infravermelho curto é absorvida pela mitocôndria, que libera óxido nítrico nos vasos linfáticos e produz espécies reativas de oxigênio (ROS) e ATP que sinalizam a transcrição genética através dos fatores de transcrição NF-κB e AP-1. Os benefícios são amplos: auxilia na cicatrização de feridas, inibe a apoptose, alivia a dor e os processos inflamatórios etc.

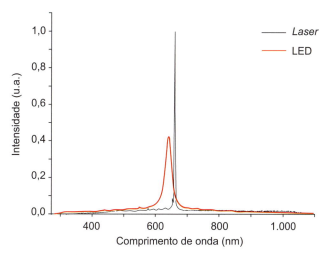

FIGURA 36.4 Ilustração gráfica do comprimento de onda × intensidade comparada à monocromaticidade do *laser* com a do LED. Observa-se que quanto mais fótons em comprimento de ondas similares, menor será o FWHM e, portanto, mais intensa será a cor. O LED apresenta FWHM de aproximadamente 20 nm e o *laser* de 5 nm, ou seja, a gama de fótons em diferentes comprimentos de onda é maior para o LED do que para o *laser*.[13]

A coerência se relaciona com a dinamicidade dos fótons, ou seja, o fato de estarem em fase no tempo e no espaço. Ainda não se pode afirmar sobre os efeitos concretos da coerência, já que os fótons se espalham ao entrar em contato com o tecido biológico e acabam por perder essa característica inicial ao longo dos primeiros extratos da pele antes que se produza a absorção da luz pelos cromóforos.[3,11] O que se observa é que a resposta terapêutica do LED é muito similar à do *laser* indicando que a colimação e coerência deste não parecem ser fatores determinantes para os efeitos observados na LLLT.

Outra diferença entre os *lasers* e o LED é a forma de dispersão da luz após penetrar as camadas iniciais da pele. Em ambas as irradiações há um espalhamento da luz, porém no *laser* essa dispersão é francamente menor, de tal maneira que a concentração de energia na direção do feixe luminoso é muito maior do que nas áreas vizinhas. A irradiação com LED produz um espalhamento mais homogêneo da energia. Vários aparelhos de *laser* utilizam *scanners* para entregar a luz em movimento, de modo a homogeneizar a entrega de luz na região a ser tratada.

Essa diferença de dispersão da luz *laser* e LED é particularmente importante no tratamento de áreas grandes. Conforme já comentado, a dosimetria correta (comprimento de onda e quantidade de energia entregue à célula) é fundamental para o sucesso do tratamento (Figura 36.5).

A colimação se relaciona com a unidirecionalidade (os feixes de fótons são paralelos), o que permite manter a potência ótica ao longo de variações de distâncias consideráveis. No caso do *laser*, a área de saída de luz do dispositivo e a área que será atingida na superfície de aplicação será a mesma independentemente da distância de aplicação. Já o LED, por ter uma irradiação não colimada, ao afastá-lo, proporciona aumento da área de aplicação e diminui exponencialmente a exposição radiante. Por essa razão os equipamentos atuais de LED são projetados para serem aplicados em contato com a pele.

Atualmente, com novos materiais e estruturas eletrônicas, as placas de LED podem ser montadas em *clusters* flexíveis, o que corrige um detalhe muito importante da fotobiomodulação com essa fonte de luz, que é a dosimetria aplicada ao tratamento. Há um consenso geral de que a dose ideal de energia (exposição radiante – J/cm^2), precisa estar localizada entre 1 e 5 J/cm^2 para cada sessão. Doses menores não são eficientes,

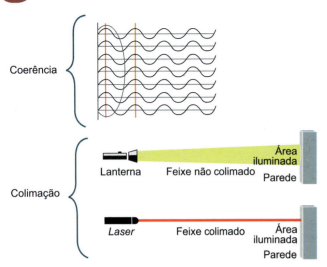

FIGURA 36.5 Luz colimada (*laser*) × não colimada (LED). Observe que enquanto o *laser* concentra a luz, a dispersão da luz LED "espalha" mais homogeneamente a radiação emitida. Por essa razão, os tratamentos de lesões mais pontuais e profundas são feitos com *laser* enquanto para lesões mais extensas usam-se clusters de LED.

e as maiores produzem efeito paradoxal de inibição celular. Como a luz do LED não é coerente, ao distanciar o diodo da pele, perde-se cerca de 80% da energia irradiada a cada centímetro de distância. Ou seja, os *clusters* rígidos usados anteriormente, posicionados a certa distância da pele, eram muito difíceis de manejar e suscetíveis a erros de dosimetria. Por essa razão, há uma grande discrepância e confusão dos resultados apontados na literatura. A irradiância, o comprimento de onda e o tempo de exposição não são suficientes para saber exatamente quantos Jaules foram absorvidos pela pele por cm² em determinada sessão.

Com os *clusters* flexíveis, o diodo fica em contato com a pele, evitando-se a perda pelo distanciamento e a reflexão da camada córnea. Assim, consegue-se precisar a dose de energia transferida do LED ao tecido que se deseja tratar.

As luzes vermelha e infravermelha curtas penetram muito bem nos tecidos biológicos. A luz infravermelha penetra um pouco mais, o que pode ser associado aos *clusters* no caso de lesões mais profundas com comprometimento de tendões, articulações ou grandes massas musculares.

A fotobiomodulação é um tratamento com alto grau de segurança. Diferentemente dos *lasers* de maior fluência (watts/cm²/s) que produzem lesão ou vaporização dos tecidos e da luz infravermelha (longa) convencional, que promove apenas aumento da temperatura, a luz vermelha e infravermelha curta, *laser* ou LED, aplicadas com as especificações citadas, não causam lesões, apenas promovem estímulo de funções teciduais.

Parâmetros dosimétricos usados em fotobiomodulação

Como dito, os parâmetros utilizados para tratar uma lesão com fotobiomodulação precisam ser bem definidos[5] e dependem das características físicas de cada aparelho. Algumas características dos principais aparelhos encontrados atualmente são:

- Comprimento de onda (λ): responsável pela profundidade de penetração da luz no tecido. Quanto maior o comprimento de onda, maior é a penetração no tecido. Portanto, para aplicações superficiais, utiliza-se comprimentos de onda menores e, para aplicações mais profundas, opta-se por comprimentos de onda maiores
- Potência radiante (W): caracterizada por quantificar os fótons. A potência se relaciona com a quantidade de fótons que é emitida pelo equipamento. Além disso, também faz relação com a questão de não causar queimaduras, pois a fotobiomodulação trabalha com baixa intensidade de potência
- Tempo de exposição (s): relaciona-se com o período de aplicação da luz sobre o local desejado
- Área do feixe na superfície-alvo (cm²): corresponde à área iluminada
- Frequência de pulso (Hz): se relaciona com a frequência da luz, se a luz é pulsada ou contínua
- Energia radiante (J): caracteriza à quantidade total de fótons emitidos pelo equipamento em determinado tempo
- Exposição radiante (J/cm²): corresponde à quantidade total de fótons emitidos em determinado tempo por área
- Irradiância (W/cm²): corresponde à quantidade total de fótons emitidos por área
- Localização anatômica: corresponde ao local de aplicação da fototerapia, local do corpo que será tratado pela fotobiomodulação
- Número de tratamentos: corresponde ao total de sessões necessárias para obter o resultado
- Intervalo entre tratamentos: corresponde à frequência de aplicação das sessões.

Fotobiomodulação em feridas

Nos anos 1960, os LED desenvolvidos para a Nasa Marshall Space, inicialmente para acelerar o crescimento de plantas no espaço, se mostraram promissores para acelerar a cicatrização de ferimentos. Durante vários anos houve grande interesse por parte da Marinha Americana, e, a partir de 2003, com as publicações de Whelan, Buckmann, Dhokalia et al.[14-16] se difundiu rapidamente também pela comunidade científica o interesse sobre os efeitos da luz monocromática em baixa intensidade (baixa dose), em especial a vermelha e infravermelha curta.

O equipamento usado por Whelan era uma placa rígida de LED de alumínio ferroso que era posicionado sobre os ferimentos ou lesões traumáticas musculoesqueléticas de marinheiros, durante treinamentos e exercícios militares. Os resultados mostraram uma recuperação ao redor de 50% mais rápida com esse tipo de tratamento. Crianças com mucosite oral pós-quimioterapia referiam cerca de 50% menos dores quando tratados com radiação luminosa dos LED 660 nm.

O Brasil ocupa um destaque importante nesse contexto com inúmeras teses de mestrado, doutorado, publicações internacionais e nacionais produzidas por dentistas, médicos, fisioterapeutas, especialistas em bioengenharia de diversas universidades brasileiras.

Úlceras agudas ou crônicas constituem um sério problema de saúde pública no Brasil, principalmente por causa da dificuldade de recuperação dessas patologias.[17] A fotobiomodulação a cada dia tem sido mais utilizada para a regeneração e cicatrização de feridas, principalmente por efeitos positivos da angiogênese. A radiação NIR (vermelho – IV curto) induz à formação de ATP, oxido nítrico e espécies reativas de oxigênio (ROS), o que sinaliza a expressão dos fatores de crescimento, os principais responsáveis pela síntese de colágeno, angiogênese e ação anti-inflamatória.[18] Vários trabalhos apontam que a fotobiomodulação acelera a multiplicação, diferenciação e migração de células-tronco mesenquimais.[19] É uma forma de inibir a apoptose celular, reverter o estado inflamatório, de defesa das células, para sua fase ativa, com proliferação celular e aumento da síntese de colágeno. Além de ser não invasiva, de fácil e rápida aplicação, tem também efeito analgésico.

A fotobiomodulação age na fase do processo inflamatório, faz com que o número de células inflamatórias seja reduzido e, ao mesmo tempo, estimule a produção de fatores de crescimento, iniciando, assim, a fase proliferativa, na qual ocorre a neoformação de vasos sanguíneos de maneira controlada e a proliferação de fibroblastos com consequente deposição de colágeno. Essa sequência de reações biológicas colabora para a formação do tecido de granulação e, por fim, contração efetiva da ferida junto a remodelação e reorganização das fibras de colágeno[19] (Figura 36.6).

No caso dos *lasers*, os protocolos mais utilizados sugerem utilizar baixas doses de energia (2 a 3 J/cm^2), 2 a 3 vezes/semana.[19] Em algumas situações, os *clusters* ou placas de LED acabam sendo mais utilizados, em razão de sua simplicidade de uso.

Por todo o exposto nos parágrafos anteriores, a utilização de placas de LED e *laser* de baixa potência por profissionais da saúde, tem aumentado consideravelmente nos últimos anos.

As placas de LED 66 nm, mais fáceis e rápidas de serem usadas, têm sido prescritas também para uso domiciliar. Esses equipamentos têm se consolidado como um auxiliar indispensável para os profissionais envolvidos no tratamento de feridas, tanto nas clínicas privadas como nos ambulatórios e ambiente hospitalar.

É preciso considerar que os aparelhos de *laser* são mais caros, a aplicação é demorada, necessitam de operador treinado e dificilmente podem ser aplicados 1 ou 2 vezes/dia durante todo o período de cicatrização. Os painéis de LED são configurados com um grande número de diodos, o que facilita o tratamento de áreas maiores em menor tempo.[13]

A literatura não aponta diferença considerável entre os *lasers* e o LED nessa faixa de irradiação que vai de 620 até 830 nm. Há também uma concordância em relação à dose ideal de energia usada que varia entre 2 e 10 J por tratamento (sessão), 1 ou 2 vezes/dia.[13,14,18,19]

Ao considerar que as úlceras vasculares frequentemente são complexas e demandam grande tempo para cicatrizar, o baixo custo dos tratamentos com mantas de LED associado à simplicidade de seu uso domiciliar, esses dispositivos acabam ocupando uma importante posição no auxílio ao tratamento dessas feridas.

É importante lembrar que o tratamento domiciliar com fotobiomodulação se tornou mais viável com as placas de LED, porém não reduz a necessidade de acompanhamento profissional. O controle evolutivo deve ser feito por profissional treinado para o tratamento de feridas.

Como as placas ficam em contato com a pele e a úlcera durante a sessão terapêutica, é mandatório o uso de filme transparente esterilizado e descartável a cada sessão. Em virtude do risco de contaminação, o uso desse tipo de placas em mais de um paciente não é recomendável. Mesmo usada em um único paciente, as placas devem ser substituídas após 3 a 4 meses de uso por motivos de higiene e risco de contaminação.

No futuro, em virtude da simplicidade de uso e do baixo custo dos *clusters* de LED, esses equipamentos devem ocupar um lugar importante na assistência governamental aos sofridos pacientes portadores de feridas crônicas.

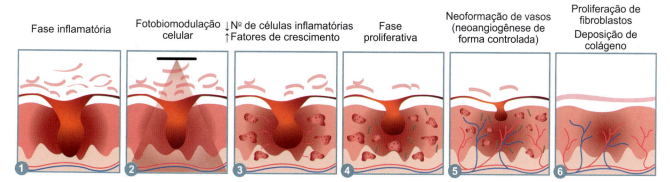

FIGURA 36.6 A radiação NIR otimiza o trabalho de células com alto consumo energético e com número elevado de mitocôndrias. Consequentemente, acelera os processos bioquímicos envolvidos na cicatrização das feridas.

Dispositivos de LED para tratamento de feridas

No Brasil, dispomos de apenas um dispositivo de LED específico para o tratamento de feridas. É uma placa (*cluster*) flexível, de 4 mm de espessura, com 36 emissores de luz 660 nm que cobre uma área de 120 cm². Cada sessão dura cerca de 10 minutos e deve ser aplicada em contato com a pele, sobre a lesão (Figura 36.7). É recomendado ainda, a irradiação dos tecidos vizinhos por duas razões: as células ao redor da lesão têm melhores condições de produzir fatores de crescimento e os outros sinalizadores pró-cicatriciais;[20,21] ao irradiar uma área maior, atinge-se um maior número de células-tronco mesenquimais, fundamentais para a reposição tecidual.[19,22] As principais indicações são as feridas crônicas que sempre apresentam algum grau de dificuldade de cicatrização. As aplicações devem ser feitas no mínimo 3 vezes/semana e no máximo 2 vezes/dia.

As Figuras 36.8 a 36.13 mostram a evolução no tratamento com placa flexível de LED 660 nm.

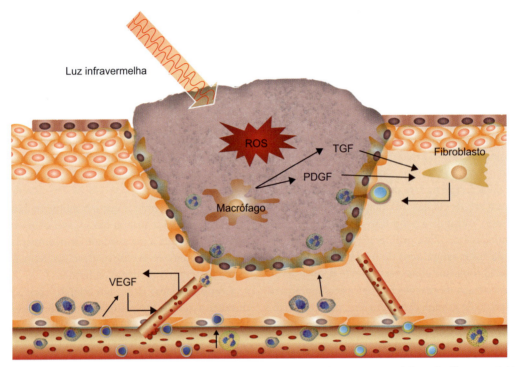

FIGURA 36.7 Aplicação da luz sobre a ferida. As células respondem à luz na faixa de irradiação NIR (*near infra red*) e liberam o óxido nítrico na corrente sanguínea, o que induz a formação de ROS e ATP – moléculas responsáveis pela sinalização da transcrição genética e, consequentemente, formação de fatores de crescimento. *TGF*, fator de transformação do crescimento; *PDGF*, fator de crescimento derivado de plaquetas; *ROS*, espécies reativas de oxigênio. (Adaptada de Hamblin, 2009.)

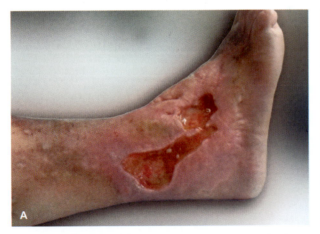
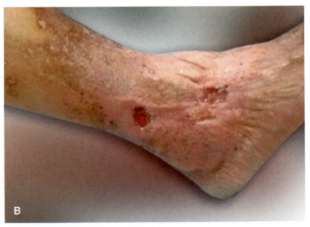

FIGURA 36.8 A. Úlcera de estase (pós-trombose venosa profunda) com 8 anos de evolução, sem melhora significativa com cuidados habituais. **B.** Após 4 meses de tratamento domiciliar com placa flexível de LED 660 nm, uma aplicação diária (10 minutos; 3,8 J/cm²) em toda a região afetada, não apenas sobre as úlceras. Curativo simples feito com higienização, *rayon*, gaze e faixa de crepe.

Capítulo 36 ▪ LED no Tratamento de Feridas   333

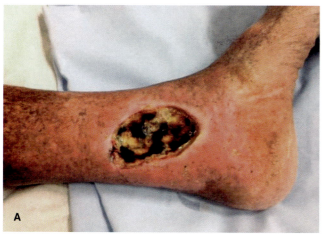
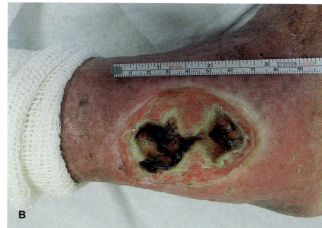
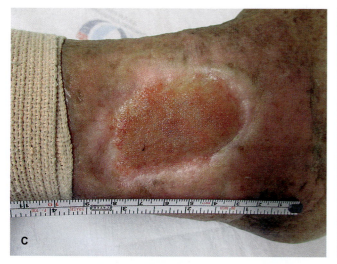
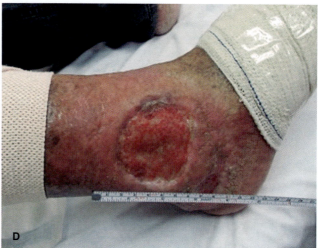
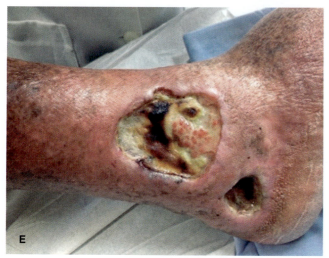

FIGURA 36.9 Úlceras em ambos os tornozelos, isquêmicas microangiopáticas e lesões arteriais tronculares (diabetes) com 2 anos de evolução; estável, porém sem melhora significativa com cuidados habituais. Tecido necrótico nas três lesões, com exposição de fáscia e tendões. Imagens antes e após 4 meses de tratamento domiciliar com placa flexível de LED 660 nm, com duas aplicações diárias (cada uma de 10 minutos; 3,8 J/cm^2) em toda região, não só sobre as úlceras. Curativo simples feito com higienização, *rayon*, gaze e faixa de crepe. Não foi realizado desbridamento dos tecidos necróticos.

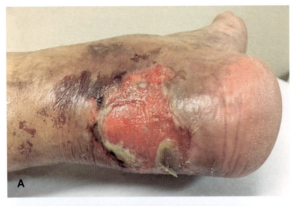
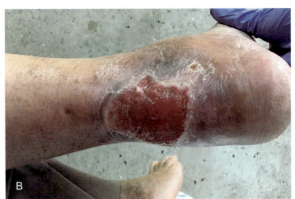
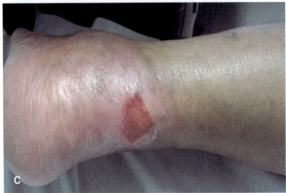

FIGURA 36.10 A. Úlcera microangiopática (hipertenção arterial) no calcanhar, em crescimento, muito dolorosa, com 8 meses de duração. **B.** Depois de 2 meses de tratamento. **C.** Depois de 3 meses de tratamento com placa de LED 660 nm, flexível, aplicada diretamente sobre a lesão e áreas vizinhas. Curativo oclusivo simples: higienização, *rayon*, Dersani®, gaze e faixa de crepe.

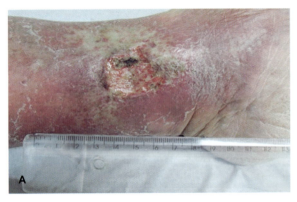
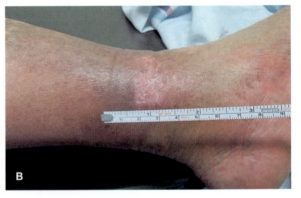

FIGURA 36.11 Úlcera mista (estase venosa e hipertensão arterial) da face medial da perna, próxima ao tornozelo. **A.** Lesão de 3 anos sem melhora significativa. Note que a pele ao redor da úlcera apresenta lesões iniciais que progredirão para ulceração. **B.** Após 3 meses de tratamento com LED 660 nm. Além da cicatrização da lesão, note a melhora de toda a pele ao redor da ferida.

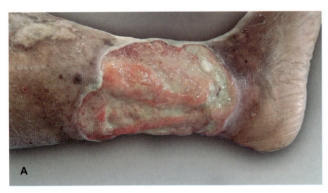
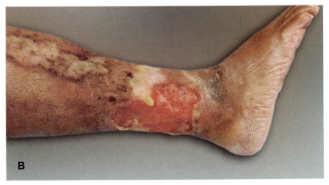

FIGURA 36.12 A. Úlcera de estase (pós-trombose venosa profunda) de 12 anos de duração, sem melhora significativa com os tratamentos habituais. **B.** Depois de 4 meses de tratamento domiciliar com placa de LED 660 nm, duas sessões diárias de 10 minutos (3,8J/cm²) mais curativo simples com higienização, *rayon*, gaze e faixa de crepe.

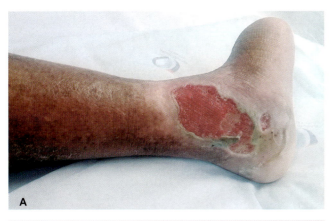

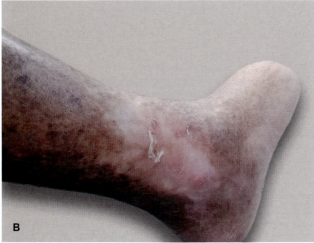

FIGURA 36.13 A. Úlcera microangiopática (diabetes) em paciente com amputação de dedos. **B.** Após 3 meses de tratamento com placa de LED 660 nm, duas sessões diárias de 10 minutos, 3,8J/cm². Curativo simples com higienização, *rayon*, gaze e faixa de crepe.

Referências bibliográficas

1. Hashmi JT, Huang YY, Sharma SK, et al. Effect of pulsing in low level light therapy. Lasers Surg Med. 2010;42(6):450-66.
2. Oguz OJ. Treatment with LEDs: A new perspective in phototherapy. J Turk Acad Dermatol. 2009;3:93101e.
3. Beauvoit B, Evans SM, Jenkins TW, Miller EE, Chance B. Correlation between the light scattering and the mitochondrial content of normal tissues and transplanted rodent tumors. Anal Biochem. 1995;226:167-74.
4. Avci P, Gupta A, Sadasivam M, et al. Low-level laser (light) therapy (LLLT) in skin: stimulating, healing, restoring. Semin Cutan Med Surg. 2013;32:41-52.
5. Sliney DH, International Commission on Illumination. Radiometric quantities and units used in photobiology and photochemistry: recommendations of the commission internationale de l'eclairage (International Commission on Illumination). Photochem Photobiol. 2007;83:425-32.
6. George S, Hamblin MR, Abrahamse HJ. Effect of red light and near infrared laser on the generation of reactive oxygen species in primary dermal fibroblasts. J Photochem Photobiol B. 2018;188:60-8.
7. Hamblin MR, Mroz P, Huang Y. Basic photomedicine. Department of Dermatology, Harvard Medical School, Boston. Department of Pathology, Feinberg School of Medicine Northwestern Universitiy, Chicago, 2009 [acesso em 11 jun. 2021]. Disponível em: <http://photobiology.info/Photomed.html>.
8. Hode T. Is coherence important in photobiomodulation? In Handbook of low level laser therapy, Pan Stanford Publishing. 2016;4:51-6.
9. Han L, Liu B, Chen X, et al. Activation of Wnt/b-catenin signaling is involved in hair growth-promoting effect of 655-nm red light and LED in in vitro culture model. Lasers Med Sci. 2018;33(3):637-45.
10. Carvalho PTC, Silva IS, Reis FA, Perreira DM, Aydos RD. Influence of InGaALP laser (660nm) on the healing of skin wounds in diabetic rats. Acta Cirurg Bras. 2010;25:71-9.
11. Houreld N. Mitochondrial light absorption and its effect on ATP production In Handbook of low level laser therapy. Pan Stanford Publishing, 2016;7:101-13.
12. Karu TI. Multiple roles of cytochrome c oxidase in mammalian cells under action of red and IR-A radiation. Life. 2010;62(8):607-10.
13. Corazza AV. Fotobiomodulação comparativa entre o laser e LED de baixa intensidade da angiogênese de feridas cutâneas de ratos [Dissertação]. São Carlos: Universidade de São Paulo, Bioengenharia; 2005.
14. Whelan HT, Smits Jr RL, Buchman EV, et al. Effect of NASA light-emitting diode irradiation on wound healing. J Clin Laser Med Surg. 2001;19(6):305-14.
15. Whelan HT, Connelly JF, Hodgson BD, et al. NASA light-emitting diodes for the prevention of oral mucositis in pediatric bone marrow transplant patients. J Clin Laser Med Surg. 2002;20(6):319-24.
16. Whelan HT. Effect of NASA light-emitting diode irradiation on molecular changes for wound healing in diabetic mice. J Clin Laser Med Surg. 2003;21(2):67-74.
17. Pereira GFM. Manual de condutas para úlceras neurotróficas e traumáticas. Cadernos de Reabilitação em Hanseníase. Série J, n. 2, Ministério da Saúde; 2002.
18. Nishioka MA, Pinfildi CE, Sheliga TR, Arias VE, Gomes HC, Ferreira LM. LED 660nm and laser (670nm) use on skin flap viability: angiogenesis and mast cells on transition line. Lasers Med Sci. 2012;27(5):1045-50.
19. Ginani F, Soares Dm, Barreto MPEV, Barboza CAG. Effect of low-level Therapy on mesenchymal stem cells proliferation: a systematic review. Lasers Med Sci. 2015;30:2189-94.
20. Chaves MEA, Araújo AR, Piancastelli ACC, Pinotti M. Effect of low power light therapy on wound healing: laser X LED. An Bras Dermatol. 2014;89(4):616-23.
21. Dungel P, Hartinger J, Chaudary S, et al. Low level light therapy by LED of diferent wavelenght induces angiogenesis and improves ischemic wound healing. Lasers Surg Med. 2014;46(10):773-80.
22. Ramos ALO, Souza MVP. Low level laser (light) therapy for wound healing in animal models. In Handbook of Low Level Laser Therapy. Pan Stanford Publishing. 2016;16:285-96.

37 Nutrição no Paciente Portador de Feridas

Andrea Bottoni ▪ Adriana Bottoni ▪ Sérgio dos Anjos Garnes ▪ Fernanda Lasakosvitsch Castanho

Introdução

A cicatrização é um processo evolutivo conservado entre as espécies, uma vez que o reparo e a regeneração tecidual são processos biológicos críticos e fundamentais para a sobrevivência de todos os organismos vivos. Esse processo abrange coagulação sanguínea, inflamação, proliferação celular e remodelamento da matriz extracelular (MEC).[1] A lesão ao tecido leva à ativação imediata da cascata de coagulação, que, por meio da montagem de um coágulo de fibrina, assegura a hemostasia e fornece a arquitetura básica da matriz para o recrutamento de células inflamatórias, além de restaurar a função da pele como barreira protetora, mantendo sua integridade. As plaquetas presas no coágulo também liberam fatores de crescimento e quimiocinas no ambiente local da ferida.[2] O reparo tecidual, assim iniciado, evolui e pode ser dividido em três fases distintas, conhecidas como fase inflamatória, proliferativa e de remodelamento.

O estresse metabólico gerado pela lesão induz o indivíduo a um estado hipermetabólico com intenso catabolismo. A intervenção com terapia nutricional de forma precoce é capaz de minimizar e até, a longo prazo, reverter o quadro para repleção nutricional e restabelecimento funcional, favorecendo assim o desfecho clínico do indivíduo.[3] A oferta nutricional adequada em energia provenientes de carboidratos, lipídios, proteínas e micronutrientes (vitaminas A, C e zinco) como construtores e reguladores metabólicos são vitais na cicatrização de feridas. A oferta proteica deve ser adequada às necessidades individuais para que haja um balanço nitrogenado positivo, um indicativo de síntese tecidual e repleção nutricional.[4]

As recomendações energéticas para manutenção da cicatrização adequada de feridas em fase mais estável, para pacientes previamente eutróficos, é de 30 a 35 kcal/kg/dia de peso real sem edema ou peso prévio, e, para pacientes em estado de desnutrição, recomenda-se entre 35 e 40 kcal/kg/dia.[5] As proteínas da dieta são macronutrientes indispensáveis para o reparo tecidual, uma vez que suas etapas são regidas por processos dependentes de um montante de aminoácidos importantes para a ativação do sistema imune, angiogênese, proliferação de fibroblastos e síntese de colágeno. A recomendação de proteína varia de acordo com o estágio da lesão e o tipo de cicatrização, e nas situações cuja cicatrização por segunda intenção é necessária (como em casos de lesão por pressão), a demanda de proteína por quilograma de peso corporal pelo estágio apresentado é incrementada progressivamente, por exemplo: nos estágios I e II, é recomendado ofertar diariamente entre 1,0 a 1,4 g/kg/dia de proteína; nos estágios III e IV, a dose varia entre 1,5 a 2,0 g/kg/dia.[4] Essa demanda é mais elevada em razão da perda crônica de proteínas através da exsudação da ferida em graus elevados, o que reduz o desenvolvimento de colágeno e impede a cicatrização.[6]

Cicatrização, mecanismos moleculares e papel dos nutrientes

Fase inflamatória

Quando há lesão tecidual, a inflamação é deflagrada em resposta a padrões moleculares associados a danos (D-AMPS), a padrões moleculares associados a agentes patogênicos (PAMP) liberados por células mortas e patógenos invasores e ao processo local de hipoxia celular. Com a deposição de plaquetas ativadas pela trombina e outros fatores presentes no coágulo sanguíneo, há o desencadeamento da produção de fatores de crescimento como o fator de crescimento derivado de plaquetas (PDGF), o fator de crescimento de transformação beta (TGF-β), o fator 4 plaquetário (PF-4) e a betatromboglobulina, todos indutores de quimiotaxia para o influxo de leucócitos na área acometida de lesão. Esses gatilhos moleculares levam à uma resposta inflamatória complexa caracterizada pelo recrutamento, proliferação e ativação de diversas células hematopoéticas e não hematopoéticas, incluindo neutrófilos, macrófagos, células NK (*natural killer*), células B, células T, fibroblastos, células epiteliais, células endoteliais e células-tronco, as quais, juntas, formam a resposta celular que orquestra a reparação tecidual.[7]

A resposta é rápida e concomitante à liberação de prostaglandinas e leucotrienos provenientes de lipídios de membranas celulares, principalmente lipídios da família ômega-6, precursores das séries pares, com consequente desencadeamento dos principais sinais de inflamação, como dor, calor, edema e presença de eritema. Essas celularidades do influxo local são conhecidas como células inflamatórias. Os neutrófilos são precursores desse influxo conhecido como diapedese e desempenham um papel importante por contribuírem com a expressão de muitas citocinas pró-inflamatórias, tais como interleucina 1 beta (IL-1β) e fator de necrose tumoral alfa (TNF-α). Tanto a IL-1β quanto o TNF-α promovem a expressão de moléculas de adesão conhecidas como selectinas e integrinas, as quais potencializam a diapedese e migração de monócitos através dos vasos sanguíneos, que, ao se infiltrarem, se diferenciam em macrófagos. Esse arsenal de células inflamatórias agora tem a função de liberar enzimas lisossomais e espécies reativas de oxigênio (ERO), substâncias antimicrobianas altamente ativas, o que facilita o processo local de limpeza de vários fragmentos celulares e eliminação de patógenos.[8]

Durante a fase inflamatória inicial, além de uma fonte de proteína necessária para favorecer a limpeza e proliferação celular, é preciso também a presença de vitaminas, principalmente a vitamina A, pois ela é capaz de estimular a proliferação local de monócitos, a expressão gênica e a diferenciação em macrófagos. Ela também tem papel crucial na modulação da atividade da colagenase, diferenciação de células epiteliais e localização e estimulação da resposta imune. A vitamina A pode ser adquirida a partir da dieta, como vitamina A pré-formada (principalmente como éster retinílico, retinol e em quantidades muito menores que o ácido retinoico) ou carotenoides provitamina A. Os ésteres retinílicos da dieta são convertidos em retinol no lúmen do intestino delgado ou na mucosa intestinal e depois reesterificados para formar éster retinílico dentro do enterócito. Os carotenoides da provitamina A, absorvidos pelas células da mucosa, são convertidos primeiro em retinaldeído e depois em retinol. A biodisponibilidade do retinol intracelular é regulada pela presença de uma proteína citoplasmática denominada proteína de ligação ao retinol celular tipo 1 (CRBP-1).[9]

A vitamina A pode estar reduzida em situações de desnutrição prévia à lesão e transitoriamente reduzida durante a fase inicial da cicatrização. Nesse caso, é necessária a suplementação diária no período perioperatório em cirurgia eletiva, não devendo passar a dose recomendada de 25.000 UI por potencial toxicidade.[10] Ao avaliar a cicatrização em modelo murino, foi possível verificar que a CRBP-1 foi expressa transitoriamente por uma proporção significativa de células fibroblásticas, incluindo miofibroblastos. A expressão iniciou 4 dias após o ferimento, atingiu o máximo aos 12 dias e persistiu até 30 dias, quando se formou uma cicatriz. Após o fechamento da ferida, a maioria das células fibroblásticas contendo CRBP-1 sofreu apoptose. A expressão de CRBP-1 por fibroblastos é regulada *in vitro* pelo ácido retinoico e TGF-β, o que sugere que a CRBP-1 e possivelmente o ácido retinoico desempenham um papel na evolução do tecido de granulação.[11]

Outro micronutriente que tem repercussão em pacientes desnutridos é o ferro, pois a sua falta prévia a lesão pode culminar com depleção significativa de ferro sérico durante a fase inicial do processo cicatricial e consequente estado de anemia. Isso se dá em virtude do metabolismo desse micronutriente, pois a absorção de ferro na dieta normalmente representa 5% do influxo de ferro no plasma. Esse micronutriente circula no plasma ligado por um sítio de ligação à sua proteína transportadora, a transferrina, que se satura normalmente entre 20 e 40%. Por ser uma proteína de fase sérica, também tem sua síntese reduzida nas fases iniciais de inflamação; o ferro então deixa de ser fornecido à medula óssea para síntese de hemoglobina e é aprisionado dentro de macrófagos, hepatócitos e enterócitos. Ele é eliminado nos tecidos por ação das citocinas, mediado pelo hormônio regulador de ferro (hepcidina) que atua na ferroportina a fim de modular a sua absorção e distribuição sistêmica. O aumento da secreção de hepcidina em resposta a estímulos infecciosos ou inflamatórios é responsável pela característica de hiperemia da inflamação. Esse mecanismo nega o ferro aos microrganismos invasores e protege o hospedeiro dos efeitos tóxicos do aumento de níveis desse micronutriente, uma vez que há sua liberação por meio da reciclagem de hemácias resultante do dano tecidual.

A inflamação impõe um custo biológico na forma de anemia de inflamação, uma condição que é em parte causada pela restrição do suprimento de ferro à medula óssea eritropoética.[12] Não há estudos que sugiram que a suplementação de ferro, isoladamente, seja capaz de beneficiar a cicatrização de feridas, porém, é comprovado que a sua suplementação modera a resposta imune nos estados inflamatórios, já que serve como cofator na síntese de colágeno. Pacientes que demonstram deficiência em ferro também apresentam um prolongamento da fase inflamatória no processo de cicatrização. O adequado é fazer reposição prévia a lesão, se esta for programada. No geral, a ingestão de ferro recomendada para a população é de 8 mg/dia; para as mulheres de 19 a 50 anos, de 18 mg/dia.[13]

Os macrófagos são responsáveis pela remoção dos restos celulares e fagocitose de moléculas potencialmente prejudiciais como lipídios em excesso e micronutrientes, como ferro, participando, assim, efetivamente da restauração da homeostase dos tecidos, do remodelamento da MEC, além da síntese de citocinas e fatores de crescimento. Na sequência à resposta imune inata, dá-se, então, a ativação da resposta imune adaptativa, que desempenha papel crítico durante o reparo e a regeneração tecidual, principalmente via células T, em particular de células T denominados T reguladores (Tregs CD4+), fundamental para a reparação e regeneração de vários tecidos. Essas células são capazes de produzir citocinas anti-inflamatórias, como IL-10 e TGF-β, que, quando presentes localmente, fornecem um microambiente anti-inflamatório que conduz ao reparo e à polarização de macrófagos. Outro tipo celular importante na cicatrização faz referência à célula dendrítica epitelial (CDE), capaz de secretar quimiocinas e TNF-α a fim de atrair macrófagos e fatores de crescimento e citocinas, como IGF-1 (fator de crescimento semelhante à insulina), IL-22 e IL-17A. De maneira geral, as CDE desempenham um papel central tanto no recrutamento de células imunes inatas, como também estimulam diretamente o crescimento dos tecidos.[7]

Outro micronutriente regulador é o zinco, um cofator vital para a função de mais de 10% das proteínas codificadas pelo genoma humano. As proteínas dependentes de zinco desempenham numerosas funções indispensáveis dentro das células, como regulação transcricional, reparo de DNA, apoptose, regulação da MEC e defesa antioxidante. Os íons de zinco livres citosólicos foram identificados como segundos mensageiros, capazes de interagir com as proteínas-alvo a fim de regular muitas vias de transdução de sinal, assim, a disponibilidade e a regulação do zinco constituem um componente importante na fisiologia celular.

As metaloproteinases de matriz constituem uma família de endoproteases dependentes de zinco que apresentam múltiplos papéis, como o remodelamento da matriz extracelular e a modulação de vias de sinalização, eventos importantes durante a cicatrização. A manutenção de oferta adequada de zinco é importante por regular a diferenciação entre fenótipos M1 e M2, o que marca o início da fase proliferativa dos tecidos, com o início da deposição de colágeno. A deficiência de zinco tem sido associada ao retardo na cicatrização de feridas. No período perioperatório, suplementação com 15 a 30 mg/dia de zinco é recomendada, o que favorece a cicatrização.[10] O zinco é capaz de modular as funções imunológicas inata e adaptativa. Ele é capaz de modular desde células derivadas de mieloides e sinalização inflamatória até a diferenciação de linfócitos e produção de anticorpos.

Estudos sugerem que o zinco participa da modulação da diferenciação de monócitos em macrófagos pró-inflamatórios (M1) ou imunorreguladores participantes da cicatrização de feridas (M2). Os macrófagos M1 desempenham papel importante nos primeiros estágios do processo inflamatório e eliminação de microrganismos ou debris, enquanto os macrófagos M2 estão envolvidos na imunossupressão e no posterior remodelamento e reparo tecidual. Tanto a deficiência como a suplementação de zinco favorecem o fenótipo M1 e inibem a diferenciação em M2. Já a suplementação com esse cofator inibe a expressão de óxido nítrico sintase (iNOS), presente no fenótipo M1. Após a lesão tecidual, os fibroblastos migram para o local da ferida, o que marca o início da fase proliferativa dos tecidos, quando tem início a deposição de colágeno. A sinalização via fator de crescimento transformador beta/receptores regulados por SMAD (TGF-β/SMAD) regula o remodelamento da matriz extracelular, em que o zinco é um cofator vital para essa via e por isso tem sido associado à formação do tecido de granulação. Nesse processo, outro íon, o magnésio, funciona como cofator de enzimas necessárias para a formação de proteínas e colágeno e para o crescimento dos tecidos. O magnésio interage com trifosfato de adenosina para apoiar os processos de síntese de colágeno durante a cicatrização de feridas.[14]

Nos últimos anos, com a elucidação de mecanismos moleculares e vias de ativação, os microRNA (miRNA) passaram a ter destaque em vários processos celulares. Esses RNA são pequenas moléculas que, embora não participem da tradução de proteínas, são capazes de regular a expressão de vários genes celulares. Os miRNA desempenham um papel importante tanto na imunidade quanto na cicatrização tecidual, regulando o sistema imunológico em múltiplos níveis. Essas pequenas moléculas estão envolvidas no desenvolvimento e nas funções das células-tronco hematopoéticas, bem como nas células imunes inatas e adaptativas. Assim como o zinco, também podem direcionar a polarização dos macrófagos por meio da ativação da via do fator de resposta à interferona (IRF)/transdutores de sinal e ativadores de transcrição (STAT), promovendo inflamação e sua resolução. O IRF e o STAT são fatores de transcrição capazes de ativar macrófagos e aumentar suas funções efetoras, como sua ação microbicida, estimuladora da resposta inflamatória aguda e função de limpeza e formação de tecido de reparo. Além disso, os miRNA podem induzir Tregs e regular muitos outros aspectos da resposta das células T via modulação da sinalização do receptor de células T (TCR).[15]

A cicatrização de feridas requer uma grande quantidade de energia por causa da síntese dos componentes necessários para a reparação dos tecidos. A deficiência de proteína contribui para a má cicatrização da ferida, o que prolonga o processo inflamatório, prejudica a síntese de colágeno e aumenta o risco de deiscência da ferida.

Os aminoácidos são as unidades fundamentais das proteínas, largamente consumidas nos estados hipermetabólicos e hipercatabólicos. Aminoácidos como arginina, glutamina e metionina são suplementados na dieta como nutrientes farmacológicos importantes para a cicatrização de feridas. Aminoácidos previamente considerados não essenciais, como a glutamina e a arginina, em situações de sepse, trauma e feridas, têm sua necessidade aumentada. Sua produção endógena não supre as necessidades e, com quedas em níveis séricos, a suplementação é indicada, de modo que se tornam agora aminoácidos condicionalmente essenciais na fase inflamatória, bem como nas fases seguintes até a cicatrização por completo.

A glutamina é o aminoácido livre mais abundante no corpo humano e alguns de seus papéis de grande importância para o metabolismo em situações estressoras são:

- Transporte de nitrogênio, que, em células de rápida renovação, é utilizado na produção de aminoácidos, purinas e pirimidinas (para a síntese de DNA e RNA)
- Por meio da quebra do glutamato e do α-cetoglutarato e da entrada no ciclo de Krebs, torna-se fonte primordial de energia para neutrófilos em franca proliferação.[4] Os fibroblastos usam glutamina para esses mesmos fins, e como o funcionamento ideal dessas células é primordial para o processo de cicatrização, a glutamina é um aminoácido necessário para processo de reparo tecidual
- Modulação da ativação de proteínas de estresse ou choque térmico (*heat schock proteins* – HSP), que fazem parte de uma família de proteínas altamente conservadas encontradas em todos os principais compartimentos celulares e cujo principal fator indutor de sua expressão é o acúmulo de proteínas desnaturadas no meio intracelular. Essas proteínas são expressas por leucócitos, monócitos e granulócitos, e, em geral, suas funções celulares melhoram a sobrevivência das células diante de uma ampla gama de estressores celulares. Elas colaboram no reparo de estruturas na molécula proteica e na identificação e remodelamento de proteínas danificadas durante períodos de estresse. Além disso, as HSP estão relacionadas com a resposta antiapoptótica celular por meio de sua regulação das vias mTOR e p38 MAP quinase.[16]

Seus níveis devem ser supridos em quantidades adequadas, e, em alguns estudos em pacientes com lesão por queimadura, a administração de 25 g/kg/dia de glutamina demonstrou redução de mortalidade e tempo de hospitalização.[17]

A arginina é produzida pelo rim e fígado em condições normais e também é considerada um aminoácido condicionalmente essencial, por ser o substrato exclusivo para a síntese de:

- Óxido nítrico, por meio de sua metabolização pela enzima óxido nítrico sintase (iNOS), por intermédio de TNF-α, interferona gama (INF-γ) e lipopolissacarídios, o que causa vasodilatação e estímulo a neovascularização, processo fundamental para a fase inflamatória e a proliferativa da cicatrização, além de desempenhar papel na imunidade inata e adquirida[18]
- Ornitina por meio da ação da enzima arginase, a qual é precursora de prolina, poliamina e síntese de colágeno.

A arginina desempenha um importante papel na imunidade inata e adquirida,[18] e é capaz de ativar a resposta linfocitária, bem como o fator de crescimento semelhante à IGF-1, que é uma molécula de controle para o reparo de feridas. Dados mostraram que a arginina aumenta o conteúdo de hidroxiprolina e a resistência à tração em tecidos de feridas por meio de um mecanismo dependente de prolina. A suplementação com 9 g de L-arginina demonstrou-se eficiente na promoção da cicatrização de feridas.[13]

Durante as etapas iniciais da cicatrização de feridas a albumina fornece uma fonte de aminoácidos para as células a partir dos compartimentos intra e extravasculares, uma vez que é uma proteína livremente permeável. Esse mecanismo, entretanto, pode contribuir para alteração nos níveis circulantes no compartimento intravascular e consequentemente gerar o edema secundário. A síntese endógena de albumina, proteína de fase sérica, tem seus níveis de produção reduzidos pela priorização da síntese de proteína reconhecidas como de fase inflamatória, entre elas, a proteína C reativa (PCR). Como a albumina é uma proteína coloidosmótica, isto é, capaz de manter a água que compõe o plasma sanguíneo dentro do vaso, sua diminuição leva à uma hipoalbuminemia plasmática, perda de líquidos do espaço intravascular para o extravascular, e, como consequência, há a gênese de edema local ou mesmo generalizado conhecido como anasarca. O edema pode ser intensificado como consequência de um estado nutricional comprometido previamente a lesão, o que influencia diretamente o prognóstico do paciente. Esse processo pode determinar a cronificação da ferida, impedindo que a fase seguinte do processo de cicatrização aconteça, levando à necessidade de intervenção cirúrgica e/ou química (com enzimas específicas). A cronificação mantém o estado hipermetabólico e hipercatabólico e evita, assim, a passagem do estado catabólico para o anabólico, o que é marcante na fase proliferativa do processo de cicatrização.

Nessa fase inflamatória, também há um consumo maior de vitaminas controladoras de coagulação, como a vitamina K, reguladoras das respostas inatas e adquiridas, como a vitamina D, e antioxidantes, como as vitaminas A, E e C, esta última também necessária para apoptose e depuração de neutrófilos.

Fase proliferativa

Depois da fase inflamatória inicial, a restauração do sistema vascular da pele é uma complexa cascata de eventos celulares, moleculares e humorais. Os iniciadores desse processo constituem fatores de crescimento, VEGF, PDGF e fator de crescimento fibroblástico básico (bFGF). O primeiro passo na formação de novos vasos é a ligação de fatores de crescimento a seus receptores nas células endoteliais dos vasos existentes, de modo a ativar, assim, as cascatas de sinalização intracelular. As células endoteliais, quando ativadas, secretam enzimas proteolíticas que dissolvem a lâmina basal, tornando-se, então, capazes de proliferar e migrar para a ferida. Os vasos recém-formados se diferenciam em artérias e vênulas e amadurecem por uma estabilização adicional de sua parede vascular por meio do recrutamento de pericitos e células musculares lisas. Finalmente, o fluxo sanguíneo inicial completa o processo angiogênico.[19]

O PDGF é liberado imediatamente após a lesão e atrai neutrófilos, macrófagos e fibroblastos para a ferida, além disso, estimula os fibroblastos a sintetizar uma nova matriz extracelular e induz fortemente a produção de tecido de granulação. O TGF-β1 é liberado por plaquetas, macrófagos, fibroblastos e queratinócitos presentes no local da ferida, é predominante na cicatrização e fator de crescimento pró-migratório e pró-fibrótico, que estimula diretamente a síntese de colágeno e diminui a degradação da MEC pelos fibroblastos.[20]

A reepitelização da ferida se inicia durante a fase de inflamação quando os macrófagos assumem o fenótipo tipo M2, que é caracterizado pela produção de fatores de crescimento, incluindo PDGF, TGF-β1, IGF-1 e VEGF-α. Durante essa etapa, as células epiteliais proliferam-se e movem-se para o topo da ferida.

Há também a ativação da via de mTOR (do inglês, *mammalian target of rapamycin*), que integra sinais de nutrientes (glicose e aminoácidos), estado celular, e vários fatores de estresse para afetar o crescimento e a função celular. Essa via é regulada e ativada pelo aporte adequado de aminoácidos como a arginina, glutamina, leucina e, agora, a já metabolizada ou ofertada adicionalmente, a prolina, assim gera o meio adequado para o estímulo anabólico ou de síntese proteica nas células e tecidos.[21] A via de sinalização mediada por mTOR tem demonstrado regular uma ampla gama de processos celulares, assim como tradução de proteínas, proliferação celular, apoptose e autofagia. Estudos recentes demonstram que a via mTOR está envolvida na manutenção da autorrenovação e diferenciação de várias células-tronco teciduais, como as epidérmicas, hematopoéticas, germinais e pancreáticas.[22] A ativação dessa via marca o início do estado de anabolismo celular que promove a proliferação celular e o desenvolvimento de vasos sanguíneos, fase esta denominada proliferativa.

Durante a fase proliferativa, os mediadores bioquímicos recrutados durante a fase inflamatória controlam a migração, proliferação e produção de biossinal de fibroblastos e células endoteliais. Os fibroblastos degradam o coágulo sanguíneo inicial de fibrina e secretam colágeno tipo III, criando uma nova matriz extracelular no local da lesão. Durante o remodelamento da matriz, há o aumento da proporção de colágeno tipo I, o que causa a formação de tecido cicatricial semelhante ao tecido de origem.[23] Antes de sua migração, os queratinócitos presentes na borda da ferida alteram sua adesão a célula-matriz. Várias integrinas são desligadas para que as células se desprendam da membrana basal; as junções desmossômicas que ligam os queratinócitos tornam-se "mais soltas" e dependentes de cálcio. As proteases, em particular, metaloproteases de matriz (MMP), são necessárias para quebrar as ligações entre integrinas e colágeno.[24] Esse afrouxamento dos desmossomos favorece a migração de queratinócitos ativados ao longo do coágulo sanguíneo de fibrina pré-formado nas camadas mais superficiais do tecido de granulação. Essa migração se dá por meio da polimerização das fibras de actina do citoesqueleto e a formação de uma nova adesão focal na MEC que é mediada pelas integrinas. Esses mecanismos do citoesqueleto são regulados por Rho GTPases (homólogo a Ras GTPase). Essas moléculas constituem uma família dentro da superfamília de pequenas GTPases encontradas em células eucarióticas, promovem o rearranjo do citoesqueleto e são essenciais tanto para um processo de epitelização organizado, como para o término da migração. No instante em que as células migratórias se tocam, as GTPases são desligadas o que leva à reorganização do citoesqueleto.[25] Esse evento é deflagrado pela inibição por contato realizado entre células vizinhas e, dessa maneira, as células param o processo mitótico, reestabelecem o fenótipo original; há a reestruturação da membrana basal e as junções celulares são refeitas. Por volta do décimo dia, o leito da ferida está totalmente preenchido pelo tecido de granulação que, enriquecido por colágeno, passa a adquirir o aspecto fibrótico característico da cicatriz.

O objetivo da fase proliferativa é diminuir a área do tecido lesionado por contração e fibroplasia, de modo a estabelecer uma barreira epitelial viável para a ativação de queratinócitos. Essa etapa é a responsável pelo fechamento da lesão, que inclui angiogênese, fibroplasia e reepitelização. Esses processos iniciam-se no microambiente da lesão nas primeiras 48 horas e podem se desdobrar até o 14º dia após o seu início, fase primordial para atingir as necessidades nutricionais e proteicas e realizar a suplementação de vitaminas, aminoácidos condicionalmente essenciais e minerais.

Durante essa fase, há atuação de vitaminas, minerais e óleos. Suas funções são descritas a seguir:

▶ **Vitamina K.** É um micronutriente essencial que se encontra em pequenas concentrações no sangue. Ela auxilia a promoção de cicatrização de feridas em modelo murino, provavelmente por sua capacidade de aumentar significativamente a taxa de contração da ferida, aumento do período de epitelização, formação de fibroblastos, fibras colágenas (que leva ao aumento na resistência à tração), vasos sanguíneos e na quantidade de hidroxiprolina dos tecidos de granulação. A vitamina K também é responsável pela γ-carboxilação de certos fatores de coagulação. O oxigênio molecular desempenha um papel central na patogênese e na terapia de feridas crônicas e a superprodução de espécies reativas de oxigênio (ROS) resulta em estresse oxidativo, o que causa citotoxicidade e retarda a cicatrização. Nesse cenário, a vitamina K atua como um antioxidante importante, o que também favorece a cicatrização de feridas.[26] A recomendação para adultos é de 75120 μg diariamente.[17]

▶ **Vitamina D.** É um importante regulador de muitos processos biológicos, cujo hormônio ativo, a 1,25-di-hidroxivitamina D, liga-se ao receptor nuclear de vitamina D (VDR) e regula a proliferação e diferenciação de queratinócitos. No sistema imunológico, as ações dependentes de ligante do VDR têm se mostrado importantes na defesa do hospedeiro e no reparo tecidual, e as respostas imunes inatas e adquiridas são reguladas por ações de VDR dependentes de ligante. A ativação do VDR é essencial para que as células-tronco epidérmicas desempenhem seu papel na regeneração epidérmica, assim, é sugerido um papel fundamental do VDR para a autorrenovação, migração e diferenciação de células-tronco epidérmicas e sua progênie durante a cicatrização de feridas cutâneas.[27] Os requerimentos de vitamina são de 200 a 400 UI/dia para crianças e adultos para manter um nível sérico de 25-hidroxivitamina D de 30 a 60 ng/mℓ, e as necessidades podem ser maiores em indivíduos com feridas por queimaduras.[28]

▶ **Vitamina C (ácido ascórbico).** É um cofator essencial para a síntese de colágeno, proteoglicanos e outros componentes orgânicos da matriz intracelular dos tecidos em geral e está envolvido em todas as fases da cicatrização de feridas. A síntese de proteínas de colágeno e da MEC por fibroblastos para gerar novo tecido conjuntivo é central para a fase proliferativa. Colágeno tipo I representa 80 a 90% do tecido conjuntivo encontrado na pele. A síntese de colágeno envolve modificações na molécula de colágeno intra e extracelularmente. A hidroxilação pós-traducional da prolina e da lisina via prolil e lisil-hidroxilases depende da vitamina C e do ferro. Essas modificações são cruciais para a estabilização da estrutura de α-hélice pró-colágeno através da ligação de hidrogênio. No caso de deficiência de vitamina C ou ferro, a estrutura de hélice instável resulta em uma molécula de colágeno não funcional. Isso é evidenciado nas manifestações clínicas de lesões hemorrágicas, fraqueza capilar, petéquias e reabertura de feridas no escorbuto. A suplementação de vitamina C em ambos os modelos animais e humanos demonstraram aumentar a síntese de colágeno e a resistência à tração, bem como a estabilização do mRNA do colágeno tipo I. A deficiência de ácido ascórbico leva à formação de fibras colágenas anormais e alterações da matriz intracelular que se manifestam como lesões cutâneas, fraca adesão de células endoteliais, diminuição da força tênsil do tecido fibroso e cicatrização lenta de feridas e fraturas. O efeito combinado do ácido ascórbico na síntese de colágeno, estado antioxidante e a imunomodulação o torna um complemento apropriado para protocolos de reparo de feridas. O ácido ascórbico apresenta um efeito anti-inflamatório nas feridas em modelo murino, relacionado com seus efeitos antioxidantes, uma vez que transforma os radicais livres de oxigênio em formas inertes. Esse efeito anti-inflamatório não retarda o processo de reparo tecidual e encurta o tempo de cicatrização da ferida. Além disso, ele ativa a neoangiogênese, melhorando o suprimento sanguíneo para a ferida, o que aumenta a proliferação e a viabilidade das células envolvidas na cicatrização.[11] A suplementação recomendada de vitamina C para pacientes com deficiência é de 60 a 200 mg/dia a partir do início da ferida e é mantida até que a cicatrização esteja completa. Doses superiores a 200 mg/dia não são necessárias, pois a saturação dos tecidos ocorre nesse ponto.[13]

▶ Vitamina E (tocoferol). É um potente antioxidante lipofílico, capaz de prevenir a peroxidação de lipídios, o que resulta em membranas celulares mais estáveis, já que reage com EROs com a finalidade de preservar os ácidos graxos poli-insaturados na estrutura da membrana. Existem oito formas naturais distintas de vitamina E, das quais quatro são isômeros de tocoferol (isômeros α, β, γ e δ) e quatro isômeros de tocotrienol (isômeros α, β, γ e δ). Entre eles, o alfatocoferol apresenta maior biodisponibilidade em tecidos humanos. O alfatocoferol também foi investigado por seu papel na ativação de vários genes, como moduladores da expressão de proteínas extracelulares, como tropomiosina, colágeno-I, metaloproteínas 1 e 19 (MMP-1 e MMP-19) e fator de crescimento do tecido conjuntivo (FCTC); genes relacionados com a inflamação, adesão celular e agregação de plaquetas, incluindo os codificadores de E-selectina, ICAM-1, integrinas, glicoproteína IIb, IL-2, IL-4 e IL-b; genes que codificam proteínas envolvidas na sinalização celular e regulação do ciclo celular; e como os codificadores de receptor gama ativado por proliferador de peroxissoma (PPAR-g), ciclina D1, ciclina E, Bcl2-L1 (leucemia de linfócito B/linfoma 2-like1), p27 (proteína inibidora das quinases-ciclina-dependentes) e CD95 (cluster de diferenciação 95). Em humanos, vários estudos ligaram os efeitos do tocoferol a eventos relacionados com a regulação de proteínas do tecido conjuntivo, expressão de colágeno e fibrogênese. Em modelo murino, a suplementação de vitamina E é capaz de ativar a fagocitose e melhorar as funções imunes, como a ativação de células T e a capacidade de quimiotaxia de neutrófilos. Também em modelos com camundongos diabéticos, evidenciou-se maior quantidade de colágeno e maior resistência à ruptura em razão da inibição da peroxidação lipídica.[11] Por se tratar do principal antioxidante lipossolúvel, a vitamina E na pele é amplamente utilizada em uma variedade de lesões, de forma tópica, com o intuito de acelerar a cicatrização de feridas. Além disso, seu uso melhora o resultado estético de queimaduras e outras feridas, incluindo cicatrizes cirúrgicas.[10]

▶ Cálcio. É importante por promover o afrouxamento dos desmossomos e favorecer a migração de queratinócitos, eventos fundamentais para promover a fase proliferativa. A recomendação diária para crianças com menos de 10 anos é de 500 a 800 mg de cálcio por dia; para adolescentes, 1.200 mg/dia; enquanto para adultos é recomendado 1.000 mg de cálcio diariamente.

▶ Selênio. Oligoelemento necessário para o funcionamento do sistema glutationa, principal antioxidante intracelular. O manejo do estresse oxidativo induzido pela inflamação da ferida é componente-chave na proteção celular durante o processo de cicatrização, seu potencial antioxidante acelera a cicatrização de feridas principalmente em pacientes com queimaduras.

O selênio é excretado em quantidades aumentadas na urina após uma lesão grave, por isso, nessas situações, deve-se ter atenção especial na manutenção da oferta adequada diariamente. A reposição é comum após queimaduras e traumas graves, incluindo feridas, na dose diária de 100 a 150 mg.[29]

▶ Cobre. Oligoelemento também com potencial antioxidante auxiliando no processo cicatricial. A recomendação normalmente é de 1 a 2 mg de cobre, que são fornecidos durante a fase anabólica.[30] A Tabela 37.1 identifica estes elementos supracitados com ênfase em sua atuação no processo cicatricial.

▶ Óleos de peixe ômega 3. Essa fonte de óleo denominada ácidos graxos poli-insaturados da família ômega 3, abrange o ácido eicosapentaenoico (EPA) e o ácido docosa-hexaenoico (DHA), com ação imunomoduladora, a qual reduz a inflamação descontrolada. O EPA e o DHA contrarregulam os componentes da família ômega 6, precursores de ácido araquidônico, prostaglandinas e leucotrienos da série par, responsáveis pelo desencadeamento da inflamação inicial. Nessa etapa, as moléculas pró-inflamatórias devem ser gradativamente reduzidas a fim de dar lugar a um ambiente favorável ao anabolismo e à síntese proteica com recuperação da lesão. As recomendações usuais variam entre 2:1 a 4:1 (ácidos graxos ômega 6:ômega 3) do total de lipídios ofertados, que, por sua vez, devem permanecer na faixa de 20 a 35% do total de calorias ao dia.[17,18]

Fase de remodelamento

A terceira etapa do processo de cicatrização é o remodelamento, que ocorre 2 a 3 semanas após o início da lesão e pode durar 1 ano ou mais. Essa etapa tem por objetivo alcançar a máxima resistência à tração por meio de reorganização, degradação e ressíntese da matriz extracelular. A formação de tecido de granulação é interrompida por meio da apoptose das células, e esse remodelamento torna o tecido cicatricial. Uma ferida madura é, portanto, caracterizada como avascular e acelular.[32] Durante a maturação da ferida, há a resolução da inflamação inicial, o aumento progressivo da concentração de fibras colágenas e os componentes da MEC sofrem alterações. O colágeno III, que foi produzido na fase proliferativa, é agora degradado e substituído pelo colágeno I, mais resistente. Posteriormente, os miofibroblastos causam contrações da ferida e ajudam a diminuir a superfície da cicatriz em desenvolvimento.[33] As fases da cicatrização estão descritas na Tabela 37.2, para melhor entendimento do leitor.

Fatores que interferem na cicatrização de feridas

Vários fatores podem levar à alteração da cicatrização. Em termos gerais, os fatores que influenciam podem ser categorizados em locais e sistêmicos. Fatores locais são aqueles que influenciam diretamente as características da própria ferida, enquanto fatores sistêmicos dizem respeito ao estado geral de saúde ou doença do indivíduo que afeta sua capacidade de cicatrização.

TABELA 37.1 Nutrientes com suas respectivas funções no processo de cicatrização.[31]

Nutriente	Função no processo de cicatrização	Insuficiência do nutriente
Proteínas	Síntese de colágeno e fibroblastos, atua no processo de revascularização e de formação de linfócitos e contribui com a melhora da imunidade	Retardo no processo de cicatrização, edema
Carboidratos e lipídios	Fontes de energia possibilitam que as proteínas sejam destinadas para fins construtivos	Retardo no processo de cicatrização
Vitamina C ou ácido ascórbico	Hidroxila prolina e lisina, aminoácidos essenciais na formação do colágeno e na proliferação dos fibroblastos	Os fibroblastos produzem um colágeno deficiente e fraco, de degradação rápida
Vitamina A	Mantém a epiderme normal. Síntese de glicoproteínas e de proteoglicanos	Retardo na reepitelização das feridas e na síntese de colágeno. Aumento à suscetibilidade de infecções
Vitamina E	Ação antioxidante e anti-inflamatória. Protege as células da lesão de radicais livres	Não identificada
Zinco	Estimula a mitose celular e a proliferação dos fibroblastos	Retardo do processo da cicatrização, perda de força tênsil da cicatriz e supressão da resposta inflamatória
Arginina	Melhora da cicatrização e da resposta imune. Aumento na secreção de hormônio de crescimento	Retardo no processo de cicatrização
Cobre	Promove a maturação do colágeno. Síntese de elastina. Proteção de componentes intracelulares de danos oxidativos	Retardo no processo de cicatrização
Selênio	A glutationa peroxidase é dependente do selênio e responsável por reduzir o peróxido de hidrogênio, que protege as células da oxidação	Altera a função dos macrófagos e das células polimorfonucleares e afeta o processo de cicatrização
Ferro	Previne a anemia, otimiza a produção de colágeno	Diminui a formação de fibroblastos, colágeno
Manganês	Ação similar à do zinco. Está associado a várias enzimas do metabolismo	Retardo no processo de cicatrização

TABELA 37.2 Fases da cicatrização.[31]

Fase inflamatória	É a fase que se segue à lesão e dura de 4 a 6 dias. Observam-se a nível tecidual: • Hemostasia (na qual a vitamina K é usada para a síntese de protrombina e dos fatores de coagulação VIII, IX, X): tem a finalidade de diminuir a perda de sangue decorrente da lesão de vasos, e criar um arcabouço para onde migrarão os fibroblastos posteriormente • Fagocitose (na qual há a utilização de aminoácidos): responde à produção de fatores quimiotáticos, os neutrófilos chegam à lesão para fagocitar bactérias e, assim, impedir a infecção da ferida. Monócitos se diferenciam em macrófagos e eliminam coágulos, restos celulares, bactérias e tecidos necróticos e secretam monocinas que irão atrair células de reparação para a lesão • Migração celular: células epiteliais recobrem a ferida a partir das margens da ferida, mas apenas sobre tecidos viáveis. Se a ferida for extensa, ou estiver infectada ou com tecido necrótico, a fase inflamatória poderá prolongar-se, estendendo ainda mais o tempo de cicatrização
Fase proliferativa	Inicia-se no terceiro dia e dura por semanas. Nessa fase, também chamada de granulação e fibroplasia, as principais atividades observadas são: • Proliferação de células epiteliais e de fibroblastos (nessa fase ocorre a utilização de proteínas, vitamina A, zinco, carboidratos, e, indiretamente, das vitaminas do complexo B, gordura e magnésio) • Síntese do colágeno (quando são utilizados aminoácidos, vitamina C e ferro) • Neovascularização a partir de vasos ao redor do local da ferida. Esses novos vasos possibilitarão o suprimento de energia e oxigênio para a cicatrização e consequentemente aumentará a resistência à infecção da ferida. Quando há feridas que cicatrizam por segunda intenção, o tecido de granulação que se forma é muito importante, pois servirá de leito vascular para o tecido novo que virá a formar-se posteriormente
Fase de maturação ou remodelamento	Esse processo pode estender-se por até 2 anos. Nessa fase ocorre a estabilização do colágeno e o aumento da força da cicatriz

Oxigenação

O oxigênio é importante para o metabolismo celular, especialmente para a produção de ATP, e é crítico para quase todos os processos de cicatrização das lesões. Ele é capaz de prevenir infecções de feridas, induzir a angiogênese, aumentar a diferenciação de queratinócitos, a migração e a reepitelização, aumentar a proliferação de fibroblastos e a síntese de colágeno e promover a contração da ferida. Além disso, o nível de produção de superóxido (importante para a eliminação de microrganismos) pelos leucócitos polimorfonucleares é dependente dos níveis de oxigênio. Em virtude da alteração vascular e ao alto consumo de oxigênio pelas células metabolicamente ativas, o microambiente da ferida precoce é depletado de oxigênio, tornando-se hipóxico. Várias condições sistêmicas, como idade avançada e diabetes, podem criar um fluxo vascular prejudicado, estabelecendo o cenário para a má oxigenação tecidual. No contexto da cura, essa condição de má perfusão cria uma ferida hipóxica, que serve como um sinal para a produção de citocinas.

O aumento dos níveis de oxigênio se mostrou eficaz para a melhora da cicatrização. Além do metabolismo geral celular e da produção de energia, o aumento dos níveis de oxigênio no tecido podem levar a proliferação celular e reepitelização, síntese de colágeno e resistência à tração, angiogênese, atividade antibacteriana por meio do *burst* respiratório e transdução da sinalização via fatores de crescimentos. O tecido lesado que apresenta feridas crônicas aumenta as demandas de oxigênio, e a melhora da cicatrização ocorre por meio da oxigenoterapia. O uso de curativos oclusivos bloqueia ou limita a quantidade de oxigênio da atmosfera circundante disponível para a ferida, o que aumenta, assim, a necessidade de oxigênio suplementar. Isso é ainda agravado em pacientes com feridas crônicas que geralmente têm fluxo sanguíneo local comprometido para a ferida, limitando ainda mais a oxigenação tecidual e prejudicando a cicatrização.[34]

O aumento da oxigenação tecidual pode ser conseguido com o uso de diferentes terapias. Tradicionalmente, a oxigenoterapia hiperbárica tem sido utilizada para alcançar níveis supersaturados de oxigênio na corrente sanguínea e tecidos por meio de altas pressões e concentrações de oxigênio inspirado. No entanto, essa terapia é intermitente (exposições de 90 minutos, 3 a 5 vezes/semana), depende da circulação (que pode ser prejudicada) para levar oxigênio ao tecido danificado e requer tempo disponível do paciente em termos de viagem e preparação para receber a terapia diariamente. A oxigenoterapia tópica é uma modalidade mais nova, na qual o tecido afetado é colocado dentro de uma câmara ou bolsa e exposto a altas concentrações de oxigênio (aprox. 93% de oxigênio). No entanto, essa terapia também é intermitente (normalmente exposições de 90 minutos, 1 vez/dia), requer uma troca de curativo e o paciente deve permanecer imóvel durante o tratamento. Apesar disso, o oxigênio tópico pode ser aplicado na casa do paciente, o que facilita o tratamento. A terapia mais recente, a difusão contínua de oxigênio ou oxigênio continuamente difundido (OCD), utiliza oxigênio puro e umidificado para tratar continuamente uma ferida, fornecendo oxigênio diretamente ao tecido afetado dentro de um curativo de terapia de ferida úmida. Isso permite uma entrega sustentada de oxigênio ao tecido (24 horas/dia, 7 dias/semana), total mobilidade do paciente durante o tratamento e aplicação da terapia em praticamente qualquer ambiente.[35]

Infecções

Uma vez ferida a pele, os microrganismos presentes na superfície ganham acesso aos tecidos subjacentes. O estado de infecção e de multiplicação dos microrganismos determina se a ferida é classificada como apresentando contaminação, colonização, infecção local/colonização crítica e/ou disseminação de infecção invasiva. A contaminação é a presença de organismos que não estão se multiplicando em uma ferida, enquanto a colonização é definida como a presença de microrganismos em multiplicação na ferida sem dano tecidual. A infecção local/colonização crítica é um estágio intermediário, com multiplicação de microrganismos, e o início das respostas teciduais locais. A infecção invasiva é definida como a presença de organismos que estão se multiplicando dentro de uma ferida com lesão subsequente ao hospedeiro. Tanto bactérias quanto endotoxinas podem levar ao aumento de citocinas pró-inflamatórias, como a IL-1 e o TNF-α, prolongando a fase inflamatória, à degradação da matriz extracelular e favorecendo o desenvolvimento de feridas crônicas.[36]

Fatores sistêmicos que influenciam a cicatrização

Idade

Em indivíduos idosos, saudáveis, o efeito do envelhecimento provoca um retardo temporal na cicatrização de feridas, mas não um comprometimento real em termos da qualidade da cicatrização. A cicatrização tardia de feridas em idosos está associada a uma resposta inflamatória alterada, como a infiltração tardia de células T na área da ferida, com alterações na produção de quimiocinas e redução da capacidade fagocitária de macrófagos, bem como reepitelização tardia, alteração na síntese de colágeno e na angiogênese, redução do *turnover* e remodelamento do colágeno e diminuição da força tensora da ferida.[37]

Estresse

O estresse psicológico causa um atraso substancial na cicatrização de feridas. Os eixos medulares hipotálamo-hipófise-adrenal e simpático-adrenal regulam a liberação de hormônios hipofisários e adrenais. Esses hormônios incluem os hormônios adrenocorticotróficos, cortisol, prolactina e catecolaminas (epinefrina e norepinefrina). O estresse regula os glicocorticoides (GC) e reduz os níveis das citocinas pró-inflamatórias IL-1β, IL-6 e TNF-α no local da ferida. O estresse também reduz a expressão de IL-1α e IL-8 nos locais da ferida – ambos quimioatrativos que são necessários para a fase inflamatória inicial da cicatrização de feridas. Além disso, os GC influenciam as células imunes, o que suprime a diferenciação e proliferação, regulando a transcrição gênica e reduzindo a expressão das moléculas de adesão celular que estão envolvidas no tráfico de células imunes.[38]

Diabetes

Evidências clínicas e experimentais sugerem que as úlceras diabéticas e outros tipos de feridas crônicas não seguem uma progressão ordenada dos processos desencadeados pela lesão, perdendo, assim, a sincronia ideal dos eventos que levam à rápida cicatrização de feridas. No caso das úlceras diabéticas, o comprometimento da cicatrização é causado por vários fatores intrínsecos (neuropatia, problemas vasculares, entre outros) e fatores extrínsecos (infecção da ferida e pressão excessiva no local). As úlceras diabéticas são bastante heterogêneas, a depender da anormalidade predominante subjacente.[39]

Consumo de álcool e cigarro

A exposição ao álcool e ao cigarro prejudica a cicatrização de feridas e aumenta a incidência de infecção. O efeito do álcool sobre o reparo é clinicamente relevante, já que diminui a resistência do hospedeiro, e a intoxicação por etanol no momento da lesão é um fator de risco para maior suscetibilidade à infecção na ferida. A maior taxa de infecção pós-lesão está relacionada com a diminuição do recrutamento de neutrófilos e com a função fagocitária na exposição aguda ao álcool. Além do aumento da incidência de infecção, a exposição ao etanol também parece influenciar a fase proliferativa da cicatrização, o que prejudica a reepitelização, angiogênese, produção de colágeno e o fechamento da ferida. Em relação ao cigarro, os pacientes que fumam apresentam atraso na cicatrização de feridas e aumento em uma variedade de complicações, como infecção, ruptura da ferida, vazamento da anastomose, necrose da ferida e do retalho, epidermólise e diminuição da força de sustentação da ferida no pós-operatório. A nicotina provavelmente interfere na oferta de oxigênio e induz isquemia tecidual, uma vez que apresenta efeitos vasoconstritores. A nicotina também aumenta a viscosidade sanguínea causada pela diminuição da atividade fibrinolítica e pelo aumento da adesão plaquetária. Além da nicotina, o monóxido de carbono na fumaça do cigarro também causa hipoxia tecidual, pois é capaz de se ligar à hemoglobina com uma afinidade muito maior que a do oxigênio. O cianeto de hidrogênio, outro componente da fumaça do cigarro, altera o metabolismo celular do oxigênio, o que leva ao comprometimento do consumo de oxigênio nos tecidos. Na fase inflamatória, o cigarro altera a migração de leucócitos, o que resulta em menor número de monócitos e macrófagos no local da ferida e reduz a atividade bactericida dos neutrófilos. A função dos linfócitos, a citotoxicidade das células NK e a produção de IL-1 estão todas deprimidas. Esses efeitos resultam em cicatrização deficiente e aumento do risco de infecção oportunista da ferida. Durante a fase proliferativa da cicatrização de feridas, a exposição à fumaça diminui a migração e proliferação de fibroblastos, reduz a contração da ferida, dificulta a regeneração epitelial, diminui a produção de matriz extracelular e perturba o equilíbrio de proteases.[38]

Referências bibliográficas

1. Seifert AW, Monaghan JR, Voss SR, Maden M. Skin regeneration in adult axolotls: a blueprint for scar-free healing in vertebrates. PLoS One. 2012;7(4):e32875.
2. Eming SA, Martin P, Tomic-Canic M. Wound repair and regeneration: mechanisms, signaling, and translation. Sci Transl Med. 2014;6(265):265 sr6.
3. Garnes SA, Bottoni A, Lasakosvitsch F, Bottoni A. Nutrition therapy: A new criterion for treatment of patients in diverse clinical and metabolic situations. Nutrition. 2018;51:13-9.
4. Soeters PB, Grecu I. Have we enough glutamine and how does it work? A clinician's view. Ann Nutr Metab. 2012;60:17-26.
5. Stechmiller JK, Cowan L, Johns P. Wound Healing. In: Gottschlich MM, editor. The A.S.P.E.N. nutrition support core curriculum: a case-based approach-the adult patient. American Society for Parenteral and Enteral Nutrition; 2007.
6. Saghaleini S, Dehghan K, Shadvar K, Sanaie S, Mahmoodpoor A, Ostadi Z. Pressure ulcer and nutrition. Indian J Crit Care Med. 2018;22(4):283.
7. Julier Z, Park AJ, Briquez PS, Martino MM. Promoting tissue regeneration by modulating the immune system. Acta Biomater. 2017;53:13-28.
8. Theilgaard-Monch K, Knudsen S, Follin P, Borregaard N. The Transcriptional Activation program of human neutrophils in skin lesions supports their important role in wound healing. J Immunol. 2004;172(12):7684-93.
9. Gottesman ME, Quadro L, Blaner WS. Studies of vitamin A metabolism in mouse model systems. Bioessays. 2001;23(5):409-19.
10. Mackay D, Miller AL. Nutritional support for wound healing. Altern Med Rev. 2003;8(4):359-77.
11. Xu G, Redard M, Gabbiani G, Neuville P. Cellular retinol-binding protein-1 is transiently expressed in granulation tissue fibroblasts and differentially expressed in fibroblasts cultured from different organs. Am J Pathol. 1997;151(6):1741-9.
12. Ganz T, Nemeth E. Iron homeostasis in host defence and inflammation. Nat Rev Immunol. 2015;15(8):500-10.
13. Ellis T, Fazio V, Rice J, Sussman G, Woodward M. Nutrition and wound healing: Expert guide for healthcare professionals. Nestle Nutrition, 2009.
14. Lin P-H, Sermersheim M, Li H, Lee PHU, Steinberg SM, Ma J. Zinc in wound healing modulation. Nutrients. 2017;10(1):16.
15. Essandoh K, Li Y, Huo J, Fan G-C. MiRNA-mediated macrophage polarization and its potential role in the regulation of inflammatory response. Shock. 2016;46(2):122-31.
16. Oliveira GP, Dias CM, Pelosi P, Rocco PRM. Understanding the mechanisms of glutamine action in critically ill patients. An Acad Bras Ciênc. 2010;82(2):417-30.
17. Tan HB, Danilla S, Murray A et al. Immunonutrition as an adjuvant therapy for burns. Cochrane Database Syst Rev. 2014; (12):CD007174.
18. Mayer K, Schaefer M, Seeger W. Nutrition and Chronic Wounds. Adv wound care. 2014;3(11):663-81.
19. Bodnar RJ. Chemokine regulation of angiogenesis during wound healing. Adv Wound Care. 2015;4(11):641-50.
20. Werner S, Grose R. Regulation of wound healing by growth factors and cytokines. 2003;83(3):835-70.
21. Wu G, Bazer FW, Burghardt RC et al. Proline and hydroxyproline metabolism: implications for animal and human nutrition. Amino Acids. 2011;40(4):1053-63.
22. Zhang P, Liang X, Shan T et al. mTOR is necessary for proper satellite cell activity and skeletal muscle regeneration. Biochem Biophys Res Commun. 2015;463(1 a 2):102-8.
23. Valero C, Javierre E, García-Aznar JM, Gómez-Benito MJ. A cell-regulatory mechanism involving feedback between contraction

and tissue formation guides wound healing progression. PLoS One. 2014;9(3):e92774.
24. Martin P, Nunan R. Cellular and molecular mechanisms of repair in acute and chronic wound healing. Br J Dermatol. 2015;173(2):370-8.
25. Reinke JM, Sorg H. Wound repair and regeneration. European Surgical Research. 2012;49(91):35-43.
26. Hemmati AA, Houshmand G, Ghorbanzadeh B, Nemati M, Behmanesh MA. Topical vitamin K1 promotes repair of full thickness wound in rat. Indian J Pharmacol. 2014;46(4):409-12.
27. Oda Y, Hu L, Nguyen T et al. Vitamin D Receptor is required for proliferation, migration, and differentiation of epidermal stem cells and progeny during cutaneous wound repair. J Invest Dermatol. 2018;138(11):2423-31.
28. Chan MM, Chan GM. Nutritional therapy for burns in children and adults. Nutrition. 2009;25(3):261-9.
29. Demling RH. Nutrition, anabolism, and the wound healing process: an overview. Eplasty. 2009;9:e9.
30. Zhang X, Chinkes DL, Wolfe RR. The anabolic effect of arginine on proteins in skin wound and muscle is independent of nitric oxide production. Clin Nutr. 2008;27(4):649-56.
31. Bottoni A, Bottoni A, Rodrigues RDC, Celano RMG. Papel da nutrição na cicatrização/Role of nutrition in healing. Rev Ciênc Saúde. 2011;1:98.
32. Huang N, Zac-Varghese S, Luke S. Apoptosis in skin wound healing. Medscape. 2003;15(6):182-94.
33. Tziotzios C, Profyris C, Sterling J. Cutaneous scarring: Pathophysiology, molecular mechanisms, and scar reduction therapeutics: Part II. Strategies to reduce scar formation after dermatologic procedures. J Am Acad Dermatol. 2012;66:13-24.
34. Stechmiller JK, Cowan L, Johns P. Continuous diffusion of oxygen improves diabetic foot ulcer healing when compared with a placebo control: a randomised, double-blind, multicentre study. J Wound Care. 2018;27(9):S30-45.
35. Howard MA, Asmis R, Evans KK, Mustoe TA. Oxygen and wound care: A review of current therapeutic modalities and future direction. Wound Repair Regen. 2013;21(4):503-11.
36. Menke NB, Ward KR, Witten TM, Bonchev DG, Diegelmann RF. Impaired wound healing. Clin Dermatol. 2007;25:19-25.
37. Keylock KT, Vieira VJ, Wallig MA, DiPietro LA, Schrementi M, Woods JA. Exercise accelerates cutaneous wound healing and decreases wound inflammation in aged mice. Am J Physiol Integr Comp Physiol. 2008;294:R179-84.
38. Guo S, Dipietro LA. Factors affecting wound healing. J Dent Res. 2010;89(3):219-29.
39. Falanga V. Wound healing and its impairment in the diabetic foot. Lancet. 2005;366(9498):1736-43.

38 Feridas no Paciente Geriátrico e Envelhecimento Saudável

Naira Hossepian S. L. Hojaij • Cristiane Comelato • Priscila Gonçalves Serrano • Mônica Manfredi

Introdução

Notoriamente, o envelhecimento da população é um fenômeno mundial. Países subdesenvolvidos, entre eles o Brasil, assim como outros países da América Latina, encontram-se em profundo estágio de transição demográfica. Com a redução da fecundidade e mortalidade nos últimos anos, a expectativa de vida da população experimentou um aumento vertiginoso, com consequente transição epidemiológica e aumento de doenças crônico-degenerativas. Essas mudanças epidemiológicas são de extrema importância, pois exigem que governo e sociedade promovam uma readequação do sistema de saúde para o atendimento dessa população, que exigirá mais cuidados em razão das doenças crônicas e potenciais incapacidades que apresentam.

De acordo com dados do Instituto Brasileiro de Geografia e Estatística, atualmente, a expectativa de vida ao nascer do brasileiro é de 76,25 anos, e passará a ser de 81,04 anos em 2060. Outra consequência direta desse ganho de expectativa de vida é o aumento significativo da razão de dependência, que de 13,28% em 2018 passará a ser de 42,62% em 2060, conforme ilustrados nos gráficos das Figuras 38.1 e 38.2. A razão de dependência demográfica pressupõe que jovens e idosos de uma população são dependentes economicamente dos demais. Nesse sentido, é um indicador do contingente que é suportado pela população potencialmente produtiva (Figuras 38.1 e 38.2).[1,2]

Analisando esses dados, considerações nas políticas de saúde pública exigem a projeção do uso racional de materiais médico-hospitalares e dos recursos das instituições públicas de saúde no Brasil, objetivando a redução de gastos públicos, tendo em vista que as despesas nesta área serão crescentes, enquanto os recursos disponibilizados serão cada vez mais limitados.

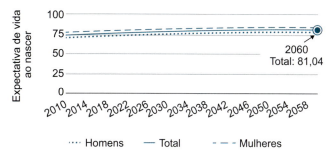

FIGURA 38.1 Expectativa de vida ao nascer (e_0), 2010-2060 (Brasil). (Adaptada de Brasil, 2018.[1])

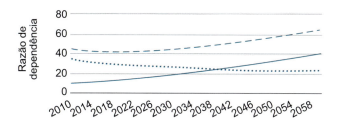

FIGURA 38.2 Razão de dependência (jovens, idosos, total). 2010-2060 (Brasil). Razão entre a população economicamente dependente e a população economicamente ativa. (Adaptada de Brasil, 2018.[2])

Envelhecimento fisiológico da pele

A pele é o maior órgão do corpo humano, responsável pela proteção, manutenção do equilíbrio da água e dos sais, regulação da temperatura, síntese e metabolização da vitamina D, sensibilidade e percepção. É indispensável para a manutenção da vida e sofre, com o passar dos anos, com agressões físicas agudas e cumulativas. Assim como qualquer outro órgão, sofre alterações durante o processo de envelhecimento, e nela esse processo é mais evidente.

O envelhecimento intrínseco ou cronológico da pele tem relação com a genética e com variações hormonais, variavelmente a depender da população estudada. É um processo fisiológico e muitas alterações são benignas, decorrem do próprio envelhecimento sem causar danos para a saúde. Em geral, demonstra-se por uma pele mais pálida, seca, menos elástica e com rugas finas.

A incidência solar é a maior causa de fotoenvelhecimento ou envelhecimento extrínseco, especialmente em países tropicais, e pode ser causadora de neoplasias de pele. O fotoenvelhecimento é consequência da ação lesiva dos raios infravermelhos, UVA e UVB, em decorrência da exposição solar não protegida e acumulada ao longo da vida. O aumento da incidência dos raios ultravioletas nas últimas décadas, secundário à destruição da camada de ozônio, associado à falta de uso de protetores solares, difundidos no Brasil apenas a partir de 1984, são considerados fatores relevantes para o resultado do envelhecimento cutâneo atualmente observado.[3]

No fotoenvelhecimento, observamos o adelgaçamento da camada espinhosa e o achatamento da junção dermoepidérmica, enquanto, na derme, ocorre a diminuição da síntese de colágeno, assim como o aumento de sua degradação. Outros conhecidos fatores de risco para envelhecimento cutâneo são o tabagismo, a poluição do ar, a exposição profissional a produtos agressivos à pele e o uso abusivo de álcool.[3]

Envelhecimento por camadas da pele

Epiderme

A espessura da epiderme não se altera com a idade, porém, com o envelhecimento e, principalmente, acima dos 80 anos, essa barreira é mais facilmente lesada e acarreta demora maior na sua regeneração, redução do *turnover* celular, com diminuição na velocidade de cicatrização de feridas.

Derme

Basicamente composta pelo tecido conectivo que liga a epiderme ao subcutâneo, é uma camada firme e flexível composta de colágeno e elastina, que sofre alteração na sua composição. O comprometimento da elastina torna a pele menos resiliente e menos elástica. Há ainda uma redução global do tecido subcutâneo mais proeminente em face, pés e mãos.

A rede nervosa praticamente não se altera com a idade. Já os vasos são comprometidos principalmente com a perda dos capilares verticais levando a palidez, diminuição na troca de nutrientes e alteração na termorregulação.

- Apêndices cutâneos
  - Glândulas: há redução das glândulas sudoríparas e consequente redução da produção de suor, o que impacta na termorregulação. A atividade da glândula apócrina também é diminuída com a idade, provavelmente como consequência do declínio dos níveis de testosterona, com a consequente redução do odor
  - Unhas: as unhas tornam-se mais frágeis com o envelhecimento
  - Unidade pilossebácea: a unidade pilossebácea tem uma modificação importante com o envelhecimento, há uma redução de 50% na produção de sebo, o que contribui para a xerose da pele envelhecida. Esse fenômeno tem relação com a diminuição dos níveis hormonais
  - Cabelos e pilificação: há uma redução dos pelos em tórax, regiões axilares e púbica, no entanto, em homens, muitas vezes há aumento do crescimento do cabelo em outros locais do corpo, como sobrancelhas, ouvidos e narinas. Em mulheres idosas, há uma conversão da pelugem em pelos mais grosseiros em região de queixo e supralabial.

Os cabelos brancos, resultado da depleção de melanócitos bulbares, são mais espessos e com um crescimento mais acelerado. Para os pelos pigmentados remanescentes, há afilamento, redução na taxa de crescimento e diminuição na resistência à tração do cabelo com a idade.

Além de modificações da senescência nos cabelos, a principal modificação que pode ocorrer é a alopecia androgenética. Esta pode se manifestar muito cedo, mesmo no final da adolescência, diferente da alopecia senescente, mais relacionada com o adelgaçamento dos fios. A queda de cabelos localizada da alopecia androgenética, é relacionada com a perda de folículos que são sensíveis a ação androgênica. Independentemente da causa, a alopecia pode ocorrer em 50% dos homens, até a idade de 50 anos, e em 50% das mulheres, até a idade de 60 anos.[3]

Alterações de pele no idoso na senescência e senilidade

A despeito do envelhecimento cutâneo fisiológico, existem ainda lesões benignas e lesões malignas, que podem ser tão prejudicialmente significativas a ponto de reduzir a funcionalidade da pessoa acometida, e até mesmo levar a risco de morte.

▶ **Rugas.** Decorrem do afinamento da derme e da epiderme, podendo também acometer a hipoderme e promovendo alteração na qualidade das fibras elásticas. Surgem muito precocemente e, já a partir dos 30 anos, podemos observar o aparecimento e as mudanças em algumas regiões, principalmente do rosto.

▶ **Xerose cutânea.** É provocada pela diminuição da produção das glândulas sudoríparas e sebáceas, assim reduzindo a lubrificação natural da pele. Pode causar prurido e consequentemente escoriações e infecções no local acometido.

▶ **Efélides.** As sardas são máculas pigmentadas de tamanhos variados de cor ocre a castanho-escuro decorrentes de alterações dos melanossomas e da produção de melanina da epiderme, sem ter relação com o sol.

▶ **Nevos.** Vulgarmente chamados de pintas, são máculas, pápulas ou nódulos pigmentados, compostos por agrupamentos de células névicas ou melanócitos, geralmente benignos. Já os nevos atípicos são os melanocíticos com bordas mal definidas e irregulares, de várias cores, em geral de tons marrom-escuros a claros, com componentes maculopapulosos, com maior risco de transformação em melanoma maligno.

▶ **Cistos sebáceos.** São nódulos benignos de consistência fibroelástica e da cor da própria pele, que podem surgir em qualquer área do corpo; são mais comuns em face, pescoço e tronco, regiões com maior acúmulo de glândulas sebáceas.

▶ **Ptose senil ou blefaroptose.** É a condição em que a margem da pálpebra superior está situada em um nível mais baixo que o normal, na posição primária do olhar, cobrindo mais do que 2 mm superiores da córnea. Geralmente o acometimento é bilateral.

▶ **Rinofima.** É uma inflamação crônica dos tecidos do nariz com acometimento da cor, textura e da vascularização, com crescimento exofítico irregular e a presença de telangiectasias. Mais comum em homens, raça branca, etilistas e com exposição solar excessiva.
▶ **Telangictasias.** Alterações na microvasculatura, com fragilidade na parede do lúmen vascular.
▶ **Fitofotodermatose.** Mancha causada por substância presente em frutas ou cosméticos, tipo queimadura que aparece entre 24 e 48 horas após a reação do componente químico com o sol. Primeiramente apresentam-se de cor avermelhada, podem conter ou não bolhas, e posteriormente tornam-se de coloração acastanhada.
▶ **Melasma.** Manchas acastanhadas resultantes da hiperatividade melanocítica focal epidérmica de clones de melanócitos hiperfuncionantes, com consequente hiperpigmentação melânica induzida, principalmente pela radiação ultravioleta. Ocorrem principalmente na face, têm o surgimento relacionado com fatores genéticos, hormonais e exposição solar.
▶ **Melanose solar.** Dano causado pelo aumento do número de melanócitos e de sua atividade na pele, produz mais melanina e escurece a pele, como consequência à exposição solar. Predomina em dorso das mãos, face, colo, ombros e costas (Figura 38.3).
▶ **Elastose solar ou actínica.** Também conhecida como *peau citriné*, é causada por um aumento progressivo do número, da fragmentação e da porosidade das fibras elásticas na derme, representada por espessamento coreáceo da pele, de cor amarelada e superfície sulcada.
▶ **Queilite actínica.** Caracteriza-se por lesão difusa no vermelho do lábio inferior, com descamação epidérmica, fissuração e crostas resultantes do excesso de exposição à luz solar.
▶ **Queratose actínica.** É uma neoplasia benigna da pele com potencial de transformação para um tipo de câncer de pele (carcinoma de células escamosas ou carcinoma espinocelular). Essa lesão é extremamente frequente em idosos pois são induzidas principalmente pelos raios ultravioletas, que, cumulativamente, indica dano solar intenso. Caracteriza-se por ser maculopapulosa recoberta por escamas secas, duras, de superfície áspera de cor amarela a castanho-escuro, de tamanho variável, e pode confluir ao formar placas. Essas escamas são aderentes e, quando destacadas, podem ocorrer pequenas hemorragias (Figuras 38.4 e 38.5).
▶ **Pitiríase versicolor ou pano branco.** Lesão causada por infecção fúngica mais comum em pessoas com pele oleosas, às vezes pode ser confundida com vitiligo.

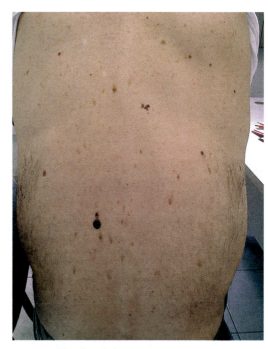

FIGURA 38.4 Queratose seborreica.

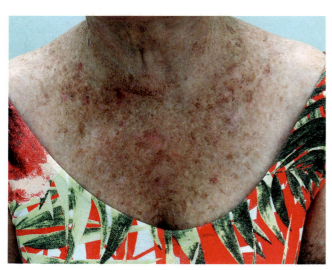

FIGURA 38.3 Melanose solar + leucodermia.

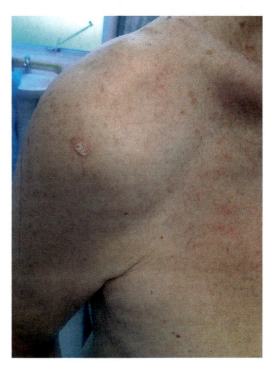

FIGURA 38.5 Queratose actínica.

▶ **Leucodermia gutata.** Também chamada de sardas brancas e constitui-se de lesão hipocrômica, em geral circular, que ocorre de forma múltipla nas áreas expostas à luz solar. É causada pela destruição do melanócito na região comprometida pela radiação ultravioleta.

▶ **Hematomas.** Lesão arroxeada causada por fragilidade capilar, pode ser acentuada em pessoas que usam certas medicações, como antiagregantes plaquetários, novos e antigos anticoagulantes, corticosteroides e outros fármacos usados cronicamente. Pode ser causada espontaneamente, ou desencadeada por pequenos traumas da pele.

▶ **Púrpura senil.** É uma mancha roxa, um conjunto de petéquias ou equimoses espontâneas que aparece, principalmente nas superfícies extensoras das mãos e nos antebraços das pessoas idosas, secundariamente à atrofia do tecido subcutâneo e fragilidade capilar, sem haver necessariamente alterações na coagulação, pode desaparecer ao longo de alguns dias e deixar uma coloração acastanhada secundária ao depósito de hemossiderina.

▶ **Dermatite ocre.** Resulta de depósito dérmico e subcutâneo de hemossiderina, causando uma pigmentação acastanhada e hemossiderótica, principalmente em adultos e idosos que permanecem em posição ortostática por grande parte do tempo ou em condições que causem estase. Ocorre nas pernas e região perimaleolar e apresenta distribuição em bota.

▶ **Úlcera venosa.** Decorre de insuficiência venosa crônica por varizes primárias, sequela de trombose profunda, anomalias valvulares venosas ou outras causas que interferem no retorno do sangue venoso. É a principal causa de úlcera de membros inferiores, clinicamente apresenta extremidade quente, edema, varizes, alterações cutâneas como eczema de estase, esclerose e hiperpigmentação que pioram com o ortostatismo, além de dor no local afetado. Tem como localização mais frequente a região maleolar e o terço distal da perna.

▶ **Úlcera arterial.** Decorre de desnutrição cutânea secundária à insuficiência arterial da pele que tem como resultado a isquemia. Clinicamente, caracteriza-se por extremidade fria e arroxeada, há palidez, ausência de estase, retardo no retorno da coloração da pele após a elevação do membro, pele atrófica, perda de pelos, diminuição ou ausência das pulsações das artérias do pé e dor grave, que piora com a elevação do membro. Esse tipo de úlcera pode ocorrer em pernas, maléolos, calcanhar e entre os artelhos, podendo ser confundida com lesões micóticas, postergando, assim, o diagnóstico e propiciando o aparecimento do comprometimento ósseo, o que causa a osteomielite, pois muitas vezes pode estar associada a infecções bacterianas.

Neoplasias de pele

Para o Brasil, estimam-se 85.170 casos novos de câncer de pele não melanoma entre homens e 80.410 nas mulheres para cada ano do biênio 2018-2019. Esses valores correspondem a um risco estimado de 82,53 casos novos a cada 100 mil homens e 75,84 para cada 100 mil mulheres.[4] É o tipo de câncer mais incidente em ambos os sexos. O melanoma, normalmente é excluído das pesquisas de prevalência de cânceres de pele, e é o mais maligno dos tumores cutâneos por sua capacidade de metastização. É um tumor típico da faixa etária adulta e idosa, que ocorre geralmente entre os 30 e 60 anos de idade e sua incidência tem apresentado aumento em todo o mundo.[4]

▶ **Carcinoma basocelular.** Manifesta-se nas células basais, que se encontram na camada mais profunda da epiderme, com início em uma pequena pápula hemisférica translúcida ou perlácea de consistência dura, evolução lenta, em áreas expostas a luz solar como face, orelhas, dorso, couro cabeludo e dorso, não costumeiramente produz metástases. Em meses ou anos, a evolução do tumor progride, com polimorfismo acentuado. É o mais prevalente de todos, compreende 65 a 75% dos casos. A malignidade relaciona-se com sua capacidade invasiva local, a qual destrói tecidos adjacentes, inclusive o osso. Não se observa ocorrência em região palmar ou plantar nem em mucosas (Figura 38.6).

▶ **Carcinoma espinocelular.** Tumor maligno com manifestação nas células escamosas, que constituem a maior parte das camadas superiores da pele, de caráter extremamente invasivo localmente e pode causar metástase. É o segundo mais prevalente, representando cerca de 15% dos tumores epiteliais malignos. Pode ocorrer em qualquer parte do corpo, e as localizações mais comuns são o terço inferior da face, pavilhão auricular, lábio inferior, dorso das mãos, mucosas bucal e genital. As metástases podem ocorrer após meses ou anos. Podem estar associados a feridas crônicas e cicatrizes na pele, uso de drogas imunossupressoras para órgãos transplantados e exposição a certos agentes químicos ou à radiação (Figura 38.7).

▶ **Melanoma maligno.** Tem origem na mutação dos melanócitos, as células que produzem melanina, o pigmento que dá cor à pele. Normalmente, surge nas áreas do corpo mais expostas à radiação solar. Em estágios iniciais, isto é, *in situ*, o melanoma se desenvolve apenas na camada mais superficial da pele, confinado à epiderme, o que facilita a remoção cirúrgica e

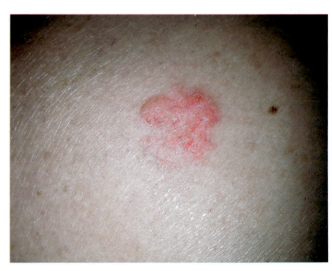

FIGURA 38.6 Carcinoma basocelular.

Capítulo 38 ▪ Feridas no Paciente Geriátrico e Envelhecimento Saudável

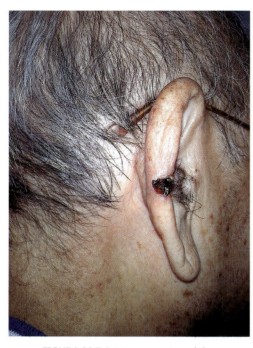

FIGURA 38.7 Carcinoma espinocelular.

Lesões de pele no idoso frágil ou com multimorbidade

O conceito de fragilidade, ou síndrome da fragilidade, tem se modificado ao longo do tempo. As manifestações da síndrome da fragilidade, propostas pelos autores Fried e colaboradores, são caracterizados por perda de peso não intencional, fraqueza muscular, fadiga, redução da velocidade da marcha e do nível de atividade física.[8]

A fragilidade é um quadro multissistêmico, de instalação lenta e que promove vulnerabilidade da regulação homeostática do organismo. Idosos frágeis apresentam redução da reserva funcional e disfunção de diversos sistemas orgânicos, o que reduz a capacidade de reestabelecimento das funções após agressões de várias naturezas.[7]

A síndrome de multimorbidade é uma condição muito prevalente em idosos especialmente com o avançar da idade. Apesar da variabilidade dos estudos, é clara a relação entre a prevalência de multimorbidade e o avançar da idade, presente em 64,9% dos indivíduos entre 65 e 84 anos, e 81,5% dos indivíduos com 85 anos ou mais.[9] Multimorbidade pode ser definida como a ocorrência simultânea de múltiplas doenças ou condições médicas em um mesmo indivíduo, com suas inter-relações e implicações na saúde.[10] A grande importância desse conceito é a de que o impacto da coexistência de duas ou mais doenças em um indivíduo é maior do que o impacto isolado de cada doença, e ocorre um sinergismo entre elas, tendo, como consequência, efeitos maiores do que o esperado somente pelo efeito aditivo delas.

Assim, esses indivíduos estão muito mais vulneráveis a lesões clínicas em geral e, consequentemente, aquelas que comprometem o sistema tegumentar.

Lesões por pressão

A patogênese no desenvolvimento da lesão por pressão, decorre de um processo complexo que requer a aplicação de forças externas na pele, no entanto, apenas essas forças não são suficientes para produzir lesão. A combinação de pressão com fricção, força de cisalhamento e umidade, é que levam ao aparecimento da lesão por pressão. A senescência aumenta a queratinização prematura da epiderme, e são observados o alargamento e o aplainamento dos sulcos intrapapilares junto à perda do pregueamento da lâmina basal. Consequentemente, o sistema de ancoragem entre as camadas de epiderme e derme passa a não resistir tão bem à fricção e ao cisalhamento. Na derme, por sua vez, os fibroblastos passam a produzir menos colágeno tipo I e mais tipo III. As fibras do colágeno tornam-se rarefeitas, fragmentadas e separadas por grandes áreas ocupadas por substância fundamental amorfa. Os mucopolissacarídeos perdem sua função estrutural e apresentam-se como um sedimento amorfo. A pele perde força tênsil, resistência, elasticidade e extensibilidade, facilitando o aparecimento de lesões.

Os fatores de risco mais conhecidos para as lesões por pressão estão diretamente exacerbados nos idosos chamados frágeis, que em sua maioria encontram-se desnutridos, imobilizados, com perfusão reduzida e déficits sensoriais.

a cura do tumor em virtude de o epitélio ser desprovido de vasos sanguíneos e linfáticos. Nos estágios mais avançados, a lesão é mais profunda e espessa, o que aumenta a chance de disseminação para outros órgãos e causa a metástase para tecidos e órgãos a distância, o que diminui as possibilidades de cura. É o tipo de câncer com pior prognóstico e de mais alta letalidade.

Em 2018, a Agência Nacional de Vigilância Sanitária (Anvisa), órgão público brasileiro cuja finalidade é promover a proteção da saúde da população,[5] emitiu um alerta acerca de uma possível relação entre o câncer de pele não melanoma e o uso prolongado da hidroclorotiazida, um anti-hipertensivo da classe dos diuréticos amplamente utilizado para tratamento de hipertensão arterial sistêmica e controle de edema. Essa descoberta foi realizada por meio de estudos que demonstraram uma associação dose-dependente cumulativa, a qual ocorre quando a dose utilizada de determinado medicamento está diretamente relacionada com seus efeitos, entre o medicamento em questão e o câncer de pele não melanoma.[6]

O medicamento hidroclorotiazida facilita a absorção dos raios solares e aumenta as chances do desenvolvimento do câncer de pele não melanoma. Contudo, a orientação atual da Agência Nacional de Vigilância Sanitária é que o tratamento não seja interrompido. No entanto, orienta, que o médico assistente avalie o uso dessa medicação em seus pacientes com mais essa nova informação. Além disso, deve esclarecer todos os usuários sobre o risco do uso prolongado. Nesse sentido, deve-se monitorar o benefício do medicamento, principalmente, naqueles pacientes de pele clara, com exposição solar excessiva e em uso contínuo da medicação já a longo prazo, e manter vigilância em casos de aparecimento de novas lesões na pele.[7]

Nos idosos frágeis, o risco de complicação infecciosa das lesões por pressão é aumentado, o que pode levar a infecções de pele, osteomielite e até mesmo bacteriemia e complicações sistêmicas.

Epidemiologia

Apesar dos avanços tecnológicos nos cuidados em saúde, a prevalência das lesões por pressão continua elevada, particularmente entre os pacientes idosos e naqueles hospitalizados com doenças crônico-degenerativas. Estudos demonstram que a prevalência de lesões por pressão pode chegar a 11% em lar de idosos nos EUA; 26% no Canadá; 12% no sudoeste europeu; 22% na Inglaterra; 18% na Itália; e 14,9% na Noruega.[11]

No Brasil existem poucos trabalhos sobre incidência e prevalência de lesões por pressão, e, na realidade, esses dados podem ser questionados em virtude da subnotificação. Alguns poucos estudos informam prevalências de lesões por pressão de 23,52% nos pacientes em domicílio no município de Teresina[12] e 18,8% na região metropolitana de Goiânia.[13]

Com prevalências e impactos significativos na saúde, revela-se que a prevenção é o melhor caminho, já que o custo do tratamento é 2,5 vezes maior que o da prevenção.[14]

Fatores de risco

Os fatores de risco que propiciam o aparecimento das lesões por pressão podem estar relacionados tanto com o paciente (idade, morbidade, estado nutricional, hidratação, condições de mobilidade e nível de consciência), como com o ambiente em que este se encontra (pressão, cisalhamento, fricção e umidade), e são chamados de fatores intrínsecos e extrínsecos, respectivamente.

Indivíduos idosos estão mais propensos a apresentar hipertensão, diabetes, depressão, doenças neurológicas, como Parkinson e Alzheimer, além de diminuição da sensibilidade, da acuidade auditiva e visual e perda do equilíbrio, que intensificam o risco de quedas e fraturas. A multimorbidade e fragilidade, condições comuns dessa faixa etária, podem ocasionar maior restrição ou perda da mobilidade, tornando os idosos mais suscetíveis a complicações como as úlceras por pressão.

O imobilismo corresponde a uma síndrome, definida como um complexo de sinais e sintomas resultantes da supressão dos movimentos articulares, que, por conseguinte, prejudica a mudança postural, compromete a independência, leva à incapacidade, à fragilidade e até à morte.[15]

Sarcopenia é outra síndrome caracterizada por progressiva e generalizada perda de massa muscular esquelética, principalmente relacionada com o aumento da idade, com redução do número e tamanho das fibras musculares e diminuição paralela da força de resistência muscular. O desenvolvimento da sarcopenia é um processo multifatorial que inclui inatividade física, remodelação da unidade motora, alterações hormonais e diminuição da síntese proteica.

Entre as causas possíveis de sarcopenia, o uso de múltiplas medicações nos pacientes idosos, conhecido por polifarmácia, pode também influenciar a perda muscular.

Em estudos animais, os inibidores da enzima conversora de angiotensina e os bloqueadores do sistema renina-angiotensina apresentaram melhora da velocidade de marcha por diminuírem as citocinas inflamatórias. Os antidiabéticos orais, tais como as biguanidas, as tiazolidinedionas e as incretinas, por aumentarem a sensibilidade à insulina, promovem efeitos anabolizantes. No entanto, as sulfonilureias e as glinidas, têm potencial de piora da função muscular. As estatinas também podem promover efeitos musculares deletérios, em até 29% dos pacientes, e causar toxicidade muscular, o que leva à mialgia e fraqueza muscular. Esse efeito é dose-dependente e pode melhorar com a redução de dose ou suspensão da medicação. A toxicidade é associada à diminuição da coenzima Q10, um componente essencial utilizado pela cadeia respiratória mitocondrial.[16]

Sobre a vitamina D, muitos estudos têm demonstrado que esta se encontra intimamente relacionada com força muscular e fragilidade. A deficiência da vitamina D promove fraqueza e perda de músculo, perda de massa com alterações na morfologia muscular, demonstrando uma atrofia preferencial das fibras musculares do tipo II.

Um estudo com formoterol, droga usada para quadros pulmonares, esteve associado ao aumento da síntese proteica, redução da apoptose e aumento da regeneração muscular. Modelos em animais, apontam diminuição da perda muscular sem alterar a função cardíaca. Em pacientes que usam alopurinol foi visto aumento da funcionalidade, pois este age pela inibição da enzima xantina oxidase e redução do estresse oxidativo, fazendo com que haja manutenção da massa muscular e reduzindo a caquexia.[16]

É sabido que o aparecimento de lesões por pressão atualmente são indicadores da má qualidade da assistência prestada pelo local de atendimento, mostrando negligência por parte de médicos, enfermagem, nutricionistas, cuidadores, familiares e toda equipe envolvida. Diariamente a integridade da pele do paciente deve ser avaliada por todos os membros envolvidos no cuidado, por meio de boa história clínica e atento exame físico, a fim de identificar o mínimo sinal de agressão, que deverá ser prontamente tratado e corrigido.

Vários sistemas de classificação foram desenvolvidos para descrever a extensão das lesões por pressão. O mais completo, e, portanto, o mais utilizado, é o do National Pressure Ulcer Advisory Panel (NPUAP) que, em abril de 2016, anunciou a mudança na terminologia "úlcera por pressão" para "lesão por pressão" e atualizou a nomenclatura dos estágios do sistema de classificação.

Lesões por pressão caracterizam-se por um dano localizado na pele e/ou tecidos moles subjacentes, geralmente sobre uma proeminência óssea ou relacionada com o uso de dispositivo médico ou a outro artefato. A lesão pode se apresentar em pele íntegra ou como úlcera aberta e pode ser dolorosa. A lesão ocorre como resultado da pressão intensa e/ou prolongada em combinação com o cisalhamento.

As lesões por pressão são categorizadas para indicar a profundidade do dano tissular. Ilustrações dos estágios das lesões por pressão foram também revisadas e estão disponíveis gratuitamente no site do NPUAP.[17]

O sistema de classificação atualizado inclui definições que serão descritas na Tabela 38.1.

TABELA 38.1 Classificação segundo o NPUAP das lesões por pressão.

Lesão por pressão estágio 1	Pele íntegra com eritema que não embranquece, pode parecer diferente em pele de cor escura. Presença de eritema que embranquece ou mudanças na sensibilidade, temperatura ou consistência (endurecimento) podem preceder as mudanças visuais
Lesão por pressão estágio 2	O leito da ferida é viável, de coloração rosa ou vermelha, úmido e pode também apresentar-se como uma bolha intacta ou rompida. O tecido adiposo e os tecidos profundos não são visíveis. Tecido de granulação, esfacelo e escara não estão presentes. Esse estágio não deve ser usado para descrever as lesões de pele associadas à umidade, incluindo a dermatite associada à incontinência (DAI), a dermatite intertriginosa, a lesão de pele associada a adesivos médicos ou as feridas traumáticas
Lesão por pressão estágio 3	Perda da pele em sua espessura total na qual a gordura é visível e, frequentemente, tecido de granulação e epíbole estão presentes. Esfacelo e/ou escara podem estar visíveis. Podem ocorrer descolamento e túneis. Não há exposição de fáscia, músculo, tendão, ligamento, cartilagem e/ou osso. Quando o esfacelo ou a escara prejudicam a identificação da extensão da perda tissular, deve-se classificá-la como lesão por pressão não classificável
Lesão por pressão estágio 4	Perda da pele em sua espessura total e perda tissular com exposição ou palpação direta da fáscia, músculo, tendão, ligamento, cartilagem ou osso. Esfacelo e/ou escara podem estar visíveis. Epíbole, descolamento e/ou túneis ocorrem frequentemente. Quando o esfacelo ou escara prejudica a identificação da extensão da perda tissular, deve-se classificá-la como lesão por pressão não classificável
Lesão por pressão não classificável	Perda da pele em sua espessura total e perda tissular na qual a extensão do dano não pode ser confirmada porque a lesão está encoberta pelo esfacelo ou escara. Ao ser removido (esfacelo ou escara), a lesão por pressão em estágio 3 ou estágio 4 ficará aparente. Escara estável, isto é, seca, aderente, sem eritema ou flutuação, em membro isquêmico ou no calcâneo não deve ser removida
Lesão por pressão tissular profunda	Pele intacta ou não, com área localizada e persistente de coloração vermelha-escura, marrom ou púrpura que não embranquece ou, ainda, separação epidérmica que mostra lesão com leito escurecido ou bolha com exsudato sanguinolento. Dor e mudança na temperatura frequentemente precedem as alterações de coloração da pele. Não se deve utilizar a categoria lesão por pressão tissular profunda (LPTP) para descrever condições vasculares, traumáticas, neuropáticas ou dermatológicas

Um instrumento bastante utilizado pela enfermagem para avaliação de risco para lesão por pressão é a escala de Braden, que viabiliza o planejamento e a implantação de ações para melhoria da saúde do idoso e tem uma versão adaptada e validada para o Brasil.

A escala de Braden é constituída por seis subescalas, que têm como objetivo a avaliação das seguintes dimensões:

- Percepção sensorial: capacidade de reagir significativamente à pressão relacionada com o desconforto
- Umidade da pele: nível ao qual a pele é exposta a umidade
- Atividade: grau de atividade física
- Mobilidade: capacidade de mudar e controlar a posição do corpo
- Nutrição: padrão usual de consumo alimentar
- Fricção e forças de cisalhamento.

O valor atribuído a cada subescala varia entre 1 e 4 (o menor valor corresponde a maior risco de desenvolvimento de lesão por pressão), exceto para a última subescala (fricção e cisalhamento) cujo valor máximo é de 3. A soma dos valores atribuídos a cada subescala (pontuação total da escala), varia de 6 a 23, em que: não há risco de lesão por pressão se o valor for maior que 17; existe risco leve, se o valor for de 15 ou 16; risco moderado, se valores entre 12 e 14; e risco alto, se o valor for menor ou igual a 11.[18]

Ações de prevenção

- Avaliar diariamente o aparecimento de áreas avermelhadas sobre proeminências ósseas que, quando pressionadas, não se tornam esbranquiçadas novamente
- Observar o aparecimento de bolhas, depressões ou feridas na pele. Documentar todas as alterações observadas
- Instituir terapêutica apropriada imediatamente ao sinal de qualquer lesão tecidual
- Reposicionar o paciente acamado com mobilidade reduzida, no mínimo a cada 2 horas para aliviar a pressão
- Utilizar uma programação sistematizada de mudança de posicionamento – posição e inclinação adequadas
- Orientar e garantir a mobilização do cadeirante em posição sentada a cada 1 hora
- Utilizar itens que possam ajudar a reduzir a pressão, como travesseiros e colchões para redução de pressão, acolchoamento de espuma, e outros
- Garantir um plano nutricional com a quantidade necessária de calorias, proteínas, vitaminas e minerais
- Fornecer e incentivar a ingestão diária adequada de líquidos para hidratação
- Incentivar e auxiliar na estruturação de atividades físicas
- Manter a pele limpa, seca e hidratada
- Prevenir dermatites associadas à incontinência para evitar o contato com urina e fezes, com a higienização após eliminações e uso de cremes de barreira, se necessário
- Não massagear áreas com sinais de ulceração
- Não utilizar almofadas em forma de anel, pois não garantem o princípio de distribuição da pressão; orientar para utilização de superfícies de apoio adequadas.[8]

Para complementar, com o avanço e a melhoria das condições cirúrgicas, os idosos são cada vez mais frequentemente submetidos a cirurgias vasculares, ortopédicas, abdominais e neurológicas de grande porte e de longa duração na mesma posição do decúbito, e, portanto, a prevenção da formação das lesões por pressão no centro cirúrgico nunca deve ser esquecida pela equipe e deve ser orientada no pré-operatório. Um estudo mostrou que a colocação de espuma sacral de silicone em cirurgias vasculares reduziu a incidência de lesões por pressão.[19]

Idosos moradores de instituições de longa permanência estão especialmente em risco de desenvolver lesões por pressão. Um estudo realizado por meio de entrevistas com enfermeiros, assistentes e gestores de saúde, que atuavam em instituição no Reino Unido, e que teve como objetivo compreender o contexto da prevenção de úlceras naquela instituição, mostrou que a prevenção de lesões por pressão é uma ação complexa e influenciada por vários fatores, e foram identificados os principais domínios: conhecimento, habilidades físicas, influências sociais, contexto e recursos ambientais, habilidades pessoais, crença sobre capacidades, sobre as consequências e papel na identidade social/profissional. A depender dos comportamentos relatados e do contexto descrito, o mesmo domínio pode ser classificado como uma barreira ou um facilitador.[20]

A prevalência de úlceras de pressão em idosos institucionalizados é um dos indicadores da qualidade de assistência dos serviços oferecidos pela entidade.

Lesão por pressão em membranas mucosas

A lesão por pressão em membranas mucosas é encontrada quando há histórico de uso de dispositivos médicos no local do dano. Por causa da anatomia do tecido, essas lesões não podem ser categorizadas (Figura 38.8).[18]

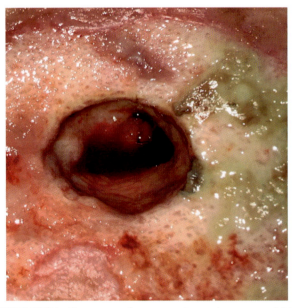

FIGURA 38.8 Lesão por pressão em membrana de mucosa gástrica, secundária a uso de gastrostomia.

Dermatite associada a incontinência

A dermatite associada a incontinência (DAI) é caracterizada por área de eritema e edema da camada superficial da pele, podendo estar associada a bolhas e ulcerações. Sua etiologia relaciona-se à exposição excessiva da pele à urina e fezes. A DAI manifesta-se com sintomas de desconforto, prurido, ardência e dor que comprometem a qualidade de vida dos pacientes, além de propiciar infecções secundárias.

Ações de prevenção

- Aconselhamento e orientações quanto ao manejo da umidade para manutenção do paciente seco e com a pele hidratada, manter lençóis sempre limpos, secos e sem dobras, limpar a pele sempre que estiver em contato com eliminações fisiológicas
- Recomenda-se a utilização de água morna e sabão neutro para reduzir a irritação e o ressecamento da pele
- Usar absorventes ou fraldas para a incontinência urinária e fecal com trocas frequentes
- Recomenda-se a troca das fraldas para os pacientes com diurese em fralda a cada 3 horas e para a eliminação intestinal a cada episódio
- Atentar para outras fontes de umidade, como extravasamento de drenos sobre a pele, exsudato de feridas, suor e extravasamento de linfa em pacientes com anasarca que são potencialmente irritantes para a pele
- Estimular mobilidade e uso do banheiro para retirada de fraldas
- Estimular perfusão da pele, corrigir hipotensão
- Cuidados apropriados com a pele: uso de agentes com função de barreira como os cremes de barreira ou película polimérica são importantes aliados na prevenção das DAI.[7,21,22]

Lesões por fricção

A lesão por fricção é uma ferida rasa, limitada à derme e que tem como característica principal a presença de um retalho de pele em algum momento de sua evolução. O retalho pode ser denominado epidérmico, quando o traumatismo separa a epiderme da derme (ferida de espessura parcial), e dermoepidérmico, que ocorre quando epiderme e derme permanecem unidas e o traumatismo as separa das estruturas subjacentes (ferida de espessura total). As lesões por fricção podem resultar em uma separação parcial ou total das camadas externas da pele. Tais lesões podem ocorrer em virtude de força de cisalhamento, atrito ou trauma sem corte, fazendo com que a epiderme se separe a partir da derme (ferida de espessura parcial), ou tanto a epiderme quanto a derme se separem das estruturas subjacentes (ferida de espessura total).

O sistema de classificação STAR (*skin tear classification system*) – lesão por fricção foi adaptado e validado para o Brasil por Strazzieri-Pulido, Santos e Carville.[23]

Os principais fatores intrínsecos associados ao risco para lesões por fricção no idoso são a fragilidade, imobilidade, dificuldade de locomoção, desequilíbrio, ingestão nutricional inadequada, demência, história prévia de lesões por fricção, alterações neuromusculares (rigidez/espasticidade/contraturas), neuropatia, pele seca/descamativa, doenças vasculares, doenças cardíacas, doenças pulmonares, deficiência visual/auditiva, edema de membros, fraqueza muscular, hemiplegia/paraplegia, agitação, paralisia, unhas compridas.

Os principais fatores extrínsecos associados ao risco de lesões por fricção são o uso de corticoides esteroides – sistêmicos ou tópicos –, anticoagulantes, polifarmácia, utilização de órteses, ato de vestir e retirar meias, fitas adesivas, transferências, quedas, próteses, contenções, uso inadequado de produtos destinados à limpeza da pele.

Ações de prevenção

- Orientar idosos e cuidadores quanto ao risco de lesão por fricção
- Proporcionar e manter ambiente seguro
- Roupas e sapatos confortáveis
- Utilizar técnicas de manuseio e equipamento seguro
- Estofar grades das camas e cadeiras de roda
- Utilizar técnicas adequadas de transferências e reposicionamento
- Evitar o uso de adesivos na pele.

Lesão por pressão relacionada com dispositivo médico

Essa terminologia descreve a etiologia da lesão. A lesão por pressão relacionada com dispositivo médico resulta do uso de dispositivos criados e aplicados para fins diagnósticos e terapêuticos. A lesão por pressão resultante geralmente apresenta o padrão ou forma do dispositivo. Essa lesão deve ser categorizada usando o sistema de classificação de lesões por pressão.[18]

Em idosos, as lesões relacionadas com dispositivos médicos podem ocorrer em regiões nas quais frequentemente são utilizadas sondas, como asa nasal secundária ao uso de sonda nasogástrica ou nasoenteral, meato uretral masculino ou feminino por uso de sondagem vesical de demora, gastrostomias, traqueostomias, cistostomias, nefrostosmias, colecistostomia, entre outras (Figura 38.9).

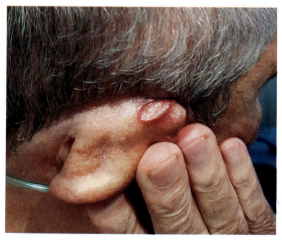

FIGURA 38.9 Lesão por pressão em pavilhão auricular direito relacionada com cateter do oxigenoterapia de uso contínuo.

Enfim, com o envelhecimento ocorre vulnerabilidade e fragilidade da pele, predispondo a lesões e infecções. Devem ser estimuladas a inspeção diária da pele, estimuladas as medidas de prevenção e proteção tais como a promoção da hidratação e nutrição oral com dieta saudável e adequada, evitar banho quente, sabonetes e produtos irritantes, tabagismo e drogas agressoras diretas da pele. Assim como passar hidrantes e usar protetor solar, cuidados com calçados e com os pés, e mudanças de decúbito em pessoas com síndrome de imobilidade.

Sofrimento da pele na terminalidade

Conforme já mencionado, a pele é considerada o maior órgão do corpo e, como outros órgãos, pode tornar-se disfuncional ao final da vida. Nesse contexto, a disfunção da pele está associada à diminuição da perfusão cutânea, o que leva à hipoxia local e, por não manter sua função normal, podem ocorrer alterações indesejáveis. Lesões podem aparecer muito rapidamente no paciente em fim de vida, e, além dos cuidados com a lesão, deve-se sempre lembrar do manejo da dor. A dor é referida como a pior consequência e a mais significante sob todos os aspectos de ter uma lesão. O tratamento da dor é obrigatório, mesmo naqueles indivíduos incapazes de relatá-la de forma clara.

Recentemente na literatura vem emergindo o conceito de "insuficiência da pele", muitos estudos principalmente relacionados com terminalidade associaram as lesões agudas e crônicas da pele à mortalidade, mas ainda não havia uma associação ao termo *skin failure*, ou "insuficiência da pele".

Em artigo de 2016, Levine[24] propõe a discussão em relação a definição de critérios clínicos para insuficiência da pele; para isso, baseou-se na sua função normal. Uma vez que a pele deixar de desempenhar o seu papel de manter o tônus vasomotor, a temperatura corporal e o equilíbrio hídrico, e deixar de proteger o corpo contra infecções e traumas mecânicos, pode-se considerar que há algum grau de insuficiência.

Em 2006, definiu-se "insuficiência da pele" como um evento em que a pele e os tecidos subjacentes morrem em virtude de hipoperfusão, que ocorre concomitantemente com a disfunção de outros sistemas orgânicos, mas essa não é a única definição. Outros autores já associaram esse termo à categoria de insuficiência múltipla de órgãos que acompanha os estágios terminais dos processos da doença e a idade avançada ou ainda um estágio posterior a lesões por pressão.

Assim, a insuficiência da pele se encaixaria no conceito emergente de lesões por pressão inevitáveis, no contexto de insuficiência de múltiplos órgãos (IMO) ou na terminalidade. Atualmente, a pele não é contemplada quando se trata de insuficiência de múltiplos órgãos em pacientes sob cuidados críticos, ainda que existam evidências que lesões tegumentares ocorrem com frequência no cenário de IMO.

Levanta-se, portanto, a possibilidade de a "insuficiência da pele" ser reconhecida como síndrome clínica, o que possibilita a unificação do termo direcionando a atenção aos cuidados clínicos, assim como estudos futuros sobre o tema.[25]

Cuidados preventivos e orientações para o envelhecimento saudável da pele

Assim como relatado anteriormente quando discursamos sobre as alterações da pele relacionadas com a senescência, uma alteração fundamental da pele do idoso é a diminuição do conteúdo lipídico e de água, o que determina uma xerose proeminente. Desse modo, podemos dizer que, como regra geral para todos os idosos, recomenda-se utilizar quantidades pequenas de sabões e, se possível, apenas o montante suficiente para limpeza da pele. Para locais mais secos, como membros, tronco e abdome, recomenda-se passar cremes lubrificantes e hidratantes, de preferência após o banho.

Também já foi exposto anteriormente sobre a ação deletéria do dano acumulado pelo sol ao longo da vida, responsável em grande parte pelos tumores malignos cutâneos, melanoses e queratoses solares, rugas e piora do ressecamento. Recomenda-se, portanto, exposição mínima com proteção física (chapéus, roupas adequadas) e química com protetores solares, em horários de menor concentração dos raios UVA, UVB e infravermelhos.

Envelhecer não significa adoecer e, sim, trata-se de um processo natural. A necessidade nutricional específica em cada fase da vida é diferente na infância, fase adulta e na senilidade.

Durante uma vida, a pele fica exposta a vários fatores agressores, tais como radiação ultravioleta, radicais livres, compostos tóxicos e alergênios. A presença de radicais livres é reconhecida como uma das causas do envelhecimento. O termo radical livre é usado para caracterizar qualquer átomo ou molécula, que contém um ou mais elétrons não pareados em sua última camada eletrônica, essa configuração faz dos radicais livres moléculas bastante instáveis, com uma grande capacidade reativa de causar danos. Esses danos celulares causados pelos radicais livres têm sido chamados de estresse oxidativo. O estresse oxidativo é definido como uma perturbação no equilíbrio de sistemas pró-oxidantes e antioxidantes em células intactas e pode provocar doenças na pele. O combate aos radicais livres é de suma importância para o envelhecimento saudável da pele, e, para isso, existe a presença de antioxidantes naturais na camada superficial, tornando-se um mecanismo de defesa da pele. As vitaminas obtidas diretamente da dieta, principalmente A, C e E, selênio, magnésio, cobre, zinco, resveratrol, coenzima Q10, e os carotenoides, são importantes antioxidantes, e, por esse motivo, uma dieta balanceada e rica dessas substâncias deve ser orientada para os pacientes.

Desnutrição, ingesta calórica deficiente e perda de peso não intencional (5 a 10% do peso corporal) são fatores de risco para lesões da pele e de lesões por pressão. Um estudo mostrou que dosagem de albumina < 3,1 g/dℓ foi fator preditivo de desenvolvimento de lesão por pressão e aumento de mortalidade.[26]

Controle de doenças crônicas, reavaliação periódica das medicações utilizadas pelo paciente, evitar períodos de hipotensão e má distribuição sanguínea periférica, também fazem parte da estratégia de proteção da pele.

Ações educativas em promoção de saúde no envelhecimento, estilo de vida saudável que leve à boa qualidade de vida, estímulo à realização de atividade física frequente e constante (pelo menos 150 min/semana), nutrição apropriada e balanceada, hidratação oral adequada, promoção de saúde, manutenção de horas oportunas de sono, proteção solar e cuidados contra exposição excessiva ao sol em horários de maior incidência de raios ultravioletas (das 10 às 16 horas), evitar excesso ou abuso de álcool e fumo, são orientações razoáveis a todos os indivíduos.

Referências bibliográficas

1. Brasil. Instituto Brasileiro de Geografia e Estatística. Projeções e estimativas da população do Brasil e das Unidades da Federação. Expectativa de vida ao nascer. [acesso 2 jan. 2018]. Disponível em: <https://www.ibge.gov.br/apps/populacao/projecao/>.
2. Brasil. Instituto Brasileiro de Geografia e Estatística. Projeções e estimativas da população do Brasil e das Unidades da Federação. Razão de dependência. [acesso 2 jan 2018]. Disponível em: <https://www.ibge.gov.br/apps/populacao/projecao/index.html>.
3. Tobin DJ. Introduction to skin aging. J Tissue Viability. 2017;26: 37-46.
4. Brasil. Ministério da Saúde. Instituto Nacional do Câncer. Câncer de pele não melanoma. 2018. [acesso 27 jun. 2018]. Disponível em: <https://www.inca.gov.br/tipos-de-cancer/cancer-de-pele-nao-melanoma>.
5. Agência Nacional de Vigilância Sanitária – Anvisa. Hidroclorotiazida. Disponível em: < http://antigo.anvisa.gov.br/resultado-de-busca?p_p_id=101&p_p_lifecycle=0&p_p_state=maximized&p_p_mode=view&p_p_col_id=column-1&p_p_col_count=1&_101_struts_action=%2Fasset_publisher%2Fview_content&_101_assetEntryId=5149380&_101_type=content&_101_groupId=33868&_101_urlTitle=hidroclorotiazida&inheritRedirect=true>.
6. Pedersen SA, Gaist D, Schmidt SAJ, Hölmich LR, Friis S, Pottegård A. Hydrochlorothiazide use and risk of nonmelanoma skin cancer: A nationwide case-control study from Denmark. J Am Acad Dermatol. 2018;78(4):673-681.e9.
7. Strazzieri-Pulido KC, Peres GR, Campanili TC, Santos VL. Skin tear prevalence and associated factors: a systematic review. Rev Esc Enferm USP. 2015;49(4):674-80.
8. Fried LP, Tangen CM, Walston, et al. Frailty in older adults: evidence for a phenotype. J Gerontol A Biol Sci Med Sci. 2001;56(3):M146-56.
9. Barnett K, Mercer SW, Norbury M, Watt G, Wyke S, Guthrie B. Epidemiology of multimorbidity and implications for health care, research, and medical education: a cross-sectional study. Lancet. 2012;380:37-43.
10. Van den Akker M, Buntinx F, Roos S, Knottnerus JA. Comorbidity or multimorbidity: what's in a name? A review of the literature. Eur J Gen Pract 1996;2:65-70.
11. Borsting TE, Tvedt CR, Skogestad IJ, Granheim TI, Gay CL, Lerdal A. Prevalence of pressure ulcer and associated risk factors in middle- and older-aged medical inpatients in Norway. J Clin Nurs. 2018;27(3-4):e535-e543.
12. Bezerra SMG, Luz MHBA, Andrade EMLR, Araújo TME, Teles JBM, Caliri MHL. Prevalência, fatores associados e classificação de úlcera por pressão em pacientes com imobilidade prolongada assistidos na estratégia saúde da família. Estima: Revista da Associação Brasileira de Estomaterapia: estomias, feridas e incontinências.

2014;12(3). [acesso 2 jan. 2018]. Disponível em: <https://www.revistaestima.com.br/index.php/estima/article/view/95>.
13. Queiroz, ACCM, Mota DDCF, Bachion MMarcia, Ferreira ACM. Úlceras por pressão em pacientes em cuidados paliativos domiciliares: prevalência e características. Rev Esc Enferm USP. 2014;48(2): 264-71.
14. Dalvand S, Ebadi A, Gheshlagh RG. Nurses' knowledge on pressure injury prevention: a systematic review and meta-analysis based on the pressure ulcer knowledge assessment tool. Clin Cosmet Investig Dermatol. 2018;11:613-20.
15. Freitas EV. Tratado de geriatria e gerontologia. 4. ed. Rio de Janeiro: Guanabara Koogan; 2016.
16. Campins L, Camps M, Riera A, Pleguezuelos E, Yebenes JC, Serra-Prat M. Oral Drugs Related with Muscle Wasting and Sarcopenia. A Review. Pharmacology. 2017;99(1-2):1-8.
17. The National Pressure Ulcer Advisory Panel – NPUAP. Pressure injury staging illustrations. [acesso 2 dez. 2018]. Disponível em: <http://www.npuap.org/resources/educational-and-clinical-resources/pressure-injury-staging-illustrations/>.
18. The National Pressure Ulcer Advisory Panel – NPUAP. Prevention and treatment of pressure ulcers: clinical practice guideline, 2014. [acesso 2 dez. 2018]. Disponível em: <http://www.npuap.org/resources/educational-and-clinical-resources/prevention-and-treatment-of-pressure-ulcers-clinical-practice-guideline/>.
19. Riemenschneider KJ. Prevention of pressure injuries in the operating room: a quality improvement project. J Wound Ostomy Continence Nurs. 2018;45(2):141-5.
20. Lavallée JF, Gray TA, Dumville J, Cullum N. Barriers and facilitators to preventing pressure ulcers in nursing home residents: A qualitative analysis informed by the theoretical domains framework. Int J Nurs Stud. 2018;82:79-89.
21. Scolari VF, Zarei M, Osella M, Lagomarsino MC. NuST: analysis of the interplay between nucleoid organization and gene expression. Bioinformatics. 2012;28(12):1643-4.
22. Torres FS, Blanes L, Galvão TF, Ferreira LM. Development of a manual for the prevention and treatment of skin tears. Wounds. 2019;31(1):26-32.
23. Strazzieri-Pulido KC, Santos VLCG, Carville K. Cultural adaptation, content validity and inter-rater reliability of the "STAR Skin Tear Classification System". Rev Lat Am Enfermagem 2015;23:155-61.
24. Levine JM. Skin failure: an emerging concept. J Am Med Dir Assoc. 2016;17(7):666-9.
25. Jeffrey M. Levine. Skin failure: an emerging concept. JAMDA. 2016;17(7):666-9.
26. Montalcini T, Moraca M, Ferro Y, et al. Nutritional parameters predicting pressure ulcers and short-term mortality in patients with minimal conscious state as a result of traumatic and non-traumatic acquired brain injury. J Transl Med. 2015;13:305.

39 Tecidos Biológicos Humanos

André Paggiaro

Introdução

Traumas cutâneos desencadeiam respostas celulares e teciduais fisiológicas do processo cicatricial, que incluem infiltração de células inflamatórias, formação de tecido de granulação, deposição de matriz extracelular, contração da ferida, reepitelização e maturação tecidual. Para reparação de uma lesão, obrigatoriamente deve haver um equilíbrio no microambiente da ferida, o que possibilita que a proliferação celular e os mecanismos de cicatrização ocorram normalmente.[1]

A epitelização é alcançada pela migração de células epiteliais através da superfície da matriz extracelular da ferida, evento alcançado em um ambiente rico em fibroblastos, fatores de crescimento, ácido hialurônico, colágeno e fibronectina. A sobrevivência desse tecido depende de um ambiente úmido, com equilíbrio da matriz extracelular da ferida.[2]

Entretanto, existem algumas condições clínicas agudas e crônicas que podem prejudicar o desenvolvimento natural do processo fisiológico de cicatrização, o que impede a cura da ferida, ou até mesmo provoca risco iminente de morte aos indivíduos acometidos.

Em situações agudas, constituem um exemplo os pacientes com extensas áreas de superfície corpórea queimadas. Eles apresentam profundas alterações em sua homeostase em razão da interrupção da continuidade da pele, com maior predisposição a infecções e perdas volêmicas. A cobertura precoce dessas lesões propicia o melhor controle clínico dos doentes. A escassez de áreas doadoras, entretanto, obriga a busca por alternativas terapêuticas como os substitutos cutâneos, que permitem melhor controle clínico e, ao mesmo tempo, influenciam o processo de reparação da ferida.[3]

Nas feridas crônicas, a cicatrização evolui desordenadamente, com acúmulo de metaloproteinases, colagenases e elastases, as quais degradam prematuramente colágeno e fatores de crescimento.[4] O microambiente também tem baixa tensão de oxigênio, o que leva à proliferação de fibroblastos e, consequentemente, aumento da fibrose tecidual. Além disso, a falta de oxigênio aumenta a propensão para colonização por bactérias e fungos, sem conseguir reconstruir a arquitetura anatômica, tampouco a unidade funcional original. Assim, no leito dessas lesões encontramos estímulos inflamatórios persistentes, os quais prolongam o período de inflamação e geram resultado incompleto ou o estado de não cicatrização.[5] Embora tenha sido inicialmente criado para tratamento de condições agudas, os substitutos cutâneos também têm sido utilizados no tratamento de lesões crônicas, porque podem interagir no leito da ferida.

Substitutos cutâneos

Os substitutos cutâneos são um grupo heterogêneo de materiais que permitem a oclusão temporária ou permanente de algumas feridas, a depender das características do leito e do produto utilizado. Constituem alternativas para o tratamento de situações clínicas, em que o uso clássico da enxertia autógena se mostra ineficaz ou insuficiente para a resolução de lesões do revestimento cutâneo.[6]

Esses produtos são opções de cobertura rápida e eficiente, que permitem a reconstrução de um leito não tão bem vascularizado, modulando o processo de reparação tecidual, com redução da resposta inflamatória e, consequentemente, reduzindo o risco de formação de cicatrizes hipertróficas.[6]

Podem ser originados a partir de materiais biológicos como tecidos animais ou humanos, ou criados por meio de compostos químicos em laboratório (sintéticos). Recentemente, uma nova classe tem sido criada pela junção de componentes químicos associados a elementos celulares cultivados *in vitro*, que constituem os chamados materiais biossintéticos.[7]

Para que um substituto seja considerado ideal, deve ter algumas propriedades fundamentais: facilidade de preparo, armazenamento e uso, capacidade de resistir a situações de infecção e hipoxia no leito da ferida, biocompatibilidade, baixo custo, grande disponibilidade, flexibilidade, baixa antigenicidade, estabilidade como cobertura permanente, capacidade de recriar componentes epidérmicos e dérmicos, apresentar resistência semelhante à da pele normal e completa ausência de risco ao indivíduo receptor.[6] Infelizmente, até o presente momento, não há nenhum equivalente cutâneo considerado perfeito e, por isso, cientistas continuam suas pesquisas para alcançar tal objetivo.

Classificação de substitutos cutâneos

A grande diversidade de substitutos cutâneos existentes e as múltiplas possibilidades de uso clínico dificultam uma sistematização do conhecimento acumulado sobre suas indicações clínicas. Muitas vezes é difícil determinar a melhor escolha, a depender do leito da ferida, profundidade das lesões e condições sistêmicas dos receptores.

Por essa razão, alguns autores propuseram classificações que tentam sistematizar as características destes biomateriais.[3,8,9] A disciplina de cirurgia plástica da FMUSP propôs, em 2011, a criação de um sistema de classificação baseado em três características fundamentais inerentes a esses materiais: as camadas da pele substituídas pelo material, o tempo de durabilidade do produto e sua origem.[10]

- Camadas da pele a serem substituídas:
    - Epiderme (E): substitui apenas a camada epidérmica da pele
    - Derme (D): substitui apenas a camada dérmica da pele
    - Composta (C): substitui os componentes dérmicos e epidérmicos da pele
- Tempo de permanência no leito da ferida:
    - Temporários (T): os mantidos na ferida apenas por algum tempo suficiente para modular e melhorar as características do leito da ferida, depois substituídos para a colocação de um enxerto autógeno
    - Permanentes (P): aqueles que restauram alguma parte ou toda a estrutura da pele permanecem no leito da ferida mesmo quando for necessário usar um enxerto de pele autógeno subsequente para a completa cobertura da lesão
- Origem do material utilizado para sua construção:
    - Biológicos (b): criados a partir de algum produto de origem biológica, principalmente de tecidos humanos ou animais
    - Sintéticos (s): criados por compostos químicos em laboratório, tentando recriar as estruturas da pele
    - Biossintéticos (bs): geralmente são misturados componentes químicos com elementos de origem biológica como células humanas.

Substitutos cutâneos biológicos de origem humana

Os substitutos cutâneos biológicos de origem humana são geralmente produzidos em bancos de tecidos. Os bancos de tecidos são definidos como os estabelecimentos de saúde que dispõem de instalações físicas, equipamentos, recursos humanos e técnicas adequadas para identificação e triagem dos doadores, captação, processamento, armazenamento e distribuição de tecidos e seus derivados, de procedência humana, de doadores vivos ou cadáveres, para fins terapêuticos e de pesquisa.

Atualmente, a pele alógena e a membrana amniótica são os dois principais produtos de origem biológica humana disponíveis para uso clínico em pacientes com feridas agudas ou crônicas. O primeiro relato de transplante alógeno de pele humana foi realizado por Gidner,[11] em 1881. Com o objetivo de tratamento de pacientes queimados, a pele de um cadáver foi colocada sobre as feridas de uma vítima de trauma elétrico causado por raio. Em 1910, Davis relatou o primeiro uso de membranas fetais associado ao transplante de pele. Três anos depois, Sabella descreveu o transplante de âmnio fresco, aderido ao córion, para cobertura de queimaduras e ulcerações.[12]

O principal risco desses tecidos consiste em ser um material biológico, de origem humana e, consequentemente, um potencial veículo transmissor de doenças infectocontagiosas. Para reduzir esse risco foram criadas instituições denominadas bancos de tecidos, que abrangem desde a captação até a distribuição dos tecidos e seguem rígidos protocolos que asseguram qualidade e segurança ao receptor.

Rotineiramente, realiza-se uma triagem dos doadores com a investigação do histórico médico-social, de testes microbiológicos do tecido e de testes sorológicos para HIV, hepatites B e C, HTLV, sífilis e, em nosso meio, doença de Chagas. O tempo necessário para cumprir todo esse protocolo limita o uso da pele e âmnio em sua forma fresca, exigindo que o material seja submetido a algum processo de conservação para garantir sua viabilidade biológica, enquanto se aguardam os resultados finais de culturas e sorologias. Por isso, diferentes métodos de preservação tecidual já foram descritos com sucesso,[13,14] e influenciaram os resultados clínicos dos enxertos biológicos transplantados.

Influência do processamento e esterilização no comportamento dos enxertos biológicos

Diversas formas de conservação tecidual já foram testadas com sucesso. Quase todas, entretanto, com alto custo e grandes dificuldades técnicas. De acordo com a viabilidade celular residual, os tipos de preservação podem ser classificados em dois grupos: um que mantém a viabilidade celular,[15] representado principalmente pela criopreservação, e outro em que não há células viáveis, porém a arquitetura tecidual permanece íntegra, exemplificado pela impregnação em altas concentrações de glicerol.[16]

A criopreservação consiste na manutenção dos tecidos a temperaturas de −80°C (ultracongelador elétrico) ou −180°C (com nitrogênio líquido), de modo a prolongar o período de armazenamento. A maior dificuldade desse método está na formação de cristais de gelo no interior das células, que rompem suas membranas e desorganizam a matriz extracelular. Assim, o tecido deve ser protegido dos efeitos do congelamento pela exposição ao dimetilsulfóxido (DMSO) ou ao glicerol em concentrações de 10 a 15% diluídos em meio de cultura de células. Essas substâncias diminuem a formação dos cristais de gelo, no entanto são citotóxicas à temperatura ambiente e exigem rapidez no processo de congelamento. O congelamento pode ser feito de forma manual em tanques de nitrogênio ou com o uso de ultracongeladores.[17]

Em 1982, Basile[18] descreveu a glicerolação de pele porcina para aplicação desses xenoenxertos como curativos biológicos temporários no tratamento de queimaduras. Em 1984, o Banco Nacional da Holanda (Euro Skin Bank) adotou a glicerolação como método de escolha para conservação dos enxertos de pele humana. A partir desse momento, esse banco começou a distribuir aloenxertos conservados em glicerol aos centros de queimadura de toda a Europa. A conservação em glicerol deve ter início até 24 horas da retirada do tecido e sua refrigeração. Com a exposição ao glicerol em altas concentrações, ocorre a morte celular, mas existe a manutenção da integridade anatômica dos tecidos. Comparado aos outros métodos, apresenta custo mais baixo, simplicidade técnica e, embora altamente tóxico às células, preserva a estrutura da matriz proteica.[19]

Outra vantagem conquistada pela impregnação de tecido no glicerol parece ser a redução da sua carga antigênica. Em estudos com pele alógena glicerolada, percebe-se que com a eliminação do componente celular há uma interrupção do processo de rejeição iniciado por células T. Na verdade, resta apenas a formação de um processo inflamatório mediado por monócitos, muito mais lento em sua capacidade de destruir o aloenxerto, propiciando que em pacientes imunossuprimidos a estrutura proteica seja invadida por células autógenas e acabe parcialmente incorporada ao indivíduo.[20]

Existem poucos estudos comparando os efeitos desses dois tipos de conservação nos resultados clínicos para tratamento de pacientes queimados. Kua et al.[21] realizaram um estudo retrospectivo com pacientes tratados com aloenxertos cutâneos criopreservados comparados com outros que receberam tecidos glicerolados. Ambos os tratamentos se mostraram eficazes, porém com ligeira superioridade para o material congelado.

A preocupação com a transmissão de doenças no transplante de aloenxertos aos receptores favoreceu o desenvolvimento de técnicas complementares de esterilização dos tecidos. Nenhum dos métodos de preservação descritos é capaz de esterilizar tecidos. Mesmo a glicerolação só pode ser considerada uma forma de conservação com poder descontaminante, o qual necessita de um mecanismo complementar de esterilização para garantir a inativação de todo tipo de microrganismos.

A radioesterilização é considerada um método padrão-ouro de esterilização tecidual, pois provoca pouco aumento de temperatura, tem boa penetrabilidade e alta eficácia na inativação de microrganismos. Permite ainda a esterilização com o tecido embalado, o que evita a recontaminação durante a reembalagem. Além disso, não deixa resíduos, não libera gases poluentes e não transforma os materiais em produtos radioativos.[22]

No entanto, a irradiação não causa danos exclusivos aos microrganismos. A depender da dose utilizada, causa alterações nos tecidos, o que acarreta em modificações físico-químicas na arquitetura dos aloenxertos, as quais interferem nas suas propriedades biológicas. A seleção de uma dose de radiação deve ser equilibrada entre alta o suficiente para inativar todos os patógenos e baixa para preservar as propriedades biológicas dos enxertos.[23]

Dessa forma, a escolha da técnica de conservação e esterilização tem influência direta na função biológica do tecido no leito receptor, principalmente nas questões relacionadas com o tempo de permanência no leito e quanto ao transplante de células viáveis.

Evidências referentes ao uso clínico de substitutos cutâneos biológicos humanos

Enxertos de pele alógena

Alguns autores consideram o transplante de pele alógena (ou homógena) o substituto cutâneo padrão-ouro. Em geral, funcionam como curativo biológico para estimular reepitelização de lesões de espessura parcial e preparam o leito da ferida para autoenxertia em queimaduras de espessura total. Ainda propiciam redução da dor, boa aderência ao leito, redução da carga microbiana, estimulam vascularização, melhoram a termorregulação, retenção hídrica e de eletrólitos e podem prover elementos dérmicos persistentes ao leito para restauração dérmica, de acordo com a forma como o tecido foi processado.[24]

Feridas agudas – Queimaduras

Em estudo transversal, 500 profissionais acostumados a tratar grandes queimados foram convidados a responder por *e-mail* sobre a importância do uso de substitutos cutâneos em grandes queimados e suas preferências de material para uso clínico. Ao todo, 111 participantes de 36 países responderam ao questionário. A maioria (81%) considera o uso de substitutos cutâneos essencial para tratamento de pacientes com extensas lesões (> 60% TSBA), 87% consideram não existir um substituto ideal, porém mais da metade dos pesquisados (51%) utiliza aloenxerto cutâneo, preferencialmente, por considerá-lo o melhor disponível.[25]

O transplante de pele alógena é um procedimento bastante antigo na prática clínica, no entanto há déficit no número de ensaios clínicos produzidos, principalmente na sua comparação com outros produtos. A maior parte da literatura, mesmo em queimados, são relatos de caso, séries de casos, estudos observacionais e revisões.

Inicialmente a pele alógena era utilizada com o intuito de atender pacientes com escassez de áreas doadoras de enxertos autógenos. Porém, a prática clínica mostrou outras utilidades ao tecido, podendo servir como substituto cutâneo temporário para queimaduras mais superficiais, o que reduz taxas de mortalidade, estimula a reepitelização, impede infecção bacteriana e reduz a perda hídrica. Esses produtos podem também melhor preparar o leito da ferida, aumentar a chance de integração de autoenxertos e melhorar a qualidade estética e de pliabilidade da cicatriz final. Dessa maneira, os substitutos podem servir tanto para grandes queimados de segundo e terceiro graus, como para queimaduras menores de terceiro grau, em que se deseja reduzir a chance de perda de enxertos e melhorar a qualidade cicatricial final.

Em recente estudo publicado por Choi et al.,[26] foram estudados retrospectivamente 1282 pacientes com superfície queimada maior que 30%. Destes, 698 foram tratados com pele alógena, enquanto 584 receberam tratamento convencional. A taxa de mortalidade foi menor no grupo que recebeu o transplante, principalmente quando o procedimento foi realizado na fase aguda mais inicial.

Outro uso bastante comum da pele alógena é como cobertura de enxertos em malha. Uma grande revolução no tratamento dos grandes queimados aconteceu com a criação dos enxertos em malha. Porém em malhas autógenas amplas (6:1, 9:1), a região central da malha tarda a epitelizar, o que gera núcleos de granulação hipertrófica responsáveis por perdas tardias e cicatrizes pouco estéticas. Para evitar esse problema, Kreiss et al. desenvolveram a chamada "técnica de sanduíche", a qual consiste na aplicação de enxertos alógenos sobre as malhas autógenas amplas, tornando o enxerto autógeno um recheio entre o leito da ferida e o componente alógeno. Essa tática se vale dos efeitos moduladores dos enxertos alógenos sobre a resposta inflamatória no leito da ferida, de modo a favorecer a epitelização e a oclusão dos interstícios da malha.[27]

Outro aspecto bastante discutido sobre os enxertos alógenos é a sua capacidade de matriz de regeneração tecidual. Postula-se que, dependendo do tipo de processamento empregado na conservação do tecido, pode ocorrer uma integração de parte da derme no leito receptor em virtude de uma redução da antigenicidade tecidual. Em enxertos glicerolados irradiados e descelularizados, observa-se a epidermólise espontânea, transcorridos de cinco a dez dias, e percebe-se a permanência de parte da derme, sobre a qual se pode fazer uma enxertia autógena.

Feridas crônicas

Diferentemente das queimaduras, o uso de pele alógena para tratamento de feridas crônicas é muito mais recente e menos disseminado. Nas feridas crônicas, a cura das lesões não segue o processo habitual e permanecem as lesões estagnadas em diferentes fases. Ocorre a chamada senescência celular, com a parada irreversível do desenvolvimento da célula, frequentemente associado à inflamação crônica, que ocorre em resposta a vários estressores celulares, como o estresse oxidativo.[28]

Os enxertos de pele alógena podem ser uma opção interessante para modular esse microambiente da ferida crônica. O contato íntimo entre o leito da ferida e o enxerto previne a formação de espaços mortos, suscetíveis de colonização por microrganismos, e permite a melhor chegada à ferida de células do sistema imune, o que reduz o risco de infecções. Além disso, o tecido contém uma série de fatores de crescimento que podem atrair células não senescentes, e modular o processo de cicatrização.

Moerman et al.,[29] em 2002, analisaram o uso de pele alógena preservada em glicerol na preparação de feridas complicadas para fechamento futuro. Entre 33 pacientes estudados, 13 apresentavam feridas com cicatrização problemática e 12 tinham queimaduras não cicatrizantes. A média de aplicações foi de 2,6 enxertos de pele alógena por paciente. Os enxertos foram deixados por 5 dias em média. Em praticamente todas as feridas estudadas, observou-se uma boa vascularização do leito após a enxertia alógena, o que viabilizou o tratamento definitivo com enxerto autógeno de pele.

Em recente revisão sistemática publicada pelo grupo Cochrane,[30] pesquisadores avaliaram o efeito de aloenxertos cutâneos no preparo do leito de úlceras venosas. No total, seis ensaios clínicos foram selecionados. Os aloenxertos cutâneos frescos mostraram-se superiores no preparo do leito da ferida em relação aos curativos convencionais. Já os criopreservados mostraram resultados semelhantes aos curativos convencionais, entretanto os ensaios selecionados eram pequenos e com problemas metodológicos.

No tratamento de feridas crônicas em pacientes diabéticos, os estudos são ainda mais escassos. Em 2014, Sanders et al.[31] realizaram um ensaio clínico comparando o uso de pele alógena criopreservada a um substituto construído *in vitro* de fibroblastos derivados de derme no tratamento de úlceras diabéticas. As lesões tratadas com pele criopreservada dobraram a taxa de cicatrização, que foi também mais rápida do que no grupo tratado com o substituto cutâneo. Em outro estudo retrospectivo,[32] os autores compararam pele alógena criopreservada ao Dermagraft® e Apligraft® no tratamento de úlceras em diabéticos. A pele alógena foi mais efetiva na cicatrização das úlceras, com menos efeitos adversos.

Membrana amniótica

A membrana amniótica (MA) é a mais interna das membranas fetais, originada do citotrofoblasto subjacente à face dorsal do disco germinativo. Entre o sétimo e o oitavo dia de gestação, parte das células do trofoblasto se diferencia em células amniogênicas, que darão origem à cavidade âmnica. No início, essa cavidade é uma minúscula fenda entre o ectoderma e o trofoblasto, porém, pouco a pouco, ela se expande, de modo a conter o embrião em crescimento e revestir o cordão umbilical. Ao redor do segundo mês, o saco âmnico ocupa por inteiro a vesícula coriônica e, desse modo, o âmnio entra em contato direto com o córion.

A MA é histologicamente muito semelhante ao tecido cutâneo, também originado do ectoderma embrionário.[33] Quando aplicada à ferida, forma uma barreira contra a invasão bacteriana, reduz a perda de fluidos corpóreos e proteínas, diminui a dor e aporta fatores de crescimento e moduladores da cicatrização ao leito. Por conseguinte, restabelece condições ideais para que os processos de cicatrização endógenos progridam satisfatoriamente.[34]

Podem também funcionar como verdadeiras matrizes de regeneração epitelial. As células do tecido produzem e liberam fatores de crescimento, que influenciam positivamente a proliferação e a migração de queratinócitos. Mesmo se a celularidade não estiver viável, a preservação da arquitetura proteica tridimensional parece servir como uma espécie de andaime à migração celular.[35]

A capacidade de agir como uma matriz de regeneração epitelial deriva da produção e liberação de diversos fatores de crescimento pelas células amnióticas, como: fator de crescimento epidérmico, fator de crescimento transformador, fator de crescimento semelhante à insulina, fator de crescimento do hepatócito, fator de crescimento neural e fator de crescimento vascular endotelial. Todas essas citocinas têm sido apontadas como mecanismos de influência positiva sobre o crescimento das células epiteliais.[36]

Outras vantagens são sua alta disponibilidade e a facilidade de aceitação da doação por parte de gestantes, podendo ser processado com baixos custos.[37] Ao proteger as terminações nervosas, prevenir a invasão bacteriana, reduzir a inflamação local, manter a hidratação e, principalmente, reduzir o número de trocas de curativo, o âmnio proporciona uma ferida menos dolorosa.

Feridas agudas – Queimaduras

O uso exclusivo da MA não está indicado para o tratamento de queimaduras de espessura total. Essas lesões costumam precisar de cobertura definitiva de origem autógena. Podem servir, entretanto, como um mecanismo de preparo do tecido de granulação para uma posterior enxertia.[38] Em um estudo clínico prospectivo, 54 pacientes com queimaduras de terceiro grau simétricas em extremidades foram tratados com enxertia de pele parcial coberta por MA em uma área e apenas enxertia na outra. Os enxertos cobertos com âmnion apresentaram integração mais rápida e em maior porcentagem.[39]

As características de MA, como a capacidade de se aderir fortemente ao leito e de acelerar o processo de restauração tecidual, tornam seu uso ideal para o tratamento de queimaduras de espessura parcial. Quinby et al.[40] utilizaram o âmnio como cobertura cutânea temporária em quatro grupos com situações clínicas distintas: em curativos de áreas doadoras de enxertos autógenos; em queimaduras de segundo grau; no preparo do leito receptor para posterior enxertia autógena; e em feridas contaminadas. Nos dois primeiros, houve uma reepitelização semelhante a outros curativos convencionais, mas com acentuada redução da dor. Como mecanismo de preparo da ferida, comprovou-se que a taxa de integração dos enxertos beirou os 95%. Já nas feridas contaminadas, com o auxílio de culturas quantitativas seriadas, verificou-se a redução da contagem bacteriana.

Ravishanker et al.[41] utilizaram MA gliceroladas no tratamento de 71 pacientes com queimaduras de segundo grau e avaliaram alguns critérios: dor, efeito protetor contra infecção, facilidade de aplicação, tempo de reepitelização e custo. Em todos esses critérios, os resultados obtidos foram excelentes, especialmente pelo baixo tempo necessário para reepitelização (7 a 10 dias), redução da dor e baixo custo.

Em crianças, as MA parecem ser especialmente interessantes. Em estudo prospectivo, 102 crianças queimadas foram divididas em dois grupos: tratadas com sulfadiazina de prata ou MA seca irradiada. A MA demonstrou muitas vantagens: reduz tempo de internação e número de trocas de curativo, tem reepitelização mais rápida, com menos dor e odor, e é o procedimento mais confortável para médicos e crianças.[42]

Feridas crônicas

Em relação às feridas crônicas, as MA apresentam características bastante favoráveis para seu uso no tratamento dessas lesões. Um exemplo é o seu uso no tratamento de feridas crônicas causadas pelo diabetes melito (DM). Nas feridas diabéticas, o processo de cicatrização encontra-se alterado, com secreção inadequada de proteínas da MEC e a desregulação da atividade de macrófagos. Além disso, há aumento da apoptose de fibroblastos e comprometimento da angiogênese e reepitelização. O âmnio, aplicado à ferida, forma um obstáculo contra infecções, atenua a perda proteica e de fluidos corpóreos e leva fatores inflamatórios e de crescimento ao leito da ferida. Dessa maneira, criam-se condições ideais para o estímulo ao desenvolvimento dos processos de cicatrização endógena.

Penny et al.[43] realizaram estudo com taxas de cicatrização de 77 e 92%, respectivamente, após 4 e 6 semanas do tratamento com âmnio. Em outro estudo, foi descrita uma série de casos com 3 pacientes com feridas diabéticas com pelo menos 8 meses de duração tratadas com âmnio, e, em 4 semanas, as lesões cicatrizaram.[44]

Em recente revisão sistemática e metanálise publicada por nosso serviço,[45] foi avaliado o efeito das membranas amnióticas na cicatrização de úlceras em pés diabéticos. Como critérios de inclusão foram aceitos apenas ensaios clínicos controlados e randomizados sobre o assunto. No total, cinco estudos foram selecionados para compor a amostra final. Percebemos que a cicatrização no grupo tratado com âmnio ocorre 2,5 mais vezes e 32 dias mais rápido que no grupo de pacientes tratados com curativos convencionais.

Também as úlceras venosas parecem se beneficiar do tratamento com MA. Em recente estudo multicêntrico americano, comparou-se o uso de terapias convencionais compressivas à associação dessas terapias compressivas com Epifix® (membrana cório/amniótica). Após 12 semanas, observou-se que, com o Epifix®, mais úlceras cicatrizavam e mais rapidamente.[37] A membrana amniótica sem córion criopreservada também mostra-se eficiente para a cura de lesões venosas de difícil tratamento.[46]

A MA também deve ser considerada para o tratamento de lesões crônicas de difícil tratamento em pacientes idosos. Uma série de casos de pacientes idosos apresentando úlceras de diferentes etiologias e refratárias aos tratamentos convencionais foram tratados com MA. Com média de 4,2 trocas de curativos em 4,8 semanas, todas as feridas cicatrizaram completamente.[28]

Considerações finais

A cada dia, os tecidos biológicos humanos ganham mais espaço no tratamento de feridas agudas e crônicas. Embora sejam tecnologias com alto custo, parecem ser bastante eficazes para o tratamento de casos refratários ou de feridas complexas. O desenvolvimento de novas maneiras de processamento e de descelularização pode propiciar novas aplicações terapêuticas para esses biomateriais.

Referências bibliográficas

1. Schultz GS, Sibbald RG, Falanga V, et al. Wound bed preparation: a systematic approach to wound management. Wound Repair Regen. 2003;11(Suppl 1):S1-28.
2. Russell L. Understanding physiology of wound healing and how dressings help. Br J Nurs. 2000;9:10-21.
3. Davison-Kotler E, Sharma V, Kang NV, García-Gareta E. A universal classification system of skin substitutes inspired by factorial design. Tissue Eng Part B Rev. 2018;24(4):279-88.

4. Falanga V. The chronic wound: impaired healing and solutions in the context of wound bed preparation. Blood Cells Mol Dis. 2004;32(1):88-94.
5. Falabella AF. Debridement and wound bed preparation. Dermatol Ther. 2006;19(6):317-25.
6. Shores JT, Gabriel A, Gupta S. Skin Substitutes and alternatives: a review. Adv Skin Wound Care. 2007;20(9):493-508.
7. Savoji H, Godau B, Hassani MS, Akbari M. Skin tissue substitutes and biomaterial risk assessment and testing. Front Bioeng Biotechnol. 2018;6:86.
8. Balasubramani M, Kumar TR, Babu M. Skin substitutes: a review. Burns. 2001;27(5):534-44.
9. Kumar P. Classification of skin substitutes. Burns. 2008;34:148-9.
10. Ferreira MC. Substitutos cutâneos: conceitos atuais e proposta de classificação. Rev Bras Cir Plást. 2011;26(4):696-702.
11. Shuck JM, Pruitt BA, Moncrief JA. Homograft skin for wound coverage. A study of versatility. Arch Surg. 1969;98(4):472-9.
12. Tenenhaus M. The use of dehydrated human amnion/chorion membranes in the treatment of burns and complex wounds: current and future applications. Ann Plast Surg. 2017;78(2 Suppl 1):S11-3.
13. von Versen-Hoeynck F, Steinfeld AP, Becker J, Hermel M, Rath W, Hesselbarth U. Sterilization and preservation influence the biophysical properties of human amnion grafts. Biologicals. 2008;36(4):248-55.
14. von Versen-Höynck F, Syring C, Bachmann S, Möller DE. The influence of different preservation and sterilisation steps on the histological properties of amnion allografts – light and scanning electron microscopic studies. Cell Tissue Bank. 2004;5:45-56.
15. Martínez-Flores F, Chacón-Gómez M, Madinaveitia-Villanueva JA, Barrera-Lopez A, Aguirre-Cruz L, Querevalu-Murillo W. The clinical use of cryopreserved human skin allografts for transplantation. Cir Cir. 2015;83(6):485-91.
16. Kim SW, Choi IK, Lee JH, Ahn ST, Rhie JW. Treatment of necrotising fasciitis using glycerol-preserved skin allografts for temporary wound coverage. J Wound Care. 2014;23(Sup2b):S20-2.
17. Pegg DE. The preservation of tissues for transplantation. Cell Tissue Bank. 2006;7(4):349-58.
18. Basile AR. A comparative study of glycerinized and lyophilized porcine skin in dressings for third-degree burns. Plast Reconstr Surg. 1982;69(6):969-74.
19. Hoekstra MJ, Kreis RW, du Pont JS. History of the Euro Skin Bank: the innovation of preservation technologies. Burns. 1994;20(Suppl 1):S43-7.
20. Wendt JR, Ulich T, Rao PN. Long-term survival of human skin allografts in patients with immunosuppression. Plast Reconstr Surg. 2004;113(5):1347-54.
21. Kua EHJ, Goh CQ, Ting Y, Chua A, Song C. Comparing the use of glycerol preserved and cryopreserved allogenic skin for the treatment of severe burns: differences in clinical outcomes and *in vitro* tissue viability. Cell Tissue Bank. 2012;13(2):269-79.
22. Dziedzic-Goclawska A, Kaminski A, Uhrynowska-Tyszkiewicz I, Stachowicz W. Irradiation as a Safety procedure in tissue banking. Cell Tissue Bank. 2005;6(3):201-19.
23. Mrázová H, Koller J, Fujeríková G, Babál P. Structural changes of skin and amnion grafts for transplantation purposes following different doses of irradiation. Cell Tissue Bank. 2014;15(3):429-33.
24. Cleland H, Wasiak J, Dobson H, et al. Clinical application and viability of cryopreserved cadaveric skin allografts in severe burn: A retrospective analysis. Burns. 2014;40:61-6.
25. Wurzer P, Keil H, Branski LK, et al. The use of skin substitutes and burn care – a survey. J Surg Res. 2016;201(2):293-8.
26. Choi YH, Cho YS, Lee JH, et al. Cadaver skin allograft may improve mortality rate for burns involving over 30% of total body surface area: a propensity score analysis of data from four burn centers. Cell Tissue Bank. 2018;19(4):645-51.
27. Kreis RW, Vloemans AF, Hoekstra MJ, Mackie DP, Hermans RP. The use of non-viable glycerol-preserved cadaver skin combined with widely expanded autografts in the treatment of extensive third-degree burns. J Trauma. 1989;29:51-4.
28. Regulski M. utilization of a viable human amnion membrane allograft in elderly patients with chronic lower extremity wounds of various etiologies. Wounds Compend Clin Res Pract. 2018;30(3):E36-40.
29. Moerman E, Middelkoop E, Mackie D, Groenevelt F. The temporary use of allograft for complicated wounds in plastic surgery. Burns. 2002;28 Suppl 1:S13-15.
30. Jones JE, Nelson EA, Al-Hity A. Skin grafting for venous leg ulcers. Cochrane Database Syst Rev. 2013;2013(1):CD001737.
31. Sanders L, Landsman AS, Landsman A, et al. A prospective, multicenter, randomized, controlled clinical trial comparing a bioengineered skin substitute to a human skin allograft. Ostomy Wound Manage. 2014;60(9):26-38.
32. Landsman AS, Cook J, Cook E, et al. A retrospective clinical study of 188 consecutive patients to examine the effectiveness of a biologically active cryopreserved human skin Allograft (TheraSkin®) on the treatment of diabetic foot ulcers and venous leg ulcers. Foot Ankle Spec. 2011;4:29-41.
33. Bankiewicz KS, Palmatier M, Plunkett RJ, Cummins A, Oldfield EH. Reversal of hemiparkinsonian syndrome in nonhuman primates by amnion implantation into caudate nucleus. J Neurosurg. 1994;81(6):869-76.
34. Gajiwala K, Lobo Gajiwala A. Use of banked tissue in plastic surgery. Cell Tissue Bank. 2003;4(2 a 4):141-6.
35. Rejzek A, Weyer F, Eichberger R, Gebhart W. Physical changes of amniotic membranes through glycerolization for the use as an epidermal substitute. Light and electron microscopic studies. Cell Tissue Bank. 2001;2(2):95-102.
36. Grueterich M, Espana EM, Tseng SCG. Modulation of keratin and connexin expression in limbal epithelium expanded on denuded amniotic membrane with and without a 3T3 fibroblast feeder layer. Invest Ophthalmol Vis Sci. 2003;44(10):4230-6.
37. Bianchi C, Cazzell S, Vayser D, et al. A multicentre randomised controlled trial evaluating the efficacy of dehydrated human amnion/chorion membrane (EpiFix®) allograft for the treatment of venous leg ulcers. Int Wound J. 2018;15:114-22.
38. Reilly DA, Hickey S, Glat P, Lineaweaver WC, Goverman J. Clinical Experience: using dehydrated human amnion/chorion membrane allografts for acute and reconstructive burn care. Ann Plast Surg. 2017;78(2 Suppl 1):S19-26.
39. Mohammadi AA, Johari HG, Eskandari S. Effect of amniotic membrane on graft take in extremity burns. Burns. 2013;39(6):1137-41.
40. Quinby WC, Hoover HC, Scheflan M, Walters PT, Slavin SA, Bondoc CC. Clinical trials of amniotic membranes in burn wound care. Plast Reconstr Surg. 1982;70(6):711-7.
41. Ravishanker R, Bath AS, Roy R. Amnion – the use of long term glycerol preserved amniotic membranes in the management of superficial and superficial partial thickness burns. Burns. 2003;29(4):369-74.
42. Mostaque AK, Rahman KBMA. Comparisons of the effects of biological membrane (amnion) and silver sulfadiazine in the management of burn wounds in children. J Burn Care Res. 2011;32(2):200-9.
43. Penny H, Rifkah M, Weaver A, et al. Dehydrated human amnion/chorion tissue in difficult-to-heal DFUs: a case series. J Wound Care. 2015;24(3):104;106-9; 111.
44. Hawkins B. The use of micronized dehydrated human amnion/chorion membrane allograft for the treatment of diabetic foot ulcers: A Case Series. Wounds a Compend Clin Res Pract. 2016;28(5):152-7.
45. Paggiaro AO, Menezes AG, Ferrassi AD, De Carvalho VF, Gemperli R. Biological effects of amniotic membrane on diabetic foot wounds: a systematic review. J Wound Care. 2018;27(Sup2):S19-25.
46. Pesteil F, Oujaou-Faïz K, Drouet M, et al. Cryopreserved amniotic membranes use in resistant vascular ulcers. J Mal Vasc. 2007;32(4 a 5):201-9.

40 Bancos de Tecidos – Banco de Âmnio

Linda Guerrero Serrano

Introdução

Os bancos de tecido são indicados sempre que há perda de tecidos moles em que, seja pelas condições do paciente ou das feridas, não é possível realizar a cobertura definitiva imediata.

O tratamento de pacientes queimados sofreu uma verdadeira revolução ao longo do último século, e iniciou, no novo milênio, uma nova etapa por meio da bioengenharia de tecidos. Desenvolveram-se, no século XX, antibióticos, unidades de queimados, cuidado intensivo, suporte nutricional e terapias física, ocupacional e psicológica, as quais permitiram que pacientes com queimaduras muito graves sobrevivessem ao trauma. Atualmente, pacientes com mais de 80% da superfície corporal queimada (SCQ) têm altas chances de sobreviver. O desafio para este século é, por conseguinte, diminuir as sequelas, o que se encontra intimamente ligado à melhoria da qualidade da reparação tecidual.

Uma das grandes mudanças, nesse sentido, se deu no tratamento local da queimadura; antes, faziam-se curativos diários até que o organismo eliminasse toda a pele morta, o que poderia durar até 30 dias ou mais, caso o paciente conseguisse sobreviver. Isso implicava a necessidade de curativos diários, os quais acarretavam grande dor ao paciente, perda de líquidos e proteínas pela ferida, além do risco de sofrer infecção e morrer. Atualmente, realiza-se o tratamento cirúrgico precoce quando se antevê a demora de mais de 3 semanas para a epitelização, nos pacientes com queimaduras de espessura parcial profunda e/ou total.

Essa experiência mundial com a excisão tangencial precoce sugerida por Janzecovic[1] atribuiu como necessidade a cobertura imediata com autoenxertos ou aloenxertos, de acordo com a disponibilidade da área doadora, que dependerá da extensão e da profundidade das queimaduras do paciente. A partir daí, desenvolveu-se uma estandarização de uma das técnicas cirúrgicas que mais tem avançado e evoluído, a qual requer que haja uma equipe multiprofissional treinada; que o paciente esteja totalmente estabilizado; e que diferentes alternativas de cobertura cutânea estejam disponíveis. Há um limite por sessão para queimaduras extensas. No geral, realiza-se a excisão de cerca de 15 a 20% da superfície da queimadura com a condição de realizar sua cobertura imediata. Essa condição estimulou o desenvolvimento de múltiplas alternativas de coberturas sintéticas e biológicas.

História dos bancos de tecido

Em 1870, Pollock utilizou aloenxertos combinados com autoenxertos; em 1880, já se mencionava a utilização de pele de ovelha e de porco (heteroenxertos ou xenoenxertos) para cobrir queimaduras; em 1943, Gibson e Medawar relataram a rejeição de aloenxertos, os quais começaram a ser utilizados com fequência na II Guerra Mundial, retirados de extremidades amputadas ou de cadáveres.

Essa cobertura deve ter as seguintes características:

- Não ser tóxica, nem local, nem sistemicamente
- Não transmitir infecção à pessoa que a recebe
- Favorecer o processo de cicatrização
- Permitir a troca gasosa
- Ser fácil de aplicar e trocar, de acordo com a ferida e as condições do paciente
- Permitir o controle da evolução da cicatrização
- Ter uma boa relação custo-benefício.

O risco de transmissão de doenças infecciosas, principalmente com o aparecimento do vírus da imunodeficiência humana (HIV, sigla em inglês), levou à suspensão do seu uso até o surgimento dos bancos de tecido, cuja função é entregar tecidos seguros e de qualidade. O primeiro banco de aloenxertos na América foi fundado pela Marinha dos EUA, em 1949.[2] Por volta dos anos 1970, surgiram muitos com grandes avanços: critérios claros de seleção; recebimento; processamento; preservação; armazenamento; distribuição; e rastreabilidade. Existem organismos e autoridades em cada país que os regulam e vigiam. Criaram-se organismos nacionais e internacionais de transplantes, organizações de transplante de órgãos e tecidos. Os bancos devem ser habilitados; ter certificação de boas práticas de manufatura (BPM); e fazer biovigilância.[3] Um levantamento realizado em 1994 indicou que mais ou menos 12% dos pacientes admitidos nas unidades de queimaduras utilizam os aloenxertos para o tratamento das queimaduras de espessura parcial ou total.[4] O primeiro banco de tecido oficialmente reconhecido na América Latina foi o da Fundação Benaim (1989), seguido pelo Banco de Tecidos Rosa Guerzoni Chambergo, do Instituto de Saúde da Criança, em Lima, Peru (1996), que, posteriormente, foi fechado; pelo Banco de Pele da Fundação do Queimado, em Bogotá, Colômbia (1998); pelo Banco de Tecidos Radioesterilizados da

Cidade do México, no México (1999); e pelo o Banco de Tecidos do Hospital das Clínicas, em São Paulo, Brasil (2001).[5] O primeiro banco público multitecidos (pele, membrana amniótica, tecido ocular e, mais à frente, osteoarticular) da Colômbia iniciou suas atividades em 2010, dependente do Hemocentro Distrital, o qual pediu sua autonomia ao se transformar no Instituto de Ciência, Biotecnologia e Inovação em Saúde, IDCBIS, em 2018.[6]

Curativos biológicos

Os diversos curativos biológicos exercem um papel muito importante no tratamento de pacientes cuja extensão e profundidade da queimadura deixa uma reduzida área doadora disponível para autoenxerto. São derivados de diferentes tecidos naturais com combinação de colágeno, elastina e lipídios, e são muito superiores aos curativos sintéticos.[7–9] Incluem aloenxertos, xenoenxertos (porco, rã),[10] amnioenxertos e películas ou esponja reconstituídas de colágeno bovino ou outros. Os curativos biológicos reduzem o tempo de cura das feridas, diminuem a dor, preparam para a cobertura definitiva e melhoram a cicatrização, mas, por fim, requerem autoenxertos,[11] que podem ser frescos, liofilizados, criopreservados, glicerolizados a 85% e radioesterilizados.

Existe uma controvérsia mundial em relação ao melhor método para a preservação. Os EUA fazem uso da criopreservação, enquanto na Europa e no Oriente predomina a glicerolização. O risco dos enxertos viáveis é a possibilidade de transmitir infecções ao paciente receptor. A glicerolização preserva a estrutura com células não viáveis, logo, não pode fornecer fatores de crescimento à ferida como os tecidos vivos podem fazer. O glicerol a 85% tem, ao contrário, um forte efeito antimicrobiano e virucida.[12]

Heteroenxertos ou xenoenxertos

O início do uso experimental dos xenoenxertos, de pele de animais, data de 1804. Nesse tipo de enxerto, o doador pertence a uma espécie diferente da do receptor. A pele do porco é a mais utilizada, por sua estrutura similar à humana em textura, aderência e conteúdo de colágeno. Utiliza-se fresca, congelada, liofilizada ou radioesterilizada. Como a América Latina tem baixa proporção de doadores de tecidos, é uma alternativa de cobertura. O Uruguai, país com maior número de doadores, tem uma proporção de 20 por milhão de habitantes, muito longe da proporção da Espanha, que tem 35 ou mais.

Por serem tecidos de outra espécie, são mais propícios à reação imunológica e produzem rejeição mais rapidamente. Além disso, carecem de proteção contra colonização, o que faz com que precisem ser tratados com agentes antimicrobianos. Apresentam também o risco de transmissão de zoonoses.[11] O ideal é o processamento e a preservação com diferentes agentes físicos ou químicos para diminuir a contaminação, até mesmo por organismos considerados saprófitos, que representam risco para os pacientes queimados severamente comprometidos. A maior desvantagem é que não alcançam adequada neovascularização, e, a menos que o paciente seja imunodeprimido, uma rejeição com necrose degenerativa é rapidamente produzida. Se for aplicado em uma ferida contaminada, haverá proliferação bacteriana subenxerto com progressão e infecção franca. Suas desvantagens são:

- Não ser uniformes
- Rápida necrose degenerativa
- Potencial antigenicidade
- Alto risco de rápida contaminação se não estiverem radioesterilizados
- Hipersensibilização a um ou mais dos componentes constituintes.

Utilizam-se em queimaduras de espessura parcial para favorecer a epitelização ao manter a derme hidratada e os remanescentes epidérmicos, ou em queimaduras de espessura total, em que se deve trocar o xenoenxerto a cada 2 dias para evitar infecções.

Apesar disso, é um tratamento viável para os países em desenvolvimento, que os conseguem facilmente e a um preço acessível.[10,13] Em Goiânia, Piccolo utilizou por algum tempo a pele de rã para a cobertura transitória, uma vez que a tinha em grande disponibilidade.[14]

Membranas amnióticas

Histologia

Placenta significa bolo ou torta, por seu aspecto (Figura 40.1). É composta por duas camadas: âmnio e córion.

Âmnio é a camada interna, sem vasos sanguíneos nem irrigação própria. Mede 0,2 a 0,5 mm e é composta de camada epitelial de células cuboides, membrana basal de fibras reticulares, lâmina compacta de células que formam uma complexa rede reticular, lâmina fibrosa (a mais grossa, composta por fibroblastos embebidos em uma rede reticular) e lâmina esponjosa (a que a une ao córion).

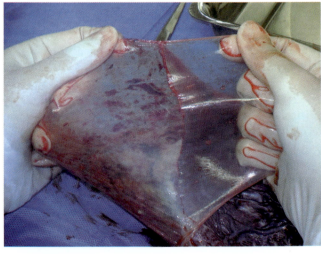

FIGURA 40.1 Desprendimento de âmnio e córion da placenta.

Córion, do grego, "pele, couro", é a membrana externa em contato com os cotilédones placentários. Mede 0,4 a 0,8 mm, e é composta por colágenos I, III, IV, V e VI. Contém grande variedade de citocinas: interleucinas 6 e 8, EGF, TGF-α, KGF, HGF e bFGF. Sua expressão aumenta com IL-1β e TNF-α, envolvidas na regulação de prostaglandinas.

O risco de transmissão de hepatite e AIDS, e o surgimento de diferentes tipos de curativos sintéticos fizeram com que entrassem em desuso durante algumas décadas. Com o aparecimento dos bancos de tecido a partir da década de 1980 e o desenvolvimento de diferentes técnicas de esterilização e preservação, voltaram a ter importância.[15,16] Continuam úteis como curativos de baixo custo em países em desenvolvimento.[17] Têm demonstrado grande importância, superior aos curativos sintéticos se utilizadas esterilizadas por qualquer agente químico ou físico.[18] Têm se mostrado também superiores aos curativos sintéticos, como o poliuretano (Tegaderm).[19] A propriedade de se aderirem ao leito de uma ferida contribui, de algum modo, para impedir a proliferação bacteriana, por ajudar a eliminar as bactérias presentes. Também exigem menos trocas do que os curativos sintéticos.

Se comparada aos curativos de colágeno, por exemplo, evidenciam que, com base na classificação da escala de Vancouver, a qualidade da cicatriz é significativamente superior; diminuem a perda de proteínas e calorias; reduzem o risco de infecção; minimizam a dor; evitam curativos volumosos; aceleram a epitelização. O âmnio se "integra" ou se fixa durante as primeiras 24 a 48 horas; se aplicado com a face amniótica, existe pouca fixação por 72 horas; não se observa neovascularização, o que favorece, por exemplo, a não formação de aderências quando colocado na cavidade abdominal; e, finalmente, se desintegra, com praticamente nenhuma resposta do hospedeiro. Por alguma razão, a antigenicidade da membrana é muito baixa.

A diferente imunogenicidade encontrada parece dever-se a fragmentos de decídua materna no córion; se o córion é separado e o lado mesenquimal é colocado no hospedeiro, a reação será mínima.

Critérios de seleção e contraindicações para a doação de membranas amnióticas

A eliminação de contaminação bacteriana envolve desde a seleção do doador, a sorologia, o processamento, a preservação até a esterilização. Essa informação deve ser utilizada para selecionar o doador, a fim de diminuir o risco de doenças infecciosas transmissíveis do tecido doado para o receptor. Os tecidos são retirados de pacientes submetidas a cesarianas com critérios rigorosos de seleção.

1. Mulher saudável, entre 18 a 40 anos, em pleno uso de suas faculdades mentais
2. Gravidez saudável com controles pré-natais por mais de 7 meses (descartar fatores de risco)
3. Feto saudável, sem patologia placentária
4. Parto cesáreo programado, sem ruptura da bolsa amniótica
5. Mãe e feto livres de infecções transmissíveis (virais, bacterianas, outros microrganismos)
6. Consentimentos materno, médico e com testemunha
7. Testes sorológicos negativos durante a gravidez.

Critérios de exclusão da doadora

1. Gravidez não acompanhada
2. Fatores de risco (bissexualidade; dependência de drogas; tatuagem feita em período < 6 meses; promiscuidade sexual; histórico prisional)
3. Infecção materna crônica ou aguda
4. Temperatura materna > 38°C
5. Gestação inferior a 34 semanas
6. Ruptura de membranas amnióticas mais de 12 horas antes da cesariana
7. Duração do parto > 24 horas
8. Infecção fetal crônica ou aguda
9. Infecção ou inflamação das membranas fetais
10. Processo legal (parturiente < 18 anos, mulher condenada, abusada sexualmente, tutela em virtude de deficiência física ou mental)
11. Idade < 18 anos (se o consentimento dos pais for obtido e a parturiente atender aos outros critérios de seleção, os diretores dos bancos de tecidos podem autorizar a captação da membrana amniótica).

A placenta é obtida de parturientes submetidas à cesárea, que assinaram o consentimento para doação em salas cirúrgicas; o processo é realizado por operadores técnicos, que não intervêm na cirurgia, apenas recebem a placenta do instrumentador.

Protocolo de aplicação de tecidos

1. O auxiliar do centro cirúrgico deve retirar o tecido embalado do refrigerador no qual o banco de tecidos o enviou, abrir a embalagem plástica secundária e entregar o recipiente primário que contém o tecido estéril, para que o instrumentador possa removê-lo
2. O instrumentador deve removê-lo com pinças esterilizadas
3. Colocar o tecido (âmnio ou pele) em solução salina a 17°C por aproximadamente 20 minutos antes de aplicá-lo no paciente
4. Aplicar sobre a área cruenta com a mesma técnica usada para realizar autoenxertos
5. Fazer o primeiro curativo após 4 dias ou a critério do cirurgião para avaliar a integração
6. Observar até sua eliminação, por volta do 21º dia
7. Informar o resultado ao banco de tecidos
8. Cobrir as áreas doadoras com âmnio ou aloenxertos enquanto a epitelização ocorre; depois disso, um autoenxerto pode ser novamente retirado
9. Agendar nova sessão de excisão e enxertia para os pacientes com queimaduras extensas, até que a cobertura final de toda a área queimada seja alcançada.

Indicações

As membranas amnióticas têm sido utilizadas clinicamente há mais de um século. Em 1910, Davis foi o primeiro a usá-la como implante de pele.[18] Desde então, tem sido largamente empregado no tratamento de pacientes queimados, como curativo cirúrgico, na reconstrução da cavidade oral, na reconstrução da superfície ocular, da vagina e da bexiga, na oclusão do pericárdio e na prevenção de aderências intestinais.

As membranas utilizadas eram frescas, obtidas por cesárea quando a infecção materna ou fetal era descartada clinicamente. Lavavam-se com solução salina, aplicavam-se solução de hipoclorito e penicilina, gentamicina ou estreptomicina e eram conservadas em refrigerador por não mais do que 24 horas. Extrato de membrana amniótica foi ainda usado em terapia ocular, na II Guerra Mundial, por Vladimir Petrovich Filatov (1875-1956).[20] Em 1979, Threlford fez uma importante revisão sobre o que havia sido publicado até então na literatura: seu uso como enxerto para a formação de uma vagina artificial; a utilização da "amnioplastina" para evitar aderências meningocerebrais, sua aplicação em feridas por traumatismo e queimadura, a diferença na utilização de cada uma das camadas ou lados das membranas: a amniótica ou a coriônica. Foi demonstrado o comportamento diferente de cada uma delas: a amniótica facilita a epitelização, tem pouca aderência e é menos imunogênica; a coriônica, ao contrário, adere-se ou "integra-se" mais, produzindo ou estimulando a formação de tecido de granulação.[21]

Karl a utilizou para a reparação de defeitos da mucosa oral após ressecção de diferentes tipos de câncer, evidenciando uma diminuição significativa da dor, recuperação da sensibilidade em 88% e diminuição do edema pós-operatório, com recuperação de 71% da abertura bucal aos 6 meses. Apenas dois pacientes apresentaram contratura cicatricial, possivelmente em virtude de um grande defeito resultante.[22] Posteriormente, demonstrou-se que a diminuição da infecção em queimaduras não era por seu efeito bactericida, mas, sim, pelo fechamento temporário da ferida.

Na Colômbia, foram utilizadas membranas frescas, pela primeira vez, em 1970, por Coiffman e Sastoque; posteriormente, no Hospital da Misericórdia e no Hospital Infantil Lorencita Villegas de Santos. Guerrero as usou para feridas distintas de queimaduras na avalanche de Armero (Colômbia).[23]

Sua principal aplicação é em queimaduras de espessura parcial no rosto[24] e em escaldaduras em crianças (Figura 40.2).[25,26] Também podem ser usadas para preparar os leitos das feridas para a cobertura definitiva (Figura 40.3).[27]

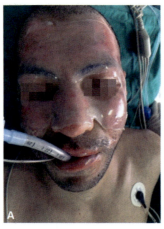
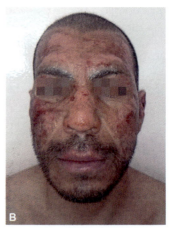

FIGURA 40.2 A. Aplicação de membrana amniótica depois de dermoabrasão. **B.** Epitelização ao 6º dia. (Cortesia da Dra. Viviana Gómez.)

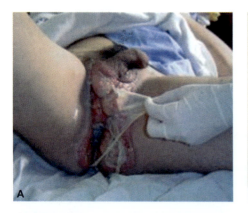
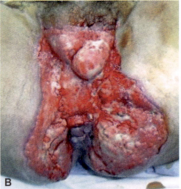
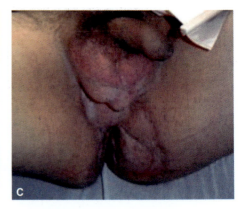

FIGURA 40.3 A. Aplicação da membrana amniótica depois de desbridar uma lesão por gangrena de Fournier. **B.** Formação de um bom tecido de granulação. **C.** Enxertos 100% integrados.

Alguns autores a recomendam como fixadora de enxertos, principalmente quando aplicadas nas extremidades, uma vez que é possível envolver o autoenxerto. Isso facilita sua integração em crianças, por contribuir com a diminuição da dor, fato muito importante para o paciente pediátrico (Figura 40.4).[28] Também são indicadas em patologias muito complexas, como a síndrome de Stevens-Johnson, ou a mais grave necrose epidérmica tóxica (Figura 40.5). Embora não seja amplamente difundido, seu uso tem sido sugerido para pacientes com abdome aberto – em vez da Bolsa de Bogotá –, pois, quando é aplicada, sua maciez e não aderência evitam erosões da mucosa intestinal e fístulas.[29]

Homoenxertos ou aloenxertos de tecido

Suas principais vantagens são:

- Restauram a barreira para diminuir a evaporação e previnem a desidratação da ferida
- Diminuem as perdas calóricas por evaporação
- Diminuem as perdas de proteínas e eletrólitos no exsudato da ferida
- Previnem ou diminuem a contaminação da ferida
- Requerem troca de curativos com menos frequência e menos dor
- Permitem a mobilidade de articulações sem dor
- Facilitam o desbridamento da ferida
- Criam um bom tecido de granulação
- Servem de teste para a integração de autoenxertos
- Diminuem o tempo de epitelização em feridas de espessura intermediária
- Melhoram a qualidade da cicatrização, inibindo o excesso de fibroblastos e decrescendo a contração da ferida.[8]

O protocolo de recebimento, processamento e armazenamento é o seguinte:

- Doador: o tecido doado é obtido de cadáver fresco com, no máximo, 6 horas se tiver sido conservado à temperatura ambiente, ou 12 horas se tiver sido conservado em refrigerador
- Idade: entre 18 e 65 anos
- Contraindicações absolutas:
  - Tumores malignos, excluindo os cerebrais
  - Evidência sorológica de HIV, HCV, HBsAg, TPHA/VDRL

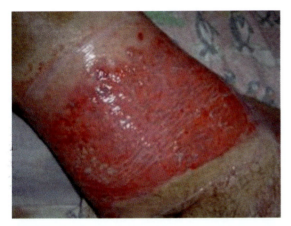

FIGURA 40.4 Fixação de autoenxerto em malha na extremidade. Cobre ainda as áreas cruentas dos interstícios das malhas e favorece sua epitelização.

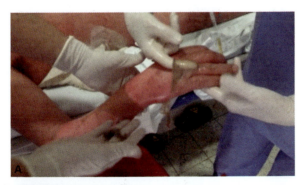
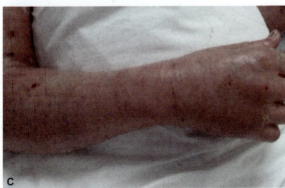
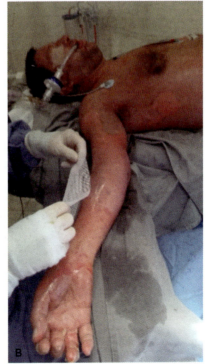

FIGURA 40.5 A. *Degloving* em paciente com necrose epidérmica tóxica em 80% da superfície corporal. **B.** Aplicação do âmnio na face palmar. **C.** Epitelização completa.

- Sepse
- Tempo *post mortem* > 24 horas se refrigerado, ou > 12 horas caso não tenha sido mantido no refrigerador
- Tuberculose
- Idade < 18 anos
- Doença viral
- Dermatose autoimune
- Colagenose sistêmica
- Lesões generalizadas no tecido
• Contraindicações relativas:
- Dependência química
- Alcoolismo
- Grupos de risco para doenças transmissíveis
- Uso crônico de corticoides
- Intoxicação (auto)
- Causa desconhecida da morte.

Por esses critérios de seleção, o médico da rede de transplantes solicita à família o consentimento para a doação. Caso a família aceite e assine o documento de consentimento, colhem-se amostras de sangue para doenças infecciosas; se o resultado for negativo, o médico notifica os técnicos operacionais do banco de tecido para que coletem a pele, o que, em geral, vai ocorrer da seguinte maneira:

- No centro cirúrgico, uma segunda amostra é colhida para infecções com a técnica NAT
- Cadáver em posição pronada
- Após a lavagem, com todas as condições de assepsia e antissepsia, retira-se o enxerto de espessura parcial
- Utiliza-se um dermátomo de bateria começando pelas coxas, nádegas, costas e que terminam nos braços
- Colocam-se as lâminas de tecido em solução salina para uma lavagem inicial
- Na sequência, são colocadas em uma solução de glicerol a 50% e no refrigerador
- A seguir, são imediatamente transportadas para o refrigerador do banco para proceder às seguintes mudanças de concentração de glicerol, para 70% e, finalmente, para as normas do banco de destino, como 85%, no protocolo do Euroskin de Beverwijk Bank, na Holanda
- Na sala do processamento de tecido, este é processado, embalado e deixado em quarentena até que os últimos testes de detecção de infecção confirmem-se negativos
- Uma vez confirmado todo o processo, o diretor do banco libera o tecido, o qual é armazenado segundo as normas locais, pronto para ser distribuído mediante solicitação.

Indicações gerais

- Diminuir as perdas calóricas em razão da evaporação
- Diminuir as perdas de proteínas e eletrólitos no exsudato da ferida
- Prevenir a contaminação da ferida
- Evitar a dessecação da ferida
- Permitir trocas de curativos menos frequentes e menos dolorosas
- Permitir a mobilização das articulações sem dor
- Facilitar o desbridamento da ferida
- Favorecer a epitelização das feridas
- Preparar o leito das feridas de espessura total; cobrir temporariamente a área cruenta e a preparar para o autoenxerto definitivo, favorecendo a formação de um bom tecido de granulação
- Cobrir áreas enxertadas com autoenxertos em malha
- Cobrir áreas doadoras.

Indicações em queimaduras

1. Queimaduras de espessura parcial como única cobertura
2. Cobertura de autoenxertos em malha
3. Cobertura de áreas doadoras
4. Cobertura intercalando aloenxertos e autoenxertos em pacientes com queimaduras superiores a 20% da área de superfície corporal queimada (Figura 40.6)
5. Cobertura temporária de áreas de espessura total excisadas e de tecido de granulação em pacientes com grandes superfícies queimadas até que se consiga uma cobertura definitiva com autoenxertos (Figura 40.7).

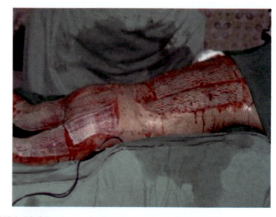

FIGURA 40.6 Paciente de 2 anos com escaldadura coberto com aloenxertos em malha em curativo único.

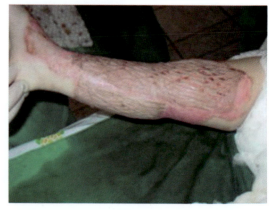

FIGURA 40.7 Paciente com cobertura imediata alternando autoenxertos e homoenxertos.

Outras indicações

O aloenxerto também pode ser usado em outros tipos de área cruenta, seja em virtude de traumatismo agudo, infecção (fasciite necrosante), seja por doenças crônicas, como úlceras vasculares.

1. Cobertura transitória até que a ferida ou o paciente tenham condições para a cobertura definitiva
2. Preparar as feridas para uma cobertura definitiva
3. Descontaminar progressivamente as feridas infectadas
4. Estimular a formação de tecido de granulação
5. Teste de integração de autoenxerto.

Em suma, os aloenxertos são os curativos biológicos mais utilizados com indicações para cobertura cutânea após excisão da pele queimada. A experiência do cirurgião lhe permite combinar as diferentes alternativas: âmnio, aloenxertos e autoenxertos baseado na profundidade e extensão da queimadura do paciente e com base em seu plano cirúrgico.

Referências bibliográficas

1. Janzecovic Z. A new concept in the early excision and immediate grafting of burns. J Trauma. 1970;10:1103-8.
2. Chick LR. Brief history and biology of skin grafting. Ann Plast Surg. 1988;21(4):358-65.
3. Pedraza JM, Phillips GO. The evolution and impact of IAEA program on radiation and tissue. Cell Tissue Bank. 2009;10:133-7.
4. Greenleaf G, Hansbrough JF. Current trends in the use of allograft skin for patients with burns and reflections on the future of skin banking in the United States. J Burn Care Rehabil. 1994;15(5):428-31.
5. Drago B. Rev Arg Quem. 2010;2.
6. Guerrero L. Vigencia de los bancos de tejidos laminares. Cir Plást Iberolatinoam. 2020;(Supl. 1):S23-S30.
7. Shakespeare P. Burn wound and skin substitutes. Burns. 2001;27(5):517-22.
8. Pruit BA, Levine NS. Characteristics and uses of biological dressings and skin substitutes. Arch Surg. 1984;119:312-22.
9. Sheridan RL, Tompkins RG. Skin substitutes in burns. Burns. 1999;25:97-103.
10. Chiu T, Pang P, Ying SY, Burd Andrew. Porcine skin: friend or foe? Burns. 2004;30(7):739-41.
11. Busby SA, Robb A, Lang S. Antibiotic susceptibility and resistance of *Staphylococcus aureus* isolated from fresh porcine skin xenografts: risk to recipients with thermal injury. Burns. 2014;40(2):288-94.
12. Hoekstra J, Kreis R. Du Pont J. History of the Euro Skin Bank: the innovation of preservation technologies. Burns. 1994;20:S43-S47.
13. Hermans MHE. Porcine xenografts *vs*. (cryopreserved) allografts in the management of partial thickness burns: Is there a clinical difference? Burns. 2014;40(3):408-15.
14. Piccolo NS, Piccolo-Lobo MS, Piccolo-Daher MT. Two years in burn care, an analysis of 12423 cases. Burns. 1991;17(6):490-4.
15. Saegeman VS, Ectors NL, Lismont D, Verduyckt B, Verhaegen J. Short- and long-term bacterial inhibiting effect of high concentrations of glycerol used in the preservation of skin allografts. Burns. 2008;34(2):205-11.
16. Robson MC, Krizek TJ. The effect of human amniotic membranes on the bacterial population of infected rat burns. Ann Surg. 1973;177:144-9.
17. Ramakrishnan KM, Jayaraman V. Management of partial-thickness burn wounds by amniotic membrane: a cost-effective treatment in developing countries. Burns. 1997;23(Suppl. 1):S33-S36.
18. Robson MC, Krizek TJ. Amniotic membranes as a temporary wound dressing. Surg Gynecol Obstet. 1973;136:904-6.
19. Adly OA, Moghazy AM, Abbas AH, Ellabban AM, Ali OS, Mohamed BA. Assessment of amniotic and polyurethane membrane dressings in the treatment of burns. Burns. 2010;36(5):703-10.
20. Murube J, Rivas L, Rebolleda G, et al. Placenta, cordón umbilical y membrana amniótica en oftalmología. Studium Ophthalmologicum. 2006;26:133-57.
21. Trelford JD, Trelford SM. The amnion in surgery, past and present. Am J Obstet Gynecol. 1979;134:833-45.
22. Kar IB, Singh AK, Mohapatra PC, Mohanty PK, Misra S. Repair of oral mucosal defects with cryopreserved human amniotic membrane grafts: prospective clinical study. Int J Oral Maxillofac Surg. 2014;43(11):1339-44.
23. Guerrero L. Aspectos médicos de la catástrofe volcánica del Nevado del Ruiz. Bogotá: Escorpio Editores, 1989. III p. 205-9.
24. Gaviria JL, Gómez V, Guerrero L. Manejo de quemaduras faciales de segundo grado con membrana amniótica preservada en glicerol 85%. Cir Plást Iberolatinoam. 2018;44(4):401-8.
25. Branski LK, Herndon DN, Celis MM, Norbury WB, Jeschke MG. Amnion in the treatment of pediatric partial-thickness facial burns. Burns. 2008;34(3):393-9.
26. Brans TA, Hoekstra MJ, Vloemans AFPM, Kreis RW. Long-term results of treatment of scalds in children with glycerol-preserved allografts. Burns. 1994;20(Suppl. 1):S10-S13.
27. Stern M. The grafting of preserved amniotic membrane to burned and ulcerated surfaces, substituting skin grafts. JAMA. 1913;60:973.
28. Mohammadi A, Ghoddusi H. Amniotic membrane: a skin graft fixator convenient for both patient and surgeon. Burns. 2008;34(7):1051-2.
29. Tekin A, Küçükkartallar T, Çakir M, Kartal A. Use of chorioamniotic membrane instead of Bogota bag in open abdome: How I do it? World J Gastroenterol. 2008;14(5):815-6.

41 Medicina Hiperbárica

Ivan Silva Marinho • Eduardo Nogueira G. Vinhaes

Introdução

O uso de gases inalados em ambientes de pressão atmosférica aumentada, ou hiperbarismo, como proposta de tratamento de doenças foi introduzido no final do século XIX. Entretanto, após o início do século XX, ficou evidente que havia ainda muitas dúvidas sobre a terapia, o que colocou essa ideia em um campo à espera de melhores evidências científicas e clínicas para que voltasse a ser aceita como modalidade terapêutica reconhecida.

Na década de 1950, contudo, estudos realizados por Boerema,[1] chefe do departamento de cirurgia da Universidade de Amsterdam (Holanda), demonstraram o importante potencial que o oxigênio hiperbárico, fornecido por via inalatória, viria a desenvolver nos anos seguintes como um novo tipo de medicação. Em seus estudos com o oxigênio hiperbárico, Boerema manteve animais de experimentação de grande porte (porcos) anestesiados e recebendo oxigênio a 100%, por via inalatória, em uma câmara hiperbárica pressurizada a 3 atmosferas absolutas (3 ATA). Após exsanguinar cada animal retirando todas as hemácias, mas garantido o volume intravascular com plasma e uma solução com dextrana, glicose e eletrólitos semelhante ao Ringer, Boerema manteve os animais nessas condições por 1 hora, reinfundindo posteriormente o sangue de cada animal e retornando à pressão atmosférica normal (1 ATA). Os animais submetidos a esse experimento foram, então, acompanhados por mais de 1 ano após o evento e não apresentaram nenhum tipo de sequela ou complicação, o que demonstrou, portanto, que a quantidade de oxigênio dissolvida no líquido que preenchia os vasos sanguíneos nessa condição hiperbárica era suficiente para manter o metabolismo basal do sistema nervoso central.

A partir desse momento, o oxigênio hiperbárico passou a ser estudado como uma terapêutica em situações em que a hipoxia tecidual, muitas vezes associadas a infecções importantes de tecidos profundos, tem papel importante na fisiopatologia de determinadas doenças. Atualmente, sabemos que, além da preservação do metabolismo celular, há também uma importante ação sobre o estresse oxidativo e o sistema antioxidante intracelulares, demonstrando ações do oxigênio hiperbárico em diversas situações que potencialmente são benéficas para o tratamento de várias doenças, como veremos a seguir.

Oxigenoterapia hiperbárica

A oxigenoterapia hiperbárica (OHB) é uma terapêutica na qual o paciente recebe, por via inalatória, oxigênio em alta porcentagem (> 99,9%), em um ambiente com pressão atmosférica aumentada. Cada exposição é determinada por um período de tempo definido, e a combinação entre o tempo de exposição e a pressão atmosférica aplicada constitui uma sessão de OHB. Habitualmente, a OHB é realizada em várias sessões. O número e a frequência diária das sessões, bem como as pressões atmosféricas aplicadas e o tempo de exposição de cada sessão, são orientados segundo a doença em tratamento e as condições de cada paciente.

Câmaras hiperbáricas

Para a administração da OHB utiliza-se um equipamento especialmente desenvolvido para essa finalidade, conhecido como câmara hiperbárica. Basicamente, a câmara hiperbárica é um vaso rígido e que mantém sem variação a pressão atmosférica aplicada em seu interior. No Brasil, essas câmaras são consideradas equipamentos de uso médico-hospitalar e só podem ser utilizadas seguindo as normas estabelecidas pela Agência Nacional de Vigilância Sanitária (Anvisa). Basicamente, existem dois tipos de câmaras de OHB: monopaciente e multipaciente.

As câmaras monopaciente (Figura 41.1) são equipamentos em que um único paciente é introduzido em seu interior, em decúbito dorsal e sem o acompanhamento de pessoal. O paciente é, então, pressurizado de forma direta com oxigênio e o recebe por via inalatória diretamente da atmosfera interna na qual está inserido. Esse tipo de equipamento tem grande aplicação na OHB atual, uma vez que geralmente implica um custo inicial de investimento mais acessível, além de ser de fácil instalação intra-hospitalar.

As câmaras multipaciente (Figura 41.2), por sua vez, são equipamentos maiores e que podem receber vários pacientes ao mesmo tempo para a realização de uma sessão de OHB. Nesse equipamento, os pacientes podem ficar sentados ou deitados; são pressurizados com ar e recebem o oxigênio por via inalatória através de máscaras especiais. Esse tipo de câmara exige condições de espaço físico mais complicadas que as monopaciente, mas têm a vantagem de manter um profissional de saúde, geralmente um técnico de enfermagem (também

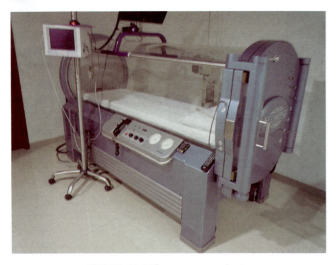

FIGURA 41.1 Câmara monopaciente.

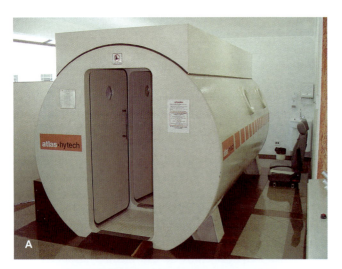

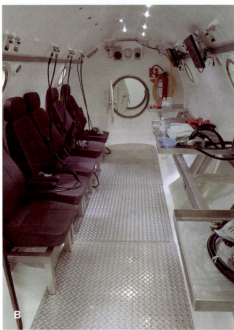

FIGURA 41.2 Câmara multipaciente.

chamado de guia interno) presente na câmara durante toda a sessão de OHB. Isso pode ser especialmente importante para indivíduos com dificuldades de ambientação, tais como claustrofobia e dificuldades para equalização das orelhas, além de fornecer um melhor suporte para pacientes mais críticos.

Ambos os tipos de câmaras têm suas vantagens e desvantagens; a escolha do tipo de equipamento depende de fatores diversos, relativos a cada serviço. Mas é importante ressaltar que, apesar de ser uma terapêutica bastante segura se adequadamente administrada, a utilização de oxigênio quase a 100% em ambiente hiperbárico deve seguir padrões rígidos de segurança bem estabelecidos.

Princípios físicos da oxigenoterapia hiperbárica

Para compreender como a OHB pode ser útil no tratamento de determinadas doenças, devemos lembrar de duas leis da física que têm aplicação direta nessa terapêutica: as leis de Boyle e Henry.

A lei de Boyle diz que, em um sistema gasoso fechado com volume variável e temperatura constante, o volume varia de maneira inversamente proporcional à variação da pressão – ou seja, ao aumentar a pressão ambiental (compressão) sobre esse sistema, o volume (V) tende a diminuir de maneira proporcional à intensidade do aumento da pressão (P). O inverso ocorre na diminuição da pressão (descompressão) sobre o sistema. Em termos matemáticos, $V/P = K$, em que K é uma constante.

A aplicação imediata da lei de Boyle está no tratamento de embolias gasosas intravasculares e na doença descompressiva. Bolhas gasosas no corpo terão seus tamanhos diminuídos com a compressão e serão mais facilmente eliminadas com o tratamento. Além disso, para a prevenção de problemas decorrentes da compressão de algumas cavidades gasosas do corpo, como veremos adiante, o conhecimento da lei de Boyle é fundamental e está diretamente relacionado com o reconhecimento dos efeitos dessa lei da física sobre o paciente.

A lei de Henry, por sua vez, diz que, em um sistema fechado com uma fase gasosa sobre uma fase líquida e temperatura constante, a dissolução do gás no líquido é proporcional à pressão parcial desse gás sobre a fase gasosa. Isso significa que, durante a compressão, os gases são dissolvidos com mais facilidade no meio líquido e que voltam a seu estado gasoso durante e após a descompressão. Um exemplo simples para entender a lei de Henry é o fato de que, ao abrir uma garrafa de refrigerante, observa-se o aparecimento imediato de bolhas no líquido que correspondem ao gás carbônico (CO_2) que estava dissolvido na bebida e que, quando se abre a tampa da garrafa (descompressão), passa para sua forma gasosa.

A lei de Henry é fundamental para se entender como funciona o oxigênio hiperbárico. Em condições normais de tratamento, geralmente entre 2 e 2,5 ATA, a quantidade ou pressão parcial de oxigênio (P_{O_2}) dissolvida no plasma sanguíneo arterial atinge níveis muito elevados (cerca de 1.500 mmHg),[2] o que leva à oferta do O_2 para tecidos e células em sofrimento por hipoxia, em determinadas situações. Esse fato torna possível a compensação da hipoxia celular além de desencadear outros efeitos do oxigênio hiperbárico sobre tecidos e células, conhecidos como mecanismos de ação do O_2 hiperbárico.

Mecanismos de ação do O_2 hiperbárico

A OHB atinge elevados níveis plasmáticos de oxigênio que só podem ser conseguidos quando respiramos esse elemento em ambiente pressurizado (Tabela 41.1).[3] Nessa situação, há maior área de difusão do O_2 a partir dos capilares, particularmente em tecidos e células hipóxicas, permitindo que tais estruturas voltem a estabelecer um metabolismo aeróbico, com recuperação de funções celulares importantes. Como demonstrado pelo Dr. Boerema, o oxigênio dissolvido no plasma arterial em condições hiperbáricas pode ser o suficiente para a manutenção da oxigenação e o metabolismo aeróbico basal teciduais em casos em que há grande dificuldade no transporte desse elemento pelo sangue para os tecidos, como na intoxicação pelo monóxido de carbono (CO) e na isquemia.

Além da restauração do metabolismo aeróbico celular, as tensões teciduais de oxigênio obtidas com oxigenação hiperbárica podem atingir níveis acima do regime habitual das células. Essa exposição excepcional ao oxigênio na OHB leva à produção de níveis aumentados de espécies reativas de oxigênio e nitrogênio dentro das células, tais como o ânion superóxido (O_2^-), o peróxido de hidrogênio (H_2O_2) e o óxido nítrico (NO), entre outros. Esses compostos ocorrem naturalmente na bioquímica intracelular como resultado da respiração celular e são importantes como sinalizadores em vários processos intracelulares (p. ex., na inflamação e na mitose celular). Entretanto, são também altamente reativos e podem causar a oxidação de lipídios de membranas e de proteínas e a quebra do DNA. Esses efeitos deletérios das espécies reativas de O_2 e N_2 são controlados por reações fisiológicas, por enzimas intra e extracelulares e por algumas vitaminas que compõem o sistema de defesa antioxidante. Na OHB, ocorre um aumento importante na produção dessas espécies reativas, mas, por outro lado, há aumento na produção de enzimas do sistema antioxidante, como a superóxido dismutase, a catalase e a glutationperoxidase. Essas alterações resultam em eventos importantes na bioquímica celular, conhecidos como estresse oxidativo, e que podem ser significativos na resposta clínica ao O_2 hiperbárico.[4]

TABELA 41.1 Variação do volume % de oxigênio no sangue arterial segundo a variação da pressão atmosférica e o gás inalado (ar e O_2 a 100%).

Gases inalados	Ar		100% O_2	
Atmosferas absolutas	Hb	Plasma	Hb	Plasma
1	20,1	0,32	20,1	2,09
2	20,1	0,81	20,1	4,44
3	20,1	1,31	20,1	6,8

As ações terapêuticas da OHB podem ser compreendidas por meio dos chamados mecanismos de ação do O_2 hiperbárico, que serão apresentados a seguir. Atualmente, considera-se que esses mecanismos de ação sejam decorrentes da correção da hipoxia celular e das alterações na bioquímica celular em virtude do estresse oxidativo.

Compensação da hipoxia celular

Células e tecidos hipóxicos estão mais propensos a infecções e têm uma reparação local dificultada. Células polimorfonucleares (PMN), particularmente neutrófilos e macrófagos, necessitam de uma tensão tecidual mínima de 30 a 40 mmHg de O_2 para exercerem suas funções na resposta inflamatória e no combate a infecções bacterianas.[5] A OHB fornece o O_2 necessário para o restabelecimento dessas funções em determinadas situações, garantindo não apenas a produção do trifosfato de adenosina (ATP) intracelular necessário para, por exemplo, a diapedese e a fagocitose, mas sendo, também, o substrato para a formação de aldeídos bactericidas dentro do fagossomo. Nos neutrófilos, o peróxido de hidrogênio é utilizado em uma reação com Cl^- que é catalisada por mieloperoxidases (MPO) para a produção de ácido hipocloroso (HClO). O ânion superóxido (O_2^-), o H_2O_2 e o HClO são liberados em quantidades significativas dentro do fagossomo durante a queima respiratória e são parte fundamental para que essas células exerçam sua ação bactericida (Figura 41.3).[6]

A preservação do ATP em tecidos hipóxicos submetidos ao oxigênio hiperbárico é observada, por exemplo, em situações de lesão por isquemia-reperfusão.[7] Além de manter a viabilidade desses tecidos, a OHB pode fazer com que as células inicialmente hipóxicas retornem a suas formas iniciais, o que diminui o edema celular hipóxico por meio da reativação da bomba de NA/K intracelular.

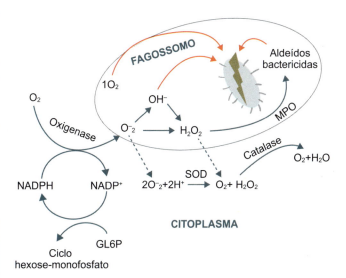

FIGURA 41.3 O ânion superóxido (O_2^-) e o peróxido de hidrogênio (H_2O_2) fornecidos pelo O_2 celular têm função bactericida dentro do fagossomo. O H_2O_2 fornece, também, o substrato para a produção de aldeídos bactericidas por ação de metaloproteínas (MPO).

Melhora no tratamento de infecções

O oxigênio hiperbárico pode favorecer o combate a certas infecções bacterianas por meio de algumas ações interessantes. Inicialmente, como citado anteriormente, há uma melhor ação de PMN em algumas situações. Essas células passam a ter melhor fagocitose e efeito bactericida mais efetivo quando o tecido infectado está submetido a uma tensão inicialmente baixa de O_2, como no pé diabético e na osteomielite crônica refratária. Além disso, o O_2 hiperbárico pode atuar diretamente sobre alguns microrganismos anaeróbios, em especial do gênero *Clostridium*, que exerce um efeito bacteriostático em níveis clínicos de tratamento.[8] Desse modo, a OHB pode inibir a ação dessas bactérias por meio da interrupção na produção de toxinas bacterianas muito deletérias, tal como ocorre no gênero *Clostridium* e levam a uma melhora clínica importante do paciente e uma melhor resposta à terapêutica tradicional (cirurgia e antibióticos). Isso representa a base da indicação da OHB em casos de gangrena gasosa e de fasciítes necrosantes, por exemplo. Esses microrganismos são muito sensíveis a níveis elevados de O_2, que são conseguidos apenas em condições hiperbáricas.

Outra ação importante do O_2 hiperbárico está no efeito potencializador da OHB sobre alguns antibióticos. A OHB aumenta a ação e o efeito pós-antibiótico em aminoglicosídeos[9] e potencializa o efeito bacteriostático na sulfa-trimetoprima.[10] Em estudos sobre osteomielites com animais de experimentação, a OHB potencializa o efeito da cefazolina.[11]

Vasoconstrição

A OHB tem efeito vasoconstritor em nível pré-capilar. Esse efeito é uma reação fisiológica ao oxigênio hiperbárico no sentido de diminuir o estresse oxidativo tecidual pois leva a uma diminuição significativa no fluxo sanguíneo hiperoxigenado que chega aos tecidos. Esse efeito varia de acordo com o tipo de tecido e é observado, por exemplo, em extremidades (20%)[12] e no sistema nervoso central.[13] Isso causa uma diminuição significativa no aporte de líquidos ao tecido, porém sem perda da oxigenação tecidual.

A diminuição do aporte líquido causado pela vasoconstrição favorece a redução do edema intersticial em algumas situações. Em um tecido traumatizado, o aumento da perfusão local associado a maior permeabilidade capilar levam ao aumento na quantidade de líquido intersticial resultando no edema tecidual. Na OHB, a vasoconstrição diminui a perfusão local, favorecendo o retorno do líquido intersticial para o espaço intravascular por ação da pressão oncótica dentro da vênula.[14] Esse efeito antiedematogênico da OHB é potencializado também pela correção da hipoxia celular e posterior diminuição do edema celular hipóxico.

A ação de redução do edema pela OHB é observada em situações como a síndrome de esmagamento[15] e em queimaduras[16] e representa um importante efeito terapêutico nesses casos, pois auxilia no restabelecimento de uma melhor perfusão tecidual após o término da exposição hiperbárica.

Neovascularização em tecido irradiado

Tecidos expostos à radiação, como na radioterapia, podem desenvolver uma alteração estrutural importante caracterizada pela diminuição significativa na densidade da microvascularização. A persistência da hipoxia tecidual resultante dessa alteração dificulta o combate a infecções e a cicatrização nesses tecidos. A OHB mantém melhor oxigenação tecidual nesses casos promovendo melhor angiogênese,[17] com formação de novos vasos a partir de células endoteliais locais. Isso resulta em aumento da densidade da microvascularização. Em geral, essas alterações atingem o máximo de expressão por volta do 21º dia de tratamento com OHB e têm efeito permanente, o que torna possível uma cicatrização melhor desses tecidos irradiados.

Diminuição da lesão de isquemia-reperfusão

Estudos realizados desde os anos 1990 têm demonstrado que o O_2 hiperbárico tem efeito positivo sobre a diminuição da intensidade de lesão de isquemia-reperfusão. Nessa situação, ao ser realizada a reperfusão local, um tecido submetido a um período de hipoxia em virtude de isquemia local pode apresentar uma piora clínica importante, pois a reperfusão leva a uma adesão de neutrófilos na parte interna da parede dos vasos sanguíneos. Isso leva à liberação de substâncias vasoativas que, por sua vez, levam a uma nova vasoconstrição na microcirculação adjacente e, por consequência, a uma nova isquemia local. Além disso, os neutrófilos que estão aderidos na parede interna do vaso reperfundido liberam espécies reativas do oxigênio que causam uma segunda lesão por peroxidação lipídica nas membranas celulares endoteliais.[18]

A aderência dessas células é por decorrente da ativação de moléculas de aderência local causada pela isquemia (hipoxia e hipoglicemia). A OHB diminui a expressão dessas moléculas de adesão, provavelmente por interferir no estresse oxidativo intracelular.[19]

Reparação tecidual

Várias etapas do processo de cicatrização tecidual são dependentes de oxigênio. Além de atuar na fase inflamatória, que diminui a expressão de algumas citocinas inflamatórias,[20] a OHB fornece oxigênio para fibroblastos. Essas células, fundamentais no processo de reparação tecidual, dependem de níveis teciduais adequados de O_2 para serem funcionais.[21] Em tecidos hipóxicos, a OHB pode fornecer as condições necessárias para que essas reações ocorram de maneira adequada, promovendo, portanto, uma cicatrização mais eficaz em tecidos em que os níveis de oxigênio estejam comprometidos.

O oxigênio hiperbárico também age, sobre células do tecido ósseo. A OHB pode aumentar a atividade de osteoblastos, o que leva a um aumento do número dessas células e auxilia na osteointegração.[22]

Indicações aceitas para tratamento

As indicações para tratamento com OHB são bastante diversas, em razão dos vários mecanismos de ação do oxigênio hiperbárico. Atualmente, a OHB está regulamentada no Brasil por meio de um documento do Conselho Federal de Medicina (CFM), de 1995 que, além de estabelecer essa terapêutica como um tratamento médico reconhecido e que deve ser supervisionado diretamente pelo médico, determina, ainda, as indicações para tratamento hiperbárico em nosso meio.[23] Essas indicações estão listadas a seguir:

- Embolias gasosas
- Doença descompressiva
- Embolias traumáticas pelo ar
- Envenenamento por monóxido de carbono ou inalação de fumaça
- Envenenamento por cianeto ou derivados cianídricos
- Gangrena gasosa
- Síndrome de Fournier
- Outras infecções necrosantes de tecidos moles: celulites, fasciites e miosites
- Isquemias agudas traumáticas: lesão por esmagamento, síndrome compartimental, reimplantação de extremidades amputadas e outras
- Queimaduras térmicas e elétricas
- Vasculites agudas de etiologia alérgica, medicamentosa ou por toxinas biológicas (aracnídeos, ofídios e insetos)
- Lesões refratárias: úlceras de pele, lesões em pé diabético, escaras de decúbito, úlcera por vasculites autoimunes, deiscências de suturas
- Lesões por radiação: radiodermite, osteorradionecrose e lesões actínicas de mucosas
- Retalhos ou enxertos comprometidos ou de risco
- Osteomielites
- Anemia aguda, nos casos de impossibilidade de transfusão sanguínea.

Um dado importante que deve ser observado é o fato de que, nos casos de embolias gasosas arteriais e venosas, inclusive a doença descompressiva, a recompressão é o tratamento de escolha. Nas demais indicações, a OHB é considerada tratamento adjuvante, ou seja, medida terapêutica que deve ser somada às medidas tradicionais de tratamento. Nesses casos, indicar a OHB sem garantir que as medidas de tratamento estabelecidas como tratamento padrão sejam realizadas não produzirá os resultados esperados. Deve haver, portanto, uma integração entre o médico do paciente e o médico do serviço hiperbárico no sentido de estabelecer um plano de tratamento que possibilite alcançar os efeitos desejados da OHB.

A OHB é extensamente discutida e está bem estabelecida em praticamente todos os países. Internacionalmente, entidades como a Undersea and Hyperbaric Medical Society (UHMS) e a European Underwater Baromedical Society (EUBS) atuam como referências nesse campo e avaliam periodicamente a literatura médica publicada para estabelecer, também, suas indicações para a OHB.

Feridas e oxigenoterapia hiperbárica

O uso da OHB no tratamento de feridas complexas pode ser bastante eficaz, desde que adequadamente indicado. Habitualmente, essa terapêutica é considerada adjuvante nesses casos, isto é, não atua como tratamento principal.

A principal aplicação da OHB no tratamento de uma ferida complexa é no atendimento de lesões refratárias em membros inferiores de pacientes diabéticos (pé diabético). Nesses casos, há uma hipoperfusão tecidual local decorrente tanto da macroangiopatia quanto da microangiopatia causadas pelo diabetes melito (DM). A neuropatia presente, também decorrente do DM, pode levar ao aparecimento de pequenas lesões por traumatismos locais que passam despercebidos pelo paciente, resultando em feridas extensas e habitualmente infectadas.

A OHB pode favorecer a atividade dos PMN, com melhor combate à infecção local e, posteriormente, auxiliar os fibroblastos locais no processo de reparação tecidual. O oxigênio hiperbárico, quando bem ministrado em casos selecionados de lesões em pé diabético, pode diminuir a incidência de amputações maiores[24] e aumentar a taxa de cicatrização em seguimento de 12 meses.[25] Entretanto, é necessário observar que a OHB não substitui uma eventual indicação de tratamento cirúrgico nesses casos. Se houver a necessidade de uma revascularização do membro ou de um desbridamento das lesões, tais procedimentos devem ser realizados antes de iniciar o tratamento hiperbárico.

A OHB pode ser de auxílio, também, nos casos de pé diabético em que se constata a presença de osteomielite concomitante. Entretanto, o número de sessões de OHB e a pressão de tratamento utilizadas podem ser maiores do que o habitual.

Outro exemplo da ação terapêutica da OHB em feridas complexas está nas lesões que afetam tecidos irradiados, como citado anteriormente. A OHB leva a um aumento permanente da densidade de microcirculação nesses tecidos, propiciando melhor controle de infecção e melhor cicatrização. Nesses casos, a OHB pode ser usada antes de se realizar o procedimento cirúrgico, mas com o cuidado de manter o tratamento hiperbárico, geralmente entre 10 e 20 sessões de OHB, logo após a realização da cirurgia.

Outros casos selecionados de úlceras complexas podem se beneficiar da OHB. A seguir, uma lista mais completa das indicações da OHB no tratamento de feridas complexas:[26]

- Úlceras por insuficiência arterial
- Úlceras em pés diabéticos
- Úlceras por estase venosa
- Úlceras de decúbitos
- Feridas infectadas
- Congelamentos
- Feridas refratárias associadas a picadas de aranha
- Lesões perineais refratárias na doença de Crohn.

A OHB pode ser, ainda, utilizada no tratamento de lesões extensas em que haja necessidade de colocar um enxerto ou um retalho para a cobertura e nas quais se suspeite que haja risco elevado de perda do tecido transplantado por causa de um leito receptor ruim (hipóxico). Nessas situações, a OHB deve ser utilizada tanto antes do procedimento cirúrgico, para se preparar esse leito, que aumenta a quantidade local de tecido de granulação, bem como após a cirurgia, para aumentar a viabilidade do enxerto ou retalho. A OHB utilizada nesses casos pode aumentar significativamente o resultado do tratamento cirúrgico por meio da manutenção da oxigenação do tecido enxertado/implantado.[27]

Em geral, a indicação da OHB e a avaliação dos resultados do tratamento são realizadas por meio de uma avaliação clínica das lesões e também dos resultados de exames laboratoriais do paciente (hemograma, VHS, PCR etc.). Porém, nos casos de feridas complexas, uma ferramenta útil tanto para a indicação quanto para o seguimento do tratamento hiperbárico é a oximetria transcutânea. Nos casos de lesões em pé diabético, a utilização desse método, que basicamente mede a quantidade de oxigênio que passa através da pele em áreas muito próximas às bordas das lesões, pode indicar quais pacientes têm melhor indicação e resposta à OHB. Nesses pacientes, medidas de oximetria transcutânea ($TcpO_2$) < 30 mmHg, ou índice de perfusão regional ($TcpO_2$ lesão/$TcpO_2$ tórax) < 0,4 têm um prognóstico ruim quanto ao tratamento hiperbárico. Por outro lado, pacientes que apresentam $TcpO_2$ > 35 mmHg, ao receberem O_2 100% normobárico, ou $TcpO_2$ > 200 mmHg enquanto respiram O_2 hiperbárico têm, em média, 70% mais chances de atingir um bom resultado com a OHB.[28]

Ainda em relação às feridas complexas tratadas com a OHB, um ponto importante a ser destacado é a relação entre essa terapêutica e as coberturas de curativos nelas realizadas. Apesar de ser um tratamento bastante seguro, a exposição a algumas substâncias eventualmente presentes nesses curativos pode ser um impedimento para a realização da OHB em virtude do risco aumentado de ignição desses materiais. De modo geral, derivados de hidrocarbonetos ou de soluções alcoólicas não podem ser introduzidos no ambiente hiperbárico. Os curativos a vácuo, por outro lado, não constituem um problema habitual ao tratamento hiperbárico e observa-se apenas que o equipamento eletrônico deve ser desligado e deixado do lado de fora da câmara hiperbárica. Na prática, a OHB e o curativo a vácuo são medidas que podem ser somadas no tratamento desses pacientes, uma vez que por meio dos vários mecanismos de ação do O_2 hiperbárico citados anteriormente não haverá prejuízo no tratamento em razão do desligamento temporário do vácuo.

Contraindicações e efeitos colaterais

A OHB é um tratamento bastante seguro. Porém, não se pode esquecer que os pacientes serão submetidos a uma condição em que há pressão ambiental elevada e se respira oxigênio puro. Nessa situação, podem ocorrer alguns problemas importantes, embora uma boa avaliação prévia das condições do paciente, associada à administração cuidadosa da OHB, possa evitar a ocorrência dessas complicações.

Como todo tratamento médico, a OHB apresenta algumas contraindicações, relacionadas particularmente com a ocorrência no corpo de espaços contendo ar e sem comunicação com o meio externo.[29] No caso de um pneumotórax não tratado, por exemplo, o maior receio está no fato de que durante a descompressão possa ocorrer uma expansão do gás dentro da cavidade pleural o que poderia levar a um pneumotórax hipertensivo. A drenagem adequada da cavidade torácica resolve esse problema e possibilita a realização da OHB.

Existem outras contraindicações que também devem ser observadas antes de iniciar o tratamento hiperbárico. Situações como o uso de alguns quimioterápicos, infecções de vias respiratórias superiores, história pregressa de convulsões por epilepsia, doença pulmonar obstrutiva crônica (DPOC) e gestação são alguns exemplos em que a OHB pode estar contraindicada,[29] particularmente nos casos em que esse tratamento tem papel adjuvante. Uma avaliação adequada deve ser realizada pelo médico responsável pela OHB, a fim de prevenir de problemas mais sérios.

Em virtude dos efeitos da lei de Boyle, todos os espaços gasosos do corpo tendem a sofrer variação de volume de modo inversamente proporcional à variação da pressão durante o tratamento, mas normalmente esses espaços têm seus volumes preservados durante a OHB por meio de uma comunicação contínua destes com a atmosfera externa ou, então, com o auxílio de pequenas manobras que o paciente realiza para facilitar a entrada e a saída de gases durante a variação da pressão. Dessas manobras, ditas de compensação, a mais comum é a manobra de Valsalva, na qual o paciente "injeta" ar através das tubas auditivas internas pressionando o nariz enquanto tenta expirar pelo mesmo, sem deixar o ar sair pelas narinas. Entretanto, caso essa variação de volume não possa ser adequadamente compensada por haver uma alteração física direta sobre os tecidos relacionados com os espaços gasosos, pode levar a um trauma local conhecido como barotrauma.

Entre as complicações em OHB, os barotraumas estão entre as mais frequentes, particularmente os da orelha média. Nessa situação, a não realização adequada da manobra de Valsalva pode levar a um aumento da pressão sobre a membrana timpânica e, consequentemente, a seu traumatismo. Contudo, um acompanhamento adequado dos pacientes durante todo o tratamento por parte da equipe do serviço hiperbárico pode identificar essa situação logo no início e, com a interrupção na variação da pressão dentro da câmara e a realização de manobras de compensação orientadas e supervisionadas, evitar lesões mais sérias. Outros espaços gasosos do corpo, como os seios da face, também estão sujeitos a essa situação. Porém, como colocado anteriormente, o acompanhamento adequado dos pacientes durante todo o tratamento hiperbárico normalmente identifica e resolve essas situações, o que evita a ocorrência de barotraumas significativos.

Outras complicações menos frequentes podem ocorrer. Como o tratamento é realizado com o paciente instalado dentro da câmara hiperbárica, indivíduos com claustrofobia podem ter dificuldades com o tratamento, apesar de apenas uma pequena fração destes (< 0,5%) efetivamente necessitar de suporte emocional ou medicações para a realização do tratamento hiperbárico.

O oxigênio hiperbárico pode ainda, a dependendo da pressão e do tempo de exposição, desenvolver um quadro de toxicidade. Indivíduos expostos ao oxigênio por tempo muito prolongado podem desenvolver um quadro de intoxicação pulmonar caracterizado por tosse sem expectoração, dor retroesternal e sensação de ventilação diminuída. Quando a exposição ocorre em pressões elevadas (próximas a 3 ATA) de oxigênio inalado, um quadro de intoxicação neurológica pode ocorrer, geralmente representado por convulsões tônico-clônicas de início súbito. Esses quadros de intoxicação pelo oxigênio hiperbárico são de ocorrência rara (cerca de 0,01% dos pacientes) e normalmente estão associados a exposições com tempo e pressão acima dos habitualmente usados.[30]

Considerações finais

A OHB é tratamento médico bem estabelecido e regulamentado em nosso meio. O oxigênio hiperbárico atua de diversas maneiras em células e tecidos hipóxicos e pode ser útil no tratamento de situações clínicas bem estabelecidas, como as citadas neste capítulo. Nesse sentido, devemos considerar o oxigênio hiperbárico como uma medicação, uma vez que existem mecanismos de ação terapêutica já descritos, indicações reconhecidas internacionalmente, contraindicações, efeitos colaterais e interações com alguns outros medicamentos.

Vale ressaltar que a OHB, na maioria de suas indicações, inclusive no tratamento de feridas complexas, é considerada tratamento adjuvante às medidas terapêuticas tradicionais ao caso. Além disso, como vimos também, a OHB é um tratamento seguro. Porém, a realização de um tratamento eficaz e seguro depende de uma avaliação detalhada do caso por parte do médico responsável pela OHB. Nesse caso, é imprescindível haver uma relação de colaboração entre o médico do paciente e o médico responsável pelo tratamento hiperbárico, já que a OHB, quando indicada, deve ser considerada parte importante no plano de tratamento do paciente.

Referências bibliográficas

1. Boerema I, Meyne NG, Brummelkamp WH, et al. Life without blood. J Cardiovasc Surg. 1959;13:133-46.
2. Tibbles PM, Edelsberg JS. Hyperbaric oxygen therapy. N Eng J Med. 1996;34:1642-8.
3. Camporesi EM, Mascia MF, Thorn SR. Physiological Principles of Hyperbaric Oxygenation. In: Oriani G, Marroni A, Wattel E (eds.). Handbook on Hyperbaric Medicine. Berlin: Springer; 1996. p. 35-58.
4. Sies H, Berndt C, Jones DP. Oxidative Stress. Annu Rev Biochem. 2017;86:715-48.
5. Hohn DC, MacKay RD, Halliday B, Hunt TK. Effect of O₂ tension on microbicidal function of leukocytes in wounds and *in vitro*. Surg Forum. 1976;27(62):18-20.
6. Winterbourn CC, Kettle AJ. Redox reactions and microbial killing in the neutrophil phagosome. Antioxid Redox Signal. 2013;18(6):642-60.
7. Haapaniemi T, Sirsjö A, Nylander G, Larsson J. Hyperbaric oxygen treatment attenuates glutathione depletion and improves metabolic restitution in postischemic skeletal muscle. Free Radic Res. 1995;23(2):91-101.
8. Van Unnik AJM. Inhibition of toxin production in *Clostridium perfringens in vitro* by hyperbaric oxygen. Antonie van Leeuwenhoek. 1965;31:181-6.
9. Park MK, Muhvich KH, Myers RA, Marzella L. Hyperoxia prolongs the Aminoglycoside-induced postantibiotic effect in Pseudomonas aeruginosa. Antimicrob Agents Chemother. 1991;35(4):691-5.
10. Pakman LM. Inhibition of Pseudomonas aeruginosa by hyperbaric oxygen. I. Sulfonamide activity enhancement and reversal. Infect Immun. 1971;4(4):479-87.
11. Mendel V, Reichert B, Simanowski HJ, Scholz HC. Therapy with hyperbaric oxygen and cefazolin for experimental osteomyelitis due to *Staphylococcus aureus* in rats. Undersea Hyperb Med. 1999;26(3):169-74.
12. Bird AD, Telfer AB. Effect of hyperbaric oxygen on limb circulation. Lancet. 1965;1(7381):355-6.
13. Bergo GW, Tyssebotn I. Regional cerebral blood flow during exposure to 1, 3, 5 bar oxygen. Undersea Biomed Res. 1989;16:75-6.
14. Dooley JW, Mehm WJ. Non-invasive assessment of the vasoconstrictive effects of hyperoxygenation. J Hyperbaric Med. 1989;4:177-87.
15. Strauss MB. The effect of hyperbaric oxygen in crush injuries and skeletal muscle-compartment syndromes. Undersea Hyperb Med. 2012;39(4):847-55.
16. Kaiser W, Voss K. Influence of hyperbaric oxygen on the edema formation in experimental burn injuries. Iugoslaw Physiol Pharmacol Acta. 1992;28(9):87-98.
17. Marx RE, Ehler WJ, Tayapongsak P, Pierce LW. Relationship of oxygen dose to angiogenesis induction in irradiated tissue. Am J Surg. 1990;160(5):519-24.
18. Granger DN, Kvietys PR. Reperfusion injury and reactive oxygen species: The evolution of a concept. Redox Biology. 2015;6:524-51.
19. Jones SR, Carpin KM, Woodward SM, et al. Hyperbaric oxygen inhibits ischemia-reperfusion induced neutrophil CD18 polarization by a nitric oxide mechanism. Plast Reconstr Surg. 2010;126(2):403-11.
20. Al-Waili NS, Butler GJ. Effects of hyperbaric oxygen on inflammatory response to wound and trauma: possible mechanism of action. Sci World J. 2006;6:425-41.
21. Hunt TK, Zederfeldt B, Goldstick TK. Oxygen and healing. Am J Surg. 1969;118(4):521-5.
22. Al Hadi H, Smerdon GR, Fox SW. Hyperbaric oxygen therapy accelerates osteoblast differentiation and promotes bone formation. J Dent. 2015;43(3):382-8.
23. Conselho Federal de Medicina. Resolução CFM nº 1.457/95.
24. Kaur S, Pawar M, Banerjee N, Garg R. Evaluation of the efficacy of hyperbaric oxygen therapy in the management of chronic non-healing ulcer and role of periwound transcutaneous oximetry as a predictor of wound healing response: A randomized prospective controlled trial. J Anaesthesiol Clin Pharmacol. 2012;28:70-5.
25. Abidia A, Laden G, Kuhan G, Johnson BF, et al. The role of hyperbaric oxygen therapy in ischaemic diabetic lower extremity ulcers: a double-blind randomised-controlled trial. Eur J Vasc Endovasc Surg. 2003;25(6):513-8.
26. Jain KK. HBO Therapy in Wound Healing, Plastic Surgery, and Dermatology. In: Jain KK (ed.). Textbook of Hyperbaric Medicine. 6. ed. Gewerbestrasse (Switzerland): Springer International Publishing; 2017. p. 183-205.
27. Baynosa RC, Zamboni WA. The effect of hyperbaric oxygen on compromised grafts and flaps. Undersea Hyperb Med. 2012;39(4):857-65.
28. Fife CE, Buyukcakir C, Otto GH, et al. The predictive value of transcutaneous oxygen tension measurement in diabetic lower extremity ulcers treated with hyperbaric oxygen therapy: a retrospective analysis of 1,144 patients. Wound Rep Reg. 2002;10:198-207.
29. Le PJ. Contraindications and relative risks of hyperbaric oxygen treatment. In: Kindwall EP, Whelan HT (eds.). Hyperbaric medicine practice. 4. ed. North Palm Beach: Best Publishing Company; 2017. p. 170-98.
30. Jokinen-Gordon H, Barry RC, Watson B, Covington DS. A retrospective analysis of adverse events in hyperbaric oxygen therapy (2012-2015): lessons learned from 1.5 million hteatments. Adv Skin Wound Care. 2017;30(3):125-9.

42 Ozonioterapia no Tratamento de Feridas e Queimaduras

Maurício Marteleto Filho

Introdução

Indicada para diversas patologias, entre elas o tratamento de feridas de origem vascular arterial ou venosas, úlceras diabéticas e por insuficiência arterial, além de queimaduras de diversos tipos, a ozonioterapia tem sido praticada com sucesso em vários países. A técnica terapêutica utiliza a aplicação de uma mistura dos gases oxigênio e ozônio medicinal, que pode ser empregada de modo isolado e complementar. Historicamente, existem relatos dessa prática aplicada por médicos alemães e ingleses para o tratamento de feridas em soldados durante a I Guerra Mundial (1914-1918), graças às propriedades desinfetantes e antibióticas do ozônio.

Molécula gasosa natural de alta reatividade, feita de três átomos de oxigênio, o ozônio está na terceira posição entre os agentes oxidantes mais fortes encontrados na natureza, atrás apenas do flúor e do persulfato. Muitos já ouviram falar desse gás nas constantes pautas ambientais, nas quais o risco da perda da camada de ozônio é salientado. Situada na estratosfera, essa camada se encontra a cerca de 22 km da Terra e pode chegar à máxima concentração de 10 ppm, equivalente a 0,02 µg/mℓ. O risco referido pelos ambientalistas se deve ao fato de que é essa "manta" que absorve a maior parte dos raios ultravioletas (UVB e UVC), impedindo sérios danos à saúde da humanidade, entre eles o aumento do índice de carcinomas e melanomas.

Entretanto, existe a ideia equivocada de que o ozônio é um gás tóxico. Isso se relaciona com o fato de que, nas cidades de grande contingente populacional, em conjunto com outros componentes venenosos, da ação solar e do oxigênio, ele se torna prejudicial para os pulmões, em particular para a mucosa pulmonar, os olhos, o nariz e a pele.[1] O que muitos desconhecem é que o ozônio, no local e na dose certa, tem uma ótima ação medicamentosa. O corpo humano, mediante a ativação de leucócitos, pode produzir esse gás, que será importante em situações normais e patológicas.[2]

São vários os efeitos propiciados pela ozonioterapia. Entre eles, destacamos neste capítulo as seguintes características: amplo espectro bactericida, viricida e fungicida; equilíbrio do metabolismo; regulação do sistema antioxidante; modulação do sistema imunológico; e intervenção na liberação dos eicosanoides (família dos autacoides).

A ozonioterapia mostra-se altamente eficaz no tratamento de doenças vasculares isquêmicas como aterosclerose, diabetes, uremia, tabagismo, entre outras, além de feridas crônicas, escaras, úlceras crônicas (pé diabético), feridas por queimaduras, fístulas intratáveis e infecções de pele, cavidade oral, vagina, reto.

No tratamento de feridas, as vias de administração da ozonioterapia são: venosa (principal), intramuscular (menor), retal, vaginal, água ozonizada, hidro-ozonioterapia, ozônio *bag* e óleo ozonizado.

A ozonioterapia tópica inclui a aplicação de óleos vegetais ozonizados, aplicação direta da mistura gasosa de oxigênio e ozônio nas lesões (por meio de um saco plástico – ozônio *bag*), aplicação de água ozonizada e hidro-ozonioterapia. Vale ressaltar que a atividade antisséptica dos óleos ozonizados foi demonstrada inicialmente por Cronhein (1947), porém outros efeitos têm sido atribuídos a eles, como ativadores da microcirculação local, aceleradores do metabolismo do oxigênio celular, estimuladores dos sistemas enzimáticos de defesa antioxidantes e estimuladores da granulação e da epitelização.

Já a hidro-ozonioterapia é um *peeling* suave, com desbridamento não cruento e gradativo, que retira o odor fétido das feridas abertas e do pé diabético, alivia a dor do local e mantém a melhora a longo prazo. Além disso, diminui o edema extravascular e promove redifusão capilar e higienização ampliadas, além de oxigenoterapia por difusão.

Efeito bactericida do ozônio na Medicina

A ozonioterapia se dissipou pela Europa, China e América, porém, até o momento, apenas Rússia, Cuba, Espanha e Itália legalizaram a técnica. No Brasil, um projeto de lei que autoriza a prescrição da técnica como tratamento médico de caráter complementar tramita na Câmara dos Deputados, embora ainda seja alvo de críticas em razão do desconhecimento dos efeitos positivos dessa prática.

Foi na I Guerra Mundial que o primeiro efeito do ozônio foi descoberto: o bactericida, que se manifesta quando aplicado por via externa, de acordo com as diversas modalidades terapêuticas, principalmente em concentrações elevadas. Graças ao potente sistema antioxidante, sua ação não irrita nem destrói os tecidos protetores, quando comparado a muitos antissépticos.

Ele age primeiramente na membrana plasmática das células bacterianas, realizando modificações no conteúdo intracelular (oxidação de proteínas citoplasmáticas e alteração das funções das organelas) que, provavelmente, ocorrem pela ação dos oxidantes secundários e dos produtos da ozonólise dos lipídios das membranas. Isso faz com que a bactéria perca sua capacidade de viver e/ou se reproduzir.

Já nas leveduras, a causa fundamental é a alteração da homeostase no interior da célula, como consequência da alteração da propriedade de barreira das membranas plasmáticas. Vale ressaltar que as moléculas do ozônio não só interagem com os componentes da superfície da membrana, mas também, ao terem permeabilidade variada, produzem a destruição das organelas intracelulares em 10 a 20 minutos.

A partir de estudos microbiológicos *in vitro*, foi possível verificar que a atuação do ozônio dizima todos os tipos conhecidos de bactérias, tanto as gram-positivas como as gram-negativas.[3] Em concentrações que oscilam entre 1 µg/mℓ e 5 µg/mℓ, o ozônio destruiu 99,9% de *Escherichia coli, Enterococcus faecalis, Mycobacterium tuberculosum, Cryptosporidium parvum, Varavium*, entre outros, em um intervalo de 4 a 20 minutos.

Estudo sobre as propriedades bactericidas *in vitro* da água destilada ozonizada, em concentração de ozônio de 4 µg/mℓ, demonstra uma inibição total do crescimento das colônias de estafilococos, bacilos intestinais, *Pseudomonas aeruginosa*, *Proteus* e *Klebsiella*.

Além do efeito bactericida na microbiota gram-positiva das feridas supurantes e das úlceras tróficas, o ozônio também age na diminuição dinâmica da resistência dos microrganismos e no aumento da sensibilidade aos antibióticos. Também se percebe que os vírus encapsulados são mais sensíveis à ação do ozônio que os não encapsulados.[4]

Tanto a água como o azeite ozonizado agem como excelentes desinfetantes nas feridas crônicas, o que possibilita uma ótima cicatrização e o estímulo à proliferação celular. No caso da água, ela ainda tem excelente ação de desbridamento das áreas afetadas. O efeito bactericida do azeite vegetal ozonizado se deve à presença de ozonídeos e hidroxiperóxidos, que se formam nas reações do ozônio com as duplas pontes de lipídios. Supõe-se que o ozonídeo do óleo se acopla no receptor para os microrganismos e o bloqueia.

São essas características que fazem com que a ozonioterapia seja um valioso tratamento para a limpeza e a desinfecção das feridas infectadas, assim como nos processos sépticos locais. Ela pode ser combinada com outros procedimentos derivados das aplicações do gás (ozonioterapia sistêmica, água ozonizada, azeites vegetais ozonizados), sem o perigo de resistência dos microrganismos, nem de toxicidade ou efeitos colaterais.

Em vista desses benefícios, chegou-se à proposta de aplicar a ozonioterapia em queimaduras. Assim, com o objetivo de constatar a efetividade desse tratamento na evolução da lesão multiorgânica, foi realizado um estudo experimental com queimaduras em ratos. Os resultados demonstraram que nessas lesões se formou um importante edema com isquemia tissular local, o que complica a necrose e diminui a velocidade de cicatrização, de modo a aumentar a possibilidade de aparecimento de sepses. Foi realizada, então, a insuflação retal de ozônio, que apresentou diminuição da mortalidade, aumento da atividade do tecido linfoide esplênico e menor lesão hepática e renal, em comparação com os efeitos obtidos no tratamento com soro fisiológico.

Concentração e aplicação

A ozonioterapia está longe de ser uma prática homeopática, na qual qualquer traço será ativado. A técnica tem uma base farmacológica firme, de que o ozônio atua como uma substância real e, como tal, deve ser quantitativamente concisa.[5] Por isso, o preparo do ozonioterapeuta é fundamental – ainda mais em virtude da instabilidade do ozônio, o que faz com que só possa ser manipulado na hora do tratamento. Isso obriga a aquisição de um gerador de ozônio seguro, que garanta uma boa reprodutibilidade.

A ozonização da água bidestilada ou do azeite ocorre por borbulhamento da mistura gasosa, realizado por 5 minutos, no primeiro caso, e em até 2 dias, no segundo. Com água pura, a concentração corresponde a 25% da concentração de ozônio utilizada para que ocorra uma boa desinfecção; 1 g de óleo pode ligar-se a 160 mg de ozônio.[6] Sobre a eficácia, a água ozonizada permanece ativa entre 1 e 2 dias, enquanto a do óleo é de até 2 anos, se mantido no refrigerador. A concentração final do ozônio é inversamente proporcional ao fluxo de oxigênio. Assim, com altos fluxos de oxigênio, haverá baixa concentração e vice-versa.

A dose total de ozônio é equivalente ao volume de gás em mℓ, multiplicado pela concentração de ozônio em µg/mℓ. Os critérios de cálculo são os seguintes:

- Volume total da mistura do gás composto de oxigênio e ozônio
- Concentração de ozônio, expressa em microgramas por mℓ
- Pressão barométrica em mmHg, se diferente do normal (por questões de segurança, deve-se evitar a pressão hiperbárica).

A determinação de uma possível dose de ozônio é estabelecida pela potência do sistema de defesa antioxidante do organismo.

Um dos critérios de seguridade estabelecido para a utilização da ozonioterapia é a quimiluminescência, empregada pela escola russa.[7] Por meio do cálculo preliminar da dose a ser empregada, a utilização de antioxidantes exógenos passa a ser obrigatória apenas no caso de concentrações elevadas de ozônio em indicadores iniciais, muito baixos, do sistema de defesa antioxidante nos pacientes.

Ozônio na corrente sanguínea

Quando o sangue humano é exposto a doses terapêuticas da mistura de oxigênio com ozônio, ambos os gases se dissolvem na água do plasma, dependendo de sua solubilidade, da pressão parcial e da temperatura. Ao contrário do ozônio, que reage com biomoléculas (Pufa, antioxidantes) presentes no plasma, o oxigênio prontamente se equilibra.

Para que ocorra um súbito aumento da concentração de peróxido de hidrogênio, é preciso que haja o rendimento da reação entre ele – entre outras possibilidades, as espécies reativas de oxigênio (ROS) – e os produtos de peroxidação lipídica (LOP). Isso irá gerar um gradiente que dará início ao seguinte ciclo:
- Rápida transferência para dentro das células
- Ativação dos vários processos bioquímicos em poucos segundos
- Simultânea redução para água pelo eficiente sistema antioxidante intracelular (GSH, catalase, GSH-Px).

Essa etapa crítica corresponde a um estresse oxidativo controlado, agudo e transitório, necessário para ativação biológica, sem toxicidade concomitante, o que prova que a dose de ozônio é compatível com a capacidade antioxidante do sangue.[8,9]

Enquanto as ROS são responsáveis pelos efeitos biológicos imediatos, os LOP são importantes por seu resultado tardio, quando o sangue ozonizado retorna para a circulação por reinfusão.

Após se ligarem ao receptor, os LOP podem chegar a qualquer órgão, o que provoca a adaptação para repetidos estresses oxidativos agudos. São eles que irão ativar a regulação das enzimas antioxidantes e, provavelmente, a liberação de célula-tronco.[10-13]

Estresse oxidativo

Como parte de seu mecanismo de ação, a ozonioterapia gera um efeito antioxidante, o que faz com que ela esteja muito vinculada ao conceito de equilíbrio oxidação-redução (ambiente redox). Cria-se assim um paradoxo, a partir do momento que um tratamento oxidativo é utilizado para intervir em um processo de estresse oxidativo. Aliás, o mecanismo geral de atuação da ozonioterapia sistêmica é a produção de um pequeno e controlado estresse oxidativo, que ocorre pelas defesas antioxidantes, para depois se converter em um estímulo oxidante. A repetição sistêmica dessa incitação induz diversas respostas terapêuticas no organismo. Isso mostra que a terapia por ozônio está estreitamente ligada ao processo biológico conhecido como estresse oxidativo.[14]

Esse procedimento não pode ser definido em termos universais, porque é complexo e deve, portanto, ser avaliado por diferentes pontos. Por esse motivo, aceita-se, atualmente, de modo universal, que a valorização do estado de estresse oxidativo requer uma combinação de métodos, que possibilitará estabelecer o tipo de uma maneira personalizada, já que muitas patologias podem estar associadas a diversos desequilíbrios oxidativos, o que requer o uso de vários índices de evolução.

A evolução do estado de estresse oxidativo antes, durante e depois da ozonioterapia facilita a personalização da terapia e proporciona um excelente resultado. Isso aponta a necessidade de favorecer seu controle bioquímico.

Para se ter uma ideia das defesas antioxidantes enzimáticas, deve-se achar os produtos da ozonização. Os principais produtos que se originam da ozonização de lipídios e proteínas são ozonídeos de Criegee, hidroxi-hidroperóxidos, peróxido de hidrogênio e aldeídos.

Os ozonídeos de Criegee são catabolizados pela enzima glutationa S transferase (GST), que usa a glutationa (GSH) como agente redutor para gerar aldeídos e glutationa oxidada (GSSH). Os aldeídos são metabolizados pela enzima aldeído desidrogenase (ALDH), utilizando como cofator o dinucleotídio oxidado da nicotinamida adenina (D+). Nesse contexto, a ozonioterapia leva ao estímulo significativo da enzima GSH.

Efeitos oxidantes e antioxidantes

A normalização do balanço dos níveis de produtos da peroxidação lipídica e do sistema de defesa antioxidante se dá pela otimização dos sistemas oxidantes e antioxidantes do organismo, que ocorre por meio da influência nas membranas celulares. Esse é um dos efeitos biológicos fundamentais da interação sistêmica da ozonioterapia.

Quando o ozônio entra em contato com tecidos e órgãos, ocorre um aumento compensador sobre toda a atividade das enzimas antioxidantes, como a superóxido dismutase, a catalase e a glutationa peroxidase, que são percebidas nos músculos cardíacos, fígado, eritrócitos e outros órgãos.

Por meio de experimentos clínicos e pré-clínicos, com patologias e tecidos diferenciados, percebe-se que, após as primeiras doses de ozônio, por diversos modos de aplicação, ocorrem aumentos não significativos dos processos oxidativos. Essa resposta é dada pelo método de quimiluminescência dos tecidos biológicos estudados e com as análises das concentrações de produtos de peroxidação lipídica, que são primários (DC, TC: conjugados dienólicos e trienólicos), secundários (MDA: malonildialdeído) e finais (BSH: bases de Schiff).

Também é possível notar a ocorrência da restauração da atividade da peroxidação lipídica, que não impede a ativação posterior dos sistemas antioxidantes enzimáticos e não enzimáticos do organismo. Já ao final do tratamento, observa-se a normalização de todos os componentes do sistema redox.

Esses resultados comprovam que a restauração do sistema antioxidante é um processo complexo, que requer a ativação das reações metabólicas. Isso possibilita o acúmulo de NADH e NADPH do ciclo de Krebs e da via da pentose fosfato, que são doadores de prótons para a redução dos componentes oxidativos do sistema antioxidante (glutationa, vitamina E, ácido ascórbico e outros).

Regulação do metabolismo

O ozônio, como regulador metabólico, já é uma realidade comprovada por observações pré-clínicas e clínicas variadas. No geral, é observada a modulação dos indicadores, como glicose, creatinina, hemoglobina, hematócrito, proteínas totais, lactato desidrogenase, colesterol, triglicerídios, lipoproteínas, enzimas hepáticas, bilirrubinas, ácido úrico, ácido láctico, cálcio, entre outros, que, inicialmente, são alterados para valores normais.

Apesar de não termos uma resposta clara sobre os mecanismos de ação, acredita-se que, provavelmente, seja o equilíbrio do sistema redox que leva à estabilização dos parâmetros metabólicos.[15-22]

Um grupo com 22 pacientes com cardiopatia isquêmica foi submetido a sessões de ozonioterapia venosa, a uma concentração de 50 mg/ℓ com 200 mℓ de gás, sem modificação do HDL colesterol e dos triglicerídios. No quinto dia de tratamento, já foi observada significativa redução estatística do colesterol total e do LDL no plasma, de 5,5 e 15,4%, respectivamente. No 15º dia do estudo, a queda foi mais acentuada, 9,7 e 19,8%. Pode-se observar, portanto, que os resultados serão mais acentuados nos pacientes que passarem por maior número de sessões.

Foi realizado também um estudo com pacientes diabéticos tipo 2, com pé diabético neuroinfeccioso, que apresentavam concentrações elevadas de glicose no sangue. Os lesionados foram separados em dois grupos: um foi tratado com ozônio por via retal e local (na lesão) e o outro, apenas com antibiótico (sistêmico e local). Após os tratamentos, observou-se que, naqueles que foram tratados com ozonioterapia a concentração de glicose reduziu significativamente, chegando até os valores de referência. Esse nível de resultado não pode ser alcançado naqueles que receberam apenas antibióticos.[21]

Em outro levantamento, crianças com capacidade auditiva diminuída e valores de T3 e T4 elevados, com cortisol normal, receberam aplicações de ozônio retal por 20 dias, com concentrações de 40 µg e volume de 50 e 150 mℓ. Ao término do tratamento, os níveis diminuíram para valores normais, sem alterar os coeficientes de cortisol.[23]

Os resultados levantados nesses experimentos mostram que a qualidade e a funcionalidade do HDL têm um peso maior do que a quantidade, por serem preditores importantes das propriedades antiaterogênicas dessas partículas. Além disso, dados recentes lançam a possibilidade de que essas funções podem ser reduzidas em casos de aterosclerose e outras doenças inflamatórias. Essa queda pode ocorrer pelo fato de a função antioxidante do HDL depender de sua porção de apoproteína e/ou da proteína paraoxonase (PON) associada ao HDL. Essa é uma enzima dependente de cálcio, capaz de hidrolisar os ácidos graxos de fosfolipídios oxidados e reduzir o LDL oxidado, o que inibe sua resposta pró-inflamatória. A baixa atividade de PON1 está associada ao aumento do risco de eventos cardiovasculares e doenças cardiovasculares. Recomenda-se, assim, que sejam empregadas, como abordagens para o tratamento da aterosclerose, estratégias terapêuticas associadas ao HDL para a preservação e elevação da PON.

Em estudo comprovou que a ozonioterapia aumenta, significativamente, a PON associada ao HDL ($p < 0,05$), quando comparada com pacientes que receberam apenas oxigênio. Ao mesmo tempo, o MDA e o LDL oxidado foram significativamente inferiores ($p < 0,05$) nos pacientes ozonizados em relação aos de controle, que foram insuflados apenas com oxigênio.[24] O mesmo trabalho comprovou que a aplicação de ozônio tem poder desintoxicante provocado pela otimização do sistema microssômico dos hepatócitos e pelo reforço da filtração hepática, além de alterar o metabolismo dos próprios hepatócitos.

Foi observado, também, que há acúmulo de enzimas do sistema do citocromo P450 e catalase nas células hepáticas. Isso altera para cima o número de moléculas de glicogênio e dos antioxidantes mais importantes. Estes, por sua vez, aumentam a produção de ATP. A reorganização do metabolismo se baseia também nas trocas morfofuncionais dos hepatócitos, na hiperplasia pelos peróxidos, na normalização das estruturas dos elementos do retículo endoplasmático liso e na diminuição do nível de mudanças distróficas. Graças à ação recíproca desses mecanismos, muitas funções hepáticas, entre elas a antitóxica, apresentaram melhora.[25,26]

Já nos rins, a aplicação do ozônio intensifica os processos de utilização da glicose, da glicose 6-fosfato, da lactato e do piruvato, o que resulta na manutenção da alta atividade de gliconeogênese. Em pesquisas realizadas, foram observadas a manutenção do ATP, além do aumento da resistência das membranas nas células renais e a diminuição dos valores das moléculas de massa média, que caracterizam a toxicidade no organismo em diferentes estados de gravidade.

Melhora do metabolismo do oxigênio

No caso do oxigênio, o uso do ozônio também possibilita uma importante melhora em seu metabolismo. Isso ocorre quando a ozonioterapia proporciona a reação de peroxidação sobre os fosfolipídios de membrana, que determina o aumento da carga elétrica negativa na membrana eritrocitária e evita o empilhamento ou *roleaux*. Com isso, os eritrócitos se tornam mais deformáveis e, consequentemente, se tornam mais flexíveis.

Como a afinidade da hemoglobina pelo O_2 depende do 2,3-DPG, este exerce papel importante na funcionalidade dos eritrócitos, ao entrar no centro da estrutura quaternária da hemoglobina, as quais liberam quatro moléculas de O_2. Simultaneamente, identifica-se tanto o aumento da velocidade da glicólise no eritrócito como no intercâmbio de íons sódio e potássio, que atuam na manutenção do potencial elétrico de membrana. Essa normalização da troca de íons, por meio do uso do ozônio e seus produtos, faz com que ocorra a restauração do potencial ao normal. E é com a perda desse potencial normal da membrana que estão relacionadas com as doenças arteriais oclusivas.

Sabe-se que o coeficiente de esfericidade é determinado pela forma do eritrócito, ou seja, um discoide bicôncavo terá maior coeficiente do que o plano e o esferoide. Assim, quanto maior o coeficiente, maior é o grau de hipoxia. Para determinar esse coeficiente de esfericidade, foi realizada uma pesquisa envolvendo 78 pessoas.[27] Nesse estudo, os resultados mostraram que os eritrócitos discoides bicôncavos eram afetados com a inflamação e hipoxia em um percentual de 13 e 17%, respectivamente. Após a aplicação com ozônio, houve melhora de sua população com maior entrega de oxigênio, em uma relação de 81 e 79%. Já os eritrócitos planos estavam aumentados nas patologias em 75 e 69%, voltando ao seu formato mais fisiológico (discoide bicôncavo) após a utilização do ozônio.

Ozônio no sistema imunológico

Cerca de 80 anos após a descoberta do efeito bactericida do ozônio, Winkler (1989) e Bocci (1997) comprovaram a ação de regulagem imunológica da ozonioterapia ao induzir a produção de citocinas que, entre outras características, possibilita a imunidade celular.

De acordo com a dose de ozônio e as concentrações terapêuticas, ocorre um acúmulo nas membranas das células fagocíticas de monócitos e linfócitos T, as quais, se forem induzidas, irão liberar quantidades reduzidas de, praticamente, todas as citocinas de forma endógena e, entre elas, a interferona gama. Outro resultado possível é o aumento da liberação de antagonistas das citocinas, como a IL-10 e TGF-β1. Elas são capazes de suprimir a citotoxicidade autorreativa, o que faz com que a indução de citocinas não ultrapasse níveis maiores do que o necessário, desde que os contrarreguladores sejam ativados.[28-30]

Investigações *in vitro* têm demonstrado que concentrações de ozônio entre 10 mg/mℓ e 78 mg/mℓ de sangue produzem a liberação progressiva de citocinas. Isso provoca o estímulo de células do sistema imune, que liberam uma pequena quantidade de citocinas imunoestimulantes e imunossupressoras. Essas citocinas, por sua vez, mantêm o sistema imune entre ativação e supressão (ação imunomoduladora), como as interferonas m e b, fator de necrose tumoral (TNF), interleucinas (IL) 1b, 2, 4, 6, 8, 10, fator transformador de crescimento (TGF-β1) e fator estimulador de colônia de granulócitos e macrófagos (GM-CSF). Desse modo, o sistema imunitário se mantém em estado de alerta.

Especificamente com relação às queimaduras, sabe-se que um paciente nesse estado apresenta queda drástica da imunidade, assim como infecções que, em muitos casos, levam ao óbito. Para conhecer os efeitos da ozonioterapia nesses casos, foi realizado um estudo com 25 pacientes em estado crítico, com graves queimaduras, que passaram pelos procedimentos usuais ao mesmo tempo que receberam ozônio por via venosa. A resposta foi muito positiva. Após 10 sessões, observou-se que diferentes indicadores imunológicos foram normalizados. Em outra investigação, dessa vez com 59 crianças com imunodeficiência humoral, foi utilizada a imunoestimulação das imunoglobulinas IgA, IgM e IgG, com três ciclos de ozônio por via retal, ao longo de 1 ano, até obter a concentração normal.

Em Cuba, onde a ozonioterapia é empregada normalmente, foram realizados estudos pré-clínicos por meio do modelo de I/R (isquemia/reperfusão) no fígado. Sobre o fator de transcrição nuclear NFk-b (p65), o TNF-α e a proteína de choque térmico HSP-70, foi detectada uma intensa expressão da subunidade p65, TNF-α e a HSP-70 no grupo com I/R.

Chegou-se, então, à confirmação de que o tratamento com ozônio (pré-tratamento e continuação) levou a uma grande modulação da expressão das biomoléculas reguladoras da função celular no grupo tratado com I/R.

Durante I/R hepáticas, a ativação das células de Kupffer torna-se um eixo importante da lesão hepática. Essas células ativadas secretam uma grande quantidade de mediadores pró-inflamatórios, como o TNF-α e a IL-1, que ampliam de maneira generalizada a resposta inflamatória, o que afetará órgãos distantes, como o pulmão. O TNF-α se produz à custa da ativação do fator de transcrição nuclear NF-κB (p65), e, ao mesmo tempo, essa citocina é a responsável pela ativação desse fator e pelos processos inflamatórios crônicos.

Por sua vez, a ativação do NF-κB conduz à expressão de diferentes genes, que codificam um amplo espectro de enzimas e proteínas, entre elas a óxido nítrico sintetase (ONSi), a SOD dependente de manganês e a proteína de choque térmico HSP-70, que participa tanto na citoproteção como na morte celular. Manipulações farmacológicas têm demonstrado que a inibição de TNF-α e IL-1, durante a reperfusão, proporciona proteção hepática. Portanto, o estudo cubano comprova como o tratamento prévio com ozônio pode modular a expressão de NF-κB e TNF-α, protegendo as células hepáticas contra a lesão por I/R.

No soro de ratos tratados com ozônio, tanto por via intraperitoneal como retal, observou-se um efeito inibidor significativo na liberação de TNF-α, o que pode ser uma consequência da estimulação dos sistemas de defesa antioxidantes induzidos pelo ozônio. Sabe-se, ainda, que os radicais livres intervêm intensamente na indução dos processos inflamatórios e na patogenia do choque endotóxico, assim como no efeito dos agentes antioxidantes e na inibição do NF-κB.

Ozonioterapia no tratamento de feridas

No Brasil, assim como em diversos países, o tratamento das feridas ainda é um desafio. Paradoxalmente, à medida que a expectativa de vida cresce, aumenta também o número de pacientes com diferentes graus de lesões. Uma das mais preocupantes são as decorrentes do diabetes, como a síndrome do pé diabético, que possibilita atingir sua variante mais grave, a necrótica-supurante que, consequentemente, pode levar a amputação do membro.

A amputação de membros inferiores constitui uma das mais devastadoras complicações do diabetes melito (DM), associada a significativa morbidade, incapacidade e mortalidade – situação que se torna mais alarmante diante dos dados existentes. Só no estado de São Paulo, no ano 2000, o DM ocupava o 9º lugar em casos de internação e o 12º em gastos anuais por internações, em um total de R$ 2.782.013,98. Dos pacientes portadores desse tipo de diabetes, 30% desenvolvem úlceras nos pés, e destes, 80% são de causa neuropática. Atualmente, existem 360 milhões de diabéticos no mundo, dos quais 15% têm úlcera de pé, ou seja, 56 milhões. Um dado preocupante já que, após 20 anos de doença, 50% dos casos de diabetes acabam evoluindo para neuropatia diabética.[31]

Nos EUA, metade das amputações de causa não traumática deve-se às complicações em pés de pacientes diabéticos. No Brasil, existem evidências que esse índice pode ser ainda maior.

A amputação de um membro representa relevante impacto socioeconômico, pois o indivíduo amputado tem perda da capacidade laborativa, de socialização e, consequentemente, da qualidade de vida. Essa complicação protagoniza 85% das amputações não traumáticas, além de contribuir desfavoravelmente para internações prolongadas e recorrentes.

A causa da angiopatia das extremidades inferiores, a princípio, aparece como isquemia dos tecidos e depois, com a continuação, manifesta-se com a destruição desses, caminhando para a necrose supurativa. Nessa zona afetada aparecem produtos de decomposição das células, microrganismos e toxinas de origem microbiana.

A isquemia crônica dos membros é, frequentemente, acompanhada por uma úlcera que nunca cicatrizará, a não ser que haja uma normalização do oxigênio e estímulo para a regeneração do tecido. Essa situação pode ser atingida com a aplicação de ozônio sistêmico, seja por via venosa ou retal, combinada com o uso tópico de água ozonizada e óleo ozonizado.

Bocci referenciou, de maneira hipotética, que a ozonização do sangue pode produzir a liberação de eicosanoides, como algumas prostaglandinas da série E e prostaciclinas. Os eicosanoides pertencem às famílias de autacoides (grupo de substâncias com diversas ações fisiológicas e farmacológicas), derivadas dos fosfolipídios de membranas celulares. São formados a partir de certos ácidos graxos poli-insaturados (principalmente o ácido araquidônico), inclusive as prostaglandinas, prostaciclinas, tromboxano A, leucotrienos e outros fosfolipídios modificados, representados pelo fator de ativação das plaquetas. Eles têm grande importância biológica e são detectados em quase todos os tecidos e fluidos do corpo.

Após o referenciamento de Bocci, alguns estudos mostraram que, em vista da dose de ozônio, pode-se atingir o aumento de tromboxano B2. Em avaliação preliminar, em Cuba, pacientes com diversas doenças foram submetidos à insuflação retal de ozônio, o que demonstrou que as concentrações de TxB2 tenderam a diminuir, enquanto as das prostaciclinas apontaram para o aumento.[32]

Em trabalho realizado com queimados em estágio inicial, os pacientes foram separados em dois grupos: um recebeu aplicações por ozonioterapia venosa e o outro foi tratado com vazaprostano (análogo sintético da prostaglandina E1). A medição, por técnicas cristalográficas das concentrações de prostaglandinas E1, mostrou resultados idênticos nas duas amostragens, que não evidenciaram a presença de prostaglandina E1.

Outro estudo, dessa vez englobando pacientes com pé diabético neuroinfeccioso e isquêmico, submeteu-os à ozonioterapia retal e local em bolsa. Ao final de 20 tratamentos, a agregação plaquetária havia diminuído significativamente.

Mesmo diante da eficácia do tratamento com ozônio, já comprovado, o paciente deve manter a medicação convencional. A combinação dos procedimentos é potencialmente capaz de restaurar a saúde em pacientes seriamente comprometidos e de corrigir o estresse oxidativo, principalmente nos casos de doenças vasculares. A indução local e a liberação de fatores de crescimento em um tecido estéril e revascularizado têm importância fundamental para o processo de cicatrização.[33]

Quando avaliamos a ferida, temos que nos posicionar nas três fases da cicatrização:

- Fase 1: inflamação prevalente por meio de infiltrado polimorfonuclear e macrofágico, plaquetas e infecção bacteriana. A aplicação de ozônio em concentrações mais altas promove o autodesbridamento da ferida cirúrgica, inibindo a proliferação bacteriana e a geração de debris, e leva a ferida à segunda fase
- Fase 2: aplicações subsequentes de ozônio em concentrações relativamente mais baixas promovem proliferação de fibroblastos, colágenos tipos III e I, fibronectina, ácido hialurônico e condroitina, enquanto melhoras circulatórias e reológicas locais concomitantes propiciam o aumento de interleucinas e modulam a ação de macrófagos e mastócitos
- Fase 3: reconstituição tecidual cicatricial.

A Figura 42.1 demonstra a concentração de ozônio em 80 µg/mℓ (como gás), empregada apenas na primeira fase, quando há a presença de pus, bactérias e tecido necrótico. Nesse caso, a área deve ser limpa e exposta ao gás somente por 10 a 15 minutos. Água bidestilada ozonizada, também com 80 µg/mℓ, tem efeito real de 20 µg/mℓ de ozônio e, assim como o óleo ozonizado, é importante na limpeza e no curativo da lesão. Traumatismos acidentais, feridas e todos os tipos de infecções cutâneas crônicas podem ser, proficientemente, tratados com água e óleo ozonizado que, em comparação com cremes convencionais, merecem grande atenção.

Após a regressão da infecção, deve-se baixar, gradativamente, a concentração de ozônio para evitar toxicidade, ativar o metabolismo local, promover a proliferação celular e a síntese de citosinas (PDGF, βFGF, TGF-β1, EGF, KGF) e da matriz intercelular, além de incentivar o processo de cicatrização progressiva para evitar sua inibição.[35–40]

Não são poucas as razões que justificam a aplicação de ozonioterapia no tratamento de feridas. Um exemplo é a remoção de material purulento. A rápida lavagem com água ozonizada,

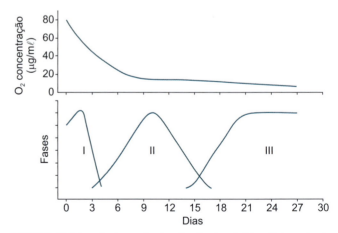

FIGURA 42.1 As três fases da cicatrização das feridas. (Adaptada de Bocci, 2005.[34])

em conjunto com a aplicação de ozônio venoso ou retal, é de grande utilidade na fase aguda. Essa combinação, empregada de 2 a 4 vezes/semana, leva a um maior sinergismo na cura das feridas.

O ozônio venoso ou retal aumenta a perfusão tecidual, a oxigenação e o metabolismo, mas não aumenta a produção de citocinas pró-inflamatórias, que são sempre superinduzidas pelas toxinas das bactérias.[41] Ele também não esteriliza o sangue. Embora muitos patógenos suspensos na água sejam sensíveis ao ozônio, eles se tornam bastante resistentes no plasma em virtude da proteção exercida pelos antioxidantes endógenos. O tratamento tópico é fácil, e a observação diária da ferida é um bom guia. Entretanto, isso ajuda a reconhecer que tempo, paciência e complacência são bons aliados.

Considerações finais

É apenas uma questão de tempo para que a ozonioterapia deixe de ser vista, erroneamente, como uma forma de medicina alternativa, para ocupar seu lugar de direito como um tratamento complementar no sistema de saúde do Brasil. Não faltam estudos e casos que comprovam sua eficiência, principalmente quanto ao tratamento de feridas e queimaduras em diferentes níveis.

Trata-se de um procedimento não oneroso, o que pode ser uma ótima opção em locais onde a falta de investimento é um impeditivo para a adequação dessa técnica. Além disso, os resultados comprovados mostram o potencial que a ozonioterapia pode oferecer na redução da morbidade e no aumento da qualidade de vida, assim como na queda do número de amputações, que pode chegar a 80%.

Antes de tudo, entretanto, é preciso salientar que não se trata de um método substitutivo, mas, sim, complementar aos tratamentos usuais e já tradicionais disponíveis. Nessa união, certamente, o maior beneficiado será o paciente.

Referências bibliográficas

1. Bocci V. Physical-Chemical Properties of Ozone – Natural Production of Ozone: The Toxicology of Ozone. In: Bocci V (ed.). Ozone: A New Medical Drug. Springer; 2010. p. 1-4.
2. Bocci V. The Clinical Application of Ozonetherapy. In: Bocci V (ed.). Ozone: A New Medical Drug. Springer; 2010. p. 100.
3. Carpendale MT, Griffis J. Is there a role for medical ozone in the treatment of HIV and associated infections? Ozone in Medicine. Proceedings Eleventh Ozone World Congress, San Francisco, 1993:1-32;1-45.
4. Bolton DC, Tarkington BK, Zee YZ, Osebold JW. An in vitro system for studying the effects of ozone on mammalian cell cultures and viruses. Environ Res. 1982;27:466-75.
5. Bocci V. Ozone as Janus: this controversial gas can be either toxic or medically useful. Mediators Inflamm. 2004;13:3-11.
6. Miura T, Suzuki S, Sakurai S, Matsumoto A, Shinriki N. Structure elucidation of ozonized olive oil. Proceedings of the 15th World Congress for the International Ozone Association. Medical Therapy Conference. London, 2001:72-6.
7. Kontorschikova KN. Oxidacion peroxídica de lipídos en la correccion de estados hipóxicos por factores fisicoquimicos. Resumen de la Tesis de Doctor en Ciencias Biológicas. San Petersburgo, 1992:30.
8. Mendiratta S, Qu Z-C, May JM. Erythrocyte ascorbate recycling: antioxidant effects in blood. Free Rad Biol Med. 1998a;24:789-97.
9. Mendiratta S, Qu Z-C, and May JM. Enzyme-dependent ascorbate recycling in human erythrocytes: role of thioredoxin reductase. Free Rad Biol Med. 1998b;25:221-8.
10. Bocci V. Interferon. Una storia recente ed antichissima. Fisiopatologia e clinica del sistema interferon. Antea Edizioni; 1993. p. 1-205.
11. Bocci V. Mistletoe (*viscum album*) lectins as cytokine inducers and immunoadjuvant in tumor therapy. A review. J Biol Regulat Homeost Agent. 1993;7:1-6.
12. Bocci V. Ipotetici meccanismi di azione dell'ozono nel trattamento del conflitto discoradicolare. In: Ceccherelli F, Ricciardi A (eds.). Lombalgie e lombosciatalgie. Criteri di diagnosi e cura Torino: Edizioni Libreria Cortina; 1998; p. 331-40.
13. Bocci V. Is ozonetherapy therapeutic? Perspect Biol Med. 1998;42:131-43.
14. Martinez-Sanchez G, Re L, Giuliani A, Perez-Davison G. Ozone as u-shaped. Dose responses molecules (hormetins). Dose Response. 2010;9:32-49.
15. León OS, Menéndez S, Merino N, Castillo R, Sam S, Pérez L, Cruz E, Bocci V. Ozone oxidative preconditioning: a protection against cellular damage by free radicals. Mediat Inflamm. 1998;7:289-94.
16. Al-Dalain SM, Martínez G, Candelario-Jalil E, et al. Ozone treatment reduces markers of oxidative and endothelial damage in an experimental diabetes model in rats. Pharmacol Res. 2001;44(5):391-6.
17. Hernandez F, Menendez S, Alvarez I. Blood and tissue biochemical study of normo and hypercholesterolemic rabbits treated with ozone. Proc of the 12th World Congress oh the International Ozone Association. Ozone in Medicine. Lille. 1995;3:251-5.
18. Baeuerle PA, Henkel T. Function and activation of NF-kB in the immune system. Annu Rev Immunol. 1994;12:141-79.
19. Borrego A, Zamora ZB, Gonzalez R, et al. Protection by ozone preconditioning is mediated by the antioxidant system in cisplatin-induced nephrotoxicity in rats. Mediators Inflamm. 2004;13:13-9.
20. Gonzalez R, Borrego A, Zamora Z, et al. Reversion by ozone treatment of acute nephrotoxicity induced by cisplatin in rats. Mediators Inflamm, 2004;13(5-6):307-12.
21. Martinez-Sanchez G, Giuliani A, Perez-Davison G, Leon-Fernandez OS. Oxidized proteins and their contribution to redox homeostasis. Redox Report. 2005;10(4):174-84.
22. Peralta C, Xaus C, Bartrons R, Leon OS, Gelpi E, Rosello-Catafau J. Effect of ozone treatment on reactive oxygen species and adenosine production during hepatic ischemiareperfusion. Free Rad. Res. 2000;33:595-605.
23. Menéndez-Cepero S, Alvarez R, Lozano O, Rosales F, Fernandez O, Gomez M. El ozono: aspectos basicos y aplicaciones clínicas. Havana: Cenic, 2008.
24. Delgado-Roche L, Verdial E, Assam HN. Ozone therapy improves the antioxidant status of high-density lipoproteins and reduces lipid peroxidation in coronary artery disease patients. Revista Española de Ozonoterapia. 2013;3:35-43.
25. Peretiagin SP. Fundamentacion fisiopatológica de la ozonoterapia del período posterior a la hemorragia. Resumen de la tesis de Doctor en Ciencias Médicas. Kázan, 1991. Perspectivas del tratamiento de las JOZI [de la redacción]. Farmacologia clínica y terapia. 2000;5:3.
26. Bojarinov GA, Sokolov VV. Circulacion sanguinea artificial ozonizada. N Novgorod, 1999.
27. Barjotkina TM, Kud AA, Nazarov EI. Efectos locales y sistémicos de la ozonoterapia por inhalaciones en el tratamiento de enfermedades cronicas de los organos LOR. El ozono en la Biologia y la Medicina. Resúmenes de la 7ª Conferencia Cientificopráctica de toda Rusia. N Novgorod. 2007;247-8.

28. Schulz S. A new animal model for the integral measurement of healing processes in small laboratory animals with ozonized olive as example. Dtsch Tierarztl Wochenschr/Ger Vet Med Weekly. 1981;88:60-4.
29. De Ville RL. Ozonide esters and topical compositions containing same. Patent US. 1986;4:591-602.
30. Viebahn R. The biochemical process underlying ozone therapy. OzoNachrichten. 1985;7(4):18.
31. Barreira ACC. Ozonioterapia no tratamento de feridas. In: Giannini MBT. Úlceras e feridas: as feridas têm alma. São Paulo: Di Livros; 2014. p. 721-35.
32. Menendez S, Grillo R, Falcon L. Onychomycosis treated with ozonized oil. Proceedings of the 12th Ozone World Congress, Ozone in Medicine. Lille, France, 1995:279.
33. Clavo B, Pérez JL, López L Suarez G, Lloret M, Rodriguez V, et al. Ozone therapy for tumor oxygenation: a pilot study. eCAM. 2004;1:93-8.
34. Bocci V. Ozônio, uma nova droga médica. Springer; 2005.
35. Beck EG. Ozone in preventive medicine. Inernational Ozone Association, ed. Proceedins Ozone in Medicine, 12th World Congress of the International. Ozone Association, Lille, France. Tours: instaprint S.A.; 1995. p. 55-62.
36. Pierce GF, et al. Detection of platelet-derived growth factor (PDGF)-AA in actively healing human wounds treated with recombinant PDGFBB and absence of PDGF in chronic nonhealing wounds. J Clin Invest. 1995;96:1336-50.
37. Sporn MB, Roberts AB. A major advance in the use of growth factors to enhance wound healing. J Clin Invest. 1993;92:2565-6.
38. Schmid P, Cox D, Bilbe G, et al. TGF-bs and TGF-b type II receptor in human epidermis: differential expression in acute and chronic skin wounds. J Pathol. 1993;171:191-7.
39. Slavin J. The role of cytokines in wound healing, J Pathol. 1996;178: 5-10.
40. Martin P. Wound healing-aiming for perfect skin regeneration. Science 1997;276:75-81.
41. Miroshin SJ, Kontorshikova CN. The use of ozonetherapy technology in the treatment of modern war surgical trauma. In: The ozone in biology and medicine. 2nd All Russian Scientific-Practical Conference. Russian Association of Ozonetherapy, Nizhni Novgorod, 1995:16.

43 Dor Crônica e Ozonioterapia

Maurício Marteleto Filho

Introdução

Quando em contato com o organismo, o ozônio, em seu uso medicinal, apresenta comprovada melhoria da oxigenação e da circulação sanguínea, contribuindo no tratamento de diversas patologias, sejam de origem isquêmica, inflamatória ou infecciosa. Entre suas atribuições está a capacidade de propiciar alívio aos pacientes que sofrem de dores crônicas nas articulações, músculos, tendões, discos vertebrais, dentre outras partes do corpo. São benefícios que podem ser alcançados em sua plenitude, desde que o ozônio seja empregado por um especialista altamente preparado e na concentração certa.

Essa precaução se torna óbvia ao analisar que, entre os agentes oxidantes, esse gás é o terceiro mais forte, depois do flúor e do persulfato, o que explica sua alta reatividade. Por isso, o ozônio deve ser produzido com oxigênio medicinal, por meio de um gerador atóxico confiável que permita a medição precisa de concentrações de ozônio (1 a 100 µg/mℓ), por meio de um fotômetro controlado por titulação iodométrica. A dose total de ozônio é equivalente ao volume de gás (mℓ) multiplicado pela concentração de ozônio (µg/mℓ). Para diferentes aplicações médicas, o ozonioterapeuta deve conhecer as doses certas de ozônio.

Apesar de a ozonioterapia ter tido seu efeito bactericida reconhecido no período da I Guerra Mundial (1914-1918) no tratamento de feridas em soldados, foi nos anos 1970 que surgiu, em Zurique, a ideia de injetar pequenos volumes de ozônio em pacientes afetados por tendinite e dor miofascial. Esse movimento abriu caminho para que outros especialistas começassem a tratar com insuflação intra-articular ou periarticular de ozônio os casos de poliartrite aguda e crônica, epicondilite e síndrome do túnel do carpo, para os quais obtiveram resultados positivos.

Com o avanço dos estudos, o ozônio passou a ser amplamente empregado em diversas patologias ortopédicas, como nos casos de dores na região lombar. Nessas situações, é realizada a aplicação de uma mistura de ozônio e oxigênio em pontos específicos dos músculos paravertebrais. De acordo com Bocci, essa técnica é definida como "acupuntura química",[1] uma vez que o ozônio atua nos nociceptores locais e desencadeia uma resposta antinociceptiva, imediata e efetiva (em aproximadamente 2/3 dos pacientes), por mediadores químicos. Enquanto a injeção direta intradiscal de oxigênio-ozônio (para degradar os proteoglicanos em hérnias de disco) deve permanecer nas mãos de ortopedistas e neurocirurgiões, muitos outros médicos podem realizar o método indireto ou infiltrações paravertebrais para o tratamento da dor.

Além disso, a terapia com ozônio também causa efeitos secundários positivos. Grande parte dos pacientes tratados com essa técnica, principalmente aqueles com depressão e asma, relatam a sensação de bem-estar e euforia após o processo, assim como sono mais tranquilo. Também se percebe aumento da condição física, diminuição do estresse, melhora do apetite, entre outros benefícios.

Dosagem terapêutica × dosagem tóxica

Natural, mas instável, a molécula do ozônio é composta de três átomos de oxigênio e tem peso molecular de 48 g/mol. Apresenta uma estrutura cíclica, com distância entre átomos de oxigênio de 1,26 Å, e existe em vários estados mesoméricos em equilíbrio dinâmico. Vale ressaltar que a solubilidade do ozônio ou do oxigênio para uso médico em 100 mℓ de água (a 0°C) é de 49,0 mℓ ou 4,89 (10 vezes menor), respectivamente. Ele se decompõe espontaneamente, o que limita seu armazenamento. Além disso, seu tempo de vida depende da temperatura; assim, a 20°C, a concentração de ozônio é reduzida pela metade em 40 minutos; a 30°C, em 25 minutos; a −50°C, só será diminuída para a metade depois de 3 meses.

A relação do ozônio com a toxicidade é um receio comum quando se trata de ozonioterapia. Mas, apesar da preocupação correta acerca da liberação desse gás na atmosfera, devemos lembrar que é errôneo relacioná-lo sempre como um agente tóxico. Moncada[2] (1992) e Pannen[3] (1998) relacionaram essa questão a outros dois gases, NO e CO, que, em doses corretas, são essenciais para a vida, mas em alta concentração tornam-se tóxicos. Assim, podemos concluir que o conceito válido para qualquer molécula é que é a dose certa que diferencia um agente terapêutico de um tóxico. Portanto, para a segurança dos pacientes e dos ozonioterapeutas, é necessário o controle da concentração ambiental do ozônio, de modo a não exceder um limite estabelecido.

O ozônio medicinal é uma mistura de ozônio no oxigênio, dentro da faixa de aproximadamente 0,5 a 5% da concentração de ozônio. Para que seja obtido, é preciso ter um gerador atóxico, e todos os materiais em contato com o gás devem ser inertes e confiáveis. Ou seja, o ozonioterapeuta deve ter todos os instrumentos adequados para obter medições precisas e reprodutíveis das concentrações de ozônio (1 a 80 μg/mℓ) e o conhecimento necessário para definir e distinguir o coeficiente terapêutico do tóxico.

Um ponto positivo da ozonioterapia é o fato de que ela pode ser demonstrada por pesquisas científicas e objetivas, realizadas com métodos padronizados de âmbito bioquímico, farmacológico e clínico. Porém, até os anos 1940, o empirismo e a falta de estudos básicos atrasaram a compreensão dos mecanismos de ação. Isso trouxe a ideia inconsistente de que "o ozônio sempre é tóxico" e, consequentemente, a oposição por parte da medicina convencional em incorporar essa prática. Hoje, é possível demonstrar esquematicamente que o ozônio segue as noções físicas, químicas, fisiológicas e farmacológicas, e suas atividades de modulação das funções celulares já são bem conhecidas.

Essa noção "tóxica" do ozônio deve-se muito a estudos realizados com eritrócitos lavados com solução salina e com emprego de doses muito altas de ozônio, que, logicamente, mostraram danos nas membranas celulares e levaram à crença errônea de que o gás é citotóxico. Ao contrário disso, é possível observar como o ozônio dissolvido em água orgânica consegue reagir, ao mesmo tempo, com antioxidantes hidrossolúveis e lipídios ligados às albuminas.[4] Nesse esquema, também é possível perceber que o ozônio em concentrações terapêuticas não consegue atingir a bicamada fosfolipídica que constitui a membrana eritrocitária protegida pelas moléculas de albumina.

A compreensão sobre o que é uma dosagem terapêutica pode ser adquirida ao analisarmos o processo de ozonização no corpo humano.[4] Em primeiro lugar, quando o sangue humano é exposto a doses terapêuticas de oxigênio e ozônio, dependendo da solubilidade, pressão parcial e temperatura, os gases se dissolvem no plasma. Enquanto o oxigênio estabelece o equilíbrio entre a fase gasosa e o plasma, o ozônio, 10 vezes mais solúvel, não consegue fazer o mesmo, pois reage imediatamente com biomoléculas presentes no plasma. É a partir dessa reação que surgem os produtos de oxidação lipídica (LOP) e de peróxido de hidrogênio (ROS), processo conhecido como "metabolismo do ozônio".

Quando o peróxido de hidrogênio sofre um aumento súbito de concentração, cria-se um gradiente que o transforma rapidamente em células sanguíneas. Assim, em poucos minutos, são ativados vários processos bioquímicos e o peróxido de hidrogênio é reduzido à água por um eficiente sistema antioxidante (GSH, catalase, GSH-Px). Esse processo faz parte de um estresse oxidativo leve, controlado, agudo e transitório, necessário à ativação biológica, sem concentração tóxica concomitante, provocado por uma dosagem de ozônio compatível com a capacidade antioxidante do sangue, que, comparativamente, é muito alta.

Quando o ozônio é aplicado localmente, tanto os ROS – responsáveis pelos efeitos biológicos do sangue – quanto os LOP – que provocam os principais efeitos tardios – exercem seus efeitos no tecido. Os LOP têm o poder de atingir todos os órgãos, particularmente a medula óssea, onde, após induzir a estimulação do núcleo celular (NF-κB e Nrf2), pela variação intracelular do peróxido de hidrogênio e da glutationa, induzem a adaptação ao estresse oxidativo agudo repetido. Em virtude da terapia prolongada, a atividade de LOP terminará com super-regulação de enzimas antioxidantes, ocorrência de proteínas de estresse oxidativo (heme-oxigenase I como marcador típico) e provável liberação de células-tronco, representando fatores cruciais que explicam alguns dos extraordinários efeitos da terapia de ozônio.

O Nrf2 é uma proteína-chave responsável pela desintoxicação (cicatrização) ou morte celular (doença).[5] Esse é mais um fato que comprova a extrema importância de utilizar as doses de ozônio adequadas para alcançar o efeito desejado. Assim, o sangue que recebe ozônio deve apresentar estresse lento e transiente para que ocorra a ativação das funções biológicas sem efeitos prejudiciais. Esse mesmo estresse deve ser adequado, nem subliminar nem excessivo aos mecanismos fisiológicos ativos, para que não ocorra sobrecarga do sistema antioxidante intracelular e não cause danos.

Porém, é válido ressaltar que esse limiar é muito alto. A estimativa é de que a dose considerada excessiva para um sujeito médio seja da ordem de > 30.000 μg de O_3 a cada sessão.[6] Concentrações acima de 80 μg/mℓ podem exceder a capacidade antioxidante de alguns tecidos.[7] Já a segurança de concentrações maiores ainda não foi claramente demonstrada em experiências.

Por outro lado, uma dose muito baixa de ozônio (abaixo do limiar de 2000 μg) é completamente neutralizada pela riqueza de antioxidantes e ácidos gordos insaturados do plasma e só pode produzir um efeito placebo. Do mesmo modo, 1 mg de ozônio por sessão em um tratamento MO-AHT é inútil para corrigir o estresse oxidativo em comparação com 5 mg.[8] Também verificamos que, para pacientes com DPOC, 4 mg melhoram o estresse oxidativo, mas não melhoram os parâmetros clínicos; pelo contrário, 8 mg podem melhorar ambas as situações.[9] Com base nessas experiências, é obrigatório estabelecer uma dosagem efetiva em pesquisa científica para cada patologia para, assim, atingir o efeito desejado: benefícios, e não danos à saúde.

Ozonioterapia nos tratamentos ortopédicos

Foi nos anos 1970 que, em Zurique, Alexander Balkanyi teve a ideia de injetar pequenos volumes de ozônio em casos de tendinite e dor miofascial, e sagrou-se como o primeiro especialista a tratar de dores ortopédicas com tratamentos de ozônio. Uma década depois, outros ozonioterapeutas deram sequência a esse trabalho com resultados muito encorajadores. Entre eles, destacam-se Riva Sanseverino e Verga, ambos em 1989, e Siemsen, em 1995, que empregaram a ozonioterapia em casos de poliartrite aguda e crônica (osteoartrite do quadril, joelho, articulações interfalângicas, articulação sacroilíaca etc.), epicondilite e síndrome do túnel do carpo.[10-12] Para tanto, foram aplicados pequenos volumes de O_2 e O_3, em insuflações intra-articulares, com doses de 5 a 10 mℓ (em um a três locais) e concentrações de 5 a 15 μg/mℓ, com resultados muito encorajadores. Já para os tratamentos de neuromas, foram feitas até seis infiltrações de gás de 4 mℓ cada a 20 μg/mℓ, pelas quais obteve-se grande alívio da dor.

Em uma revisão de 1995, Siemsen relatou que a aplicação de ozônio medicinal em doenças que provocam dores agudas e crônicas nas articulações é um método complementar de tratamento para obter alívio rápido da dor, descongestionamento, desaparecimento do edema, redução da temperatura local e aumento da mobilidade.[12]

Sem riscos quando aplicado por um cirurgião ortopedista qualificado, o processo provoca apenas dor local, tolerável e transitória, entre 5 e 10 minutos, para depois proporcionar grande alívio por um longo tempo. Grande parte das dores tem origem inflamatória em decorrência de uma série de doenças degenerativas ou próprias do envelhecimento. De origem fisiopatológica complexa, essas enfermidades apresentam amolecimento e até destruição da cartilagem articular, com aumento da degradação da matriz em decorrência da colagenase e das proteoglicanases.

A inflamação é a resposta fisiológica do organismo decorrente de uma lesão tecidual (Figura 43.1) que envolve várias células do sistema imune, mediadores moleculares e vasos sanguíneos e se divide em inflamação aguda (primeira fase) e a inflamação crônica (segunda fase).[13]

Na inflamação aguda, a resposta celular é mediada por neutrófilos, basófilos, mastócitos, eosinófilos, macrófagos, células dendríticas e epiteliais. Já os principais mediadores químicos são a bradiquinina, os fibrinopeptídios e prostaglandinas; as proteínas do complemento (C3a, C4a e C5a), que induzem a degranulação local dos mastócitos com libertação de histamina; as interleucinas IL-1, IL-6, IL-8 e o fator de necrose tumoral TNF-α.

A inflamação crônica se caracterizada pela ativação imune persistente, com presença dominante de macrófagos no tecido lesionado que, por sua vez, liberam mediadores. Esses, a longo prazo, tornam-se prejudiciais não só para o agente causador da inflamação, mas também para os tecidos. Como consequência, a inflamação crônica é quase sempre acompanhada pela destruição de tecidos. Os processos inflamatórios crônicos mais conhecidos são: artrite, asma e processos alérgicos, alguns tipos de câncer, doenças cardiovasculares, síndromes intestinais, doença celíaca e diabetes.

Em geral, a dor articular pode ser agravada pela sinovite concomitante e é tratada por terapia medicamentosa, com o objetivo de reduzir a dor e a incapacidade. Para tanto, são empregados os inibidores da ciclo-oxigenase I, que podem provocar alguns efeitos colaterais. Atualmente, eles têm sido substituídos por inibidores do ciclo II, que também apresentam efeitos adversos. A injeção de glicocorticoides, embora eficiente, só pode ser aplicada, no máximo, duas vezes por ano.

Em comparação, o tratamento com ozônio é um processo mais natural que possibilita a modulação e reequilíbrio por meio do estímulo do sistema endógeno. Ao ativar o sistema proteico Nrf2, a ozonioterapia induz uma sequência de biossínteses de enzimas antioxidantes, *heat shock proteins* e adaptógenos, que possibilitam às células sobreviverem a estímulos e agressões externas por microrganismos, xenobióticos, entre outros, modulando a resposta inflamatória para que o paciente não sucumba à própria.

Dor lombar

A dor lombar é uma condição que pode atingir até 65% das pessoas ao ano e, até 84% das pessoas em algum momento da vida, o que representa uma prevalência pontual de aproximadamente 11,9% na população mundial.[14] Segundo a *Pesquisa Nacional por Amostra de Domicílios* (PNAD), do Instituto Brasileiro de Geografia e Estatística (IBGE), as dores da coluna (cervical, torácica, lombar e pélvica) são a segunda condição de saúde mais prevalecente do Brasil (13,5%), entre as patologias crônicas identificadas por algum médico ou profissional de saúde, superadas apenas pelos casos de hipertensão arterial (14%). É causada por uma lesão em um músculo (tensão) ou ligamento (entorse) originada por levantamento impróprio, má postura, falta de exercícios físicos regulares, fratura, disco rompido ou artrite.

Na maioria dos casos, terapias físicas (exercício, fisioterapia etc.), bem como uma série de terapias complementares, podem resolver o problema.[15,16] Em 40% dos casos, podem estar associadas à herniação do disco intervertebral, mais conhecida como hérnia de disco, em que a dor é provocada pela ruptura do ânulo fibroso, ocorrendo o deslocamento do núcleo pulposo.

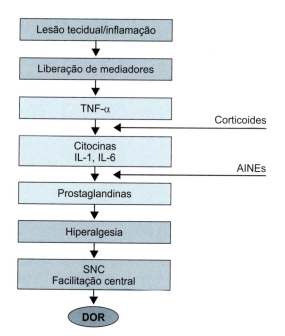

FIGURA 43.1 Resposta fisiológica do organismo decorrente de uma lesão tecidual. (Adaptada de Carvalho & Lemônica, 1998.)

História

Até a década de 1970, a operação ortopédica típica, apesar de remover a compressão, muitas vezes desestabilizava mecânica e funcionalmente a coluna vertebral. Isso fez com que essa prática fosse substituída por uma técnica não invasiva, a quimionucleólise, introduzida por Smith em 1969.[17] O procedimento consistia na aplicação de injeção intradiscal à base de quimopapaína e colagenase, enzimas potentes capazes de digerir os componentes do núcleo pulposo, mas foi abandonada por apresentar risco de reações alérgicas e pelo custo exorbitante das enzimas puras.

Já em 1987, Onik et al.[18] apresentaram o conceito alternativo de aspirar o disco degenerado, inclusive parte do material herniado, o que reduzia a pressão anormal e aliviava a compressão da raiz nervosa. Essa técnica, conhecida como discectomia percutânea, é empregada até hoje e apresenta taxa de sucesso de cerca de 75%.[1] Existem outras variantes desse tipo de abordagem; a mais recente é a nucleoplastia. No entanto, por meio da ressonância magnética nuclear (RMN), pode-se perceber que mais do que a compressão, a inflamação se mostra como a principal causa da dor. Graças a essa avaliação, foi possível perceber que 76% das pessoas aparentemente normais têm hérnias sem apresentar nenhum sintoma.

Em 1989, o ozonioterapeuta Verga registrou grande alívio da dor após infiltrar oxigênio com ozônio em pontos de mialgias, quando propôs a utilização de uma técnica indireta por meio da injeção do gás em pontos localizáveis no músculo (*locus dolendi*) paravertebral, correspondente ao metâmero da hérnia de disco.[11] Hoje, essa prática, definida como abordagem indireta, é amplamente empregada na Itália por vários especialistas em ozonioterapia e é mais conhecida como "acupuntura química".[1]

Em 1995, Jucopilla et al.,[19] inspirados na prática de infiltração da quimopapaína, aplicaram injeção intradiscal para efeito nucleolítico, definida como injeção intradiscal direta de ozônio. Recentemente, outra variante indireta, realizada por anestesiologistas, foi introduzida por injeção epidural de ozônio, intraforaminal ou na musculatura paravertebral, na correspondência com a lesão, associado ou não a corticosteroides, anestésico local e hialuronidase. É uma técnica que precisa ser meticulosamente realizada com pequenos volumes, pois, do contrário, pode causar efeitos colaterais, dos quais o mais frequente é a cefaleia. A dose recomendada por essas vias de aplicação é de 15 a 30 mℓ de ozônio e na concentração de 20 a 40 μg/mℓ.[20]

Atualmente, o uso de ozônio para tratar a síndrome da dor lombar é amplamente usado na Itália, e já tem sido disseminado em outros países do exterior. Por ser um tratamento minimamente invasivo, com custo insignificante e raros efeitos colaterais, é interessante optar por ele antes de submeter o paciente a uma intervenção cirúrgica.

Abordagem direta

Realizada sob controle radioscópico, nesse tipo de abordagem, a agulha é inserida no centro do espaço intersomático patológico, imediatamente antes da insuflação direta da mistura gasosa. A prática leva apenas cerca de 10 minutos e, após um descanso de 10 a 15 minutos, o paciente já pode se levantar sem dores, como ocorre após a nucleoplastia. Se necessário, o procedimento pode ser repetido uma segunda vez antes de alterar a técnica.

Aplicações intradiscais ou intraforaminais a um volume variável entre 3 e 15 mℓ de gás e concentração de O_3 de 27 a 30 μg/mℓ têm apresentado bons resultados, com taxa de sucesso de 54 a 86%.[19,21-24]

Em 2003, Andreula et al. realizaram um extenso estudo com 600 pacientes que não responderam ao tratamento ortodoxo.[25] Separados em dois grupos, o primeiro foi tratado apenas com ozônio, obtendo 70,3% de resultados positivos. O segundo já recebeu uma combinação de O_3 com injeção periganglionar de corticosteroide e anestésico, o que provocou respostas ainda melhores, com 78,3%.

De acordo com Bocci, a atuação do ozônio inicia quando ele é dissolvido na água intersticial, que reage imediatamente e provoca uma cascata de ROS, como H_2O_2 e, possivelmente, o radical hidroxila (OH), que é mais reativo.[1,26] Este provoca a quebra do núcleo pulposo afetado, ao reagir com carboidratos e aminoácidos que compõem os proteoglicanos e o colágeno dos tipos I e II.[27-31] Consequentemente, a reabsorção de produtos hidrolíticos e água pode levar ao encolhimento progressivo e ao desaparecimento do material herniado. Assim, a sensibilidade dos axônios nervosos é diminuída, mas os nociceptores também são excitados por substâncias algésicas endógenas, liberadas durante a isquemia perineural ou inflamação neural presente no gânglio espinal e nas raízes neurais.[32]

Esse processo demonstra que, mais do que a compressão mecânica, é a reação inflamatória que sustenta a dor crônica pela liberação de PLA_2, além de várias proteinases e citocinas. A liberação contínua de ERO, PGE_2, serotonina, bradicinina, catepsinas, IL-1, IL-6, substância P e TNF-α causa edema, possível desmielinização e aumento da excitabilidade dos nociceptores.[33] Desse modo, é possível perceber que, sem inflamação, até uma grande hérnia pode ser indolor ao paciente, podendo permanecer após uma operação. Já a dor sumirá quando ocorrer a redução da inflamação.

Pacientes com ciática decorrente de hérnia de disco foram submetidos a injeções epidurais de metilprednisolona anti-inflamatória e apresentaram melhora transitória na dor nas pernas e déficits sensoriais.[34] Já os casos com ciática grave que receberam infusão intravenosa de infliximabe (anticorpo contra o TNF-α) obtiveram melhora rápida e extrema da dor nas pernas.[35]

Pela ação dos radicais hidroxila, o ozônio pode degradar o material degenerado e reduzir a pressão, além de exercer rápida "ação anti-inflamatória". Isso ocorre porque apenas alguns mililitros de gás podem ser introduzidos no núcleo pulposo, enquanto a maioria invade o espaço intraforaminal, o que faz com que o ozônio bloqueie rapidamente os reagentes inflamatórios e estimule a restituição a condição normal.

Ao contrário dos corticosteroides, essa mudança permanece estável e não coincide necessariamente com o desaparecimento do material herniado. Após 5 meses de controle de CAT/RMN realizado em 612 pacientes, a hérnia desapareceu em 226 (37%) deles; houve redução em 251 (41%); e em 135 (22%) pacientes não houve alteração. Um novo controle foi realizado 5 meses depois com o mesmo grupo. No grupo que havia apresentado redução da hérnia, 44 (22%) apresentaram redução adicional, com consequente melhoria do quadro. Já entre os que não haviam apresentado alteração da hérnia, 120 passaram por novo tratamento, dos quais 11,6% tiveram melhora.[36]

Esses resultados mostram que o efeito do ozônio ocorre em fases sucessivas – ou seja, em um primeiro momento há rápida mudança com possível desaparecimento do edema e melhoria das condições circulatórias e metabólicas; em uma nova etapa, o paciente apresenta melhora adicional que pode ser provocada pela liberação de TGF-β1 e βFGF, o que favorece a reorganização do núcleo pulposo residual com fibrose incipiente.[37,38]

Abordagem indireta

Tecnicamente simples, essa abordagem já é popular na Itália. Consiste em uma até quatro injeções de 5 a 10 mℓ de gás por local. De acordo com o peso do paciente, o comprimento da agulha varia de G22 a G25. Antes de iniciar o processo, é indicado testar a reatividade do paciente com uma injeção de solução salina estéril e começar com uma aplicação de 10 μg/mℓ de ozônio. Geralmente, a concentração não pode ultrapassar 20 μg/mℓ para não provocar dor. A injeção deve ser aplicada lentamente nos pontos de gatilho correspondentes aos metâmeros do disco herniado para evitar qualquer tipo de embolia. Normalmente, o processo implica duas injeções simétricas com dose total de 10 a 20 mℓ de gás ou com, no máximo, 200 a 400 μg de ozônio. O procedimento deve ser repetido 2 vezes/semana por cerca de 5 a 6 semanas, totalizando entre 10 e 12 sessões. O tempo empregado ainda é motivo de controvérsia, pois alguns ozonioterapeutas mantêm as aplicações em até 30 sessões.

Como já foi relatado, a injeção de O_2-O_3 provoca dor aguda por curto tempo, mas que pode ser reduzida com o aumento lento da concentração de ozônio até 35 μg/mℓ. Aparentemente, essa estimulação dos nociceptores é um requisito essencial para alcançar o efeito terapêutico final. Embora raros, os efeitos adversos, como hipotensão súbita, bradicardia, midríase, transpiração intensa e parada cardíaca (reflexo vasovagal) podem ser evitados caso o ozonioterapeuta atue com muito cuidado e atenção e sempre esteja preparado para qualquer emergência com suporte básico de vida.[39]

Os resultados de vários estudos apresentam pouca variação, mas podem ser resumidos como: cerca de 40% ótimo, 35 a 40% de melhoria acentuada, 15 a 25% mínimo ou nenhum resultado.[40] Gionovich et al.[41] compararam três abordagens: injeção paravertebral de O_2-O_3 que teve 75% de resposta positiva; injeções peridurais com dexametasona (55%); e injeção paravertebral de bupivacaína 0,25% (70%).

Bocci[1] batizou essa abordagem de "acupuntura química", pois tanto o oxigênio e o ozônio quanto a agulha têm papel fundamental nesse processo. Ao ser injetado por via intramuscular, o ozônio se infiltra no músculo e, após 24 horas, algumas bolhas de oxigênio residual se movem em direção ao canal vertebral. Graças à alta solubilidade do ozônio, ele se dissolve rapidamente na água intersticial do músculo e, entre 20 e 40 segundos, gera um gradiente de ROS e LOPs capaz de inibir fibras amielínicas (nociceptores-C). Estes provocam a elevação do limiar de dor e uma resposta antálgica via sistema antinociceptivo descendente. Nos mesmos moldes da acupuntura, a introdução da agulha induz forte inibição dos nociceptores reforçada pela pressão do gás.[42] Sabe-se que uma estimulação álgica da pele e dos músculos pode reduzir a dor por meio do mecanismo de controle inibitório nocivo difuso (DNIC) – uma clara demonstração de como a agulha, em conjunto com os ROS-LOP e a pressão de oxigênio, formam uma "acupuntura química". Ressalta-se que concentrações muito baixas de ozônio (310 μg/mℓ) ou pequenos volumes de gás (1 a 2 mℓ) são ineficazes, enquanto concentrações muito altas ou volumes excessivos de gás podem causar lipotimia (perda brusca de consciência).

Em resumo, os mecanismos prováveis que desempenham um papel são:

- A liberação de endorfinas bloqueia a transmissão do sinal nocivo ao tálamo e ao córtex
- Pós-estimulação (elevação do limiar de ativação) ligada à degeneração oxidativa dos nociceptores-C. ROS e LOP podem agir como capsaicina
- Ativação do sistema antinociceptivo descendente
- Estimulação psicogênica simultânea do sistema analgésico central induzida pela injeção de gás (elicitação de um efeito placebo)
- A oxigenação e analgesia localizadas permitem o relaxamento muscular e a vasodilatação, reativando o metabolismo muscular e favorecem a oxidação do lactato, a neutralização da acidose, aumento da síntese de ATP, reabsorção de Ca^{2+} e reabsorção do edema.

Considerações finais

Apesar de ainda requerer estudos para comprovar o total potencial do tratamento por ozônio, já é possível perceber os benefícios que essa técnica proporciona para inúmeras problemáticas da saúde. São resultados que não podem nem devem ser ignorados, pelo contrário, requerem, sim, maiores análises e reflexões, além de regras e normas que evitem o uso errôneo da prática.

É preciso, no entanto, sempre destacar que a garantia de resultados positivos só será possível com o absoluto controle da dosagem e concentração, estabelecendo o limite criterioso entre a dosagem tóxica e a terapêutica e do efeito placebo do efeito benéfico.

No caso específico das dores lombares, apesar de ozônio ser um gás muito reativo e potencialmente ofensivo, a combinação de oxigênio e consequente reativação dos mecanismos naturais de defesa se mostram uma arma eficiente no combate do problema doloroso, seja apresentando aspecto anti-inflamatório, como também na redução e até eliminação de hérnias discais e consequente diminuição da pressão.

O mecanismo de ação do ozônio inicia-se quando o átomo do oxigênio ativo é liberado pela degradação da molécula de O_3, o que faz com que os proteoglicanos no núcleo pulposo não sejam capazes de reter a água, de modo que ocorra o encolhimento e a mumificação do disco e proporcione a descompressão das raízes nervosas.

O ozônio não só atenua a compressão da raiz do nervo, reduzindo o disco, mas também atua na redução da estase venosa causada pela compressão de vasos, o que favorece a microcirculação e o fornecimento de oxigênio, diminuindo a dor associada à hipoxia neural.

Sua ação analgésica e anti-inflamatória é algo a ser ressaltado a partir do momento em que, grande parte dos casos de relato de dor está relacionado com a ocorrência da inflamação. O ozônio inibe a síntese de prostaglandinas pró-inflamatórias, libera as bradicininas e compostos algogênicos, além de aumentar a liberação de antagonistas para citocinas pró-inflamatórias.

Mesmo diante desses benefícios, a ozonioterapia ainda não pode nem deve ser encarada como "a cura" para a dor lombar, mas os bons resultados apresentados, aliado ao fato de ser uma intervenção relativamente indolor e sem grandes efeitos adversos, a torna uma excelente opção a ser realizada antes dos tratamentos ortodoxos mais invasivos e com mais riscos ao paciente, ou quando estes não apresentam efeito.

Referências bibliográficas

1. Bocci V. Ipotetici meccanismi di azione dell'ozono nel trattamento del conflitto discoradicolare. In: Ceccherelli F, RicciardiA. Eds. Lombalgie e lombosciatalgie. Criteri di diagnosi e cura. Torino: Edizioni Libreria Cortina; 1998. p. 331-40.
2. Moncada S. Nitric oxide gas: mediator, modulator, and pathophysiologic entity. J Lab Clin Med. 1992;120:187-91.
3. Pannen BHJ, Köhler N, Hole B, Bauer M, Clemens MG, Geiger K. K. Protective role of endogenous carbon monoxide in hepatic microcirculatory dysfunction after hemorrhagic shock in rats. J Clin Invest. 1998;102:1220-8.
4. WFOT Scientific Advisory Committee. WFOT's Review on Evidence Based Ozone Therapy, Version 1. 2015. Disponível em: https://www.wfoot.org/wp-content/uploads/2016/01/WFOT-OZONE-2015-ENG.pdf. Acesso em: 1º jul. 2019.
5. Zucker SN, Fink EE, Bagati A, et al. Nrf2 amplifies oxidative stress via induction of Klf9. Mol Cell. 2014;53(6):916-28.
6. Bocci V, Zanardi I, Travagli V. Ozone acting on human blood yields a hormetic doseresponse relationship. J Transl Med. 2011;9:66.
7. Greenberg J. An electron microscopical examination of cellular constituents of human whole blood after in vitro exposure to ozone gas. In: International Ozone Association Editors. Proceedings of the 11th Ozone World Congress. 1993 August 29 – September 3; San Francisco, USA. Ozone in Medicine; 1993:M-1-15-M-1-17.
8. Borrelli E. Reduction of oxidative stress index after major ozonated autohaemotherapy: is the ozone concentration important? Proceedings of Eurocoop Meeting. October 2-5, 2014; Zurich, Switzerland; 2014.
9. Hernandez F, Calunga F, Turrent Figueras J, et al. Ozone therapy effects on biomarkers and lung function in asthma. Arch Med Res. 2005;36:549-54.
10. Sanseverino ER. Knee-joint disorders treated by oxygen-ozone therapy. Eur Medicophysica. 1989;25:163-70.
11. Verga C. Nuovo approccio terapeutico alle ernie e protrusioni discali lombari. Riv Neuroradiol. 1989;2:148.
12. Siemsen CH. Ozon-Anwendung bei akuten und chronischen Gelenkerkrankungen. In: Beck EG, Viebahn-Hänsler R (eds.). Ozon-Handbuch. Grundlagen. Prävention. Therapie Landsberg: Ecomed, 1995:V-9.2 1-V-9.2 14.
13. Philippi L. Ozonioterapia: efeitos no organismo e resultados na ortopedia.
14. Nascimento PRC, Costa LOP. Prevalência da dor lombar no Brasil: uma revisão sistemática. Cad Saude Publica. 2015;(6):1141-55.
15. Cherkin DC, Deyo RA, Battie M, Street J, Barlow W. A comparison of physical therapy, chiropractic manipulation, and provision of an educational booklet for the treatment of patients with low back pain. N Engl J Med. 1998;339:1021-9.
16. Samanta A, Beardsley J. Low back pain: which is the best way forward? BMJ 1999;318:1122-3.
17. Smith L. Chemonucleolysis. Clin Orthop. 1969;67:72-80.
18. Onik G, Maroon J, Helms C, et al. Automated percutaneous discectomy: initial patient experience. Work in progress. Radiology. 1987;162:129-32.
19. Jucopilla N, Ferrarese C, Tirapelle G, Battista R, Mazzo G, Robert A. Infiltrazioni disco-foraminali con O2-O3 nelle SDR da conflitto disco-radicolari lombari. In: Proceedings: I Congresso IMOS; 2-4 novembre 2000:38, Italia, Siena; 2000.
20. Bocci V, Brito GS. Ozone therapy in critical patients. Rationale of the therapy and proposed guidelines. Riv Ital Ossigeno-Ozonoterapia 2006;5:7-11.
21. Bonetti M, Cotticelli B, Valdenassi L, Richelmi P. Analisi dei risultati dopo trattamento con O2-O3 nelle ernie intra ed extra foraminali lombari. Riv Neuroradiol. 2001;14:89-92.
22. Fabris G, Tommasini G, Petralia B, Lavaroni A, De Nardi F, De Luca G, Biasizzo E, Iaiza F. L'ossigeno-ozono terapia intra-foraminale. Riv Neuroradiol. 2001;14:61-6.
23. Petralia B, Tommasini G, Lavaroni A, Fabris G. A tutto gas! Il "mal di schiena" curato con l'ozonoterapia. Riv Neuroradiol. 2001;14:71-73.
24. Alexandre A, Buric J, Paradiso R, et al. Intradiscal injection of O2-O3 to treat lumbar disc herniations: results at five years. Riv Ital Ossigeno-Ozonoterapia 2002;1:165-9.
25. Andreula CF, Simonetti L, De Santis F, Agati R, Ricci R, Leonardi M. Minimally invasive oxygen-ozone therapy for lumbar disk herniation, AJNR. Am J Neuroradiol. 2003;24:996-1000.
26. Bocci V. Biological and clinical effects of ozone. Has ozonetherapy a future in medicine? Brit J Biomed Sci. 1999;56:270-9.
27. McCord JM. Free radicals and inflammation: protection of synovial fluid by superoxide dismutase. Science. 1974;185:529-31.
28. Curran SF, Amoruso MA, Goldstein BD, Berg RA. Degradation of soluble collagen by ozone or hydroxyl radicals. FEBS Lett. 1984;176:155-60.
29. Hawkins CL, Davies MJ. Direct detection and identification of radicals generated during the hydroxyl radical-induced degradation of hyaluronic acid and related materials. Free Rad Biol Med. 1996;21:275-90.
30. Bocci V, Pogni R, Corradeschi F, et al. Oxygen-ozone in orthopaedics: EPR detection of hydroxyl free radicals in ozone-treated *nucleus pulposus* material. Riv Neuroradiol. 2001;14:55-9.
31. Leonardi M, Simonetti L, Barbara C, Effetti dell'ozono sul nucleo polposo: reperti anatomo-patologici su un caso operato. Riv Neuroradiol. 2001,14:57-9.

32. Willis WDJ, Il sistema somatosensoriale. In: Berne RM, Levy MN, Eds. Fisiologia Milano: Casa Editrice Ambrosiana; 1995. p. 130-51.
33. Fields HL. La generazione ectopica di impulsi negli afferenti primari, in Il dolore: meccanismi di insorgenza e trattamento terapeutico. Nova York: McGraw-Hill; 1986. p. 126-9.
34. Carette S, Leclaire R, Marcoux S, et al. Epidural corticosteroid injections for sciatica due to herniated nucleus pulposus. N Engl J Med. 1997;336:1634-40.
35. Karppinen J, Korhonen T, Malmivaara A, et al. Tumor necrosis factor-alpha monoclonal antibody, infliximab, used to manage severe sciatica. Spine (Phila Pa 1976). 2003;28:750-3.
36. Alexandre A, Buric J, Corò L, Rigobello L, Scopetta S. Discolisi percutanea mediante O_2O_3 intradiscale. In: Proceedings: I Congresso IMOS; 2-4 novembre 2000:7-8; Italia, Siena; 2000.
37. Silver FH, Glasgold AI. Cartilage wound healing. An overview, Otolaryngol Clin N Amer. 1995;28:847-64.
38. Trippel SB. Growth factor actions on articular cartilage. J Rheumatol. 1995;43:129-32.
39. Cummins RO. Textbook of advanced cardiac life support. Scientific Publishing American Heart Association, Dallas; 1994.
40. Cinnella P, Brayda-Bruno M. La nostra esperienza nel trattamento dei conflitti discoradicolari e delle radicolopatie post-chirurgiche con ossigeno-ozono terapia infiltrativa paravertebrale. Riv Neuroradiol. 2001;14:75-9.
41. GjonovichA, Sattin GF, Girotto L, Bordin M, Gallo L, Preciso G. Lombalgie ribelli: l'ossigeno-ozono terapia a confronto con altre metodiche. Riv Neuroradiol. 2001;14:35-8.
42. Ceccherelli F, Gagliardi G, Matterazzo G, Rossato M, Giron G. La riflessoterapia per agopuntura. In: Procacci P, Di Massa A, Ceccherelli F, Casale R (eds.). La riflessoterapia per agopuntura. Padova: Edizioni A.I.R.A.S.; 1995. p. 49-77.

44 Terapia por Ondas de Choque

Paulo Roberto Dias dos Santos • Mariana Franco Schiefer dos Santos

Introdução

A pele é considerada de vital importância por sua complexidade. Além de oferecer proteção aos órgãos internos, é responsável por diversas outras funções, como termorreguladora, excretora e metabólica. Sua descontinuidade provocada por algum ferimento ou outro tipo de lesão predispõe ao surgimento de infecções e grave ameaça ao organismo; portanto, sua rápida regeneração é imprescindível.

Diversos tratamentos médicos buscam abreviar o tempo de regeneração ou reparação da pele, mas nenhum método se sobressai em termos de resultado, ao se ter em conta a diversidade de situações e alterações orgânicas envolvidas. Vários tipos de tratamentos não invasivos são utilizados, tais como ultrassom e *laser*, com resultados positivos.

Nessa linha de tratamento, surgiu há alguns anos a possibilidade de usar a terapia por ondas de choque extracorpórea (ESWT) em feridas crônicas de pele. Essa tecnologia, utilizada inicialmente para tratamento de pacientes com cálculos renais, se difundiu posteriormente para o campo da ortopedia, com indicação nas tendinopatias crônicas, retardo de consolidação de fratura e lesões musculares, entre outros. Geradores de ondas de choque (litotritores) modificados na emissão e propagação das ondas têm sido testados.

Este capítulo visa oferecer uma ideia dos princípios físicos e das ações biológicas conhecidas das ondas de choque e sua utilização em feridas crônicas de pele.

Princípios físicos

Geradores focados

Gerador eletro-hidráulico

O primeiro tratamento médico em seres humanos foi realizado em 1980, na Universidade de Munique, pelo Prof. Christian Chaussy, médico urologista que utilizou um gerador eletro-hidráulico. Esse sistema se baseia na passagem de alta energia por um dispositivo conhecido como *spark gap* (Figura 44.1), um condutor elétrico imerso em um líquido que produz uma faísca elétrica, a qual gera uma explosão súbita e a propagação de ondas que se direcionam para um mesmo ponto (ondas focadas) (Figura 44.2).

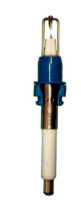

FIGURA 44.1 *Spark gap.*

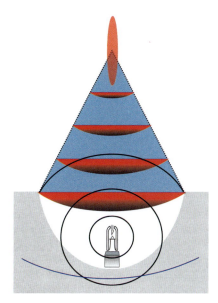

FIGURA 44.2 Gerador eletro-hidráulico.

Gerador piezelétrico

O segundo tipo de gerador a ser utilizado na medicina foi o piezelétrico. É baseado na vibração de cristais piezelétricos provocada por uma polarização elétrica que gera uma força mecânica. Essa tecnologia deu origem a aparelhos de ultrassom muito utilizados tanto para diagnóstico quanto para tratamento médico.

As ondas de choque geradas por esse tipo de equipamento também são consideradas focadas, pois geram ondas que convergem para uma área restrita e convergente.

Gerador eletromagnético

A geração de ondas eletromagnéticas é baseada no princípio físico de indução magnética. O forte campo magnético gerado por uma bobina repele e empurra uma placa metálica que, por sua vez, passa por uma lente acústica e gera uma onda de choque (Figura 44.3).

Geradores radiais

Os geradores radiais (Figura 44.4), também conhecidos como balísticos, têm um sistema gerador de ondas oriundo dos compressores de ar, que produzem ondas não focalizadas. Do ponto de vista físico, não são consideradas ondas de choque.[1]

Princípios biológicos

As alterações nos tecidos tratados pelas ondas de choque são identificadas por diversos estudos clínicos e de laboratório. O estímulo mecânico produzido pelas ondas de choque, conhecido como mecanotransdução, desencadeia uma série de respostas bioquímicas e histológicas em nível celular, por meio da resposta dos mecanossensores celulares (Figura 44.5).

Os efeitos produzidos pelas ondas de choque em nível celular vão desde a abertura do canal iônico e aumento da síntese proteica, o que estimula a migração, a proliferação e a diferenciação das células mesenquimais primárias, podendo alterar a expressão gênica.[2,3] Um dos principais efeitos ocorre no nível da macro e microcirculação, estimulando a neoangiogênese, com o aumento dos precursores angiogênicos – óxido nítrico-sintase endotelial (eNOS), fator de crescimento vascular endotelial (VEGF) e antígeno nuclear de proliferação celular (PCNA) –, levando à formação de neovasos (Figura 44.6).[4-6]

Outro efeito importante das ondas de choque é a provável ação moduladora na produção de óxido nítrico, molécula sinalizadora com papel crítico nos sistemas nervoso, imune e cardiovascular, envolvida na vasodilatação, neurotransmissão e angiogênese.

As ondas de choque também têm papel inibidor da dor por mecanismos ainda não totalmente esclarecidos, mas que envolvem diminuição da substância P na área tratada e inibição dos nociceptores.[7] Pelos efeitos produzidos, as ondas de choque são consideradas medicina regenerativa (Figura 44.7).

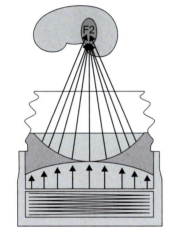

FIGURA 44.3 Gerador eletromagnético.

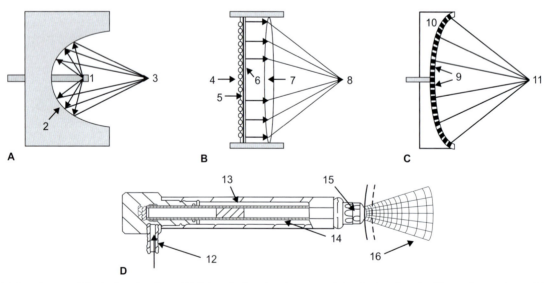

FIGURA 44.4 Geradores radiais. **A.** Gerador eletro-hidráulico. **B.** Gerador eletromagnético. **C.** Gerador piezelétrico. **D.** Gerador radial. (Adapatada de Schmitz et al.[1])

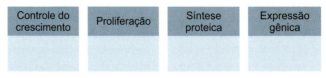

FIGURA 44.5 Respostas bioquímicas e histológicas em nível celular.

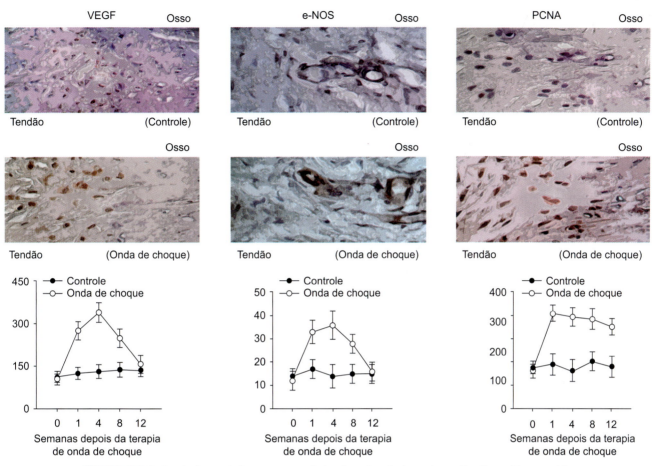

FIGURA 44.6 Ondas de choque induzem neovascularização na junção óssea do tendão. (Fonte: Wang et al.[4])

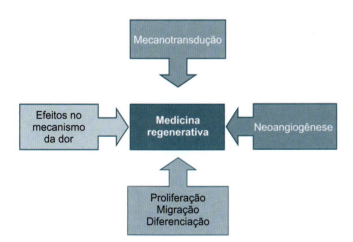

FIGURA 44.7 Medicina regenerativa e os efeitos produzidos pelas ondas de choque.

Efeitos biológicos nos diversos tecidos

Estudos muito bem realizados no tecido ósseo demonstram aumento da osteogênese por meio da proliferação e diferenciação dos osteoblastos e pela redução de fatores pró-osteoclásticos e aumento da expressão dos glicosaminoglicanos (GAGs) na matriz óssea.[8,9]

O tendão é um dos tecidos mais estudados em relação aos efeitos gerados pelas ondas de choque. Constatou-se melhora de sua nanoestrutura e das propriedades mecânicas, aumento da síntese do colágeno e formação de *cross-link* do colágeno, de modo a estimular o realinhamento das fibras no processo de reparação, aumento da produção de lubricina, entre outros.[10,11]

Outros tecidos, como músculos cardíaco e esquelético e a cartilagem, além de órgãos internos, têm sido objeto de exaustivos estudos em relação aos efeitos produzidos pelas ondas de choque.

Efeitos biológicos na pele

Os primeiros relatos do uso da terapia por ondas de choque para o tratamento de feridas datam dos anos de 2005 e 2007. Schaden[12] e Santos[13] apresentaram, em congressos internacionais, as primeiras séries de casos nos quais utilizaram as ondas de choque em diversos tipos de feridas, em especial as de pé diabético.

O mecanismo de ação das ondas de choque na pele ainda não está totalmente esclarecido. Sabe-se que, no processo de reparação de feridas, ela promove atenuação de infiltrado de leucócitos, diminui a apoptose tecidual e o recrutamento de fibroblastos.[14] Também se observam inibição da resposta inflamatória local e melhora do tecido de granulação (Figura 44.8).[15]

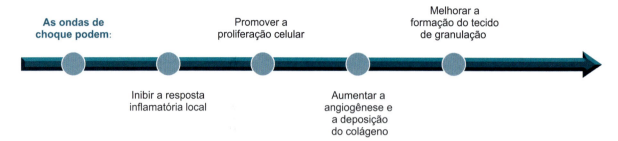

FIGURA 44.8 Processo de reparação de feridas por ondas de choque.

Sabe-se que as células mesenquimais são precursoras dos miofibroblastos, células profundamente envolvidas na promoção do tecido de reparação e regeneração. Porém, a persistência dos miofibroblastos está associada ao desenvolvimento de fibrose tecidual.

Recentemente, estudo *in vitro* demonstrou que as ondas de choque podem controlar a diferenciação das células mesenquimais em miofibroblastos por reduzir a expressão da integrina alfa-11, um importante receptor de colágeno em células fibroblásticas envolvidas na diferenciação de miofibroblastos.[16]

Zhao et al.[17] observaram a diminuição da densidade de fibroblastos na formação de cicatrizes hipertróficas em modelos animais com o uso de ondas de choque. Meirer et al.[18] relataram que a terapia por ondas de choque induz à expressão de VEGF no leito da ferida.

Krokowicz et al.[6] avaliaram a influência do tratamento com ESWT na microcirculação e interação leucócito-endotelial após longo período de tempo pós-aplicação. Os autores observaram aumento da velocidade das hemácias nas arteríolas e nos capilares funcionais e aumento do diâmetro das arteríolas.

Uma das feridas mais estudadas até o momento é a úlcera diabética. Diversas publicações de casos clínicos têm mostrado bons resultados, inclusive se comparado com o uso de câmara hiperbárica.[19-22] Feridas de maior extensão, como grandes queimaduras, talvez possam se beneficiar da terapia com ondas de choque por um possível efeito a distância observado em alguns estudos em animais. Kisch et al.[23] utilizaram alta energia em feridas produzidas na pele de ratos e avaliaram que, por combinação de imagem *laser*-Doppler e fotoespectrometria, mostrou-se velocidade sanguínea capilar cutânea 152,8% maior em área remota corpórea em relação ao grupo placebo.

Outra possível indicação relatada por Saito[24] é a utilização das ondas de choque em pacientes com esclerose múltipla associada ao fenômeno de Raynaud portadores de úlceras distais nos dedos. Apesar de casuística pequena, os resultados foram animadores, com diminuição do tamanho das lesões.

Yan et al.,[15] ao estudar lesões cirúrgicas produzidas na pele do dorso de ratos diabéticos, verificaram que os ratos submetidos à aplicação de ondas de choque tiveram cicatrização mais rápida e redução significativa de células inflamatórias, o que promoveu proliferação celular, angiogênese aumentada e deposição de colágeno.

Com estudo prospectivo randomizado, Jeppesen et al.[25] observaram que a oxigenação tecidual aumentou significantemente nas feridas de pacientes tratados com ESWT comparados aos que utilizaram os cuidados padrões, com consequente diminuição da área da ferida.

Recente metanálise com sete estudos controlados randomizados envolvendo 301 pacientes revelou que as ondas de choque como terapia complementar no tratamento de feridas podem acelerar significativamente o processo de cicatrização de feridas crônicas.[26]

Em dezembro de 2017, a Food and Drug Administration (FDA) aprovou a comercialização de equipamento de ondas de choque para o tratamento de úlceras de pés diabéticos. A terapia está indicada para feridas de tamanho até 16 cm², que atinjam epiderme, derme, tendão ou cápsula, mas sem exposição óssea. Foram analisados dois estudos multicêntricos, randomizados e duplo-cegos, em um total de 336 pacientes diabéticos, em que foram comparados dois grupos: o primeiro com associação das ondas de choque aos tratamentos usuais, e um segundo grupo sem acrescentar as ondas de choque. Os resultados se mostraram superiores no grupo tratado com ondas de choque em relação à cicatrização das feridas. Por ser doença crônica e de alto risco para amputações, essa tecnologia já vem sendo utilizada em alguns países para o tratamento de feridas crônicas de pele, com bons resultados.

Protocolos

Não há consenso sobre o melhor protocolo de tratamento a ser utilizado. Os trabalhos publicados variam quanto à periodicidade de aplicações, ao número de sessões e ao número de impulsos e sistemas geradores de ondas de choque empregados. Os mais utilizados são os ditos de baixa energia.

Alguns estudos recentes têm demonstrado que os efeitos biológicos por aplicações repetidas em curto espaço de tempo parecem ter maior efeito, quando comparado a intervalos longos.[27]

Biofilmes

A resposta gerada pelas ondas de choque em estudos com biofilmes tem mostrado bons resultados na dissolução desses pela ação mecânica produzida, melhorando os índices de infecção em feridas crônicas de pele. Alguns estudos demonstraram resultados mais efetivos da associação de antimicrobianos com a gentamicina em comparação com o uso isolado do antimicrobiano.[26,28,29]

Considerações finais

Dentre as modalidades de tratamento por agentes físicos em feridas, as ondas de choque têm sido cada vez mais utilizadas. Estudos de metanálise sugerem que as ondas de choque, como complemento do tratamento de feridas, poderiam melhorar significativamente o processo de cicatrização de feridas crônicas, em relação ao tratamento padrão isolado.

Por ser um tratamento não invasivo e seguro, certamente é uma ferramenta valiosa para utilização de rotina em feridas de pele, quando bem indicado e utilizado por profissional treinado.

Casos clínicos

Caso 1

Paciente do sexo masculino, 56 anos, diabético tipo I dependente de insulina, com história pregressa de amputação da tíbia distal havia 1 ano e 3 meses, usuário de prótese de membro inferior, com lesão ulcerada no terço proximal da tíbia havia 19 dias, ocasionada pela prótese. A lesão de tamanho 4 × 3 cm atinge pele e tecido celular subcutâneo (Figura 44.9).

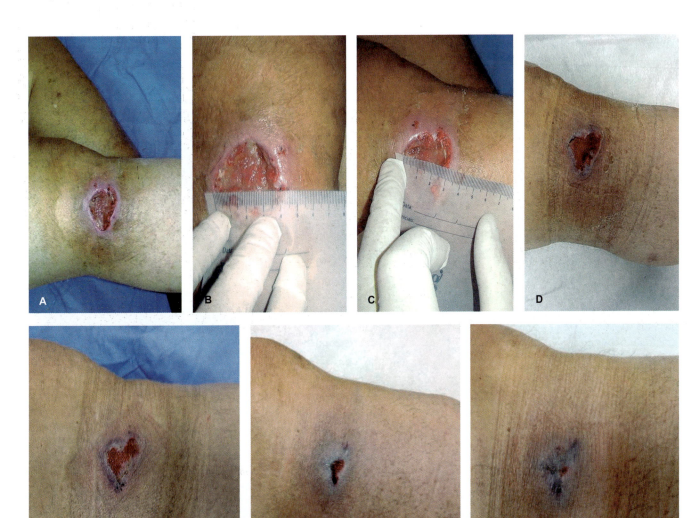

FIGURA 44.9 Evolução da lesão ulcerada no terço proximal da tíbia.

Caso 2

Paciente do sexo feminino, 82 anos, com lesões ulceradas isquêmicas extremamente dolorosas havia 1 ano. Fora submetida a diversos tipos de tratamento sem melhora (Figura 44.10).

Caso 3

Paciente do sexo feminino, 84 anos, com ferida neuroisquêmica na face posterior da perna com exposição ao nível do tendão calcâneo havia 4 meses. Nota-se aspecto necrótico da ferida (Figura 44.11).

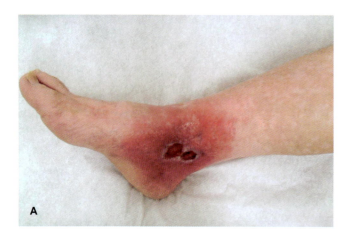
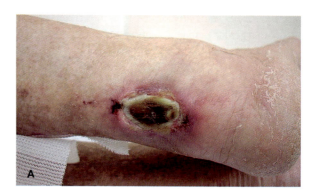
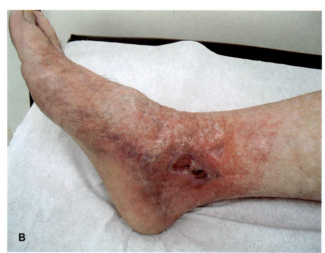
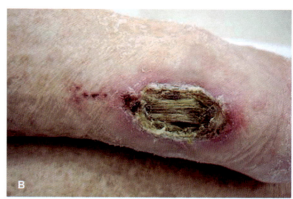
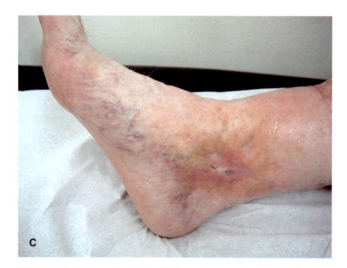
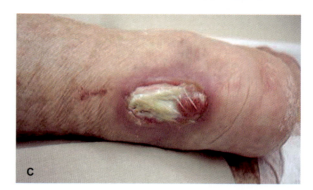
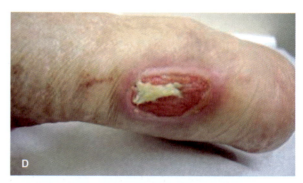

FIGURA 44.10 A. Evolução das lesões ulceradas isquêmicas. **B.** Após duas sessões de tratamento, nota-se melhora nítida da hiperemia e diminuição do tamanho das lesões. **C.** Quatro meses depois do início do tratamento.

FIGURA 44.11 A. Evolução da ferida neuroisquêmica na face posterior da perna. **B.** Após desbridamento. **C** e **D.** Sequência de tratamento. (*Continua*)

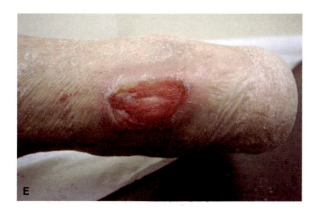
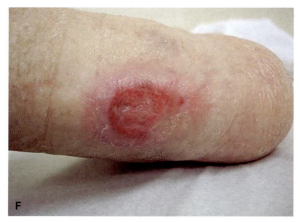
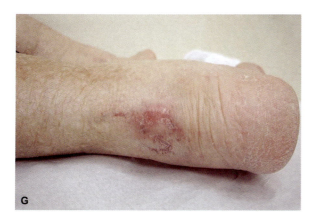
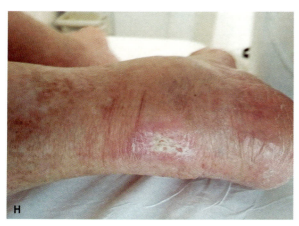

FIGURA 44.11 (*Continuação*) **E** a **G.** Sequência de tratamento. **H.** Quatro anos depois.

Referências bibliográficas

1. Schmitz C, Császár NBM, Milz S, et al. Efficacy and safety of extracorporeal shock wave therapy for orthopedic conditions: a systematic review on studies listed in the PEDro database. Br Med Bull. 2015;116:115-38.
2. Neuland N, Delhase Y, Duchstein H, Schmidt A. The effectiveness and importance of mechanotransduction within differentiated human connective tissue and adult stem cells (*in vitro* study). Newsletter-ISMST. 2008;4:13-6.
3. Leone L, Raffa S, Vetrano M, et al. Extracorporeal shock wave treatment (ESWT) enhances the *in vitro*-induced differentiation of human tendon-derived stem/progenitor cells (hTSPCs). Oncotarget. 2016;7(6):6410-23.
4. Wang CJ, Wang FS, Yang KD, et al. Shock wave therapy induces neovascularization at the tendon-bone junction. A study in rabbits. J Orthop Res. 2003;21(6):984-9.
5. Stojadinovic A, Elster EA, Anam K, et al. Angiogenic response to extracorporeal shock wave treatment in murine skin isografts. Angiogenesis. 2008;11:369-80.
6. Krokowicz L, Mielniczuk M, Drews M, Siemionow M. Long-term follow of the effects of Extracorporeal Shockwave Therapy (ESWT) on microcirculation in a denervated muscle flap. Pol Przegl Chir. 2011;83(6):325-33.
7. Hausdorf J, Lemmens MAM, Kaplan S, et al. Extracorporeal shockwave application to the distal femur of rabbits diminishes the number of neurons immunoreactive for substance P in dorsal root ganglia L5. Brain Res. 2008;1207:96-101.
8. Thama R, dell'Endice S, Notarnicola A, et al. Extracorporeal shock waves stimulate osteoblast activities. Ultrasound Med Biol. 2009;35(12):2093-100.
9. Dias dos Santos PR, Medeiros VP, Moura JPFM, Franciozi CES, Nader HB, Faloppa F. Effects of shock wave therapy on glycosaminoglycan expression during bone healing. Int J Surg. 2015;24(Pt B):120-3.
10. Yoo SD, Choi S, Lee GJ, et al. Effects of extracorporeal shockwave therapy on nanostructural and biomechanical responses in the collagenase-induced Achilles tendinitis animal model. Lasers Med Sci. 2012;27(6):1195-204.
11. Zhang D, Kearny CJ, Cherivan T, Schmid TM, Spector M. Extracorporeal shockwave-induced expression of lubricin in tendons and septa. Cell Tissue Res. 2011;346(2):255-62.
12. Schaden W, Valentin C, Pusch M, Thiele R. Extracorporeal shockwave therapy for chronic skin lesions. In: 8th International Congress of ISMST. Wien, Austria; 2005.
13. Santos PR, Guedes M, Oliveira L, Arantes C. Extracorporeal shockwave therapy for chronic skin ulcers in diabetics patients. In: 10th International Congress of the International Society for Medical Shockwave Treatment; June 6-9 2007. Toronto; 2007.
14. Kuo YR, Wang CT, Wang FS, Yang KD, Chiang YC, Wang CJ. Extracorporeal shock wave treatment modulates skin fibroblast recruitment and leukocyte infiltration for enhancing extended skin-flap survival. Wound Repair Regen. 2009;17:80-7.
15. Yan X, Yang G, Cheng L, et al. [Effect of extracorporeal shock wave therapy on diabetic chronic wound healing and its histological features]. Zhongguo Xiu Fu Chong Jian Wai Ke Za Zhi. 2012;26(8):961-7.
16. Rinella L, Marano F, Berta L, et al. Extracorporeal shock waves modulate myofibroblast differentiation of adipose-derived stem cells. Wound Repair Regen. 2016;24(2):275-86.
17. Zhao JC, Zhang BR, Hong L, Shi K, Wu WW, Yu JA. Extracorporeal shock wave therapy with low-energy flux density inhibits

hypertrophic scar formation in an animal model. Int J Mol Med. 2018;41(4):1931-8.
18. Meirer R, Brunner A, Deibl M, Oehlbauer M, Piza-Katzer H, Kamelger FS. Shock wave therapy reduces necrotic flap zones and induces VEGF expression in animal epigastric skin flap model. J Reconstr Microsurg. 2007;23(4):231-6.
19. Schaden W, Thiele R, Kölpl C, et al. Shock wave therapy for acute and chronic soft tissue wounds: a feasibility study. J Surg Res. 2007;143:1-12.
20. Wang CJ, Kuo YR, Wu RW, et al. Extracorporeal shockwave for chronic diabetic foot ulcers. J Surg Res. 2009;152:96-103.
21. Wang CJ, Wu RW, Yang YJ. Treatment of diabetic foot ulcers: a comparative study of extracorporeal shockwave therapy and hyperbaric oxygen therapy. Diabetes Res Clin Pract. 2011;92(2):187-93.
22. Santos PR, Guedes A, Zaide SF, Buratini M, Faloppa F. Terapia por ondas de choque no pé diabético. Rev ABP Pé. 2012;6:126-30.
23. Kisch T, Sorg H, Forstmeier V, et al. Remote effects of extracorporeal shock wave therapy on cutaneous microcirculation. J Tissue Viability. 2015;24(4):140-5.
24. Saito S, Ishii T, Kamogawa Y, et al. Extracorporeal shock wave therapy for digital ulcers of systemic sclerosis: a phase 2 pilot study. Tohoku J Exp Med. 2016;238:39-47.
25. Jeppesen SM, Yderstraede KB, Rasmussen BS, Hanna M, Lund L. Extracorporeal shockwave therapy in the treatment of chronic diabetic foot ulcers: a prospective randomised trial. J Wound Care. 2016;25(11):641-9.
26. Zhang L, Weng C, Zhao Z, Fu X. Extracorporeal shock wave therapy for chronic wounds: a systematic review and meta-analysis of randomized controlled trials. Wound Repair Regen. 2017;25(4):697-706.
27. Kisch T, Sorg H, Forstmeier V, Mailaender P, Kraemer R. Fractionated repetitive extracorporeal shock wave therapy: a new standard in shock wave therapy? Biomed Res Int. 2015;2015:454981.
28. Wanner S, Gstöttner M, Meirer R, Hausdorfer J, Fille M, Stöckl B. Low-energy shock waves enhance the susceptibility of staphylococcal biofilms to antimicrobial agents *in vitro*. J Bone Joint Surg Br. 2011;93(6):824-7.
29. Gnanadhas DP, Elango M, Janardhanraj S, et al. Successful treatment of biofilm infections using shock waves combined with antibiotic therapy. Sci Rep. 2015;5:17440.

45 Terapia Celular no Tratamento de Feridas

Alfredo Gragnani • Veronica Chomiski

Introdução

A terapia celular no tratamento de feridas cutâneas é um campo inovador e em pleno desenvolvimento, que tem como objetivos promover a resolução de feridas agudas e crônicas e restaurar células e tecidos danificados com mínima ou nenhuma formação de cicatrizes, por meio do uso clínico de células-tronco (CT).[1] Trata-se de uma terapia complementar aos tratamentos convencionais, caracterizada pela introdução de novas células em um tecido, seja para tratar doenças ou regenerar tecido danificado. Do ponto de vista regulatório, podem ser classificadas como tecidos e células humanos ou como medicamentos de terapia avançada.[1,2]

Os tratamentos são baseados na utilização de CT, e as principais fontes de células que podem ou poderão ser usadas para terapia celular são CT embrionárias (CTE), CT adultas e CT pluripotentes induzidas (CTPi). Entretanto, os estudos com CT não são clinicamente aprovados, pois muitos ainda estão na fase experimental. O uso de CT permanece restrito a pesquisas clínicas, exceto em transplantes de medula óssea. Isso não diminui as expectativas em relação à possibilidade de se ter, a médio prazo, terapia celular acessível com vistas ao tratamento de diferentes doenças.[3,4]

Células-tronco

As CT são células presentes nos tecidos com capacidade de autorreplicação, ou seja, capazes de gerar uma cópia idêntica a si própria e com potencial de diferenciar-se em vários tecidos (pluripotentes). A renovação tecidual é garantida pelas CT presentes em microambientes especializados, chamados de nichos. Cada nicho é responsável por reparar ou regenerar sua região em face de uma lesão. A epiderme e seus apêndices abrigam nichos de CT distintos. Por exemplo, o nicho de CT na protuberância do folículo piloso designado para formar as hastes dos pelos tem a capacidade de produzir epiderme em lesões cutâneas que acometem até a camada papilar da derme, como estratégia do organismo para regenerar a epiderme perdida. Mas diferentes CT existentes na área da ferida podem se transformar permanentemente em CT da epiderme interfolicular após um ferimento e gerar sua resolução.[1,5]

As CT são capazes de se diferenciar em qualquer tecido do corpo humano. Por isso, as CT são objeto de foco de intensa pesquisa, visto sua imensa aplicabilidade terapêutica, como o tratamento de doenças cardiovasculares, neurodegenerativas, traumatismos da medula espinal, nefropatias, doenças hematológicas, imunodeficiências e feridas crônicas. As CT podem ser classificadas, de acordo com sua potência, em totipotentes, pluripotentes, oligopotentes e onipotentes ou progenitoras; de acordo com sua origem, são classificadas em CTE ou CT adultas.[1,6,7]

As CTE são provenientes da fecundação ou da clonagem. Embriões que seriam descartados, inviáveis para a implantação, podem ser encontrados nas clínicas de reprodução humana assistida ou produzidos por clonagem para fins terapêuticos. Clone é uma população de células ou organismo que se originou a partir de uma única célula. As células clonadas são idênticas à célula original e entre elas. Na espécie humana, gêmeos idênticos que se originam da divisão de um único óvulo fertilizado são clones. Na embriogênese, a fusão de um óvulo com um espermatozoide gera a primeira célula, o zigoto, com DNA próprio de um novo indivíduo. Após a formação do zigoto, começam as mitoses sucessivas.[8]

Até a fase de oito células, as CT são totipotentes – cada célula é capaz de gerar qualquer célula do corpo humano. Entre oito e 16 células, formam-se dois grupos celulares: um grupo de células externas que dará origem à placenta e aos anexos embrionários, e uma massa de células internas que dará origem ao embrião. Após 72 horas, quando o embrião atinge cerca de 100 células, é chamado de blastocisto. É nessa fase que ocorre a implantação do embrião na cavidade uterina. As CT embrionárias compõem a massa interna dos blastocistos, embriões que estão no 5º dia de desenvolvimento e são pluripotentes. As células internas do blastocisto originarão todos os tecidos do corpo humano.[9,10]

As CT pluripotentes podem se diferenciar em CT adultas hematopoéticas ou CT mesenquimais (CTM). Denominam-se CT adultas aquelas conservadas após o nascimento; estão presentes em diversos tecidos, como na medula óssea, no cordão umbilical, no tecido adiposo, na derme e no sangue periférico.[9,10] As CTM têm alta capacidade proliferativa e, portanto, alto potencial de regeneração e reparo da ferida. São capazes, ainda, de diferenciar-se em tipos celulares distintos, o que amplia sua capacidade terapêutica.[7,11]

As CT adultas podem ser oligopotentes e onipotentes. As primeiras são capazes de originar poucos tecidos e estão presentes no sistema digestório, na medula óssea e no sistema hematopoético; podem dar origem a células do sangue, ossos, cartilagem, músculos, pele e tecido conjuntivo. As CT adultas unipotentes, que são as mais diferenciadas, podem dar origem apenas a células do próprio tecido, de modo a viabilizar a regeneração celular.[7,10,11]

A ovelha Dolly foi uma prova inédita de um clone de mamífero a partir de uma célula somática já diferenciada. Mas o mecanismo pelo qual os genes controlam a diferenciação das células somáticas em diferentes tecidos ainda não foi elucidado. Perante esse grande potencial, a terapia celular com CT adultas é apenas uma questão de tempo para que haja uma grande evolução na Medicina Regenerativa.[8]

Início das pesquisas com células-tronco

Desde o início do século XX, pesquisadores tomaram conhecimento da existência de CT nos tecidos dos organismos adultos. As CT foram descritas inicialmente em camundongos, na década de 1970.[12] Em 1981, dois grupos de pesquisa independentes conseguiram imortalizar CT pluripotentes da massa celular interna de blastócitos de embriões de camundongo, capazes de proliferar-se indefinidamente em cultura sem que houvesse diferenciação celular. Ainda, diferentes tipos celulares se originaram em função de diferentes condições do meio de cultura nos quais se encontravam.[13,14] Em 1998, pesquisadores conseguiram isolar e cultivar as primeiras CT humanas.[15] Até agora, as CT adultas, especialmente as CTM, foram amplamente estudadas para cicatrização.[16]

Pesquisas com células-tronco no mundo

As pesquisas com CT devem seguir três etapas: básica, pré-clínica e clínica. A pesquisa básica objetiva a identificação das células, sua fisiologia e os potenciais de uso terapêutico. A etapa pré-clínica é voltada para testes de potencialidade e segurança em animais. Na etapa clínica são realizados testes de compatibilidade em humanos, segurança e eficácia.[4]

Muitos países permitem apenas a pesquisa com embriões congelados, provenientes de clínicas de reprodução assistida, que seriam destinados ao descarte por ultrapassar o planejamento reprodutivo de um casal, tal qual a lei brasileira. Em geral, os casais preferem doar os embriões congelados para a pesquisa científica a descartá-los. Esse cenário é comum em países como Brasil, Espanha, França, Reino Unido, Holanda, Dinamarca, Noruega, Suécia e Finlândia, por exemplo. Outros países autorizam, ainda, a produção de embriões em laboratório para fins exclusivos de pesquisa, como na Austrália, no Japão, em Cingapura, na China, na África do Sul e na Suécia.[17]

Países que permitem a pesquisa sem debate legislativo conclusivo prévio são Índia e China, embora haja pareceres do Conselho Nacional de Bioética e do Ministério da Saúde. No Irã, são permitidas as pesquisas com CT embrionárias existentes e embriões já congelados, mas ainda há debate legislativo sobre o assunto.[17]

Nos EUA, a pesquisa com CT embrionárias é autorizada, desde que financiada por empresa privada. Uma lei de 2001 permite o financiamento governamental apenas com linhagens de CT já existentes. Porém, alguns estados, como Califórnia, Connecticut, Illinois e Maryland, têm leis que regulamentam o financiamento estadual. Os EUA são considerados um país de referência para o debate internacional em bioética, líder no *ranking* em publicações de pesquisa experimental com linhagens de CT embrionárias, seguido por Israel, Reino Unido e Coreia.[18]

A Alemanha, diferentemente, proíbe a produção de CT embrionárias, mas autoriza a pesquisa com linhagens importadas. Isso já foi alvo de discussões internacionais em bioética. Há consenso de que a história do nazismo dificulta o debate democrático e razoável na Alemanha, mas o país concorda com o princípio da liberdade de pesquisa.[19]

Pesquisas com células-tronco no Brasil

No Brasil, as pesquisas com CT tiveram início em 2001, com a criação do Instituto Milênio de Bioengenharia Tecidual pelo Ministério da Ciência e Tecnologia. Na sequência, vários grupos de pesquisa, como a Fundação Oswaldo Cruz, o Instituto Nacional de Cardiologia, o Instituto Nacional do Câncer e o Instituto Nacional de Traumatologia e Ortopedia, investiram no estudo da medicina regenerativa. Em 2004, o Ministério da Saúde publicou um edital para fomentar o Estudo Multicêntrico Randomizado de Terapia Celular em Cardiopatias, que foi o início da realização de ensaios clínicos no país.[4]

Em 2005, o Congresso Nacional aprovou a Lei de Biossegurança, a qual regulamenta o uso de CT obtidas de embriões humanos congelados e embriões inviáveis para fins de pesquisa. A Lei nº 11.105 de 2005 estabeleceu normas de segurança e mecanismos de fiscalização de atividades que envolvam organismos geneticamente modificados, cria o Conselho Nacional de Biossegurança, reestrutura a Comissão Técnica Nacional de Biossegurança e dispõe sobre a Política Nacional de Biossegurança.[4,20]

Em 2008, o Supremo Tribunal Federal liberou pesquisas com CT, o que tornou possível a utilização de embriões congelados há 3 anos que seriam descartados por clínicas de fertilização *in vitro*. Em 2011, foi criado um regulamento técnico que dispõe sobre o funcionamento dos bancos de células e tecidos germinativos (BCTG), por meio da Resolução da Diretoria Colegiada 23 (RDC 23). A RDC 23/2011 institui critérios mínimos para o funcionamento dos BCTG e visa a segurança e qualidade de células, tecidos germinativos e embriões utilizados. É necessário elaborar um relatório anual com os dados quantitativos de produção do BCTG por meio do Sistema Nacional de Produção de Embriões. Como critérios, a RDC 23 estabelece que a doação de células, tecidos germinativos e embriões deve respeitar os preceitos legais e éticos sobre o assunto, com o dever de garantir o sigilo, a gratuidade e a assinatura do Termo de Consentimento Livre e Esclarecido.[21]

Em 2012 foi criada a Câmara Técnica de Terapias Celulares, integrada por representantes do Ministério da Saúde, da Agência Nacional de Vigilância Sanitária (Anvisa), da Comissão Nacional de Ética em Pesquisa com Seres Humanos, do Conselho Federal de Medicina (CFM) e do Conselho Federal de Odontologia (CFO), além de duas associações de pacientes, com o objetivo de assessorar a Anvisa na área de terapias celulares, que incluem as pesquisas clínicas. Essa formulação seguiu o modelo da União Europeia.[22]

Bioética na terapia celular

Os debates sobre o uso das CT na medicina regenerativa têm se tornado mais intensos, frequentes e complexos em virtude do aumento do número de pesquisas e novas descobertas de possibilidades terapêuticas. Envolvem aspectos éticos, morais, médicos, de biossegurança, genéticos, antropológicos, filosóficos e religiosos, o que torna a terapia celular um assunto de difícil consenso. Pouco se sabe sobre as consequências do uso de CT; o conhecimento científico ainda é limitado, o que gera muitas discussões.[10,23]

Questões bioéticas em pesquisas com as CT implicam a natureza do embrião humano, ou seja, a partir de que momento o embrião pode ser considerado moralmente uma pessoa. As teorias em relação ao momento em que a personalidade do embrião aparece variam conforme julgamentos morais, religiosos, biológicos ou legais. É por isso que se discute a realização de pesquisas, ou não, com as CT embrionárias. As religiões são divergentes; contudo, a Igreja Católica defende que a vida é inviolável desde a concepção. O contexto jurídico da utilização das CT embrionárias é avaliado por diferentes legislações no Brasil e no mundo. O estado da arte nas pesquisas com CT adultas não demonstra resultado prático em relação às CTE, embora as pesquisas com CT adultas já apresentem resultados promissores. Com tanto desenvolvimento biotecnológico, a Bioética não acompanha os limites da ciência, mas pode dar suporte para resolvê-los.[24]

Discussões sociais são válidas e impulsionam a progressão do assunto. Os desejos de cura e de imortalidade dos seres humanos norteiam os avanços das pesquisas. Quanto mais o tema for abordado publicamente e quanto mais informação e conhecimento for transmitido à população, maior a chance de progresso na terapia celular baseada em CT.

Células-tronco e a cicatrização de feridas

Feridas são o resultado do rompimento da continuidade da barreira cutânea. O processo de reestabelecimento dessa barreira é chamado de regeneração, que pode se dar por restauração ou reepitelização em lesões superficiais ou por cicatrização nas profundas, as quais necessitam da ação complexa e coordenada de vários tipos celulares e moléculas sinalizadoras, como citocinas, quimiocinas e fatores de crescimento. O processo de cicatrização se dá por meio de estágios sequenciais e inter-relacionados de hemostasia, inflamação, proliferação celular, angiogênese, deposição de matriz extracelular (MEC), formação fibrosa e remodelação do tecido.[25,26]

Com o rompimento dos vasos sanguíneos, inicia-se a cascata da coagulação. A malha de fibrina que se forma funciona como um tampão, tornando-se um local de adesão celular, bem como um reservatório para citocinas e fatores de crescimento necessários no processo. As plaquetas liberam citocinas pró-inflamatórias, como o fator de crescimento de fibroblastos (FGF), o fator de crescimento derivado das plaquetas (PDGF) e o fator de crescimento transformador-beta (TGF-β).[27] As células polimorfonucleares atravessam as paredes dos vasos sanguíneos e chegam até o local da lesão para fagocitar bactérias e detritos celulares. Os macrófagos liberam metaloproteinases de matriz (MMP) que degradam a MEC, atuando no processo dinâmico de remodelação. Também liberam moléculas sinalizadoras pró-inflamatórias como interleucina 1 (IL-1), interleucina 6 (IL-6), fator de crescimento endotelial vascular (VEGF) e fator de necrose tumoral alfa (TNF-α), que estimulam o recrutamento celular e a proliferação de queratinócitos e fibroblastos.[26,28]

Fibroblastos migram para o local da ferida e produzem colágeno, fibronectina e proteoglicanos, substituindo o tampão de fibrina por nova MEC. A reepitelização ocorre em feridas superficiais com a proliferação das células do nicho de CT dos folículos pilosos. Em feridas profundas, as CT dos folículos pilosos e da epiderme circundantes ao ferimento também migram para a ferida, o que contribui para a cobertura da lesão. As fases posteriores da cicatrização de feridas são caracterizadas por deposição adicional de MEC, contração da ferida e remodelação.[29]

Alterações na sinalização celular durante qualquer um desses estágios pode levar à formação de feridas crônicas.[26] Existem inúmeras causas que retardam o processo de cicatrização, como fatores locais e sistêmicos. Fatores locais estão relacionados, por exemplo, com isquemia de tecido, infecção, inflamação persistente, deficiência em fatores de crescimento e citocinas, presença de tecido necrótico e radiação ionizante. Fatores sistêmicos são hiperglicemia, diabetes, tabagismo, desnutrição, entre outros. Todos esses fatores prejudicam o recrutamento de CT para angiogênese e prejudicam a cicatrização de feridas, o que resulta em inflamação prolongada, angiogênese reduzida e diminuição de sinalização dos fatores de crescimento.[27,28,30]

As CT desempenham um papel importante no processo de cicatrização ao atuar na resolução de inflamação, migração celular, proliferação e diferenciação, embora esse processo não seja totalmente compreendido.[26,31,32] Elas exercem diversas sinalizações parácrinas, especialmente pró-angiogênicas, liberando fatores de crescimento como VEGF, HGF, βFGF, EGF, TGF-β e IGF-1.[30,33,34] Desse modo, as CT podem ajudar na criação de substitutos de pele avançados de tecido modificado, tornando-os uma opção atraente para o tratamento de feridas agudas e crônicas.[16]

Dos 245 estudos registrados no Clinical Trials com terapia baseada em CT, 16 estão envolvidos com cicatrização cutânea, enquanto na plataforma Prospero, encontram-se quatro revisões sistemáticas em andamento.

Linhagens de células-tronco

Como já citado, as CT podem ser de origem embrionária, adulta (somática) ou CTPi. As CTE são aquelas obtidas por volta do 5º dia pós-fecundação, ainda indiferenciadas. Entre as CT adultas, as hematopoéticas originam células do tecido sanguíneo, e as mesenquimais originam diversos tecidos do organismo, como ósseo, cartilaginoso, muscular, adiposo e dérmico.

As CTPi são a mais nova classe de CT pluripotentes, desenvolvidas pela primeira vez em 2006.[35] Como CTE, as CTPi têm a capacidade de se diferenciar em todos os tipos de células, mesmo os derivados de CT adultas do corpo. Ao introduzir apenas alguns genes, as CT adultas podem ser reprogramadas para se tornarem CT pluripotentes, ou seja, CT imaturas, capazes de desenvolver todos os tipos de células no corpo. Os genes indutores são quatro fatores de transcrição: OCT-3/4, SOX2, C-MYC e KLF4.[35] Essa tecnologia inovadora possibilita a geração de CT autólogas pluripotentes e evitam, assim, a imunogenicidade e as questões éticas associadas às CTE humanas.[36]

Gurdon,[37] porém, já havia descrito que a diferenciação das CT adultas é reversível. Em uma experiência clássica, ele substituiu o núcleo celular imaturo do óvulo de uma rã com o núcleo de uma CT intestinal adulta. Esse óvulo modificado tornou-se um girino normal. O DNA da célula adulta continha todas as informações necessárias para desenvolver todas as células no sapo.[37]

O estudo de Takahashi e Yamanaka[35] lhes rendeu o Prêmio Nobel de Medicina, em 2012, que foi dividido com Gurdon. Ambos os estudos conseguiram demonstrar o caminho inverso da diferenciação de CT, tornando CT adultas já especializadas em CT imaturas novamente, capazes de se desenvolverem em qualquer tecido do corpo. Esse é um marco na história científica, uma revolução sobre os conhecimentos atuais de como as células e os organismos se desenvolvem. Essas descobertas mudaram a compreensão sobre o desenvolvimento e a diferenciação celular. A possibilidade de reprogramar células humanas gera novas oportunidades para compreender melhor as doenças e desenvolver novos métodos de diagnóstico e terapia.

Células-tronco hematopoéticas

As CT adultas hematopoéticas (CTH) são células que apresentam a capacidade de autorrenovação e autodiferenciação em células especializadas do tecido sanguíneo e células do sistema imune. A fonte clássica de obtenção das CTH é a partir da medula óssea, embora também seja encontrada no cordão umbilical, no sangue periférico e até mesmo na placenta.[38,39]

Células-tronco da medula óssea

O transplante de medula óssea, utilizado mais comumente para recuperar a linhagem hematopoética, foi o primeiro tipo de transplante que abordou a terapia com CT. Os primeiros ensaios clínicos com sucesso foram na década de 1950. O uso da medula óssea como fonte de CT, especialmente para terapia em cardiomiopatias, tem alguns pontos desfavoráveis, tais como o risco e desconforto em relação ao procedimento da coleta, a possibilidade de formação de trombos se induzida à mobilização no sangue periférico e a dificuldade no uso para o tratamento da doença isquêmica aguda. A atividade das CT e especialmente das células progenitoras endoteliais é diminuída, e seu número é reduzido em pacientes que sofrem de doenças cardiovasculares, bem como naqueles de idade avançada. Entre os pontos favoráveis ao uso da medula óssea estão as possibilidades de transplante autólogo e de não haver necessidade de criopreservação da amostra para uso posterior, do qual se pode obter uma grande quantidade de células que, no caso dos transplantes com CTH, em geral, é suficiente para o sucesso do transplante.[40]

Estudos *in vivo* (animais)

O fator-1 derivado de células estromais (SDF-1; do inglês, *stromal cell-derived factor*-1), também conhecido como CXCL12, é uma quimiocina que ativa leucócitos e é induzida por estímulo pró-inflamatório, como lipopolissacarídios, TNF e IL-1. Associado ao receptor de membrana quimiocina CXC tipo-4 (CXCR4), está envolvido na orientação e migração de vários tipos de CT, na neovascularização e na proliferação celular. Yang et al.[41] investigaram a hipótese de as CT da medula óssea (CTMO) acelerarem a cicatrização cutânea em camundongos por uma superexpressão de CXCR4 em CTMO. Os autores compararam a expressão de SDF-1 e o tempo de cicatrização de feridas cutâneas em camundongos BALB/c com superexpressão de CXCR4, em camundongos com imunodeficiência combinada severa (IDCS) e em camundongos imunodeficientes após lesão induzida por radiação (LIR) de cobalto (^{60}Co) na medula óssea. O tempo médio de cicatrização de feridas de ratos BALB/c foi de 14 dias, enquanto nos camundongos IDCS e LIR foi de 17 e 20 dias, respectivamente. As CTMO com superexpressão de CXCR4 migram de modo mais eficaz para o local da lesão e são dependentes de SDF-1, reduzindo assim o tempo de cicatrização cutânea.[41]

Embora a literatura aponte as CTMO como terapia potencial na cicatrização de feridas, não se sabe a relação entre a quantidade de CTMO injetada no local da ferida e a quantidade de CTMO que realmente participa da cicatrização. Yeum et al.[42] rastrearam essa correlação pelo uso da submucosa do intestino delgado porcino (SIS) como um carreador, identificaram sua movimentação e calcularam o número de CTMO envolvidas na cicatrização de feridas. Primeiro, isolaram as CTMO de rato atímico e semearam 1×10^6 células no centro do SIS. Depois, injetaram esse complexo SIS + CTM em modelo de ferida de espessura total no dorso dos ratos.

O rastreamento do complexo transplantado no local da ferida revelou que 27,6% das CTMO migraram para o ferimento na primeira tentativa. Na sequência, repetiram a injeção do complexo, mas não houve aumento do número de CTMO na participação da cicatrização. O número de CTMO presentes na ferida permaneceu constante, cerca de 2 a 3×10^5 do D1 ao D10 pós-injeção. A expressão de fatores de crescimento relacionados com regeneração da pele foi confirmada pela reação em cadeia da polimerase em tempo real (RT-PCR) e pelo ensaio de imunoabsorção enzimática (ELISA). As CTMO que participaram da cicatrização de feridas foram encontradas não só para suprimir a inflamação, como também para aumentar os fatores de crescimento relacionados com regeneração da pele. Foi encontrado um número ótimo de CTMO que participam do processo de cicatrização de feridas de forma efetiva, cerca de 3×10^5 células.[42]

Pelegrine et al.[43] compararam a cicatrização óssea em calvária de coelhos após o uso de *scaffold* enriquecido com medula óssea fresca, *scaffold* enriquecido com fração mononuclear da medula óssea e, como controle, *scaffold* somente. Foram criados defeitos bilaterais nos ossos parietais dos animais e, em todos os grupos, um dos defeitos foi coberto com uma membrana de colágeno após a introdução do *scaffold*. O grupo que utilizou *scaffold* enriquecido com fração mononuclear da medula óssea apresentou a maior porcentagem de área de tecido mineralizado vital, seguido do grupo que utilizou *scaffold* enriquecido com medula óssea fresca e, por último, o grupo de controle.

Os lados da calvária que foram cobertos com a membrana de barreira apresentaram melhor cicatrização óssea em comparação com os lados descobertos, em todos os grupos. Os autores concluíram que ambos os métodos que utilizaram CTMO apresentaram melhor cicatrização óssea, especialmente no grupo que utilizou *scaffold* enriquecido com fração mononuclear da medula óssea. Ainda, sugeriram que o uso de uma membrana como barreira pode ter um efeito sinérgico.[43]

Aloise et al.[44] compararam a cicatrização óssea da calvária de coelhos após o uso de um *scaffold* de xenoenxerto enriquecido com CTMO, um enxerto ósseo autógeno e, como grupo controle, somente o *scaffold*. Foram criados defeitos bilaterais de 12 mm de diâmetro nos ossos parietais dos animais. Em todos os grupos, um dos defeitos foi coberto com uma membrana de colágeno após introdução do *scaffold* ou do enxerto autógeno. Apenas nos grupos com enxerto ósseo autógeno e controle, os defeitos cobertos com a membrana apresentaram melhor cicatrização óssea. O grupo que utilizou *scaffold* de xenoenxerto enriquecido com CTMO mostrou maior porcentagem de tecido mineralizado (56,03% ± 3,49% com membrana e 57,71% ± 5,31% sem membrana), embora o grupo com enxerto ósseo autógeno tenha sido semelhante. Concluíram que tanto o enxerto ósseo autógeno como o *scaffold* enriquecido com CTMO foram igualmente eficazes para a reconstrução óssea e melhor do que o *scaffold* sem conteúdo.[44]

As úlceras nas pernas são uma grande complicação da anemia falciforme que ocorre entre 2,5 e 40% dos pacientes. As úlceras na perna são responsáveis por complicações frequentes porque geralmente são crônicas e altamente resistentes à terapia. Embora sua ocorrência esteja associada à hemólise elevada, os mecanismos subjacentes às úlceras falciformes continuam mal compreendidos. Nguyen et al.[45] avaliaram mecanismos celulares e moleculares em modelo animal para compreender melhor a fisiopatologia da úlcera venosa em pacientes com anemia falciforme. Para isso, utilizaram como modelo animal o camundongo SAD, que apresenta diferentes variantes da hemoglobina S. Os autores mostraram que a cicatrização de feridas na pele é severamente alterada em camundongos SAD idosos, mas é normal em animais jovens, condizente com relatos em seres humanos. Alterações na cicatrização de feridas foram associadas ao comprometimento da angiogênese, da circulação linfática nos leitos da ferida e com uma pobre mobilização de células progenitoras endoteliais a partir da medula óssea.

Os pesquisadores notaram ainda que a secreção de CXCL12 por queratinócitos e de células inflamatórias foi baixa no local do ferimento. Verificaram que a terapia local com células progenitoras endoteliais ou com injeções de CXCL12 recombinantes restaurou a angiogênese e recuperou a falha na cicatrização juntamente à mobilização de células progenitoras endoteliais circulantes. Assim, esse estudo fornece perspectivas terapêuticas promissoras para futuros ensaios clínicos.[45]

Yates et al.[46] avaliaram o efeito de uma proteína conhecida como tenascina C, encontrada nas bordas de uma cicatriz, na sobrevivência de CTMO logo após serem implantadas. A tenascina C é semelhante ao fator de crescimento epidérmico (EGF) e tem a capacidade de ligar-se parcialmente ao receptor de EGF (EGFR), induzindo à sinalização de sobrevivência sem induzir à internalização do receptor. Para isso, os pesquisadores utilizaram camundongos como modelo de estudo *in vivo*.

No dorso de cada camundongo, foram realizados dois ferimentos de espessura total. Na sequência, aplicaram um gel à base de colágeno e glicosaminoglicanas (TPolymer®) contendo tenascina C e CTMO humanas em um dos ferimentos, enquanto o outro ferimento foi o controle. Após 30 minutos, cobriram o dorso do camundongo com curativo Tegaderm® (3 M, St. Paul, MN, EUA) para manter a uniformidade. Realizaram biopsias nos dias 3, 7, 14, 21, 60 e 90 após o procedimento. Descobriram que o TPolymer® foi capaz de promover a sobrevivência das CTMO durante 21 dias *in vivo*, melhorando a cicatrização. Também houve redução na resposta inflamatória no leito da ferida e aumento do número de células endoteliais durante a primeira semana. Os autores concluíram que a tenascina C pode ser de grande utilidade em uma variedade de terapias celulares por melhorar a sobrevivência de CTM.[46]

De Mayo et al.[47] compararam o efeito de CTMO de camundongo e de seu derivado acelular na cicatrização de feridas em ratos diabéticos não obesos. Os autores injetaram por via intradérmica 1×10^6 CTMO e, no outro grupo, o derivado acelular ao redor de feridas. Em relação ao derivado acelular, quantificaram os fatores de crescimento e as proteínas específicas presentes. A cicatrização foi avaliada macroscopicamente como fechamento da ferida, a cada 2 dias, e microscopicamente como reepitelização, junção dermoepidérmica, regeneração de apêndices cutâneos, infiltração de leucócitos, vascularização, formação de tecido de granulação e densidade das fibras de colágeno na derme, após 16 dias da injeção.

Os resultados mostraram diferenças significativas no processo de cicatrização das lesões que receberam o derivado acelular, quando comparadas com as lesões que receberam placebo, somente o veículo, ou CTMO. Os camundongos tratados com o derivado acelular apresentaram maiores taxas de fechamento da ferida nos dias 4, 6 e 8, em relação aos grupos CTMO e placebo ($p < 0,05$).

Ainda sobre o grupo tratado com o derivado acelular, os camundongos tiveram menor resposta inflamatória ($p < 0,0001$), maior formação de tecido de granulação em estágio avançado ($p < 0,0001$) e maior densidade de fibras de colágeno ($p < 0,05$) em relação aos outros grupos. No entanto, no dia 16, ambos os grupos CTMO e derivado acelular revelaram melhor cicatrização (epiderme, da junção dermoepidérmica contínua regularmente e apêndices da pele) em relação ao grupo placebo ($p < 0,0001$). Por outro lado, análises por Elisa indicaram que o derivado de CTMO continha fatores de crescimento e proteínas relevantes para a cicatrização de feridas, como fator de crescimento semelhante à insulina tipo 1 (IGF-1), fator de crescimento de queratinócitos (KGF), fator de crescimento de hepatócitos (HGF), fator de crescimento de endotélio vascular (VEGF), angiopoietina 2 (ANG-2), metaloproteinase-1 de matriz (MMP-1), colágeno tipo 1 (COL-1) e prostaglandina E-2 (PGE2). Concluíram que a administração do derivado de CTMO é insuficiente para cicatrização de feridas em camundongos diabéticos e atrasa o efeito terapêutico se comparado ao derivado acelular. Talvez os fatores tróficos secretados pelas CTMO sejam críticos na cicatrização de feridas, e não as CTMO propriamente, o que sugere que as CTMO podem necessitar de certo tempo para secretar esses fatores após a administração subcutânea.[47]

Células-tronco de cordão umbilical

Na Medicina, a importância das CTH é evidente por seu uso rotineiro no tratamento de doenças onco-hematológicas e imunológicas, por meio do transplante de medula óssea. Entretanto, pelas dificuldades de se encontrar doadores compatíveis de medula óssea, tem-se buscado outras opções, como a utilização de sangue de cordão umbilical como fonte celular.[38]

As desvantagens da utilização de CT de cordão umbilical (CTCU) são a necessidade da criopreservação para um possível uso futuro e o número de células limitado ao volume coletado. Entre as vantagens, a coleta não envolve nenhum tipo de risco para a mãe ou para o bebê, e as células podem ser facilmente extraídas e criopreservadas. Em comparação com as CTMO, as CTCU têm um número maior de CT por volume coletado, com alta capacidade de proliferação, e as células transplantadas são menos suscetíveis ao desencadeamento da reatividade alogênica no receptor.[40]

Estudos *in vitro*

O sucesso da terapia celular depende da produção ou geração de CT em larga escala e da manutenção do seu estado proliferativo, com o mínimo de alterações deletérias às linhagens, o que produz possíveis riscos ao paciente tratado.

Zhao et al.[48] estabeleceram um sistema tridimensional de cultura celular para a geração de CTCU em larga escala. Investigaram, ainda, a atividade de autorrenovação, a estabilidade genômica e o potencial de diferenciação em várias linhagens celulares para avaliar o potencial terapêutico das CTCU na cicatrização de feridas cutâneas. Cultivaram as CTCU em frascos giratórios tridimensionais (3D), os quais continham microesferas de gelatina. Analisaram a taxa de proliferação celular, o cariótipo, a expressão de marcador de superfície, a diferenciação multipotente, adipogênica, condrogênica e osteogênica, a expressão de fatores de transcrição nuclear, como OCT4, SOX2, NANOG e C-MYC, e sua eficácia em acelerar a cicatrização.

Os autores compararam os achados com CTCU cultivadas em placas bidimensionais (2D), pelo uso de estudos *in vivo* e *in vitro*. Obtiveram um máximo de 1,1 e $1,30 \times 10^7$ CTCU em 0,5 g de microesferas de gelatina nos dias 8 e 14; em contraste, as CTCU cultivadas em 2D atingiram o máximo de 6,5 e $11,5 \times 10^5$ células por poço, em placa de 24 poços, nos dias 6 e 10. As CTCU cultivadas em 3D apresentaram um índice de proliferação significativamente maior ($p < 0,05$) do que em cultura 2D. A coloração de imunofluorescência, a PCR em tempo real, a análise de citometria de fluxo e os ensaios de diferenciação mostraram que as CTCU cultivadas em 3D mantiveram marcadores de superfície de CTM e potencial de diferenciação semelhantes às células derivadas de cultura 2D.

As CTCU cultivadas em 3D também mantiveram a expressão dos fatores de transcrição nucleares em níveis comparáveis aos seus equivalentes de cultura 2D. A injeção direta de CTCU de culturas 3D ou 2D em animais apresentou eficácia na cicatrização de feridas na pele. Assim, culturas de CTCU podem ser amplamente expandidas para frascos 3D que contenham microesferas de gelatina, pois mantêm a expressão dos marcadores de superfície do MSC, o potencial diferencial multipotente e a expressão dos fatores de transcrição nucleares. Essas células também apresentam maior potencial de cicatrização de feridas cutâneas *in vivo* quando comparado ao cultivo 2D.[48]

Estudos *in vitro* (células humanas) e *in vivo* (animal)

Apesar de existirem substitutos de pele e curativos para feridas, uma vascularização pobre no leito da ferida prejudica o processo de cicatrização. Uma das características relatadas a respeito das CTM foi sua ação angiogênica. As CTCU ainda não haviam sido descritas como potenciais agentes cicatrizantes. Arno et al.[49] avaliaram os efeitos da sinalização parácrina de CTCU humana em fibroblastos de pele normais *in vitro* e em um modelo pré-clínico *in vivo*. Para isso, isolaram CTCU e fibroblastos de pele humanos, trataram os fibroblastos com meio contendo CTCU e compararam com placebo. Verificaram que a expressão de genes relacionados com a cicatrização, como o TGF-β, com a neovascularização, como o fator induzível por hipoxia-1-α, e com a fibroproliferação, como o inibidor do ativador de plasminogênio-1(PAI-1) mostraram-se hiperexpressos em fibroblastos tratados com CTCU (p ≤ 0,05). Houve aumento da taxa de proliferação de fibroblastos de pele (p ≤ 0,001) e da migração (p ≤ 0,05) de modo a promover cicatrização completa de feridas no dorso dos camundongos.[49]

Espécies reativas de oxigênio (ERO) são reguladores potentes do comportamento das CT. Entretanto, ainda não havia sido descrito o significado fisiológico da regulação da motilidade das CTCU mediadas pelas metaloproteinases de matriz (MMPs). Yun et al.[50] investigaram o papel do peróxido de hidrogênio (H_2O_2), potente espécie reativa, e as vias de sinalização associadas à promoção da motilidade das CTCU. Os pesquisadores avaliaram os efeitos reguladores do H_2O_2 na ativação de proteinoquinase C (PKC), proteinoquinase ativada por mitógeno (MAPK), fator nuclear kappa B (NF-κB) e betacatenina. PKC e MAPK são importantes enzimas fosforilativas envolvidas na proliferação e sobrevivência de CTM, as quais são necessárias para regular as funções das CT por meio dos fatores de transcrição NF-κB e betacatenina.

As expressões de MMP e de proteínas da MEC foram avaliadas no estudo. Foi utilizado um modelo experimental de cicatrização de feridas para confirmar o papel funcional das CTCU tratadas com H_2O_2 em camundongos endogâmicos ou albinos suíços do Instituto de Pesquisa sobre o Câncer. Os resultados mostraram que o H_2O_2 promoveu o aumento da motilidade de CTCU e ativou PKCa, por meio de um mecanismo de influxo de cálcio. O H_2O_2 foi capaz de ativar ERK e p38 MAPK, os quais são responsáveis pela ativação dos fatores de transcrição NF-κB e betacatenina. O H_2O_2 também foi capaz de aumentar a degradação de colágeno 5 e fibronectina dependente de MMP12 associada à maior motilidade das CTCU. Finalmente, o transplante tópico de CTCU tratado com H_2O_2 melhorou a cicatrização da pele em camundongos. Concluíram que as ERO são importantes para proporcionar um microambiente adequado para o transplante de CTCU na reepitelização de feridas na pele em camundongos.[50]

O ácido araquidônico (AA) é liberado em grande quantidade durante a lesão tecidual, porém seu papel na estimulação da cicatrização de feridas com CT ainda é pouco conhecido. Oh et al.[51] investigaram o efeito, in vitro e in vivo, do estímulo de CTCU pelo AA e o mecanismo molecular in vitro. Verificaram que o AA promoveu migração de CTCU após 24 horas de incubação, que foi inibida pela eliminação do receptor-40 acoplado à proteína G (GPR40). O AA também é responsável pelo estímulo de uma proteinoquinase C, pela fosforilação da MAPK p38 e pela fosforilação do fator de transcrição Sp1. Notaram também que o AA induziu a migração de CTCU em decorrência da degradação de fibronectina mediada por metaloproteinase de matriz ligada à membrana-tipo 3 (MT3-MMP). Para confirmar esse achado, os autores verificaram que o silenciamento do MT3-MMP estimulado pelo AA impediu a cicatrização em razão da mobilidade celular diminuída. O transplante de CTCU em modelo de ferida em camundongos promoveu aumento de reepitelização, angiogênese e redensificação do ferimento. Os autores concluíram que o AA melhora a cicatrização de feridas cutâneas por meio da indução da motilidade de CTCU em decorrência da degradação de fibronectina mediada por MT3-MMP, que se baseia em vias de sinalização mTORC2 dependentes de GPR40.[51]

Estudo in vivo (animal)

O papel das CTM na formação da cicatriz permanece indefinido. Fang et al.[52] notaram que CTCU reduzem a formação de cicatrizes e acúmulo de miofibroblastos em ferida cutânea em camundongos. Identificaram que essas funções são dependentes de exossomas de CTCU, especialmente de microRNA exossomais. Os pesquisadores demonstraram que um grupo específico de exossomas de CTCU ricos em microRNA específicos, miR-21, -23a, -125b e -145, atuam como supressores da formação de miofibroblastos por inibirem a via do TGF-β/SMAD2. Dessa maneira, os autores sugerem que uma terapia baseada em CTCU poderia ser efetiva na prevenção da formação de cicatrizes inestéticas durante o processo de cicatrização.[52]

Células-tronco derivadas de sangue periférico

Células progenitoras hematopoéticas para o transplante de medula óssea são também encontradas no sangue periférico, cuja única aplicação clínica regulamentada até então é a coleta da MO. Estudos têm revelado também a presença de CTM no sangue periférico, que são células idênticas às CT encontradas na medula óssea e capazes de se diferenciar em outras células do tecido conjuntivo, como osteócitos, condrócitos, adipócitos e miócitos. Embora ainda não estejam elucidados sua origem e destino, a presença das CTM no sangue periférico de indivíduos adultos é uma descoberta importante para a medicina regenerativa e a terapia celular. Elucidar marcadores imunofenotípicos que caracterizem as CTM é fundamental para o avanço nas pesquisas clínicas.[53]

Kuna et al.[54] descrevem a utilização de um gel composto de pele porcina descelularizada adicionadas de CT derivadas de sangue periférico (CTSP) para avaliar o potencial de cicatrização de feridas cutâneas em camundongos. A descelularização é uma tecnologia utilizada para reduzir a antigenicidade de tecidos xenógenos na obtenção dos principais componentes da MEC.[54]

Os animais foram divididos em quatro grupos: 1) não tratados; 2) tratados topicamente com ácido hialurônico; 3) tratados com gel de pele porcina descelularizado; 4) tratados com a composição gel de pele porcina descelularizada associada à CTSP. O fechamento da ferida foi significativamente acelerado no dia 15 em animais dos grupos 3 e 4. A adição de CTSP ao gel resultou em aumento acentuado de novos vasos sanguíneos, bem como a presença de vasos sanguíneos humanos nos camundongos. No dia 25, as feridas dos animais dos grupos 3 e 4 estavam completamente fechadas em comparação com o grupo 1. Notaram que o gel facilitou a regeneração da pele, com células epidérmicas bem-dispostas e a estrutura de bicamada da epiderme e da derme restauradas. Tais resultados sugerem que o gel de pele porcina descelularizada associada à CTSP pode ser um biomaterial inovador e promissor para aplicações médicas, especialmente para pacientes com feridas cutâneas agudas e crônicas.

Células-tronco derivadas de placenta

Células-tronco derivadas de placenta (CTP) podem ser uma alternativa às CTMO. Vários estudos indicaram que as CTM derivadas da placenta são semelhantes às CTMO em relação a suas características celulares e potencial de diferenciação. A placenta tem duas vantagens principais: obter o maior número possível de células e ser um método não invasivo de coleta. Além disso, por ser de origem fetal, podem gerar menor resposta imune do que CTMO. Essas características tornam as CTP candidatas potenciais para aplicação clínica em terapia celular.[39]

Estudo *in vivo* (animais)

Estudo avaliou o efeito de CTP humana na cicatrização de feridas em camundongos e investigaram o mecanismo de ação dessa terapia. Os pesquisadores compararam três grupos: 1) feridas não tratadas; 2) feridas que receberam injeção local de CTP; e 3) camundongos que receberam injeção intraperitoneal de CTP. Notaram que grupos tratados com CTP tiveram maiores taxas de cicatrização de feridas quando comparadas com o grupo não tratado. Até o 12º dia, a cicatrização completa foi alcançada em 8 de 10 camundongos que receberam injeção local e em 9 de 10 camundongos que receberam injeção intraperitoneal, enquanto nenhum camundongo do grupo não tratado obteve cicatrização completa.[39]

Nesse mesmo estudo, os pesquisadores identificaram maiores níveis de VEGF nos grupos tratados durante a fase proliferativa, até 7 dias após ferimento, o que indicou que as CTP secretam mais VEGF para estimular a proliferação celular e o reparo do ferimento. Identificaram maior expressão gênica de integrinas-β1 e β3, proteínas de adesão transmembrana, no dia 7 após a indução da ferida. Por fim, notaram menor expressão gênica da molécula de adesão intercelular-1 (ICAM-1) nos grupos tratados, porém com efeitos pró-inflamatórios relacionados com o recrutamento de leucócitos. A ICAM-1 está presente na superfície de queratinócitos e em células endoteliais da pele inflamada. Curiosamente, o grupo que recebeu injeção de CTP humana intraperitoneal teve respostas mais efetivas que o grupo que recebeu injeção no local da ferida. Os autores concluíram que as CTP aceleraram a cicatrização de feridas cutâneas, liberaram mais fatores angiogênicos, como o VEGF, aumentaram fatores de cicatrização, como as integrinas, e diminuíram citocinas pró-inflamatórias, como a ICAM-1.[39]

Células-tronco adultas mesenquimais

De acordo com a Sociedade Internacional para Terapia Celular, os critérios mínimos para caracterizar populações de CTM são a adesão ao plástico em condições de cultura celular padrão; expressão positiva de marcadores específicos como CD73, CD90, CD105 e expressão negativa de marcadores hematopoéticos como CD34, CD45, HLA-DR, CD14 ou CD11B, CD79a ou CD19; e diferenciação *in vitro* em pelo menos osteoblastos, adipócitos e condroblastos.[55]

Em 1974, Friedenstein et al. foram os primeiros a isolar e descrever CTM provenientes de medula óssea de roedores como células fibroblastoides com potencial de clonogenicidade e de aderência da cultura ao material plástico.[56] Seguindo esses estudos iniciais, vários estudos confirmaram que as CTM estão presentes não só na medula óssea, como também em outros tecidos como tecido adiposo,[57,58] polpa dentária,[59,60] placenta,[61,62] sangue do cordão umbilical,[63] geleia de Wharton (uma substância gelatinosa presente no interior do cordão umbilical e no humor vítreo do globo ocular)[64,65] e cérebro.[66]

A CTM tem grande potencial para aplicação em terapia celular em razão das seguintes características, como fácil obtenção; poder ser obtida do próprio paciente; poder ser obtido número adequado de células para transplante, por causa da alta capacidade de proliferação celular *in vitro*; ter capacidade multipotente de diferenciação celular; ser de fácil manipulação no laboratório; ser pouco imunogênica e ter habilidade de integração no tecido hospedeiro e interação com o tecido circunjacente. Porém, ainda não foram elucidados todos os fatores envolvidos no controle da autorreplicação e diferenciação celular, controladas por genes específicos, nem mesmo os efeitos crônicos *in vivo* decorrentes da infusão de CTM. Ainda, a capacidade das CTM de se diferenciarem em tecidos de linhagem mesodérmica fortalece o seu potencial de aplicação no campo da medicina regenerativa.[67]

As CTM são capazes de migrar para locais de lesão ou inflamação no corpo e de se diferenciarem em uma variedade de linhagens celulares, como osso, gordura e cartilagem, participando da regeneração de tecidos danificados. Podem estimular a proliferação e diferenciação de células progenitoras, podem promover a recuperação das células lesadas através de sinais parácrinos e da remodelação da MEC, além de ter um papel imunomodulador, com efeitos anti-inflamatórios. Essas características funcionais tornam as CTM alvo de estudos com terapias celulares, pois são de grande valia para a medicina regenerativa.[7,39,46,68]

As Diretrizes 2016 da International Society for Stem Cell Research (ISSCR) referem que uma intervenção baseada em CT deve mostrar-se clinicamente competitiva ou superior às terapias existentes, ou atender a uma demanda terapêutica única. Ser clinicamente competitiva exige provas razoáveis de que a natureza dos tratamentos existentes apresenta alguma lacuna que provavelmente seria superada se a intervenção baseada em CT se revelasse segura e efetiva.[69]

Estudos mostram que as CT não sobrevivem bem quando transplantadas sozinhas no organismo. Para aumentar sua sobrevivência, é necessário injetar conjuntamente agentes promotores da sobrevivência, como gel de colágeno ou MEC.[11,70]

Células-tronco derivadas de adipócitos

O tecido adiposo é uma fonte abundante de células para transplantes autólogos, visto que atualmente vivemos no planeta uma epidemia de sobrepeso da população na grande maioria dos países, existem métodos adequados e que ocorrem com frequência para diminuir esse acúmulo de gordura, como a lipoaspiração e abdominoplastia, que também são invasivos como uma punção da medula óssea, mas normalmente tem esse tecido desprezado após a cirurgia, mesmo que este pudesse ser utilizado ou armazenado para uso posterior.

Porém, ainda não há consenso entre os pesquisadores quanto à nomenclatura e à plasticidade das CT derivadas de adipócitos (CTA). As análises comparativas entre CTM, CTMO, CTA e CTCU demonstraram que as CTA não são diferentes quanto à morfologia e ao fenótipo imunológico em relação às CTMO e às CTCU. Contudo, as CTA no tecido adiposo são mais frequentes do que as CTMO na medula óssea. A taxa de proliferação celular das CTA é maior do que a das CTMO.[67]

As CTA são uma população de células heterogêneas e pluripotentes presentes no tecido adiposo humano, com características semelhantes às CTMO. Mas, diferentemente das CTMO, o isolamento de CTA é realizado de modo mais simples, com aspiradores de lipoaspiração ou amostras de gorduras excisadas em abdominoplastias. A gordura coletada é digerida enzimaticamente com colagenase, seguida de centrifugação, ressuspensão e semeadura das células para posterior expansão e produção da fração vascular estromal. Assim, essas células podem ser obtidas sem prejuízo ao doador.[57] As CTA podem ser diferenciadas em linhagens celulares adipogênicas, condrogênicas, miogênicas e osteogênicas em resposta a estímulos específicos.[58]

As CTA podem ser administradas imediatamente sem expansão *in vitro*, quando não pode nem deve ser chamada de terapia celular ou CT, mas é chamada de fração estromal vascular, que pode ser usada só ou associada à gordura lipoaspirada, chamada de lipotransferência assistida por células,[71] ou após todo processo de expansão em cultura celular. O rendimento celular de CTA é altamente elevado a partir de lipoaspiração, até 1×10^7 células, a partir de 300 mℓ de gordura aspirada, com pelo menos 95% de pureza, em comparação com a aspiração da medula óssea. Isso faz das CTA uma fonte de células potenciais para a terapia de feridas.[72]

Estudo *in vitro* (células humanas)

Gaiba et al.[73] isolaram, cultivaram e identificaram CTA do tecido adiposo abdominal humano por um método próprio, modificando o protocolo de Hauner (2004). As células foram separadas de acordo com suas densidades, por centrifugação, e foram cultivadas e analisadas. As CTA humanas mostraram-se capazes de se replicar e mantiveram seu fenótipo em diferentes passagens. A diferenciação adipogênica, osteogênica e condrogênica também foi induzida a fim de confirmar seu potencial de CTM. Complementando a caracterização, identificaram a presença dos marcadores CD73, CD90 e CD105 de CTM e a ausência dos marcadores CD16, CD34 e CD45 de CTH. Esse estudo obteve sucesso no isolamento de CTA humano por cultivo *in vitro* sem indução adipogênica, mantendo sua integridade funcional e altos níveis de proliferação.[73]

Amable et al.[74] relataram que as CTM podem ser obtidas potencialmente de qualquer tecido do corpo humano, mas que as células purificadas de diferentes tecidos apresentam, sem dúvida, diferentes aplicações terapêuticas. No estudo, analisaram CTMO, CTA e CT da geleia de Wharton, derivadas de tecidos humanos, e cultivadas sob meios de diferenciação. Quantificaram a expressão de marcadores genéticos de CT e adipócitos por meio de qRT-PCR, bem como a secreção de citocinas, componentes da MEC e fatores de crescimento com Luminex e Elisa. Os três tipos de CT se diferenciaram em adipócitos. As CTA mostraram maior mudança na expressão ADIPOQ, CEBPA e PPARG mRNA. As CTMO tiveram altos níveis na expressão dos marcadores de CT, como SOX2 e POU5F1. As CT da geleia de Wharton tiveram menor expressão de mRNA quando as células foram induzidas a diferenciar-se em adipócitos.

Em relação à secreção de proteínas, os adipócitos diferenciados a partir da geleia de Wharton secretaram altos níveis de quimiocinas. Os adipócitos derivados de CTA secretaram as menores quantidades de citocina e a maior quantidade de colágeno tipos I e III. Aqueles obtidos a partir de CTMO secretaram grandes quantidades de fatores angiogênicos, fatores de crescimento TGF-β1 e TGF-β2, colágenos tipos II e IV, sulfato de heparano, laminina e agrecana. Os autores concluíram que as CTM derivadas de diferentes tecidos têm um comportamento diferente quando sua diferenciação em adipócitos é induzida.[74]

Wu et al.[75] avaliaram o impacto do envelhecimento cronológico nas CTAs em relação a morfologia, propriedades senescentes, expressão de fatores de crescimento e osteogênese *in vitro*. As células foram obtidas de três grupos etários (infantil, adulto e idoso), e foram cultivadas para análise. Em relação à morfologia, analisada por microscopia, o grupo infantil evidenciou um fuso mais alongado. Em relação às propriedades senescentes, o comprimento dos telômeros foi avaliado por RT-PCR, e o grupo infantil apresentou maiores telômeros em relação aos outros grupos. Fatores angiogênicos foram mais expressivos nas células infantis. Já a expressão de genes osteogênicos foi similar entre todas as idades, porém a síntese proteica em resposta à indução osteogênica foi maior no grupo infantil. Os autores sugeriram que, embora as CTA infantis tenham maiores capacidades funcionais em compação às do adulto e do idoso, todos os grupos etários exibem atividade parácrina osteogênica semelhante, e a aplicabilidade clínica se mantém.[75]

Estudo *in vivo* (animais)

Kim et al.[76] investigaram o mecanismo parácrino na redução de rugas pelas CTA. Para isso, induziram à formação de rugas em camundongos por meio de irradiação UVB de 8 semanas. Notaram que essas rugas foram significativamente melhoradas após injeção subcutânea de CTA em camundongos glabros. Em análises repetidas, notaram que a melhora é diretamente proporcional à quantidade de CTA injetadas (1×10^4 e 1×10^5 células). A espessura dérmica e o conteúdo de colágeno na derme também aumentaram. Para caracterizar o mecanismo parácrino do efeito antirrugas das CTA, um meio com CTA foi incubado em fibroblastos dérmicos humanos. A irradiação UVB reduziu a proliferação dos fibroblastos, mas foi revertido pelo pré-tratamento de CTA com respostas dose-dependente.

Em uma análise do ciclo celular, o pré-tratamento com CTA diminuiu a apoptose induzida por UVB. Além disso, as CTA promoveram aumento da expressão de proteína de colágeno tipo I e diminuiu o nível da proteína metaloproteinase de matriz 1 (MMP-1) em fibroblastos dérmicos, o que pode explicar o aumento do conteúdo de colágeno na derme. Esses resultados indicam que as CTA e seus produtos de secreção são eficazes na redução de rugas induzidas por UVB; o efeito é mediado pela redução da apoptose e estímulo da síntese de colágeno por fibroblastos dérmicos.[76]

Lam et al.[11] investigaram o uso de um material derivado de MEC proveniente da submucosa de intestino delgado de porco (SIS) para servir de estrutura e promover a sobrevivência e a proliferação de CTA em camundongos. Era conhecido que a SIS contendo CTA promove angiogênese em feridas cutâneas, mas o efeito sobre a taxa de cicatrização e a qualidade do reparo da ferida ainda não havia sido esclarecida. Verificaram que as CTA administradas diretamente sobre a feridas não sobreviveram pós-transplante. Em contrapartida, o uso do SIS como *scaffold*, terminologia mais aceita pelos pesquisadores nacionais da área, propiciou um aumento significativo na sobrevivência e na proliferação de CT, bem como na taxa de cicatrização. Já em áreas de fibrose, que indicavam cicatrizes, foram significativamente menores em feridas tratadas com CTA em *scaffold*, quando comparado com feridas não tratadas.[11]

O grupo de pesquisa de Garg et al.[77] demonstrou anteriormente a eficiência de um *scaffold* biomimético de hidrogel de *pullulan* e colágeno no aumento da sobrevivência das CTMO em feridas cutâneas isquêmicas em camundongos. Criaram uma espécie de nicho de CT que melhorou a secreção de citocinas regenerativas (Wong et al., 2011). Porém, as CTA representam uma fonte ainda mais atraente de CT por causa de sua abundância e fácil obtenção. Desse modo, Garg et al. (2014) investigaram utilidade de CTA para terapias baseadas em hidrogel.

A viabilidade e a funcionalidade das CTA após a semeadura do *scaffold* foram analisadas *in vitro* e *in vivo*. Notaram que as CTA permaneceram viáveis e funcionais nesse nicho por até 14 dias e apresentaram melhor expressão dos genes proliferativos e angiogênicos OCT4, VEGF, MCP-1 e SDF-1. Os resultados em camundongos mostraram um fechamento de ferida mais acelerado e o aumento da vascularização, quando comparado com o controle, que eram feridas cobertas com hidrogel sem CTA. Concluíram que o *scaffold* de hidrogel de *pullulan*-colágeno semeado com CTA é uma opção terapêutica conveniente e simples para o tratamento de feridas, facilmente transpostas para uso clínico.[77]

Rodriguez et al.[78] avaliaram o potencial de CTA na cicatrização de feridas em camundongos. Frações vasculares estromais do tecido adiposo de humanos foram isoladas para a obtenção das CTA. Os camundongos foram divididos em três grupos: 1) cicatrização espontânea, que não recebia nenhum tipo de substância; 2) placebo, que recebia apenas o veículo, gel de ácido hialurônico com vitaminas e minerais, injetado intradermicamente no leito da ferida dos camundongos; e 3) CTA, que recebia as CTA diluídas no veículo injetados da mesma forma. Os resultados mostraram a eficácia do uso de CTA na redução do tempo de cicatrização completa: 21,2 dias para o grupo 1; 17,4 dias para o grupo 2; e 14,6 dias para o grupo 3.

Um aumento na densidade vascular dérmica sugere que as CTA promovem angiogênese, melhorando a microcirculação e a perfusão tecidual, o que tende a diminuir o tempo de cicatrização. O efeito cicatrizante mostra-se promissor para novos tratamentos em feridas crônicas, uma vez que os resultados mostram estratificação completa da epiderme diferenciada.[78]

Zanata et al.[79] caracterizaram o tecido adiposo humano fresco e criopreservado. Obtiveram tecido adiposo humano de oito doadores e processaram em dois grupos: um tecido adiposo fresco e outro criopreservado por 4 a 6 semanas. A caracterização foi baseada na proliferação celular da fração vascular estromal e imunofenótipo dessa. O enxerto de gordura *in vivo* foi realizado em camundongos. Utilizaram a proteína fluorescente verde C57BL/6 para analisar a morfologia do tecido e microscopia confocal, coloração e imuno-histoquímica para analisar a sua adipogenicidade. Como resultados, notaram que a criopreservação reduziu o rendimento celular total, mas as células viáveis remanescentes mantiveram suas propriedades adesivas e proliferativas. O imunofenótipo celular mostrou redução significativa nos marcadores de superfície celular hematopoéticos e aumento da expressão de marcadores estromais e adipogênicos após a criopreservação. Os enxertos de gordura criopreservados *in vivo* apresentaram morfologia semelhante à dos enxertos de tecido adiposo fresco.[79]

Células-tronco dérmicas

Sabe-se que CTA têm efeitos em cicatrização de feridas na pele humana por secretarem fatores de crescimento e ativarem fibroblastos dérmicos. Em relação aos melanócitos, presentes na epiderme, parecem ter potencial proliferativo ao longo da vida. Mas um reservatório de CT em derme de pele glabra ainda não foi encontrado. Os estudos adiante relatam esses achados.

Estudo *in vitro* (células humanas)

Li et al.[80] mostraram que as CT dérmicas (CTD) multipotentes, isoladas de prepúcios humanos, que não apresentam folículos pilosos, são capazes de migrar para a epiderme para se diferenciar em melanócitos. Essas CTD, cultivadas de forma tridimensional, apresentaram capacidade de autorrenovação e expressaram NGFRp75, nestina e OCT4, que são marcadores da crista neural mas não são marcadores de melanócitos. Além disso, as células derivadas de clones de células únicas foram capazes de se diferenciar em linhagens múltiplas, inclusive melanócitos.

Em um modelo equivalente de pele tridimensional, as células formadoras de colônia se diferenciaram em melanócitos HMB45+, que migraram da derme para a epiderme e se alinharam individualmente entre os queratinócitos da camada basal, de forma semelhante aos melanócitos pigmentados da epiderme. As CTD foram negativas para E-caderina e N-caderina, moléculas de adesão celular, enquanto as células que adquiriram expressão de E-caderina, perderam a expressão de NGFRp75 após contato com queratinócitos epidérmicos. Esses resultados demonstram que as CTD de pele humana com características parecidas com células da crista neural podem se tornar melanócitos epidérmicos maduros. Esse achado poderia mudar significativamente o estado da arte sobre os fatores etiológicos na transformação de melanócitos e distúrbios de pigmentação. Mais especificamente, alterações epigenéticas ou genéticas podem levar à transformação que pode ocorrer na derme em vez de ocorrer na epiderme.[80]

Zabierowski et al.[81] isolaram e cultivaram CTD da região dérmica de prepúcio neonatal com o objetivo de encontrar precursores de melanócitos em diferentes locais da derme, como nos folículos pilosos, na epiderme e na membrana basal. As CTD expressam marcadores de CT da crista neural, como o receptor de fator de crescimento neural NGFRp75 e a proteína nestina. As CTD são capazes de se diferenciar em vários tipos celulares, incluindo linhagens mesenquimais, neuronais e melanócitos, indicando ser proveniente da crista neural. Quando colocado em um contexto de pele reconstruída, as CTD de prepúcio neonatal migraram para a membrana basal da epiderme e se diferenciaram em melanócitos. Essas descobertas, combinadas com a identificação de células positivas para NGFRp75 na derme de prepúcio humano, sugerem que as CTD podem ser uma fonte autorrenovável de melanócitos epidérmicos extrafoliculares. Esse estudo é um ponto de partida para explorar a possibilidade do envolvimento de CTD em eventos fisiológicos e patológicos, como na cicatrização e reparo tecidual, além de alterações neoplásicas de melanócitos. Os autores sugerem que as CTD podem ter relação com o melanoma maligno e serem um constante alvo de transformação induzida por UVA.[81]

Estudo *in vivo* (animais)

Aloise et al.[82] avaliaram o papel do TGF-β1 na diferenciação osteogênica induzida em fibroblastos dérmicos humanos. Foram analisados quatro grupos com fibroblastos dérmicos cultivados de acordo com o meio de cultivo, o grupo controle somente com meio DMEM; o grupo com DMEM e TGF-β1 (10 ng/mℓ); o grupo osteogênico com 0,5 μg/mℓ de ácido ascórbico, 10 mmol/ℓ de betaglicerofosfato e 10 nmol/ℓ de dexametasona e DMEM; e, por fim, o grupo com meio DMEM com TGF-β1 e osteogênico. Foram avaliadas a atividade da fosfatase alcalina (ALP) e a quantidade de osteocalcina (OC) no sobrenadante, como formar depósitos de fosfato de cálcio por 28 dias. A adição do TGF-β1 ao meio de cultura osteogênico aumentou a atividade de fosfatase e a quantidade de osteocalcina, mas o TGF-β1 não alterou a presença de depósitos de fosfato de cálcio mineralizado.[82]

Iwata et al.[83] relataram recentemente que as CT desempenham papéis na cicatrização de feridas. Os autores investigaram o papel das células dérmicas CD271+ na resolução das feridas. Feridas de espessura total foram produzidas no dorso de camundongos de 5 anos de idade e de 24 semanas de idade e analisados o tempo de fechamento da ferida, a contagem de células CD271+ e níveis de expressão gênica. Cicatrização tardia de feridas foi observada em camundongos de 24 semanas de idade. O pico de aumento de células CD271+ foi retardado em camundongos de 24 semanas, e níveis de expressão gênica de fatores de crescimento em feridas foram significativamente aumentados em ratos com 5 anos de idade. Células dérmicas CD271+ purificadas por fluorescência e realizada a separação de células em citometria de fluxo (FACS) expressou maior nível de fatores de crescimento do que as células CD271–, sugerindo que as células CD271+ desempenham papel importante ao produzirem fatores de crescimento. O estudo também investigou células dérmicas CD271+ em pacientes com úlceras cutâneas crônicas e foram significativamente reduzidos em comparação com controles saudáveis. Assim, as células dérmicas CD271+ são estreitamente associadas à cicatrização de feridas.[83]

Philippeos et al.[84] relataram estudos anteriores que mostraram que a derme do camundongo é composta de linhagens de fibroblastos funcionalmente distintos. Para explorar a extensão da heterogeneidade de fibroblastos na pele humana, os autores usaram uma combinação de perfil transcricional da derme humana e do rato e perfil transcricional unicelular de fibroblastos da derme humana. Mostrou-se que há pelo menos quatro populações distintas de fibroblastos na pele humana adulta, nem todas são espacialmente segregadas.

Foram definidos marcadores que possibilitaram seu isolamento e foi demonstrado que, embora a expressão seja perdida em cultura, diferentes subpopulações de fibroblastos retêm funcionalidade distinta em termos de sinalização Wnt, responsividade à interferona-gama (IFN-γ) e capacidade de suportar a reconstituição epidérmica humana quando introduzida na derme descelularizada. Tais descobertas sugerem que a expansão *ex vivo* ou a ablação *in vivo* de subpopulações de fibroblastos podem ter aplicações terapêuticas na cicatrização de feridas e doenças caracterizadas por fibrose excessiva.[84]

Células-tronco da epiderme

Kretzschmar e Watt[85] referiram que CT epidérmicas residem em distintas localizações e mantêm a homeostasia de modo altamente compartimentalizado; cada população de CT mantém a capacidade para se diferenciar em células de todas as linhagens epidérmicas, em resposta a ferimentos ou manipulação genética. Essa notável plasticidade das CT epidérmicas adultas tornou-se aparente apenas recentemente e pode ser alcançada pela interrupção da organização epidérmica normal ou por alterar as principais vias de sinalização como a via canônica Wnt. Uma rede de sinalização intracelular de vias e sinalização recíproca com outros tipos de células, como melanócitos e fibroblastos dérmicos, mantém CT epidérmicas em homeostase. Subpopulações diferentes de células epidérmicas mostraram sensibilidade diferencial à ativação da via Wnt/betacatenina.

O comportamento das CT é assim regulado na epiderme, como em outros tipos de células, por uma combinação de mecanismos intrínsecos e extrínsecos. Identificar subpopulações de CT e seus marcadores específicos é de grande interesse para a biologia de CT epidérmicas, assim como para a contribuição de CT às mudanças cutâneas tão diversas como o câncer, a calvície, a reparação de feridas, à cicatrização patológica e ao envelhecimento da pele que continuam pouco entendidos.[85]

As pesquisas sobre CT epidérmicas são recentes e ainda o conhecimento acumulado é pequeno. Nos últimos 25 anos, os estudos sobre CT epidérmicas foram auxiliados pela capacidade de visualizar a distribuição de CT e suas células-filhas por meio de análise de linhagem celular. Os desafios ainda incluem a definição de marcadores moleculares para as subpopulações celulares e o mapeamento das vias proliferativas e de diferenciação das CT epidérmicas.[86]

Os folículos pilosos são apêndices de pele cutâneos de mamífero capazes de se regenerar periodicamente para produzirem continuamente novos fios ou pelos, ao longo da vida. Isso acontece por causa da presença de CT que, juntamente com outras populações de células e componentes não celulares, inclusive sinais moleculares e material extracelular, constituem um nicho. Porém, a protuberância do folículo piloso era tradicionalmente considerada o único compartimento de CT epidérmicas. Nos últimos anos, foram identificadas múltiplas populações de CT.[85]

Como as células diferenciadas terminais da epiderme estão mortas e realizam uma função essencial à vida, que é constituir a barreira cutânea, e uma vez que essas células são anucleadas, a manutenção epidérmica depende da proliferação de CT com alta capacidade de autorreplicação e diferenciação nas camadas basais. As CT epidérmicas humanas foram identificadas em pele humana glabra.[87,88] No entanto, historicamente, a manutenção epidérmica em camundongos foi atribuída a uma única população de CT epidérmicas que reside na protuberância folicular,[89,90] onde o músculo eretor do pelo entra em contato com a membrana basal do folículo piloso.[91] As evidências sobre a localização do acúmulo de populações de CT epidérmicas apontam para locais fora da protuberância folicular.[85]

Sabe-se que as CT epidérmicas são unidades de proliferação que apresentam divisão limitada e lenta e são responsáveis por gerar as várias linhagens presentes no tecido diferenciado.[92] Estes foram inicialmente identificados como *label-retainging cells* (LRC). Estudos atuais identificaram três populações de CT epidérmicas na epiderme: CT epidérmicas interfoliculares na camada basal epidérmica, CT epidérmicas na protuberância do folículo piloso e CT epidérmicas na glândula sebácea, localizadas imediatamente acima da protuberância do folículo piloso. Em condições normais, essas populações de CT epidérmicas parecem funcionar de maneira independente para sintetizar a epiderme interfolicular, o folículo piloso e a glândula sebácea. No entanto, estudos recentes sugerem que cada uma dessas populações celulares tem capacidade de replicar qualquer estrutura da pele,[93] o que pode ser particularmente importante quando a epiderme sofre lesão.

Estudo *in vitro* (células animais)

Nijhof et al.[94] descreveram uma nova população de CT provenientes de camundongos, localizadas em uma região entre glândulas sebáceas e a protuberância do folículo piloso, definida por sua reatividade ao marcador MTS24 da CT tímica. MTS24 identifica um antígeno ligado à membrana, tanto nos estágios iniciais do desenvolvimento do folículo piloso quanto em camundongos já adultos. O MTS24 colocaliza com expressão de integrina-α6 e queratina-14 indica que essas células incluem queratinócitos basais. Queratinócitos positivos e negativos para MTS24 foram isolados por citometria de fluxo e avaliadas quanto à eficiência de formação de colônias. Os queratinócitos MTS24+ mostraram um aumento de duas vezes na formação de colônias e no tamanho das colônias quando comparados com os queratinócitos basais MTS24−. Além disso, as subpopulações MTS24+ e CD34+ foram capazes de produzir colônias secundárias após as passagens em série de cultura de clones individuais. Compararam também os perfis de expressão gênica das subpopulações MTS24 e CD34. Os autores concluem que o marcador de superfície celular MTS24 identifica um novo reservatório de queratinócitos do folículo piloso, com capacidade proliferativa e perfil de expressão gênica sugestivo de CT.[94]

Szabo et al.[95] isolaram populações de queratinócitos neonatos humanos com o uso dos marcadores de CT aldeído desidrogenase (ALDH) e CD44, bem como a combinação de integrina-α6 e CD71. A população de células epidérmicas ALDH+CD44+ apresentou um aumento na autorreplicação de 12,6 vezes e a população de integrina-α6+CD71 teve um aumento de 5,6 vezes. Ainda, os queratinócitos CD44+ALDH+ exibiram outras propriedades das CT, como capacidade de autorrenovação, comprovada pelo aumento do número de células que expressaram o gene *Bmi-1*, transplante seriado de células CD44+ALDH+, que significa realocar ou transpor colônias de células para outro local de cultivo, e formação de CT formadora de colônia ou holoclone *in vitro*.

As células CD44+ALDH+ se mostraram multipotentes, produzindo maior número de estruturas do tipo folículo piloso do que as células CD44−ALDH−. Além disso, 58% ± 7%

das células CD44+ALDH+ apresentaram LRC, que é um marcador de seu histórico proliferativo e característico de CT. As células CD44+ALDH+ apresentaram maior formação de colônias, tanto no meio de cultura para CTEm quanto no meio de cultura para queratinócitos. Concluíram que a população CD44+ALDH+ exibe propriedades de CT, incluindo regeneração epidérmica a longo prazo, multipotência, sobrevivência e formação de holoclones. Esse estudo mostra que é possível quantificar CT epidérmicas em populações de queratinócitos humanos.[95]

Mishra et al.[96] referiram ter demonstrado anteriormente que as CTM humanas migram para queratinócitos humanos, bem como para o meio condicionado de queratinócitos humanos cultivados (KCM) indicando que as CTM respondem a sinais de queratinócitos. Com o uso de células fluorescentes marcadas, os autores mostraram, então, que CTM *in vitro* parecem cercar os queratinócitos, e essa organização acontece também *in vivo*. Incubação de CTM com KCM induziu diferenciação semelhante a miofibroblastos dérmicos caracterizada pela expressão de marcadores citoesqueléticos e aumento da expressão de citocinas, que incluem SDF-1, IL-8, IL-6 e CXCL5.

Interação de queratinócitos com CTM parece ser importante no processo de cicatrização de feridas. A eficácia terapêutica de CTM na cicatrização de feridas foi examinada em dois modelos animais representando cicatrização normal e crônica de feridas. A cicatrização acelerada de feridas foi observada quando CTM e KCM expostas a CTM (KCMCTM) foram injetadas perto do local da ferida em camundongos atímicos e camundongos NOD/SCID. Longo prazo de seguimento da cicatrização de feridas revelou que, nas feridas tratadas com CTM, havia pequena evidência de cicatrização residual. Esses miofibroblastos dérmicos como CTM foram adicionados ao processo de cicatrização de feridas. Juntos, o queratinócito e as CTM se transformaram em células semelhantes a miofibroblastos dérmicos, bem como os fatores secretados por essas células suportam a cicatrização de feridas com o mínimo de cicatrizes. A capacidade de CTM para apoiar o processo de cicatrização de feridas representa outro exemplo marcante da importância de queratinócitos e CTM de interagir no microambiente da ferida resultando em efetiva cicatrização com cicatrizes mínimas.[96]

Lee et al.[97] relataram que o programa de cicatrização de feridas cutâneas é um produto de uma interação complexa entre diversos tipos de células na pele. Um processo fundamental que é mediado por essas vias recíprocas e interações é a mobilização de populações locais de CT para promover a regeneração e o reparo dos tecidos. Com o uso da ablação da caspase-8 epidérmica como modelo de cicatrização de feridas em camundongo, os autores analisaram os componentes sinalizadores responsáveis pela proliferação de CT epiteliais. As IL-1α e IL-7 secretadas por queratinócitos trabalham em conjunto para expandir a população ativada de células T γδ epidérmicas residentes. Um efeito a jusante das células T γδ ativadas é a proliferação de CT do folículo piloso. Em contraste, a estimulação de fibroblastos dérmicos dependente da IL-1α estimula otimamente a proliferação de CT epidérmicas. Essas descobertas fornecem novas visões mecanicistas sobre a regulação e função das interações entre células epidérmicas e células imunes em como os componentes classicamente associados à inflamação podem influenciar diferencialmente nichos de CT distintas dentro de um tecido.[97]

Células-tronco pluripotentes induzidas

Como descrito no início deste capítulo, as CTPi são a mais nova classe de CT pluripotentes, e renderam Prêmio Nobel aos pesquisadores Takahashi e Yamanaka e Gurdon.[35,37] As CTPi têm a capacidade de se diferenciar em todos os tipos de células, assim como as CTEm, mesmo sendo derivados de CT adultas. As CTPi já foram utilizadas para gerar células da pele, inclusive CT epiteliais humanas foliculogênicas, fibroblastos e queratinócitos e também para substitutos de pele.[98–101] O uso e aplicação de CT na cicatrização de feridas e na medicina regenerativa foi amplamente revisado em várias publicações clínicas e científicas recentes.[29,102–104]

Lowry et al.[105] descreveram métodos para usar fibroblastos dérmicos facilmente obtidos de um ser humano para gerar CTPi por expressão ectópica dos fatores de transcrição definidos KLF4, OCT4, SOX2 e C-MYC. As linhas celulares resultantes são morfologicamente semelhantes às CTEm. De acordo com essas observações, as células CTPi humanas compartilham um perfil de expressão de genes quase idêntico com duas linhas CTEm preestabelecidas. As análises cariotípicas demonstram que a reprogramação de células humanas por fatores definidos não induz a anormalidades cromossômicas. Os autores evidenciaram que as células CTPi humanas podem ser induzidas a se diferenciar ao longo de linhagens representativas das três camadas germinativas embrionárias, o que indica a pluripotência dessas células. Essas descobertas são um passo importante para a manipulação de células humanas somáticas para gerar um suprimento ilimitado de CT pluripotentes específicas para cada paciente. No futuro, o uso de fatores definidos para mudar a diferenciação celular poderá ser a chave para a rotina de reprogramação nuclear de células somáticas humanas.[105]

Considerações finais

As CTM foram nomeadas oficialmente há mais de 25 anos para representar uma classe de células de humanos e mamíferos na medula óssea e periósteo que poderiam ser isoladas e expandidas em cultura, de modo a manter sua capacidade *in vitro* de ser induzida a formar uma variedade de fenótipos e tecidos mesodérmicos. A capacidade *in vitro* de formar osso, cartilagem, gordura, entre outras células tornou-se um ensaio para identificar essa classe de células multipotentes e em torno da qual várias empresas foram formadas na década de 1990 para explorar a capacidade das CTM para a medicina regenerativa. Hoje, existem centenas de clínicas e centenas de testes clínicos que usam CTM humanas com alguma definição sobre as capacidades multipotenciais *in vitro* dessas células. Infelizmente, o fato de as CTM serem chamadas de CT tem sido usado para inferir que os pacientes receberão benefícios médicos diretos, porque imaginam que essas células se diferenciarão em células em regeneração. Tal tratamento com CT presumivelmente curará o paciente de suas dificuldades clinicamente relevantes, desde a osteoartrite de joelhos, várias doenças neurológicas, inclusive a demência.

A proposta atual é que se mude o nome de CTM (MSC, do inglês *mesenchymal stem cells*) para células de sinalização medicinais (do inglês, *medicinal signaling cells*), para refletir com mais precisão o fato de que essas células se concentram em locais de lesão ou doença e secretam fatores bioativos imunomoduladores e tróficos (regenerativos), o que significa que essas células produzem substâncias terapêuticas *in situ* que são medicinais. São, na verdade, CT residentes específicas do próprio local e específicas do tecido do paciente que constroem o novo tecido estimulado pelos fatores bioativos secretados pelas CTM fornecidas exogenamente.[106] Essa é a mesma definição que a Food and Drug Administration dá para o uso de células e terapias baseadas em células tratadas como medicamentos ou fármacos.

Referências bibliográficas

1. Borena BM, Martens A, Broeckx SY, et al. Regenerative Skin Wound Healing in Mammals: State-of-the-art on growth factor and stem cell based treatments. Cell Physiol Biochem. 2015;36:1-23.
2. George B. Regulations and guidelines governing stem cell based products: Clinical considerations. Perspect Clin Res. 2011;2:94-9.
3. Ferreira LM, Gragnani A, Furtado F, Hochman B. Control of the skin scarring response. An Acad Bras Cien. 2009;81(3):623-9.
4. Zorzanelli RT, Speroni AV, Menezes RA, Leibling A. Stem cell research in Brazil: the production of a new field of science. Hist Cienc Saude Manguinhos. 2017;24:129-44.
5. Levy V, Lindon C, Zheng Y, Harfe BD, Morgan BA. Epidermal stem cells arise from the hair follicle after wounding. FASEB J. 2007;21:1358-66.
6. Instituto Nacional de Propriedade Intelectual – INPI. Patenteamento de Células-tronco no Brasil Cenário Atual. 2007. [Acesso em 13 mar. 2018.] Disponível em: <www.gov.br/inpi/pt-br/assuntos/informacao/arquivos/patenteamento_de_celulas_tronco_no_brasil_cenario_atual.pdf>.
7. Nuschke A. Activity of mesenchymal stem cells in therapies for chronic skin wound healing. Organogenesis. 2014;10:29-37.
8. Zatz, M. Clonagem e células-tronco. Estud Av. 2004;18(51):247-56.
9. Luna N. Pesquisas com células-tronco: um estudo de caso sobre a dinâmica de um segmento do campo científico. Hist Cienc Saúde-Manguinhos. 2012;19:49-70.
10. Barbosa AS, Carvalho PAL, Ferreira LN, Boer RNSO, Sena ELS. Implicações bioéticas na pesquisa com células-tronco embrionárias. Acta Bioethica. 2013;19:87-95.
11. Lam MT, Nauta A, Meyer NP, Wu JC, Longaker MT. Effective delivery of Stem Cells using an extracellular matrix patch results in increased cell survival and proliferation and reduced scarring in skin wound healing. Tissue Eng Part A. 2013;19(5-6):738-47.
12. Ritter MA. Embryonic mouse thymus development: stem cell entry and differentiation. Immunology. 1978;34:69-75.
13. Evans MJ, Kaufman MH. Establishment in culture of pluripotential cells from mouse embryos. Nature. 1981;292:154-6.
14. Martin GR. Isolation of a pluripotent cell line from early mouse embryos cultured in medium conditioned by teratocarcinoma stem cells. Proc Natl Acad Sci USA. 1981;78:7634-8.
15. Thomson JA, Itskovitz-Eldor J, Shapiro SS, et al. Embryonic stem cell lines derived from human blastocysts. Science. 1998;282(5391):1145-7.
16. Baraniak PR, McDevitt TC. Stem cell paracrine actions and tissue regeneration. Regen Med. 2010;5:121-43.
17. Diniz D, Avelino D. Cenário internacional da pesquisa em células-tronco embrionárias. Rev Saúde Pública. 2009;43(3):541-7.
18. Guhr A, Kurtz A, Friedgen K, Löser P. Current state of human embryonic stem cell research: an overview of cell lines and their use in experimental work. Stem Cells. 2006;24(10):2187-91.
19. Heinemann T, Honnefelder L. Principles of ethical decision making regarding embryonic stem cells in Germany. Bioethics. 2002;16(6):530-42.
20. Brasil. Presidência da República. Casa Civil. Subchefia para Assuntos Jurídicos. Lei nº 11.105, de 24 de março de 2005.
21. Brasil. Ministério da Saúde. Agência Nacional de Vigilância Sanitária. Resolução da Diretoria Colegiada – RDC nº 23, de 27 de maio de 2011.
22. Brasil. Ministério da Saúde. Agência Nacional de Vigilância Sanitária. Portaria nº 1.701, de 12 de dezembro de 2012.
23. Oliveira Jr. EQ. A ética médica, a bioética e os procedimentos com células-tronco hematopoéticas. Rev Bras Hematol Hemoter. 2009;31:157-64.
24. Gomes D. Células-tronco embrionárias: implicações bioéticas e jurídicas. Bioethikos. 2007;1(2):78-87.
25. Young A, McNaught CE. The physiology of wound healing. Surgery. 2011;29:475-9.
26. Dash BC, Xu Z, Lin L, et al. Stem cells and engineered scaffolds for regenerative wound healing. Bioengineering (Basel). 2018;5:23.
27. Demidova-Rice TN, Durham JT, Herman IM. Wound healing angiogenesis: innovations and challenges in acute and chronic wound healing. Adv Wound Care. 2012;1:17-22.
28. Eming SA, Martin P, Tomic-Canic M. Wound repair and regeneration: Mechanisms, signaling, and translation. Sci Transl Med. 2014;6:265-6.
29. Ojeh N, Pastar I, Tomic-Canic M, Stojadinovic O. Stem cells in skin regeneration, wound healing, and their clinical applications. Int J Mol Sci. 2015;16:25476-501.
30. Kong P, Xie X, Li F, Liu Y, Lu Y. Placenta mesenchymal stem cell accelerates wound healing by enhancing angiogenesis in diabetic Goto-Kakizaki (GK) rats. Biochem Biophys Res Commun. 2013;438:410-9.
31. Chen D, Hao H, Fu X, Han W. Insight into reepithelialization: how do mesenchymal stem cells perform? Stem Cells Int. 2016;6120173.
32. Tenenhaus M, Rennekampff H-O. Current concepts in tissue engineering. Plast Reconstr Surg. 2016;138:42S-50S.
33. Bodnar RJ. Chemokine regulation of angiogenesis during wound healing. Adv Wound Care. 2015;4:641-50.
34. Milan PB, Lotfibakhshaiesh N, Joghataie MT, et al. Accelerated wound healing in a diabetic rat model using decellularized dermal matrix and human umbilical cord perivascular cells. Acta Biomaterialia. 2016;45:234-46.
35. Takahashi K, Yamanaka S. Induction of pluripotent stem cells from mouse embryonic and adult fibroblast cultures by defined factors. Cell. 2006;126:663-76.
36. Avior Y, Sagi I, Benvenisty N. Pluripotent stem cells in disease modelling and drug discovery. Nat Rev Mol Cell Biol. 2016;17:170-82.
37. Gurdon JB. The developmental capacity of nuclei taken from intestinal epithelium cells of feeding tadpoles. J Embryol Exp Morphol. 1962;10:622-40.

38. Silva Jr FC, Odongo FCA, Dulley FL. Células-tronco hematopoéticas de cordão umbilical: uma nova alternativa terapêutica? Rev Med. 2009;88:45-57.
39. Abd-Allah SH, El-Shal AS, Shalaby SM, Abd-Elbary E, Mazen NF, Abdel Kader RR. The role of placenta-derived mesenchymal stem cells in healing of induced full-thickness skin wound in a mouse model. IUBMB Life. 2015;67(9):701-9.
40. Senegaglia AC, Rebelatto CLK, Suss PH, Brofman PRS. Expansão de células-tronco da medula óssea e do sangue de cordão umbilical humano. Rev Bras Hematol Hemoter. 2009;31:9-14.
41. Yang D, Sun S, Wang Z, Zhu P, Yang Z, Zhang B. Stromal cell-derived factor-1 receptor CXCR4-overexpressing bone marrow mesenchymal stem cells accelerate wound healing by migrating into skin injury areas. Cell Reprogram. 2013;15(3):206-15.
42. Yeum CE, Park EY, Lee SB, Chun HJ, Chae GT. Quantification of MSCs involved in wound healing: use of SIS to transfer MSCs to wound site and quantification of MSCs involved in skin wound healing. J Tissue Eng Regen Med. 2013;7(4):279-91.
43. Pelegrine AA, Aloise AC, Zimmermann A, de Mello E Oliveira R, Ferreira LM. Repair of critical-size bone defects using bone marrow stromal cells: a histomorphometric study in rabbit calvaria. Part I: use of fresh bone marrow or bone marrow mononuclear fraction. Clin Oral Implants Res. 2014;25(5):567-72.
44. Aloise AC, Pelegrine AA, Zimmermann A, de Mello E Oliveira R, Ferreira LM. Repair of critical-size bone defects using bone marrow stem cells or autogenous bone with or without collagen membrane: a histomorphometric study in rabbit calvaria. Int J Oral Maxillofac Implants. 2015;30:208-15.
45. Nguyen VT, Nassar D, Batteux F, Raymond K, Tharaux PL, Aractingi S. Delayed healing of sickle cell ulcers is due to impaired angiogenesis and CXCL12 secretion in skin wounds. J Invest Dermatol. 2016;136(2):497-506.
46. Yates CC, Nuschke A, Rodrigues M, et al. Improved transplanted stem cell survival in a polymer gel supplemented with Tenascin C accelerates healing and reduces scarring of murine skin wounds. Cell Transplant. 2017;26:103-13.
47. de Mayo T, Conget P, Becerra-Bayona S, Sossa CL, Galvis V, Arango-Rodríguez ML. The role of bone marrow mesenchymal stromal cell derivates in skin wound healing in diabetic mice. PLoS One. 2017;12(6):e0177533.
48. Zhao G, Liu F, Lan S, et al. Large-scale expansion of Wharton's jelly-derived mesenchymal stem cells on gelatina microbeads, with retention of self-renewal and multipotency characteristics and the capacity for enhancing skin wound healing. Stem Cell Res Ther. 2015;6:38.
49. Arno AI, Amini-Nik S, Blit PH, et al. Human Wharton's jelly mesenchymal stem cells promote skin wound healing through paracrine signaling. Stem Cell Res Ther. 2014;5:28.
50. Yun SP, Lee SJ, Oh SY, et al. Reactive oxygen species induce MMP-12-dependent degradation of collagen 5 and fibronectina to promote the motility of human umbilical cord-derived mesenchymal stem cells. Br J Pharmacol. 2014;171(13):3283-97.
51. Oh SY, Lee SJ, Jung YH, Lee HJ, Han HJ. Arachidonic acid promotes skin wound healing through induction of human MSC migration by MT3-MMP-mediated fibronectina degradation. Cell Death Dis. 2015;6:e1750.
52. Fang S, Xu C, Zhang Y, et al. Umbilical Cord-derived mesenchymal stem cell-derived exosomal microRNAs suppress myofibroblast differentiation by inhibiting the transforming growth factor-beta/SMAD2 pathway during wound healing. Stem Cells Transl Med. 2016;5(10):1425-39.
53. Mendrone Jr A. Sangue periférico como fonte de células para terapia celular. Rev Bras Hematol Hemoter. 2009;31:19-24.
54. Kuna VK, Padma AM, Håkansson J, et al. Significantly accelerated wound healing of full-thickness skin using a novel composite gel of porcine acellular dermal matrix and human peripheral blood cells. Cell Transplant. 2017;26(2):293-307.
55. Dominici M, Le Blanc K, Mueller I, et al. Minimal criteria for defining multipotent mesenchymal stromal cells. The International Society for Cellular Therapy position statement. Cytotherapy. 2006;8(4):315-7.
56. Friedenstein AJ, Chailakhyan RK, Latsinik NV, Panasyuk AF, Keiliss-Borok IV. Stromal cells responsible for transferring the microenvironment of the hemopoietic tissues. Cloning in vitro and retransplantation in vivo. Transplantation. 1974;17(4):331-40.
57. Zuk PA, Zhu M, Mizuno H, et al. Multilineage cells from human adipose tissue: implications for cell-based therapies. Tissue Eng. 2001;7(2):211-28.
58. Zuk PA, Zhu M, Ashjian P, et al. Human adipose tissue is a source of multipotent stem cells. Mol Biol Cell. 2002;13(12):4279-95.
59. Gronthos S, Mankani M, Brahim J, Robey PG, Shi S. Postnatal human dental pulp stem cells (DPSCs) in vitro and in vivo. Proc Natl Acad Sci USA. 2000;97(25):13625-30.
60. Shi S, Gronthos S. Perivascular niche of postnatal mesenchymal stem cells in human bone marrow and dental pulp. J Bone Miner Res. 2003;18(4):696-704.
61. Fukuchi Y, Nakajima H, Sugiyama D, Hirose I, Kitamura T, Tsuji K. Human placenta-derived cells have mesenchymal stem/progenitor cell potential. Stem Cells. 2004;22(5):649-58.
62. Abumaree MH, Al Jumah MA, Kalionis B, et al. Phenotypic and functional characterization of mesenchymal stem cells from chorionic villi of human term placenta. Stem Cell Rev. 2012;9:16-31.
63. Erices A, Conget P, Minguell JJ. Mesenchymal progenitor cells in human umbilical cord blood. Br J Haematol. 2000;109:235-42.
64. Wang HS, Hung SC, Peng ST, et al. Mesenchymal stem cells in the Wharton's jelly of the human umbilical cord. Stem Cells. 2004;22(7):1330-7.
65. Weiss ML, Troyer DL. Stem cells in the umbilical cord. Stem Cell Rev. 2006;2(2):155-62.
66. Paul G, Özen I, Christophersen NS, et al. The adult human brain harbors multipotent perivascular mesenchymal stem cells. PLoS One. 2012;7(4):e35577.
67. Yarak S, Okamoto OK. Células-tronco derivadas de tecido adiposo humano: desafios atuais e perspectivas clínicas. An Bras Dermatol. 2010;85(5):647-56.
68. Hanson SE, Bentz ML, Hematti P. Mesenchymal stem cell therapy for nonhealing cutaneous wounds. Plast Reconstr Surg. 2010;125(2):510-6.
69. Daley GQ, Hyun I, Apperley JF, et al. Setting global standards for stem cell research and clinical translation: The 2016 ISSCR Guidelines. Stem Cell Reports. 2016;6(6):787-97.
70. Kutschka I, Hyun I, Apperley JF, et al. Collagen matrices enhance survival of transplanted cardiomyoblasts and contribute to functional improvement of ischemic rat hearts. Circulation. 2006;114:I167-73.
71. Matsumoto D, Sato K, Gonda K, et al. Cell-assisted lipotransfer: supportive use of human adipose-derived cells for soft tissue augmentation with lipoinjection. Tissue Eng. 2006;12(12):3375-82.
72. Boquest AC, Shahdadfar A, Brinchmann JE, Collas P. Isolation of stromal stem cells from human adipose tissue. Methods Mol Biol. 2006;325:35-46.
73. Gaiba S, Franca LP, Franca JP, Ferreira LM. Caracterização de células-tronco do tecido adiposo humano. Acta Cir. Bras. 2012;27(7):471-6.
74. Amable PR, Teixeira MVT, Carias RBV, Granjeiro JM, Borojevic R. Gene expression and protein secretion during human mesenchymal cell differentiation into adipogenic cells. BMC Cell Biol. 2014;15:46.

75. Wu W, Niklason L, Steinbacher DM. The effect of age on human adipose-derived stem cells. Plast Reconstr Surg. 2013;131:27-37.
76. Kim WS, Park BS, Park SH, Kim HK, Sung JH. Antiwrinkle effect of adipose-derived stem cell: Activation of dermal fibroblast by secretory factors. J Dermatol Sci. 2009;53(2):96-102.
77. Garg RK, Rennert RC, Duscher D, et al. Capillary force seeding of hydrogels for adipose-derived stem cell delivery in wounds. Stem Cells Transl Med. 2014;3(9):1079-89.
78. Rodriguez J, Boucher F, Lequeux C, et al. Intradermal injection of human adipose-derived stem cells accelerates skin wound healing in nude mice. Stem Cell Res Ther. 2015 8;6:241.
79. Zanata F, Bowles A, Frazier T, et al. Effect of cryopreservation on human adipose tissue and isolated stromal vascular fraction cells. Plast Reconstr Surg. 2018;141(2):232e-43e.
80. Li L, Fukunaga-Kalabis M, Yu H, et al. Human dermal stem cells differentiate into functional epidermal melanocytes. J Cell Scienc. 2010;123(6):853-60.
81. Zabierowski SE, Fukunaga-Kalabis M, Li L, Herlyn M. Dermis-derived stem cells: a source of epidermal melanocytes and melanoma? Pigment Cell Melanoma Res. 2011;24(3):422-9.
82. Aloise AC, Pereira MD, Duailibi SE, Gragnani A, Ferreira LM. TGF-beta1 on induced osteogenic differentiation of human dermal fibroblast. Acta Cir Bras. 2014;29(sup. 1):1-6.
83. Iwata Y, Hasebe Y, Hasegawa S, et al. Dermal CD271+ cells are closely associated with regeneration of the dermis in the wound healing process. Acta Derm Venereol. 2017;97:593-600.
84. Philippeos C, Telerman SB, Oulès B, et al. Spatial and single-cell transcriptional profiling identifies functionally distinct human dermal fibroblast subpopulations. J Invest Dermatol. 2018;138:811-25.
85. Kretzschmar K, Watt FM. Markers of Epidermal Stem Cell Subpopulations in Adult Mammalian Skin. Cold Spring Harb Perspec Med. 2014;4:1-14.
86. Ghadially R. 25 years of epidermal stem cells. J Invest Dermatol. 2012;132(302):797-810.
87. Barrandon Y, Green H. Three clonal types of keratinocyte with different capacities for multiplication. Proc Natl Acad Sci USA. 1987;84(8):2302-6.
88. Jones PH, Watt FM. Separation of human epidermal stem cells from transit amplifying cells on the basis of differences in integrin function and expression. Cell. 1993;73(4):713-24.
89. Cotsarelis G. Epithelial stem cells: a folliculo centric view. J Invest Dermatol. 2006;126(7):1459-68.
90. Blanpain C, Fuchs E. Epidermal homeostasis: a balancing act of stem cells in the skin. Nat Rev Mol Cell Biol. 2009;10(3):207-17.
91. Fujiwara H, Ferreira M, Donati G, et al. The basement membrane of hair follicle stem cells is a muscle cell niche. Cell. 2011;144(4):577-89.
92. Greco V, Chen T, Rendl M, et al. A two-step mechanism for stem cell activation during hair regeneration. Cell Stem Cell. 2009;4:155-69.
93. Fuchs E, Horsley V. More than one way to skin. Genes Dev. 2008;22:976-85.
94. Nijhof JG, Braun KM, Giangreco A, et al. The cell-surface marker MTS24 identifies a novel population of follicular keratinocytes with characteristics of progenitor cells. Development. 2006;133:3027-37.
95. Szabo AZ, Fong S, Yue L, et al. The CD44+ALDH+ Population of human keratinocytes is enriched for epidermal stem cells with long-term repopulating ability. Stem Cells. 2014;31(4):786-99.
96. Mishra PJ, Mishra PJ, Banerjee D. Keratinocyte induced differentiation of mesenchymal stem cells into dermal myofibroblasts: a role in effective wound healing. Int J Transl Sci. 2016;2016:5-32.
97. Lee P, Gund R, Dutta A, et al. Stimulation of hair follicle stem cell proliferation through an IL-1 dependent activation of gama delta T-cells. Elife. 2017;6:e28875.
98. Itoh M, Umegaki-Arao, Guo Z, Liu L, Higgins CA, Christiano AM. Generation of 3 d skin equivalents fully reconstituted from human induced pluripotent stem cells (IPSCS). PLoS One. 2013;8:e77673.
99. Sebastiano V, Zhen HH, Haddad B, et al. Human COL7A1-corrected induced pluripotent stem cells for the treatment of recessive dystrophic epidermolysis bullosa. Sci Transl Med. 2014;6:264ra163.
100. Umegaki-Arao N, Pasmooij AM, Itoh M, et al. Induced pluripotent stem cells from human revertant keratinocytes for the treatment of epidermolysis bullosa. Sci Transl Med. 2014;6:264ra164.
101. Yang R, Zheng Y, Burrows M, et al. Generation of folliculogenic human epithelial stem cells from induced pluripotent stem cells. Nat Commun. 2014;5:3071.
102. Duscher D, Barrera J, Wong VW, et al. Stem cells in wound healing: The future of regenerative medicine? A mini-review. Gerontology 2016;62:216-25.
103. Kirby GT, Mills SJ, Cowin AJ, Smith LE. Stem cells for cutaneous wound healing. BioMed Res Int. 2015;2015:285869.
104. Cerqueira MT, Pirraco RP, Marques AP. Stem cells in skin wound healing: Are we there yet? Adv Wound Care. 2016;5:164-75.
105. Lowry WE, Richter L, Yachechko L, et al. Generation of human induced pluripotent stem cells from dermal fibroblasts. PNAS. 2008;105(8):2883-8.
106. Caplan AI. Mesenchymal stem cells: time to change the name! Stem Cells Transl Med. 2017;6:1445-51.

46 Terapia Gênica

Cesar Isaac • Armando Rosique Costa Aguiar • Igor Castro Carneiro

Introdução

A terapia gênica tem sido investigada em muitos aspectos da cirurgia plástica estética e reconstrutiva. Esses estudos envolvem cicatrização e manipulação de tecidos para reconstruir desde defeitos secundários até traumas, defeitos de origem neoplásica e/ou mesmo deformidades congênitas.

A seguir, discutiremos alguns conceitos importantes para compreensão dessa nova tecnologia.

Terapia gênica

Desde que o monge Gregor Johann Mendel postulou suas leis no século XIX até hoje, a genética evoluiu extraordinariamente e conquistou um lugar de destaque entre as ciências.

Entende-se por terapia gênica a inserção de genes nas células e tecidos de um indivíduo para o tratamento de uma doença, em especial doenças hereditárias. Esse tipo de terapia visa suplementar com alelos funcionais aqueles *loci* de DNA que são defeituosos, inompletos ou inativos. Embora a tecnologia ainda esteja em um estado inicial, tem sido usada com algum sucesso em diversas partes do mundo, e progressos recentes no campo experimental demonstram que, em alguns casos, essa tecnologia tem sido incorporada à prática clínica.

Histórico

A partir da década de 1940, a genética tomou grande impulso, e descobertas sobre a natureza, composição química e as propriedades do material genético, bem como as primeiras manipulações do DNA de bactérias, começaram a gerar expectativas de novos avanços terapêuticos.

Em meados da década de 1960, intensa especulação surgiu sobre a possibilidade de utilizar vírus para transferir genes a seres humanos doentes e curar doenças genéticas. Já naquela época, acreditava-se em duas grandes vias para a manipulação do material genético: os genes de certos vírus poderiam causar efeito quando inoculados de maneira direta; ou pela inserção de genes humanos sadios em vírus para que esses os transferissem subsequentemente ao paciente alvo da terapia.

Somente no início da década seguinte Paul Berg conseguiu de fato manipular uma molécula de DNA e criou a tecnologia do DNA recombinante. Em 1972, Theodore Friedmann e Richard Roblin publicaram o artigo *Terapia genética chamada ciência para a doença genética humana?*, no qual mencionaram a proposta de Stanfield Roger, de 1970, de que o "bom DNA" poderia ser usado para substituir o DNA defeituoso em pacientes com desordens genéticas.

Duas tentativas iniciais de aplicar na prática clínica o conceito de terapia gênica fracassaram: uma delas por se apoiar em uma premissa equivocada sobre propriedades de um vírus, e a outra, embora tecnicamente justificável e já utilizando metodologias de DNA recombinante, acabou maculada por grave deslize ético.

Em 1989, um novo teste, feito de acordo com as regras vigentes na época, restabeleceu expectativas positivas nessa área de pesquisa. Uma menina de 4 anos, portadora de deficiência da enzima adenosina desaminase (SCID-ADA), teve células T retiradas do sangue para receberem o gene da ADA. A proliferação dessas células foi induzida no laboratório e, então, as mesmas eram reimplantadas no sangue da paciente. Depois de algumas infusões, a terapia gênica teve resultados positivos.

Mesmo incipiente, o estudo iniciado em 1989 obteve pelo menos alguns resultados positivos, cumprindo os requisitos éticos, o que mostrou-se um marco na história da terapia gênica e inspirou o crescimento subsequente dessa área de investigação científica.

Em 26 de junho de 2000, foi anunciada a conclusão do Projeto Genoma Humano, após quase 10 anos de seu início. O projeto foi criado em 1990 e chefiado inicialmente pelos EUA. Ao todo, 18 países tiveram participação direta no desenvolvimento da pesquisa: Alemanha, Austrália, Brasil, Canadá, República Popular da China, Coreia do Sul, Dinamarca, EUA, França, Holanda, Israel, Itália, Japão, México, Países Baixos, Reino Unido, Rússia e Suécia. As pesquisas concluíram que o genoma humano é formado por aproximadamente 3 bilhões de pares de nucleotídios, que estão distribuídos nos 24 cromossomos humanos. Porém, apenas 3% desses pares de bases são capazes de transcrever para moléculas de RNA.

A medicina moderna acrescenta, a cada dia, descobertas importantes em áreas de investigação destinadas ao desenvolvimento de novos paradigmas de tratamento para doenças ainda incuráveis. Entre elas, a expectativa de curar doenças genéticas repousa sobre a identificação de genes responsáveis por sua patogênese e sobre o avanço das tecnologias de DNA recombinante, ou "engenharia genética", que permitem a manipulação do genoma de maneira cada vez mais eficiente e segura. A determinação de fatores genéticos de suscetibilidade a certas doenças, seu curso e suas manifestações clínicas, bem como o enorme avanço na compreensão da biologia celular e molecular de eventos patológicos fundamentais, tais como processos inflamatórios, distúrbios de proliferação e morte celular programada, aumenta a expectativa de que a manipulação do genoma possa vir a ser aplicada a uma ampla gama de doenças.

Modalidades de terapia gênica

A indicação para se utilizar técnicas de DNA recombinante para corrigir o genoma surgiu na tentativa de se tratar doenças causadas por mutação em um único gene (ditas doenças monogênicas). Nesse caso, a ideia é substituir ou suplementar a expressão do gene disfuncional, mediante a inserção de uma ou mais cópias do gene terapêutico.

O tratamento da SCID-ADA representa uma aplicação bem-sucedida dessa terapia; porém, tais doenças monogênicas não são o único alvo da terapia gênica (Figura 46.1).

A medicina moderna luta contra muitas doenças complexas, cujas causas primárias ainda não são conhecidas e para as quais há, na melhor das hipóteses, apenas tratamentos paliativos. Em certos casos, é possível planejar uma intervenção por meio de terapia gênica, o que visa reduzir ou evitar a progressão da doença. A intervenção pode ser baseada no conhecimento de determinantes genéticos de suscetibilidade ou gravidade, ou na oportunidade de alterar mecanismos fundamentais ou a fisiologia das células, dos órgãos ou sistemas afetados pelas doenças. As principais estratégias são aumentar a resistência celular, estimular sistemas de reparo ou regeneração, ou ainda recompor características funcionais específicas de determinados sistemas orgânicos, mediante modulação de genes não necessariamente associados à causa da doença. Já no caso de tumores, o principal objetivo é a indução de morte celular seletiva em populações celulares com alta capacidade proliferativa.

Há, ainda, uma forma peculiar de terapia gênica denominada vacina de DNA. Em vez da utilização de uma proteína ou um vírus completo inativado, como se faz nas vacinas convencionais, o paciente recebe o gene que codifica uma proteína típica do agente agressor. Desse modo, o organismo do paciente passará a fabricar permanentemente a proteína exógena e estimulará seu próprio sistema imune. Essas vacinas podem ter finalidade preventiva, de maneira semelhante às vacinas clássicas, ou curativa, para levar o sistema imune a atacar os agentes agressores já instalados no organismo.

Terapia celular, células-tronco e terapia gênica

Células-tronco são, atualmente, o assunto de natureza médica que mais desperta interesse na mídia. Porém, ainda existe certa confusão entre terapias celulares e terapias genéticas. A seguir, veremos as diferenças entre esses conceitos.

São chamadas de terapias celulares aquelas que utilizam células inteiras para tratar uma doença, com base nas propriedades regenerativas dessas células ou em outros efeitos das células transplantadas, a maior parte dos quais ainda não explicados. Um dos poucos exemplos já bem consolidados é o tratamento de leucemias baseado no transplante de medula óssea, mas há expectativa de que muitas classes de doenças possam vir a ser tratadas com emprego de terapias celulares nos próximos anos. Terapias celulares não envolvem necessariamente modificação genética.

Já as terapias gênicas são baseadas na introdução ou modificação de genes. Isso pode ser feito diretamente *in vivo*, sem o auxílio de células inteiras do próprio paciente ou de doadores.

Apesar de terapia gênica e terapia celular terem conceitos bem distintos, há métodos que combinam as duas técnicas. Um exemplo de combinação de terapia gênica com terapia celular foi, novamente, o procedimento *ex vivo* que inaugurou a terapia gênica citado anteriormente. Novas tecnologias de terapia gênica para a SCID-ADA são baseadas na manipulação genética de células-tronco de medula óssea, no lugar das células T empregadas nos primeiros estudos. Portanto, em certas circunstâncias, podem-se utilizar células como veículo para introduzir o gene terapêutico. Mas são a introdução do gene e o uso das tecnologias de DNA recombinante que caracterizam o tratamento como terapia gênica.

Vetores para terapia gênica

A terapia gênica se baseia na introdução de material genético modificado propositadamente dentro de células do paciente a fim de promover um efeito bem estabelecido.

O material genético se incorpora ao DNA do paciente e passa a ser expresso conforme uma necessidade clínica predeterminada, por exemplo, com a expressão proteica antes deficitária, bloqueio de expressão de determinado gene ou no aumento da taxa de produção de um aminoácido.

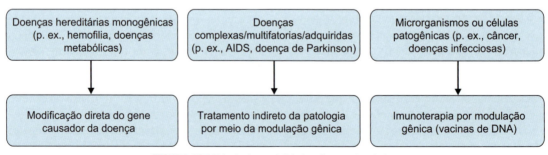

FIGURA 46.1 Principais modalidades de terapia gênica.

As possibilidades de modificação são virtualmente infinitas, considerando-se que qualquer parte do código genético pode ser ampliado, bloqueado, copiado ou até mesmo deletado.

Porém, essa entrada de DNA puro através da membrana plasmática de células eucarióticas é extremamente rara. Esse fato é, naturalmente, benéfico para o organismo, pois dificulta alterações estruturais de DNA e modificações indesejadas do metabolismo celular. Por conseguinte, de modo geral, há necessidade de um carreador que facilite a entrada do DNA nas células vivas. Esse veículo é denominado "vetor".

A introdução do material genético dentro das células do receptor pode se dar de múltiplas formas, e, ao longo dos anos, as diversas técnicas têm mostrado suas vantagens e desvantagens com o decorrer do seu desenvolvimento.

Há três classes principais de vetores atualmente em desenvolvimento, abordadas a seguir.

Plasmídeos

Os plasmídeos são sequências de DNA relativamente simples, porém eficazes para expressão de genes, nas quais é possível inserir um gene terapêutico por técnicas de DNA recombinante. Para vencer a resistência das células à introdução de plasmídeos, é preciso fragilizar a membrana celular utilizando-se diversos métodos, como o emprego de choques elétricos ou substâncias que fragilizam quimicamente a membrana. Outra alternativa é promover o contato de grande quantidade de plasmídeos com as células-alvo, de modo que, mesmo com eficiência muito baixa, uma pequena fração seja capaz de cruzar a membrana e produzir os efeitos desejados.

Tais técnicas são bastante limitadas, o que torna improvável sua indicação na indução de genes em órgãos de difícil acesso, como o cérebro. Assim, o emprego de vetores plasmidiais é limitado a algumas circunstâncias, como a introdução por injeção intramuscular, como no caso das vacinas de DNA ou no músculo cardíaco, ou, ainda, em estudos experimentais em animais.

Todavia, essa tecnologia pode ter aplicações importantes, por exemplo, para introduzir o gene sadio em células isoladas e combinar terapia gênica com terapia celular.

Vetores virais

Em contraposição à resistência da membrana celular à entrada espontânea de DNA em uma célula, os vírus são microrganismos especializados exatamente em invadir células e nelas introduzir material genético. Sua composição estrutural contém ácido nucleico (DNA ou RNA) cercado por uma capa de proteína e, em alguns casos, de um envelope adicional de proteína e lipídios. Seu ciclo de vida implica liberação do ácido nucleico viral na célula hospedeira. Essa propriedade é explorada para introduzir genes terapêuticos nas células, por meio de tecnologias de DNA recombinante.

Alguns vetores são derivados de adenovírus. Essa família inclui quase 50 tipos distintos de vírus que causam, por exemplo, faringites ou conjuntivites. Infecções por adenovírus são muito comuns, e, por isso, a maior parte da população apresenta anticorpos contra um ou mais tipos dessa família de vírus. Outros são da família dos retrovírus, que inclui o HTLV causador de um tipo de leucemia e o HIV causador da AIDS, que pertence à subfamília dos lentivírus, os quais têm sido muito estudados como fonte de vetores para terapia gênica.

Nas técnicas de transferência viral, utiliza-se um vírus com potencial de infectar as células do paciente para carregar o material genético de escolha. O vírus atua como vetor de transferência da característica escolhida. Nessa técnica, o material genético do vírus é alterado em laboratório a fim de retirar os determinantes patológicos e replicativos do vírus, mantendo a aparelhagem viral capaz de gerar envelopamento, transcrição e incorporação do material genético ao DNA do organismo receptor. Assim, o vírus atua como um sistema de *delivery* altamente eficiente, sem os riscos associados a infecção.

Foi relatada uma eficiência de transdução *in vitro* de mais de 95% com vetores adenovirais em células da pele humana e mais de 90% de eficiência de transdução de fibroblastos dérmicos e ceratinócitos epidérmicos de pele humana usando vetores baseados no vírus da imunodeficiência humana (HIV, lentivírus). Mostrou-se, por exemplo, que feridas transduzidas com vetores adenovirais podem produzir expressão transgênica por até 2 semanas, aumentando assim a taxa de regeneração tecidual.

Existem diversas famílias de vírus em estudo atualmente, cada uma com características próprias, vantagens e desvantagens específicas no processo de transinfecção do material genético.

Assim, é importante observar para cada vetor o risco de reações inflamatórias, o mecanismo de incorporação (temporária ou permanente), a quantidade de informação genética que cada vírus é capaz de carrear, toxicidade, taxa de eficiência de cada vírus, tropismo celular e simplicidade ou dificuldade técnica de manipulação desses agentes (Tabela 46.1).

Vetores nanoestruturados

As técnicas de transferência não viral baseiam-se no princípio de inserir o material genético dentro das células do paciente de forma mecânica, introduzindo uma quantidade concentrada do material genético em forma pura de forma sistêmica ou local, por meio de eletroporação ou bombardeamento de partículas (*gene gun*), por exemplo. Essa forma de introduzir DNA em células é desenvolvida a partir de nanotecnologia. Aí se incluem microcápsulas, nanocápsulas, polímeros que formam verdadeiras redes que prendem um gene e soltam sua carga quando penetram nas células. Outra possibilidade interessante são as vesículas de lipídios com o DNA, capazes de se fundir com a membrana das células, o que libera seu conteúdo no interior destas últimas.

Esses vetores podem ser enriquecidos com moléculas que ajudem a especificar em que tipos de células o conteúdo poderá penetrar, ou, ainda, permitam guiar ou transferir seletivamente os vetores de um compartimento para outro, por exemplo, do sangue para o cérebro. Esta última técnica é importante, pois facilitará a terapia gênica cerebral sem a necessidade

TABELA 46.1 Propriedade de diversos tipos de vetores virais e não virais.

	Retrovírus	Lentivírus	Herpes-vírus	Adenovírus	Adenoassociado	Plasmídeo	Nanoestruturados
Provírus	RNA	RNA	RNA	DNA	DNA	DNA	DNA ou RNA
Capacidade	Cerca de 9 kB	Cerca de 10 kB	> 30 kB	Cerca de 30 kB	4,6 kB	Ilimitado	Variável
Integração no genoma do receptor	Sim	Sim	Sim	Não	Raríssima	Não	Não
Rearranjos do transgene	+	–	–	–	–	–	–
Duração da expressão do transgene	Longa	Longa	Transitória	Transitória	Longa em células pós-mitóticas	Transitória	Transitória
Transdução de células pós-mitóticas	–	+	+++	+++	++	+	+
Imunidade preexistente no receptor	Não	Não	Sim	Sim	Sim	Não	Não
Efeitos adversos	Mutagênese insercional	Mutagênese insercional	Resposta inflamatória	Resposta inflamatória	Leve resposta inflamatória	Não	?
Transmissão em linhagem germinativa	–/+	+	–	–	–/+	–	?

Modificada de Nathwani et al., 2005.

de uma neurocirurgia para introduzir o vetor e, assim, bastam apenas injeções intravenosas com o material genético em questão. Ainda em outros casos, células modificadas pela introdução de um gene terapêutico podem ser encapsuladas em compartimentos produzidos a partir de polímeros inertes e, depois, introduzidas no organismo. A vantagem dessa técnica é que as células podem produzir e secretar moléculas terapêuticas enquanto ficam isoladas do sistema imune do paciente. Vale lembrar que células encapsuladas não precisam ser derivadas do próprio paciente.

Nesses casos, as grandes vantagens são a baixa toxicidade, o risco biológico reduzido e a simplicidade técnica. Por outro lado, os principais limitantes são as baixas taxas de eficiência e a seletividade do processo.

Aplicações da tecnologia

A cirurgia plástica é uma especialidade que, historicamente, trabalha não apenas com a reconstrução e reestruturação da funcionalidade dos tecidos, mas também com a delimitação e criação de um equilíbrio da forma. Os campos da cirurgia plástica estética e reconstrutiva são antes uma mesma face indivisível da mesma moeda do que partes complementares separadas que competem entre si. Nesse contexto, a terapia gênica torna-se um marco revolucionário capaz de sintetizar o tratamento de forma e função em um nível celular antes inimaginável.

Embora a maioria dos estudos ainda se concentre em experimentação animal, a possibilidade de modular o desenvolvimento de qualquer característica humana já é uma realidade que se esboça no horizonte próximo. A seguir, citamos alguns exemplos em que essa técnica já tem sido empregada de forma experimental ou mesmo clínica.

Cicatrização de feridas/reparo de tecidos moles

A resposta celular se inicia pela hemostasia, seguida de resposta inflamatória aguda, proliferação de tecido conectivo (replicação celular, angiogênese, epitelização) e remodelação de matriz extracelular. Fatores de crescimento são responsáveis por modular várias etapas desse processo e uma compreensão de seus papéis permite a manipulação da cicatrização de feridas. Entre esses fatores, os mais notáveis são o fator de crescimento derivado de plaquetas (PDGF), fator de crescimento transformador-β (TGF-β), fatores de crescimento endotelial vascular (VEGF-A, VEGF-B), fator de crescimento transformador-alfa (TGF-α), fator de crescimento epidérmico (EGF), interleucinas, fator de necrose tumoral (TNF), fator de crescimento derivado de leucócitos, fator de crescimento do tecido conjuntivo (KGF), fator de crescimento semelhante à insulina-1 (IGF-1), hormônios de crescimento humano (HGH) e interferonas (IFN). Esse conjunto de agentes atua de maneira harmônica no organismo saudável com a finalidade bem definida de concretizar adequado reparo ao tecido lesado.

A possibilidade de manipular e formatar a atuação desses fatores via terapia gênica leva esperança para o tratamento de pacientes com defeitos intrínsecos de cicatrização ou defeitos adquiridos, seja por condições sistêmicas, como sepse e choque, ou condições locais, como traumas.

O fator de crescimento epidérmico (EGF) tem papel importante no desenvolvimento, proliferação e migração de queratinócitos que são um dos principais responsáveis pela cicatrização de feridas. Estudos de Andree et al. mostraram que feridas de espessura parcial tratadas com introdução de plasmídeos indutores da produção de EGF tiveram um acréscimo de 190% na expressão desse fator e apresentaram restauração 20% mais precoce do que os grupos controle. Outros grupos (falta esta referência) propuseram a introdução de material genético capaz de aumentar a expressão gênica de receptores de EGF em feridas de porcos. Em comparação ao grupo controle, o grupo tratado com a terapia gênica apresentou aumento da espessura do tecido de granulação bem como aumento da epitelização.

Mustoe et al. descreveram que a utilização do recombinante humano de PDGF-BB na cicatrização de feridas apresentou resposta favorável, embora a meia-vida curta da proteína e o uso de sistemas de liberação relativamente ineficientes tenham exigido o uso de múltiplas grandes doses para alcançar um efeito clínico. A eficácia do PDGF-BB humano na forma de gel (Becaplermina – REGRANEX® Janssen-Cilag International NV) foi demonstrada no tratamento de úlceras neuropáticas diabéticas. Kallianinen et al. relataram maior taxa de fechamento de úlceras de pressão quando da adição de PDGF-BB ao ato cirúrgico em comparação ao placebo.

A transferência adenoviral de dose única com PDGF-BB para feridas excisionais isquêmicas de coelho aumentou a reepitelização da ferida. As feridas tratadas com adenovírus PDGF-BB foram caracterizadas por aumento da formação de tecido de granulação, produção de matriz extracelular e angiogênese. Estudos clínicos adenovirais com PDGF-BB em pacientes com úlceras de membros inferiores estão atualmente em andamento.

A expressão de cicatrizes patológicas como queloides e cicatrizes hipertróficas é uma prerrogativa humana, não observada em outros seres vivos. Essa peculiaridade tornou o estudo desse processo foco do trabalho de Ma et al., que em 2003 publicaram a primeira aplicação de terapia gênica na formação de queloides após induzir a produção desse tecido por células dérmicas *ex vivo* infectadas com uma bactéria portadora de material genético modificado laboratorialmente. Entender os pormenores que levam à formação desse tipo de cicatriz ajudará a regular, limitar, reverter ou mesmo inibir o processo.

Vários dos fatores associados à longa cascata de cicatrização têm sido utilizados de forma experimental para aumentar a capacidade regenerativa dos tecidos e em breve feridas complexas e cicatrizações patológicas terão seu tratamento abreviado pela possibilidade de modular em nível molecular sua evolução natural.

Terapia gênica no fechamento de feridas com retalhos

Retalhos são segmentos corporais, de tamanho e espessura variáveis, compostos de um ou mais tecidos, que são transferidos a outros locais, na proximidade ou a distância e que dependem, para sua sobrevivência, de circulação arteriovenosa fornecida por seus locais de origem ou de destino, cuja função é cobrir um defeito causado por cirurgia, trauma ou doença.

A base do retalho deve fornecer seu suprimento sanguíneo. A perfusão arterial e venosa da extremidade distal desses retalhos pode ser comprometida e resultar em necrose, principalmente em diabéticos e/ou em terapia com corticosteroides. O aumento do suprimento sanguíneo de retalhos que são projetados para cobrir grandes defeitos ou aqueles em áreas notórias de má perfusão distal, como nos membros inferiores, seria um complemento de grande valor à cirurgia.

Os retalhos reconstrutivos desempenham papel fundamental na cirurgia plástica, pois permitem que os defeitos sejam preenchidos com tecido autógeno. Estudos iniciais na sobrevida do retalho foram realizados por meio da terapia com citocinas sinalizadoras do processo de cicatrização. Zhang et al. descrevem que a presença de FGF e VEGF-A resultou em melhor sobrevida nos retalhos cutâneos e musculares. A abordagem mais eficaz para a entrega de citocinas ainda permanece em discussão. Tucci et al. descreveram que a administração sistêmica de VEGF-A recombinante através da artéria femoral em um retalho de rato insular epigástrico ventral produziu um aumento maior na sobrevida do retalho quando comparado à injeção local.

Os resultados promissores com a aplicação de citocinas levam à administração desses genes a retalhos. A entrega lisossômica de DNAc que codifica o VEGF-A121 humano melhorou a sobrevivência do retalho de pele quando administrado pelo pedículo arterial. Esse efeito pareceu estar relacionado com a produção de vasos sanguíneos menores na área da isquemia. Os retalhos tratados precisam de tempo suficiente para o desenvolvimento de um suprimento sanguíneo adequado para superar a isquemia mais significativa, como a ligadura do pedículo do retalho. Segundo Lubiatowski et al. a administração intradérmica de um adenovírus que codifica VEGF-A165 em um modelo de rato com retalho cutâneo melhorou a sobrevida global desse retalho. Interessantemente, a transferência do gene VEGF-A121, mediada por adenovírus para musculoesquelético não isquêmico, produziu com sucesso uma resposta angiogênica e atenuou qualquer déficit hemodinâmico de isquemia subsequente induzida cirurgicamente. Isto é particularmente importante em cirurgias reconstrutivas, nas quais os retalhos cutâneos e musculares rotineiramente bem perfundidos são levantados com o pedículo vascular e transferidos para o local do defeito. O aumento da angiogênese em tecido normal bem perfundido pode resultar em um retalho mais resistente à lesão isquêmica. O pré-tratamento bem-sucedido de tais retalhos reconstrutivos já foi demonstrado utilizando terapia com proteínas em modelos de retalhos miocutâneos dos músculos reto e transverso do abdome em modelo animal. Os retalhos pré-fabricados estimulam a angiogênese pelo implante de um pedículo vascular no tecido a ser usado para uma reconstrução planejada. A administração do β-FGF a retalhos pré-fabricados também demonstrou melhorar a sobrevida do retalho em um modelo de orelha de coelho. Os fatores que se acredita estarem envolvidos incluem:

1. Alteração simpaticotônica secundária à simpatectomia após a elevação do retalho
2. Aumento da vascularização do retalho com a formação de novos vasos e reorientação dos vasos estabelecidos
3. A dilatação de vasos que conectam angiossomas adjacentes (blocos de tecido composto tridimensional que são supridos por sua própria artéria e veia)
4. A possibilidade de condicionamento ou endurecimento à isquemia por alteração metabólica.

Uma vez que a angiogênese é fundamental para a integração desses retalhos, a terapia gênica poderia, em teoria, ser empregada para melhorar a formação de novos vasos. Estima-se que, ao se utilizar terapia gênica para aumento da expressão de VEGF, o intervalo de tempo necessário entre cirurgias poderia ser reduzido e os retalhos mais bem planejados. O fato de a expressão de VEGF-A ser regulada positivamente em tecidos artificialmente expandidos via prótese, por exemplo, sugere uma possível utilização de genes exógenos para o mesmo fim.

A aplicação de terapia gênica para aumentar angiogênese e proliferação celular que ocorre após a expansão do tecido pode permitir que uma expansão mais rápida seja prescrita. A expansão tecidual de áreas, como a testa, às vezes é considerada dolorosa. Talvez a melhoria da cicatrização e remodelação tecidual com agentes exógenos possa tornar a experiência menos desconfortável para os pacientes.

Terapia gênica no reparo de nervos periféricos

Os nervos periféricos são constituídos de axônios com neurônios que correm neles e são cercados por bainhas de mielina e células de Schwann. Estes são, por sua vez, circundados por endoneuro e agrupados por perineuro, os quais formam os fascículos nervosos, grupos de fascículos unidos por epineuro. As lesões nervosas periféricas geralmente acompanham lesões traumáticas. A lesão resulta em degeneração de todos os elementos celulares distais ao axônio lesionado e em lise química e celular de todos os elementos neurais, pela formação de proteases e radicais livres, e a fagocitose por células de Schwann e macrófagos. Em resposta à lesão nervosa, células de Schwann e macrófagos também produzem citocinas, como o fator de crescimento nervoso (NGF), IGF, PDGF e apolipoproteína E.

Como resposta à lesão do nervo, os axônios brotam da extremidade proximal e formam um cone de crescimento (aumento axoplasmático). Esses, por sua vez, têm filopódios que se estendem a partir dos cones, em busca de um ambiente favorável, como aqueles com células de Schwann, fibronectina, laminina e outras substâncias encontradas nas bainhas endoneurais. Os axônios começarão a crescer no substrato favorável e outros brotos auxiliares degenerarão. Os componentes do citoesqueleto produzidos no corpo celular dos nervos são, então, transportados pelo axônio até o local da lesão, contribuindo para o novo crescimento axonal. Fatores neurotróficos também são liberados do tecido desnervado e contribuem para o crescimento axonal. Estes incluem NGF, FGF e fator neurotrófico ciliar (CNTF). Apesar da liberação desses fatores neurotróficos, o número de regeneração de axônios bem-sucedidos é menor que o número original pré-lesão. O atraso na cicatrização do nervo resulta na redução do tamanho do segmento do nervo distal, bem como do suprimento sanguíneo distal, o que reduz a chance de regeneração e função nervosas bem-sucedidas.

O reparo cirúrgico tenta realinhar anatomicamente os fascículos motores e sensoriais com a maior precisão possível sob a ampliação microscópica.

A prática clínica atual envolve o reparo primário direto dos nervos lacerados e, se isso não for possível, os enxertos de nervos colhidos de outros locais são usados. As áreas doadoras são cuidadosamente escolhidas para minimizar a morbidade neurológica. O retorno do reparo pós-função é geralmente incompleto e pode levar ao menos 6 meses. Os resultados da reparação nervosa estão comprometidos em lesões graves que resultam em cicatrizes teciduais e com lesões em múltiplos níveis.

A terapia gênica em combinação com cirurgia oferece o potencial para produzir um ambiente favorável para reparo nervoso pela entrega de fatores neurotróficos. NGF é atualmente a citocina mais estudada com a capacidade de estimular a migração nervosa periférica. Outros fatores neurotróficos em estudo incluem fator nervoso derivado do cérebro (BDNF), fator neurotrófico derivado da linhagem de células gliais (GDNF), IGF-1/2, PDGF, FGF e CNTF.

O NGF exógeno mostrou prevenir morte de neurônios sensoriais axotomizados, enquanto a proteína recombinante NGF tem sido usada para promover a neurotização do músculo desnervado de forma experimental. Patrick et al. obtiveram sucesso na produção in vitro de NGF após introdução intencional de ácido nucleicos nas células pela técnica de transfecção em fibroblastos dérmicos para mimetizar células de Schwann. Esses fibroblastos transduzidos com retrovírus sintetizaram fatores neurotróficos NGF humano com capacidade regenerativa aumentada. Joung et al. transduziram com sucesso, in vitro e in vivo, células de Schwann com adenovírus, demonstrada a expressão do gene LacZ por 5 semanas, durante as quais a regeneração nervosa foi realizada em um modelo de rato com sucesso.

Outro estudo mostrou que vetores baseados no herpesvírus simples que expressavam GDNF e o peptídio antiapoptótico Bcl-2 preveniram a morte neuronal e melhoraram a recuperação funcional em um modelo e reduziram a chance de morte celular axonal resultante de trauma.

Novamente, a maioria dos estudos ainda se encontra na fase de testes em animais, mas resultados animadores impulsionam os estudos e em breve será possível reconstruir grandes lesões nervosas com essa tecnologia.

Terapia gênica e engenharia de tecidos

A engenharia de tecidos é um campo interdisciplinar que aplica princípios da engenharia e das ciências da saúde para o desenvolvimento de substitutos biológicos que restauram, mantêm ou melhoram a função do tecido. Atualmente, essa é uma área de intensas pesquisas, tais como interação entre células, fatores de crescimento e matrizes para crescimento celular. A biologia de células-tronco embrionárias e adultas tem sido intensamente estudada, pois essas células oferecem a capacidade de autorrenovação e diferenciação. O uso de células-tronco adultas e particularmente de células autólogas é a maneira mais prontamente aceitável de regenerar tecidos/órgãos em cirurgia plástica, já que evita problemas éticos associados ao uso de células embrionárias.

A combinação de engenharia de tecido de células-tronco com terapia gênica tem o potencial de fornecer células de tecido regenerativo em um ambiente de expressão ótima de proteína reguladora. Persiste o grande desafio da capacidade de compreensão da biologia de numerosos tipos de células-tronco e as adequações de microambiente necessárias para promover sua diferenciação e expansão bem-sucedidas. Os fatores de crescimento necessários para a reparação ideal do tecido podem não ser necessariamente idênticos àqueles produzidos via indução genética.

Observa-se que, enquanto a engenharia de tecidos tem grande parte de sua área de atuação focada na diferenciação e desdiferenciação celular, a terapia gênica foca na formatação da expressão do material genético celular. Ambas as técnicas são, portanto, complementares e, quando utilizadas em conjunto, tem potencial de controle celular com refinamento máximo.

Um dos melhores exemplos para ilustrar essa conjunção de técnicas, é o estudo da regeneração da pele. Para que a engenharia de tecidos da pele seja bem-sucedida, é necessário criar uma estrutura de duas camadas com uma matriz extracelular dérmica insolúvel povoada por células cultivadas. A tecnologia Integra® (Integra LifeSciences Corporation, Plainsboro, NJ, EUA) é um substituto da pele produzido por bioengenharia, comercialmente feito de colágeno bovino poroso e sulfato de condroitina, apoiado por uma camada de polímero. O Integra® tem sido usado como um curativo biológico para a cobertura de grandes feridas agudas e, mais recentemente, na reconstrução de pele severamente contraída após queimaduras graves.

A pré-seleção de células-tronco epiteliais e o uso dessas como vetores genéticos que aumentam a angiogênese e diminuem a formação de cicatriz poderia ajudar a melhorar esses resultados. Sabe-se que as células-tronco epiteliais precisam ser pré-selecionadas antes da bioengenharia da pele para manter a epiderme de bioengenharia a longo prazo. A transdução de tais células com retrovírus que codifica o marcador da betagalactosidase produziu uma expressão persistente da betagalactosidase durante 6 meses, o que resultou em um tecido regerativo de maior qualidade em menos tempo.

Outros tecidos passíveis de melhora regenerativa com uso dessa combinação de técnicas são a cartilagem, o osso e o tecido adiposo.

O tecido cartilaginoso consiste em condrócitos dentro de uma matriz de proteoglicanos, colágeno e proteínas não colágenas. Não há suprimento sanguíneo e essas células obtêm sua nutrição por difusão de nutrientes na água encontrados na matriz. A falta de suprimento sanguíneo e a diminuição da atividade metabólica significa que lesões da cartilagem podem nem sempre resultar em reparo funcional. Sistemas baseados em células foram investigados *in vitro* e *in vivo* com o uso de células-tronco derivadas do periósteo para o reparo de defeitos osteocondrais. Essas células foram transduzidas com sucesso com vetores retrovirais que continham BMP-7 ou o gene Sonic Hedgehog, importantes no desenvolvimento do sistema musculoesquelético. Arcabouços de ácido poliglicólico com células estaminais transduzidas foram aplicados a defeitos osteocondrais de espessura total de coelhos brancos e observados durante um período de 26 semanas. Já em 6 semanas, defeitos tratados com BMP-7 apresentaram maiores quantidades de cartilagem hialina e restauração mais rápida do osso subcondral. As células-tronco transduzidas por Sonic Hedgehog produziam a mais alta qualidade de cartilagem hialina, embora tivessem reduzido a formação óssea no compartimento subcondral. Em 12 semanas, o osso subcondral foi remodelado e a superfície articular foi de excelente qualidade. Pelo uso de um complexo DNA/transferrina-poli-l-lisina/lipossoma com o gene da betagalactosidase, a transfecção de células pericondrais primárias produziu mais de 70% de eficiência de transfecção *in vitro*.

A engenharia de tecido ósseo tem provocado grande interesse de cirurgiões ortopédicos e plásticos, por causa das limitações da cicatrização óssea em certos cenários clínicos, como no trauma grave e em pacientes com osteoporose. Nesses casos, a reconstrução óssea pode envolver o uso de enxertos ósseos livres, enxertos ósseos vascularizados ou aloenxertos.

Dependendo da localização anatômica da reconstrução óssea, os enxertos ósseos têm uma tendência a reabsorver e podem não suportar com sucesso as cargas mecânicas às quais serão submetidos. Nos últimos anos, tem havido um número crescente de estudos combinados de terapia gênica e engenharia de tecidos, na esperança de que vetores genéticos possam fornecer genes osteoindutivos via células-tronco a áreas ósseas de reconstrução e aumentar o potencial osteogênico de células-tronco.

Sabe-se que existe um efeito de melhora expressiva na regeneração tecidual óssea quando células-tronco transduzidas com determinados genes são introduzidas na lesão. Ainda restam dúvidas quanto ao exato mecanismo promotor da melhora, porém vários exemplos de como esse efeito se manifesta já foram demonstrados.

Células estromais mesenquimais da medula óssea (MSC) autólogas transduzidas com BMP-2, combinadas com uma matriz de colágeno I, foram aplicadas a defeitos maxilares bilaterais de tamanho crítico em um modelo de suíno em miniatura e demonstraram cicatrização óssea completa em 3 meses em comparação aos controles. Defeitos de tamanho críticos, por definição, não se regeneram espontaneamente durante a vida útil do animal. O exame cirúrgico do osso de engenharia de tecidos, bem como a histologia e os testes biomecânicos confirmaram que o osso neoformado mimetiza o osso normal sem efeitos teratogênicos associados. Resultados semelhantes foram obtidos quando as MSC transduzidas com a construção de adenovírus BMP-2 foram combinadas com colágeno I em defeitos cranianos de tamanho crítico bilateral.

Vetores retrovirais com BMP-7 foram utilizados para transduzir células periosteais de coelho e depois aplicados a defeitos cranianos, que geraram resultados melhores em comparação ao grupo controle. Defeitos da calota tratados com células periosteais transduzidas produziram cicatrização óssea em 12 semanas, avaliados por histologia e radiografia com vantagem em comparação com os controles.

O tecido adiposo contém células que se comportam como MSC e, quando cultivadas *in vitro*, podem se diferenciar em osso, músculo, cartilagem e gordura. O tecido adiposo é facilmente acessível e abundante e é uma fonte muito atraente de células-tronco. A transdução de células lipoaspiradas foi recentemente investigada e demonstrou que mais precursores ósseos e um início mais rápido de calcificação da matriz extracelular ocorre naquelas em que essas novas técnicas eram utilizadas.

Pré-adipócitos foram identificados no tecido adiposo e têm o potencial de se diferenciar em adipócitos maduros. Essas células foram estudadas na esperança de que possam ser usadas na engenharia do tecido adiposo para reconstruir uma variedade de defeitos de contorno tratados por cirurgiões plásticos. Estes incluem defeitos de tecidos moles após trauma, anomalias congênitas como as síndromes de Poland e Romberg e reconstrução após cirurgia de mama.

A engenharia do tecido adiposo também seria extremamente útil em cirurgias plásticas estéticas, como o rejuvenescimento facial e a modelagem corporal. Os pré-adipócitos podem ser obtidos a partir de tecido adiposo ou lipoaspirados e são facilmente cultivados em cultura. Mais estudos ainda são necessários para demonstrar se esses achados se traduzirão no cenário clínico.

A combinação de terapia gênica com engenharia de tecido adiposo poderia similarmente fornecer um método de liberação sustentada controlada de fatores de crescimento para o microambiente de células pré-adipócitos.

Os grandes desafios da terapia gênica ainda têm um longo caminho até sua superação, incluindo o refinamento necessário para garantir que neoplasias não venham a se desenvolver como efeito colateral da técnica. Contudo, a busca pela superação dessa fronteira do conhecimento vem ganhando impulsos importantes nas últimas décadas, e as tecnologias que se desenvolverem a partir desses princípios têm o grande potencial de tornarem-se o padrão-ouro no tratamento de várias doenças.

Bibliografia suplementar

Andree C, Swain WF, Page CP, et al. In vivo transfer and expression of a human epidermal growth factor gene accelerates wound repair. Proc Natl Acad Sci USA. 1994;91(25):12188-92.

Friedmann T. Gene therapy's new era: a balance of unequivocal benefit and unequivocal harm. Mol Ther. 2003;8:5-7.

Giatsidis G, Venezia ED, Bassetto F. The role of gene therapy in regenerative surgery: updated insights. Plast Reconstr Surg. 2013;131(6):1425-35.

Gill DR, Pringle IA, Hyde SC. Progress and prospects: the design and production of plasmid vectors. Gene Ther. 2009;16(2):165-71.

Isaac C, Ladeira PRS, Rêgo FMP, Aldunate JCB, Ferreira MC. Processo de cura das feridas: cicatrização fisiológica. Rev Med (São Paulo). 2010;89(3-4):125-31.

Joung I, Kim HS, Hong JS, Kwon H, Kwon YK. Effective gene transfer into regenerating sciatic nerves by adenoviral vectors: potentials for gene therapy of peripheral nerve injury. Mol Cells. 2000;10(5):540-5.

Kallianinen LK, Hirshberg J, Marchant B, Rees RS. Role of platelet-derived growth factor as an adjunct to surgery in the management of pressure ulcers. Plast Reconstr Surg. 2000;106(6):1243-8.

Lander ES, Linton LM, Birren B, et al. Initial sequencing and analysis of the human genome. Nature. 2001;409(6822):860-921.

Lubiatowski P, Gurunluoglu R, Goldman CK, Skugor B, Carnevale K, Siemionow M. Gene therapy by adenovirus-mediated vascular endothelial growth factor and angiopoietin-1 promotes perfusion of muscle flaps. Plast Reconstr Surg. 2002;110:149-59. Erratum in: Plast Reconstr Surg. 2003;111(3):1380.

Ma H, Xu R, Cheng H, Kuo HS, During M, Fang RH. Gene transfer into human keloid tissue with adeno-associated virus vector. J Trauma. 2003;54(3):569-73.

Mercola KE, Cline MJ. Sounding boards. The potentials of inserting new genetic information. N Engl J Med. 1980;303(22):1297-300.

Mustoe TA, Cutler NR, Allman RM, et al. A phase II study to evaluate recombinant platelet-derived growth factor-BB in the treatment of stage 3 and stage 4 pressure ulcers. Arch Surg. 1994;129(2):213-9.

Nathwani AC, Davidoff AM, Linch DC. A review of gene therapy for haematological disorders. Br J Haematol. 2005;128:3-17.

Patrick CW, Zheng B, Schmidt M, et al. Dermal fibroblasts genetically engineered to release nerve growth factor. Ann Plast Surg. 2001;47(6):660-5.

Rogers S. Serial transplantation of rabbit papillomas caused by the shope virus. J Exp Med. 1952;95(6):543-54.

Rogers S, Rous P. Joint action of a chemical carcinogen and a neoplastic virus to induce cancer in rabbits; results of exposing epidermal cells to a carcinogenic hydrocarbon at time of infection with the Shope papilloma virus. J Exp Med. 1951;93(5):459-88.

Roh DS, Li EB, Liao EC. CRISPR Craft: DNA Editing the Reconstructive Ladder. Plast Reconstr Surg. 2018;142(5):1355-64.

Roman S, Lindeman R, O'Toole G, Poole MD. Gene therapy in plastic and reconstructive surgery. Curr Gene Ther. 2005;5:81-99.

Singer M, Berg P. Recombinant DNA: NIH Guidelines. Science. 1976;193(4249):186-8.

Tepper OM, Mehrara BJ. Gene therapy in plastic surgery. Plast Reconstr Surg. 2002;109(2):716-34.

Tucci MG, Scalise A, Lucarini G, et al. rhVEGF and experimental rat skin flaps: systemic or local administration and morphological characteristics. Int J Artif Organs. 2001;24(10):743-51.

Venter JC, Adams MD, Myers EW, et al. The sequence of the human genome. Science. 2001;291(5507):1304-51.

Zhang W, Swanson R, Xiong Y, Richard B, Olson ST. Antiangiogenic antithrombin blocks the heparan sulfate-dependent binding of proangiogenic growth factors to their endothelial cell receptors: evidence for differential binding of antiangiogenic and anticoagulant forms of antithrombin to proangiogenic heparan sulfate domains. J Biol Chem. 2006;281(49):37302-10. Erratum in: J Biol Chem. 2007;282(17):13139.

47 Plasma Rico em Plaquetas

María Beatriz Quezada Kerr

Introdução

Define-se o plasma rico em plaquetas (PRP) como um volume de plasma autólogo, que contém uma concentração de plaquetas pelo menos cinco vezes maior do que a basal. O PRP foi utilizado pela primeira vez em 1987, por M. Ferrari, em uma cirurgia aberta de coração como um componente autólogo, com o intuito de diminuir o sangramento.[1]

O PRP é usado em cirurgias plásticas, cirurgias da coluna vertebral, cicatrização de feridas, ortopedia, neurologia, otorrinolaringologia, odontologia e cirurgia cardiotorácica.[2,3]

Neste capítulo, abordaremos seu uso, principalmente em queimaduras e feridas, baseado em evidências científicas ao longo dos últimos anos.

A cicatrização de uma ferida aguda ocorre em três fases sequenciais e sobrepostas parcialmente: inflamação, proliferação e remodelação. A que ocorre primeiro é a formação do coágulo; este processo envolve células sanguíneas, incluindo plaquetas, fibrina e proteínas da matriz extracelular, como fibronectina, vitronectina e trombospondina. O coágulo atua como uma barreira contra as infecções, é um reservatório para os fatores de crescimento e fornece um ambiente favorável para a migração celular. Os neutrófilos aparecem poucos minutos depois, seguidos dos monócitos e linfócitos.

A fase de proliferação começa com a migração e proliferação de queratinócitos, seguida da proliferação de fibroblastos. A angiogênese e o brotamento do nervo ocorrem logo em seguida. Todo o processo é regulado por fatores de crescimento e citocinas. Os fatores de crescimento encontram-se nos grânulos no interior das plaquetas, as quais são ativadas quando o coágulo é formado,[4] desencadeando uma série de eventos, tais como agregação de glóbulos brancos, infiltração de macrófagos, transformação de células em miofibroblastos, formação de novos vasos sanguíneos (angiogênese), formação e depósito de colágeno, contração da ferida, reepitelização e, finalmente, fechamento da ferida.[5]

Esses fatores de crescimento podem ser quimiotáticos, ou seja, que atraem células para algum lugar; mitógenos, que estimulam a divisão celular; ou morfogenéticos, que induzem as células indiferenciadas a se ativarem e se converterem nas células necessárias para a cicatrização.[6]

As plaquetas contêm fatores de crescimento que correspondem a pequenos polipeptídios:

- PDGF-aB, PDGF-aa, PDGF-bb (fator de crescimento derivado das plaquetas; do inglês, *platelets derived growth factor*)
- TGF-B1, TGF-B2 (fator de crescimento de transformação alfa e beta)
- VEGF (fator de crescimento endotelial vascular)
- EGF (fator de crescimento epitelial)
- IGF (fator de crescimento tipo insulina).[7]

Preparação de plasma rico em plaquetas

O PRP é o produto da centrifugação do sangue do próprio paciente, a fim de alcançar maior concentração de plaquetas que liberarão seus fatores de crescimento. Existem dois tipos de técnicas de manipulação da amostra de sangue:

- Técnica fechada: implica a utilização de dispositivos comerciais que disponham de marcação CE (inclusive equipamentos de centrifugação e aplicação), em que o produto não fique exposto ao meio ambiente
- Técnica aberta: é aquela na qual o produto fica exposto ao ambiente da zona de trabalho, e entra em contato com diferentes materiais necessários para sua obtenção, como pipetas ou tubos que recolhem o produto. No processamento do sangue para a obtenção do PRP pela técnica aberta, deve-se garantir que o produto não seja contaminado por micróbios durante sua manipulação.

Quanto ao sistema para a obtenção do PRP, a Sociedad Española de Farmacia Hospitalaria (SEFH) analisou dez dispositivos diferentes em 2016,[8] dispostos a seguir em ordem alfabética: ACP® (Arthrex); Angel® (Arthrex); Cascade (MTF Sports); Endoret® (BTI); GPS® (Biomet); Magellan® (Medtronic); Minos® (Inibsa); Ortho-Pras® (Levante-medica); Smartprep® (Harvest); e Tricell® (Leleman).

Desses, somente os sete seguintes puderam ser analisados de maneira correta:

- ACP® (fornecedor: Arthrex): dispositivo constituído por duas seringas concêntricas. É um sistema no qual o sangue não entra em contato com o meio ambiente após a extração. A seringa dupla é centrifugada e usada para a administração do preparo. O conteúdo não fica exposto ao meio

ambiente. As duas fases ficam separadas com total perpendicularidade nas paredes
- Angel® (fornecedor: Arthrex): dispositivo formado por um equipamento de centrífuga e um *software*, pelo qual, mediante um sistema de tubos e centrifugação programada, obtém-se o PRP. Requer experiência por parte do usuário, permitindo selecionar, em uma ampla gama (de 3× a 18×), o grau de concentração de plaquetas. Nesse sistema, o dispositivo que atua como fracionador do plasma é a própria centrífuga, com um complexo conjunto de fungíveis. O conteúdo não fica exposto ao meio ambiente. As aplicações clínicas do produto obtido com essa técnica requerem maior conhecimento por parte do usuário. Suas aplicações clínicas são mais amplas do que as do sistema ACP® do mesmo fornecedor
- Endoret® (fornecedor: BTI): sistema projetado para o fracionamento do plasma. Requer ativação prévia para utilizar o PRP. O conjunto de fungíveis que compõe cada *kit* deve incluir o dispositivo BTI lock®, que evita a exposição do conteúdo dos tubos de ensaio ao meio ambiente. Demanda uma centrifugação única e um sistema de pipeta que se acopla ao BTI lock®, o que possibilita a otenção do PRP e evita o contato com o meio ambiente. O BTI dispõe de um certificado europeu de esterilização do produto acabado
- GPS® (fornecedor: Biomet): dispositivo constituído por um cilindro com um tubo interno em espiral. A separação do plasma é produzida dentro do dispositivo por meio do processo de centrifugação. Dispõe de acesso direto para obter a fração desejada por meio da seringa de administração ao paciente. O conteúdo não é exposto ao meio ambiente
- Minos® (fornecedor: Inibsa): cilindro com tubo concêntrico de menor diâmetro que sobressai e serve como êmbolo na fase de extração da fração. Conta com certificado externo do grau de concentração de plaquetas. Permite o uso da fração leucocitária ou de hemácias. O conteúdo não fica exposto ao meio ambiente
- Ortho-Pras® (distribuidor: Levante-medica, fabricante: Proteal): cilindro que se assemelha a uma seringa, em cujo interior ocorre o fracionamento do plasma por centrifugação do dispositivo. Introduz-se o sangue nesse cilindro por conexão direta com a seringa de extração. O conteúdo não é exposto ao meio ambiente
- Tricell® (fornecedor: Leleman): dispositivo constituído por várias peças que se enroscam e que contém um êmbolo no seu interior. Dispõe de orifícios laterais – protegidos por tampões de silicone –, por meio dos quais o sangue é introduzido no compartimento. Esses orifícios não dispõem de adaptação para a seringa. Os compartimentos internos separam-se em várias fases em decorrência da conexão entre as peças ao longo do processo descrito para o produto. O sangue do paciente é introduzido por uma agulha através de um orifício lateral e retirado ao fim do fracionamento, direto para sua administração. O conteúdo não fica exposto ao meio ambiente. É necessário preparar outro dispositivo Tricell® com água em seu interior para que funcione como contrapeso na centrífuga.

O PRP obtido por diferentes técnicas de fracionamento provavelmente resultará em diferentes produtos, com concentração distinta de plaquetas e presença ou não de outras linhas celulares. Portanto, é relevante considerar que não se pode fazer alusão a um produto genérico e que esse feito pode gerar uma importante repercussão na eficácia do produto acabado. Moreno et al.[8] ressaltam que: "Enquanto não sejam realizados estudos específicos de eficácia, esse aspecto continuará sendo mais uma incerteza do que um fato, pois não dispomos, atualmente, de uma composição definida nem de uma técnica padronizada de obtenção, e os dados atuais de eficácia sustentam-se em estudos primários heterogêneos".

No Chile, utiliza-se o GPS System, projetado para separar o sangue do paciente em suas frações celular e plaquetária por meio da centrifugação, que consegue ressuspender as plaquetas em um pequeno volume de plasma sem ativá-las.

O sangue do paciente é centrifugado a 320 rpm durante 15 minutos para separar o plasma, os glóbulos vermelhos e as plaquetas. A fração do plasma que contém as plaquetas concentradas é colocada em uma seringa montada em um adaptador especial junto a uma seringa com trombina y-CaCl a 10%, para liberação simultânea de trombina-CaCl a fim de ativar o PRP no mesmo instante em que é pulverizado em forma de *spray* sobre o leito cruento. Em uma amostra de PRP, a recontagem de plaquetas é de 1.400.000 por $\mu\ell$; por outro lado, em uma amostra de sangue periférica, a contagem plaquetária é de 225.000 por $\mu\ell$.

Um coágulo de sangue natural contém 95% de glóbulos vermelhos, 5% de plaquetas e menos de 1% de glóbulos brancos. Já um coágulo de sangue PRP apresenta 95% de plaquetas, 4% de glóbulos vermelhos e 1% de glóbulos brancos[9] (Figuras 47.1 a 47.5).

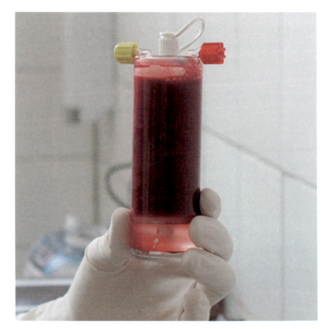

FIGURA 47.1 Sangue antes da centrifugação.

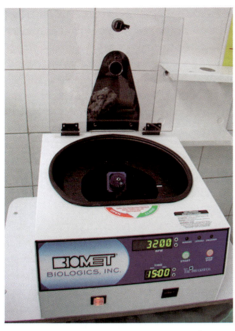

FIGURA 47.2 Centrífuga GPS System®.

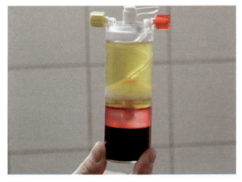

FIGURA 47.3 Sangue centrifugado. O plasma rico em plaquetas é a fração menor sob o êmbolo branco.

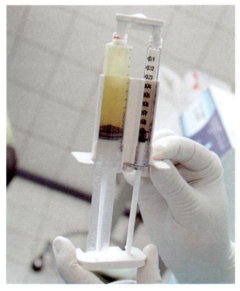

FIGURA 47.4 Seringa montada com plasma rico em plaquetas e trombina mais gliconato de cálcio.

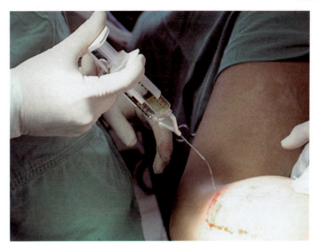

FIGURA 47.5 Aplicação de plasma rico em plaquetas.

Plasma rico em plaquetas e queimaduras

Ao considerar os potenciais benefícios do PRP, especialmente para cicatrizações, surgem várias perguntas sobre sua utilidade, principalmente, para queimaduras em fase aguda, por exemplo: é possível que exista uma melhor aderência de enxertos? Menor sangramento em escarectomias? Favorece a epitelização? Menos dor? Menos infecções? Melhor resultado estético nas sequelas a longo prazo?

Cinquenta e dois pacientes foram incluídos em um estudo prospectivo, aleatório, duplo-cego na Holanda (2011),[10] em que se utilizou o PRP em enxertos dermoepidérmicos considerando o mesmo paciente como grupo controle na mesma área a ser enxertada, cobrindo-se 50% com PRP, e os outros 50%, com solução salina. Não foram encontradas diferenças significativas na taxa de aderência, epitelização ou resultados cosméticos a longo prazo entre ambos os grupos. Os autores concluíram que esses resultados deveriam ser mais bem investigados por uma coorte mais específica. Com base em sua investigação, não avaliaram o uso de PRP em queimaduras agudas.

Em outro estudo realizado na República Checa em 2014,[11] analisaram-se também os benefícios de utilizar o PRP em enxertos. Dezoito pacientes com média de 3% de superfície corpórea enxertada foram avaliados histologicamente. Além disso, utilizaram-se escalas de avaliação para dor, prurido, porcentagem de aderência e avaliação das cicatrizes. Os autores concluíram que os pacientes para os quais foi administrado o PRP requisitaram menos analgesia, menor estadia hospitalar, menor custo total e menos dias de uso de órtese, e sem evidência de cicatrização hipertrófica ou contraturas. Inferiram, assim, que o uso de PRP deveria ser amplamente incluído no tratamento habitual desses pacientes.

Não há uma metanálise sobre o uso de PRP em queimaduras. Em razão da escassez de qualidade científica, é difícil assegurar que queimaduras profundas possam ser beneficiadas pelo seu uso. Na teoria, as qualidades hemostáticas poderiam diminuir a perda de sangue, melhorar a aderência dos enxertos ao diminuir o sangramento, prover um leito bem vascularizado para o enxerto, o que poderia contribuir para um fechamento mais rápido dos interstícios dos enxertos em malha ao promover a angiogênese, a proliferação de fibroblastos e, possivelmente, a epitelização. As queimaduras diferem fisiologicamente das feridas crônicas; existe aumento da resposta inflamatória tanto sistêmica quanto local, aumento do edema e diminuição da perfusão secundária à hipercoagulabilidade e formação de microtrombos, fatores que poderiam afetar o mecanismo de ação do PRP.[12]

A função do PRP deve ser ainda determinada em pacientes com queimaduras. Na teoria, poderiam ser beneficiados. Pacientes com queimaduras, que têm o estado fisiológico alterado, além da qualidade das plaquetas e da quantidade de fatores de crescimento poderiam, no entanto, ser diferentes quando comparados a pessoas saudáveis. Com base na literatura atual, recomenda-se a avaliação do conteúdo e a função de PRP em conformidade com os estudos clínicos. Além disso, o efeito sobre a cicatrização deve ser controlado cuidadosamente. São necessárias, assim, maiores investigações.[12]

Plasma rico em plaquetas e sequelas de queimaduras

Queimaduras em crianças representam um problema de saúde pública, por causa de sua alta incidência anual. Muitas delas ficam com sequelas que alteram sua qualidade de vida e seu crescimento, especialmente nos primeiros anos de vida. Na maioria dos casos, o paciente com sequelas demanda cirurgias reconstrutivas durante seu período de crescimento, por sua localização em áreas articulares ou ao redor destas, formando bridas que provocam dor e deformação da área afetada. Tudo isso influencia negativamente na qualidade de vida dos pacientes, especialmente em crianças e adolescentes, que, por seu rápido crescimento, sentirão o desconforto aumentar.

Na Corporación de Ayuda al Niño Quemado (Coaniquem) – instituição especializada na reabilitação de crianças com queimaduras no Chile –, o tratamento das sequelas inclui cirurgia ambulatorial destinada a pacientes com sequelas funcionais e estéticas que cumpram os requisitos para a cirurgia. Vinte por cento das crianças que frequentam a Coaniquem – em torno de 7.000, anualmente – necessitam de reabilitação; dessas, 32% são operadas e, em 9% delas, utiliza-se o desbridamento mais enxerto dermoepidérmico.

A técnica consiste em uma incisão sobre a área cicatricial bastante tensionada, para seccionar os tratos fibrosos mais profundos, de modo a liberar a tensão e criar uma superfície cruenta na qual o tecido celular subcutâneo é exposto. Esse defeito pode ser coberto com um enxerto de pele parcial grosso ou, de preferência, de pele total. Em muitos casos, é a única alternativa cirúrgica, uma vez que não pele saudável ao redor suficiente para rodar um retalho. Frequentemente é utilizada em extremidades, nas quais, muitas vezes, é necessário realizar dois desbridamentos em ambos os lados da articulação afetada, especialmente ao nível do cotovelo ou da cavidade poplítea, para alcançar 180° de extensão. A cobertura cutânea ideal é a de maior espessura possível para minimizar a retração própria do enxerto.

O uso do PRP melhoraria as condições de aderência, e possibilitaria o início do tratamento de reabilitação mais cedo. A fim de alcançar um bom resultado final estético e funcional, é importante que se comece a compressão o quanto antes, para a qual não deve haver áreas cruentas (que são produzidas, principalmente, pela presença de pequenos hematomas). Na Coaniquem, é possível iniciar a compressão, em média, aos 18 dias de evolução. O uso do PRP seria útil para melhorar a aderência do enxerto, assim, o processo de compressão se iniciaria mais cedo.

Outro fenômeno que se observa na evolução das enxertias é a retração do enxerto, de acordo com sua localização (em áreas de maior ou menor tensão) e das características individuais de cicatrização dos pacientes. O fenômeno é menor quando a compressão é iniciada mais cedo. Uma possível maneira de quantificar essa retração é conhecer as medidas do enxerto no momento da cirurgia, no início da compressão e no final do processo de reabilitação. Com o uso do PRP e ao dar início à reabilitação precocemente, a retração do enxerto poderia não ocorrer ou ser menor do que com o método tradicional.

Em 2009, na Coaniquem, realizou-se um estudo de intervenção, prospectivo, aleatório, triplo-cego, aceito e publicado com resultados no ClinicalTrials.gov.[13] Participaram desse estudo 44 pacientes pediátricos com idade média de 14 anos. Foi feito desbridamento mais enxertia nas extremidades superiores e inferiores. Em alguns pacientes, realizou-se mais de um desbridamento, o que totalizou 33 enxertos com PRP e 26 sem PRP. Foram comparados o tempo de início do tratamento compressivo e o tamanho final dos enxertos após o fim do período de reabilitação – em média, aos 2 anos de acompanhamento fotográfico (medição da largura e comprimento central de forma padronizada) e com aplicação da escala de Vancouver. Não foram encontradas diferenças significativas entre os dois grupos.

Uma observação interessante é que tanto os enxertos com quanto os sem PRP, colocados em áreas neutras, distantes das articulações, especialmente na panturrilha e no antebraço, poderiam crescer e não se retrair, como previsto. As características individuais de cicatrização, a espessura dos enxertos e a sua localização podem explicar os resultados. Um estudo com um maior número de participantes provavelmente seria necessário (Figuras 47.6 a 47.8).

Plasma rico em plaquetas e feridas crônicas

Definem-se feridas crônicas ou úlceras as áreas cruentas na pele que não cicatrizam ou que requerem muito tempo de cicatrização e podem reaparecer. Abrangem as úlceras por pressão, úlceras venosas, úlceras arteriais, úlceras neurotróficas e o pé diabético.[14]

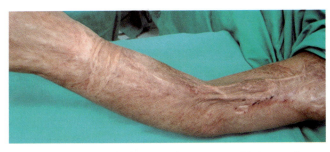

FIGURA 47.6 Sequela de queimadura na extremidade superior.

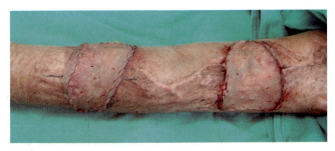

FIGURA 47.7 Desbridamento mais enxertia mais colocação de plasma rico em plaquetas no leito cruento sob o enxerto.

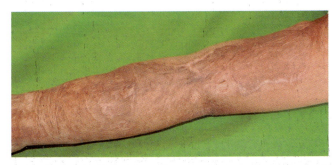

FIGURA 47.8 Resultado ao completar tratamento compressivo aos 2 anos de avaliação.

Os fatores de risco que geralmente contribuem para a má cicatrização das feridas são:

1. Causas locais como infecção, hipoxia, trauma repetido e presença de tecido necrosado
2. Doenças sistêmicas como diabetes melito, imunodeficiência ou desnutrição
3. Uso de determinados medicamentos, como corticosteroides.[15]

As úlceras venosas aparecem em virtude de uma alteração no funcionamento das veias das extremidades, o que leva a um afinamento da pele e ao aparecimento de úlceras em ambos os lados da panturrilha e do tornozelo. Estima-se que úlceras venosas afetem até 1% da população nos países desenvolvidos.[16]

As úlceras de pressão ocorrem porque uma área de tecido é submetida a pressão permanente, o que diminui seu suprimento de oxigênio e leva, eventualmente, à necrose, resultado da combinação entre atrito e pressão entre uma proeminência óssea e o tecido subjacente. Os locais mais frequentes incluem o sacro e as regiões trocantéricas (67%); outras áreas afetadas incluem calcanhares, tornozelos, região occipital, orelhas e cotovelos. Úlceras por pressão são relativamente comuns.

Em um estudo de prevalência no Reino Unido, as úlceras por pressão variaram de 4,4%, na comunidade geral, a 37%, em unidades de cuidados paliativos. Foram encontradas prevalências semelhantes no Canadá e nos EUA.[17] As pessoas mais propensas a desenvolver úlceras de pressão foram aquelas com danos neurológicos, doenças cardiovasculares, desidratação, desnutrição e as submetidas a anestesia prolongada. Dois terços das úlceras de pressão ocorrem em pessoas com mais de 70 anos.[18]

As úlceras arteriais são menos comuns do que as venosas e compõem cerca de 20% das úlceras nas extremidades. Entre as causas mais comuns estão arteriosclerose e episódios trombóticos secundários à vasculite. A úlcera está tipicamente localizada no dorso dos pés. Dor ao exercício, ou à noite, é característica das úlceras arteriais, algumas vezes agravada pela elevação das pernas.

As úlceras neurotróficas normalmente causadas por neuropatias periféricas levam à perda de sensibilidade da pele, e são observadas nos pontos de pressão nas articulações metatarsais.

O chamado pé diabético é uma condição patológica secundária à diabetes, que pode causar neuropatia e doença vascular. Esses fatores podem levar à perda de sensibilidade da pele e isquemia, que resultam em úlceras e amputação de articulações, pé e até parte do membro. Cerca de 15 a 25% da população diabética podem desenvolver uma úlcera pelo menos uma vez na vida.[19]

Os cuidados médicos com as feridas crônicas devem incluir o tratamento da causa, por exemplo, ao manter um bom perfil glicêmico, no caso de pacientes com diabetes, e submeter a cirurgia os pacientes com comprometimento vascular venoso ou arterial.[4]

Outras medidas importantes no tratamento são a remoção de tecido necrosado ou infectado e adição de terapia compressiva.[20] Quanto à manutenção local, para favorecer a cicatrização, é muito importante manter um ambiente úmido sem contaminação.[21] Apesar de todas as medidas, essas feridas podem levar meses, ou até anos, para cicatrizar, de modo a causar muito desconforto aos pacientes e afetar sua qualidade de vida.[22]

A introdução do PRP no tratamento de feridas crônicas apontou que provocaria um avanço significativo no tratamento desses pacientes e encurtaria o período de cicatrização, de modo a proporcionar fatores de crescimento que favoreceriam o fechamento das feridas. Desde a introdução do PRP, muitas pesquisas científicas têm sido realizadas na tentativa de confirmar essa teoria.

A escassez de evidências científicas que corroborem a eficácia do tratamento com PRP deve-se, principalmente, a três elementos: a variabilidade dos produtos que contêm PRP, a variabilidade individual dos pacientes e os tipos de feridas em que foi aplicado.[23]

Sobre esse assunto, houve inúmeras publicações, por sua vez analisadas em quatro revisões sistemáticas sobre a eficácia do PRP no controle das feridas:

1. Lacci KM, Dardik A. Platelet-rich plasma: support for its use in wound healing. Yale J Biol Med. 2010;83:1-9.
2. Mao CL, Rivet AJ, Sidora T, Pasko MT. Update on pressure ulcer management and deep tissue injury. Ann Pharmacother. 2010;44(2):325-32.
3. Villela DL, Santos VL. On the use of platelet-rich plasma for diabetic ulcer: a systematic review. Growth Factors. 2010;28(2):111-6.
4. Martinez-Zapata MJ, Martí-Carvajal AJ, Solà I, et al. Autologous platelet-rich plasma for treating chronic wounds. Cochrane Database Syst Rev. 2016;(5):CD006899.

As revisões de Lacci e Mao são narrativas, e não metanálises, e concluem que "são necessários mais ensaios clínicos para recomendar seu uso" (tradução livre do espanhol).[14]

A revisão de Villela concentra-se principalmente no pé diabético e PRP, com critérios de inclusão mais liberais, e suas conclusões indicam que "o uso de PRP no pé diabético aumenta significativamente a cicatrização. No entanto, esses resultados são influenciados pelo estudo de Knighton de 1990,[24] o qual deveria ter sido excluído, uma vez que seus participantes tinham diferentes etiologias de suas úlceras"[14] (tradução livre do espanhol).

A metanálise realizada por Martínez-Zapata et al., 2016, inclui 10 trabalhos selecionados por sua qualidade científica, escolhidos entre 307 estudos. O número total de participantes nos quais foi comparado o uso de PRP e o tratamento padrão para feridas crônicas foi de 391 pacientes, que concluíram a cicatrização de suas úlceras: 189 pacientes com pé diabético; 101 com úlceras venosas; e 101 com feridas crônicas mistas. As evidências geradas não são estatisticamente significativas (RR 1,19; IC95%: 0,95-1,50).

Ao analisar separadamente estudos envolvendo apenas pé diabético (189 pacientes), há poucas evidências científicas de que o uso de PRP poderia melhorar a cicatrização nesses pacientes (RR:1,22; IC 95%: 1,01-1,49). Não está claro se o uso de PRP influencia a cicatrização em úlceras venosas (RR 1,02; IC 95% 0,81-1,27).

De acordo com as provas das revisões sistemáticas, pode-se concluir que, quando comparada com os sistemas tradicionais de cura, a eficácia do uso do PRP em feridas não foi demonstrada. Os únicos estudos que mostram algum benefício encontram-se no tratamento do pé diabético. Assim, são necessários mais estudos para comprovar efetivamente a eficácia de sua utilização.[14]

Uso de plasma rico em plaquetas em outras patologias médicas

Convém mencionar que a evidência científica da utilização do PRP em traumatologia, cirurgia maxilofacial, oftalmologia e na área estética é variada.

Traumatologia

Em uma metanálise conduzida em 2014, em colaboração com a Biblioteca Cochrane, que analisou o benefício do uso do PRP em lesões musculoesqueléticas, tais como lesões no ombro, joelho e tornozelo, selecionaram-se 19 estudos e 1.088 participantes. Os estudos concluíram que não existem provas suficientes para corroborar o uso do PRP em lesões musculoesqueléticas. Um dos problemas é a diversidade dos métodos de obtenção de PRP e a variabilidade dos pacientes.[25]

Cirurgia maxilofacial

Em uma revisão publicada em 2006, os diversos usos do PRP em cirurgia oral e maxilofacial foram analisados (p. ex., em cirurgia dentoalveolar, em periodontia, na elevação sinusal, como adesivo tecidual, em cirurgia de tecidos moles). Infelizmente, não há provas científicas confiáveis que comprovem sua eficácia. Uma vez mais, são necessários melhores estudos comparativos a fim de corroborar o benefício da utilização do PRP. "Em resumo, podemos afirmar que o PRP é um produto promissor de engenharia tecidual, do qual não foram descritos efeitos secundários, e que oferece ao paciente benefícios cirúrgicos que podem justificar seu uso. No entanto, com as evidências científicas atuais, torna-se arriscado afirmar que, com o PRP, a aceleração da regeneração óssea seja uma realidade"[26] (tradução livre do espanhol).

Oftalmologia

Em uma revisão da literatura sobre os benefícios do uso de gotas criadas com PRP, constataram-se efeitos benéficos no tratamento de patologias oftalmológicas, tais como olho seco, úlceras da córnea, queimaduras da córnea e pós-cirurgia de Lasik. Suas propriedades bioquímicas e fisiológicas podem resultar em um tratamento alternativo efetivo para doenças que afetem principalmente a superfície ocular.[27]

Cirurgia plástica e estética

Há pouquíssima literatura que estude o efeito do PRP na estética, porém sua utilização em tratamentos de rejuvenescimento facial tem sido amplamente difundida.

Em um estudo realizado em ratos, a utilização de PRP em enxertos de gordura melhoraria a viabilidade e a integração desses enxertos. O grupo PRP também apresentou menos necrose de gordura e inflamação do que o grupo controle.[28] Um ensaio clínico com 15 pacientes, nos quais o PRP é injetado sob os sulcos nasolabiais, revela uma melhora significativa sobre o grupo controle.[29] Não há nenhuma metanálise sobre o uso de PRP em técnicas de rejuvenescimento facial que justifique seu uso.

Conceitualmente, contar com um tratamento que favoreça a cicatrização ou a regeneração dos tecidos é o ideal. O PRP aparentou ser uma excelente ferramenta terapêutica. Seu baixo custo e a obtenção de sangue autógeno constituem elementos ideais para pretender sua utilização em todos os campos em que essa regeneração tecidual é necessária. Proporcionar fatores de crescimento em maior concentração parece ideal para melhorar os vários processos implicados na cicatrização.

Infelizmente, pesquisas científicas de qualidade não conseguiram demonstrar sua utilidade nos diferentes campos em que foi testado. As diferenças nos métodos para a obtenção do PRP, a seleção dos pacientes, a diversidade de patologias em que foi utilizado tornam muito difícil uniformizar os resultados obtidos. Todos os estudos concluem que há necessidade de pesquisas de maior e melhor qualidade científica.

Talvez a natureza, em sua infinita sabedoria, tenha criado mecanismos fisiológicos tão precisos em suas interações que tentar alterar esse maravilhoso equilíbrio não conseguiria melhorar o que já é perfeito desde o início da vida.

Referências bibliográficas

1. Valadez Báez XL, Hernández Santos JR, Torres Huerta JC, Tenopala Villegas S, Canseco Aguilar CP. Método óptimo para la obtención de plasma rico en plaquetas en el Servicio de Clínica del Dolor del CMN 20 de noviembre ISSSTE. Rev Soc Esp Dolor. 2016;23:175-80.
2. Breuing K, Andree C, Helo G. Growth factors in the repair of partial thickness porcine skin wounds. Plast Reconst Surg. 1997;100: 657-64.
3. Welsh WJ. Autologous platelet gel: clinical function and usage in plastic surgery. Cosmetic Derm. 2000;11:13-8.
4. Mazzucco L, Borzini P, Gope R. Platelet-derived factors involved in tissue repair-from signal to function. Transfus Med Rev. 2010;24: 218-34.
5. Knighton DR, Hunt TK, Thakral KK, Goodson 3rd WH. Role of platelets and fibrin in the healing sequence: an *in vivo* study of angiogenesis and collagen synthesis. Ann Surg. 1982;196:379-88.
6. Deuel TF, Senior RM, Huang JS, Griffin GL. Chemotaxis of monocytes and neutrophils to platelet-derived growth factor. J Clin Invest. 1982;69(4):1046-9.
7. Pierce GF, Mustoe TA, Altrock BW, Deuel TF, Thomason A. Role of platelet derived growth factor in wound healing. J Cell Biochem. 1991;45(319):3-26.
8. Moreno R, Gaspar M, Alonso JM, Romero JA, López-Sánchez P. Plasma rico en plaquetas: actualización de los sistemas empleados para su obtención. Farm Hosp. 2016;40:385-93.
9. Biomet bench data on file in Verification and Validation Report, OT000183, Test new design for GPS III Buoy re-design, 2007 (Revised 2014).
10. Marck RE, Gardien KLM, Stekelenburg CM, et al. The application of platelet-rich plasma in the treatment of deep dermal burns: A randomized, double-blind, intrapatient controlled study. Wound Repair Regen. 2016; 24:712-20.
11. Vaclav P, Hana K, Jiri S, et al. Addition of platelet concentrate to dermo-epidermal skin graft in deep burn trauma reduces scarring and need for revision surgeries. Biomed Pap Med Fac Univ Palacky Olomouc Czech Repub. 2014;158:242-58.
12. Marck RE, Middelkoop E, Breederveld RS. Considerations on the use of platelet-rich plasma, specifically for burn treatment. J Burn Care Res. 2014;35:219-27.
13. Corporation for the Aid of Burned Children. Platelet-Rich plasma (prp) in reconstructive surgery on children with retractable burn sequelae on extremities. Clinical Trials. NCT00858442.
14. Martinez-Zapata MJ, Martí-Carvajal AJ, Solà I, et al. Autologous platelet-rich plasma for treating chronic wounds. Cochrane Database Syst Rev. 2016;(5):CD006899.
15. De la Torre J. Chronic wounds. Medscape. 2021.
16. Ebbeskog B, Lindholm C, Ohman S. Leg and foot ulcer patients. Epidemiology and nursing care in an urban population in south Stockholm, Sweden. Scand J Prim Health Care. 1996;14(4): 238-43.
17. Kaltenhaler E, Whitfield, Walters SJ, Akehurst RL, Paisley S. UK, USA and Canada: how do their pressure ulcer prevalence and incidence data compare? J Wound Care. 2001;10:530-5.
18. Barbenel JC, Jordan MM, Nicol SM, Clark MO. Incidence of pressure-sores in the Greater Glasgow Health Board area. Lancet. 1977;2(8037):548-50.
19. Gonzalez ER, Oley MA. The management of lower extremity diabetic ulcers. Manag Care Interface. 2000;13(11):80-7.
20. O'Meara S, Tierney J, Cullum N, et al. Four layer bandage compared with short stretch bandage for venous leg ulcers: systematic review and meta-analysis of randomised controlled trials with data from individual patients. BMJ 2009;338:b1344.
21. Moore ZE, Cowman S. Wound cleansing for pressure ulcers. Cochrane Database Syst Rev. 2005;(4):CD004983.
22. Rodrigues I, Mégie MF. Prevalence of chronic wounds in Quebec home care: an exploratory study. Ostomy Wound Manage. 2006;52:46-8, 50, 52-7.
23. Mazzucco L, Borzini P, Gope R. Platelet-derived factors involved in tissue repair-from signal to function. Transfus Med Rev. 2010;24:218-34.
24. Knighton DR, Ciresi K, Fiegel VD, Schumerth S, Butler E, Cerra F. Stimulation of repair in chronic, nonhealing, cutaneous ulcers using platelet-derived wound healing formula. Surg Gynecol Obstet. 1990;170:56-60.
25. Moraes VY, Lenza M, Tamaoki MJ, Faloppa F, Belloti JC. Platelet-rich therapies for musculoskeletal soft tissue injuries. Cochrane Database Syst Rev. 2014;2014(4):CD010071.
26. González Lagunas J. Plasma rico en plaquetas. Rev Esp Cirug Oral y Maxilofac. 2006;28(2):89-99.
27. Ribeiro MVMR, Melo VF, Barbosa MEFC, et al. The use of platelet rich-plasma in Ophthalmology: a literature review. Rev Bras Oftalmol. 2017;76:319-24.
28. Blumenschein AR, Freitas-Junior R, Moreira MAR, et al. Is the combination of fat grafts and platelet rich plasma effective in rats? Acta Cir Bras. 2016;31(10):668-74.
29. Sclafani AP. Platelet-rich fibrin matrix for improvement of deep nasolabial folds. J Cosmet Dermatol. 2010;9:66-71.

48 Células-Tronco Mesenquimais no Tratamento de Feridas

Cesar Isaac • André Paggiaro • Beatriz Lassance da Rocha Brito

Introdução

Células-tronco derivadas do tecido adiposo (ADSC) foram identificadas e descritas no início do século XXI. Desde então, seu uso tem despertado bastante interesse na comunidade médica em razão de seu potencial terapêutico. Além disso, na fração vascular estromal (SVF) do tecido adiposo foram identificados inúmeros fatores de crescimento que modulam a formação de novas células e vasos. Com relação a seu uso para a terapia de feridas complexas, esse fato torna-se ainda mais evidente.

Revisaremos alguns conceitos básicos que permitirão melhor compreensão dessas técnicas terapêuticas.

Reparo tecidual

A pele é o maior órgão do corpo humano, correspondendo a aproximadamente 16% do peso corporal. É composta por duas camadas: epiderme e derme. A principal célula da epiderme é o queratinócito e, da derme, é o fibroblasto.[1]

Um evento que pode afetar a fisiologia da pele é a presença de feridas, principalmente aquelas que acometem a camada dérmica. O processo de cicatrização que se segue às feridas pode ser dividido didaticamente em três fases que se superpõem: inflamatória, proliferativa e de remodelação (Figura 48.1).

Durante a primeira fase ocorrem hemostasia, migração de leucócitos e início da cascata de reparação tecidual. Com o extravasamento de sangue dos vasos lesionados, plaquetas são ativadas pelas substâncias da matriz extracelular que envolve o endotélio, dando início ao processo de adesão e agregação dessas células.[2] Concomitantemente, o fibrinogênio sérico é clivado pela trombina resultante das vias de coagulação, formando monômeros de fibrina que se polimerizam pela ação do fator XIII para que, junto com plaquetas, forme-se um tampão hemostático e não haja mais perda de sangue.[3] Desse processo surgiram elementos essenciais para a continuação fisiológica da cicatrização: um arcabouço de fibrina, necessário para a migração das células que chegarão, e fatores de crescimento secretados pelas plaquetas, entre os quais

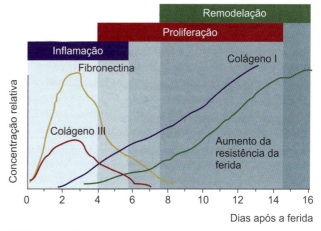

FIGURA 48.1 Representação esquemática das fases do processo de cicatrização. É possível notar que, apesar da divisão didática, essas etapas se sobrepõem e se complementam.

se destacam o fator de crescimento derivado de plaquetas (PDGF) e o fator transformador do crescimento beta (TGF-β). Nesse primeiro momento, citocinas presentes terão como função atrair neutrófilos e monócitos.[4]

Ainda na fase inflamatória, em resposta às quimiocinas, chegarão primeiramente neutrófilos para, posteriormente, monócitos se infiltrarem e diferenciarem-se em macrófagos, que junto a polimorfonucleares removerão partículas estranhas e tecido morto do leito da ferida. Macrófagos também são importantes por produzirem uma diversidade de fatores de crescimento, entre os quais fator de crescimento dos fibroblastos (FGF), PDGF, TGF-β e fator de crescimento endotelial vascular (VEGF). A quimiotaxia de fibroblastos e sua proliferação é uma das funções dos três primeiros fatores de crescimento, quando o FGF também atua na migração e proliferação de queratinócitos, e o TGF-β, na deposição de elementos da matriz pelos fibroblastos. O VEGF atuará como potente fator angiogênico.

O segundo estágio do processo de cicatrização é a fase de proliferação, caracterizada por fibroplasia, angiogênese e reepitelização. Na fibroplasia ocorrem a migração e a proliferação de fibroblastos no leito da ferida, concomitante à síntese de novos componentes da matriz extracelular. Os fibroblastos são células fusiformes com núcleo elíptico[5] que, em geral, constituem o maior número de células do tecido conjuntivo, além de sintetizarem grande parte da matriz extracelular que o compõe.[6] Na derme surge um tecido conjuntivo denso não modelado, importante na secreção de laminina, fibronectina, elastina, proteoglicanos e colágeno, que é a proteína mais abundante nos seres humanos e o principal componente da pele, constituindo 80% do peso seco da derme e a base de sua estrutura e resistência.[7]

Ao longo da fase de proliferação, alguns fibroblastos, em resposta a estímulos com PDGF e TGF-β, diferenciam-se em miofibroblastos, que expressam α-actina, α-miosina e desmina. Essas células têm capacidade de se contrair e se expandir, movimentando-se, assim, pela ferida. Durante a movimentação dos miofibroblastos ocorre deposição de fibronectina sobre o arcabouço de fibrina. A nova estrutura de fibronectina é denominada fibronexus. Assim, começa a deposição de colágeno na ferida, que se ligará à fibronectina em um sítio diferente da fibrina.[8] O colágeno é uma fita tripla helicoidal formada por três cadeias polipeptídicas α, havendo até o momento cerca de 20 tipos.[9] Entretanto, na matriz dérmica há essencialmente os tipos I e III, que correspondem, respectivamente, a cerca de 80 a 85% e 15 a 20% do total dessa proteína. O tipo I é formado por duas cadeias α1 e uma cadeia α2, diferentes quanto à sequência de aminoácidos. Apresenta diâmetro total de 1 a 20 μm e está localizado principalmente na derme reticular, a mais profunda da pele. O colágeno tipo III constitui-se de três cadeias α1, apresenta diâmetro de 0,5 a 2 μm e está presente, em sua maioria, na derme papilar, localizada mais superficialmente.[10-12]

Na ferida, há inicialmente, ao contrário da derme íntegra, maior proporção de colágeno III em relação ao tipo I. Os miofibroblastos alinham-se e ligam-se às fibras de colágeno de maior espessura[13] puxando-as em direção a eles, fenômeno responsável pela contração da ferida. Assim, quanto maior o número de fibras de grande diâmetro, maior será a contração dessa ferida. Os fibroblastos também produzem importantes citocinas, como TGF-β, FGF e KGF (fator de crescimento dos queratinócitos).[4,7,14]

Concomitantemente aos fenômenos descritos, ocorre formação de novos vasos a partir dos adjacentes à ferida (angiogênese). FGF, VEGF e TGF-β ativam as células endoteliais, que iniciam a degradação local da membrana basal circundante e começam a se proliferar em uma estrutura tubular. Em seguida, sintetizam uma nova membrana basal, mas regridem e involuem no final. Esses vasos recém-formados são característicos do tecido de granulação e têm por finalidade nutrir e oxigenar os tecidos em crescimento. O endotélio também participa da síntese de PDGF, TGF-β e FGF.[4,7]

A reconstituição da epiderme ocorre a partir da perda de aderência dos queratinócitos à membrana basal e às células adjacentes, seguida por posterior migração sobre o leito cruento, graças aos receptores de integrina, que se ligam à fibronectina e ao colágeno da matriz subjacente. Entre os quimioatraentes envolvidos estão KGF e FGF, e a migração cessa pelo contato entre as células. Além disso, a epiderme influencia o processo de cicatrização por meio da produção de citocinas, tais como VEGF, PDGF e TGF-β.[4,7,15]

A terceira e última fase do processo de cicatrização é a de remodelação. O colágeno é o principal componente da derme, e essa etapa constitui-se na mudança do tipo de colágeno que a compõe. O colágeno tipo III, inicialmente mais abundante que o tipo I, se degrada mais ativamente com o decorrer do tempo, enquanto o tipo I tem sua produção aumentada pelos fibroblastos. Em cerca de 1 ano ou mais, a relação entre os colágenos I e III atinge proporção semelhante à anterior à ferida. Enquanto o PDGF estimula maior degradação de colágeno, o TGF-β induz maior secreção dessa substância. A remodelagem e a contração da ferida são parcialmente controladas pela relação entre eles.[4,7,13]

Na literatura científica, há uma grande diversidade de artigos sobre reparação tecidual,[14-17] porém ainda nem todos os seus eventos estão completamente elucidados.

Sob o enfoque de medicina regenerativa, o uso de células-tronco se mostra interessante, pois existem descrições de sua capacidade de interferência no processo de cicatrização,[18] dado que por definição são autorrenováveis, viáveis a longo prazo e multipotenciais, no mínimo, quanto à diferenciação,[19] e o direcionamento entre se replicar ou diferenciar-se é definido por sinais intrínsecos e pelo microambiente externo.[20] Elas podem ser classificadas em dois tipos: embrionárias e adultas.

Células-tronco

O desenvolvimento de pesquisas com uso de células-tronco (Figura 48.2) tem sido amplamente divulgado pela mídia. Embora células-tronco embrionárias sejam as mais citadas e conhecidas pela população leiga, são as pesquisas com células-tronco adultas aquelas que apresentam os melhores resultados. Aparte obstáculos éticos, filosóficos ou religiosos, as pesquisas envolvendo terapia celular embasada em células-tronco adultas já contam, inclusive, com alguns estudos clínicos realizados em outros países.[21-23]

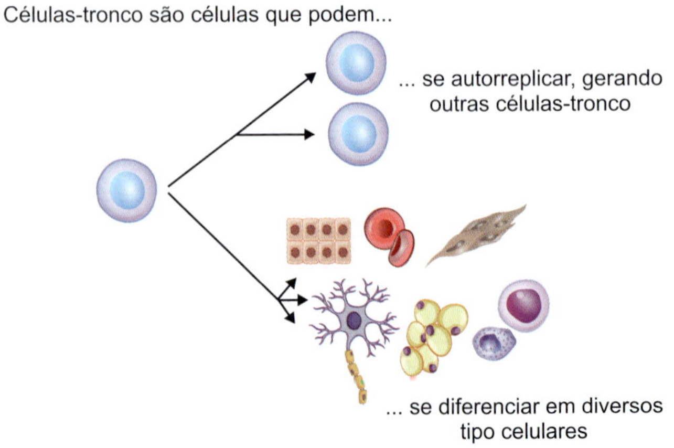

FIGURA 48.2 Representação esquemática da definição de células-tronco.

Células-tronco embrionárias são obtidas a partir de embriões na fase de pré-implantação ou peri-implantação, produzidos por fertilização *in vitro* e não usados no final desse procedimento.[24] Nessa fase, o embrião encontra-se em estágio de blastocisto jovem, cuja massa celular interna é a origem das células-tronco. Elas podem se proliferar e se expandir *in vitro* indefinidamente, além de terem potencial para se diferenciar em qualquer linhagem celular.[25] Entretanto, seu uso envolve uma série de implicações éticas e políticas,[26] o que dificulta pesquisas e terapias. No Brasil, essas duas finalidades só foram legalmente permitidas em 2008, com a Lei de Biossegurança.

O outro tipo é o das células-tronco adultas, também chamadas de células-tronco mesenquimais. Distribuídas pelo corpo humano adulto como fontes celulares de tecido conjuntivo,[27] elas têm por função substituir células danificadas ou senescentes.[28] Células com essas características já foram encontradas em diversos locais: timo, baço, fígado, placenta, sangue de cordão umbilical, cartilagem articular, corpo adiposo infrapatelar, osso trabecular, pericitos, dentina, derme, musculoesquelético, fluido sinovial, membrana sinovial, periósteo, tecido adiposo e medula óssea. Já foi sugerido que todos os tecidos pós-natais as têm.[29] Como modo de caracterizar, pode-se usar a identificação de determinadas proteínas e a constatação da ausência de outras, em que se destaca a presença de CD105, CD73 e CD90, e a ausência de CD49d e CD34[30] (Figura 48.3). Apesar de terem características fenotípicas similares, células-tronco mesenquimais de tecidos diferentes proliferam de maneira distinta em resposta aos mesmos fatores de crescimento.[25]

Além de sua abundância, a facilidade de coleta, as altas taxas de proliferação *in vitro*, a capacidade multipotencial de diferenciação e a ausência de implicações morais as fazem ideais ao uso na medicina regenerativa.[31] Suas principais propriedades são a capacidade de diferenciação *in vitro*, de acordo com meios de cultura específicos, em diversas linhagens, tais como adipogênicas, osteogênicas, condrogênicas, neurogênicas e miogênicas.[32-37] Além disso, observa-se baixa senescência, mesmo após diversas replicações celulares.[38] Dadas semelhantes propriedades, essas células tornam-se muito requisitadas em procedimentos de engenharia de tecidos.[39]

Entre os diversos tipos de células-tronco mesenquimais, dois têm sido os mais abordados, as *bone marrow stromal stem cells* (BMSSC), células-tronco estromais derivadas da medula óssea e as ADSC.

As BMSSC são as mais bem descritas na literatura, derivadas da medula óssea, que, por sua vez, é constituída por tecido hematopoético e por estroma de sustentação, o qual dá origem às células-tronco em questão.[40] Essas células já foram diferenciadas em adipócitos, hepatócitos, osteoblastos, células endoteliais, condrócitos, miócitos cardíacos, células neurais, miócitos esqueléticos, miofibroblastos e em células tubulares renais.[41] Seu uso clínico em estado indiferenciado tem sido descrito na literatura, como na doença óssea congênita *Osteogenesis imperfecta*.[42]

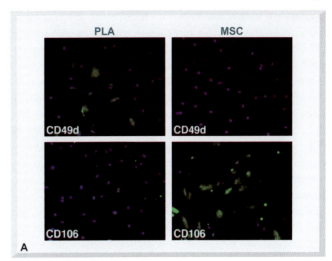

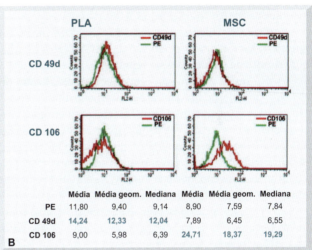

FIGURA 48.3 A. Aspecto na microscopia ótica de MSC marcadas para expressão de diferentes combinações de moléculas de *clusters de diferenciação* (CD) em sua superfície. **B.** Resultado de citometria de fluxo para as diferentes marcações por imunocitologia.

Células-tronco derivadas do tecido adiposo

As ADSC são células-tronco obtidas a partir do estroma de sustentação do tecido adiposo branco, que também, podem se diferenciar em osteoblastos, miócitos cardíacos, condrócitos, células neurais, células de músculo liso, hepatócitos, epitélio e em endotélio.[43] As ADSC apresentam morfologia muito semelhante a fibroblastos, com aspecto alongado e citoplasma fusiforme.[44] No tecido adiposo, são encontradas à razão de 1:100 a 1:1500 adipócitos.[45] Esse valor é considerado muito superior àquele descrito para as células provenientes da medula óssea.[46] Quando comparadas histologicamente a adipócitos, as ADSC não apresentam gotículas gordurosas tão características das células do tecido gorduroso. A análise molecular *in vitro* revela que a expressão nuclear de proteínas de membrana, assim como de citocinas, modifica-se nas ADSC e aproximam seu fenótipo àquele encontrado em células-tronco provenientes de tecido musculoesquelético, mas também de medula óssea.[47]

Uma vez cultivadas, as ADSC apresentam-se em camada única de células, que têm caracteristicamente aspecto achatado, com 25 a 30 μm de diâmetro. Quando a cultura se aproxima da confluência, as células assumem formato de fuso, tornando-as ainda mais semelhantes a fibroblastos. Nos recipientes em que se iniciam as culturas, existe grande variedade de células que não as mesenquimais (células hematopoéticas, pericitos, células endoteliais, e até mesmo algumas células de músculo liso). À medida que as culturas são amplificadas, o número dessas outras células decai rapidamente, uma vez que o meio de cultura utilizado para nutrir as células é específico para crescimento de ADSC.

Para diferenciar bioquimicamente BMSSC de ADSC, pode-se avaliar a presença de alguns *cluster of differentiation* (CD), moléculas presentes na superfície celular que podem funcionar como fatores de adesão, tais como CD106, que está presente nas BMSSC e ausente nas ADSC.[19]

As utilizações clínicas e laboratoriais de ADSC mostram aspectos mais vantajosos que o uso de BMSSC, pois as células derivadas de tecido adiposo têm coleta menos invasiva e apresentam maior rendimento celular em cultura,[28] além do fato de o número de lipoaspirações, a principal fonte dessas células, estar aumentando concomitantemente ao número total de obesos no mundo.[32] A produção de certas substâncias biologicamente ativas pelas ADSC também contribui para seu uso em medicina regenerativa, o que chama atenção para a produção de colágeno, fibronectina, FGF e VEGF,[48] proteínas importantes no processo de cicatrização.

Na SVF da gordura, constatou-se que células-tronco constituem cerca de 5% de toda população celular – 2.500 vezes mais que a frequência de células-tronco na medula óssea.[49] Além disso, há inúmeros fatores de crescimento presentes que influenciam na formação de novas células e novos vasos.[6] Por essas características, surgiu grande interesse no uso da gordura.

Há discussão na literatura acerca de qual a melhor forma de coleta e processamento de tecido adiposo.[50] O local de coleta, assim como a técnica de lipoaspiração utilizada, influenciam na qualidade do material coletado.

Vale destacar também que há fatores intrínsecos do paciente, como idade, gênero e comorbidades que influenciam na qualidade da SVF, e, consequentemente, na qualidade e quantidade de ADSC e fatores de crescimento.[51]

Apesar de haver muitos trabalhos, são escassos em relação ao uso de SVF e ADSC de bom nível de evidência. A maioria dos estudos é de relatos e séries de casos. O baixo nível de evidência não permite estabelecer um padrão de conduta e de aplicação de seu uso. Por isso, é essencial que haja mais estudos.

No tratamento de feridas crônicas, esse fato é evidente. Há falta de padronização dos métodos utilizados para coleta e processamento de tecido adiposo e experiências distintas no manejo da gordura e na forma de sua aplicação. Apesar de haver algumas publicações com resultados animadores, a ausência de estudos randomizados e controlados não possibilita conclusões confiáveis.

Feridas crônicas e seu tratamento

Pode-se definir como crônicas as feridas que não cicatrizam em 3 semanas,[52] classificadas de acordo com sua etiologia: úlcera por pressão, úlcera venosa, ferida diabética, ferida por vasculite, ferida pós-radiação.

Seu tratamento é um desafio, pois, na maioria das vezes são, consequência de uma doença sistêmica. Fatores como desnutrição, doenças cardiopulmonares, diabetes, tabagismo, doenças autoimunes e medicações imunossupressoras influenciam na capacidade de cicatrização. Além disso, fatores locais como estase vascular, edema, infecção, presença de tecido desvitalizado, região previamente irradiada e presença de neoplasia também prejudicam a cura da ferida.[18]

Apesar da etiologia variada e, frequentemente, multifatorial, a literatura descreve que 70 a 90% das feridas crônicas estão associadas à insuficiência venosa crônica (IVC) e representam a manifestação mais grave e debilitante dessa enfermidade, o que causa incapacidade e dor significativas ao paciente afetado e acarreta despesas diárias e recorrentes para seu tratamento, que geralmente é prolongado. Estima-se que 5 a 8% da população mundial apresentem desordens venosas que afetam os membros inferiores, dos quais cerca de 1% desenvolva úlcera venosa, que pode ser primária (desenvolvimento espontâneo em consequência à hipertensão venosa) ou, menos frequentemente, secundária a uma causa subjacente identificável (como trombose venosa profunda ou trauma).[53]

Esse fato evidencia a complexidade do manejo de feridas crônicas. Multidisciplinaridade, internação prolongada, internação em leito de UTI e cirurgias seriadas elevam o custo do tratamento e merecem atenção. Em países desenvolvidos, o gasto com tratamento de feridas crônicas consome de 2 a 4% de todo o financiamento do sistema de saúde. Nos EUA, estima-se que esse gasto seja entre US$ 10 bilhões a US$ 25 bilhões por ano.[18]

Por isso, tratamentos localizados por vezes são ineficazes. Além do controle da doença sistêmica, são necessários procedimentos que melhorem as condições locais. Em nível ambulatorial, os tratamentos com curativos (pomadas desbridantes, antimicrobianas, hidratantes etc.) nesse tipo de ferida têm eficácia limitada. Assim, muitas vezes recorre-se a desbridamento cirúrgico, terapia com pressão negativa, enxertos de pele, retalhos locais e/ou retalhos microcirúrgicos para a resolução da ferida.[18]

O processo de cicatrização dessas feridas em condições fisiológicas ocorre de maneira ordenada e eficiente e alcança como resultado final, em um período de até 30 dias, a restauração funcional e anatômica do tecido danificado.[1,2] Em condições patológicas, úlceras crônicas não seguem os estágios normais da cicatrização no período esperado, desenvolvendo processo incompleto e com prolongamento de uma ou mais das etapas fazendo com que essa úlcera permaneça aberta após 3 meses ou mais.[1,3]

Os fatores bioquímicos que sustentam a cronicidade da úlcera venosa também não estão totalmente elucidados, mas sabe-se que entre eles estão hipoxia do tecido, necrose, infiltração excessiva de neutrófilos associada a liberação de ROS e enzimas destrutivas,[2] acúmulo de fibroblastos senescentes,[15] metabolismo anormal de colágeno,[16] desequilíbrio entre produção de metaloproteinases de matriz (MMP) e os inibidores tissulares dessas metaloproteinases (TIMPs);[17,18] altos níveis de citocinas pró-inflamatórias interleucina 1 (IL-1), interleucina 6 (IL-6), fator de necrose tumoral alfa (TNF-α)[18-20] e baixos níveis de citocinas anti-inflamatórias, fator de crescimento epidermal (EGF), fator básico de crescimento para fibroblastos (bFGF), fator betatransformador do crescimento (TGF-β), fator de crescimento derivado de plaquetas (PDGF) e fator de crescimento vascular endotelial (VEGF).[21,22]

Procedimentos terapêuticos para úlceras venosas incluem medidas adjuvantes, tratamento local clínico e/ou cirúrgico.[23] Entre as opções clínicas, diversos tipos de curativos podem ser utilizados. Porém, apesar da ampla gama de curativos disponível no mercado, não existe um único curativo considerado ideal para todas as feridas. Assim, a melhor escolha deve levar em conta a capacidade do curativo em promover e manter um ambiente favorável à cicatrização.[24,25]

Terapias que interagem com o meio da ferida e conseguem alterar seu microambiente ganharam destaque – entre eles, a literatura tem dado ênfase à utilização de células-tronco, principalmente ADSC e/ou seus metabólitos sinalizadores (citocinas) no tratamento de úlceras crônicas.

Vários estudos mostraram que as MSC melhoram a cicatrização de feridas acelerando seu fechamento (Figura 48.4).

Walter et al.[54] demonstraram que as células-tronco derivadas da medula óssea BMSC aumentaram a taxa de fechamento da ferida, assim como a migração *in vitro* de fibroblastos e queratinócitos. Achados semelhantes foram relatados por Smith et al.,[5,55] que descobriram que o fechamento acelerado da ferida na presença de BMSC murina decorreu do aumento da migração de fibroblastos dérmicos. Jeon et al.[6] demonstraram que os fibroblastos de pele humana cultivados com meio condicionado por CTM do sangue do cordão umbilical humano exibiram capacidade migratória significativamente elevada.

Estudos experimentais com modelo animal de camundongo diabético demonstraram que as ADSC melhoram a cicatrização de diabéticos e aumentam a formação de tecido de granulação, epitelização e vascularização em feridas de espessura total. Os autores acreditam que essa melhora no processo de cicatrização se deve à melhora da função de macrófagos, uma vez que essas células estão deficientes em diabéticos. Outro mecanismo proposto pelos autores é de ação parácrina por meio de citocinas angiogênicas como FGF, PDGF, HGF e

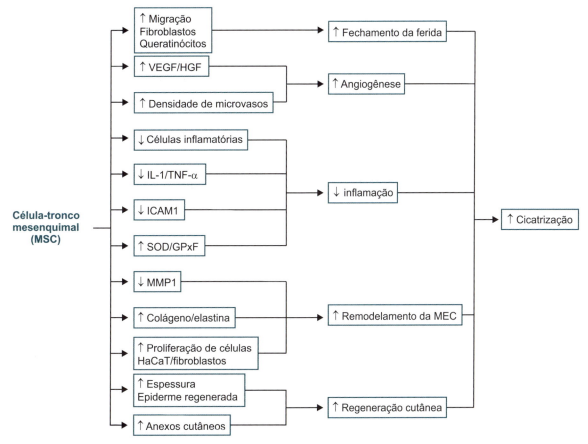

FIGURA 48.4 Efeito das células-tronco mesenquimais no processo de cicatrização cutânea de feridas: aceleram o fechamento da ferida, aumentam a angiogênese, diminuem inflamação da ferida, regulam positivamente a remodelação da matriz extracelular e promovem a regeneração da arquitetura normal da pele e seu funcionamento. VEGF, fator de crescimento vascular endotelial; HGF, fator de crescimento de hepatócitos; IL, interleucina; TNF-α, fator de necrose tumoral alfa; ICAM1, molécula de adesão intercelular 1; SOD/GPxF, superóxido dismutase/glutationa peroxidase; MMP1, metaloproteinase 1 de matriz; MEC, matriz extracelular.

VEGF.[56] Maharlooei et al.[57] também descrevem melhora da cicatrização de feridas em camundongos diabéticos quando injetavam ADSC, porém relacionada com outros fatores que não aumento de angiogênese ou aumento de colágeno.

A utilização de SVF para tratamento de úlceras crônicas, seja por injeção direta no leito das feridas ou pelo enriquecimento de enxerto de gordura perilesional, tem sido apresentada. O benefício potencial da suplementação com SVF poderia ser explicado pela capacidade de células presentes nessa fração secretarem vários fatores de crescimento que melhoram a sobrevivência e o aumento da vascularização.

A seguir descreveremos alguns dos efeitos de MSC no leito de feridas.

Angiogênese

As MSC aumentam a angiogênese durante o processo de cicatrização da ferida. Por exemplo, o tratamento de feridas de rato com células de cordão umbilical humano aumenta os níveis de VEGF (um dos fatores pró-angiogênicos mais potentes), a densidade de microvasos e a microcirculação graças à diferenciação direta em células endoteliais vasculares, um achado consistente com outros estudos.[58,59] Essas mesmas MSC também secretaram níveis significativamente mais altos das citocinas pró-angiogênicas VEGF e fator de crescimento de hepatócitos. Em outro estudo, Schlosser et al.[60] demonstraram que as MSC de medula óssea murina injetadas reduziram a resistência vascular arteriolar e aumentaram a densidade capilar funcional na vasculatura da pele murina que se recupera da isquemia. Outros autores acreditam que o SVF pode favorecer a vascularização neoangiogênica e a atividade fibrogênica dos fibroblastos que favoreçam a sobrevivência do tecido adiposo e a organização tridimensional. Em comparação com a lipoenxertia tradicional, a sobrevida do enxerto é mais provável e a necrose gordurosa é potencialmente reduzida por causa do melhor desenvolvimento vascular nos implantes.

O papel pró-angiogênico das CTM tem sido bem demonstrado em vários estudos. Espera-se que os esforços para maximizar essa capacidade aumentem o papel benéfico das MSC na cicatrização de feridas. Com o emprego de um arcabouço de hidrogel biomimético para entregar BMSC murinas em feridas murinas, Rustad et al.[61] observaram que as MSC cultivadas nos hidrogéis aumentaram significativamente os níveis de VEGF, acelerando o processo de cicatrização, o que resultou em uma arquitetura da pele mais aprimorada (com maior retorno de folículos pilosos e glândulas sebáceas) em comparação à simples injeção local de MSC. Além disso, os pesquisadores observaram aumento moderado no número de microvasos em feridas tratadas com MSC injetadas, mas observaram que a neovascularização foi aumentada ainda mais quando as MSC foram entregues em arcabouço de hidrogel. Curiosamente, os níveis de MMP-9, que sabidamente têm potencial papel pró-angiogênico, foram também significativamente mais elevados em feridas tratadas com estruturas semeadas com MSC.

Em um estudo separado, Kim et al.[62] demonstraram que terapia a *laser* de baixa intensidade (LLLT) amplificou a capacidade angiogênica de MSC adiposas derivadas de caninos, ao observar o número significativamente aumentado de estruturas vasculares e maiores níveis de VEGF derivado de MSC e bFGF, em feridas murinas tratadas com MSC e LLLT, em comparação com feridas tratadas apenas com MSC. O grupo tratado com MSC e LLLT também mostrou diminuição significativa na área de ferida, aumento do número de folículos pilosos e glândulas sebáceas, e uma porcentagem menor de MSC caspase 3-positivos (com um aumento correspondente no número de MSC), sugerindo papel antiapoptótico. Portanto, LLLT pode aumentar a eficácia e a sobrevivência das MSC.

Em outro estudo, Tian et al.[63] demonstraram que a administração do ácido 14S, 21R-di-hidroxidocosa-4Z, 7Z, 10Z, 12E, 16Z, 19Z-hexaenoico (14S, 21R-diHDHA) induziu a secreção de VEGF por MSC de murino. O 14S, 21R-diH-DHA é um novo mediador lipídico endógeno derivado do ácido docosa-hexaenoico, que demonstrou capacidade de promover cicatrização de feridas e a angiogênese.[64] Juntos, 14S, 21R-diHDHA e MSC pareceram agir sinergicamente para promover angiogênese em feridas. O 14S, 21R-diHDHA também aumentou a função parácrina das MSC e promoveu aumento significativo da cicatrização de feridas murinas. Notavelmente, feridas cutâneas de camundongos diabéticos exibiram diminuição da formação de 14S, 21R-diHDHA; assim, 14S, 21R-diHDHA pode servir como base para o desenvolvimento de estratégias de tratamento para feridas crônicas.[63]

Modificações genéticas de MSC também foram estudadas, Song et al.[65] demonstraram que a introdução de v-myc em MSC derivadas de tecido adiposo humano, com um sistema lentiviral de transferência de genes resultou em aumento da secreção de MSC do VEGF e aumento da formação de vasos.

Outros investigadores avaliaram Akt1, cuja expressão aumenta a sobrevivência das MSC e a capacidade de reparação dos tecidos.[66] A fosforilação constitutivamente ativa em Akt1 aumentou ainda mais a secreção de VEGF pelas MSC v-myc e também causou o fechamento acelerado da ferida murina, diminuição da inflamação da ferida e melhorou a formação da epiderme.

Imunomodulação

A resolução da inflamação é essencial para a cicatrização bem-sucedida da ferida, e a inflamação crônica pode levar a resultados insatisfatórios desse processo. A capacidade das células-tronco de modular a resposta inflamatória em feridas sustenta seu efeito favorável na resposta de cura. Feridas cutâneas de ratos transplantadas com MSC de cordão umbilical humano demonstraram um número significativamente menor de células inflamatórias e citocinas pró-inflamatórias, como interleucina (IL-1) e TNF-α.[58]

É importante ressaltar que essas feridas também apresentaram tempo de recuperação mais curto e taxa de cicatrização mais rápida. Smith et al.[55] demonstraram que fibroblastos dérmicos humanos cocultivados com BMSC de camundongo tinham níveis de mRNA da molécula de adesão intercelular 1 (ICAM1) diminuídos. ICAM1 é mediador da ligação de leucócitos a fibroblastos dérmicos, indicando importante papel na inflamação. A regulação negativa da expressão da ICAM1 por esses fibroblastos pode ser necessária para a resolução da inflamação durante o reparo da ferida.

Jeon et al.,[67] quando avaliaram a atividade antioxidante de fibroblastos expostos ao meio condicionado pela MSC do cordão umbilical humano demonstraram que o meio condicionado promoveu significativamente a síntese de superóxido dismutase e glutationa peroxidase (GPx). Essa capacidade de desintoxicação é significativa, pois a desintoxicação com superóxido nos locais da ferida promove a cicatrização adequada. Além disso, a desintoxicação do peróxido de hidrogênio mediada por GPx tem se mostrado importante para a regulação positiva do VEGF em feridas cutâneas, o que sugere um efeito pró-angiogênico.

A melhora da capacidade imunomoduladora de MSC levaria, teoricamente, a uma melhor resolução da inflamação da ferida. Zhang et al.[68] descobriram que macrófagos cocultivados com MSC de tecido gengival humano adquiriram o fenótipo anti-inflamatório M2, demonstrado pelo aumento da expressão de CD206 (um marcador bem-aceito para o macrófago M2), alto nível de citocina inflamatória IL-10 e baixo nível de citocina pró-inflamatória TNF-α. Importante dizer que a injeção das MSC gengivais também resultou em inflamação local atenuada, aumento da angiogênese e acelerou significativamente o fechamento da ferida murina, sugerindo que as MSC gengivais podem promover a reparação da ferida cutânea, ao provocarem a polarização dos macrófagos em direção a um fenótipo M2. Esses resultados corroboram os achados de outros estudos que mostram que os macrófagos M2, também conhecidos como "macrófagos cicatrizantes", produzem mediadores essenciais para a remodelação tecidual e a resolução da inflamação, de modo a promover, assim, a reparação da ferida.[69]

Outro estudo avaliou a relação entre microRNA e MSC na cicatrização de feridas.[70] MicroRNA regula negativamente a expressão gênica, e o miRNA-146a foi especificamente descrito como regulador negativo da resposta imune inata. Evidência de participação de miRNA-146a em feridas foi observada em um modelo de cicatrização de feridas diabética murina, a qual revelou níveis de expressão de miRNA-146a significativamente reduzidos e aumento dramático em genes pró-inflamatórios. O tratamento dessas feridas com BMSC murina resultou em melhor fechamento da ferida, aumentou significativamente a expressão de miRNA-146a e a regulação negativa dos genes pró-inflamatórios.

Uma visão mais aprofundada da capacidade imunomoduladora das MSC foi fornecida por Qi et al.,[71] que descobriram que a proteína 6 estimulada pelo TNF-α derivada de BMSC humana (TSG-6) mostrou suprimir a liberação de TNF-α do macrófago, contribuindo indiretamente para cicatrização acelerada de feridas murinas. Esses resultados foram confirmados pelo fato de MSC silenciadas por TSG-6 não conseguirem suprimir a libertação de TNF-α derivada de macrófagos. Assim, as CTM podem contribuir para a resolução da inflamação e, consequentemente, promover a cicatrização de feridas, inibindo a liberação da citocina pró-inflamatória TNF-α. TSG-6 derivado de MSC pode ter papel no desenvolvimento de terapias de feridas baseadas em MSC.

Um mecanismo pelo qual as MSC exercem efeitos imunomoduladores foi proposto por Waterman et al.[72] que relataram que a estimulação do receptor toll-*like* (TLR) 3 de CTM humanas resultou em polarização para um fenótipo imunossupressor (MSC2) necessário para respostas anti-inflamatórias e cicatrização tecidual. Tais pesquisadores também observaram que a estimulação do TLR4 das MSC resultou, de maneira contrastante, na polarização em direção a um fenótipo pró-inflamatório (MSC1), teorizado como importante para a resposta precoce à lesão tecidual. Foi, portanto, sugerido que o fenótipo MSC padrão seja imunossupressor (para evitar efeitos pró-inflamatórios prejudiciais) e que as MSC podem se tornar pró-inflamatórias para promover o reparo precoce do tecido. O papel da estimulação de TLR3 e TLR4 nas capacidades imunomoduladoras de MSC daqui em diante merece uma investigação mais aprofundada, e estudos examinando este mecanismo na cicatrização de feridas cutâneas podem fornecer caminhos para tratamentos de feridas baseadas em MSC.

Remodelação da matriz extracelular

As MSC também exibiram uma capacidade de melhorar os eventos de MEC adequados durante o processo de cicatrização. Foi demonstrado que os meios condicionados de MSC do sangue do cordão umbilical humano inibem a expressão da metaloproteinase de matriz (MMP-1), o que sugere que as MSC suprimem a degradação da matriz de colágeno e contribuem para a regeneração de fibroblastos, além de aumento significativo na produção de colágeno e elastina.[67]

Com as ADSC humanas em um ensaio de cicatrização de feridas *in vitro*, Lee et al.[73] demonstraram que o tratamento com ADSC aumentou significativamente a proliferação de células HaCaT (queratinócitos humanos imortalizados) e fibroblastos dérmicos e aumentou a cicatrização global da ferida. Essas células também aumentaram a capacidade dos fibroblastos dérmicos de contrair redes de colágeno, o que permitiu inferir que as MSC induzem fibroblastos a se transformarem em miofibroblastos.

Regeneração da pele

O resultado ideal da cicatrização de feridas cutâneas envolve a regeneração da arquitetura e função normal da pele. Vários estudos mostraram que as MSC são capazes de tal capacidade regenerativa.

Luo et al.,[74] ao examinarem o efeito de MSC de sangue de cordão umbilical humano em camundongos imunodeficientes graves (SCID), relataram que, além de elevar significativamente a taxa de cicatrização de feridas, as MSC aumentaram a espessura da epiderme regenerada, as cristas dérmicas e a quantidade de células na pele regenerada e produziu tecido cicatricial com alinhamento mais regular das fibras. Além disso, as feridas tratadas com MSC desenvolveram folículos pilosos, glândulas sudoríparas e outros apêndices normais da pele. Estes resultados sugerem que a administração de MSC não só pode ser capaz de acelerar a cicatrização de feridas, mas também melhorar a qualidade da cicatrização e o funcionamento fisiológico da pele regenerada. Outro estudo por meio de um modelo *in vitro* de pele de queratinócitos-MSC demonstrou que os modelos de pele nos quais os queratinócitos eram cultivados com MSC deram origem a uma epiderme bem diferenciada em múltiplas camadas.[75] Esses modelos também expressaram colágeno e indicaram a capacidade das MSC de regular a produção de MEC.

A eficácia das MSC de diferentes fontes parece ser variada. Um estudo de Hsieh et al.,[76] em que compararam as capacidades angiogênicas das MSC de geleia de Wharton e BMSC, revelou que mais células endoteliais microvasculares humanas se moviam em direção às MSC de geleia de Wharton em comparação com BMSC. O comprimento total do vaso gerado por essas células também foi maior quando incubado com o meio condicionado por MSC presentes na geleia de Wharton.

Na avaliação de feridas cutâneas murinas diabéticas, Kim et al.[77] determinaram que, em comparação com ADSC, as MSC amnióticas humanas aumentaram significativamente a taxa de fechamento de feridas de fibroblastos. Essas feridas também exibiram reepitelização aumentada em comparação com as feridas tratadas com ADSC.

Resultados contrastantes foram vistos por Liu et al.,[78] que relataram que as ADSC, em comparação com as MSC humanas e as BMSC, tiveram o efeito mais pronunciado no fechamento da ferida murina e foram associados à maior reepitelização e tecido de granulação mais espesso. As MSC derivadas do tecido adiposo também tiveram o maior efeito na migração de fibroblastos dérmicos humanos e na expressão do colágeno tipo I. Além disso, os fibroblastos cultivados com MSC adiposas tiveram expressão significativamente maior de VEGF, fator básico de crescimento de fibroblastos (bFGF) e TGF-β. A discrepância entre esses resultados sugere uma necessidade de investigação futura acerca de qual fonte fornece MSC que exibem a melhoria mais acentuada na cicatrização de feridas e eficácia terapêutica.

Técnicas de utilização

Tradicionalmente, a maioria dos estudos utiliza a injeção intralesional de MSC. Embora esse método tenha mostrado melhora na cicatrização de feridas, o potencial terapêutico final MSC parece ser limitado, em virtude da baixa eficiência e pouca retenção de células no local da ferida. Além disso, a irregularidade de distribuição de MSC no leito da ferida é citada como um importante fator limitante das injeções.[79] Métodos alternativos que aumentam a entrega ou a sobrevivência (ou ambas) das MSC no local da ferida têm sido pesquisados. Kim et al.[80] empregaram um aloenxerto de colágeno tridimensional em modelo, que é mais semelhante à estrutura da pele derme, ao aplicar MSC de ratos a feridas. Isso resultou em aumento de neovascularização, cicatrização acelerada e, curiosamente, aumentou a expressão precoce de MMP-9, que se acredita ter papel crítico na degradação MEC para liberar o VEGF e facilitar as etapas iniciais da angiogênese.

Huang et al.[81] avaliaram o efeito de BMSC murina microencapsuladas carregadas com fator de crescimento epidermal (EGF) sobre cicatrização de feridas murinas. Nesses estudos, foi observada melhora no reparo da ferida com tecido de granulação mais espesso, aumento da vascularização e aumento da regeneração de anexos cutâneos tipo glândula sudorípara em comparação com microcápsulas não carregada com EGF. Esse novo sistema de entrega destaca o potencial terapêutico da adição de EGF a modelos de entrega de MSC. Investigadores também exploraram maneiras de aumentar a mobilização e migração de MSC em feridas cutâneas. Um estudo que examinou o papel da sinalização CXCL12/CXCR4 na migração de BMSC murina determinou que a expressão de CXCL12 (também conhecida como fator de origem estromal-1) e CXCR4 foi significativamente mais elevada em feridas murinas tratadas com BMSC.[82] Talvez mais importante que isso foi o achado de que um antagonista do CXCR4 inibiu a migração direcional de BMSC *in vitro* e evitou, assim, que MSC participassem no reparo de feridas. Esses resultados coincidiram com os de outros estudos, que constataram que CXCL12 induziu à migração de MSC após ligação ao seu receptor cognato, CXCR4,[83] e apontam para o Eixo CXCL12/CXCR4 como alvo para novas terapias e estratégias.

Achados migratórios semelhantes foram observados em estudo de Roubelakis et al.,[84] que relataram que plasma rico em plaquetas (PRP), uma rica fonte de fatores de crescimento, aumentou a capacidade de migração de MSC presentes no líquido amniótico humano, de modo a acelerar o processo de cicatrização.

Com o uso do extrato de casca de *Mallotus philippinensis* (EMPB), Furumoto et al.[85] também demonstraram um aprimoramento de migração de MSC murino, tanto na circulação sanguínea, quanto para o local da ferida. Aplicação do EMPB, cuja principal atividade é mediada pela cinamtanina B-1, resultou em melhora da cicatrização de feridas e aumento no número de capilares, sugerindo efeito pró-angiogênico, prolongando à sobrevivência de MSC em feridas. Acredita-se também na melhora da cicatrização.

MSC semeadas em hidrogel biomimético baseado no carboidrato pululano (um alfa-(1-4)- e alfa-(1-6)-glucano, produzido pelo fungo *Aureobasidium pullulans*) demonstraram ser um arcabouço antioxidante que melhorou a sobrevivência de MSC, o qual potencialmente as protegiam dos efeitos deletérios de radicais.[86] Esse achado concorda com a ideia de que a desintoxicação de radicais livres nos locais da ferida promove a cicatrização adequada de feridas.[87]

Eficácia

Vários estudos mostraram que a hipoxia pode melhorar a eficácia das MSC em relação à cicatrização de feridas cutâneas. Com MSC de líquido amniótico humano em um modelo de cicatrização de feridas, Jun et al.[88] descobriram que MSC cultivadas em condições hipóxicas, aumentaram a viabilidade e proliferação, bem como o aumento da expressão de VEGF, quando comparadas às mesmas células cultivadas em condições normóxicas. Tais MSC também aumentaram a viabilidade e migração de fibroblastos dérmicos humanos, a expressão de moléculas MEC (como o colágeno tipo III, fibronectina e elastina) e o fechamento acelerado da ferida.

Resultados semelhantes foram relatados por Lee et al.,[89] Kong et al.[90] e Chen et al.,[91] que avaliaram o efeito hipoxia em ADSC, MSC derivadas de placenta e osso humano, respectivamente. Assim, a hipoxia pode ter grande potencial terapêutico em termos de melhora na capacidade das CTM de promover cicatrização e reparação regenerativa da pele.

O efeito benéfico das células-tronco na cicatrização de feridas cutâneas está bem estabelecido. Por meio de interações parácrinas, as MSC aumentam as taxas de fechamento de feridas, promovem a angiogênese, diminuem a inflamação da ferida e melhoram a regeneração da estrutura e função da pele. Estudos recentes avaliaram novos métodos para aumentar a capacidade terapêutica das MSC. Essas medidas demonstraram aumentar a migração e a sobrevivência das MSC, melhorar a imunomodulação, promover a capacidade angiogênica e melhorar a eficácia global.

O modelo de preparação do leito da ferida publicado por Sibbald et al.[92] reconhece a inflamação prolongada como um componente principal do cuidado local da ferida que requer otimização clínica. Esse modelo discute o fato de que a inflamação contribui para a dor total da ferida e é um fator determinante na persistência de feridas crônicas (úlceras do pé diabético, úlceras de pressão, úlceras venosas, e assim por diante), que representam uma carga substancial nas atividades diárias na vida do paciente, bem como nos sistemas de saúde em todo o mundo.

Por causa de suas propriedades imunomoduladoras e angiogênicas, as MSC poderiam ser inseridas nesse modelo. Uma estratégia terapêutica que empregue MSC pode ser adicionada como um agente biológico ou opção de terapia avançada (ou ambos) usada especificamente para diminuir a inflamação, otimizar o preparo do leito da ferida e promover a cicatrização cutânea.

Esses resultados são promissores para o desenvolvimento de estratégias terapêuticas baseadas em MSC. Estudos futuros podem estabelecer ainda esses mecanismos e fornecer informações sobre como essas descobertas podem ser aplicadas na clínica. Mais trabalhos também são necessários para determinar a fonte ideal de MSC, que levem em consideração a eficácia terapêutica, a disponibilidade, questões éticas e procedimentos necessários.

Referências bibliográficas

1. Junqueira LC, Carneiro J. Histologia básica. Rio de Janeiro: Guanabara Koogan, 1999:303.
2. Li J, Chen J, Kirsner R. Pathophysiology of acute wound healing. Clinics in Dermatology. 2007;25:9-18.
3. Kierszenbaum AL. Histologia e biologia celular: uma introdução à patologia. Elsevier, 2004:168-170.
4. Barrientos S, Stojadinovic O, Golinko MS, Brem H, Tomic-Canic M. Growth factors and citokines in wound healing. Wound Repair and Regeneration. 2008;16:585-601.
5. Kierszenbaum AL. Histologia e biologia celular: uma introdução à patologia. Elsevier; 2004. p. 103-8.
6. Gray H. Gray's anatomy: the anatomical basis of medicine and surgery. Nova York: Churchill Livingstone; 1995. p. 76.
7. Li J, Chen J, Kirsner R. Pathophysiology of acute wound healing. Clinics in Dermatology. 2007; 25:7
8. Kierszenbaum AL. Histologia e biologia celular: uma introdução à patologia. Elsevier; 2004. p. 21.
9. Alberts B. Biologia molecular da célula. Porto Alegre: Artmed; 2004. p. 1090-125.
10. Gray H. Gray's anatomy: the anatomical basis of medicine and surgery. Nova York: Churchill Livingstone; 1995. p. 395.
11. Junqueira LC, Carneiro J. Histologia básica. Rio de Janeiro: Guanabara Koogan; 1999. p. 74-8.
12. Kuhn K. Structure and biochemistry of collagen. Aesthetic Plastic Surgery. 1988;9:141.
13. Berry DP, Harding KG, Stanton MR, Jasani B, Ehrlich HP. Human wound contraction: collagen organization, fibroblasts and myofibroblasts. Plast Reconstr Surg. 1998;102:124-31.
14. Gabbiani G. The myofibroblast in wound healing and fibrocontractive diseases. J Pathol. 2003;200:500-3.
15. Werner S, Krieg T, Smola H. Keratinocyte-fibroblast interactions in wound healing. J Invest Dermatol. 2007;127:998-1008.
16. Hunt TK. Wound healing and wound infection: theory and surgical practice. Nova York: Appleton-Century-Crofts; 1980. p. 189-90.
17. Gabbiani G. The role of contractile proteins in wound healing and fibrocontractive disease. Methods Achiev Exp Pathol. 1979;9:187-206.
18. Nakagami H, Maeda K, Morishita R, et al. Novel autologous cell therapy in ischemic limb disease through growth factor secretion by cultured adipose tissue-derived stromal cells. Arterioscler Thromb Vasc Biol. 2005;25:2542-7.
19. Zuk PA, Zhu M, Ashjian P, et al. Human adipose tissue is a source of multipotential stem cells. Mol Biol Cell. 2002;13:4279-95.
20. Watt FM, Hogan BL. Out of Eden: Stem cells and their niches. Science. 2000;287:1427-30.
21. Akhyari P, Fedak PWM, Weisel RD, et al. Mechanical stretch regimen enhances the formation of bioengineered autologous cardiac muscle grafts. Circulation 2002;24(12 suppl 1):I137-42.
22. Hong L, Mao JJ. Tissue-engineered rabbit cranial suture from autologous fibroblasts and BMP2. J Dent Res. 2004;83:751-6.
23. Hong L, Peptan I, Clark P, Mao JJ. *Ex vivo* adipose tissue engineering by human marrow stromal cell seeded gelatina sponge. Ann Biomed Eng. 2005;33:511-7.
24. Thomson JA, Itz-Eldor JI, Shapiro SS, et al. Embryonic stem cell lines derived from human blastocysts. Science. 1998;282:1145-7.
25. Odorico JS, Kaufman DS, Thomson JA. Multilineage differentiation from human embryonic stem cell lines. Stem Cells. 2001;19:193-204.
26. Frankel MS. In search of stem cell policy. Science. 2000;298:1397.
27. Gray H. Gray's Anatomy: The Anatomical Basis of Medicine and Surgery. Nova York: Churchill Livingstone; 1995. p. 76.
28. Bydlowski SP, Debes AA, Maselli LMF, et al. Características biológicas das células-tronco mesenquimais. Rev Bras Hematol Hemoter. 2009;31:25-35.
29. Liu ZJ, Zhuge Y, Velazquez OC. Trafficking and differentiation of mesenchymal stem cells. J Cell Biochem. 2009;106:984-91.
30. Wagner W, Wein F, Seckinger A, et al. Comparative characteristics of mesenchymal stem cells from human bone marrow, adipose tissue, and umbilical cord blood. Exp Hematol. 2005;33:1402-16.
31. Strem BM, Hicok KC, Zhu M, et al. Multipotential differentiation of adipose tissue-derived stem cells. Keio J Med. 2005;54:132-41.
32. Rodriguez AM, Elabd C, Amri EZ, Ailhaud G, Dani C. The human adipose tissue is a source of multipotent stem cells. Biochimie. 2005;87:125-8.

33. Petterson P, Cigolini M, Sjostrom L, Smith U, Björntorp P. Cells in human adipose tissue developing into adipocytes. Acta Med Scand. 1984 215:447-451.
34. Im GI, Shin YW, Lee KB. Do adipose tissue-derived mesenchymal stem cells have the same osteogenic and chondrogenic potential as bone marrow-derived cells? Osteoarthritis Cartilage. 2005;13: 845-53.
35. Guilak F, Awad HA, Fermor B, Leddy HA, Gimble JM. Adipose-derived adult stem cells for cartilage tissue engineering. Biorheology. 2004;41:389-99.
36. Safford KM, HE Rice. Stem cell therapy for neurologic disorders: therapeutic potential of adipose-derived stem cells. Curr Drug Targets. 2005;6:57-62.
37. Mizuno H, Zuk PA, Zhu M, Lorenz HP, Benhaim P, Hedrick MH. Myogenic differentiation by human processed lipoaspirate cells. Plast Reconstr Surg. 2002;109:199-209.
38. Zuk PA, Zhu M, Mizuno H, et al. Multilineage cells form human adipose tissue: implication for cell-based therapies. Tissue Eng. 2001;7:211-28.
39. Vermette M, Trottier V, Ménard V, Saint-Pierre L, Roy A, Fradette J. Production of a new tissue-engineered adipose substitute from human adipose-derived stromal cells. Biomaterials. 2007;28:2850-60.
40. Bianco P, Riminucci M, Gronthos S, et al. Bone marrow stromal stem cells: nature, biology and potencial applications. Stem Cells. 2001;19:180-92.
41. Hassan HT, El-Sheemy M. Adult bone-marrow stem cells and their potential in medicine. J R Soc Med. 2004;97:465-71.
42. Horwitz EM, Gordon PL, Koo WK, et al. Isolated allogeneic bone marrow-derived mesenchymal cells engraft and stimulate growth in children with osteogenesis imperfect: Implications for cell therapy of bone. Proc Natl Acad Sci EUA. 2002;99:8932-7.
43. Bunnel BA, Flaat M, Gagliardi C, et al. Adipose-derived stem cells: Isolation, expansion and differentiation. Methods. 2008;45:115-20.
44. Miyazaki T, Kitagawa Y, Toriyama K, et al. Isolation of two human fibroblastic cell populations with multiple but distinct potential of mesenchymal differentiation by ceiling culture of mature fat cells from subcutaneous adipose tissue. Differentiation. 2005;73:69-78.
45. Mizuno H, Hyakusoku H. Mesengenic potential and future clinical perspective of human processed lipoaspirate cells. J Nippon Med Sch. 2005;70(4):300-6.
46. Im GI, Shin YW, Lee KB. Do adipose tissue-derived mesenchymal stem cells have the same osteogenic and chondrogenic potential as bone marrow-derived cells? Osteoarthritis Cartilage. 2005;13:845-53.
47. Rodriguez AM, Elabd C, Amri EZ, et al. The human adipose tissue is a source of multipotent stem cells. Biochimie. 2005;87:125-8.
48. Kim WS, Byung-Soon P, Kim HK, et al. Evidence supporting antioxidant action of adipose-derived stem cells: Protection of human dermal fibroblasts from oxidative stress. J Dermatol Sci. 2008;49:133-42.
49. Fraser JK, Zhu M, Wulur I, Alfonso Z. Adipose-derived stem cells. Methods Mol Biol. 2008;449:59-67.
50. Tonnard P, Verpaele A, Peeters G, et al. Nanofat Grafting: basic research and clinical applications. Plast Reconstr Surg. 2013;132:1017-26.
51. Klar AS, Zimoch J, Biedermann T. Skin tissue engineering: application of adipose-derived stem cells. Biomed Res Int. 2017;2017:9747010.
52. Coltro PS, Ferreira MC, Batista BPSN, Nakamoto HA, Milcheski DA, Tuma Júnior P. Atuação da cirurgia plástica no tratamento de feridas complexas. Rev Col Bras Cir. 2011;38:381-6.
53. Nguyen P A, Desouches C, Gay AM, Hautier A, Magalon G. Development of microinjection as an innovative autologous fat graft technique: the use of adipose tissue as dermal filler. J. Plast. Reconstr. Aesthetic Surg. 2012;65:1692-9.
54. Walter MNM, Wright KT, Fuller HR, MacNeil S, Johnson WEB. Mesenchymal stem cell-conditioned medium accelerates skin wound healing: an *in vitro* study of fibroblast and keratinocyte scratch assays. Exp Cell Res. 2010;316:1271-81.
55. Smith AN, Willis E, Chan VT, et al. Mesenchymal stem cells induce dermal fibroblast responses to injury. Exp Cell Res. 2010;316: 48-54.
56. Nambu M, Ishihara M, Kishimoto S, et al. Stimulatory effect of autologous adipose tissue-derived stromal cells in an atelocollagen matrix on wound healing in diabetic db/db mice. J Tissue Eng. 2011;2011:158105.
57. Maharlooei MK, Bagheri M, solhjou Z, et al. Adipose tissue derived mesenchymal stem cell (ADMSC) promotes skin wound healing in diabetic rats. Diabetes Res Clin Pract. 2011;93(2):228-34.
58. Liu L, Yu Y, Hou Y, et al. Human umbilical cord mesenchymal stem cells transplantation promotes cutaneous wound healing of severe burned rats. PLoS One. 2014;9:1-8.
59. Cao Y, Sun Z, Liao L, Meng Y, Han Q, Zhao RC. Human adipose tissuederived stem cells differentiate into endothelial cells *in vitro* and improve postnatal neovascularization *in vivo*. Biochem Biophys Res Commun. 2005;332:370-9.
60. Schlosser S, Dennler C, Schweizer R, et al. Paracrine effects of mesenchymal stem cells enhance vascular regeneration in ischemic murine skin. Microvasc Res. 2012;83:267-75.
61. Rustad KC, Wong VW, Sorkin M, et al. Enhancement of mesenchymal stem cell angiogenic capacity and stemness by a biomimetic hydrogel scaffold. Biomaterials. 2012;33:80-90.
62. Kim H, Choi K, Kweon O, Kim WH. Enhanced wound healing effect of canine adipose-derived mesenchymal stem cells with low-level *laser* therapy in athymic mice. J Dermatol Sci. 2012;68:149-56.
63. Tian H, Lu Y, Shah SP, Hong S. 14S,21R-Dihydroxydocosahexaenoic acid remedies impaired healing and mesenchymal stem cell functions in diabetic wounds. J Biol Chem. 2011;286:4443-53.
64. Lu Y, Tian H, Hong S. Novel 14,21-dihydroxy-docosahexaenoic acids: structures, formation pathways, and enhancement of wound healing. J Lipid Res. 2010;51:923-32.
65. Song S, Lee M, Lee J, et al. Genetic modification of human adipose-derived stem cells for promoting wound healing. J Dermatol Sci. 2012;66:98-107.
66. Mangi AA, Noiseux N, Kong D, et al. Mesenchymal stem cells modified with Akt prevent remodeling and restore performance of infracted hearts. Nat Med. 2003;9:1195-201.
67. Jeon YK, Jang YH, Yoo DR, Kim SN, Lee SK, Nam MJ. Mesenchymal stem cells' interaction with skin: wound-healing effect on fibroblast cells and skin tissue. Wound Rep Regen. 2010;18:655-61.
68. Zhang Q, Su W, Shi-Hong S, et al. Human gingiva-derived mesenchymal stem cells elicit polarization of M2 macrophages and enhance cutaneous wound healing. Stem Cells. 2010;28:1856-68.
69. Fairweather D, Cihakova D. Alternatively activated macrophages in infection and autoimmunity. J Autoimmun. 2009;33:222-30.
70. Xu J, Wu W, Zhang L, et al. The role of microRNA-146[a] in the pathogenesis of the diabetic wound-healing impairment: correction with mesenchymal stem cell treatment. Diabet. 2012;61:2906-12.
71. Qi Y, Jiang D, Sindrilaru A, et al. TSG-6 released from intradermally injected mesenchymal stem cells accelerates wound healing and reduces tissue fibrosis in murine full-thickness skin wounds. J Invest Derm. 2014;134:526-37.
72. Waterman RS, Tomchuck SL, Henkle SL, Betancourt AM. A new mesenchymal stem cell (MSC) paradigm: polarization into a proinflammatory SC1 or an immunosuppressive MSC2 phenotype. PLoS One. 2010;5:1-14.
73. Lee SH, Jin SY, Song JS, Seo KK, Cho KH. Paracrine effects of adiposederived stem cells on keratinocytes and dermal fibroblasts. Ann Dermatol. 2012;24:136-43.

74. Luo G, Cheng W, He W, et al. Promotion of cutaneous wound healing by local application of mesenchymal stem cells derived from human umbilical cord blood. Wound Rep Regen. 2010;18:506-13.
75. Ojeh NO, Navsaria HA. An *in vitro* skin model to study the effect of mesenchymal stem cells in wound healing and epidermal regeneration. J Biomed Mater Res Part A. 2013;102:2785-92.
76. Hsieh J, Wang H, Chang S, et al. Mesenchymal stem cells from human umbilical cord express preferentially secreted factors related to neuroprotection, neurogenesis, and angiogenesis. PLoS One. 2013;8:1-11.
77. Kim S, Zhang H, Guo L, Kim J, Kim MH. Amniotic mesenchymal stem cells enhance wound healing in diabetic NOD/SCID mice through high angiogenic and engraftment capabilities. PLoS One. 2012;7:1-11.
78. Liu X, Wang Z, Wang R, et al. Direct comparison of the potency of human mesenchymal stem cells derived from amnion tissue, bone marrow and adipose tissue at inducing dermal fibroblast responses to cutaneous wounds. Int J Mol Med. 2013;31:407-15.
79. Chen JS, Wong VW, Gurtner GC. Therapeutic potential of bone marrow-derived mesenchymal stem cells for cutaneous wound healing. Fron Immunol. 2012;3:1-9.
80. Kim CH, Lee JH, Won JH, Cho MK. Mesenchymal stem cells improve wound healing *in vivo* via early activation of matrix metalloproteinase-9 and vascular endothelial growth factor. J Korean Med Sci. 2011;26:726-33.
81. Huang S, Lu G, Wu Y, et al. Mesenchymal stem cells delivered in a microsphere-based engineered skin contribute to cutaneous wound healing and sweat gland repair. J Dermatol Sci. 2012;66:29-36.
82. Hu C, Yong X, Li C, et al. CXCL12/CXCR4 axis promotes mesenchymal stem cell mobilization to burn wounds and contributes to wound repair. J Surg Res. 2013;183:427-34.
83. Ryu CH, Park SA, Kim SM, et al. Migration of human umbilical cord blood mesenchymal stem cells mediated by stromal cell-derived factor-1/CXCR4 axis via Akt, ERK, and p38 signal transduction pathways. Biochem Biophys Res Commun. 2010;398:105-10.
84. Roubelakis MG, Trohatou O, Roubelakis A, et al. Platelet-rich plasma (PRP) promotes fetal mesenchymal stem-stromal cell migration and wound healing process. Stem Cell Rev Rep. 2014;10: 417-28.
85. Furumoto T, Ozawa N, Inami Y, et al. Mallotus philippinensis bark extracts promote preferential migration of mesenchymal stem cells and improve wound healing in mice. Phytomed. 2014;21: 247-53.
86. Wong VW, Rustad KC, Glotzbach JP, et al. Pullulan hydrogels improve mesenchymal stem cell delivery into highoxidative- stress wounds. Macromol Biosci. 2011;11:1458-66.
87. Schafer M, Werner S. Oxidative stress in normal and impaired wound repair. Pharmacol Res. 2008;58:165-71.
88. Jun EK, Zhang Q, Yoon BS, et al. Hypoxic conditioned medium from human amniotic fluid-derived mesenchymal stem cells accelerates skin wound healing through TGF-β/SMAD2 and PI3 K/Akt pathways. Int J Mol Sci. 2014;15:605-28.
89. Lee EY, Xia Y, Kim W, et al. Hypoxia-enhanced woundhealing function of adipose-derived stem cells: increase in stem cell proliferation and up-regulation of VEGF and bFGF. Wound Rep Regen. 2009;17:540-7.
90. Kong P, Xie X, Li F, Liu Y, Lu Y. Placenta mesenchymal stem cell accelerates wound healing by enhancing angiogenesis in diabetic Goto-Kakizaki (GK) rats. Biochem Biophys Res Commun. 2013;438:410-9.
91. Chen L, Xu Y, Zhao J, et al. Conditioned medium from hypoxic bone marrow-derived mesenchymal stem cells enhances wound healing in mice. PLoS One. 2014;9:1-12.
92. Sibbald RG, Goodman L, Woo KY, et al. Special considerations in wound bed preparation 2011: an update. Adv Skin Wound Care. 2011;24:415-36.

49 O Papel da Impressora 3D no Tratamento das Feridas Complexas

Alberto Bolgiani · Priscilla Alcócer Cordero · Giovanni Alcócer

Introdução

Em 1975, os doutores Burke (MGH) e Yahanas (MIT) foram os primeiros a desenvolver a ideia e o protótipo de uma derme artificial. Já em 1976, Green (MGH) projetou uma lâmina de queratinócitos *in vitro*, cuja utilidade clínica foi estabelecida, em 1980, por meio do aperfeiçoamento da técnica. Em 1982, desenvolveu-se um sistema bilaminar de células e, em 2000, a criação *in vitro* da derme e da epiderme. Mais tarde, em 2010, as bioimpressoras 3D de pele com capacidade de imprimir derme e epiderme a partir de células do paciente, com controle de espessura e área de impressão, foram desenvolvidas.[1]

O conceito de impressão em 3D foi desenvolvido nos anos 1980[5] e, em 1986,[2] Charles Hull estabeleceu a ideia da impressão em 3D para a fabricação de objetos. Sua ideia era que camadas sucessivas de um material-base poderiam ser adicionadas umas sobre as outras para fabricar (imprimir) objetos. Sachs realizou a primeira impressão em 3D de plásticos e metais[3] e, posteriormente, uma série de impressoras 3D foram desenvolvidas para diversas aplicações.

Na Itália, em 2002, foi desenvolvida uma matriz de substituição dérmica, a Hyalomatrix, composta de ácido hialurônico e uma lâmina de silicone, que imita a epiderme. Em 2003, no México, a técnica de cultura de queratinócitos alogênicos foi utilizada para a liberação de fatores de crescimento em lesões cutâneas. Nos últimos 10 anos, surgiram cerca de 15 matrizes de substituição dérmica.[1]

A impressão em 3D teve um grande impacto na engenharia e na medicina. Na área médica, seu uso é muito importante na engenharia de tecidos, não apenas para a fabricação de pele e enxertos, mas também para experimentos científicos na avaliação e descoberta de medicamentos.[4] A bioimpressão de tecidos também pode ajudar no estudo de doenças e distúrbios da pele.[4]

Por meio da bioimpressão em 3D, obtém-se a respectiva agregação celular camada por camada, o que permite a organização de múltiplos tipos de célula em uma estrutura desejada.[3] Posteriormente, realiza-se a respectiva cultura de células *in vitro* (três a quatro semanas), que permite seu crescimento e sua maturação para alcançar o tecido desejado e sua posterior aplicação na área receptora.

Os métodos convencionais da engenharia de tecidos (sem bioimpressoras 3D) têm pouca relação espacial entre os elementos individuais (células) do tecido desejado.[2] Por outro lado, a técnica de bioimpressão 3D melhora tanto a resolução espacial quanto a reprodutibilidade, proporcionando condições ideais para a incubação e maturação celular.

Em contrapartida, o transplante de órgãos é um dos tratamentos atualmente utilizados em muitas patologias por vezes devastadoras, porém a oferta de doadores é limitada e, portanto, a biofabricação de órgãos e tecidos é uma excelente alternativa.

Cultura de células, métodos e materiais

A pele é importante na manutenção da homeostase e na proteção contra o ambiente externo,[4] atuando como barreira contra agentes ambientais e na regulação do transporte de água e metabólitos para fora do corpo.

A engenharia 3D aplicada à pele progrediu juntamente ao desenvolvimento de técnicas e modelos *in vitro* (técnicas biológicas). O modelo mais básico para representar a pele consiste em utilizar duas camadas: epiderme e derme.

Queratinócitos e fibroblastos podem ser usados como células constituintes para representar a epiderme e a derme, respectivamente. Por outro lado, o colágeno[2,4] pode ser utilizado para representar a matriz dérmica da pele (a estrutura *scaffold*). Existem técnicas de impressão que imprimem concomitantemente o material celular com o *scaffold* ou com a matriz dérmica. Outras técnicas imprimem primeiro o *scaffold*, e então o material celular é adicionado. Atualmente, o hidrogel vem sendo testado para representar essa matriz dérmica, ou seja, o material-base de impressão em que serão adicionados queratinócitos e fibroblastos.

A estrutura mais básica para representar a pele é a de duas camadas, como já mencionado: epiderme e derme. A epiderme é representada por queratinócitos, e o estrato córneo, por corneócitos. Substratos sintéticos (náilon e policarbonatos) ou proteicos (como colágeno, glucosamina e fibrina) ou derme de pele morta ou fibroblastos representam a derme. Entre esses, os fibroblastos são os mais utilizados.

A técnica de incubação consiste em promover a cultura de queratinócitos-corneócitos em uma interface ar-líquido em um substituto dérmico.[4,5] Em outras palavras, é um processo de incubação e exposição da epiderme a uma interface ar-líquido para atingir a maturação e estratificação da pele.[4,6] Além disso, auxilia na formação do estrato córneo.[4]

Os queratinócitos recebem nutrientes da superfície inferior da cultura durante 3 a 4 semanas.[2,4] O meio de cultura precisa ser trocado algumas vezes durante esse período.[4] A viabilidade celular e as interações celulares podem ser analisadas por microscópio.[4] Dessa maneira, obtém-se um tecido que imita as características biológicas, fisiológicas e morfológicas da pele humana.

O modelo é muito bom para reproduzir a estrutura da pele; no entanto, deve ser melhorado com relação à interação celular (acoplamento) e às funções imunológicas (funcionalidade). Por outro lado, é necessário para melhorar o desempenho dessas culturas. Ademais, a engenharia 3D possibilita a obtenção de uma matriz em camadas em que vários tecidos podem ser fabricados de acordo com a respectiva função e com diferentes tamanhos.[4,6]

Entre as técnicas de cultura de células, é possível descrever aquela pela qual os fibroblastos e queratinócitos podem ser cultivados a uma temperatura entre 35 e 40°C, com uma solução de CO_2, penicilina e soro fetal bovino.[4]

Entre os fatores aditivos adicionados para melhorar a maturação dos tecidos estão o suplemento de queratinócitos humanos, a hidrocortisona, a insulina, o ácido ascorbico e o cloreto de cálcio. O meio é trocado durante a cultura a cada 2 dias durante aproximadamente 2 semanas.[4] O hidrogel (diluído com uma solução salina-fosfato e mantido em gelo antes da impressão) é usado como colágeno e como material *scaffold* para a impressão.[4,5]

A pressão do jato de tinta e a duração dos pulsos de impressão (separação celular) são importantes para a viabilidade celular, a resolução, o volume das gotas (20 a 60 nℓ) e a interação celular. Esses parâmetros são determinados pela viscosidade dos biomateriais que são impressos.[4]

Inicialmente, foram impressas duas camadas de colágeno; em seguida, uma camada de fibroblastos e/ou queratinócitos (Figura 49.1). A Figura 49.2 corresponde à vista superior das camadas.[2,4] O processo pode ser repetido várias vezes e obtém-se o esquema apresentado na Figura 49.3.

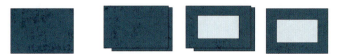

FIGURA 49.1 Esquema de impressão pelo método camada por camada.

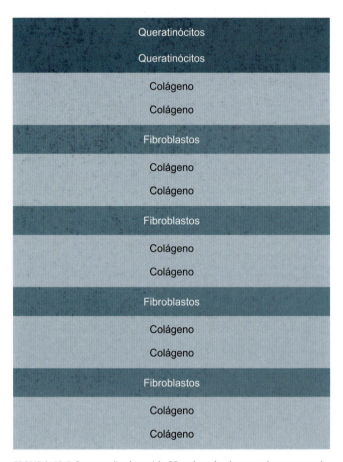

FIGURA 49.2 Construção do tecido 3D pelo método camada por camada.

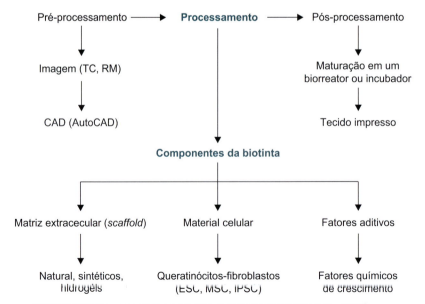

FIGURA 49.3 Esquema de bioimpressão. (Adaptada de Bishop et al., 2017.[2])

Nesse caso, foram utilizadas dez camadas de colágeno, quatro de fibroblastos (derme) e duas de queratinócitos (epiderme). Além disso, podem-se incluir camadas de corneócitos para representar o estrato córneo e outros fatores aditivos para melhorar a cultura em conjunto com fibroblastos ou queratinócitos.[4]

Pode-se aplicar vapor de bicarbonato de sódio na interface de cada camada de colágeno e entre a primeira camada de colágeno e o disco de vidro de suporte com o objetivo de aumentar a aderência entre as camadas.[4]

Bioimpressoras 3D aplicadas a tecidos

Com esse tipo de engenharia podem-se realizar estudos e análises preliminares para obter parâmetros ideais de impressão (pressão, velocidade e movimento vertical [injetor Z *offset*]), os quais conduziriam a resultados apropriados de densidades, concentrações (1 a 5 mg/mℓ para colágeno, 0,5 a 10 milhões de células/mℓ para suspensão celular) e porcentagens de células na epiderme e derme que serviriam como equivalentes da pele nos aspectos fisiológicos e anatômicos.

Há uma vantagem, ainda, com relação ao uso da pele animal para imitar a fisiologia da pele (também em virtude de aspectos éticos) para estudar os distúrbios cutâneos e outras alterações cutâneas. Além disso, a pele em 3D representa uma vantagem com relação aos enxertos de tecido convencionais em termos de reprodutibilidade e altos níveis de rendimento de cultura.

Assim, com a impressora 3D é possível obter parâmetros ideais para a viabilidade e a proliferação celular, como a resolução e a densidade celular. Os parâmetros de impressão incluem pressão do ar (jato de tinta), pulsos de duração da impressão (para jato de tinta/gota de impressão), tamanho da camada de impressão, volume da gota, espaçamento entre gotas/resolução, densidade celular.[4,5] A resolução de técnicas de bioimpressão varia desde a escala de alguns micrômetros até pouco mais de 100 μm.[7] Entre os diferentes tipos de impressão, temos os seguintes: litografia, *laser*, deposição por jato de tinta e fotopolimerização.[7] Entre as estratégias utilizadas na bioimpressão de tecidos, encontram-se a biomimética, a montagem autônoma e o microtecido.[2]

Outra aplicação da impressão 3D é na obtenção de enxertos superficiais (como curativos) para a cicatrização de feridas (embora um *spray* tenha sido projetado há alguns anos para ajudar a cicatrizar feridas superficiais) e para estudar distúrbios cutâneos, como mencionado.

É importante que o método de bioimpressão não produza toxicidade ou danos colaterais para as células e seu DNA. Além disso, o método de bioimpressão deve ter como resultado um tecido funcional e mecanicamente estável. Existem duas técnicas: com incubação e sem incubação (realizada no bloco cirúrgico, bioimpressão clínica).

Quanto à técnica de incubação, é preciso haver viabilidade celular *in vitro* com bom funcionamento específico do tecido.[7] Posteriormente, a integração do tecido deve ocorrer *in vivo*.

Atualmente, o hidrogel tem sido estudado como colágeno e material-base de impressão para o desenvolvimento de tecidos funcionais. Por outro lado, as células mostram uma atividade biológica diferente em ambientes 2D e 3D. Portanto, a impressão de tecidos e órgãos requer um esquema 3D.[7-9]

É possível a montagem manual (convencional) de lâminas ou camadas de células 2D (impressão camada por camada) em uma estrutura 3D. A fabricação de tecido convencional abrange a cultura de células dentro de um *scaffold* com estrutura porosa para imitar as propriedades da matriz extracelular.[3] Essa tecnologia que utiliza *scaffold* (matriz extracelular) tem sido empregada para fabricar ossos, pele e cartilagem. Convém salientar que esse processo pode ser mais complexo no caso de imitar estruturas orgânicas e, assim, colocar uma multiplicidade de células em posições desejadas e ordenadas.[3]

O futuro da engenharia de tecidos é a fabricação de tecidos funcionais e órgãos para transplante em uma escala de tempo razoável.[7] Para além disso, a impressora 3D proporciona eficiência, automatização, reprodutibilidade, escalabilidade (resolução micrométrica). A bioimpressão 3D pode ser considerada uma deposição simultânea de células (queratinócitos, corneócitos, fibroblastos: epiderme e derme) e outros fatores aditivos em uma matriz dérmica (estrutura *scaffold*) (hidrogel).

Por outro lado, após a implantação do tecido, é necessário verificar sua funcionalidade sob uma ampla gama de condições externas (pressão, temperatura, exposição à atmosfera etc.) e seu acoplamento sem efeitos colaterais. Tais condições devem ser verificadas também *in vitro*. Outra técnica que pode ser usada para melhorar a funcionalidade dos tecidos é a de polimerização de dois fótons.[7]

A técnica de bioimpressão consiste nas três seguintes etapas: desenvolvimento de *software* (com o uso de computadores) para desenho de tecidos ou órgãos e controle da deposição de células; impressão (deposição de células e hidrogel); e maturação do tecido ou órgão (incubação ou uso de um biorreator). Esta última etapa envolve o uso de técnicas biológicas de montagem, fusão ou agregação celular.[7-13] Assim, o respectivo implante tecidual seria realizado.

O desenvolvimento do *software* é a fase que compreende todos os detalhes do planejamento que segue para a impressão do tecido. Isso abrange imagens da estrutura anatômica do tecido – por tomografia computadorizada, ressonância magnética etc. A seguir, utiliza-se um programa *computer automated design* (CAD) para transferir a imagem para uma bioimpressora. Entre os programas possíveis de serem utilizados, temos AutoCAD, Solidworks e Catia, entre outros. Esses programas convertem a imagem em um *blueprint*, que é convertido em um modelo heterogêneo no qual são descritos os materiais a serem utilizados, a composição celular e a distribuição.[3] Esses programas transformam a imagem em seções transversais 2D (camadas) de escala apropriada (resolução adequada) para que o dispositivo possa adicioná-las camada por camada.[2]

Com relação à impressão, essa etapa envolve um método de impressão específico e o uso de uma combinação de materiais ou outros aditivos,[2,8] que consistem na deposição simultânea de células por meio de uma técnica de deposição camada por camada.[3,9]

A última etapa envolve o processo de incubação ou o uso de um biorreator para que as células cresçam e o processo de maturação ocorra antes de o tecido ser implantado.[3,7] No entanto, a maioria dos biorreatores atuais não são adequados para recriar o funcionamento do tecido após o processo de maturação. Portanto, é necessário refinar a tecnologia do biorreator ou utilizar outra técnica de incubação.[2,8,12] Por outro lado, existe uma técnica que é realizá-lo sem incubação (no centro cirúrgico, bioimpressão clínica). Isso permitiria passar da impressão para a implantação do tecido na área receptora, de modo a evitar o processo de incubação (bioimpressão clínica).

Atualmente, está em estudo a adição de células (queratinócitos, corneócitos, fibroblastos) em hidrogel, por se entender que melhora a união de tecidos e órgãos.[7]

Tecnologia 3D *printing* (fase de impressão)

Os diferentes tipos de tecnologia de impressão 3D são: bioimpressão 3D por jato de tinta, bioimpressão 3D por microextrusão, e *laser* 3D por estereolitografia.[2,8,11-15] Esses tipos de impressora não são concorrentes, mas sua aplicação depende diretamente da escala necessária. Assim, caso se trate de pesquisa básica para análise celular, e não de construção de tecidos, a impressão a *laser* é a indicada.[16]

▸ Bioimpressão 3D por jato de tinta. Os primeiros estudos utilizavam uma impressora 2D por jato de tinta modificada para imprimir tecidos em camadas. É uma técnica de não contato que usa forças térmicas, piezelétricas, microválvulas pneumáticas ou eletromagnéticas para imprimir gotas de biotinta em um substrato, de modo a replicar, assim, um desenho gerado por computador.[2,14]

A impressora térmica por jato de tinta consiste no aquecimento das células de impressão durante 2 μs; logo, a temperatura local de 300ºC não se torna um problema.[4] Além disso, a manutenção de uma impressora por jato de tinta térmica é mais fácil do que a piezelétrica.

Assim, as células e os biomateriais são modelados para substratos (estruturas) específicos em forma de gotas.[3,14] A estrutura é formada pela deposição contínua de muitas gotas em locais especificados pelo *software* do computador. A duração do aquecimento local em cada gota de impressão é por um curto período (2 μs), e o aumento da temperatura é de cerca de 4 a 10ºC.

Estudos demonstraram que isso não afeta a viabilidade celular. Uma das vantagens dessa técnica é o baixo custo e a alta resolução espacial, porém uma das desvantagens é o tamanho da gota (resolução) em comparação com outras técnicas. No entanto, essa técnica também revela uma impressão de baixa viscosidade e distorção celular. Pode-se minimizar essa viscosidade com biomateriais à base de água.[16] Características principais: forças eletromagnéticas, térmicas ou piezelétricas que despejam gotas sucessivas de biotinta para um substrato, alta velocidade, disponibilidade, baixo custo, perda de precisão na colocação e tamanho das gotas, para o que exige baixa viscosidade, viabilidade celular a 85%.[2]

▸ Bioimpressão 3D por microextrusão. Utiliza forças mecânicas ou pneumáticas para imprimir o material da biotinta. A impressão é realizada por pequenos fluxos contínuos de material da biotinta. A impressão é também obtida mediante um desenho CAD por computador. Atualmente, é o método mais utilizado e o mais comum.[2] A impressão é de alta viscosidade, como polímeros complexos. A impressão resulta em uma grande densidade celular. No entanto, uma desvantagem é a distorção celular (por causa das tensões presentes), baixa resolução e perda de viabilidade celular.[2] Características principais: forças mecânicas ou pneumáticas que liberam biotinta através de um injetor; pode usar alta viscosidade e imprime alta densidade celular, distorção da estrutura celular, viabilidade celular de 40% e não é tão caro (Figura 49.4).[2]

▸ Bioimpressão 3D por *laser*. É uma técnica de não contato utilizada, por exemplo, na fabricação de *chips* e integrados. A técnica direciona os pulsos de *laser* por meio de uma fita contendo biotinta; as células são suspensas no fundo da fita e, então, vaporizadas pelo pulso de *laser*, resultando em pequenas gotas que aderem ao substrato além da fita. Essa etapa é repetida sucessivamente até que a estrutura 3D seja criada. Uma das principais vantagens dessa técnica é o alto grau de precisão e resolução (uma célula por gota), permitindo a impressão de DNA e matrizes microcelulares. Além disso, permite a impressão com uma densidade celular muito alta e alta resolução. Assim, por exemplo, uma concentração de biotinta de 10^8 células/mℓ pode ser usada para imprimir gotas discretas com pelo menos uma célula.[2] As desvantagens incluem a baixa viabilidade celular em comparação com outras técnicas e o tempo de preparação da fita. Entretanto, o tempo de impressão é rápido, se o tempo de preparação da fita não for levado em conta.[2] Características principais: as células são suspensas no fundo de uma fita e, quando vaporizadas por um pulso de *laser*, são dispersas em um substrato, com alto grau de precisão e resolução, porém envolve longo tempo de impressão e alto custo; a viabilidade celular é de 95% (Figura 49.5).[2]

▸ *Laser* 3D por estereolitografia. Essa técnica utiliza a fotopolimerização, em que o *laser* ou a luz ultravioleta é dirigida para um polímero líquido fotopolimerizável, que transforma o polímero em uma camada. Como cada camada é polimerizável, isso se repete várias vezes para formar a estrutura 3D. Quando acrílicos e epóxis são usados como materiais

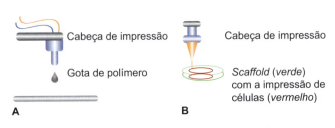

FIGURA 49.4 A. Impressão por jato de tinta. **B.** Impressão por extrusão. (Adaptada de Xia et al., 2018.[3])

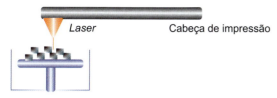

FIGURA 49.5 Impressão por *laser*.

fotopolimerizáveis, resultam em alta precisão na fabricação, se comparados a outras técnicas. Contudo, as desvantagens incluem a intensa radiação ultravioleta necessária, o lento pós-processamento de incubação-maturação requerido e os poucos materiais compatíveis para o uso com a técnica (Figura 49.6).[2] Características principais: usa luz digital para dispersar a biotinta camada por camada, tem alta precisão e baixo tempo de impressão, usa luz ultravioleta de alta intensidade, tem pós-processamento lento (incubação) e perda de compatibilidade de materiais; a viabilidade celular é de 90%, e não é tão cara.[2]

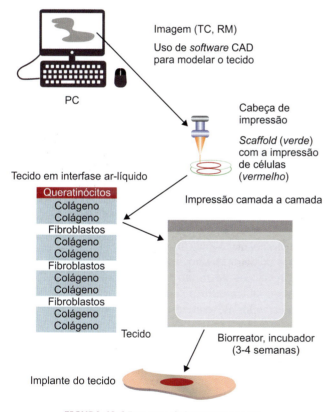

FIGURA 49.6 Esquema da bioimpressão 3D.

Materiais de bioimpressão

As características que os materiais de impressão devem ter são as seguintes: viscosidade apropriada, alta resistência mecânica; a estrutura não deve colapsar durante o processo de deposição camada por camada, biocompatibilidade, biodegradáveis.[1,3]

Os biomateriais podem ser divididos em sintéticos e naturais. Os sintéticos têm a desvantagem da proliferação celular e a diferenciação, enquanto os naturais são mecanicamente fracos.[3]

O polietilenoglicol (PEG) é um dos polímeros sintéticos mais utilizados para impressão.[3] É um polímero solúvel em água muito usado para o encapsulamento celular.[3] O PEG pode ser modificado com grupos acrílicos, como o diacrílico de etilenoglicol (PEGDA). Por outro lado, um copolímero à base de lactato de polimetacrilamida e PEG foi desenvolvido como um material de bioimpressão.[3] A desvantagem do PEG é que ele é não biodegradável.[3] Por exemplo, entre os polímeros sintéticos biodegradáveis, existem poliácido láctico, poliácido láctico-glicólico e poli-e-caprolactona.[3]

Quanto aos biomateriais naturais, o colágeno é a principal proteína da matriz extracelular,[3] que compreende três aminoácidos: glicina, prolina e hidroxiprolina. As células podem aderir e proliferar no colágeno. Isso tem sido amplamente utilizado para regenerar peles, ossos, cartilagens[3] e bastante utilizado para impressão 3D. As desvantagens são a fraca resistência mecânica e a fixação duradoura do tecido (coesão).[3]

A gelatina é um derivado do colágeno nativo; entretanto, não é estável à temperatura corporal. Pode-se modificá-la adicionando metacrilato ao gel de gelatina[3], o que tem sido usado para criar cartilagem e estruturas cardiovasculares.[3] Por outro lado, o ácido hialurônico (AH) tem alta biocompatibilidade e biodegradabilidade.[3] Por meio de modificações com o grupo metacrilato, os hidrogéis AH podem ser formados quando expostos à luz ultravioleta, o que confere resistência mecânica ideal para imprimir tecidos duros, como osso.[3] A fibrina é uma proteína natural. Os géis de fibrina foram impressos para melhorar a vascularização e imprimir redes vasculares e tecidos tubulares.[3] O alginato é um polissacarídeo natural (algas), biodegradável e bioinerte.[3] É um excelente material para impressão de tecidos longos.[3]

Em contrapartida, grande parte dos hidrogéis são fracos. Os termoplásticos podem ser depositados com esses biomateriais durante a impressão para melhorar a resistência mecânica dos hidrogéis.[3] Um exemplo de termoplástico é o hidroximetilglicolide-co-e-caprolactona adicionado a um grupo de metacrilato (através da fotopolimerização).[3] Desse modo, a resistência às forças axiais e rotacionais foi melhorada.[3]

As células retiradas de tecidos e órgãos (por métodos físicos ou biológicos – matriz descelularizada) são excelente material de impressão, uma vez que apresentam sinais bioativos de tecidos nativos. Eles imitam a composição dos tecidos.[3] Partículas cerâmicas ou de vidro podem ser incorporadas para serem adicionadas aos *scaffolds* da matriz. Essas misturas com os hidrogéis reforçam a resistência mecânica e melhoram a bioatividade.[3]

Biotinta

É um material impresso camada por camada durante o processo de bioimpressão; é proveniente de materiais celulares, aditivos (fatores de crescimento, moléculas etc.) e um *scaffold* de suporte (matriz extracelular). Entre os diferentes componentes que podem ser utilizados para a bioimpressão estão os *scaffolds* sintéticos, os naturais e os de hidrogéis.

As propriedades específicas da biotinta dependem da modalidade de impressão, do tipo de tecido mole e da concentração necessária. Já a impressão por extrusão pode resistir a altas viscosidades, porém apresenta o problema de possível distorção celular. Deve haver um equilíbrio entre a obtenção das respectivas propriedades estruturais necessárias sem afetar a viabilidade celular.

Em suma, existe uma faixa de concentração ideal para a biotinta, em que o aumento da concentração celular pode diminuir a viabilidade celular que afete a migração celular e a difusão.[2,17-20]

Scaffolds para biotintas

Esse processo deve proporcionar células com fixação segura e proteção contra as tensões mecânicas e térmicas da impressão.[17,19,20] Deve também suportar o crescimento e a proliferação celular sem afetar seu fenótipo.

A biocompatibilidade é o maior fator limitante para o *scaffold*, que deve ser citocompatível sem causar resposta imune nem inflamatória.

Scaffolds de hidrogéis

Atualmente, é um dos mais utilizados. São polímeros moldáveis, que podem imitar o ambiente extracelular do tecido e absorver água.[2] Foram produzidos a partir de uma ampla gama de componentes, tais como colágeno, fibrina, algas e outros materiais.[2,17,19-22] Sua aplicação tem sido demonstrada em lentes de contato e adesivos biológicos, tais como polímero de polietilenoglicol.[2] São também utilizados no processamento de válvulas aórticas. Existem duas técnicas relativas ao seu uso: podem ser impressas isoladamente, para então serem depositadas as células (queratinócitos, corneócitos, fibroblastos), ou impressas com as células já suspensas na matriz de hidrogel.[2] Foi possível construir uma orelha biônica por meio da matriz de hidrogel, ao colocar primeiro algas (alginato) com corneócitos ao redor de uma antena de bobina helicoidal que podia receber sinais eletromagnéticos em uma ampla gama de frequências.[2] Características principais: composto de polímeros hidrofílicos interligados por ligações covalentes ou atrações intermoleculares, que permite fácil troca de gases e nutrientes, alta biocompatibilidade, e facilmente modificável. A viscosidade é ajustável, ao adicionar outros fatores.[2]

▸ *Scaffolds* sintéticos. Exemplos de hidrogéis sintéticos incluem o polietilenoglicol, tais como o PEG-diacrilato e os géis de poliacrilamida.[2,17,19,20] A vantagem dessas biotintas é a capacidade de manipular suas propriedades físicas e químicas.[2] Uma das desvantagens é terem pouca interação celular e não imitarem efetivamente o ambiente biológico do tecido.[2]

▸ *Scaffolds* naturais. Incluem polímeros tais como gelatina, colágeno, fibrina, algas (alginato) e outros polímeros naturais; têm a vantagem de alta viabilidade celular, biocompatibilidade e crescimento celular em comparação com os sintéticos.

Uma desvantagem é que os naturais não suportam a remodelação; e a elasticidade, quando comparados aos sintéticos.[2,17,19,20] Por exemplo, a gelatina e o alginato têm pouca resolução.[2] Contudo, podem ser formados compostos de biotintas naturais e sintéticos para melhorar a resolução.[2] Características principais: feito com materiais biológicos, tais como colágeno, fibrina e ácido hialurônico, é altamente biocompatível e tem modificação limitada. A gelatina e fibrinogênio tem baixa viscosidade, e o ácido hialurônico, alta viscosidade.[2]

Diferenciação de células-tronco na bioimpressão

Uma das maiores vantagens da impressão 3D é a capacidade de influenciar a diferenciação das células-tronco em múltiplos estágios do processo. Assim, a seleção da fonte de células-tronco, o método de impressão, a seleção do *scaffold*, os fatores aditivos e o processo de incubação podem influenciar a diferenciação celular para um tecido específico.[2,3,23,24] O uso de células-tronco de determinada origem influencia também a imunotolerância e expansão, uma vez implantadas no tecido.[2]

▸ Fontes de células-tronco. As três principais fontes utilizadas são: embrionária (muito totipotente, porém com problemas éticos e de imunogenicidade), mesenquimal (estimula a imunotolerância, mas não é tão totipotente) e pluripotente (é muito totipotente mas, de acordo com alguns estudos, pode promover a gênese de tumores).[2]

▸ Método de impressão. As tensões envolvidas em cada técnica de impressão podem influenciar a diferenciação.[2] Por exemplo, a pressão mecânica na impressão por jato de tinta influencia a diferenciação celular mesenquimal para formar cartilagens e ossos. Em contrapartida, as forças de cisalhamento na impressão por extrusão influenciam a diferenciação nos tecidos endoteliais e nos ossos. A impressão a *laser* preserva a multipotência e usa outro método para estimular a diferenciação, como mencionado anteriormente.[2]

▸ Fatores aditivos. Devem ser adicionados à biotinta antes da impressão ou ao tecido impresso antes do processo de maturação.[2] Eles influenciam a diferenciação celular. São exemplos: fator de crescimento de fibroblastos, fator de crescimento derivado de plaquetas, proteínas morfogenéticas. Outros fatores que influenciam a diferenciação celular incluem a dexametasona e o ácido ascórbico.[2,24] Pequenas esferas de polímero (microcarreadores) demonstraram promover diferenciação quando adicionadas à biotinta, dando-lhe aderência e fixação.[2]

▸ Biopolímeros. Hidrogéis e biopolímeros nem sempre são adequados para métodos de impressão. Uma opção é combinar substâncias para maximizar a utilidade dos polímeros.[2] Atala et al. incluíram polímeros para um *scaffold* hidrogel contendo células progenitoras. Dessa maneira, foi possível incorporar fosfato tricálcico à gelatina e ao ácido hialurônico para impressão de ossos,[2] para o que é necessário melhorar a eficiência do processo de impressão e a seleção de biopolímeros a fim de aprimorar a densidade celular e evitar a distorção celular após a impressão.

▶ Vascularização. Uma das maiores dificuldades é a criação de uma rede vascular no implante de tecidos para atingir sua funcionalidade, uma vez que ela é muito importante para o fornecimento de nutrientes e a eliminação de suor ou resíduos (o que resultaria na formação incompleta de tecidos ou em necrose). Sua dimensão deve ser em torno de 100 a 200 μm.[2]

Por outro lado, a impressão de vasos capilares (vascularização) tem limitações em termos de resolução e velocidade. Os vasos capilares devem ter dimensão de 3 μm, enquanto a resolução mais alta de uma impressora a *laser* é de 20 μm.[2] Além disso, o tempo de impressão é importante para a viabilidade celular.

Scaffolds de fibrina (derme) e células endoteliais microvasculares humanas têm sido utilizados para a vascularização.[16] Uma das opções é realizar a vascularização *in vivo* por meio da incorporação de fatores de crescimento angiogênicos e biotintas para melhorar a rede da vascularização. O desenvolvimento de redes vasculares que permitam a funcionalidade do tecido implantado está em fase de investigação. Uma das técnicas consiste em criar canais dispersos em hidrogéis por impressão 3D.[3]

Bioimpressão clínica 3D

A cultura celular *in vivo* é muito mais rápida; a lâmina com tecnologia de poros obtida com uma bioimpressora 3D permite regular a porosidade da derme e da epiderme (Figura 49.7), o que torna possível orientar a célula de acordo com seu tamanho e formato.[1,25]

As células da derme e epiderme são obtidas por meio de uma biopsia de pele do paciente (3 × 2 mm). Em seguida, com um dispositivo especialmente projetado (SepCell), coloca-se uma enzima para realizar a separação dermoepidérmica. Assim, as células epidérmicas são separadas e isoladas em um meio enriquecido com as plaquetas do paciente, obtidas do sangue do paciente por centrifugação (Figura 49.8).[1,25]

O gel é preparado com colágeno, ácido hialurônico e quitosana (Figura 49.9). Posteriormente, as células do paciente e o plasma enriquecido com plaquetas são colocados em seringas estéreis descartáveis, que são fixadas na extremidade distal do injetor da impressora. A derme e a epiderme são impressas com o gel e as células de acordo com o tamanho e a espessura desejada e de acordo com a necessidade do paciente.[1,25]

A bioimpressora trabalha sob uma câmara de fluxo laminar estéril com temperatura ajustável, o que permite uma secagem rápida da pele produzida. A tinta dérmica é composta de colágeno, quitosana e ácido hialurônico. A tinta epidérmica é similar à dérmica e às quatro linhagens celulares epiteliais obtidas da biopsia de pacientes e do plasma rico em plaquetas. A tinta pode ser aprimorada para manter a viabilidade e a multiplicação das células epidérmicas durante a impressão (Figuras 49.10 e 49.11).[1,25]

A tecnologia de poros é essencial para a vascularização e a remoção de resíduos e a interconectividade. Queratinócitos, fibroblastos e células endoteliais requerem poros de diferentes tamanhos para que possam ser alocados em seus posicionamentos histológicos.[1,25]

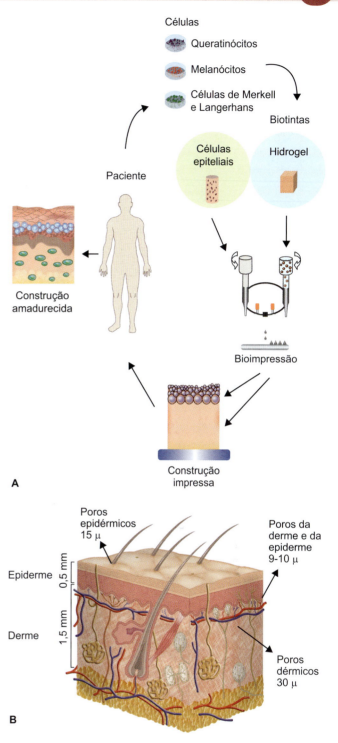

FIGURA 49.7 Epiderme e derme. (Adaptada de Bolgiani, 2015.[1])

Conclusões e recomendações

A impressão 3D apresenta muitas aplicações nas áreas de engenharia, indústria e medicina. Na Medicina, a mais importante se dá na engenharia de tecidos e órgãos, com grandes progressos feitos na fabricação de pele para enxerto. Além disso, a impressão 3D tem importantes aplicações na realização de experimentos científicos e na avaliação e descoberta de medicamentos, distúrbios cutâneos e doenças.[4]

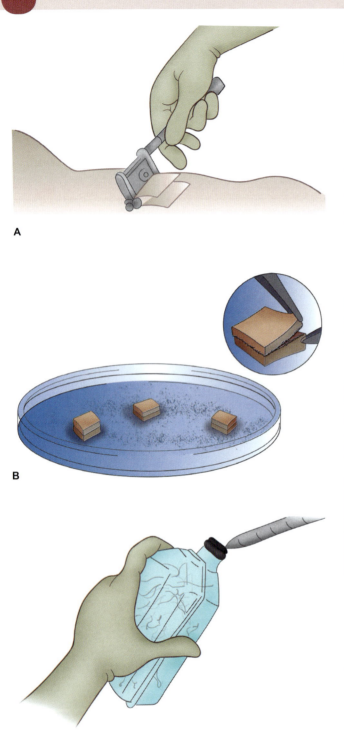

FIGURA 49.8 Biopsia do paciente.

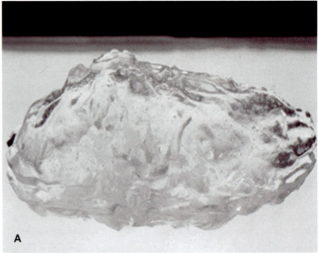

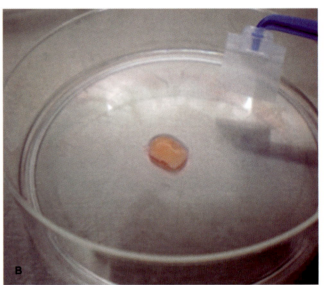

FIGURA 49.9 Preparação do gel.

Antes da tecnologia de bioimpressão 3D, eram utilizados métodos convencionais de engenharia de tecidos (sem essas bioimpressoras). Entretanto, havia pouca relação espacial entre os elementos individuais (células) do tecido desejado.[2] Com a técnica de bioimpressão 3D foi possível melhorar tanto a resolução espacial quanto a reprodutibilidade e, assim, alcançar condições ideais para a incubação e a maturação das células.

A bioimpressão 3D torna possível a agregação de células, camada por camada, e a organização de múltiplos tipos em uma estrutura desejada.[3] A respectiva cultura celular é realizada *in vitro* (3 a 4 semanas), fazendo com que o crescimento e a maturação cheguem ao tecido desejado e sua posterior aplicação na área receptora do paciente.

A técnica de bioimpressão consiste em três etapas desenvolvimento de *software* (uso de PC, aquisição de imagens e *software*) para desenho de tecidos ou órgãos e controle da deposição de células; impressão (deposição de células e hidrogel); e maturação do tecido ou órgão (incubação ou uso de um biorreator). Essa última etapa compreende o uso de técnicas biológicas de montagem, fusão ou agregação de células (uso de um reator)[7] e posterior colocação no paciente. É possível também realizar a implantação do tecido de pele e evitar o processo de incubação (bioimpressão clínica), e o tempo de maturação do tecido (2 a 4 semanas) é realizado *in vivo*. Portanto, a pele é implantada no paciente imediatamente após a impressão.

Capítulo 49 ■ O Papel da Impressora 3D no Tratamento das Feridas Complexas

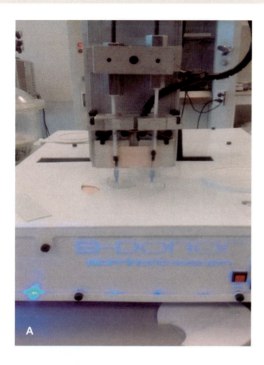

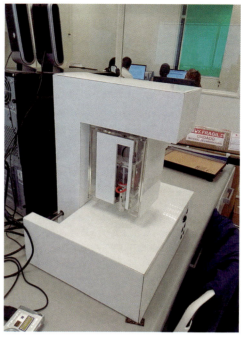

FIGURA 49.11 Terceira geração de bioimpressora 3D para pele.

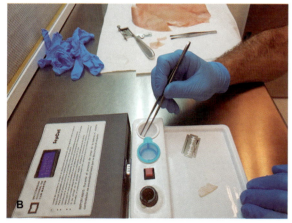

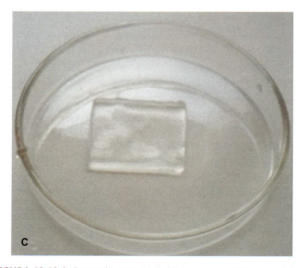

FIGURA 49.10 A. Segunda geração de bioimpressora 3D com dois braços, um para derme e outro para epiderme. **B.** SepCell, dispositivo para separar derme e epiderme. **C.** Lâmina de pele construída com as quatro linhagens celulares da epiderme. É transparente e permite monitorar a evolução da ferida.

Entre os diversos componentes da biotinta utilizados para a bioimpressão, estão os *scaffolds* sintéticos (*scaffold*: matriz dérmica da pele), os naturais e os de hidrogel.[2] Com relação às técnicas de impressão, existem as seguintes: jato de tinta de bioimpressão 3D, microextrusão de bioimpressão 3D, *laser* de bioimpressão 3D. A bioimpressão 3D de microextrusão é a mais utilizada em razão das vantagens que oferece à deposição de células e à resolução espacial.

Em suma, a bioimpressão 3D é de grande importância no campo da biomedicina e substituirá, em um futuro não muito distante, a cirurgia de transplante de órgãos, que requer doadores vivos ou mortos, equipes experientes de profissionais e toda a infraestrutura logística, administrativa e hospitalar necessária.

Referências bibliográficas

1. Bolgiani A. Impresión de piel en 3D: Un nuevo camino para la producción a medida de matrices de regeneración dérmica. Rev Arg Quemaduras. 2015;25(3):3-4.
2. Bishop ES, Mostafa S, Pakvasa M, et al. 3-D bioprinting technologies in tissue engineering and regenerative medicine: Current and future trends. Genes Dis. 2017;4(4):185-95.
3. Xia Z, Jin S, Ye K. Tissue and Organ 3D Bioprinting. SLAS Technol. 2018;23(4):301-14.
4. Lee V, Singh G, Trasatti JP, et al. Design and fabrication of human skin by three-dimensional bioprinting. Tissue Eng Part C Methods. 2014;20(6):473-84.
5. Chuan YL, Amish S, Pandya K. Fabrication of non-implant 3D printed skin, MATEC. Web of Conferences. 2018;152(6):02016.
6. Gragnani A, Morgan J, Ferreira L. Experimental model of cultured keratinocytes. Acta Cir Bras. 2003;18(spe):4-14.
7. Mironov V, Reis N, Derby B. Review: bioprinting: a beginning. Tissue Eng. 2006;12(4):631-4.

8. Gu Q, Hao J, Lu Y, Wang L, Wallace GG, Zhou Q. Three-dimensional bioprinting. Sci China Life Sci. 2015;58(5):411-9.
9. Leberfinger AN, Dinda S, Wu Y, et al. Bioprinting functional tissues. Acta Biomater. 2019;95:32-49.
10. Datta P, Barui A, Wu Y, Ozbolat V, Moncal KK, Ozbolat IT. Essential steps in bioprinting: From pre- to post-bioprinting. Biotechnol Adv. 2018;36(5):1481-504.
11. Randall MJ, Jüngel A, Rimann M, Wuertz-Kozak K. Advances in the Biofabrication of 3D Skin in vitro: Healthy and Pathological Models. Front Bioeng Biotechnol. 2018;6:154.
12. Hacioglu A, Yilmazer H, Ustundag CB. 3D printing for tissue engineering applications. Journal of Polytechnic. 2018;21:221-7.
13. Kačarević ŽP, Rider PM, Alkildani S et al. An Introduction to 3D Bioprinting: Possibilities, Challenges and Future Aspects. Materials (Basel). 2018;11(11):2199.
14. Boland T, Xu T, Damon B, Cui X. Application of inkjet printing to tissue engineering. Biotechnol J. 2006;1(9):910-7.
15. Sodupe-Ortega E, Sanz-Garcia A, Pernia-Espinoza A, Escobedo-Lucea C. Accurate Calibration in Multi-Material 3D Bioprinting for Tissue Engineering. Materials (Basel). 2018;11(8):1402.
16. Gao G, Cui X. Three-dimensional bioprinting in tissue engineering and regenerative medicine. Biotechnol Lett. 2016;38(2):203-11.
17. Derby B. Printing and prototyping of tissues and scaffolds. Science. 2012;338(6109):921-6.
18. Ali N, Hosseini M, Vainio S, Taïeb A, Cario-André M, Rezvani HR. Skin equivalents: skin from reconstructions as models to study skin development and diseases. Br J Dermatol. 2015;173(2):391-403.
19. Pourchet LJ, Thepot A, Albouy M, et al. Human Skin 3D Bioprinting Using Scaffold-Free Approach. Adv Healthc Mater. 2017;6(4).
20. Rider P, Kačarević ŽP, Alkildani S, Retnasingh S, Barbeck M. Bioprinting of tissue engineering scaffolds. J Tissue Eng. 2018;9:1-16.
21. Billiet T, Vandenhaute M, Schelfhout J, Van Vlierberghe S, Dubruel P. A review of trends and limitations in hydrogel-rapid prototyping for tissue engineering. Biomaterials. 2012;33(26):6020-41.
22. Bociaga D, Bartniak M, Grabarczyk J, Przybyszewska K. Sodium Alginate/Gelatine Hydrogels for Direct Bioprinting-The Effect of Composition Selection and Applied Solvents on the Bioink Properties. Materials (Basel). 2019;12(17):2669.
23. Leberfinger AN, Ravnic DJ, Dhawan A, Ozbolat IT. Concise Review: Bioprinting of Stem Cells for Transplantable Tissue Fabrication. Stem Cells Transl Med. 2017;6(10):1940-8.
24. Abedini F. Factors involved in tissue regeneration. J Regen Med. 2016;5:1.
25. Rodríguez Pabon D. Impresión 3D de piel. Rev. Arg. de Quemaduras. 2015;25(3):5-9.

50 Centro de Tratamento de Feridas

Paul J. Kim • Michael Siah • Lawrence L. Lavery • Karen Kowalske • Katherine Raspovic • Ron Hoxworth • Dane K. Wukich

O centro de feridas é o coração de qualquer programa abrangente de tratamento de feridas; ele serve como centro de atendimento ao paciente e local para abordagem colaborativa e multidisciplinar do tratamento de feridas. Existe uma grande variabilidade de recursos disponíveis para o centro de feridas, que dependem de fatores locais e regionais, incluindo sistemas de reembolso. No entanto, a presença ou a falta de elementos centrais pode prever a viabilidade a longo prazo do centro de feridas. Em última análise, a paixão e o comprometimento da equipe do centro de feridas, incluindo a equipe da recepção, assistentes/técnicos médicos, enfermeiros, provedores de prática avançada e médicos determinam seu sucesso. É importante lembrar que o sucesso de um centro de feridas não é determinado por sua lucratividade, mas pela melhoria da qualidade de vida da comunidade que atende.

Introdução

Há uma pandemia de feridas agudas e crônicas.[1-15] Há uma necessidade imediata de médicos e instalações qualificados para lidar com essa crise de saúde que está em rápida expansão. Programas abrangentes e multidisciplinares de tratamento de feridas cresceram em número e popularidade internacionalmente e demonstraram ser um método de baixo custo para lidar com essa epidemia.[16-24] Um programa de feridas abrangente inclui o centro de feridas, hospital para internação e serviços cirúrgicos (Figura 50.1). O centro de feridas pode ser a parte mais importante de qualquer programa de feridas.

Normalmente, um centro de feridas é um local que fica dentro ou adjacente a um hospital ou centro médico. Esse local é um canal para a triagem de pacientes de alto risco, em que se observam rotineiramente pacientes com feridas novas e estabelecidas, bem como acompanham-se pacientes no pós-operatório. O centro de feridas coordena efetivamente o atendimento ao paciente e serve como um centro de comunicação entre a administração do hospital, a equipe de tratamento de feridas e os médicos para coordenar efetivamente o atendimento ao paciente. A declaração de missão do centro de feridas deve sempre se concentrar em três princípios fundamentais: segurança, qualidade e eficiência. O centro de feridas serve como um canal para a execução eficaz desses princípios.

As feridas de menor gravidade, em geral, podem ser tratadas fora de um centro de feridas (p. ex., em clínicas ou consultórios privados). Feridas crônicas ou complexas, frequentemente

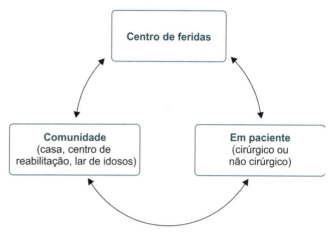

FIGURA 50.1 Fluxo comum de um paciente com ferida. Observe a direção bidirecional das setas em virtude do curso natural da ferida, que pode exigir hospitalização, cirurgia e acompanhamento ambulatorial rigoroso.

encontradas em pacientes comprometidos, são atendidas melhor em um centro de feridas mais abrangente. O centro de feridas conta com o pessoal e os recursos necessários para administrar com eficácia esses problemas.

É importante observar que a maioria das feridas crônicas é encontrada nas extremidades inferiores. Este capítulo se concentrará principalmente nessa população de pacientes e fornecerá recomendações gerais e informações que podem ser aplicadas universalmente. Reconhecemos que há grande variabilidade de recursos, estruturas de reembolso, regulamentações e dados demográficos dos pacientes de um estabelecimento para outro, de uma região para outra e de um país para outro. Os autores também têm publicações anteriores discutindo o desenvolvimento de programas de feridas que o leitor poderá achar úteis.[25,26]

Recursos não relacionados à equipe de trabalho do centro de feridas

Os recursos variam entre hospitais e centros médicos. Consequentemente, existem circunstâncias únicas que determinam o tipo e o número de recursos disponíveis. No entanto, existem alguns recursos básicos essenciais para o sucesso de um centro de feridas. Se o centro de feridas estiver ligado a um hospital, talvez o elemento mais importante seja o apoio e o compromisso da administração do hospital. A administração deve apoiar esse esforço e disponibilizar espaço, pessoal e outros serviços de apoio com investimento contínuo nesses recursos. Sem essa ajuda, o centro de feridas não pode ser iniciado ou crescer. Se houver necessidade reprimida ou uma ampla consciência do centro de feridas, a administração do hospital provavelmente apoiará esse esforço desde o início. No entanto, se se tratar de um programa novo e a conscientização for baixa, a administração do hospital deve estar disposta a se comprometer a longo prazo, com a expectativa de que pode demorar muitos anos para receber o retorno do investimento inicial.

A estrutura de reembolso financeiro, ou o custo para o sistema de saúde, costuma ser o fator determinante para a sustentabilidade de um centro de feridas. O cuidado de feridas representa uma carga financeira significativa em todo o mundo, independentemente do sistema de saúde em vigor. Nos EUA, por exemplo, esse encargo financeiro chega a 100 bilhões de dólares/ano.[27-45] O uso eficiente de recursos, o estabelecimento de processos fluidos, o número correto e a diversidade de funcionários podem tornar esse empreendimento lucrativo e resultar em economia de custos para o sistema hospitalar e de saúde.[46-49] O sistema de saúde dos EUA está se transformando de reembolso baseado em volume para reembolso baseado em valor, o chamado modelo de "pagamento por desempenho". Como resultado, os centros de tratamento de feridas serão obrigados a fornecer atendimento de alta qualidade ao mesmo tempo que são responsáveis do ponto de vista fiscal. Embora haja grande variação de país para país e de região para região, é importante aceitar o fato de que a maioria dos centros de feridas não será uma fonte significativa de ganho financeiro para a instituição patrocinadora. O objetivo financeiro para o centro de feridas é ser neutro em termos de orçamento. Qualquer ganho financeiro será obtido por receitas do tipo *downstream* por meio do uso de serviços auxiliares, consultas, serviços relacionados com hospitalizações e serviços cirúrgicos. É importante registrar e rastrear essas informações financeiras também e não apenas a atividade que ocorre dentro das paredes do centro de feridas (p. ex., o volume de visitas do paciente). Em última análise, o argumento mais importante para a criação e sustentabilidade de um centro de feridas são os serviços exclusivos que ele fornece à comunidade que atende. Um centro de feridas bem-sucedido terá um impacto profundamente positivo, muito além dos limites de sua estrutura física.

Os centros de feridas podem ser independentes ou anexados a hospitais, e há vantagens e desvantagens em ambas as abordagens (Tabela 50.1). A maior vantagem de um centro de feridas instalado em um hospital é o acesso direto a serviços auxiliares (laboratório, microbiologia, imagem etc.). Além disso, as transferências para admissão e consulta com outras especialidades e serviços médicos são mais eficientes. Os médicos também podem achar um centro de feridas instalado em hospital mais fácil para conduzir um paciente do

TABELA 50.1 Vantagens e desvantagens de um centro de feridas independente e hospitalar.

	Vantagens	Desvantagens
Clínica independente	Localizada nas comunidades onde vivem os pacientes Acesso mais fácil ao edifício Ambiente menos intimidador	Nem sempre faz parte de um hospital ou sistema integrado de saúde; portanto, o acesso a uma variedade de recursos é limitado
Clínica hospitalar	Acesso a um número mais diversificado de especialistas Transferência mais fácil para admissão hospitalar e cirurgia Serviços auxiliares prontamente disponíveis (laboratório, imagem etc.) Maior probabilidade de acessar terapias inovadoras	Acesso mais difícil ao edifício Ambiente intimidador

ambulatório, um paciente internado para a sala de cirurgia. A maior desvantagem é o ambiente hospitalar intimidador do ponto de vista do paciente. Outro impacto muitas vezes não reconhecido das instalações em hospitais nos EUA são os custos altos por ser uma "instalação em hospital".

Existem fatores importantes a serem considerados em relação às salas de tratamento instaladas no centro de feridas. Se houver espaço disponível, deve ser reservada uma sala para pacientes que precisam de isolamento em virtude de bactérias resistentes a medicamentos ou outras doenças transmissíveis. Deve-se tentar limitar a exposição e contaminação cruzada para a população geral com feridas. Além disso, o acesso à sala de tratamento pode ser uma grande preocupação por causa dos problemas de mobilidade de pacientes com feridas crônicas. Os pacientes podem ter membro(s) inferior(es) amputado(s), podem usar dispositivos auxiliares (muletas, bengalas) ou podem estar confinados a uma cadeira de rodas. Assim, o ideal é instalar o centro de feridas no piso térreo. Além disso, a entrada para as salas de tratamento deve ser larga o suficiente para acomodar o acesso. Alguns pacientes, especialmente aqueles atendidos em enfermarias especializadas, serão transferidos em macas. A cadeira/cama de tratamento na sala de tratamento também é importante, e o conforto do paciente e do médico deve ser considerado. Idealmente, as salas de tratamento contam com cadeiras/camas de tratamento elétricas que podem ser levantadas/abaixadas, mantendo as costas na posição vertical/horizontal. Isso permite que o médico coloque o paciente em uma posição de fácil acesso à ferida enquanto este está em uma posição confortável.

Existem materiais e instrumentos essenciais que permitem o cuidado adequado do paciente com ferida. O tratamento de feridas é repleto de muitos medicamentos, dispositivos, produtos biológicos e materiais de curativo diferentes e está além do escopo deste capítulo discutir cada um deles em detalhes. É importante reconhecer os produtos essenciais que ajudam a facilitar a cicatrização de feridas que devem estar disponíveis no centro de feridas (Tabela 50.2). Os materiais devem sempre incluir instrumentos cortantes, como bisturis, tesouras e curetas para fins de desbridamento. Itens básicos como réguas e sondas devem estar disponíveis para documentar o tamanho e a profundidade da ferida. Se houver disponibilidade de bens duráveis, botas/calçados de cicatrização, gesso ou materiais de fibra de vidro, estes geralmente são úteis para o tratamento de feridas nas extremidades inferiores. Ferramentas de diagnóstico úteis incluem *dopplers* audíveis portáteis para avaliar a perfusão e monofilamento para avaliar o grau de neuropatia periférica. Deverá estar disponível alguma forma de fotografia, preferencialmente digital, que permita o *upload* no prontuário médico.

Recursos humanos relacionados à equipe de trabalho do centro de feridas

Médicos

A disponibilidade de médicos qualificados com experiência em cuidado de feridas em geral é o fator determinante para o sucesso ou fracasso de um centro de feridas. O fundamental para isso é identificar um líder/diretor de equipe que tenha paixão, compromisso e experiência no tratamento de feridas que possa liderar e coordenar as atividades do centro de feridas. Cada membro da equipe é de vital importância para a sustentabilidade do programa de feridas, e isso inclui pessoal da recepção, assistentes médicos e equipe de enfermagem. Em alguns países, os provedores de prática avançada (APP), assistentes médicos e profissionais de enfermagem desempenham um papel fundamental (Figura 50.2). A especialidade específica de um membro da equipe é menos importante porque cada um traz as próprias experiências, o treinamento e a educação únicos. É benéfico ter uma combinação de serviços cirúrgicos e não cirúrgicos que representam diferentes conjuntos de habilidades e diversidade de pensamento. Esse conglomerado de habilidades e conhecimento é o que cria um programa de feridas bem-sucedido. É importante reconhecer que uma única especialidade isolada não é capaz de fornecer assistência integral ao paciente com ferida. A especificidade de pacientes individuais proíbe a implementação total da abordagem multidisciplinar. A rápida transferência ou consulta a um médico mais qualificado dentro do centro de feridas proporciona cuidados mais eficientes e de alta qualidade.

Equipe clínica

Conforme descrito anteriormente, cada membro da equipe desempenha um papel importante durante uma típica visita clínica a um centro de feridas, e a experiência do paciente é

TABELA 50.2 Principais materiais necessários em um centro de feridas.

	Item	Justificativa	Exemplos
Curativos	Camada de contato	Não aderente para redução da dor com trocas de curativos	À base de petrolato ou sem petrolato
	Camada de barreira	Prevenção da maceração da pele circundante	Hidrocoloides
	Camada externa	Absorvente para controle de exsudatos e odores	Alginatos
	Camada de compressão	Controle de edema	Bandagens multicamadas pré-embaladas
			Bandagens elásticas, *stockinette*.
Medicamentos tópicos	Antimicrobianos	Reduzir ou eliminar a colonização/carga microbiana	Formulações impregnadas com iodo Cremes, géis antibióticos
	Cicatrizantes	Estimulação da cicatrização de feridas e conversão de uma ferida de um estado crônico para um estado agudo	Pomadas impregnadas de proteínas ou células de aplicação tópica
Soluções de limpeza	Antimicrobianos	Lavagem de tecido inviável frouxamente aderido, contaminantes ambientais e patógenos	Solução salina normal, antissépticos, incluindo ácido acético, hipoclorito de sódio diluídos
Enxertos	Enxertos sintéticos ou derivados de humanos ou animais	Estimular a cicatrização de feridas, facilitar a epitelização	Produtos impregnados de células ou proteínas que incluem matrizes de colágeno
Dispositivos de cicatrização	Moldes	Imobilização e/ou cicatrização	Moldes de contato total ou moldes clássicos em gesso ou fibra de vidro. Produtos de contato total pré-embalados
	Dispositivos removíveis	Imobilização e/ou cicatrização com facilidade de acesso à ferida	Botas, calçados, talas
Outros	Terapia de pressão negativa para feridas	Estimulação da cicatrização de feridas por meio da aplicação de pressão negativa aplicada topicamente	Funcionamento mecânico ou elétrico

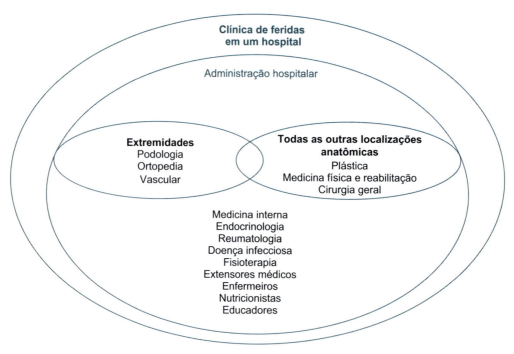

FIGURA 50.2 Natureza multidisciplinar/multidimensional do paciente com ferida, conforme refletido pelos muitos indivíduos envolvidos em seu cuidado dentro de um centro de feridas em um hospital.

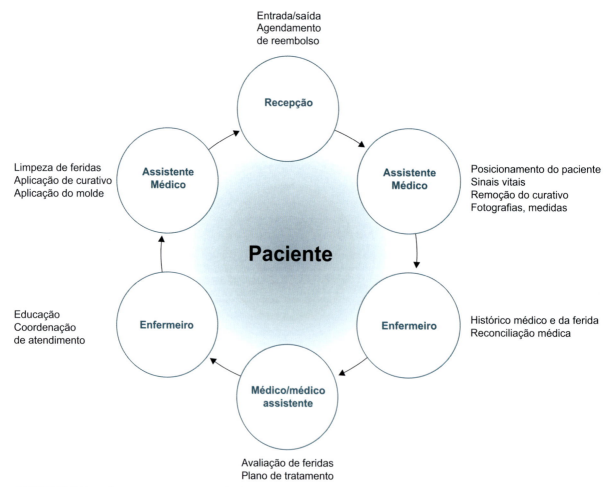

FIGURA 50.3 Fluxo de pacientes e as responsabilidades dos membros da equipe de tratamento de feridas durante a visita clínica.

determinada pela interação com cada membro da equipe (Figura 50.3). Isso começa com a equipe no momento do *check-in* e termina com o(s) mesmo(s) indivíduo(s). Assistentes médicos/técnicos médicos desempenham um papel importante na continuidade dos cuidados no centro de feridas. Eles dão suporte aos médicos e enfermeiros, por agilizarem a admissão e o tratamento de feridas. Os médicos podem ditar planos de tratamento, mas enfermeiros e APP são frequentemente responsáveis por sua implementação. Em alguns centros de feridas, os APP têm contato mais frequente com o paciente do que os médicos e proporcionam coordenação e continuidade vital do cuidado.

Prática baseada em evidências

Tal como acontece com o tratamento de qualquer doença, é importante a utilização de práticas baseadas em evidências. A literatura na área do tratamento de feridas está repleta de estudos de caso, pequenas séries de casos e pequenos estudos retrospectivos não comparativos. Há uma escassez de estudos comparativos prospectivos robustos para orientar o tratamento. Muitos estudos prospectivos, randomizados e controlados foram financiados pela indústria, muitas vezes introduzido o potencial viés no resultado. Além disso, os critérios de elegibilidade são altamente restritivos e frequentemente os pacientes não representam pacientes do "mundo real". Não há consenso para uma diretriz/via clínica única (algoritmo) para o cuidado de feridas, embora muitas tenham sido propostas e estejam sendo constantemente modificadas com base em novas evidências.[50-62] Além disso, há uma forte dependência de drogas, produtos biológicos e dispositivos no tratamento de feridas. Por exemplo, existem inúmeras opções de curativos sem evidências claras de que qualquer material específico seja superior a outro.[63-68] Frequentemente, a falha na cicatrização da ferida é atribuída ao medicamento, biológico ou dispositivo. Embora essas opções de tratamento possam potencializar a cicatrização de feridas, em última análise, é a resposta oportuna e adequada do médico às necessidades do paciente e de sua ferida que se traduz em uma cura bem-sucedida. Conforme apresentado anteriormente neste capítulo, cada centro de feridas deve desenvolver um registro baseado em resultados para documentar o cuidado de alto valor que é fornecido.

Existe um mal-entendido generalizado em relação ao objetivo principal de um centro de feridas. Embora a taxa de cicatrização de feridas, a proporção de feridas cicatrizadas, a mudança de amputações maiores para menores, e a prevenção de amputação sejam indicadores importantes do sucesso de um programa de feridas, eles não são os indicadores mais importantes. É fundamental reconhecer que, da perspectiva do paciente, sua qualidade de vida é primordial. Tem havido tentativas de medir, monitorar e relatar a qualidade de vida na população com feridas crônicas.[69-81] Entretanto, na prática clínica diária, o objetivo de manter ou melhorar a qualidade de vida de um paciente não tem sido amplamente adotado. É necessário um esforço concentrado para publicar dados que incluam medidas de resultados relatados pelo paciente (PROM). Há uma variedade de PROM disponíveis, inclusive o *Short Form-36* (SF-36), EuroQol-5D (EQ-5D) e outros. Existem também PROM específicos da doença (específicos para feridas), como o Wound-Qol e o *Cardiff Wound Impact Schedule* (CWIS) (Questionário de Cardiff de Impacto da Ferida). Os resultados dessas medidas podem ser utilizados para orientar planos de tratamento, bem como ser utilizados como uma medida objetiva para o sucesso de um programa de feridas. Além disso, da perspectiva dos recursos de saúde, uma análise real de custo-efetividade pode, então, ser realizada a partir da obtenção de PROM.

Comunicação

A comunicação entre membros de um centro de feridas é o componente mais importante para o seu sucesso, muitas vezes realizada de maneira insatisfatória. A comunicação envolve

TABELA 50.3 Tipos de comunicação, frequência, objetivos e membros no centro de feridas.

	Frequência	Objetivo	Membros presentes
Desbridamento diário	Diariamente	Necessidades imediatas do paciente ou quaisquer outros problemas de natureza urgente Expectativas e melhoras diárias	Todos os membros
Reunião de lideranças	Semanalmente	Abordar questões de processos e eficiência Questões de pessoal e administrativas	Médicos, gestores de feridas
Reunião de equipe	Semanalmente	Questões de segurança do paciente Discussão de pacientes com feridas desafiadoras Treinamento e educação da equipe em novas técnicas, novas terapias, bem como refinamento de procedimentos estabelecidos	Todos os membros
Reunião de médicos	Mensalmente	Conferência de morbidade e mortalidade	Médicos, médicos assistentes

um contato diário mais informal, bem como reuniões semanais e mensais mais formais (Tabela 50.3). O termo "abordagem multidisciplinar" frequentemente é citado e mal interpretado. Passar de meio a 1 dia por semana no centro de feridas não torna essa abordagem multidisciplinar. Esses indivíduos geralmente têm outros consultórios e interesses fora do centro de feridas durante o restante da semana. O desafio desse modelo é a falta de continuidade do tratamento e transferências indevidas. Nesse modelo, as informações em relação a um paciente costumam ser repassadas pelos enfermeiros ou pela equipe da recepção. Há uma grande probabilidade de que informações críticas sejam perdidas ou mal interpretadas nesse cenário. O modelo ideal envolve ter os médicos dedicados unicamente às atividades do programa de feridas. Inicialmente, pode não ser financeiramente viável para o médico individual dedicar totalmente seu tempo ao programa de feridas, mas com o crescimento deste, torna-se mais viável. Há um claro benefício na proximidade física dos médicos que coabitando o centro de feridas e trabalham para uma mesma organização. A proximidade física dos profissionais permite a interação diária e leva à construção de confiança em um nível mais alto de cuidado para o paciente. A comunicação é mais fácil se todos os membros da equipe trabalharem sob um único "guarda-chuva" de um hospital ou sistema de saúde (p. ex., um programa de registro médico único e sistema de *pager*/comunicação). Uma cultura compartilhada permite uma comunicação melhor e mais eficiente.

Considerações finais

Conforme descrito, o sucesso de um centro de feridas é multifatorial e depende dos indivíduos que compõem a equipe de feridas. Como acontece com qualquer organização, os indivíduos que compõem a equipe de tratamento de feridas representam o maior recurso humano em virtude de sua dedicação ao cuidado do paciente. A falta de recursos materiais é frequentemente atribuída à falta de viabilidade a longo prazo de um centro de feridas. No entanto, essas fragilidades devem ser vistas como oportunidades, e, com a prestação de cuidados de alta qualidade, esses obstáculos podem ser superados. A mentalidade deve ser transformar pontos fracos em pontos fortes. Inicialmente, deve-se esperar um crescimento lento de um centro de feridas, e a equipe e a administração não devem ser desencorajadas. O melhor modelo de *marketing* será seus pacientes, e, ao fornecer um atendimento excepcional, o centro de feridas será capaz de adicionar mais membros à equipe, equipe auxiliar e expandir seu espaço físico (Tabela 50.4). Há uma necessidade clara para o serviço de tratamento de feridas e, com persistência e compromisso inabalável, um programa de feridas robusto e sustentável pode fornecer um valor enorme para os pacientes na comunidade.

TABELA 50.4 Elementos críticos, desejados ou ideais da clínica de feridas.

	Essencial	Desejado	Ideal

Médicos	Um a dois médicos dedicados ao centro de feridas
	Membros médicos: cirurgião e não cirurgião de qualquer especialidade
		A maioria dos médicos dedicados ao centro de feridas
		Membros médicos:
		  Cirurgião e não cirurgião com especialidades que incluam cirurgia vascular, cirurgia ortopédica/podiátrica, cirurgia plástica
			Todos os médicos dedicados ao centro de feridas
			Membros médicos:
			  Cirurgião e não cirurgião com especialidades que incluam cirurgia vascular, cirurgia podiátrica/ortopédica, cirurgia geral, reumatologia, medicina física e de reabilitação

Equipe clínica	Equipe central dedicada ao centro de feridas Membros da equipe clínica: gerente de enfermagem de feridas	Maioria da equipe dedicada ao centro de feridas Membros da equipe clínica: gerente de enfermagem de feridas, assistentes médicos	Toda a equipe dedicada ao centro de feridas Membros da equipe clínica: gerente de enfermagem de feridas, assistentes médicos, fisioterapeuta, nutricionista, pedortista
Instituição	Espaço clínico compartilhado	Espaço clínico dedicado	Espaço clínico dedicado com cadeiras e equipamentos especializados Investimento a longo prazo no centro de feridas Acesso direto para a admissão do paciente Pronto acesso às salas de cirurgia Andar (ala) de internação dedicado apenas a pacientes com feridas
Outros recursos		Estudantes de medicina e residentes	Estudantes de medicina, residentes e bolsistas Infraestrutura de pesquisa clínica

Referências bibliográficas

1. Iwase M, Fujii H, Nakamura U, et al. Incidence of diabetic foot ulcer in Japanese patients with type 2 diabetes mellitus: the Fukuoka diabetes registry. Diabetes Res Clin Pract. 2018;137:183-9.
2. Weng JP, Bi Y. Epidemiological status of chronic diabetic complications in China. Chin Med J (Engl). 2015;128(24):3267-9.
3. Salvotelli L, Stoico V, Perrone F, et al. Prevalence of neuropathy in type 2 diabetic patients and its association with other diabetes complications: the Verona Diabetic Foot Screening Program. J Diabetes Complications. 2015;29(8):1066-70.
4. Alonso-Morán E, Orueta JF, Esteban JIF, et al. The prevalence of diabetes-related complications and multimorbidity in the population with type 2 diabetes mellitus in the Basque Country. BMC Public Health. 2014;14:1059.
5. Rondas AA, Schols JM, Stobberingh EE, Halfens RJ. Prevalence of chronic wounds and structural quality indicators of chronic wound care in Dutch nursing homes. Int Wound J. 2015;12(6):630-5.
6. Liu Z, Fu C, Wang W, Xu B. Prevalence of chronic complications of type 2 diabetes mellitus in outpatients – a cross-sectional hospital based survey in urban China. Health Qual Life Outcomes. 2010;8:62.
7. Flattau A, Gordon H, Vinces G, Ennis WJ, Minniti CP. Use of a National Electronic Health Record Network to Describe Characteristics and Healing Patterns of Sickle Cell Ulcers. Adv Wound Care (New Rochelle). 2018;7(8):276-82.
8. Araújo IC, Yoshida WB, Abbade LP, Deffune E. The pernicious cycle of VLUs in Brazil: epidemiology, pathogeny and auxiliary healing methods. J Wound Care. 2013;22(4):186-8, 190, 192-3.
9. Tariq G, Hamed J, George B, Cruz S, Jose J. Pressure ulcer prevalence and prevention rates in Abu Dhabi: an update. J Wound Care. 2019;28(Sup4):S4-S11.
10. Biçer EK, Güçlüel Y, Türker M, et al. Pressure ulcer prevalence, incidence, risk, clinical features, and outcomes among patients in a Turkish Hospital: A Cross-sectional, Retrospective Study. Wound Manag Prev. 2019;65(2):20-8.
11. Berenguer Pérez M, López-Casanova P, Sarabia Lavín R, González de la Torre H, Verdú-Soriano J. Epidemiology of venous leg ulcers in primary health care: Incidence and prevalence in a health centre – A time series study (2010-2014). Int Wound J. 2019;16(1):256-65.
12. Nakashima S, Yamanashi H, Komiya S, Tanaka K, Maeda T. Prevalence of pressure injuries in Japanese older people: A population-based cross-sectional study. PLoS One. 2018;13(6):e0198073.
13. Sardo PMG, Guedes JAD, Alvarelhão JJM, Machado PAP, Melo EMOP. Pressure ulcer incidence and Braden subscales: Retrospective cohort analysis in general wards of a Portuguese hospital. J Tissue Viability. 2018;27(2):95-100.
14. Barrois B, Colina D, Allaert FA. Prevalence, characteristics and risk factors of pressure ulcers in public and private hospitals care units and nursing homes in France. Hosp Pract (1995). 2018;46:30-6.
15. Zhou Q, Yu T, Liu Y, et al. The prevalence and specific characteristics of hospitalised pressure ulcer patients: A multicentre cross-sectional study. J Clin Nurs. 2018;27(3-4):694-704.
16. Apelqvist J, Ragnarson-Tennvall G, Persson U, Larsson J. Diabetic foot ulcers in a multidisciplinary setting. An economic analysis of primary healing and healing with amputation. J Intern Med. 1994;235(5):463-71.
17. Vu T, Harris A, Duncan G, Sussman G. Cost-effectiveness of multidisciplinary wound care in nursing homes: a pseudo-randomized pragmatic cluster trial. Fam Pract. 2007;24(4):372-9.
18. Hunt NA, Liu GT, Lavery LA. The economics of limb salvage in diabetes. Plast Reconstr Surg. 2011;127(Suppl 1):289S-295S.
19. Joret MO, Osman K, Dean A, Cao C, van der Werf B, Bhamidipaty V. Multidisciplinary clinics reduce treatment costs and improve patient outcomes in diabetic foot disease. J Vasc Surg. 2019;70(3):806-14.
20. Rinkel WD, Luite J, van Dongen J, et al. In-hospital costs of diabetic foot disease treated by a multidisciplinary foot team. Diabetes Res Clin Pract. 2017;132:68-78.
21. Cheng Q, Lazzarini PA, Gibb M, et al. A cost-effectiveness analysis of optimal care for diabetic foot ulcers in Australia. Int Wound J. 2017;14(4):616-28.
22. Hicks CW, Canner JK, Karagozlu H, et al. The Society for Vascular Surgery Wound, Ischemia, and foot Infection (WIfI) classification system correlates with cost of care for diabetic foot ulcers treated in a multidisciplinary setting. J Vasc Surg. 2018;67(5):1455-62.
23. Fife CE CM, Walker D, Thomson B. Wound care outcomes and associated cost among patients treated in US outpatient wound centers: data from the US wound registry. Wounds. 2012;24:10-7.
24. Hartmann B, Fottner C, Herrmann K, Limbourg T, Weber MM, Beckh K. Interdisciplinary treatment of diabetic foot wounds in the elderly: Low risk of amputations and mortality and good chance of being mobile with good quality of life. Diab Vasc Dis Res. 2017;14:55-8.
25. Kim PJ, Evans KK, Steinberg JS, Pollard ME, Attinger CE. Critical elements to building an effective wound care center. J Vasc Surg. 2013;57(6):1703-9.
26. Kim PJ, Attinger CE, Steinberg JS, et al. Building a multidisciplinary hospital-based wound center: nuts and bolts. Plast Reconstr Surg. 2016;138(3S):241S-247S.
27. Hunt NA, Liu GT, Lavery LA. The economics of limb salvage in diabetes. Plast Reconstr Surg. 2011;127(Suppl 1):289S-95S.
28. Ragnarson Tennvall G, Apelqvist J. Health-economic consequences of diabetic foot lesions. Clin Infect Dis. 2004;39(Suppl 2):S132-9.
29. Cavanagh P, Attinger C, Abbas Z, Bal A, Rojas N, Xu ZR. Cost of treating diabetic foot ulcers in five different countries. Diabetes Metab Res Rev. 2012;28(Suppl 1):107-11.
30. Rice JB, Desai U, Cummings AK, Birnbaum HG, Skornicki M, Parsons NB. Burden of diabetic foot ulcers for medicare and private insurers. Diabetes Care. 2014;37(3):651-8.
31. Hicks CW, Selvarajah S, Mathioudakis N, et al. Burden of Infected Diabetic Foot Ulcers on Hospital Admissions and Costs. Ann Vasc Surg. 2016;33:149-58.
32. Geraghty T, LaPorta G. Current health and economic burden of chronic diabetic osteomyelitis. Expert Rev Pharmacoecon Outcomes Res. 2019;19(3):279-86.
33. Zarei E, Madarshahian E, Nikkhah A, Khodakarim S. Incidence of pressure ulcers in intensive care units and direct costs of treatment: Evidence from Iran. J Tissue Viability. 2019;28(2):70-4.
34. Sen CK. Human wounds and its burden: an updated compendium of estimates. Adv Wound Care (New Rochelle). 2019;8(2):39-48.
35. Labovitz JM, Shofler DW, Ragothaman KK. The impact of comorbidities on inpatient Charcot neuroarthropathy cost and utilization. J Diabetes Complications. 2016;30(4):710-5.
36. Lal BK. Venous ulcers of the lower extremity: Definition, epidemiology, and economic and social burdens. Semin Vasc Surg. 2015;28:3-5.
37. Kähm K, Laxy M, Schneider U, Rogowski WH, Lhachimi SK, Holle R. Health care costs associated with incident complications in patients with type 2 diabetes in Germany. Diabetes Care. 2018;41(5):971-978.
38. Padula WV, Delarmente BA. The national cost of hospital-acquired pressure injuries in the United States. Int Wound J. 2019;16(3):634-40.

39. Toscano CM, Sugita TH, Rosa MQM, Pedrosa HC, Rosa RDS, Bahia LR. Annual direct medical costs of diabetic foot disease in Brazil: a cost of illness study. Int J Environ Res Public Health. 2018;15(1):pii:E89.
40. Dreyfus J, Gayle J, Trueman P, Delhougne G, Siddiqui A. Assessment of risk factors associated with hospital-acquired pressure injuries and impact on health care utilization and cost outcomes in US hospitals. Am J Med Qual. 2018;33(4):348-58.
41. Guest JF, Fuller GW, Vowden P. Diabetic foot ulcer management in clinical practice in the UK: costs and outcomes. Int Wound J. 2018;15:43-52.
42. Wu H, Eggleston KN, Zhong J, et al. How do type 2 diabetes mellitus (T2DM) – related complications and socioeconomic factors impact direct medical costs? A cross-sectional study in rural Southeast China. BMJ Open. 2018;8(11):e020647.
43. Elrayah-Eliadarous HA, Östenson CG, Eltom M, Johansson P, Sparring V, Wahlström R. Economic and social impact of diabetes mellitus in a low-income country: a case-control study in Sudan. J Diabetes. 2017;9(12):1082-90.
44. Park SY, Rhee Sy, Chon S, et al. KNDP study investigators. Effects of foot complications in patients with Type 2 diabetes mellitus on public healthcare: an analysis based on the Korea National Diabetes Program Cohort. J Diabetes Complications. 2017;31(2):375-80.
45. Sen CK, Gordillo GM, Roy S, et al. Human skin wounds: a major and snowballing threat to public health and the economy. Wound Repair Regen. 2009;17(6):763-71.
46. Faglia E, Favales F, Aldeghi A, et al. Change in major amputation rate in a center dedicated to diabetic foot care during the 1980 s: prognostic determinants for major amputation. J Diabetes Complications. 1998;12(2):96-102.
47. Chiu CC, Huang Cl, Weng SF, Sun LM, Chang YL, Tsai FC. A multidisciplinary diabetic foot ulcer treatment programme significantly improved the outcome in patients with infected diabetic foot ulcers. J Plast Reconstr Aesthet Surg. 2011;64(7):867-72.
48. Alexandrescu V, Hubermont G, Coessens V, et al. Why a multidisciplinary team may represent a key factor for lowering the inferior limb loss rate in diabetic neuro-ischaemic wounds: application in a departmental institution. Acta Chir Belg. 2009;109(6):694-700.
49. Ramanan B, Ahmed A, Wu B, et al. Determinants of midterm functional outcomes, wound healing, and resources used in a hospital-based limb preservation program. J Vasc Surg. 2017;66(6):1765-74.
50. Ghanbari A, Rahmatpour P, Jafaraghaee F, Kazemnejad E, Khalili M. Quality assessment of diabetic foot ulcer clinical practice guidelines. J Evid Based Med. 2018;11(3):200-7.
51. Diabetes Canada Clinical Practice Guidelines Expert Committee, Embil JM, Albalawi Z, Bowering K, Trepman E. Foot Care. Can J Diabetes. 2018;42(Suppl 1):S222-S227.
52. Gupta S, Andersen C, Black J, et al. Management of Chronic Wounds: Diagnosis, Preparation, Treatment, and Follow-up. Wounds. 2017;29(9):S19-S36.
53. Rumbo-Prieto JM, Romero-Martín M, Bellido-Guerrero D, Arantón-Areosa L, Raña-Lama CD, Palomar-Llatas F. Assessment of evidence and quality of clinical practice guidelines on deterioration of skin integrity: ulcers and chronic wounds. An Sist Sanit Navar. 2016;39(3):405-15.
54. Formosa C, Gatt A, Chockalingam N. A Critical Evaluation of Existing Diabetic Foot Screening Guidelines. Rev Diabet Stud. 2016;13(2-3):158-86.
55. Hingorani A, LaMuraglia GM, Henke P, et al. The management of diabetic foot: A clinical practice guideline by the Society for Vascular Surgery in collaboration with the American Podiatric Medical Association and the Society for Vascular Medicine. J Vasc Surg. 2016;63(2 Suppl):3S-21S.
56. Lavery LA, Davis KE, Berriman SJ, et al. WHS guidelines update: Diabetic foot ulcer treatment guidelines. Wound Repair Regen. 2016;24:112-26.
57. Lurie F, Lal BK, Antignani PL, et al. Compression therapy after invasive treatment of superficial veins of the lower extremities: Clinical practice guidelines of the American Venous Forum, Society for Vascular Surgery, American College of Phlebology, Society for Vascular Medicine, and International Union of Phlebology. J Vasc Surg Venous Lymphat Disord. 2019;7:17-28.
58. Tan MKH, Luo R, Onida S, Maccatrozzo S, Davies AH. Venous Leg Ulcer Clinical Practice Guidelines: What is AGREEd? Eur J Vasc Endovasc Surg. 2019;57:121-9.
59. Rumbo-Prieto JM, Arantón-Areosa L, Palomar-Llatas F, Romero-Martín M. Quality of clinical practice guidelines of lower extremity venous ulcers. Enferm Clin. 2018;28:49-56.
60. Ito T, Kukino R, Takahara M, et al. Wound/Burn Guidelines Committee. The wound/burn guidelines – 5: Guidelines for the management of lower leg ulcers/varicose veins. J Dermatol. 2016;43(8):853-68.
61. Haesler E, Kottner J, Cuddigan J; 2014 International Guideline Development Group. The 2014 International Pressure Ulcer Guideline: methods and development. J Adv Nurs. 2017;73(6):1515-30.
62. Gould L, Stuntz M, Giovannelli M, et al. Wound Healing Society 2015 update on guidelines for pressure ulcers. Wound Repair Regen. 2016;24:145-62.
63. Saco M, Howe N, Nathoo R, Cherpelis B. Comparing the efficacies of alginate, foam, hydrocolloid, hydrofiber, and hydrogel dressings in the management of diabetic foot ulcers and venous leg ulcers: a systematic review and meta-analysis examining how to dress for success. Dermatol Online J. 2016;22(8):13030/qt7ph5v17z.
64. Wu L, Norman G, Dumville JC, O'Meara S, Bell-Syer SE. Dressings for treating foot ulcers in people with diabetes: an overview of systematic reviews. Cochrane Database Syst Rev. 2015;(7):CD010471.
65. Pott FS, Meier MJ, Stocco JG, Crozeta K, Ribas JD. The effectiveness of hydrocolloid dressings *versus* other dressings in the healing of pressure ulcers in adults and older adults: a systematic review and meta-analysis. Rev Lat Am Enfermagem. 2014;22(3):511-20.
66. Dumville JC, O'Meara S, Deshpande S, Speak K. Alginate dressings for healing diabetic foot ulcers. Cochrane Database Syst Rev. 2013;(6):CD009110.
67. O'Meara S, Martyn-St James M. Alginate dressings for venous leg ulcers. Cochrane Database Syst Rev. 2013;(4):CD010182.
68. Walter CJ, Dumville JC, Sharp CA, Page T. Systematic review and meta-analysis of wound dressings in the prevention of surgical-site infections in surgical wounds healing by primary intention. Br J Surg. 2012;99(9):1185-94.
69. Tzeravini E, Tentolouris A, Tentolouris N, Jude EB. Advancements in improving health-related quality of life in patients living with diabetic foot ulcers. Expert Rev Endocrinol Metab. 2018;13(6):307-16.
70. Palomo-López P, Losa-Iglesias ME, Becerro-de-Bengoa-Vallejo R, et al. Specific foot health-related quality-of-life impairment in patients with type II *versus* type I diabetes. Int Wound J. 2019;16:47-51.
71. Sothornwit J, Srisawasdi G, Suwannakin A, Sriwijitkamol A. Decreased health-related quality of life in patients with diabetic foot problems. Diabetes Metab Syndr Obes. 2018;11:35-43.
72. Wukich DK, Raspovic KM. Assessing Health-Related Quality of Life in Patients With Diabetic Foot Disease: Why Is It Important and How Can We Improve? The 2017 Roger E. Pecoraro Award Lecture. Diabetes Care. 2018;41(3):391-7.
73. Augustin M, Montero EC, Zander N, et al. Validity and feasibility of the wound-QoL questionnaire on health-related quality of life in chronic wounds. Wound Repair Regen. 2017;25(5):852-7.
74. de Fátima Rodrigues dos Santos K, da Silva PR, Ferreira VT, et al. Quality of life of people with chronic ulcers. J Vasc Nurs. 2016;34(4):131-6.

75. Pedras S, Carvalho R, Pereira MG. Predictors of quality of life in patients with diabetic foot ulcer: The role of anxiety, depression, and functionality. J Health Psychol. 2018;23(11):1488-98.
76. Sekhar MS, Thomas RR, Unnikrishnan MK, Vijayanarayana K, Rodrigues GS. Impact of diabetic foot ulcer on health-related quality of life: A cross-sectional study. Semin Vasc Surg. 2015;28(3-4):165-71.
77. Cheng Q, Kularatna S, Lee XJ, Graves N, Pacella RE. Comparison of EQ-5D-5L and SPVU-5D for measuring quality of life in patients with venous leg ulcers in an Australian setting. Qual Life Res. 2019;28(7):1903-11.
78. Joaquim FL, Silva RMCRA, Garcia-Caro MP, Cruz-Quintana F, Pereira ER. Impact of venous ulcers on patients' quality of life: an integrative review. Rev Bras Enferm. 2018;71(4):2021-2029.
79. Finlayson K, Miaskowski C, Alexander K, et al. Distinct wound healing and quality-of-life outcomes in subgroups of patients with venous leg ulcers with different symptom cluster experiences. J Pain Symptom Manage. 2017;53(5):871-9.
80. Rutherford C, Brown JM, Smith I, et al. A patient-reported pressure ulcer health-related quality of life instrument for use in prevention trials (PU-QOL-P): psychometric evaluation. Health Qual Life Outcomes. 2018;16(1):227.
81. Sebba Tosta de Souza DM, Veiga DF, Santos ID, Abla LE, Juliano Y, Ferreira LM. Health-related quality of life in elderly patients with pressure ulcers in different care settings. J Wound Ostomy Continence Nurs. 2015;42(4):352-9.

51 Reinserção Social do Paciente

Nancy Droguett Jorquera

A preocupação quanto à família e à saúde familiar tem crescido ao longo dos últimos anos. Dessa maneira, na teoria de sistemas, foi possível conceituar intervenções destinadas a modificar a estrutura e a função familiar, para melhorar, com isso, diferentes indicadores de saúde familiar tanto no nível individual quanto no do grupo familiar.

A família "é um dos poucos refúgios restantes, na qual o código que rege as relações humanas é o amor"[1] (tradução livre). A relação entre acidente ou doença – que causa feridas complexas – e família está ligada à relação existente entre seu impacto e sua evolução dentro da família e como esta fica vulnerável ao estresse provocado caso não faça uso de suas capacidades de adaptação.

Existem diversos níveis de estresse, que dependem da intensidade do estímulo que o provoca e das capacidades adaptativas fisiológicas e psicossociais que o indivíduo possua.[2] O estresse é produzido quando as capacidades de adaptação da pessoa ou da família são excedidas pelas exigências e demandas do ambiente. Seja qual for a magnitude do acidente ou doença que provoca a lesão, o sistema familiar será sempre afetado.

Adaptação psicossocial é a capacidade que a pessoa ou família tem de se adaptar a múltiplos fatores que atuam na vida diária – laboral, familiar, econômico – e em períodos de crise ou transições vitais. Já capacidade é o atributo que torna possível o funcionamento adequado na sociedade, incluindo tanto as capacidades inerentes ao indivíduo quanto as suas habilidades para funcionar em um contexto social ou "competência social".[3]

Os membros de um sistema familiar integram uma rede de relações causais, recíprocas, e uma mudança em qualquer uma delas afeta necessariamente o todo. A abordagem sistêmica nos permite compreender a interação entre os diferentes componentes da saúde familiar e suas mudanças ao longo do tempo. Ao estar enfraquecida, a família não se encontra em condições de sofrer maiores impactos como o de um acidente que um dos seus membros venha a sofrer.

A fase do ciclo vital pela qual a família passa condicionará o tipo de resposta que dará diante de um acidente ou doença que tenha causado ferida grave.

Florenzano[4] relata que todo o sistema familiar passa por uma sequência de fases durante sua existência: etapa de formação (formação do casal); etapa de expansão (criação inicial dos filhos, família com filhos no período pré-escolar); etapa de consolidação e abertura (família com filhos na escola, família com filhos adolescentes, família como alavanca profissional, família de meia-idade); e etapa de dissolução (família idosa, viuvez).

As fases são previsíveis, e o sistema mantém-se durante o tempo que a etapa dura. No entanto, a transição de uma fase para outra implica uma alteração importante do equilíbrio anterior, que pode significar que suas maneiras habituais de lidar com o meio se tornem insuficientes, e o sistema entre em crise. Há crises comuns ao passar de uma fase para outra, por exemplo, a adolescência, e crises acidentais, eventos inesperados aos quais o indivíduo ou a família deve adaptar-se, como um acidente com um dos seus familiares.

Um acidente ou uma doença que deixa uma lesão ou ferida grave representa um choque para a família. Os primeiros dias e semanas são descritos como "um pesadelo do qual pensavam acordar, mas que nunca aconteceu". Muitos sentimentos e emoções passam por suas mentes. O fato é visto como algo inesperado e estranho, que rompe com as expectativas de vida da família.

A perda das expectativas e a desilusão pela possibilidade de uma deficiência física, em um primeiro momento, será devastador; é como se o futuro da família tivesse parado diante da ameaça. A comunicação do diagnóstico e a notícia inesperada produzem um grande impacto em todo o núcleo familiar. A resposta e a reação dos membros contribuirão para acentuar ou atenuar a vivência da ameaça que paira sobre o entorno.

A confusão e os sentimentos de aceitação, rejeição e culpa misturam-se sem cessar, levantando questionamentos sobre os porquês. "A deficiência física e/ou psíquica causada pela lesão é um fato estranho dentro do sistema familiar, interpretado como um castigo do destino, acompanhado, portanto, de intensos sentimentos de rejeição e revolta. Essa percepção é rapidamente assumida como própria pela pessoa com deficiência, que se vê experimentando uma parte de si mesma como indesejável."[5]

Diante de um acidente, as famílias veem-se submetidas a um estresse psicoemocional, decorrente da proximidade da perda ("a única coisa que tinha claro era que estava morrendo"), grande demanda de atenção e apoio ("eles acreditam que dar informações é suficiente"), reivindicações terapêuticas pouco realistas ou falta de conhecimento concreto sobre a situação ("o médico disse que não seria mais o mesmo... mas eu não quero escutar... eu sei que um dia ele vai acordar e tudo será como antes"), necessidade de informações concretas sobre a avaliação, o tempo e o diagnóstico ("quero que me digam toda a verdade... temos que nos preparar").

A intervenção familiar na saúde é feita por um modelo psicossocial, o que permite obter uma visão coerente e integral a partir das diferentes dimensões da saúde, com uma perspectiva biológica, individual e social. Isso porque as primeiras intervenções foram realizadas centradas no paciente e em sua patologia; poucas vezes a família era integrada. Tratava-se de uma evolução com base nos déficits e rotulavam-se "os problemas" que a família tinha para apoiar a reinserção do indivíduo acidentado. Atualmente, sob a teoria de sistema e o modelo biopsicossocial, o assistente social busca os pontos fortes da família e a capacidade que todos os seres humanos têm de superar as adversidades e de desenvolver-se a partir delas.

Alguns autores caracterizam as respostas da família diante de um acidente com graves sequelas tendo em conta que há diferenças na sequência e no grau em que as famílias progridem por essas fases, além de nem todas passarem pelas mesmas etapas. Em paralelo ao processo em que a pessoa acidentada passa por diferentes estágios de recuperação, a família também o faz.

Powell[6] indica que a família passaria por cinco estágios de reação emocional. O primeiro deles iria do momento do acidente até a estabilização médica do paciente. A reação emocional inicial da família é, com frequência, uma combinação de comoção, pânico, certa descrença e negação; a sobrevivência do ente querido é sua principal preocupação. No começo, as famílias tendem a experimentar um estado de choque, e o impacto de ver um familiar lutando pela vida gera angústia e confusão por não saber com certeza o resultado da evolução do paciente.

Em seguida, uma vez que a fase de tratamento agudo vai sendo superada, surge, em geral, um sentimento de alívio. Normalmente, o paciente emerge do estado mais grave e se recupera com relativa rapidez, o que resulta em sentimentos de esperança e otimismo.

O terceiro estágio coincide com o período de reabilitação, e os familiares podem manifestar uma atitude esperançosa quanto à recuperação; no entanto, durante esse mesmo estágio, pode surgir um sentimento de desesperança ao perceberem o lento progresso do paciente.

O quarto estágio está ligado ao processo de readaptação do paciente à sociedade e à conclusão da assistência oferecida pelos serviços de reabilitação. A consciência das consequências reais do acidente ou o enfrentamento de algum tipo de deficiência pode provocar depressão ou raiva. Finalmente, o último estágio faria referência ao processo de aceitação emocional e de reconhecimento real das limitações do paciente por parte dos familiares.

A intervenção sociofamiliar está presente em cada um desses estágios, pelo fato de os familiares passarem, muitas vezes, pelo mesmo período de dor que o paciente, principalmente se forem confrontados com lesões graves ou algum tipo de deficiência. Isso significa uma mudança nos papéis familiares, ou seja, haverá esposas que, até então, cuidavam somente das atividades do lar, sem contar com nenhum trabalho remunerado, mas que terão a necessidade de sair para o mercado de trabalho, porque seu marido já não pode mais manter financeiramente a família. Assim, são provocadas mudanças em todos os âmbitos: econômico, planos que a família ou um membro da família tinha, desgaste emocional significativo sofrido pelo cuidador ou por um familiar que cuida do paciente.

A intervenção feita pelo assistente social baseia-se na reconstrução familiar, da sua comunhão, dos seus laços emocionais, "as sequelas crônicas". Essas, geralmente, provocam perda de papéis e de responsabilidades de algum dos seus membros. Por outro lado, podem emergir sentimentos de dor, ressentimento, depressão, que podem distorcer a qualidade de vida familiar.

É necessário colaborar para a estabilidade do sistema, em termos de manter as diretrizes, as normas e os objetivos que existiam antes da crise acidental para não perder sua própria identidade. Trabalhamos na narrativa de cada um dos membros, o que sempre envolve emoções, sentimentos e culpa. É necessário intervir para que a família possa criar uma nova narrativa, novos significados, possa reinventar-se e fomentar a capacidade de assumir uma nova vida.

O apoio familiar e a aceitação são fundamentais para ajudar o paciente a recuperar sua autoestima e o desejo de reinserção. Uma família que infunde esperança no paciente faz com que ele passe a confiar mais em suas próprias habilidades.

A assistência social envolve as redes sociais do paciente e sua família, por constituírem fator decisivo em termos do prognóstico e da evolução da situação de crise em que vivem. As redes sociais de apoio permitem: companheirismo em momentos de dor; apoio emocional; apoio instrumental em espécie e serviços; transmissão de informação relevante; cuidados com a saúde física e psicológica, possibilitando a reinserção social e o desenvolvimento da identidade pessoal.

A importância da intervenção familiar no momento oportuno durante uma crise, como um acidente, e a assistência durante o processo fica amplamente justificada. A bibliografia indica que as reações familiares e a carga emocional que seus membros sofrem reconhece a necessidade de a família sentir-se envolvida no processo. A falta de compreensão da dinâmica familiar após um acidente e a necessidade de intervenção apropriada limitam as possibilidades de êxito de qualquer programa de reabilitação e a posterior inclusão do paciente ao seu grupo familiar.

Considera-se que, quanto melhor o funcionamento da família, maior sua capacidade de resolver problemas e lidar efetivamente com as consequências do acidente. A assistência específica à família dependerá de diversos fatores, entre eles a capacidade de resposta do sistema familiar, sua adaptabilidade e flexibilidade às consequências do impacto do acidente na vida familiar assim como os recursos físicos e emocionais dos seus membros. A intervenção familiar deve proporcionar assistência, de modo a facilitar a aceitação realista do acidente e suas consequências na vida familiar. Ao mesmo tempo, permite à família maximizar sua capacidade de lidar com o déficit que um familiar possa apresentar caso haja alguma deficiência decorrente do acidente.

De acordo com Rosenthal e Young,[7] a intervenção familiar deveria considerar as seguintes categorias: educação familiar, terapia familiar, terapia de casal, grupos de apoio e ambientes familiar e ambiental. Em nosso caso, é importante incluir o ambiente de trabalho. Essa intervenção não só é responsabilidade do assistente social como também de uma equipe multiprofissional, que apoia e trabalha em cada estágio pelo qual a família e o paciente atravessam.

Em nosso trabalho profissional, levamos em conta diversos aspectos básicos relacionados às famílias, como a importância da participação voluntária e total colaboração da família no tratamento; a educação da família quanto à natureza e as consequências do acidente no seu parente; assim como as estratégias para que o familiar possa tratar-se em casa, no caso de alguma deficiência. O sistema familiar pode-se estabilizar novamente pela educação e pelo treinamento. É importante informar e explicar ao paciente e às outras pessoas importantes os procedimentos que precisam ser tomados no tratamento das feridas. Quanto mais informação dada, por exemplo, em relação aos procedimentos no tratamento de feridas, mais autonomia o paciente pode ter no seu próprio tratamento.

Deparamo-nos com lesões capazes de interromper a vida de uma pessoa. Um paciente com lesão medular – que tenha vida ativa, que se movimente em uma cadeira de rodas e seja independente no cotidiano – que sofre uma lesão cutânea que se torna complexa, transformando-se em uma lesão por pressão, passa a ter suas atividades interrompidas, pela necessidade de internação em um hospital. A crise emocional que passa a viver pode gerar, assim, um desequilíbrio não apenas no paciente, mas em todo o sistema.

Iniciamos com o contato familiar e com o paciente, esclarecendo dúvidas, prestando apoio emocional e organizando uma reunião com a equipe multiprofissional para explicar ao paciente, se suas condições o permitirem, e à família o processo pelo qual passarão, o tipo de lesão do paciente, as intervenções médicas que serão feitas e coordenar as próximas reuniões de acordo com o tempo estimado pela equipe.

A educação familiar pode ser concebida como um processo no qual são fornecidas informações sobre a natureza do diagnóstico e sua interpretação. As informações podem ser apresentadas individualmente ou em grupo por meio de vários métodos, sempre usando uma linguagem de fácil entendimento.

Deve-se destacar também a possibilidade da criação de grupos de educação familiar formados por familiares de pacientes com patologia ou deficiência similar, que ofereçam não só informações específicas sobre a patologia, mas também sejam fonte de apoio emocional, já que as famílias podem trocar experiências e compartilhar as soluções que aplicam aos diversos problemas que normalmente têm de enfrentar.

Nesse sentido, os grupos de apoio familiar fundamentam-se no fato de que algumas famílias que passaram pela mesma situação podem oferecer apoio emocional e informações a outros familiares que se encontram na mesma situação, de um modo que não seria possível para os profissionais que trabalham em reabilitação e deficiência fazerem.

As intervenções realizadas pelo serviço social são centradas na revalorização e no reconhecimento e, a partir das narrativas das histórias familiares, são detectados os indicadores de prognóstico familiar.

A experiência do trabalho desenvolvido nos mostrou a importância e o efeito conjunto que a integração da família tem sobre todo o processo, desde o momento em que o ferimento é causado, a cumplicidade que deve existir na equipe transdisciplinar, o respeito e a validação dos diferentes modos de ser família, sem rotular, assim como os mais próximos, que às vezes são mais importantes para nossos pacientes do que sua família.

É importante ter em mente que as feridas graves e, especialmente, as que permanecem para sempre estão associadas ao luto. Há inúmeras ações que devem ser realizadas, tanto pelo paciente quanto pelo ambiente à sua volta, para começar a se adaptar a essa nova realidade de vida, e a abordagem deve ser necessariamente multidisciplinar.

Em cada etapa de dor, pelo trabalho social, mantemos presença, escuta ativa, apoio emocional e contato físico. Neste último, é importante mencionar que, muitas vezes, apenas estar com o paciente em um processo de cura ou segurando sua mão é um apoio muito valioso para ele.

Em cada intervenção nesse contexto, o assistente social busca:

- *Rapport*
- Enquadrar
- Explorar a rede de apoio, os pontos fortes e fracos do sistema familiar
- Intervenção sociofamiliar
- Socioeducação
- Preparação para a alta
- Acompanhamento na dor, o que significa uma ferida crônica ou lesões estéticas permanentes.

Não podemos concluir sem antes mencionar a resiliência que encontramos diariamente nas famílias dos pacientes, que nos lembram diariamente que a equipe não se resume apenas aos profissionais. A parte fundamental é o paciente e sua família; somente com sua participação ativa e constante alcançaremos o melhor resultado do programa de reabilitação proposto para cada paciente. O processo de recuperação é um esforço de equipe vivido passo a passo.

Referências bibliográficas

1. Montenegro H. Familia y sociedad: una relación en crisis. Rev Trab Soc. 1995;65:17-27.
2. Trucco M. Estrés y trastornos mentales: aspectos neurobiológicos y psicosociales. Rev Chil Neuro-Psiquiatr. 2002;40(Suplemento 2): 8-19.
3. Verdugo Alonso MA. Personas con discapacidad - perspectivas psicopedagógicas y rehabilitadoras. Siglo XXI de España; 1995.
4. Florenzano R. Ciclo vital familiar e intervención en crisis, en documento de trabajo Social, N13, Universidad de Chile, Santiago de Chile.
5. Sorrentino AM. Handicap y rehabilitación: una brújula sistémica en el universo relacional del niño con deficiencias físicas. Barcelona: Editorial Paidos; 1990.
6. Powell TJ. Agency involvement with self-help programs and quality of mental health services for the elderly. In: Powell TJ (ed.). Understanding the self-help organization: Frameworks and findings. London: Sage; 1994.
7. Rosenthal M, Young T. Effective family intervention alter traumatic brain injury: theory and practice. J Head Trauma Rehabil. 1988:3(4):42-50.

Bibliografia suplementar

Cassell E. The person as the subject of medicine. Cuaderno 19 de la Fundación Grifols. Disponível em: <www.fundaciogrifols.org/es/web/fundacio/-/19-the-person-as-the-subject-of-medicine>.

Emanuel EJ, Emanuel LL. Four models of the physician-patient relationship. JAMA. 1992;267:2211-6 .

Hastings Center. Los fines de la medicina. Cuaderno 11 de la Fundación Grifols, 2005. Disponível em: <www.fundaciogrifols.org/en/web/fundacio/-/11-los-fines-de-la-medicina-the-goals-of-medicine->.

Lazaro J, Gracia D. La relación médico-enfermo a través de la historia. An Sist Sanit. 2006;29(supl 3):7-17.

Powell TJ. Self-help organizations and professional practice. Silver Spring, MD: National Association of Social Workers; 1987.

52 Terapia Ocupacional e Reintegração Laboral

María Isabel Meneses Díaz

O ser humano é um ser ocupacional em sua essência, ou seja, participa constantemente de ocupações que lhe permitem cuidar do próprio corpo, realizar atividades produtivas, de tempo livre e lazer.[1] Cada uma delas é importante e deve estar presente para manter um equilíbrio que permita que a pessoa não tenha dificuldades para cumprir os papéis esperados em cada uma das etapas de sua existência. Ao longo da vida, podem ocorrer várias situações que façam com que este equilíbrio se perca, temporária ou permanentemente, talvez as mais comuns sejam eventos que afetam a saúde, principalmente quando comprometem a funcionalidade corporal, estética e/ou presença de dor.[2]

Diante do exposto, as pessoas que sofrem lesões complexas sempre serão afetadas no desempenho de suas atividades diárias e em sua participação social e profissional, a maioria, de forma temporária, e poderão retomar suas ocupações quando a lesão cicatrizar no tempo estabelecido. Porém, quando as lesões comprometem áreas importantes da superfície corporal, produzem dores intensas, requerem imobilidade para sua cicatrização e/ou permanecem por muito tempo, colocarão sérias dificuldades para o paciente retomar sua rotina e afetarão sua qualidade de vida.[2,3]

Seja qual for a magnitude dessas lesões, quando ocorrem, causam um importante transtorno na vida dos afetados, tanto do ponto de vista físico, psicológico quanto social. Por isso, necessitarão de serviços de reabilitação integral, cujo objetivo será influenciar positivamente suas habilidades para atingir o mais alto grau de autonomia e atitudes para alcançar a restauração da autoestima e uma disposição capaz de potencializar os recursos pessoais, a fim de alcançar uma reinserção social ativa e de qualidade.[4–6]

Assim, em nossa perspectiva de terapeutas, devemos ter em mente que nossos serviços de cura e de reabilitação não só ajudarão a resolver a cobertura da área lesionada, mas também contribuirão para a qualidade de vida de nossos pacientes. Para isso, devemos buscar que a pessoa com lesão complexa alcance a maior compensação possível das desvantagens que possa ter como consequência dessa enfermidade, para que restabeleça o desempenho de funções próprias de sua idade, sexo e condições socioculturais.[5]

O início da reabilitação integral deve ser o mais precoce possível e, para isso, o encaminhamento do profissional também deve ser precoce.[2,4,7] As perguntas que podem ajudar a definir se a pessoa necessita desses serviços, e se são oferecidos de maneira oportuna, são os seguintes: a lesão compromete áreas de envolvimento funcional e/ou estético (face, pescoço, mãos, dobras e genitais)? A cicatrização necessitará de várias semanas? Sua localização interferirá nas atividades de vida diária da pessoa (vestir-se, tomar banho, comer)? E, finalmente, vai exigir descanso ou incapacidade para o trabalho? Se a resposta for positiva para uma ou mais delas, a recomendação é fazer o encaminhamento.

É nesse contexto que o terapeuta ocupacional inicia a sua intervenção e participação, sempre com o objetivo principal de contribuir para a qualidade de vida da pessoa, atingindo o mais alto nível de autonomia, independência e inclusão.[1,2]

De acordo com a World Federation of Occupational Therapists (WFOT), a terapia ocupacional é uma profissão que lida com a promoção da saúde e do bem-estar por meio da ocupação. Por isso, na abordagem ao paciente com feridas, seu principal objetivo será potencializar suas habilidades e competências para que possa participar nas atividades da vida diária e em todas aquelas ocupações que, de acordo com sua idade e função, tenha condições de executar. As ações começam com uma avaliação integral da pessoa, que inclui sua história ocupacional e funções (trabalho, tempo livre, atividades sociais), a presença de redes familiares e uma avaliação funcional e posicional completa.[2]

Na fase inicial do tratamento, será fundamental a prevenção de sequelas por meio do manejo do posicionamento funcional, com desenho e confecção de órteses ou adaptações que permitam o controle das contraturas. Qualquer paciente que sofra feridas complexas tenderá a adotar posições antálgicas, que, somadas à tendência à retração das áreas afetadas, podem gerar sequelas funcionais e estéticas importantes dos segmentos comprometidos e colocar em risco seu futuro desempenho ocupacional (Figura 52.1).[8–12]

É imprescindível iniciar precocemente um plano para estimular a independência nas atividades cotidianas, principalmente nos casos em que os membros superiores são afetados. A necessidade de adaptações que permitam sua autonomia deve ser, a princípio, usual. Por exemplo, o uso de adaptadores de talheres é uma das ferramentas mais rápidas e econômicas que possibilitam ao paciente iniciar a alimentação precocemente. Eles podem ser utilizados mesmo quando o curativo usado para cobrir as mãos é volumoso. No mercado existem

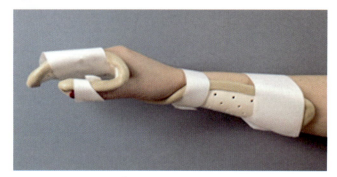

FIGURA 52.1 Órtese para controle de contraturas.

vários *designs* e adaptações pré-fabricadas. Caso não se tenha acesso a elas, é possível utilizar espumas, fitas autoadesivas, tubos termoplásticos ou mangueiras de borracha e poliuretano (Figura 52.2).

A necessidade de manter os curativos, a indicação de não apoiar a área comprometida ou a proibição de mobilizar as áreas afetadas do corpo dificultam a realização de atividades mais complexas do dia a dia, como a higiene no banho, o manejo de meios de transporte, caminhadas em vias públicas, fazer compras e ir a locais com público etc.

Em alguns casos complexos, como úlceras por pressão, será necessário realizar uma avaliação de acessibilidade em casa, que permita atingir a autonomia do paciente, mas com a garantia de que não sofrerá acidentes ou que a cicatriz da área ficará em risco em virtude da realização de uma transição defeituosa ou manutenção de postura inadequada durante as principais atividades de higiene. Para apoiar esse objetivo, podem ser indicadas ajudas técnicas, e muitas vezes bastam apenas a utilização de uma barra de apoio no banheiro ou a utilização de uma cadeira de banho que permita que a atividade seja realizada sentado, o que dará maior segurança e controle na atividade (Figuras 52.3 e 52.4).

Nessa fase inicial, não devemos esquecer as implicações psicológicas e emocionais que podem ser tantas ou mais impactantes do que as possíveis sequelas estéticas e funcionais, a abordagem precoce desse problema ajuda a minimizar os efeitos futuros. A utilização de atividades lúdicas e terapêuticas com finalidade, permitirá ao paciente vivenciar conquistas e experienciar estímulos com fins distrativos, complementarmente, dessa maneira, ao controle psicológico e que auxiliará no manejo da dor. Nesse ponto, o estabelecimento do vínculo terapeuta-paciente é importante, de maneira que ele se sinta acolhido e com confiança para expressar suas necessidades, preocupações e expectativas. Às vezes, ouvir e comedir será a meta diária do terapeuta ocupacional.[7,13]

Devemos ter em mente que também é nossa obrigação minimizar ao máximo qualquer sequela estética. Para tanto, o tratamento precoce da cicatriz deve começar desde o primeiro momento em que o cirurgião autorizar sua compressão. Prevenir e minimizar a hipertrofia cicatricial e os efeitos secundários da contração das áreas afetadas é um dos objetivos fundamentais do tratamento do paciente queimado, devendo ser controlados periodicamente até a maturação da área

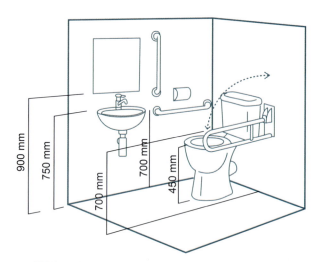

FIGURA 52.3 Projeto de barras para banheiro adaptado.

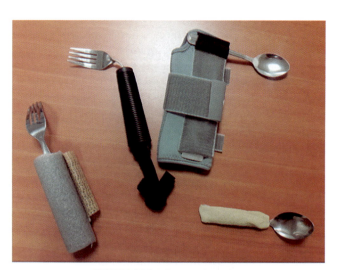

FIGURA 52.2 Talheres adaptados.

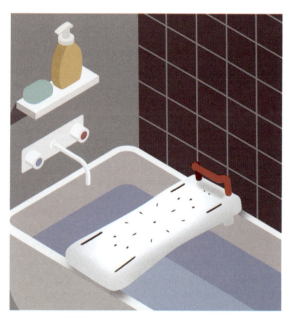

FIGURA 52.4 Dispositivo para banho.

cicatricial. Em alguns casos, esses sistemas elásticos compressivos podem ser usados em combinação com órteses estáticas e dinâmicas.[10,12,14,15]

Devemos sempre lembrar que o objetivo final do tratamento de feridas é ajudar o paciente a retomar suas atividades e tarefas habituais. Em adultos, o retorno ao trabalho será, sem dúvida, uma de suas principais preocupações.[16-18]

O trabalho ocupa um lugar central na vida do homem contemporâneo e, como tal, a possibilidade de permanecer ligado a ele constitui um fator de integração e de vínculo social. Os papéis são socialmente organizados em torno do fator produtivo, marcando o *status* e a posição social dos indivíduos. Por isso, por meio de várias técnicas e métodos e da aplicação de um programa de reabilitação laboral, deve ser realizado um plano de recondicionamento ao esforço e de requalificação dos hábitos de trabalho, apoiando o regresso ao trabalho ou a procura de novas opções. Além disso, para o sucesso da reintegração, será necessário desenvolver estratégias inovadoras para orientar e sensibilizar o empregador para a responsabilidade que lhe cabe nesse processo social.[18]

Para se alcançar uma reintegração laboral satisfatória, é importante orientar o empregador e, se necessário, também os colegas a fim de que se crie uma consciência e a sensibilidade quanto aos papéis de apoio e de facilitadores na inserção laboral, e procurar estabelecer a confiança e a garantia quanto à capacidade produtiva da pessoa.[17,18]

Em alguns casos de feridas complexas, a pessoa pode ser proibida de realizar algumas atividades que possam causar recidivas ou danificar as áreas cicatrizadas, como no caso de úlceras nas extremidades inferiores, em que se recomenda evitar atividades com postura em bipedestação. Em pessoas com queimaduras, devem ser evitados trabalhos que envolvam altas temperaturas e também a revisão de uniformes, em razão do uso permanente de sistemas elásticos compressivos. Por isso, devemos gerenciar com o empregador a eliminação de tarefas ou a transferência para outro posto de trabalho.[16,18]

O processo se inicia com uma avaliação exaustiva que permita ao terapeuta ocupacional determinar o potencial da pessoa para o desempenho de sua atividade produtiva, bem como conhecer as sugestões e as restrições definidas pelo médico responsável. Ao mesmo tempo, também deve ser efetuada uma avaliação de todos os fatores necessários para seu posto de trabalho (motores, psicológicos, ambientais etc.) e as características contratuais, como tipo de contrato, jornada de trabalho, remuneração, que possam interferir na reintegração.

Nos casos em que houver dúvidas de que a pessoa possa retornar à sua função habitual, visto que sua funcionalidade não está de acordo com os requisitos do cargo, sugere-se a realização de uma visita à empresa para realizar uma avaliação objetiva da compatibilidade entre as novas competências do trabalhador e as demandas do cargo. A principal garantia para o sucesso do processo de reabilitação laboral é a orientação do empregador e a proposta de soluções de organização e desenho participativos acordados em conjunto.

Uma vez estabelecido que a pessoa pode retornar ao trabalho, recomenda-se a implementação de uma reintegração progressiva, modalidade de reincorporação laboral que permite a aproximação gradual da pessoa ao posto de trabalho, de maneira que, antes da alta médica, alcance os índices de aceitação e de adaptação emocional exigidos e os níveis de produção que a empresa demanda, para contribuir com a estabilidade no emprego.

Finalmente, como em qualquer bom processo, sugere-se manter um acompanhamento da pessoa após a alta para continuar a avaliar o alcance e a eficácia da intervenção de reabilitação na área de colocação produtiva e a participação social da pessoa.

Referências bibliográficas

1. Kielhofner G. Fundamentos conceptuales de la terapia ocupacional. 3. ed. Buenos Aires: Editorial Médica Panamericana, 2006.
2. Asociación Americana de Terapia Ocupacional. Marco de Trabajo para la Practica de la Terapia Ocupacional: dominio y proceso. AJOT 2002;56:609-39.
3. Schalock R. Hacia una nueva concepción de la discapacidad. In: III Jornadas Científicas de Investigación sobre personas con discapacidad. Universidad de Salamanca, España, 1999.
4. GLARP, Actualización del Marco Conceptual del GLARP. Colombia, 1996.
5. Lentsck MH, Baratieri T, Trincaus MR, Mattei AP, Miyahara CTS. Quality of life related to clinical aspects in people with chronic wound. Rev Esc Enferm USP. 2018;52:e03384.
6. Santos VLCG, Oliveira ADS, Amaral AFDS, Nishi ET, Junqueira JB. Quality of life in patients with chronic wounds: magnitude of changes and predictive factors. Rev Esc Enferm USP. 2017;51:e03250.
7. Hand C, Law M, McColl MA. Occupational therapy interventions for chronic diseases: a scoping review. Am J Occup Ther. 2011;65(4):428-36.
8. Sharp P, Dougherty M. The effect of positioning devices and pressure therapy on outcome after full-thinckness burns of the neck. Journal of Burn Care and Rehabilitation. 2007;28(3):451-9.
9. Fletchall S, Hickerson W. Quality burn rehabilitation: cost-affective approach. J Burn Care Rehabil. 2001;22(6):454-6.
10. Serghiou MA, McLaughlin A, Herndon DN. Alternative splinting methods for the prevention and correction of burn scar torticollis. J Burn Care Rehabil. 2003;24(5):336-40.
11. Canelón MF. Job site analysis facilitates work reintegration. Am J Occup Ther. 1995;49(5):461-8.
12. Hirsch U, Zobel J. [Occupational Therapy in Orthopedics and Accident Surgery]. Rehabilitation Stuttg. 2018;57(3):201-17.
13. Lagueux É, Dépelteau A, Masse J. Occupational therapy's unique contribution to chronic pain management: a scoping review. Pain Res Manag. 2018;2018:5378451.
14. Manigandan C, Gupta AK, Ninan S, Padankatti SM. Re-emphasising the efficacy of the multi-purpose, self-adjustable, aeroplane splint for the splinting of axillary burns. Burns. 2005;31(4):500-1.
15. Anzarut A, Singh P, Tredget EE, Rowe BH, Alison J. Pressure garment therapy after burn injury. Protocolo canadiense. Cochrane library, 2004.
16. Brych SB, Engrav LH, Rivara FP, et al. Time off work and return to work rates after burns: systematic review of the literature and a large two-center series. J Burn Care Rehabil. 2001;22(6):401-5.
17. Fernández MS. Documento: Diagnóstico Rehabilitación Profesional En Chile. Proyecto OIT. Mideplán – Inserción Laboral de las Personas con Discapacidad Santiago, Chile, 1996.
18. Fernández S, Meneses MI. Evaluación del Proceso de reintegro socio-laboral en personas que han sufrido accidentes del trabajo que fueron atendidas en terapia ocupacional del Hospital del Trabajador Santiago. Rev Cienc Trab. 2009;11(33):123-9.

53 Interdisciplinaridade

Débora Cristina Sanches Pinto

Introdução

Os conceitos de interdisciplinaridade e multidisciplinaridade não entraram no cotidiano dos profissionais de saúde subitamente – ao contrário, foram implantados em conformidade com a evidente necessidade de discussão conjunta de opiniões diversas e de tratamento concomitante.

Uma pesquisa sobre os conceitos mostra que:

- Interdisciplinar: próprio a duas ou mais disciplinas; que se efetiva nas relações entre duas ou mais disciplinas; comum a mais do que uma disciplina: a escola tenta abordar as matérias de modo disciplinar
- Multidisciplinar: pedagogia. Que possui, abarca ou se divide por muitas disciplinas e/ou pesquisas; pluridisciplinar: palestra multidisciplinar.[1]

Apesar de seus significados, aparentemente, mostrarem semelhanças, o grande diferencial está na formação e atuação da equipe de trabalho.

Na interdisciplinaridade, de acordo com Engerani-Camon,[2] todos os profissionais agem de maneira uniforme e colaborativa, ou seja, cada membro da equipe interage entre si, com o objetivo de oferecer melhor qualidade de vida para os pacientes. Assim, a interdisciplinaridade abrange também o acolhimento do paciente, assessoria durante o tratamento e a retirada de todas as dúvidas.

Já no método multidisciplinar, cada elemento é analisado individualmente, de modo que cada profissional busca exprimir o parecer específico de sua especialidade.[3]

Uma equipe multidisciplinar, ou multiprofissional, envolve várias especialidades e tem por objetivo avaliar o paciente de maneira independente e executando seus planos de tratamento como uma "camada adicional" de serviços, sem a criação de uma identidade grupal. O especialista, em geral, é responsável pela decisão do tratamento, e os outros profissionais se ajustam à demanda do paciente e às decisões do médico referente a este.[4] No caso do tratamento de feridas complexas, uma equipe multidisciplinar abrange especialistas nas áreas de cirurgia vascular, ortopedia, enfermagem, infectologia, fisioterapia, terapia ocupacional, nutrição, cirurgia plástica, ginecologia, entre tantas outras.

Esse tipo de interação entre disciplinas se torna extremamente necessária atualmente. Com o aumento da expectativa de vida da população, há a incidência crescente das doenças que acompanham o envelhecimento, como cardiopatias, câncer, diabetes, hipertensão arterial etc. Tais condições aumentam a quantidade e complexidade das feridas, além da perda da qualidade de vida.

Assim, o diagnóstico e a decisão sobre o melhor tratamento para cada ferida complexa envolve, em geral, a multidisciplinaridade – ou seja, muitas vezes, é necessário que mais de um profissional especializado nesse tipo de tratamento atue em conjunto para otimizar o tratamento.

A cirurgia plástica, por exemplo, atua na reparação (reconstrução) das feridas abertas, em conjunto com as demais especialidades da área da saúde que recebem e tratam pacientes portadores de feridas. É a cirurgia plástica que prepara e finaliza o tratamento local das feridas complexas, com o uso das tecnologias que incluem a terapia por pressão negativa, matrizes de regeneração dérmica, entre tantas outras. São utilizados ainda curativos de altíssima qualidade, de longa permanência, associados ou não à prata ou antissépticos de última geração, curativos não aderentes e praticamente indolores.

Já no campo da interdisciplinaridade, são encarados, com a máxima atenção, o diagnóstico, o tratamento e a prevenção de feridas. Dessa maneira, é dever do paciente compartilhar suas dúvidas e seus anseios e participar ativamente de todo o tratamento, colaborando com seu médico.

Contexto brasileiro

No Brasil, não há centros governamentais especializados em tratamento de feridas, embora uma nova abordagem tenha sido adotada em vários hospitais com a criação de grupos especializados em tratamento de feridas. Existem alguns centros particulares que, contudo, não atingiram a excelência do tratamento por não serem multidisciplinares e contarem apenas com um ou dois profissionais de uma ou duas especialidades.

Como consequência da consciência desse sério problema de saúde pública, muitos estados brasileiros, como Rio de Janeiro, São Paulo, Santa Catarina, Bahia e Minas Gerais, já contam com protocolos em estudo para tratamento de feridas, mas isso ainda é muito pouco. A tabela de procedimentos do SUS apresenta alguns itens para tratamento cirúrgico de feridas, como lesões por pressão, síndromes infecciosas graves e procedimentos de cirurgia reparadora. Porém, ainda há que se melhorar para tratar de maneira eficaz e com melhor custo-benefício as feridas complexas.

O paciente portador de ferida encontra diversas dificuldades, em especial no que diz respeito ao acesso aos especialistas médicos e aos materiais de alta complexidade, que reduziriam, em muito, o tempo de hospitalização. O mesmo vale para a rede de atendimento, escassa em profissionais que possam definir um diagnóstico preciso. Esses pacientes costumam ser tratados por profissionais que ou tentam ficar com o paciente e resolver tudo, ou os encaminham para diversos outros profissionais, em outros locais. Assim, muitas vezes o paciente fica "rodando" de um lado para o outro, sem saber exatamente a quem deve escutar. Não existe um profissional que agregue os demais e permita que o paciente se sinta seguro e amparado.

Sem esse entendimento de atendimento multidisciplinar e interdisciplinar as recidivas costumam ser grandes e os custos elevados, tanto na rede pública quanto na rede privada. A multidisciplinaridade, também contribui na reabilitação do paciente, especialmente em jovens, que seriam capazes de voltar à atividade. Sem multidisciplinaridade os pacientes se tornam dependentes do sistema de saúde e acabam por se aposentar precocemente por invalidez.

Redução de tempo hospitalar e redução de custo

Outra contribuição da multidisciplinaridade é a desospitalização, o que resulta em uma redução considerável de custos e na melhoria no atendimento global do paciente portador de feridas.

Estamos no século XXI, e manter pacientes internados por tempo prolongado ou com tratamento clínico perene não são opções viáveis. Devemos diferenciar bem os casos, indicar cirurgia assim que entendermos que todo o tratamento, ou parte dele, seria mais rápido nesse formato. Assim, deixamos para tratamento clínico exclusivo apenas os casos que não tivermos condições de resolver, ou que não sejam passíveis de intervenções cirúrgicas.

Visto isso, é necessário:

- Buscar um diagnóstico preciso e fazer uso, se necessário, de vários profissionais especializados, assim como de tecnologia de ponta (de acordo com cada caso)
- Otimizar o tratamento com a redução do tempo do fechamento das lesões
- Efetuar cirurgias ambulatoriais ou em sistema de hospital-dia, sempre que possível
- Em caso de cirurgia, promover a desospitalização o mais precocemente possível.

São ações que, além de beneficiar o paciente, promovem a redução de custos, com manutenção da qualidade do tratamento. Devemos atuar, efetivamente, na prevenção de recorrência de lesões passíveis de cuidados, em especial no caso de doenças sistêmicas, como a manutenção da compensação do diabetes melito e o controle da hipertensão arterial sistêmica.

Para a otimização do tratamento do paciente portador de ferida, do ponto de vista de velocidade de fechamento da lesão, tornam-se necessários o acesso ao diagnóstico e a realização do tratamento das doenças de base. Isso, além de diminuir a recorrência, promove uma excelente relação custo-benefício para hospitais, operadoras de saúde e pacientes privados, além de auxiliar nas possíveis diretrizes e condutas que poderão vir a ser tomadas também no serviço público.

A melhoria na qualidade de vida dos pacientes com feridas complexas, sejam elas agudas ou crônicas, propicia melhor entendimento de cada patologia e maior adesão dos pacientes ao tratamento proposto, sem contar a redução no tempo de internação caso seja necessária.

Compreendemos que a ferida é apenas a ponta do *iceberg*. Somente um diagnóstico preciso, a associação de tratamentos, a formação de uma equipe multidisciplinar, o foco na prevenção e a consequente melhoria da relação custo-benefício poderão nos levar ao caminho correto.

Cuidados pré, intra e pós-operatório

Além do que já foi relacionado, as equipes médicas e de enfermagem devem realizar cuidados de excelência no pré, intra e pós-operatório, se esse for o caso.

Pré-operatório

Lembrar sempre de realizar e/ou avaliar:

- Avaliação completa
- Anamnese detalhada
- Exames complementares
- Termo de consentimento esclarecido
- Dar o máximo de explicações possíveis
- Avaliação pré-anestésica
- Aspectos nutricionais (verificar o que pode ser feito, se for o caso, para otimizar preparo)
- Aspectos psicológicos
- Avaliação de riscos.

Intraoperatório

- Interação com a equipe cirúrgica, anestésica e de enfermagem
- *Time out*
- *Checklist*
- Profilaxia de trombose venosa profunda
- Profilaxia de lesão por pressão em cirurgias longas (nos EUA, os curativos de silicone são colocados obrigatoriamente em todos os locais de apoio)
- Temperatura da sala cirúrgica
- Se necessário, usar manta térmica.

Pós-operatório

- Obrigatório realizar visitas pós-operatórias
- Orientar o paciente

- Orientar familiares
- Orientar a equipe de enfermagem e demais profissionais de saúde envolvidos
- Explicitar programação com antecedência
- Planejar cuidadosamente a alta para minimizar intercorrências
- *Home care* (fundamental, mas não substitui a alta hospitalar real, e pacientes muitas vezes precisam apenas de um cuidador).

Além de tudo o que já foi citado, vale lembrar o quão limitante pode ser a dor crônica e, por essa razão, dar muita ênfase no entendimento e na ajuda dos grupos de dor de cada instituição.

Tratamentos e cuidados complementares

A reabilitação pode ser motora ou respiratória, mas em geral, é global, ou seja, envolve a parte emocional e requer reeducação em diversos níveis, com máxima compreensão pela equipe como um todo e cooperação para melhor adesão ao tratamento.

A fisioterapia e a terapia ocupacional devem sempre atuar em casos de:

- Permanência hospitalar prolongada
- Estadia em unidade de terapia intensiva ou semi-intensiva
- Pacientes com baixa mobilidade
- Queimados, idosos, prematuros etc.
- Próteses ou órteses
- Treinamento da vida diária.

Também é recomendada a fonoaudiologia, em especial para:

- Fase de extubação
- Pós-extubação
- Reintrodução alimentar
- Treino de voz em casos específicos
- Distúrbios de deglutição.

É primordial que o paciente compreenda a importância de se evitar recidivas e, consequentemente, a reinternação. Cabe ao profissional de saúde prevenir e realizar:

- Treinamento e adequação do potencial de cada um dentro da equipe
- Estabelecer um time interdisciplinaridade
- Reunir profissionais com:
    - Habilidades e potencialidades peculiares
    - Objetivos comuns
    - Mesmos valores
    - Busca de resultados comuns
    - Alto grau de comprometimento.

Referências bibliográficas

1. Dicionário online de português, 2019. Disponível em: <https://www.dicio.com.br/>.
2. Angerami-Camon VA (org.). Psicologia da saúde: um novo significado para a prática clínica. São Paulo: Pioneira; 2001.
3. Brandão LM. Psicologia hospitalar: uma abordagem holística e fenomenológico-existencial. Campinas: Livro Pleno; 2000.
4. Bruscato LW, Kitayama MMG, Fregonese AA, David JH. O trabalho em equipe multiprofissional na saúde. In: Bruscato LW, Benedetti C, Lopes SRA. A prática da psicologia hospitalar na Santa Casa de São Paulo: novas páginas em uma antiga história. São Paulo: Casa do Psicólogo; 2004.

54 Judicialização da Medicina

Walter Soares Pinto

"Foi dito, com grande sabedoria, que a dúvida está para o juiz como a fé está para o crente. Todo julgamento pressupõe uma interrogação dubitativa que vai se tornando, cada vez mais, apurada quanto maior a experiência; mas, qualquer que seja a dificuldade da lide, o juiz não pode deixar de sentenciar, valendo-se de seus critérios e conhecimentos."
(*Miguel Reale*)

Introdução

Judicialização da Medicina ou Judicialização da Saúde é o título genérico que denomina o conjunto de recursos impetrados junto ao Poder Judiciário, geralmente por meio de pedidos de liminares, para solicitações na área da saúde.

Apresenta duas vertentes:

A) Processos para obter tratamento médico ou cirúrgico, ou medicamento, ora negados pelo SUS ou pelos planos de saúde, seja por falta de previsão na relação de medicamentos essenciais, seja por não terem ainda aprovação para uso em território nacional ou por estarem, ainda, em fase experimental, ou mesmo por questões orçamentárias.

Incluem-se nessa relação os pedidos de vagas comuns de internação, ou mesmo em unidades de terapia intensiva (UTI). Nesse caso, a petição do patrono, habitualmente, alega que a negativa de atendimento pode acarretar grave prejuízo à saúde, por vezes irrecuperável, e risco de morte.

Mesmo o Meritíssimo juiz com formação em advocacia e vasta experiência pode ter dificuldade em decidir de imediato. Ao considerar que uma perícia médica causaria grande atraso na decisão, com frequência o magistrado decide favoravelmente ao pedido, visto que resolve o problema alegado de risco iminente e pode adiar a questão para uma decisão posterior, que passa a ser financeira e não mais referente à vida ou à saúde.

B) Processos contra médicos, hospitais ou serviços de diagnóstico, que visem obter reparação material, moral, estética por eventuais "erros médicos" ou falhas na prestação de serviços, ou, ainda, que exigem a obrigação de fazer determinados procedimentos.

Para melhor entendimento, é necessário ter algumas noções básicas de natureza jurídica.

Conceito de dano

Dano, de modo geral, é qualquer prejuízo ou alteração desfavorável, causado tanto pelas forças da natureza como pelo trabalho do homem.[1] Para que o dano tenha uma qualificação jurídica, deverá decorrer da inobservância de uma norma.

Obrigação de reparar | Nexo causal

O dano é um elemento constitutivo de responsabilidade civil, que não pode existir sem ela – caso contrário, nada haverá a reparar. Para que exista a obrigação de reparar um dano, é imperioso que exista um nexo causal. Assim, a apuração da culpa ou responsabilidade apenas definirá quem deve reparar.

Na verdade, em países como o Brasil, onde a responsabilidade é ainda fundada na culpa, para que haja indenização é preciso não só que haja dano, mas que este tenha vindo de uma ação ou omissão voluntária (dolo) ou de negligência, imprudência ou imperícia (culpa em sentido estrito) e que seja provado o nexo de causalidade entre a culpa e o dano.

Ora, esses requisitos se aplicam tanto à responsabilidade contratual como à extracontratual. É, portanto, a culpa o fundamento comum de ambas ou, em outras palavras, há uma unidade de culpas; as diferenças são somente acessórias ou de caráter técnico.[2]

Conceito de culpa

Na área Médica, o conceito de culpa se alicerça, basicamente, em três itens: imprudência, imperícia ou negligência, cuja ocorrência comprovada permite a conclusão de erro médico.

A caracterização de qualquer um desses itens implica a definição de erro médico, que é privativa dos Meritíssimos juízes e dos conselheiros dos Conselhos de Medicina, quando julgarem processos ético-disciplinares.

Imprudência

Na imprudência há culpa comissiva. Age com imprudência o profissional que tem atitudes não justificadas, açodadas, precipitadas sem usar de cautela.[3]

Ocorre da não observância de regras básicas, como a falta de avaliação pré-operatória do paciente através de anamnese completa e exames subsidiários, da escolha do tratamento a ser empregado e a sua quantificação.

Mesmo nos casos de urgência, em geral, há possibilidade dessa avaliação. Já nos casos de emergência (parada cardiorrespiratória, grandes hemorragias), o profissional é obrigado a agir de imediato com base em sua experiência e necessita tomar condutas, por vezes mais agressivas, que poderão, eventualmente, ser contestadas depois.

Ao realizar qualquer procedimento em um diabético, um cardiopata, um imunodeprimido, um fumante ou dependente químico, aumentaremos o grau de risco, de modo inquestionável. Da mesma maneira, realizar procedimentos sem cuidados de assepsia, antissepsia e esterilização, ou em local inadequado, significa procurar complicações.

Em relação a tratamentos ou medicamentos novos, é preciso levar em conta que, mesmo que haja literatura internacional que embase seu uso, é obrigatório o respeito à Legislação Nacional.

> **Resolução CFM nº 1499, de 26 de agosto de 1998**
> Art. 1º Proibir aos médicos a utilização de práticas terapêuticas não reconhecidas pela comunidade científica.
> [...]
> Art. 3º Fica proibida qualquer vinculação de médicos a anúncios referentes a tais métodos e práticas.
>
> **Resolução CFM nº 1609, de 13 de dezembro de 2000**
> Art. 1º Os procedimentos diagnósticos ou terapêuticos, para serem reconhecidos como válidos e utilizáveis na prática médica nacional, deverão ser submetidos à aprovação do Conselho Federal de Medicina.

Imperícia

A imperícia ocorre na formação insuficiente, no preparo técnico inadequado e na falta de capacidade na execução de atos que o profissional se dispõe a praticar. A legislação brasileira torna possível que o médico, legalmente diplomado e inscrito regularmente no Conselho Regional de Medicina (CFM), realize qualquer ato médico. Está impedido, tão somente, de anunciar especialidade para a qual não tenha formação profissional reconhecida.

Falta ainda, em muitos casos, por parte das autoridades sanitárias, uma definição das áreas de atuação das diferentes especialidades. O problema é muito complexo, particularmente pela superposição das regiões anatômicas e das patologias.

Exemplos:

- Sutura de nervos, tendões e vasos da mão: quem opera? O cirurgião plástico que faz microcirurgia ou o ortopedista que faz cirurgia da mão?
- Rinoplastia/otoplastia: o cirurgião plástico? O otorrinolaringologista também pode operar? O cirurgião de cabeça e pescoço?
- Problemas da região temporomandibular: é área do cirurgião craniomaxilofacial ou do cirurgião-dentista bucomaxilofacial?

Negligência

Ocorre negligência na falta de orientação adequada ao paciente, na inobservância das normas habituais. Não por falta de conhecimento, mas por descaso. A negligência médica se caracteriza pela inação, indolência, inércia, passividade. É um ato omissivo.[4] Pode ser relacionada não só com o profissional, mas também com seus auxiliares, visto que cabe ao primeiro a escolha e vigilância dos demais.

A falta de prevenção de escaras no paciente internado tem sido, cada vez mais, objeto de demandas. Basta provar que o paciente, ao ser internado, não apresentava lesão de pele preexistente, ou distinta de suas queixas, para embasar um processo por negligência.

Habitualmente, o cirurgião era responsável por toda a equipe cirúrgica. Mais recentemente, o CFM definiu que o anestesiologista responde, em separado, por seus atos profissionais.

Distinção entre erro médico e erro profissional

Outro aspecto que se mostra no tema em estudo é relativo ao chamado erro profissional, isto é, o que resulta da incerteza ou da imperfeição da arte médica, e não da negligência ou incapacidade de quem a exercita, salvo quando se tratar de um erro grosseiro.

Segundo a melhor doutrina, não deve ser atribuída culpa a quem cometeu um erro profissional. A imperfeição da ciência é uma realidade. Daí a escusa que tolera a falibilidade do profissional.

Não é possível traçar regras fixas como limite da responsabilidade do médico, embora existam princípios gerais a regê-la. O primeiro deles é o de que "não se considera erro profissional o que resulta da imprecisão, incerteza ou imperfeição da arte, sendo objeto de controvérsia e dúvidas".

Não cabe ao juiz dizer se aquela técnica é "boa ou má"; se adequada ou que existe outra melhor.[5] Ao juiz, é defeso, por não ser de sua competência, pronunciar-se por essa ou aquela escola, optar por esse ou aquele método operatório.[6]

Conceito de dano estético

Dano estético é qualquer modificação duradoura ou permanente na aparência externa de uma pessoa que lhe acarrete "enfeamento" e lhe cause humilhações e desgostos, dando origem, portanto, a uma dor moral.[7]

Para a responsabilidade civil, basta a pessoa ter sofrido uma "transformação".[8] Não é necessário um aleijão repulsivo, mas sim uma alteração para pior.

O direito penal também contempla o dano estético. Esse ramo do direito configura o dano estético com características de deformações graves que tornam a pessoa com aparência desfigurada.[7]

No exame médico-legal não há diferença entre a cicatriz deixada por um bisturi e a deixada por uma faca. Ambas são consideradas "lesão definitiva", ainda que os objetivos da incisão tenham sido diferentes.

Conceito de dano moral

Dano moral é todo sofrimento humano resultante da lesão de direitos da personalidade. Seu conteúdo é a dor, o espanto, a emoção, a vergonha, em geral uma dolorosa sensação experimentada pela pessoa.[9]

No dano moral, não há possibilidade de falar em indenizações sem calcular o "preço da dor", o que não é viável. Fala-se, pois, em compensação. Embora a jurisprudência fosse discordante, a Constituição Federal (CF) de 1988 e o Código de Defesa do Consumidor (CDC) (Lei nº 8.078/90) vieram esclarecer a situação.

O CDC estabelece claramente em seu art. 6º:

> "Art. 6º São direitos básicos de consumidor:
> [...]
> VI – a efetiva prevenção e reparação de danos patrimoniais e morais, individuais, coletivos e difusos."

No caso da cirurgia plástica, por exemplo, os danos estéticos estão associados quase sistematicamente aos danos morais.

Obrigação de meio e de resultado

Habitualmente, o profissional da área da saúde tem o dever de usar todos os meios indispensáveis para alcançar a cura, porém sem jamais assegurar o resultado, isto é, a própria cura.[10]

De modo semelhante, isso ocorre também com advogados e outros profissionais que têm o dever de empenhar ao máximo seu esforço e capacidade sem poder, no entanto, garantir o êxito. Pode-se, no máximo, prever as possibilidades.

Com relação aos procedimentos estéticos, a maioria dos juristas, ainda hoje, é de opinião que existe a obrigação de atingir o resultado previsto inicialmente, ou pelo menos obter melhora em relação ao quadro inicial. O percentual atribuído de melhora estética pode variar, dependendo do avaliador. Porém, é inaceitável uma avaliação de que estivesse melhor antes de operar.

Quando se analisa o assunto, é possível verificar que em todo ato cirúrgico de maior porte existe a possibilidade de diversas complicações, comuns a praticamente qualquer cirurgia: infecção, deiscência de sutura ou perda de enxerto, formação de seroma, hemorragia, tromboembolismo pulmonar e embolia gordurosa.

▸ **Infecção.** É a invasão do organismo por agentes infecciosos, seja por bactérias, vírus ou fungos. Podem ser originários do próprio organismo ou decorrerem de problemas de antissepsia, esterilização ou contaminação.

▸ **Deiscência de sutura (abertura dos pontos).** Por infecção, esforço, falta de repouso no pós-operatório ou, o equivalente no caso de feridas, a perda dos enxertos colocados ou a necrose dos retalhos.

▸ **Seroma.** Basicamente, é o acúmulo de líquido embaixo da pele durante o pós-operatório de uma cirurgia, formado em razão do extravasamento de plasma sanguíneo. Surge nas primeiras semanas de pós-operatório ou mesmo tardiamente.

▸ **Hemorragia.** É o sangramento pós-operatório que pode extravasar ou ficar contido e formar os hematomas. Pode ser causado por falta de cuidado na hemostasia ou, eventualmente, por baixa pressão arterial no momento da cirurgia, o que permite que os vasos coagulados possam extravasar no momento do retorno às condições normais da pressão arterial.

▸ **Tromboembolismo venoso.** É a formação de coágulos nas veias, em geral, dos membros inferiores, que podem se deslocar para pulmões, coração e cérebro e causar problemas que podem ser graves, e até levar a óbito. Devem ser prevenidos com uso de medidas como meia elástica, uso de aparelhos de compressão progressiva em membros inferiores, ou de anticoagulantes.

▸ **Embolia gordurosa.** É o deslocamento de partículas de gordura. Pode atingir, principalmente, a árvore brônquica, o que causa obstrução e até o óbito. São mais comuns em fraturas de ossos longos, mas podem ocorrer também em cirurgias, como em lipoenxertias.

Mesmo em atos cirúrgicos realizados com toda técnica, esterilização, suturas cuidadosas e revisão de hemostasia (eletrocoagulação e ligadura dos vasos) adequada e outros cuidados, os problemas apontados podem surgir. São aqueles casos em que houve uma infecção por germe banal, que existe no meio ambiente, deficiência de fator de coagulação do sangue não detectável nos exames habituais de pré-operatório e um esforço qualquer do paciente (tosse, espirro etc.), que causa a abertura da incisão cirúrgica.

O médico, em caso fortuito de infecção, por exemplo, pensa habitualmente que estaria livre de qualquer condenação, mas não é o que acontece na prática. Em acórdão de 1º/06/1976, o Tribunal de Alçada do RJ, mesmo ao negar a existência de culpa do réu, condenou o apelante a devolver os honorários, além das custas e honorários advocatícios.[11]

Já em nível mais técnico, temos a lesão de nervo por variação anatômica e o retorno no desvio nasal, por "memória" da cartilagem que, mesmo corrigida, volta a entortar. Em microcirurgia, é frequente o problema de trombose (coágulos) com obstrução dos vasos suturados e necrose (morte) dos tecidos (músculos, pele etc.).

Maior ou menor flacidez dos tecidos orgânicos pode propiciar a posterior queda de mamas perfeitamente montadas no ato operatório, que leva à assimetria, ou então à formação de "orelhas" (pequenos excessos de pele e/ou gordura nas extremidades da cicatriz) em dermolipectomias abdominais.

Do mesmo modo, a cicatrização é um processo imprevisível. Em pacientes já portadores de queloides (cicatrizes elevadas, dolorosas, antiestéticas), é possível prever que possam ocorrer em uma nova cirurgia, o que enseja um alerta nas informações pré-operatórias. O que fazer, no entanto, com pacientes que têm cicatrizes normais de cirurgias anteriores e que desenvolvem queloide após a cirurgia estética? O que dizer, então, das alterações de cor da pele? As aplicações de *laser*, mesmo com todos os cuidados de proteção solar, de luz fluorescente, uso de despigmentantes etc., podem levar a hipercromia melânica (manchas escuras) ou às temíveis hipocromias (manchas claras), para as quais temos grandes problemas de tratamento.

Cada ser humano se comporta de maneira diferente do outro, e o médico tem limites em suas previsões. Em relação a alergias, é frequente que nem o próprio paciente saiba que é alérgico. Como poderá informar ao seu médico para que este tome precauções?

Recentemente, tem havido uma lenta reversão no pensamento da magistratura de que os tratamentos estéticos podem ser considerados de meio, e não de resultado. Existe, contudo, uma regra que consideramos monolítica e cuja infração, a nosso ver, jamais será tolerada por um julgador: o que foi prometido deve ser cumprido.

A promessa de um resultado, seja por meio de uma explanação, um desenho, um esquema, seja pela falta de aviso das possíveis complicações mais frequentes, passa a ser um contrato que terá de ser respeitado ou, no inadimplemento, haverá consequências.

Após concluído o processo, atendidas todas as exigências legais, caberá à autoridade julgadora, no caso de culpa, decidir o montante e quem irá pagar. Mas o importante é que alguém pagará!

É sempre necessário lembrar que os juízes são profissionais com elevado nível de conhecimento, reforçado pela grande experiência. O julgamento é baseado na convicção judicial, e cabe ao médico fornecer, não argumentos verbais, mas provas sólidas documentais, principalmente por meio de prontuários completos que possam embasar essa convicção para obter uma decisão adequada.

Da obrigação de informar

Salvo nos casos de urgência, deve existir tempo hábil para informar ao paciente sobre o tipo de procedimento, alternativas a este, a maneira como será feito, o tipo de anestesia que será utilizado, os cuidados pré e pós-operatórios, intercorrências etc.

Caso não seja possível informar o próprio paciente, caberá ao médico passar essas informações ao eventual responsável ou parentes que possam dar anuência ao tratamento proposto.

É preciso ficar bem claro que o paciente tem livre opção de decidir se autoriza ou não o procedimento, em vista das informações recebidas. O que não pode ocorrer é este dizer "se eu soubesse disso antes, não teria permitido esse procedimento".

Provas

Na área Médica, embora seja difícil provar, é habitual a determinação de "inversão do ônus da prova, cabendo ao profissional a obrigação de provar que agiu corretamente, de acordo com a chamada 'arte médica'." Essa prova consiste, basicamente, no conjunto formado pelo prontuário médico e hospitalar, pelos exames complementares de diagnóstico e, se possível, associado e um documento escrito, datado e assinado: o termo de consentimento informado ou esclarecido.

Prova da informação

No Brasil, não há, em regra, forma para o cumprimento do dever de informação, pois inexiste legislação que imponha que a informação prestada pelo médico não deva ser escrita. O paciente, obviamente, tem o direito de ser devidamente informado e esclarecido a respeito do tratamento que lhe será ministrado, para certificar-se sobre seus benefícios e riscos, e então decidir autonomamente. Contudo, as informações e os esclarecimentos podem ser ordinariamente efetuados verbalmente.[12]

Termo de consentimento informado ou esclarecido

É um documento em que se colocam, por escrito, as principais informações relativas ao procedimento a ser realizado e as complicações possíveis de ocorrer, no qual o cliente autoriza o profissional a efetuar o referido procedimento e se declara ciente das informações.

Qual o melhor modelo de consentimento informado? Não existe uma fórmula mágica que contemple todos os itens e possa garantir o profissional e evitar todas as dúvidas. Além das explicações verbais e esclarecimento de dúvidas, o ideal é também uma prova material.

Nesse documento, o profissional deve deixar claro o procedimento (anestesia etc.); listar as principais complicações e avisar que não tem controle absoluto sobre particularidades, como cicatrização, hipertrofias cicatriciais, formação de queloides, retrações, alterações de cor e idiossincrasias – aspectos próprios daquele paciente, como alergias ou mesmo doenças não sabidas.

Nos procedimentos padrão (cirurgias programadas), é mais fácil ter textos impressos que contenham as informações específicas do procedimento que será feito, suas complicações e cuidados de pós-operatório, acrescentando as particularidades do caso. É conveniente obter do paciente não só a autorização, como o recibo de entrega do termo de consentimento, se possível com a assinatura de uma testemunha.

É possível informar tudo? É óbvio que não! Temos de informar aquilo que é mais frequente e passível de acontecer, que permita ao paciente escolher, se possível, outro tipo de tratamento, ou mesmo desistir do tratamento proposto. O importante não é assustar os pacientes, mas esclarecê-los para que tomem a decisão livremente.

No caso de feridas graves de difícil tratamento, como o "pé diabético", é importante ressaltar que o tratamento atual oferece grandes chances de um bom resultado, mas ainda assim é possível a necessidade de uma amputação, que deverá ser expressamente autorizada se ocorrer a situação. Não se deve esquecer que, embora desnecessário do ponto de vista diagnóstico, é aconselhável solicitar um exame anatomopatológico da peça amputada, que comprovará documentalmente a falta de circulação e necrose dos tecidos, evitando qualquer discussão posterior sobre eventual vitalidade do tecido retirado.

Valor legal do termo de consentimento informado

Na presença de um magistrado, o defensor do requerente pintará o quadro com cores sombrias e poderá sempre argumentar que seu cliente assinou um papel porque foi exigido, mas que não entendeu direito, porque a explicação era técnica, ou uma outra desculpa.

Muitos profissionais preferem utilizar apenas um termo de informações prévias, considerando implícito o consentimento, pelo simples fato de o paciente voluntariamente se internar em um hospital.

Isso não é tão claro em procedimentos ambulatoriais, e, portanto, julgamos mais prudente o uso habitual do termo consentimento livre e esclarecido por escrito e devidamente datado e assinado.

Prontuário médico

O melhor e mais importante documento é o prontuário médico. Infelizmente, de modo geral, ele é o mais falho de todos. Habitualmente, o médico não gosta de escrever, tem letra péssima e usa siglas de difícil compreensão geral. Acredita que o prontuário é sua propriedade, de uso particular, e pode fazer dele o que quiser.

Infeliz ou felizmente, não é esse o espírito da lei. O prontuário médico é um conjunto de documentos referentes a um paciente através do qual sua situação clínica pode ser analisada. É elaborado pelo médico, em atendimento ao Código de Ética Médica, e diz respeito ao paciente – pertence, portanto, a ambos: ao médico, porque o elabora, coleta dados de história clínica, exames laboratoriais e de imagem, imprime o raciocínio médico, sua conclusão diagnóstica e conduta terapêutica; e ao paciente, porque esses dados lhe dizem respeito, são seus e revelam sua intimidade física, emocional, mental, além de outras particularidades. Pertence, portanto, a ambos, solidariamente.

Por conter todas essas informações, o prontuário é protegido por sigilo profissional e pode ser requerido pelo paciente ou seu procurador, em caso de necessidade (extraído de Consulta-CRM/SP, 1995, Cons. Jamil José Gasel).

O prontuário digital, quando adotado por todos os hospitais e profissionais, permitirá a padronização, guardar e preservar por longo tempo, armazenar maior número de informações em menor espaço, facilitar a leitura/compreensão e impedir fraudes e adulterações posteriores.

Quando bem-feito, o prontuário é a melhor defesa do profissional. É nele que estão anotados o interrogatório, cuidados do paciente, seus antecedentes, seus desejos, expectativas, seu exame físico, defeitos e imperfeições, exames complementares, plano de tratamento, estando incluído neste uma anuência explícita. Anota-se o hospital escolhido, preparo e instruções pré-operatórias. Posteriormente, são incluídas a descrição de cirurgia, equipe, intercorrências, identificação de próteses e o resultado de exame anatomopatológico, quando for o caso. Anotam-se também as explicações dadas ao paciente, particularmente, sobre complicações possíveis e necessidade de revisões, ou mesmo o número de tempos cirúrgicos, se for necessário mais de um.

Em relação ao tratamento de feridas, em que frequentemente são necessárias diversas sessões de tratamento e vários tempos cirúrgicos para se chegar ao resultado, ainda assim existe o eventual risco de recidivas (úlceras varicosas, por exemplo), caso o paciente não respeite adequadamente a orientação de seu cirurgião.

Documentação fotográfica

As fotografias pré, intra e pós-operatórias, embora não sejam consideradas, na maioria das vezes, provas *stricto sensu*, passam a formar o conjunto de provas quando associadas a outros elementos.

Particularmente, no caso de cirurgias estéticas, a fotografia técnica vai mostrar a existência de uma assimetria prévia, problema cicatricial preexistente (queloides, hipertrofias) ou outros problemas preexistentes. Em cirurgias de feridas, não só permitem o acompanhamento do tratamento, ao mostrar a situação inicial, sua evolução, como serão úteis na elaboração de trabalhos científicos para divulgação das técnicas de tratamento mais eficazes.

As fotos pré e pós-operatórias constituem documentos passíveis de serem anexados aos prontuários médicos. Contamos também, hoje, com a possibilidade de enviar *on-line* o prontuário completo para um Registro Notarial, que pode, a qualquer tempo, fornecer cópias datadas e com fé pública.

Testemunhas

São de valor quando realmente têm relação com os fatos, isto é, testemunharam, participaram do caso. É inútil, e acarreta perda de tempo, arrolar "testemunhas" que "ouviram falar" etc.

Uma secretária pode, no entanto, testemunhar formalmente que convocou um paciente várias vezes, que o mesmo faltou às consultas e curativos, o que configura abandono de tratamento.

Perícia médico-judicial

Quando os problemas médicos chegam aos tribunais, não basta o profissional ter agido de maneira correta – é preciso provar que não houve imperícia, negligência ou imprudência, ou seja, que não houve "erro médico". Isso também não basta. A lei é clara: "Se houve dano, existe a obrigação de indenizar". A culpa é subjetiva, mas a responsabilidade é objetiva.

Por exemplo: em uma queimadura com bisturi elétrico, poderá não haver culpa do cirurgião, mas existe a responsabilidade do hospital, ou da clínica que, eventualmente, poderá até se ressarcir do prejuízo, com o fabricante, em caso de defeito do aparelho. Em um caso concreto de antissepsia com produtos à base de álcool, em que o médico não aguardou a evaporação do mesmo para aplicar o bisturi elétrico e houve queimadura, o Meritíssimo juiz classificou a queimadura como Omissão de cautela, manifesta previsibilidade, delito configurado. Condenação imposta de pena de reclusão.[13]

O julgador irá decidir a quem cabe a culpa ou responsabilidade e a condenação. Habitualmente, o juízo convoca peritos de sua confiança para informá-lo e trazerem elementos de convicção, que possam ajudar na tomada de decisão. É preciso saber, no entanto, que o Meritíssimo juiz é autoridade máxima. Poderá designar peritos ou não, ou um segundo especialista e, inclusive, decidir contrariamente às chamadas "provas dos autos".

De modo geral, o julgador se utiliza do laudo pericial, das provas materiais, provas testemunhais e de todas as outras admissíveis em direito, para formar sua convicção que irá embasar o julgamento. Ao contrário do que, erroneamente, se pensa na área Médica, não é o perito que decide se houve ou não culpa. O perito fornece informações técnicas importantes, mas a decisão e o julgamento são prerrogativas inerentes ao julgador.

Os quesitos – perguntas feitas aos peritos pelas partes – têm fundamental importância e são respondidos na parte final da perícia. De modo ideal, eles devem ser formulados pelos advogados com assessoria direta de um médico especializado (assistente técnico), para que possam surtir efeitos compensadores. Cabe ao médico indicado como assistente técnico (tanto do autor quanto do réu) informar ao advogado da parte, em termos claros, os problemas de ordem médica, para que este possa redigir quesitos adequados que possam ser esclarecedores.

Os quesitos devem ser em número restrito e bem específicos quanto ao que se quer saber ou confirmar.

Considerações finais

Como norma básica, o profissional deverá deixar bem claro quais as possibilidades de sucesso, as possíveis intercorrências e complicações, se existirão cicatrizes, de que tipo, tratáveis ou não.

É preciso, ainda, esclarecer que o sucesso ou insucesso se apoia em quatro pontos:

1. Técnica empregada: depende do cirurgião
2. Cuidados pós-operatórios (repouso, imobilização, fisioterapia, retornos): dependem do paciente
3. Problemas de cicatrização (hipertrofias, queloides): dependem de vários fatores como herança genética e outros
4. Complicações não previstas: dependem de fatores aleatórios, quando se trata de pacientes atendidos em ambiente adequado e com todo rigor técnico.

Todas as provas devem ser incorporadas ao processo, no julgamento de primeira instância, visto que, no julgamento de recursos, habitualmente é feita apenas análise jurídica e poucas vezes é determinada nova perícia.

O bom relacionamento médico/paciente, embora não garanta a isenção de processos, pode levar a maioria dos problemas a um consenso amigável, fora dos tribunais.

Referências bibliográficas

1. De Cupis A. Il Dano. In: Kfouri Neto M. Responsabilidade civil do médico. São Paulo: Revista dos Tribunais; 2001.
2. Mazeaud H, Mazeaud L. Traité theórique et pratique de la responsabilité civile, délictuelle et contractuelle. In: Lopez TA. O dano estético: responsabilidade civil. São Paulo: Revista dos Tribunais; 1999.
3. Kfouri Neto M. Responsabilidade civil do médico. São Paulo: Revista dos Tribunais; 2001.
4. França GV. Direito médico. 6. ed. São Paulo: Fundo Editorial Bik Procienx; 1944.
5. Stoco R. Tratado de responsabilidade civil médica e ônus da prova. 5. ed. São Paulo: Revista dos Tribunais; 2001.
6. Cahali YS. Responsabilidade civil. 2. ed. São Paulo: Malheiros Editores; 1988.
7. Lopez TA. O dano estético: responsabilidade civil. São Paulo: Revista dos Tribunais; 1999.
8. Carrard J. O dano estético e sua reparação. In: Lopez TA. O dano estético: responsabilidade civil. São Paulo: Revista dos Tribunais; 1999.
9. Maneschy R. Ac. O dano estético. 1ª Câm. Civ. Reg. In: Lopez TA. O dano estético: responsabilidade civil. São Paulo: Revista dos Tribunais; 1999.
10. Demogue R. Traité dés obligations em généralin. In: Lopez TA. O dano estético: responsabilidade civil. São Paulo: Revista dos Tribunais; 1999.
11. Romanello Neto J. Responsabilidade civil dos médicos. São Paulo: Jurídica Brasileira; 1998.
12. Bergstein G. A informação na relação médico-paciente. 2. ed. São Paulo: Saraiva; 2014.
13. Croce D, Croce Jr D. Erro Médico e o Direito. São Paulo: Oliveira Mendes; 1997.

Bibliografia suplementar

Carvalho JCM. Responsabilidade Civil Médica. rio de Janeiro: Ed. Destaque; 1998.

Giostri HT. Erro Médico - À Luz da Jurisprudência Comentada. Curitiba: Ed. Juruá; 2001. p. 95.

Hoirisch A. Implicações Psiquiátricas das Iatrogenias. In: Carvalho JCM. Responsabilidade Civil Médica. Rio de Janeiro: Ed. Destaque; 1998. p. 33.

Pinto WS. Dano Estético. In: Kfouri Neto M. Culpa Médica e Ônus Da Prova. Revista dos Tribunais. 2002. p. 260-1.

Pinto WS. Princípios Éticos e Jurídicos. In: Maciel E, Serra MCVF. Tratado de Queimaduras. São Paulo: Atheneu; 2003. p. 401-6.

Pinto WS. Responsabilidade Civil por danos estéticos decorrentes de intervenções cirúrgicas. Informativo INCIJUR 2000, nº 13. p. 8.

Índice Alfabético

A

Abdome, 15
– aberto, 239
Abrasão, 268
Ácido carbólico, 6
Aconselhamento genético, 305
Adaptação psicossocial, 469
Álcool, 345
Alginato de cálcio, 36
Aloenxertos, 147
Âmnio, 366
Amputações, 235
– traumáticas, 223
Analgesia, 133
Anatomia orbitopalpebral, 265
Alginato
– com colágeno, 40
– de cálcio, 40
Angiogênese, 160, 442
Angiotomografia, 83
Antimicrobianos, 204
Antissepsia, 6
Antissépticos, 7, 8
Aparelho respiratório, 128
Artropatia de Charcot, 99
Ataduras, 7
Autoenxertia de pele desenluvada, 233
– por dermátomo ou faca de Balir, 233
Ayurveda, 2

B

Bacitracina, 212
Bancos de tecido, 365
Bandagens, 78
Banheiro adaptado, 474
Barras de apoio, 474
Betaína, 218
Biobrane®, 150
Bioestimulação, 320
Bioética na terapia celular, 407
Biofilme, 198, 217, 401
Bioimpressão 3D, 455
– por estereolitografia, 452
– por jato de tinta, 452
– por *laser*, 452
– por microextrusão, 452
Bioimpressoras 3D, 451
Bioinibição, 320
Biotinta, 453
Blefaptose, 348
Bleomicina, 164
Bota de Unna, 39
Bromelina, 191

C

Cálcio, 342
Câmaras hiperbáricas, 373
Carcinoma
– basocelular, 350
– espinocelular, 263, 298, 350
– invasivo de mama, 261
Carvão ativado, 36
– com prata, 38
Cauterização de feridas, 4
Célula(s)
– de Langerhans, 119
– tronco, 422, 438
– – adultas mesenquimais, 412
– – da epiderme, 416
– – de cordão umbilical, 410
– – derivadas
– – – de adipócitos, 413
– – – de placenta, 412
– – – de sangue periférico, 411
– – – do tecido adiposo, 437, 438
– – dérmicas, 414
– – e cicatrização de feridas, 407
– – embrionárias, 405
– – hematopoiéticas, 408
– – linhagem de, 408
– – na medula óssea, 408
– – pluripotentes, 405
– – – induzidas, 417
Centro de feridas, 460
Charcot iatrogênico, 101
Cicatriz(es), 159
– atrófica, 163
– hipertrófica, 163
– na mobilização de tecidos, 176
– queloide, 163
Cicatrização
– como sequela, 172
– de feridas, 407, 424
– fase
– – de remodelamento, 342
– – inflamatória, 337
– – proliferativa, 340
– fatores que influenciam a, 344
Cigarro, 345
Cintilografia
– com gálio, 204
– com leucócitos, 204
– óssea, 203
Cirurgia
– de controle de danos, 240
– estética, 434
– maxilofacial, 434
– plástica, 424, 434
Cisalhamento, 52
Cistos sebáceos, 348
Classificação
– anatômica, 228
– clínico- radiográfica de Eichenholtz, 100
– da lesão cicatricial, 162
– das lesões por pressão, 48
– – estágio 1, 48
– – estágio 2, 49

– – estágio 3, 49
– – estágio 4, 50
– – não estadiável, 50
– – relacionada com dispositivo médico, 51
– – tissular profunda, 50
– de artropatia de Charcot, 100
– de Cierny e Mader, 202
– de Eichenholtz, 89
– de feridas, 172
– de Wagner, 93
– de Waldvogel, 201
– Pedis, 198
Cloreto de dialquil carbamoil, 215
Clorexidina, 209
Cloro, 6
Cobertura(s), 35
– da ferida, 222
– precoce, 153
– tipos de, 35
– transitórias em queimaduras, 147
Cobre, 342
Colagenase, 43, 251
Comissuras, 187
Composto de cadexômero, 43
Compressas de tule com prata, 214
Comprometimento
– do dorso e do pulso, 186
– tecidual, 21
Conceito
– de culpa, 481
– de dano, 481
Contenção física, 133
Craniotomias, 249
Crioterapia, 164
Cuidados
– da pele, 32
– intraoperatórios, 478
– pós- operatórios, 478
– pré- operatórios, 249, 478
Cultura de células, 449
Curativo(s), 461
– à base de mel, 216
– biológicos, 366
– com antimicrobianos, 213
– – associados a
– – – alginato, 213
– – – carvão ativado, 213
– com melaleuca, 216
– de colágeno, celulose regenerada oxidada e prata, 215
– de hidrofibra, 150
– de silicone com prata, 114, 215
– hidrogel, 38
– úmido- seco, 44

D

Dano
– estético, 482
– moral, 482
– tecidual, 51

Deformidades de tecidos moles faciais, 174
Deiscência de sutura, 483
Dermatite
– associada à incontinência, 32, 354
– ocre, 350
Derme, 11, 29
Dermoabrasão, 168
Desbridamento, 42, 153
– autolítico, 44
– biológico, 25
– cirúrgico, 24, 45
– de queimaduras, 192
– diário, 463
– enzimático, 25, 42, 193
– – proteolítico derivado da bromelina, 192
– mecânico, 25, 44
– químico, 42
Desenluvamentos, 227
– abertos, 229
– – abdome, tórax e pelve, 231
– – couro cabeludo, 230
– – dedos, 230
– – face, 230
– – mãos, 229
– – membros inferiores, 229
– – membros superiores, 231
– – pálpebra, 230
– – pênis, 230
– fechados, 228
Diabetes melito, 85, 87, 345
Diagnóstico por imagem, 203
Digliconato de clorexidina, 209
Dispositivo(s)
– de cicatrização, 461
– para banho, 474
DNase, 43
Documentação fotográfica, 485
Dor
– lombar, 391
– relacionada com lesão por pressão, 63
Dorso, 14

E

Eczema de estase, 76
Edema, 128
Educação familiar, 471
Efélides, 348
Elastose
– actínica, 349
– solar, 349
Embolia gordurosa, 483
Enfeixamento, 78
Enfoque sistemático ABCDE, 129
Engenharia
– 3D, 449
– de tecidos, 427
Envelhecimento
– cutâneo fisiológico, 348
– da pele, 347
– – derme, 348
– – epiderme, 348
– saudável da pele, 356
Enxertia de pele, 116
Enxertos, 222, 461
– biológicos, 360
– de pele, 177
– – alógena, 361
– em malha, 155
Epiderme, 11, 29

Epidermólise bolhosa, 297
– alterações oftalmológicas, 313
– cuidados no banho, 306
– distrófica, 302
– juncional, 301
– manejo de feridas, 306
– morbidade, 297
– mortalidade, 297
– prurido, 310
– simples, 299
– suporte nutricional, 313
Epitelização, 160, 359
Equipe clínica, 461
Eritema multiforme, 281
Erro
– médico, 482
– profissional, 482
Escala
– de cicatrização de Vancouver, 161
– numérica de dor, 134
Escalpo, 13
Escara, 24
Escarotomias descompressivas, 115
Escleroterapia, 79
Espessura da pele, 128
Espuma
– com hidrocoloide, 39
– com ibuprofeno, 39
Esquema de Lund–Bowder, 107, 128
Estadiamento cíclico–evolutivo de FBatista, 100
Estágios de Schon, 100
Esterilização, 7
Esternotomias, 255
Estratificação, 13
Estresse, 344
– oxidativo, 383
Evolução das bordas da lesão, 26
Exame(s)
– anatomopatológicos, 202
– clínicos, 82
– complementares, 78
– de imagem, 93
– físico
– – estático, 90
– laboratoriais, 202
– microbiológicos, 202
Excisão da cicatriz patológica, 165
Expansão de tecidos, 167
Exsudato, 262

F

Face, 14
Família, 469
Fator(es)
– de crescimento
– – nervoso, 426
– – plaquetário, 159
Fechamento abdominal
– definitivo, 244
– – técnica com tela em ponte, 244
– – técnica sem tela em ponte, 244
– temporário, 242
Ferida(s), 4
– agudas, 221, 363
– classificação de, 19
– com necrose, 22
– complexas, 197, 221
– crônica, 21, 221, 363, 440
– e oxigenoterapia hiperbárica, 377

– fechamento de, 426
– gravidade de, 22
– neurocirúrgicas, 249
– oncológicas, 261
– operatória infectada, 251
– palpebral, 265
– pós–cirúrgicas, 255
– tumorais, 262
Ferimento(s)
– descolantes, 223
– orbitopalpebral, 267
Ferramenta de apoio à decisão clínica TIME, 61
Fibrinolisina, 43
Fibroblastos, 160
Fibroplasia, 160
Filme
– semipermeável, 37
– transparente, 41
Fisioterapia, 479
Fístulas durais, 250
Fitofotodermatose, 349
Flap musculocutâneo, 249
Folículos pilosos, 12
Fonoaudiologia, 479
Fotobiomodulação, 320, 327, 330
Fricção, 52

G

Gálea
– aponeurótica, 250
– do subcutâneo, 250
Gerador(es)
– eletro–hidráulico, 397
– focados, 397
– piezoelétrico, 397
– radiais, 397
Gestação, 74
Glândulas
– sebáceas, 13
– sudoríparas, 12
Gliconato de clorexidina, 209

H

Haloenxertos, 366
Hematoma(s), 350
– retrobulbar, 278
Hemorragia, 483
Hemostasia, 159
Heteroenxertos, 147
Hidrocoloide, 36, 44
– transparente, 40
Hidrofibra, 36
– absorvente com prata, 38
– com prata, 214
Hidrogel, 36, 44
– com alginato de cálcio de sódio, 36
Hidroterapia, 44
Hipertensão, 74
Hipócrates, 1
Hipoderme, 13, 29
Hipoxia celular, 375
Home care, 478
Homoenxertos, 147

I

Idade, 53, 344
– Média, 3
Imaturidade renal, 128

Imiquimode, 164
Imperícia, 482
Impressora 3D, 449
Imprudência, 481
Imunidade celular, 120
Imunofluorescência, 304
Imunomodulação, 442
Inalação de fumaça, 130
Índice tornozelo braquial, 82
Infecção, 20, 25, 135, 344, 483
– bacteriana, 198
– em ferida, 198
Inflamação, 25
Injeção de espuma de polidocanol, 79
Insuficiência
– da pele, 355
– de múltiplos órgãos, 355
Interação luz– tecido, 319
Interdisciplinaridade, 477
Interferona alfa, 164
Iodo, 6
Irrigação, 44

J

Judicialização da Medicina, 481

L

Laceração, 268
Laparostomia, 239
Laser, 318, 328
– de alta potência, 319
– de baixa potência, 319
Laserterapia, 168
LED, 328
Lesão(ões)
– de isquemia– reperfusão, 376
– do sistema lacrimal, 269
– inalatória, 130
– palpebrais, 265
– – tipos de, 268
– por fricção, 354
– por pressão, 47, 351
– – áreas de risco, 54
– – cuidados locais, 63
– – dispositivos médicos, 54
– – e segurança do paciente, 60
– – em membranas mucosas, 354
– – registro de dados de evolução, 68
– – relacionada com dispositivo médico, 355
– – taxa de cicatrização, 67
– pós– infecção, 82
– pós– traumatismo, 82
Leucodermia gutata, 350
Liberação da contratura associada a enxerto, 184
Linfócitos T, 120

M

Macrófagos, 160
Mafenida, 210
Malha não aderente, 38
Mamas, 14
Manto hidrolipídico, 30
Mãos, 16
Materiais de bioimpressão, 453
Matriz
– de substituição dérmica, 150
– dérmica, 236
– TCL– AG, 214

Mecanismo do trauma, 227
Medicamentos tópicos, 461
Medicina
– nuclear, 203
– Tradicional Chinesa, 2
Médicos, 461
Meias compressivas, 78
Melanoma maligno, 298, 350
Melanose solar, 349
Melasma, 349
Membrana
– amniótica, 149, 362, 366
– de celulose, 113
Metabolismo
– da glicose, 128
– do oxigênio, 383
Metaloproteases, 23
Metástase linfonodal, 263
Métodos diagnósticos, 228
Microclima, 52
Microscopia eletrônica, 304
Miofibroblastos, 160
Moléculas de adesão intercelulares, 121
Morfofisiologia da pele, 29
Multidisciplinaridade, 477
Músculo orbicular do olho, 266

N

Necrólise epidérmica tóxica, 281
Necrose, 24, 64, 262
– isquêmica com desbridamento cirúrgico, 250
Negligência, 482
Neomicina, 212
Neoplasias de pele, 350
Neossindactilias cicatriciais, 187
Neovascularização em tecido irradiado, 376
Nervos periféricos, 426
Neuropatia diabética, 88
Neutrófilos, 160
Nevos, 348
Nitrato
– de cério, 211
– de prata, 210
Nitrofurazona, 210
Nutrição na prevenção da lesão por pressão, 53

O

Obesidade, 53
Obrigação
– de informar, 484
– de meio, 483
– de resultado, 483
Odor, 262
Oftalmologia, 434
Óleos de peixe ômega, 342
Ondas de choque, 399
Órtese, 474
Osteoartropatia de Charcot, 88
Osteomielite(s), 201
– agudas pós– traumáticas, 205
– crônicas, 206
– hematogênicas, 205
Óxido nítrico, 322
Oxigenação, 343
Oxigênio hiperbárico, 375
Oxigenoterapia hiperbárica, 206, 236, 373
Ozônio, 389
– efeito(s)
– – antioxidantes, 383

– – bactericida, 381
– – na corrente sanguínea, 382
– – oxidantes, 383
Ozonioterapia, 382, 389
– abordagem direta, 392
– abordagem indireta, 393
– dosagem terapêutica, 389
– dosagem tóxica, 389
– no sistema imunológico, 385
– no tratamento de feridas, 385
– nos tratamentos ortopédicos, 390

P

Palma, 185
Pálpebra, 265
– canto
– – lateral, 277
– – medial, 275
– inferior, 272
– periorbital, 277
– superior, 270
Papaína, 37, 42
Papilas dérmicas, 13
Pé diabético, 32, 99, 199
Pele, 11, 29, 119, 397, 437
– alógena, 360
– atípica, 31
– criopreservada, 234
– hidratação da, 30
– normal, 31
– oleosa, 31
– seborreica, 31
– seca, 31
– sofrimento da, 355
– umectação da, 30
– úmida, 31
Perfusão de pé, 94
Perícia médico– judicial, 485
Períneo, 15
Período pré– menstrual, 74
Peritoniostomia, 239, 244
Pés, 16
Pescoço, 14
Pioderma gangrenoso, 289
– associação com doenças sistêmicas, 292
– forma
– – bolhosa, 290
– – pós– operatória, 291
– – pustular, 291
– – ulcerativa, 290
– – vegetativa, 290
Placenta, 366
Plaquetas, 159
Plasma rico em plaquetas, 429
– e feridas crônicas, 431
– e queimaduras, 431
– e sequelas de queimaduras, 431
Plasmídeos, 423
Poli– hexanida, 217
Polivinilpirrolidona– iodo, 209
Prata, 7
– associada à celulose regenerada oxidada, 215
Preparação do leito da ferida, 23, 222
– para a cicatrização, 60
Pressão, 51
Prevenção
– de acidentes, 227
– de lesões por pressão, 33

– – avaliação do paciente, 55
– – mobilização precoce, 56
– – multidisciplinaridade na, 55
– – reposicionamento, 56
– – superfícies de suporte, 57
– – terapias emergentes, 56
Profilaxia da infecção, 111
Prontuário médico, 485
Proteção gastrintestinal, 111
Proteína C reativa, 202
Ptose senil, 348
Púrpura senil, 350

Q

Queilite actínica, 349
Queimaduras, 105, 363, 370
– como maus- tratos em crianças, 127
– de primeiro grau, 112, 139
– de segundo grau, 112, 139
– de terceiro grau, 112, 140
– incidência de, 105
– no paciente pediátrico, 126
Queloides, 163
Queratinócitos, 119
– migrantes, 160
Queratose actínica, 349
Quimioterapia antimicrobiana fotodinâmica, 322

R

Radiação eletromagnética, 318
Radioterapia, 164
Reabilitação, 223
– integral, 473
Recidiva, 79
Reconstrução de mãos, 183
Recursos não farmacológicos, 133
Redução
– de custo, 478
– de tempo hospitalar, 478
Regeneração da pele, 443
Região volar dos dedos, 185
Reinserção social do paciente, 469
Reintegração laboral, 473
Remodelação da matriz extracelular, 443
Reparação tecidual, 376
Reparo
– de tecidos moles, 424
– tecidual, 437
Reposição hídrica, 131
Ressonância magnética, 203
Retalho(s), 425
– compostos, 179
– de padrão axial, 179
– dermogordurosos, 179
– em ilha, 179
– livres, 179, 223
– locais, 223
– locorregionais, 223
– microcirúrgicos, 223, 235
– microvascular, 179
– pediculado, 179
– superfino, 179
– teciduais expandidos, 179
– utilizados na mão, 183
Retinoides tópicos, 164
Rinofima, 349
Rugas, 348
Rush escarlatiniforme, 281

S

Sangramento, 262
Saúde familiar, 469
Scaffolds
– de hidrogéis, 454
– para biotintas, 454
Selênio, 342
Sequelas de feridas, 171
Seringa de Anel, 5
Seroma, 483
Shunt arteriovenoso, 234
Síndrome
– compartimental abdominal, 240
– da cicatriz cutânea, 159
– de Fournier, 284
– de Kindler, 302
– de Lyell, 281
– de multimorbidade, 351
– de Stevens- Johnson, 281
– do choque tóxico, 136
– do pé diabético, 87
Sistema
– RANKL, 100
– termorregulador pouco desenvolvido, 128
– TIME, 24
Skin tears, 33
Soluções de limpeza, 461
Sonda de Anel, 5
Staphylococcus
– *aureus*, 256
– *epidermidis*, 256
Substitutos
– biossintéticos, 150
– cutâneos, 222, 359
– – biológicos, 236
– – sintéticos, 236
– dérmicos, 116, 184
Sulfadiazina de prata, 37, 211
Suporte nutricional, 134
Sutura
– com ponto necrótico isquêmico, 250
– simples com drenagem aspirativa, 232

T

Talheres adaptados, 474
Tecido(s), 24
– biológicos humanos, 359
– de granulação, 160
– não viáveis, 64
Técnica Meek, 153
Tecnologia 3D, 452
Telangiectasias, 349
Terapia(s)
– celular, 407, 422
– com corticoide, 164
– com luz de baixa intensidade, 327
– com pressão negativa, 44
– de compressão, 164
– fotodinâmica, 322
– gênica, 421
– – modalidades de, 422
– – vetores para, 422
– imunomoduladoras, 164
– ocupacional, 473, 479
– por ondas de choque extracorpórea, 397
– por pressão
– – negativa, 224, 236, 256
– – subatmosférica, 224

Terminalidade, 355
Termo de consentimento informado ou esclarecido, 484
– valor legal do, 484
Termoablação, 79
Testemunhas, 485
Tétano, 111
Tipos de feridas, 197
Tomografia
– computadorizada, 203
– por emissão de pósitrons, 203
Topografia da sequela, 173
Topográfica de Frykberg, 100
Tratamento(s)
– antimicrobiano, 199, 204
– complementares, 479
– conservador, 78
– das lesões por pressão, 60
– de feridas, 7
Trauma(s)
– palpebrais, 270
– químicos, 278
– térmico, 121
Traumatologia, 434
Tricotomia, 249
Trocas gasosas, 130
Tromboembolismo venoso, 483

U

Úlcera(s)
– arteriais, 81, 350
– de córnea, 278
– de Marjolin, 262
– de Martorelli, 85
– isquêmica, 82
– macroangiopáticas, 81
– manejo da, 94
– microangiopáticas, 84
– plantares, 92
– venosas, 73, 350
Ultrassom com Doppler, 78
Umidade, 26

V

Varizes, 73
– secundárias, 74
Vascularização, 455
Vasculites, 84
Vasoconstrição, 376
Veias varicosas, 73
Velocidade de hemossedimentação, 202
Verapamil, 164
Vetores
– nanoestruturados, 423
– virais, 423
Vitamina
– C, 341
– D, 341
– E, 341
– K, 341

X

Xenoenxertos, 147, 366
Xerose cutânea, 348

Z

Zinco, 7